靶器官毒理学丛书
TARGET ORGAN TOXICOLOGY SERIES

呼 吸 系 统 毒 理 学

Respiratory System Toxicology

主编 贾 光 张 济 朱宝立

主审 常元勋

北京大学医学出版社

HUXI XITONG DULIXUE

图书在版编目（CIP）数据

呼吸系统毒理学 / 贾光，张济，朱宝立主编.
—北京：北京大学医学出版社，2019.1
　ISBN 978-7-5659-1869-8

　Ⅰ．①呼… Ⅱ．①贾… ②张… ③朱… Ⅲ．①中毒性疾病 -
呼吸系统疾病 - 毒理学 Ⅳ．① R994

中国版本图书馆 CIP 数据核字（2018）第 230156 号

呼吸系统毒理学

主　　编：贾　光　张　济　朱宝立
出版发行：北京大学医学出版社
地　　址：（100191）北京市海淀区学院路 38 号　北京大学医学部院内
电　　话：发行部 010-82802230；图书邮购 010-82802495
网　　址：http://www.pumpress.com.cn
E-mail：booksale@bjmu.edu.cn
印　　刷：中煤（北京）印务有限公司
经　　销：新华书店
责任编辑：陈　奋　张立峰　　责任校对：靳新强　　责任印制：李　啸
开　　本：880 mm×1230 mm　1/32　印张：30.375　　字数：870 千字
版　　次：2019 年 1 月第 1 版　2019 年 1 月第 1 次印刷
书　　号：ISBN 978-7-5659-1869-8
定　　价：120.00 元

本书由
北京大学医学科学出版基金
资助出版

编写人员名单

主　审：常元勋　北京大学公共卫生学院
主　编：贾　光　北京大学公共卫生学院
　　　　张　济　济南市疾病预防控制中心
　　　　朱宝立　江苏省疾病预防控制中心
编　委（按编写章节前后顺序排列）
　　　　贾　光　北京大学公共卫生学院
　　　　常元勋　北京大学公共卫生学院
　　　　徐华东　日本名古屋大学
　　　　宋艳双　北京大学医学部伦理委员会
　　　　王　翔　美国加州大学洛杉矶分校
　　　　李　苹　首都医科大学附属北京儿童医院
　　　　陈　田　首都医科大学公共卫生学院
　　　　栾先国　北京大学第六医院
　　　　刘佳兴　北京大学第三医院
　　　　陈章健　北京大学公共卫生学院
　　　　郭　健　交通运输部水运科学研究院
　　　　王天晶　上海市科学技术委员会
　　　　张文晓　北京市化工职业病防治院
　　　　王乐乐　河北省卫生健康委员会
　　　　郭儒雅　北京大学第三医院
　　　　赵　琳　山东大学公共卫生学院
　　　　张永明　内蒙古兴安盟疾病预防控制中心
　　　　汪庆庆　江苏省疾病预防控制中心
　　　　张晓玲　江苏省疾病预防控制中心
　　　　王民生　江苏省疾病预防控制中心
　　　　卞　倩　江苏省疾病预防控制中心

孙　宏　江苏省疾病预防控制中心
凌　敏　江苏省疾病预防控制中心
白　瑾　江苏省疾病预防控制中心
明迪尧　武汉市洪山区卫生健康委员会
马文军　北京大学公共卫生学院
王　丽　包头医学院
赵梦娇　济南市疾病预防控制中心
张迎建　济南市疾病预防控制中心
高　尚　济南市疾病预防控制中心
张　济　济南市疾病预防控制中心
孙应彪　兰州大学公共卫生学院
李芝兰　兰州大学公共卫生学院
焦海涛　济南市疾病预防控制中心
周敬文　济南市疾病预防控制中心
肖　竟　江苏省疾病预防控制中心
徐　军　江苏省疾病预防控制中心
于坤坤　济南市疾病预防控制中心
刘　铭　济南市疾病预防控制中心
俞　萍　江苏省疾病预防控制中心
费　娟　江苏省疾病预防控制中心
吕中明　江苏省疾病预防控制中心
吴　俊　江苏省疾病预防控制中心
朱宝立　江苏省疾病预防控制中心

秘　书：赵茜　北京大学公共卫生学院

序

　　《靶器官毒理学丛书》以机体各系统（器官）为靶器官，以靶器官损伤与外源化学物的关系为切入点，全面总结和介绍外源化学物对神经、血液、心血管、呼吸、免疫、消化、泌尿和生殖系统，以及眼、皮肤与骨的毒性表现、毒性机制、防治原则。丛书重点介绍近几十年来外源化学物对人和动物的致突变性、生殖发育（致畸）毒性及致癌性。这将填补我国这一领域的空白。

　　本丛书是国内第一套全面介绍外源化学物对各系统（器官）损伤的丛书。北京大学医学出版社委托常元勋教授担任本丛书编审委员会主任委员，组织全国部分院校、省（市）疾病预防控制中心的教授和研究员，作为本丛书各分册的主编。

　　本丛书作为毒理学综合参考书，具有系统性、完整性和先进性。我相信本丛书对从事环境卫生、劳动卫生、环境保护和劳动保护等领域的专业人员的工作和研究会有所帮助。

中国科学院院士　王夔

北京大学教授

2009 年 4 月 24 日

丛书前言

20世纪人类进步的一个表现是通过使用天然的和合成的化学物质解决迅猛增加的人口生存问题，并且提高了人类的生活水平。但是经过一百多年的迅猛发展后，人们慢慢觉悟到，生存、生活质量和安全是互相关联的，不可忽略其中任何一个方面。因此，环境有害化学因素对人体健康的影响已受到全社会的关注。

人体的生命活动是组成人体的各个系统（器官）功能的综合。因此，在健康状态下系统（器官）方能行使正常功能，如血液系统中血液的循环，呼吸系统对气体的吸入和排出，消化系统对食物的消化和吸收，泌尿系统对代谢产物的排出，免疫系统的防御功能，健康的生殖系统关系到出生人口的素质，皮肤是人体重要的保护器官，眼是重要的视觉器官。神经系统在人体各系统（器官）中起着主导作用，它全面地调节着体内各系统（器官）的功能，以适应内外环境的变化。由此可见，环境中任何一种化学因素，如果影响到某一系统（器官）或多种系统（器官）功能，将会引起人体综合功能的改变，导致损伤或死亡。

本丛书分为《神经系统毒理学》《血液毒理学》《呼吸系统毒理学》《心血管毒理学》《免疫毒理学》《消化系统毒理学》《泌尿系统毒理学》《生殖与发育毒理学》《皮肤、眼与骨毒理学》《内分泌毒理学》和《化学致癌》11个分册。以机体各系统（器官）为靶器官，以靶器官损伤与外源化学物的关系为切入点，全面总结和介绍外源化学物对神经、血液、心血管、呼吸、免疫、消化、泌尿和生殖系统，以及眼、皮肤与骨的毒性表现、毒性机制、防治原则。重点介绍近几十年来外源化学物对人和动物的致突变性、生殖发育（致畸）毒性及致癌性。这将填补我国这一领域的空白。

本丛书是国内第一套全面介绍外源化学物对各系统（器官）损伤的丛书。为此，我们组织全国部分院校、省（直辖市）疾病预防控制中心的教授和研究员，作为本丛书各分册的主编。尤其令人振奋的是，作者群中有相当数量的年轻的、学有所长的硕士和博士，这显示了我国未来毒理学领域发展的巨大潜力。本丛书的出版发行无疑意味着我国毒理学研究水平正在向国际一流行列迈进。本丛书的编写得到了北京市疾病预防控制中心和江苏省疾病预防控制中心的资助，以及北京大学医学科学出版基金的资助，同时还得到各分册主编、编委及编写人员所在单位领导的大力支持，在此表示衷心感谢。

本丛书作为毒理学综合参考书，具有系统性、完整性和先进性。对从事环境卫生、劳动卫生、食品卫生、毒理学、中毒抢救、环境保护和劳动保护等领域的专业人员的工作将有所帮助。

由于编写人员较多，文笔水平有差别，编写者对编写内容的简繁掌握可能有所不同，本丛书难免有些疏漏之处，请读者谅解。

常元勋

2015 年 3 月 17 日

前　言

呼吸系统由鼻腔到肺，包括鼻、咽、喉，以及各级气管及细支气管和肺组成。中医学理论认为："肺为娇脏，邪必先伤"，呼吸系统是人体三大开放系统中最开放的，尤其是肺最容易受外源性污染物影响。皮肤可以遮蔽起来，消化道可以通过主动选择食物而规避有毒物质的暴露，但是呼吸系统是不可闭合的。据报道，呼吸系统疾病具有高发病率、高死亡率、高经济负担的特点，其中有些感染性疾病还具有高传染性的特点，已成为全球性的医疗保健与公共卫生问题。国家卫生统计资料显示，若将肺源性心脏病、肺癌计入呼吸系统疾病，呼吸系统疾病的死亡率和疾病负荷在我国农村和城市均居第一位。在呼吸系统疾病中，环境污染是很重要的致病危险因素。

外源性污染物可以通过呼吸系统或其他途径进入体内，最终对呼吸系统产生影响。在呼吸过程中，外界环境中的有机或无机粉尘，包括各种微生物、外源性蛋白过敏原、尘粒及有害气体等皆可吸入呼吸道及肺部，引起各种健康效应。如吸入微生物(如放线菌、细菌、真菌、尘螨等)，动物和植物毒素及小分子化学物质，以及某些药物等所致的外源性哮喘及外源性变应性肺泡炎；吸入生产性粉尘所致的尘肺病，以硅沉着病（矽肺）、煤工尘肺和石棉尘肺等最为多见；吸入水溶性高的二氧化硫、氯、氨等刺激性气体会发生急、慢性上呼吸道炎症和肺炎，而吸入水溶性低的氮氧化合物、光气、硫酸二甲酯等气体，可损害肺泡和肺毛细血管导致急性肺水肿。另外一些外源化学物，如百草枯等，即使经消化道进入机体，也可引起多个器官损伤，其中以肺损伤最为显著。

过去一段时间内，我们对呼吸系统毒理学研究，积累了一定的经验，取得了一定成绩。但从未来发展趋势看，外源化学物致呼吸系统的损伤问题依然十分严峻。高新技术可能带来新的危害，如纳米技术生产的纳米材料对健康的风险；近年来空气污染问题日益突出，不仅室外的雾霾（$PM_{2.5}$）、臭氧等呼吸系统损伤形势严峻，室内空气污染的危害也不容忽视；同时还有人口老龄化的问题，会加重老年人群等敏感人群对外源呼吸性污染物的敏感性。为实现疾病的早期预防，针对呼吸系统毒理学，我们有必要加强宣传和交流。为此，我们组织国内多家单位，编写了这部《呼吸系统毒理学》。

本书包括总论、各论两篇。各论又分为粉尘与尘肺、致呼吸道损伤的外源化学物两个部分。总论主要概述呼吸系统超微结构与生理功能、呼吸系统损伤的外源化学物及毒性表现、外源化学物致呼吸系统损伤的机制和呼吸系统毒理学的研究方法。粉尘与尘肺介绍生产性粉尘、大气颗粒、纳米材料呼吸系统毒性表现、临床特征、防止原则、毒性机制和危险性评价等。致呼吸系统损伤的外源化学物，主要包括金属和类金属、氯气、硫及其化合物、农药、无机氯化合物、有机氯化合物、氧化合物及有机过氧化物、氯代烯烃、芳香烃类、醛类、军用毒剂、放射性核素和药物等的典型呼吸系统毒性，描述其实验动物和人呼吸系统毒性表现、临床特征、防止原则、毒性机制和危险性评价等。

本书每一章节后均附有近年来相关的重要参考文献，供读者深入查阅；同时为了方便业内人士的理解，本书保留了如 ppm（10^{-6}）和 ppb（10^{-9}）等国内外习惯使用的非"法定剂量单位"，特此说明。

本分册的作者多是国内多年从事呼吸系统毒理学研究、毒理学研究和预防医学及公共卫生等方面的专家、教授和相关专业的博士等，他们在繁忙的工作之余，尽心竭力，付出了辛勤的劳作，从而完成编写。北京大学研究生胡贵平、冯慧敏、陈娟、阎腾龙、周迪、龙昌茂和胥嘉钰等同学在文献资料收集和查阅等方面做了大量的工作，特此致谢！

由于呼吸系统毒理学涉及众多学科和现代毒理学常用实验技术，加之各位编著者各有专长，书写风格各异，部分章节的少数内容可能均有涉及，但侧重点略有不同，本书予以充分尊重，由此给读者带来的不便，敬请谅解。限于参编人员业务技术水平和工作经验，加之编写时间仓促，书中难免存在疏漏和不足之处，真诚希望各位同道和读者批评指正。

承蒙北京大学公共卫生学院常元勋教授承担本书主审，对总论和各论的撰写进行指导和内容审校。对北京大学公共卫生学院、江苏省疾病预防控制中心、山东省济南市疾病预防控制中心等单位参与编写的编委和作者，以及北京大学医学出版社对本书出版的大力支持，在此谨表示衷心感谢！

贾　光

2018 年 9 月

目　　录

第一篇　总　论

第二篇　各　论

第一部分　粉尘与尘肺

第二部分　致呼吸系统损伤的外源化合物

总　论

第一章

绪　论

第一节　呼吸系统毒理学简介

随着科学技术的发展及人类生产、生活方式的变迁，新出现的外源化学物越来越多，人类对环境的影响也日益广泛。据欧洲经济合作与发展组织（Organization for Economic Cooperation and Development，OECD）估计，有 5000 ～ 10 000 种外源化学物在市场上销售，其中可以导致呼吸系统损伤的外源化学物引发的中毒事件也时有发生；近些年，空气污染、水源及土壤污染所带来的健康问题，如雾霾、臭氧所致呼吸系统的损害，也日益引起人们的普遍关注。农业生产中广泛使用的百草枯，曾因其优异的除草特性风靡全球，但是对于人类来讲，百草枯是一种尚无解药的有毒农药，10 ml 即可导致严重的肺纤维化而致死，每年我国有以万计的中毒者。2016 年，虽然百草枯水剂在全国禁用，但是其他剂型的百草枯仍在研发中。与此同时，随着工业化、城镇化的加速，经济转型及产业结构的调整，新技术、新工艺、新设备和新材料的推广应用，劳动者在职业活动中接触的职业病危害因素更为多样、复杂。2013 年，我国颁布了现行的《职业病分类和目录》，在这个目录里，有大量的可通过呼吸系统进入机体，并对呼吸系统及全身产生健康危害的职业有害因素。因此，在以往毒理学发展的基础上，深入开展外源化学物的呼吸系统毒性研究势在必行。

一、呼吸系统毒理学的研究内容

呼吸系统毒理学（respiratory system toxicology）的研究内容包括呼吸系统的基本结构、功能，致呼吸系统损伤外源化学物的存在形态，各种常见呼吸毒性工业毒物、农用毒物、生物毒素、药物、放射性核素等引起呼吸系统毒性作用的表现，作用规律和作用机制等。应用整体动物实验、体外试验和支气管肺泡灌洗等毒理学方法，结合人群流行病学观察，研究外源化学物对呼吸系统的损伤，有助于识别呼吸系统的健康损害机制，有助于采取有效的预防控制措施，并对中毒进行早期识别和积极治疗，进而保护广大人民群众的健康。

（一）呼吸系统的结构和功能

呼吸系统的功能是吸入新鲜空气，通过肺泡内的气体交换，使血液得到氧并排出二氧化碳，从而维持正常人体的新陈代谢。呼吸系统为通气和换气的器官，由呼吸道和肺两部分组成。

呼吸道是气体进入机体的门户，是机体与大气环境相互作用的一个重要系统。从鼻腔到肺泡包括鼻、咽、喉、气管、支气管、各级小支气管、终末细支气管、呼吸性细支气管、肺泡管、肺泡囊和肺泡。呼吸道担负着许多重要功能：空气的调节（增湿、加温）功能、通气功能、气体交换功能、清除吸入的颗粒物功能、外源化学物代谢功能和内分泌功能等。在正常生理情况下，呼吸系统各级支气管上皮细胞、杯状细胞和腺体构成纤毛-黏液系统，向咽喉部输送进入呼吸道的外源物，保持呼吸道的自净作用。而且黏液中还含有溶酶体、补体、干扰素、分泌型 IgA 等免疫活性物质，与支气管和巨噬细胞一起抵抗或消除病原、异物等的入侵，构成呼吸系统重要的防御装置。

肺是进行气体交换的场所，肺的呼吸膜结构利于气体交换，同时气体、挥发性液体的蒸气、脂水分配系数较高的小分子和细小的气溶胶颗粒物容易在肺部迅速吸收。经肺吸收的外源化学物不随同门静脉血流进入肝，未经肝中的生物转化过程，即直接进入体循环并分布于全身。同时，肺具有广泛的代谢功能，不仅参与许多内源性生物活性物质如肺泡表面活性物质、前列腺素、儿茶酚胺等的合成，释放和代谢，还含有多种能转化外源化学物的酶系统，其中最主要的是混合功能氧化酶系（mixed function oxidase，MFO），环氧化物水解酶（epoxide hydrolase，EH）和谷胱甘肽 -S- 转移酶（glutamine S-transferase，GST）。

肺的内分泌功能表现在它即可灭活，又可合成、分泌多种激素样活性的多肽和血管活性物质。肺内与内分泌有关的细胞主要有：Ⅱ型肺泡上皮细胞、血管内皮细胞、肥大细胞、巨噬细胞和神经内分泌细胞，它们合成和分泌心房利钠多肽（atrial natriuretic peptide，ANP）、肺表面活性物质（pulmonary surfactant，PS）、内皮素（endothelin，ET）和速激肽等多种具有血管活性的物质，参与机体多种生理功能的调节。

（二）致呼吸系统损伤外源化学物的分类及其毒性

呼吸道也是体内首先接触大气外源化学物的器官，致呼吸系统损伤的外源化学物主要以固态、液态、气态和气溶胶的形式存在于环境中，包括生活环境中的大气颗粒物等污染物、香烟烟雾、各种工业毒物（如铬、镍、铍等重金属，二氧化硅、石棉粉尘）、农用毒物（如有机磷农药）、生物毒素（如白喉毒素、相思子毒素、蓖麻毒素）、药物（如头孢类抗生素、某些抗肿瘤药物）和放射性核素（如铀、钚、镅、放射性铯）等。这些外源化学物可损伤呼吸道和肺。肺作为机体血液循环和外环境间关键的联络器官，一方面许多外源化学物可经呼吸道吸收到达其他组织和器官，引起肺及全身损害。另一方面，经其他途径进入机体的外源化学物，如百草枯，无论由何种途径进入机体，都可到达肺，引起肺损伤。呼吸系统的功能不仅是呼吸，还有对外源化学物的防御、内源性物质的代谢和参与血液凝血调节等功能。因此，呼吸系统受损的后果往往不仅是呼吸功能受影响。呼吸系统存在一定的非特异性及特异性防御机制，但如果外源化学物的暴露水平过高或细胞内防御功能下降则可出现损伤。

呼吸系统受到外源化学物的损伤后会出现各种急、慢性损伤表现。可致化学性呼吸道炎，常见的有高浓度刺激性气体（氯气、氨气、二氧化氮等）、金属烟雾（汞、镉、钴、锰、铝、铍等）。可引起化学性肺炎，常见刺激性气体或颗粒有氯气、氨气、二氧化硫、氮氧化合物、光气、硫酸二甲酯、挥发性碳氢化合物、氟代烃类化合物。致化学性肺水肿、急性呼吸窘迫综合征（acute respiratory distress syndrome，ARDS）是较严重的急性损伤表现形式。呼吸系统慢性损伤可表现为气道慢性炎症反应，如肺间质弥漫性纤维化、肺淋巴结肿大、钙化和胸膜病变。慢性阻塞性肺疾病（chronic obstructive pulmonary disease，

COPD）的发生常因职业性接触粉尘及外源化学物（烟雾、过敏原、工业废气及室内空气污染等）的浓度过大或接触时间过久。肺尘埃沉着病（尘肺）是生产过程中长期吸入粉尘而发生的以肺组织纤维化为主的全身性疾病，硅沉着病（矽肺）是最常见也是最严重的一种。另外，某些粉尘、工业毒物（如甲苯二异氰酸酯、苯二胺）可引起变态反应性肺部疾患，如过敏性肺炎、过敏性哮喘，近年来有发病增加的趋势。多种工业毒物如砷、氯甲醚类、六价铬化合物、焦炉逸散物（多环芳烃）、石棉等长期接触还可引起肺癌和胸膜间皮瘤等。

（三）呼吸系统毒理学的研究方法

呼吸毒理学主要研究呼吸道受到外源化学物暴露后，肺及呼吸道的病理、生理改变、早期效应指标以及发生这些改变的机制。目前最常用的研究方法包括流行病学调查、临床分析、毒理学研究（整体动物实验、体外试验和支气管肺泡灌洗），以及化学物结构与效应定量构效关系预测等。通过上述研究，可以评价外源化学物毒性、剂量-反应关系，结合暴露评价，可以对呼吸毒物健康风险进行预测，为有效预防和控制呼吸毒物的健康危害，提供技术支撑和实验依据。

二、研究呼吸系统毒理学的重要性

呼吸系统是机体对外开放的器官，正常成年人两肺的总扩散面积约为 70 m²。生活环境中有大量外源化学物广泛存在，如室外的大气颗粒物污染、室内的氡气污染。在职业环境中，更多的职业有害因素是以呼吸系统为主要暴露途径。

根据（原）国家卫生计生委《2014 年全国职业病报告情况》，2014 年共报告职业病 29 972 例，其中职业性尘肺（肺尘埃沉着病）26 873 例；从行业分布看，煤炭开采和洗选业、有色金属矿采选业和开采辅助活动行业的职业病病例数较多，分别为 11 396 例、4408 例和 2935 例，共占全国报告职业病例数的 62.52%。共报告各类急性职业中毒事故 295 起，引起急性职业中毒的化学物质 30 余种，其中一氧化碳中毒的起数和人数最多，共发生 111 起 213 例。共报告各类慢性职业中毒 795 例，引起慢性职业中毒例数排在前三位的化学物质分别是苯、铅及其化合物（不包含四乙基铅）和砷及其化合物，分别为 282 例、224 例和 120 例。共报告职业性肿瘤 119 例，以各类制造业为主。其中焦炉逸散物所致肺癌 28 例，石棉所致肺癌、胸膜间皮瘤 27 例，六价铬化合物所致肺癌 5 例，氯甲醚和双氯甲醚所致肺癌、砷及其化合物所致肺癌和皮肤癌各 1 例。其他职业病中金属烟热 13 例。从以上数据可以看出，在众多报告的职业病中，经呼吸道暴露的硅尘和煤尘、一氧化碳（CO）、苯、铅及其化合物、砷及其化合物、焦炉逸散物、石棉、六价铬化合物、氯甲醚和双氯甲醚等，对劳动者健康产生了严重危害。

考虑到呼吸系统是外源化学物及环境污染物最主要的暴露途径，污染物进入机体，呼吸系统往往会首当其冲受到影响，包括功能的影响，也可能有结构的变化。因此，研究呼吸系统毒理学，正确认识呼吸系统的组织结构和生物化学过程的特殊性，及外源化学物对肺生物化学过程的影响，了解外源化学物对呼吸系统损伤的分子机制，对于呼吸系统疾病、中毒的预防、诊断和治疗都是非常重要的。

第二节　呼吸系统毒理学的研究历史和现状

呼吸系统毒理学的发展是一个渐进的过程，人们对呼吸系统结构、功能以及呼吸毒性外源化学物的认识是在逐渐发展、进步的。本节仅就有代表性的几个方面，介绍呼吸系统毒理学的发展历史和现状。

一、呼吸系统的功能研究方面

长期以来，人们认为呼吸系统的功能就是与外界进行气体交换。但是作为机体与外界大气接触的第一道屏障，呼吸系统也具备强力的防御体系。早在 1925 年，Starling 曾论断肺不仅有上述的防御体系，而且还具有通过肺血管系统将一些外源化学物清除的"解毒"功能。这一预言已由 Goddum 于 1950 年证实，是由血循环中的血清素被灭活所致。之后的研究陆续在肺内发现了许多属于肺内生理活性物质，如血清素、激肽、前列腺素、白三烯等，说明肺具有代谢功能。Ⅱ型肺泡上皮细胞能合成和分泌肺表面活性物质，说明肺具有内分泌功能。

肺泡巨噬细胞来源于骨髓单核细胞系列，存在于肺内或黏附于肺泡壁，或浸浴在表面活性物质及其他肺泡液中，不仅具有吞噬和抗原呈递功能，而且还能分泌近 100 种分子物质，包括各种生长因子、前列腺素、白介素、补体、肿瘤坏死因子、活性氧产物等调节和启动免疫炎症反应，是肺部防御病原微生物和肺损伤的第一道防线，通过其生物学特性、肺内浸润、凋亡及分泌的炎症介质影响急性肺损伤的发生、发展及转归。

1967 年，《科学》杂志报道了 Niden 发现 Clara 细胞——一类无纤毛、无黏液的呼吸道上皮细胞，主要分布在终末细支气管和呼吸性细支气管上皮——可以分泌磷脂，从此开始了对 Clara 细胞的内分泌功能的研究。目前研究认为，肺的 Clara 细胞主要有分泌、生物转化和干细胞等功能。它分泌的蛋白质具有抗炎、抗氧化、免疫调节和抑制肿瘤作用。近年研究发现，Clara 细胞可以通过影响巨噬细胞的行为，降低肺部炎症反应的强度。对于 Clara 细胞分泌蛋白质的功能研究也不断深入，有学者提出 Clara 细胞蛋白 16（Clara cell protein 16，CC16）可以作为肺急性损伤的生物标志物。

2017 年，《自然》在线刊登了一篇颠覆大部分人常识的论文。来自加州大学旧金山分校的科学家们发现，肺有造血功能，而它生产血细胞的能力还不低——在小鼠模型中，由肺部制造的血小板数量超过了总体的一半。

二、对外源化学物呼吸系统毒性的认识方面

呼吸道是外源化学物进入机体的第一道屏障。致呼吸系统损伤的外源化学物以气态、液态、固态、气溶胶等多种形式存在于环境中，这些物质会对机体产生多种急、慢性损害。人们对各种外源化学物致呼吸系统的毒性作用及机制的了解在实践、临床和科学研究中不断深入，越来越全面。

（一）粉尘与尘肺（肺尘埃沉着病）

肺尘埃沉着病（简称尘肺）是指在生产过程中长期吸入粉尘而发生的以肺组织纤维化为主的全身性疾病。这是一种古老的疾病。早在

公元前 5 世纪就有关于弥漫性肺纤维组织增殖性疾病的描述。公元前
460 年,希波克拉底(Hippocrates)就曾描述过硅尘肺。我国在公元
10 世纪北宋年代就有粉尘致病的记载。北宋诗人孔平仲(1044—1111
年)在他的著作《谈范》中指出,采石人"石末伤肺,肺焦多死"。这
是世界上最早的职业病记载。而德国 1867 年才提出尘肺,1870 年确
认有硅沉着病(矽肺),但概念、认识不统一。曾一度盛行一种观点,
认为尘肺即硅沉着病(矽肺),甚至提出除硅沉着病(矽肺)外无其他
尘肺。至今,大多数学者认为粉尘是有害的,长期吸入不同种类的粉
尘可导致不同类型的尘肺病或肺部疾患。主要的尘肺病类型有由游离
二氧化硅引起的硅沉着病(矽肺)、石棉引起的石棉肺、煤尘引起的
煤肺病和煤硅尘引起的煤硅肺病等。硅沉着病(矽肺)是所有尘肺病
中发生率最高且最严重的一种。目前的研究尽管认识了硅沉着病(矽
肺)的原因是呼吸道对含有 SiO_2 粉尘的暴露,这种严重而潜在致命
的职业性肺疾患至今仍普遍地见于世界各国。硅沉着病(矽肺)确切
的患病率尚不清楚,但在美国有 200 万以上的工人从事发生硅沉着病
(矽肺)危险的职业。在发展中国家,硅沉着病(矽肺)的患病率在
7.1% ~ 54.6% 之间。在多数国家硅沉着病(矽肺)是一种法定报告的
疾病。我国近年报告的新发硅沉着病(矽肺)患者具有接尘年龄小、
发病年龄轻、接尘工龄短、病情重的特点,这对从事职业卫生防护提
出了新的挑战。

环境基因交互作用的研究提示,某些疾病的发生与易感基因有关。
目前的研究多认为,硅沉着病(矽肺)发病除与粉尘暴露量有关外,
还取决于个体易感性。等位基因与硅沉着病(矽肺)易感性的研究不
仅有助于了解发病机制,也为进一步预防和治疗硅沉着病(矽肺)提
供理论依据。硅沉着病(矽肺)纤维化细胞分子机制研究近年来也取
得了不少进展,转化生长因子-β1(TGF-β1)被认为是迄今发现的最
直接的促肺纤维化细胞因子。

石棉肺是发病率仅次于硅沉着病(矽肺)的尘肺类型,它是吸
入石棉纤维引起,由炎性细胞因子介导的纤维化性肺病,其特征为长
期慢性肺泡炎和间质性肺纤维化,是一个反复损伤和修复并存的过

程。虽然已经进行了大量的研究，其发病机制仍然不是很清楚。大量流行病学和动物实验已证实，接触石棉除可导致石棉肺外，还可导致恶性胸膜间皮瘤，现在研究普遍认为，石棉是恶性胸膜间皮瘤最重要的致病因素。国外研究发现，石棉接触者恶性胸膜间皮瘤的患病率比一般人群要高得多，50% 的胸膜间皮瘤患者有石棉接触史。但是，我国的恶性胸膜间皮瘤报道，患者中有明确石棉接触史的比例仅为 13% 左右，提示石棉肺、恶性胸膜间皮瘤的发病可能与遗传因素有关。因此，目前研究热点同样集中在候选基因的多态性对疾病易感性的影响上。肿瘤坏死因子 α（TNF-α）的基因多态性可能与汉族人群石棉肺的发生及其严重程度有关。人 8- 羟基鸟嘌呤 DNA 糖苷酶（human 8-oxoguanine DNA glycosydase，hOGG1）是 DNA 损伤修复酶之一，接触石棉会导致 DNA 损伤，此基因的多态性可能影响机体对氧化损伤的敏感性和 DNA 损伤的修复能力，这可能是影响石棉肺易感性的原因之一。

（二）金属与类金属致肺损害

很早就已经确认，大量吸入六价铬烟尘可引起呼吸道刺激症状，长期慢性吸入铬酸雾或铬酸盐尘，可发生鼻部损害，严重者可出现鼻中隔穿孔。而铬与肺癌的关联性是近几十年的研究中逐步明确的。20 世纪 50 年代以后对铬酸盐和铬颜料生产工人进行流行病学调查，发现肺癌发病率增高，国际癌症研究所（IARC）已在 1990 年将六价铬化合物归入 1 类人类致癌物，可致肺癌。早在 1985 年，我国就将六价铬所致肺癌列为职业性肿瘤。关于六价铬致肺癌机制的探讨一直在深入，目前研究认为可能的机制有：机体氧化应激失衡，肺癌相关基因（癌基因、细胞周期相关基因、DNA 修复基因等）调控失常、细胞 DNA、染色体等遗传物质损伤引发细胞突变与诱导细胞凋亡，其中表观遗传的改变，也发挥了重要作用。

镉是人类在职业和环境中广泛接触的一类重金属化合物，具有多系统、多器官、多细胞毒性。20 世纪 30 年代至 70 年代在日本富士县神通川流域出现的"痛痛病"使人们发现镉对骨骼代谢的影响。后来对长期镉作业工人的流行病学调查表明，镉可引起肾的严重损害。镉化合物可经呼吸道吸收，因此会对呼吸道产生刺激，并可引起慢性支气管炎、阻塞性肺部疾病。人类也逐渐认识到镉暴露可增加肿瘤发生率和死亡率。目前，IARC 已将镉归入 1 类人类致癌物，可致肺癌。但镉暴露与胃癌和前列腺癌等的相关性尚存在争议。现有的研究表明，镉暴露所致的肺巨噬细胞坏死和更新、镉与体内一些含锌酶的竞争拮抗，以及镉干扰线粒体的能量代谢等机制可能在镉致呼吸系统损伤过程中发挥重要的作用。

砷是一种具有呼吸系统毒性的类金属。它的化学性质复杂，环境中的砷以三价和五价的形式存在，同时还有有机砷和无机砷的区别。砷及其化合物可导致急性及慢性中毒。从事有色金属及高砷煤矿开采等行业的工人通过呼吸道和皮肤等途径接触砷可引起职业性砷中毒，而非职业性砷中毒主要是通过摄入被砷污染的水和食物引起，常见地方性砷中毒。已有充分证据表明，接触无机砷与肺癌和皮肤癌的发生有关。据估计，空气中砷浓度约为 50 $\mu g/m^3$（主要是三价砷）并接触 25 年以上时，会使 65 岁以上死于肺癌的死亡率增加近 3 倍。IARC 将砷及其化合物归入 1 类人类致癌物，可致肺癌和皮肤癌。我国已将砷及其化合物致肺癌和皮肤癌列入职业肿瘤名单。

（三）呼吸系统的变态反应

外源化学物引起的变态反应是当今呼吸系统毒理学研究的另一热点。

铍是一种外表呈灰色的轻金属，被广泛用于航空航天、石油仪器、制冷机械、邮电、通信等高科技工业领域。早在 20 世纪 30 ~ 40 年代，人们就认识到铍具有较强的毒性。长期接触铍及其化合物可致急、慢性铍病，接触性皮炎和皮肤溃疡，且可使动物及人类致癌。随着生产技术及工艺的不断改进和现代卫生有效预防措施的合理应用，高浓度铍造成的急性中毒越来越少见，而低浓度长期接触所造成的慢性铍病引起了人们的高度重视。美国科罗拉多大学卫生科学中心 Newman 等在对铍过敏的自然病程研究中发现，铍过敏者以每年 6% ~ 8% 的比例向慢性铍病转化。

但是，关于慢性铍病的发病机制，从 Sterner 和 Eisenbud 于 1951

年提出免疫反应假说后，各国学者进行了广泛的研究，先后有免疫病理、酶系统扰乱和肾上腺皮质功能失调等多种假说。其中有许多事实证明慢性铍病与免疫因素有关，特别是与细胞免疫有关，认为慢性铍病是由细胞免疫介导的迟发型变态反应性疾病。目前研究认为，铍的皮肤斑贴试验、淋巴细胞转化试验及巨噬细胞迁移抑制试验均不能确定铍病。支气管肺泡灌洗液为阐明铍病的发病机制提供了新手段。关于支气管肺泡灌洗液的研究发现，患者肺部有大量致敏淋巴细胞浸润和渗出，说明慢性铍病不仅是一种间质肉芽肿病，同时也存在着细胞介导的过敏性肺炎。

铍病发病存在着明显的个体差异。在暴露个体发病的易感性中，遗传因素起了重要作用，铍致病无一定剂量 - 效应关系，与个体遗传因素密切相关。其易感性一般受人类白细胞抗原（HLA）的控制。虽然目前对慢性铍病的研究已取得显著进展，但对致病机制和易感性的研究尚不完善。

（四）甲醛危害

甲醛是一种无色、有强烈刺激性气味的气体。易溶于水、醇和醚。人类接触的甲醛主要来源于工作场所及室内空气污染，而木质板材释放的甲醛已经成为我国目前流行的"不良建筑物综合征"的首要暴露因素。甲醛蒸气在水和体液中的溶解度极高并与生物大分子具有高度反应性，主要在直接接触部位被吸收。例如，吸入的甲醛主要在上呼吸道沉积并被吸收。甲醛对呼吸道具有刺激作用，可使慢性呼吸系统疾病发生率增高。作为过敏原，还可导致过敏性哮喘。流行病学资料显示，从事树脂、化学、家具和木材生产的甲醛职业接触人群中，个体发生呼吸道刺激症状的比率明显增高，肺功能显著降低。2004 年，国际癌症研究所（IARC）将甲醛归为 1 类人类致癌物，认为甲醛可以增加鼻咽癌的发生，目前已经有证据表明，甲醛能够增加白血病的发生，但仍需进一步证实。

（五）刺激性气体危害

二氧化硫（SO_2）为水溶性刺激性气体，主要在上呼吸道吸收。吸入机体后有 40% ~ 90% 被吸收入血，主要分布在鼻咽部、气管、支气管、肺、肺门淋巴结和食管等处，对呼吸道黏膜有刺激作用。吸附有 SO_2 的颗粒物是一种变态反应原，能引起支气管哮喘发作。日本的石油工业基地四日市的哮喘病就是典型例症。目前没有明确证据表明 SO_2 是致癌物。多数流行病学调查结果表明，单纯 SO_2 暴露与肺癌死亡率无关，但很多情况下它能增强致癌剂的致癌作用。

氮氧化合物（NO_x）俗称硝烟，是氮和氧化合物的总称，包括氧化亚氮（N_2O）、氧化氮（NO）、二氧化氮（NO_2）、三氧化二氮（N_2O_3）、四氧化二氮（N_2O_4）、五氧化二氮（N_2O_5）等，其中以 NO、NO_2 对大气污染最严重。大气中 NO_x 主要来源于自然界氮循环及工业企业生产和交通运输业。NO_x 也是造成光化学烟雾形成的重要前提物质，与挥发性有机物共存，强烈光照下可形成光化学烟雾。氮氧化合物水溶性较低，对眼和上呼吸道刺激较小，主要进入呼吸道深部，与支气管及肺泡上皮细胞的水起作用，形成亚硝酸、硝酸，对肺组织具有刺激和腐蚀作用，导致肺水肿。目前没有足够的流行病学证据解释 NO_x 与人群健康危害的剂量-反应关系，但长期接触低浓度 NO_x，可引起肺组织慢性炎症，肺抗感染能力下降，导致呼吸道感染率增高。

（六）多环芳烃危害

多环芳烃（PAH）是人类最早发现的致癌物，大气中主要来源于各种含碳有机物的热解和不完全燃烧。空气中的大多数 PAH 吸附在颗粒物表面，尤其是 < 0.5 μm 的颗粒物上，同时 PAH 可与大气中其他污染物形成二次污染，如 PAH 与 NO_x 形成具有致突变作用的硝基 PAH，主要通过呼吸道进入人体。PAH 主要引起皮肤癌、肺癌和胃癌，流行病学研究显示，肺癌的死亡率与空气中苯并（α）芘（BaP）水平显著相关。BaP 是唯一经吸入染毒实验被发现可引起肺癌的 PAH。目前认为 BaP 进入人体，只有少部分以原形从尿或胆汁排出体外，大部分被肝、肺细胞微粒体中的 P450 氧化成环氧化物，分解和代谢为有活性的亲电子致癌物，并与细胞内大分子结合，启动致癌过程。研究表明，一些 PAH 还具有免疫毒性、生殖毒性和发育毒性。

第三节　呼吸系统毒理学的研究展望

结合目前国际呼吸系统毒理学发展趋势和我国实际发展现状，我们在这里只是概括性地讨论未来一段时间内，我国开展呼吸系统毒理学研究的几个主要发展方向。

一、研究范围进一步扩展

工业生产过程中产生的颗粒物，如煤尘、石棉、人造矿物纤维等，所引发的呼吸毒性和机制一直是呼吸系统毒理学关注的重点。随着科学技术进步和随之带来的经济发展，生产条件和防护技术会发生很大改变，颗粒物毒理学的研究重点也应作出调整。过去和现在颗粒物毒理学研究的区别包括：颗粒物的粒径和浓度下降，颗粒物粒径已经从微米级扩展到纳米级，大量颗粒物暴露引起的急性毒性逐步减少，长期颗粒物暴露引发的慢性疾患日益增多。关注的环境范围从职业环境扩展到整个大环境，研究的目标人群从职业人群扩展到全人群。尤其当前，大气颗粒物污染加上不良气象条件，雾霾频繁出现，大气颗粒物污染对健康的影响已成为公众以及各国政府关注的焦点，研究重点从 PM_{10} 发展到以粒径较小且毒性较大的 $PM_{2.5}$ 为主。国际环境流行病学领域近几十年的研究已经证实，长期或短期暴露于大气可吸入颗粒物（PM_{10}），尤其是 $PM_{2.5}$ 可导致心肺系统的患病率、死亡率及人群总死亡率升高。$PM_{2.5}$ 可对染色体和 DNA 等不同水平的遗传物质产生毒性作用，包括染色体结构变化、DNA 损伤和基因突变等。目前 $PM_{2.5}$ 对心肺等损伤的毒性机制仍未完全阐明，但其引起的氧化应激、局部和系统炎症作用、自主神经功能改变、血液循环状态改变、血管生理状况改变及直接毒性作用等是目前较为公认的效应机制。

纳米科学、信息科学和生命科学并列，已经成为 21 世纪的三大支柱科学领域。随着纳米科技的迅速发展，人们在生产和生活中接触到纳米颗粒的机会越来越多。因此，纳米级颗粒物的生物安全性评价，特别是职业场所的呼吸毒性研究，已成为迫在眉睫的问题。基于我们现在对纳米毒理学的认识，非常有必要将毒理学和这项新技术结合起来，在了解纳米颗粒物的表面特性和粒径大小相关性知识基础上，了解更多潜在的健康风险。

纳米气溶胶颗粒进入生命体的主要途径是呼吸道。纳米气溶胶颗粒较小，表面积较大，吸附性强，机体吸入的纳米颗粒约50%沉积在肺泡，而且一旦沉积可通过不同的运输途径转运到肺外其他靶器官，因此纳米气溶胶的毒性引起了广泛关注。同时纳米粒子由于其尺寸较小，可以从肺泡扩散到血液中。人群流行病学研究表明，空气中污染的纳米粒子能够引起心血管疾病的发生，同时发现人类死亡率的增高，尤其是源于心血管的死亡与大气中超细颗粒物（<100 nm）含量的增加密切相关。由于纳米气溶胶呼吸毒性的研究开展时间不长，其中还存在大量的科学问题及技术问题急需解决。

（1）在捕获和表征等技术方面的困难：纳米气溶胶的易黏附和团聚，实验中捕获到的纳米气溶胶颗粒与生命体真实吸入的颗粒可能有较大差别。由于缺乏对各种纳米颗粒统一而系统的表征及必要的表征参数的共识，所得实验结果往往缺乏统一性和系统性。

（2）对纳米气溶胶颗粒的生物学活性及其与生命体相互作用的机制还不清楚。

（3）某些实验技术上的困难：气管滴注染毒法是目前最常用的方法，这种方法虽然操作上简单实用，对实验员安全，每个动物的染毒剂量容易控制，但它是短时间给动物局部大量染毒，纳米材料在这种情况下表现出来的毒性与实际情况可能有很大差距。自然吸入染毒法与实际情况最接近，但存在着气溶胶的稳定性、安全防护和染毒剂量的定量以及针对纳米气溶胶动态染毒设备获得性等问题。

呼吸系统毒理学虽已将研究范围扩展到纳米颗粒，但是对纳米材料的呼吸毒性研究仍处于起步阶段，今后还需对以下方面有更全面的认识，例如，对纳米气溶胶的沉降和扩散规律、在生命体内的分布和代谢、与生物大分子相互作用的机制以及产生毒性的剂量-效应和时间-效应等，同时需要加强对纳米技术使用人群的流行病学调查。

二、深入开展毒性作用及其机制的研究

对各种古老或新上市的致呼吸系统损伤的外源化学物的毒性作用及其机制的研究仍旧是今后一段时间内呼吸系统毒理学的重要任务。许多外源化学物在呼吸道内的沉积与清除机制、在肺内的代谢过程，以及与机体的相互作用仍不十分清楚，而基因组学、表观基因组学、转录组学、蛋白质组学、代谢组学等技术的发展有助于深入了解毒性机制。将毒理学与这些"组学"技术相结合，有助于发现毒性机制、作用方式及规律。

基因组学把毒理学与基因组学联合起来，研究暴露于外源化学物或环境应激原后全基因组的反应，其研究目标有三个：促进环境应激原与疾病易感性关系的理解、确认疾病和暴露于外源化学物的生物标志物，以及阐明毒性的分子机制。

转录组学是在 mRNA 水平研究基因表达的变化，是毒理基因组学的主要组成部分。作为毒理基因组学延伸的研究领域，主要是确认受外源化学物和环境因素影响的关键蛋白质和信号通路，包括新的蛋白质生物标志物和毒性标签。

蛋白质组学整合了经典毒理学、病理学和蛋白质差异表达分析技术。目前蛋白质组学技术不仅可以确认蛋白质表达，还可以确认翻译后修饰和蛋白质之间相互作用，对了解呼吸系统外源化学物的毒性作用和机制有很大帮助。

系统毒理学把各种"组学"分析结果和经典毒理研究结果进行整合，以阐明外源化学物与机体的相互作用并通过反复整合，建立模型预测生物体对外源化学物的反应。利用其原理和方法，有助于从整体上理解外源化学物的毒性和预测外源化学物作用于复杂生物体的毒性。

尽管蛋白质组学和基因组学等各种"组学"技术的发展还处于早期阶段，但最终可能会提供灵敏和预测性的安全性评价技术，并协助建立预测模型，必将使包括呼吸系统毒理学在内的各组生命学科发生深刻变革。

表观遗传学是研究基因的核苷酸序列不发生改变的情况下，基

因表达的可遗传变化的一门遗传学分支学科。表观遗传的现象很多，已知的有 DNA 甲基化（DNA methylation）、基因组印记（genomic imprinting）、母体效应（maternal effects）、基因沉默（gene silencing）、核仁显性、休眠转座子激活和 RNA 编辑（RNA editing）等。目前研究表明，有多种环境污染物可以引起机体表观遗传学的变化。有研究表明，铬酸盐呼吸道暴露，可以引起接触者外周血 MicroRNA（miRNA）如 miR-3940-5p 表达的改变，以及 p16、p21 等基因甲基化位点的低甲基化修饰。

三、寻找合适的生物标志物，开展预防和早期诊断

生物标志物在环境毒理学和分子流行病学中的研究和应用较多，已发现了大量暴露标志物、效应标志物和易感性标志物，对于预测环境对机体造成的损害和危险度评价具有重要意义。在呼吸系统毒理学研究中，生物标志物的应用目前还较少。

探寻合适的生物标志物识别接尘人群中的易感者是近年来的一个研究热点。国内外部分研究表明，携带某些特定基因型（如肿瘤坏死因子 α 和白细胞介素 -1 的基因多态等）的个体，患尘肺病的风险性或尘肺病的严重程度明显升高。目前这些研究多局限于实验室研究阶段，今后有必要通过在较大人群中筛选更敏感的候选基因，检测其多态性位点，同时进行尘肺病危险度预测和评定，避免易感个体进入粉尘危害严重的作业，可望达到主动预防尘肺病发生的目标。同时，通过研究粉尘致尘肺病相关的细胞因子与蛋白质（如血清铜蓝蛋白、转移生长因子、肿瘤坏死因子、白细胞介素）和免疫指标（如免疫球蛋白 IgE、IgG、IgM）在尘肺发生过程中的动态变化，探索尘肺病发病的早期效应生物标志物，应用于接尘作业者的健康监护，可以更早识别亚临床患者，实现早期发现、早期治疗、提高健康质量的目的。

四、完善方法学研究

2009 年，《自然》杂志发表文章，讨论 21 世纪的毒理学发展方

向，作者指出：如果要确保机体健康和环境安全，需要评估当前使用的毒理学评价工具的优缺点，对其有正确的认识，整合各种评估策略，建立新方法和新体系。

作为毒理学分支的呼吸系统毒理学，也一样需要方法学上的进步和发展。因为实验用动物的呼吸道黏膜组成和嗅黏膜占呼吸道总黏膜的比例与人体有较大差别，从动物实验得出的结论，如嗅球途径可能是吸入的纳米颗粒进入中枢神经系统的主要途径，能否推广到人体，还需进一步研究。面对毒理学发展遇到的新挑战和越来越多的外源化学物上市，传统的动物模型和体外试验系统，也需要进行评估；同时有必要发展化学物结构效应定量预测模型，倡导替代毒理学及转化毒理学的理念，在此基础之上，取长补短，不断发展，以便能更好地为防治呼吸系统毒性物质所致健康危害服务。

（贾光　常元勋）

主要参考文献

1．王心如．毒理学基础．6 版．北京：人民卫生出版社，2012.

2．常元勋．靶器官与环境有害因素．北京：化学工业出版社，2007.

3．Borm PJA．Particle toxicology：from coal mining to nanotechnology．Inhal Toxicol，2002，14（3）：311-324.

4．Lefrançais E，Ortiz-Muñoz G，Caudrillier A，et al．The lung is a site of platelet biogenesis and a reservoir for haematopoietic progenitors．Nature，2017，544（7648）：105.

5．McAuley DF，Matthay MA．Clara cell protein CC16．A new lung epithelial biomarker for acute lung injury．Chest，2009，135（6）：1408-1410.

6．Snyder JC，Reynolds SD，Hollingsworth JW，et al．Clara cells attenuate the inflammatory response through regulation of macrophage behavior．Am J Respir Cell Mol Biol，2010，42（2）：161-171.

7．李宏，林锦，汝玲．矽肺防治的最新进展．西南国防医药，2007，17（5）：675-676.

8．李继钊，范雪云．人类白细胞抗原Ⅰ类和Ⅱ类等位基因多态性与矽肺易感性的研究进展．工业卫生与职业病，2004，30（3）：185-187.

9. 曹殿凤，尚波. 转化生长因子-β1及其基因多态性在尘肺领域的研究进展. 中国工业医学杂志，2008，21（2）：111-113.

10. 周舫，秦卫东，王玉珍，等. HSP70基因多态性对煤工尘肺遗传易感性的影响. 卫生研究，2010，39（3）：279-282.

11. 赵金垣，王世俊. 尘肺应为可治之症. 环境与职业医学，2016，33（1）：90-95.

12. 郭俊霞，赵晓红，刘永泉. 人8-羟基鸟嘌呤DNA糖苷酶基因型和外周血淋巴细胞DNA损伤与石棉肺的关系. 中华预防医学杂志，2006，40（6）：381-385.

13. Sorahan T，Esmen NA. Lung cancer mortality in UK nickel-cadmium battery workers，1947—2000. Occup Environ Med，2004，61（2）：108-116.

14. 杨果. 大气细颗粒物对大鼠呼吸系统急性损伤及生物标志物研究. 苏州：苏州大学，2014.

15. Hartung T. Toxicology for the twenty-first century. Nature，2009，460（7252）：208-212.

16. 郭新彪，魏红英. 大气$PM_{2.5}$对健康影响的研究进展. 科学通报，2013，58：1171–1177.

第二章

呼吸系统超微结构与生理功能

第一节　结　构

一、鼻、咽和喉

鼻咽部包括鼻甲、会厌、声门、咽部和喉部，是吸入空气的入口，也是外源化学物进入机体的第一道屏障。其中鼻孔和鼻腔能够通过鼻毛的屏障和过滤作用阻挡并清除大的颗粒物质，同时也对吸入的气体进行温度和湿度的调节。在鼻腔，其内壁排列的是特殊的上皮。前庭是复层鳞状上皮，前室是无纤毛的柱状上皮、有纤毛的复层呼吸上皮和嗅觉上皮。鼻上皮细胞具有代谢外源化学物的能力。已有一些研究证明，一些动物的鼻腔细胞中含有细胞色素 P450（CYP）同工酶 CYP1A1、2B1 和 4B1。许多外源化学物，尤其是水溶性好的气态外源化学物，都把鼻腔作为靶器官，损伤其黏膜上皮和鳞状上皮。喉部也是吸入性外源化学物攻击的主要目标之一，使喉部上皮组织损伤后变性、增生，严重时有渗出性溃疡形成。

二、气管 - 支气管区

气管 - 支气管部起始于气管前端，终止于支气管的末端。其主要功能是把吸入的气体运输到肺，同时也具有气体加热和湿润的功能。人和动物的气管、支气管由内向外分为黏膜、黏膜下层和外膜三层。呼吸道黏膜表面为假复层纤毛柱状上皮。目前已发现呼吸道黏膜的上皮细胞有十几种，主要由纤毛细胞、杯状细胞、基细胞、刷细胞、Clara 细胞和弥散的神经内分泌细胞等组成。这些细胞均位于基底膜上。覆盖在气管、支气管上的黏膜杯状细胞与纤毛柱状细胞具有保护防御功能，依靠黏膜不停地向口腔方向的蠕动，把沉积在气管、支气管上的颗粒推向咽部，通过吞咽动作或咳出而从呼吸系统清除。外源化学物对气管、支气管的损伤主要涉及其上皮的变性、坏死和支气管平滑肌的反射性收缩引起的气道阻力增加，许多具有刺激性的外源化学物均具有此种作用。

三、肺

（一）肺的组织结构

肺分为实质和间质两部分，肺实质即肺内支气管树和肺泡，间质为实质间的结缔组织，内含血管、淋巴管和神经等。

肺实质可分为气体出入的导气部和气体交换的呼吸部。从叶支气管经 15 级分支到终末细支气管，称为肺的导气部。终末细支气管再反复分支，形成呼吸性细支气管、肺泡管、肺泡囊和肺泡，因各段都有肺泡开口，可进行气体交换，故合称呼吸部。呼吸性细支气管是细支气管远端到终末细支气管之间的部分，它们为单层含有纤毛的立方上皮所覆盖，且与肺泡相通。人类的呼吸性细支气管十分完善，呼吸性细支气管末端与肺泡管相通。啮齿类动物不含呼吸性细支气管，它们的终末细支气管与肺泡管相通。肺泡管壁由肺泡组成，似不完整的多角形。多角形的开口与呼吸性细支气管或肺泡管进行气体交换。肺泡壁含有少量胶原纤维、肺泡上皮、弹性结缔组织及内皮细胞构成的毛细管网。O_2 和 CO_2 通过简单扩散穿过薄的肺泡上皮、邻近内皮细胞及两者交汇形成的基底膜，在血气之间进行气体交换。这种隔膜被称为血气屏障，仅为 0.4 μm 厚。肺泡上皮细胞间存在致密连接，而存在于毛细血管内皮细胞的紧密连接没有上皮细胞间的连接致密。因此，液体渗透进入肺泡腔的主要透过屏障为肺泡上皮。

（二）肺的细胞组成

肺是含有 40 多种细胞的杂合器官，不同的细胞各有不同的功能。肺内的细胞类型有：Ⅰ型肺泡上皮细胞、Ⅱ型肺泡上皮细胞、肺泡刷细胞（Ⅲ型细胞）、杯状细胞、平滑肌细胞、纤毛细胞、Clara 细胞、基细胞、肺泡巨噬细胞、浆细胞、肥大细胞、间质成纤维细胞、内皮细胞、腺细胞、神经细胞、神经内分泌细胞和胸膜间皮细胞，以及血管内的白细胞、淋巴细胞等。其中在肺的功能发挥中最主要的几种细胞为：

1. Ⅰ型肺泡上皮细胞

细胞呈圆形，扁平，除胞核外厚度约为 0.2 μm。此型细胞胞质较少，胞质内除含有丰富的核蛋白小体外几乎没有细胞器，故代谢相对不活泼。其数目约占肺泡细胞总数的 25%，但其覆盖约 97% 的肺泡表面，其功能是为肺泡提供一个完整而薄的表面，使气体易于通过，是肺与血液进行气体交换的主要结构，参与血气屏障组成。Ⅰ型肺泡上皮细胞高度分化，无分裂增生和自我修复能力，这种细胞极易受损，且受损后不能自身恢复，多通过Ⅱ型肺泡上皮细胞增殖分化补充。

2. Ⅱ型肺泡上皮细胞

细胞呈圆形或立方形，体积较小，散布于Ⅰ型肺泡上皮细胞之间，向肺泡腔方向突起，游离面有散在的微绒毛。此型肺泡上皮细胞含有发达的内质网、线粒体、高尔基复合体，以及丰富的游离核蛋白体。内质网内含有各种酶系，如微粒体混合功能氧化酶系，具有代谢外源化学物的能力。线粒体所含有的催化氧化磷酸化过程的酶系，具有氧化供能作用。Ⅱ型肺泡上皮细胞胞内含有一种称为嗜锇性板层小体的结构，直径为 0.2 ~ 1.0 μm，其内含有磷脂、黏多糖和蛋白质，通过胞吐作用排出内容物到肺泡腔内，形成肺泡表面活性物质。当Ⅰ型肺泡上皮细胞受损发生破坏脱落时，Ⅱ型肺泡上皮细胞即可分化为Ⅰ型肺泡上皮细胞，这种转变一般在Ⅰ型肺泡上皮细胞受损后 48 ~ 96 小时完成，同时造成血气屏障增厚，使气体弥散功能发生障碍。

3. 肺泡巨噬细胞

由单核细胞分化而来，存在于肺泡腔或肺泡隔上，是体积较大、外形不规则的细胞。胞质内含有较发达的滑面内质网、高尔基复合体和线粒体。此外胞质中还可见到游离的多核蛋白体、吞饮小体、吞噬小体和多泡体。正常人肺泡巨噬细胞的直径为 10 ~ 47 μm，平均 23 μm 左右。其细胞核为卵圆形或肾形。这种细胞具有吞噬作用，能吞噬肺内的灰尘、细菌、异物以及渗出的细胞等，对颗粒物的清除起着重要作用。烟草中的可溶性物质可抑制浆细胞合成和释放免疫球蛋白，并降低肺泡巨噬细胞的趋化功能。

4. Clara 细胞

Clara 细胞是一类无纤毛、无黏液的呼吸道上皮细胞，在不同种属的动物之间其形态、分布不同。在人类，Clara 细胞主要分布在终末细支气管和呼吸性细支气管上皮，电镜下可见胞质中有丰富的嗜碱性内质网和大量的与膜结合的圆形或椭圆形的分泌颗粒。目前研究认为，肺的 Clara 细胞主要有分泌、生物转化和分化为其他细胞等功能。它分泌的蛋白质具有抗炎、抗氧化、免疫调节和肿瘤抑制作用。细胞内含有高水平细胞色素 P450（CYP）单加氧酶，对外源化学物的解毒或活化有重要作用。并且，Clara 细胞作为气道上皮中主要的短暂扩充细胞（transient amplifying cells，TAC），可以向非纤毛细胞、杯状细胞及其他细胞分化起到修复作用。而其在修复中的异常分化可能导致肿瘤的形成。

5. 成纤维细胞

肺成纤维细胞广泛存在于肺泡间隔和支气管周围结缔组织中，能大量合成纤连蛋白、胶原及糖胺聚糖。成纤维细胞的移动与复制受激素、环核苷酸、前列腺素、纤连蛋白、白细胞介素 -1（IL-1）、纤维细胞增生因子、肿瘤坏死因子等调节。许多成纤维细胞可粘连于纤连蛋白表面，巨噬细胞等在致纤维化颗粒物的刺激下释放成纤维细胞增生因子、IL-1、肿瘤坏死因子等，成纤维细胞在损伤部位动员、复制、合成胶原，并形成纤维化。

第二节 功 能

一、肺的换气功能

呼吸气体在体内的交换，包括肺泡与血液之间的气体交换和血液与组织细胞之间的气体交换。前者称为肺换气，后者称为组织换气。两种换气的方式和原理相同，都是通过不耗能的气体扩散完成的。

气体交换的方式是单纯扩散。气体交换的动力是膜两侧的气体的分压差，肺泡的呼吸膜和组织细胞部位的毛细血管壁都是由脂质双分子层组成的生物膜结构，允许脂溶性的气体分子自由通过。因此气体通过生物膜的单纯扩散也必须遵循物理学气体扩散定律。气体扩散的方向和速率，完全取决于气体在膜两侧的分压差及其本身的物理特性。机体肺泡气、动脉血、静脉血和组织内的氧分压（PO_2）和二氧化碳分压（PCO_2）各不相同，彼此间的分压差即为气体交换的动力。肺泡内PO_2高于静脉血PO_2，而PCO_2则低于静脉血PCO_2，所以O_2由肺泡向静脉血扩散。而CO_2则由静脉血向肺泡扩散。如此交换后，静脉血即变成动脉血。由于肺通气在不断地进行，使肺泡气体成分保持相对稳定，肺泡内PO_2总是高于静脉血，而PCO_2总是低于静脉血。此二者相差越大扩散速率也越快。另外，影响肺换气的因素还有呼吸膜的厚度和面积，厚度越大、面积越小则影响肺换气效率。

组织换气是在血液、组织液和细胞内液间进行的，其机制、影响因素与肺换气相同。O_2由血液向组织扩散，而CO_2则由组织向血液扩散。由此动脉血又变成了静脉血。总之，肺循环毛细血管的血液不断从肺泡获得O_2，放出CO_2，体循环毛细血管的血液则不断从组织获得CO_2，放出O_2。肺换气与组织换气密切配合，同步进行，协同完成气体交换过程。

二、肺的代谢功能

肺不仅是呼吸器官，而且是一个具有广泛代谢功能的代谢器官，不仅参与许多内源性生物活性物质如肺泡表面活性物质、前列腺素、儿茶酚胺等的合成、释放和代谢，还含有多种能转化外源化学物的酶系统，从而在器官生理功能的维持和调节，以及某些疾病的病理生理机制中起着重要作用。总体来说，尽管肺的代谢功能比肝低很多，但是，作为吸入的外源化学物与机体接触的第一个组织，其代谢作用不可忽视。且在低浓度暴露（如工作场所或环境的日常接触）时，肺的代谢可能比肝代谢更重要。

（一）与肺的代谢功能有关的细胞

肺是含有 40 多种细胞的复杂器官，目前对各种细胞的功能研究还不完善，已有研究表明的与肺的代谢功能有关的细胞主要有：

1．Ⅰ型肺泡上皮细胞

构成肺泡上皮的大部分，酵解作用较活跃。

2．Ⅱ型肺泡上皮细胞

磷脂代谢很活跃，能够合成和分泌肺泡表面活性物质。

3．肺泡巨噬细胞

含有丰富的溶酶体和蛋白水解酶，有吞噬功能，在肺的防御和免疫机制中有重要作用。有研究认为，巨噬细胞中的细胞色素 P450（CYP）含量与整个肺组织的 CYP 含量相关性较好，能更好地代表肺组织的 CYP 水平。用反转录 PCR 和免疫组织化学等新技术检测发现，巨噬细胞中存在的 CYP 有：CYP1B1、CYP2B6、CYP2C、CYP3A5、CYP4B1 等，没有检测到 CYP1A1。

4．血管内皮细胞

在血管活性物质的合成、释放、摄取、代谢灭活或活化方面具有重要作用。

5．肥大细胞

位于肺小血管周围、肺泡间质和支气管壁。细胞内充满嗜碱颗粒，分泌组胺、肝素和其他生物活性物质。

6．肺泡刷细胞

富于糖原，可能起调节纤毛周围液体的作用。

7．Clara 细胞

位于终末细支气管，含有大量线粒体和颗粒，细胞内含有高水平 CYP 单加氧酶，对外源化学物的解毒或活化有重要作用，且该细胞中 CYP448 含量高于Ⅱ型肺泡上皮细胞。

8．神经内分泌细胞

起源于胚胎的神经嵴，可能是燕麦细胞癌和支气管类癌的来源。在生物胺的合成、代谢和多肽类激素的分泌上起重要作用。

（二）肺内参与外源化学物代谢的酶

肺内含有 CYP 酶系，但其活性低于肝和肾。而超氧化物歧化酶（superoxide dismutase，SOD）的活性则超过肝中同类的酶活性。此外多种代谢内源性物质的酶，如激肽酶、前列腺酶等，也可参与代谢某些外源化学物。总的来说，肺内参与外源化学物代谢的酶主要有以下三类：

1. 混合功能氧化酶系（mixed function oxidase system，MFOS）

在肺内的细胞定位还不是很清楚，可能含有此酶的细胞包括：Clara 细胞、肺泡上皮细胞、血管内皮细胞、肺巨噬细胞。其中以 II 型肺泡上皮细胞和 Clara 细胞的 CYP448 含量最高，Clara 细胞中含量又高于 II 型肺泡上皮细胞。比较生物学的研究证实，不同种系肺 MFOS 活力不同，按 CYP448 含量的多少次序为：兔＞小鼠＞豚鼠＞大鼠。同一品系动物肺 MFOS 的活性也可因年龄而有不同。而各种动物肺与肝 MFOS 极为相似，仅有数量或某些特征上的差别，肺的 MFOS 代谢能力比肝低得多，活性一般来说仅为肝的 15%～40%。

2. 环氧化物水解酶（epoxide hydrolase，EH）

分为胞质环氧化物水解酶和微粒体环氧化物水解酶两种。它是可以被诱导的酶类之一。几种 CYP450 诱导剂均可以诱导 EH 的活性。如经 PB 处理后，MFOS 活性升高的同时，EH 活性也相应升高。EH 有种属差异，但在所研究的物种的嗅觉及呼吸道上皮细胞内含量基本相同。肺中该酶的活性一般为肝中该酶活性的 1/5～1/10。

3. 谷胱甘肽 -S- 转移酶（glutamine S-transferase，GST）

在机体细胞内含量很高，主要存在于胞质中，在微粒体内含量较低，是可诱导酶。肺中 GST 活性为肝中 GST 的 1/5～1/10。它调节 GSH 与多环芳烃活性代谢产物结合，可阻止多环芳烃活性代谢产物与 DNA 结合，从而对抗其致癌性。

三、肺的内分泌功能

肺即可灭活，又可合成、分泌多种激素样活性的多肽和血管活性物质，故有人称肺为内分泌器官。肺内与内分泌有关的细胞主要有：II 型肺泡上皮细胞、血管内皮细胞、肥大细胞、巨噬细胞和神经内分泌细胞，它们合成和分泌的主要物质及相应生理功能如下：

1. 肺表面活性物质（pulmonary surfactant，PS）

Ⅱ型肺泡上皮细胞的主要功能是分泌表面活性物质。PS 的生理作用有：

（1）维持肺泡的稳定性，防止肺泡萎陷。

（2）保持肺适宜的顺应性，以降低呼吸所需的功。

（3）维持肺泡与毛细血管间的正常流体静水压。

（4）与巨噬细胞结合，加强巨噬细胞的免疫功能。

2．内皮素（endothelin，ET）

ET 是 1988 年从牛主动脉内皮细胞培养液中分离、纯化出的由 21 个氨基酸组成的、缩血管活性极强的多肽。支气管和肺泡上皮细胞、肺血管内皮细胞都能合成、释放内皮素。其作用有：

（1）缩血管。

（2）促进气道黏液 - 纤毛系统的转运功能。

（3）参与促进肺表面活性物质合成的信号转导途径。

（4）刺激成纤维细胞增殖，有利于肺损伤修复。

3．心房利钠多肽（atrial natriuretic peptide，ANP）

简称心房肽或心钠素，主要由肺组织大静脉平滑肌细胞和一些上皮细胞产生，也存在于呼吸道上皮、肺泡隔细胞。它具有强大的排钠、利尿和扩张血管的作用。

4．降钙素基因相关肽（calcitonin gene-related peptide，CGRP）

是目前已知的最强的舒血管物质之一，对心血管系统有重要的调节作用。CGRP 是一种神经肽，在肺中它主要位于许多部位的神经中，如上皮细胞层内、血管周围、气管支气管平滑肌层内和神经节细胞周围等。近年来研究证实，CGRP 也存在于肺泡上皮细胞、各级支气管黏膜上皮的神经内分泌细胞和神经上皮中，表明它在肺内不仅是一种递质，而且可以作为局部激素起作用。

CGRP 在肺内的主要作用是扩张血管，还可以引起支气管平滑肌收缩、血管通透性增加和黏液分泌，并可与速激肽一起参与神经源性炎症反应。

5．血管活性肠肽（vasoactive intestinal peptide，VIP）

是由 28 个氨基酸组成的生物活性肽。在呼吸系统，VIP 及其受体分布广泛，对肺血管张力和肺通气等有重要调节作用，并有抑制炎症细胞活性的抗炎作用。

在肺，含 VIP 的神经元位于肺和支气管的血管壁、气管 - 支气管平滑肌层、支气管黏膜下黏液腺、浆液腺周围神经节细胞等。VIP 在肺内的生物学作用有：扩张支气管、舒血管、参与气道局部免疫调节、保护细胞、增加血管通透性、刺激黏液分泌、氯离子转运和气道上皮水分泌等。

6．速激肽（tachykinin，TK）

存在于哺育动物体内主要的 5 种速激肽是：P 物质（substance P，SP）、神经肽 A（neurokinin A，NKA）、神经肽 K（neuropeptide K，NPK）、神经肽 -γ（neuropeptideγ，NP-γ）和神经肽 B（neurokinin B，NKB）。已经证实在哺乳动物和人气道的无髓感觉神经纤维中含有 SP 和 NKA，当产生轴突反射时，于末梢释放，在局部起神经递质作用。也有报道观察到支配哺乳动物气道的一级传入神经元有前速激肽原 A（PPT-A）基因的表达。尚未见 NKB 存在于人气道的报道。

TK 可引起气道平滑肌收缩，并在呼吸道中有趋化作用。动物实验认为 TK 可引起呼吸道微血管渗漏、呼吸道肥大细胞、嗜酸性粒细胞脱颗粒、增加上皮氯化物分泌，但是这些作用在人体尚未证实。另外，与组胺、白三烯、乙酰胆碱不同的是，TK 并不参与对气道基础张力的维持。也有研究者认为 TK 可能是导致哮喘的介质。

除上述物质外，肺组织细胞还可以合成、分泌血管紧张素转化酶、前列腺素、白三烯、血小板活化因子、一氧化氮合酶、组胺、儿茶酚胺等多种激素样活性的多肽和血管活性物质，在调节血管舒缩、炎症反应、变态反应等方面发挥重要作用。

四、肺的清除机制

呼吸系统具有清除颗粒物与其他外源化学物的特殊机制。肺内清除一般与粉尘沉积部位有关。就毒物代谢动力学而言，呼吸系统的清除不能与整个机体的清除相混淆。呼吸道将颗粒物或外源化学物从呼吸树上清除掉，机体的终末清除有胃肠道、淋巴系统和肺等共同参与。

鼻咽部及气管 - 支气管区存在黏液纤毛系统。呼吸道壁覆盖有可以分泌黏液的假复层柱状上皮细胞及杯状细胞，数以百计的纤毛突出于上皮细胞。黏液层由上、下两层组成，下层即溶胶，含有纤毛，较薄，含有水。因此，纤毛运动不受阻碍。上层即凝胶，较厚，黏性很强，纤毛运动比较一致。吸入颗粒物及其他外源化学物可被呼吸道壁表面覆盖的黏液所黏附。在气管支气管区，纤毛向上运动，凝胶内黏附颗粒在其推动下移向嘴部。多数情况下，吸入物被唾液消化后由胃肠道清除。有时也被咳出体外。在鼻咽部，纤毛向下运动，朝向口部。其运动机制同上。对于健康人而言，纤毛清除多起始于许多颗粒物沉积后的数小时内，48 小时内完成。

巨噬细胞是肺泡区抵御到达呼吸树下部的颗粒物、细菌和其他有害物等强有力的保障。当吸入物沉积在肺时，巨噬细胞与吸入物相互作用释放趋化因子，从而吸引更多吞噬细胞聚集。巨噬细胞吞噬并以蛋白水解酶将其消化。巨噬细胞可以消化包括病毒、细菌、化学物、大小不一的颗粒物等在内的潜在致病因子。然而，吸烟史长的烟民，其巨噬细胞数目不足或活力较低，防御能力下降。另外，巨噬细胞并不能消化所有颗粒物，如硅沉着病（矽肺）及石棉肺发生时。此时，巨噬细胞裂解，蛋白水解酶溢出，肺组织受损。外源物由巨噬细胞吞噬后，经黏液纤毛系统或淋巴系统引流排出体外。吞噬作用的发生极其迅速，外源物可在吸入后数分钟内被吞噬。

（徐华东　宋艳双　王　翔　贾　光）

主要参考文献

1．佘跃南，王新亭，缪亦安．实用组织学与胚胎学．7 版．上海：第二军医大学出版社，2005.
2．王心如．毒理学基础．6 版．北京：人民卫生出版社，2012.
3．常元勋．靶器官与环境有害因素．北京：化学工业出版社，2008.
4．孙贵范．职业卫生与职业医学．7 版．北京：人民卫生出版社，2012.
5．Kollert F，Probst C，Muller-Quernheim J，et al．CCL18 production is decreased

in alveolar macrophages from cigarette smokers. Inflammation, 2009, 32 (3): 163-168.

6. 周文，姚开泰. 呼吸道上皮的短暂扩充细胞——Clara 细胞. 生命科学, 2007, 19 (2): 164-168.

7. Hodgson E, Smart R. Introduction to Biochemical Toxicology. Connecticut, USA: Appleton & Lange, 1994.

8. Castell JV, Donato MT, Gomez-Lechon MJ. Metabolism and bioactivation of toxicants in the lung. The in vitro cellular approach. Exp Toxicol Pathol, 2005, 57 (Suppl1): 189-204.

9. Wylie KM. The Virome of the Human Respiratory Tract. Clin Chest Med, 2017, 38 (1): 11.

10. Foster WM, Costa DL. Air Pollutants and the Respiratory Tract. London, UK: Taylor & Francis, 2005.

11. Man WH, Wa DSP, Bogaert D. The microbiota of the respiratory tract: gatekeeper to respiratory health. Nat Rev Microbiol, 2017, 15 (5): 259.

第三章

致呼吸系统损伤外源化学物

外源化学物（xenobiotic）是人类生活的外界环境中存在、可能与人体接触并进入人体，在体内呈现出一定生物学作用的化学物质，又称"外源化学活性物质"。致呼吸系统损伤外源化学物主要是指能引起人体呼吸系统结构和功能损伤的外源化学物。

第一节　外源化学物的存在与形态

一、气体和蒸气

常温、常压下呈气态的外源化学物，如氯气、氮氧化物、一氧化碳、硫化氢等。固体升华、液体蒸发或挥发可形成蒸气，如碘等可经升华，苯可经蒸发而呈气态。凡沸点低、蒸气压大的液体都易产生蒸气，对液体加温、搅拌、通气、超声处理、喷雾或增大其表面积均可促进蒸发或挥发。

气体和蒸气是呼吸系统外源化学物的常见形态之一，通常是经呼吸道吸入体内。吸收与气体本身的理化性质（如浓度、水溶性和分配系数）和呼吸道的生理特性（如气流、组织灌注情况以及局部代谢情况）有关。气体和蒸气的吸收方式是简单扩散，高水溶性的气体或蒸气可以在鼻腔直接被吸收，如氟化氢气体。相反，低水溶性的气体或蒸气在上呼吸道不能很好地吸收，但是可以被下呼吸道所吸收，如二氧化氮气体。

二、颗粒、烟和雾

能较长时间悬浮于空气中，其粒子直径为 $0.1 \sim 10\ \mu m$ 的固体微粒称为粉尘。悬浮于空气中直径小于 $0.1\ \mu m$ 的固体颗粒称为烟。悬浮于空气中的液体微粒称为雾。蒸气冷凝或液体喷洒可形成雾。许多外源性化学物及放射性物质均以固体颗粒或液滴状态沉积在呼吸道内。通常认为，碾磨粉碎等生产过程中产生的粉尘与其来源物质相同。而烟多产生于燃烧、升华等现象。烟雾常见于山区、阳光充足、周期性温度变化等某些特定环境中，由气体与固体颗粒混合而成。

三、气溶胶

飘浮在空气中的粉尘、烟和雾统称为气溶胶。气溶胶粒子的沉降受其本身的物理/化学特性，以及由其本身的大小、形状、密度所决定的空气动力学的影响，还和呼吸道的解剖特点以及呼吸方式有关，这两方面因素决定气溶胶粒子沉降的部位和数量。空气动力学直径小于 10 μm 的气溶胶称为可吸入颗粒物（inhalable particles）。目前直径在 0.1 ～ 1 μm 的细颗粒物（fine particles）和小于 0.1 μm 的超细颗粒物（ultrafine particles，UFP）对人类健康的影响越来越引起人们的关注。UFP 是物质在高温过程中形成的，如火山喷发和焊接过程中金属的氧化燃烧等。其特征是颗粒直径小，比表面积很大，颗粒间互相碰撞可以形成链状聚集以维持其稳定性，例如煤烟。研究发现，超细颗粒物比粗颗粒物对呼吸系统的损伤要大得多。此外，已有一些研究发现，大气颗粒物污染与心血管系统疾病的发病相关。大气颗粒物污染不仅可以引起人群心血管疾病患病率和病死率上升，同时颗粒物长期暴露可引起凝血功能改变，血液黏稠度上升。目前研究认为，其中可能的机制有：血管紧张性的改变、氧化应激效应、炎性介质参与等。

第二节　致呼吸系统损伤的外源化学物

呼吸道是机体与外界进行气体交换的门户，是体内首先接触大气外源化学物的器官。有害外源化学物一方面可以从呼吸道吸入，直接对呼吸系统产生损伤。另一方面，经其他途径进入机体的外源化学物也可以通过血循环到达肺，引起肺损伤。本节尽可能全面地收录对呼吸系统有毒性损伤的外源化学物。

根据外源化学物的性质和功能，将呼吸系统外源化学物分类如下：

1．金属类：锂、铍、锡、锗、钡、铝、钛、锑、钒、铬、锰、钴、镍、铜、锌、汞、镉。

2．有机金属：五羰基铁、羰基镍、环烷酸铜、羰基钴、环烷酸钴。

3．碱性物质：氨、氢氧化铵、氢氧化钠、氢氧化钾、碳酸钠。

4．氟及其化合物：氟、氟化氢、氟化锂、氟化硅。

5．氯及其化合物：氯、氢氯酸、氯化氢、氯化硅化合物、二氧化氯、二氯亚砜、二氯化砜、氯化硫、二氯化硫、高氯酸。

6．溴及其化合物：溴、溴化钾、溴化氢、氢溴酸。

7．碘及碘化物：碘、碘化氢、氢碘酸。

8．硫及其化合物：硫、胶体硫、多硫化钡、一氯化硫、二氯化硫、二氧化硫、三氧化硫、硫酸、硫化氢、二硫化碳。

9．砷及其化合物：砷、三氧化二砷、五氧化二砷、亚砷酸钠、砷酸钙、三氯化砷、砷化氢。

10．硅及其无机化合物：结晶型二氧化硅、无定形二氧化硅、硅酸盐、石棉。

11．有机硅及其化合物：硅氧烷、四氟硅烷。

12．硒及无机硒化合物：二氧化硒、三氧化硒、硒酸、亚硒酸、硒化氢。

13．硼及无机硼化合物：硼、三氟化硼、三氯化硼。

14．有机硼化合物：乙硼烷。

15．磷及无机磷化合物：磷、磷化氢、五氧化二磷、磷酸、三氯化磷、五氯化磷、三氯氧磷、磷化氢、焦磷酸四钾。

16．有机磷农药：敌敌畏、美曲膦酯、乐果、马拉硫磷。

17．其他农药：杀虫脒、百草枯、甲萘威、克百威、氯氰菊酯、矮壮素、甲基硫菌灵、安妥。

18．氮及无机氮化合物：一氧化氮、二氧化氮、硝酸、亚硝酸、三氯化氮、三氟化氮、叠氮类化合物。

19．有机氮化合物：吡咯、烟碱、哌啶嗪、吗啉。

20．氧及其化合物：氧、臭氧、过氧化氢、一氧化碳、二氧化碳。

21．有机过氧化物：二丙酰过氧化物、过氧化苯甲酰、光气。

22．烷类化合物：硝基甲烷、二甲氧基甲烷、二偶氮甲烷、己烷、庚烷。

23．氟代脂肪烃类：氟利昂 -11、氟利昂 -22、氟利昂 -33、三氟溴甲烷、三氯氟甲烷、三氟氯甲烷、二氯一氟甲烷、氟利昂 -113、氟利昂 -142b。

24．不饱和脂肪烃：己烯、环戊二烯、1,3- 丁二烯、异戊二烯、丙炔、4- 乙烯环己烯。

25．混合烃类：汽油、煤油、天然气、柴油。

26．脂肪族环烃类：环己烷、甲基环己烷、环戊二烯、松节油。

27．氟代烯类：八氟异丁烯、六氟丙烯、四氟乙烯。

28．氯、溴、碘代烷类：氯甲烷、溴甲烷、碘甲烷、二氯甲烷、二溴甲烷、四溴化碳、二氯乙烷、四溴乙烷、五氯乙烷、氯丁烷。

29．氯代烯烃类：3- 氯丙烯、氯丁二烯、二噁英。

30．卤代环烃类：邻二氯苯、对二氯苯、苄基氯、溴苯、对氯苯乙烯、六氯苯。

31．脂肪族硝基化合物：硝基甲烷、2- 硝基丙烷、四硝基甲烷。

32．脂肪族卤代硝基化合物：氯化苦、1- 氯 -1- 硝基乙烷、1,1- 二氯 -1- 硝基乙烷。

33．脂肪胺与脂环胺：甲胺、二甲胺、三甲胺、乙胺、二乙胺、三乙胺、丙胺、二丙胺、二异丙胺、丁胺、吖丙胺、环己胺、十一烷胺、十八烷胺、异丙基十八烷胺、乙二胺、苯二胺。

34．芳香族烃类：乙苯、二乙苯、三甲苯、多环芳烃类、多氯联苯。

35．芳香族氨基化合物：间二苯胺、对二苯胺、硝基苯基苯胺、异丁醇胺、氯胺 -T。

36．芳香族硝基化合物：硝基氯苯、2,4,6- 三硝基苯、（替）甲硝胺、三硝基苯酚、二氯硝基苯。

37．酯类：甲酸甲酯、甲酸乙酯、甲酸丁酯、乙酸酯类、不饱和脂肪族单羧酸酯类、氯甲酸酯类、氯乙酸甲酯、水杨酸甲酯、邻苯二甲酸酯类、硫酸二甲酯、硫酸二乙酯、氯甲酸甲酯、2,4- 甲苯二异氰酸酯。

38．醇类：苯甲醇、乙醇、巯基丁醇、2- 丁氧基乙醇、2- 氯乙醇、正丙醇、异丙醇、氯丙醇、二氯丙醇、戊醇、甲基戊醇、己醇、环己醇、2- 辛醇、甲基环己醇类、双丙酮醇、糠醇、乙二醇、甲基巯醇。

39．醚类：异丙醚、正丁醚、氯甲基甲醚、二氯乙醚、二甲基硫醚。

40．酮类：甲基异丁基甲酮、二异丁基甲酮、甲基戊乙基甲酮、甲基异丙烯基甲酮、丙酮、双丙酮醇、异亚丙基酮、丁酮、3- 戊酮、己酮、环己酮、甲基环己酮、乙炔酮、双烯酮。

41．醛和缩醛类：甲醛、2- 氯苯甲醛、乙醛、甲基丙烯乙醛、丁醛、正丁醛、异戊醛、正己醛、正癸醛、丙烯醛、糠醛、戊二醛、柠檬醛。

42．酰胺类与内酯类：二甲基甲酰胺、己内酰胺、溴乙酰胺、甲磺酰氯。

43．氰化物：氢氰酸、氰化钠、氰化钾、氰化钙、氯化氰、氰。

44．腈类：乙腈、三氯乙腈、丙腈、丙酮氰醇、氰尿酰氯、丙烯腈、溴代苯乙腈、二氯代苯肼、二苯亚甲基二异氰酸酯、二异氰酸甲苯酯、异氰酸甲酯。

45．氯代烃杀虫剂：二氯二苯三氯乙烷、六氯环己烷、六氯环戊二烯、开乐散。

46．酚类：五氯酚、苯三酚、2,4,6- 三硝基苯酚。

47．醌类：醌、α- 氨基蒽醌。

48．环氧化物：环氧乙烷、1,2- 环氧丙烷、环氧丁烷、环氧树脂、二氧化乙烯基环己烯。

49．有机酸：甲酸、醋酸、异丁烯酸、丙烯酸、丁烯酸、氯乙酸、二氯乙酸、三氯乙酸、溴乙酸、氟乙酸、氟乙酸钠、三氟乙酸、过氧乙酸、乳酸。

50．酸酐类：醋酸酐、马来酸酐、酞酐、均苯四甲酸二酐。

51．氮杂环化合物：肼、甲基肼、1,1- 二甲基肼、四氢化呋喃、西玛三嗪、噻吩。

52．染料：碱性绿、碱性艳绿、碱性嫩黄 O、酸性艳天蓝、艳天蓝 FCF、碱性紫 5BN、碱性桃红 T。

53．放射性核素：铀、钚、镅、放射性铯、放射性铈。

54．生物毒素：白喉毒素、百日咳毒素、相思子毒素、蓖麻毒素。

55．抗生素类药物：头孢噻吩钠、头孢噻啶、头孢氨苄、头孢唑啉钠、头孢硫脒、头孢羟氨苄、头孢克洛、头孢拉定、头孢噻肟钠、头孢曲松、头孢哌酮、头孢塔齐定、链霉素、青霉素、红霉素、磺胺类、氧氟沙星、呋喃妥因、羟氨苄西林、新霉素、阿米卡星、奈替米星、阿司米星、异帕米星、四环素、土霉素、美他环素、金霉素、地美环素、米诺环素、灰黄霉素、多黏菌素 B、两性霉素 B。

56．抗炎解热镇痛药：阿尼利定、水杨酸钠、阿司匹林、吲哚美辛。

57．肿瘤化疗药：干扰素、甲氨蝶呤、利巴韦林、5-氟尿嘧啶、紫杉醇、丙卡巴肼、门冬酰胺酶、博来霉素、丝裂霉素、环磷酰胺、氟拉达宾、白消安、苯丁酸氮芥、美法仑、卡莫司汀、长春新碱、他莫昔芬。

58．镇静安定抗惊厥及抗过动药：巴比妥类、水合氯醛、氯氮、右丙氧芬、乙氯维诺、副醛、地西泮、氯丙嗪。

59．麻醉和骨骼肌松弛药：乙醚、普鲁卡因胺、利多卡因、氯胺酮。

60．阿片类药物及阿片受体激动剂：美沙酮、可待因、喷他佐辛。

61．抗高血压和血管扩张药：吲哒帕胺、肼屈嗪、甲基多巴、利舍平、胍乙啶、硝苯地平、地尔硫䓬、维拉帕米。

62．中枢兴奋药：尼可刹米、洛贝林。

63．消化系统用药：西咪替丁、奥美拉唑、硫酸镁。

64．造血及血液系统药物：尿激酶、链激酶、肝素、枸橼酸钠、双香豆素。

65．利尿药及脱水药：氢氯噻嗪、甘露醇、间羟胺。

66．抗结核病药及抗麻风病药：利福平、对氨基水杨酸钠、异烟肼、乙胺丁醇、吡嗪酰胺。

67．抗病毒药物：拉米夫定、更昔洛韦。

68．抗寄生虫药：硫酸奎宁、葡萄糖酸锑钠、枸橼酸哌嗪。

69．激素类及其有关制剂：可的松。

70．中药及中成药：小柴胡汤、万年青、小白花蛇、守宫（壁虎）、昆明山海棠、雷公藤、红茴香、白果、远志、泽泻、西洋参、枇杷叶、鱼胆、肉桂、人参、棉籽、硫黄、松节油、六君子汤、半夏泻心汤、丹参注射液、仙鹤草煎剂、藻酸双酯钠、蛇胆川贝液、黄氏响声丸、中国花粉口服液、加味逍遥散、乌龙散、牛黄解毒丸（片）、藿香正气液。

第三节　外源化学物在呼吸道内的转归

由于肺内的表面积很大，毛细血管丰富，血流量很大，肺泡的吸收速率仅次于静脉注射。呼吸膜无论对脂溶性还是非脂溶性的外源化学物都具有通透性。

一、吸收

气体和蒸气在呼吸道吸收与作用的部位主要取决于它们的脂溶性和浓度。鼻咽腔和呼吸道气管、支气管黏膜层内的黏液腺较丰富，分泌水性黏液湿润黏膜表面。盐酸、氨气等水溶性刺激性气体如果浓度不高，可被这些部位的黏膜层吸收而引起局部充血和不适；但是浓度过大，则有可能深入下呼吸道乃至肺泡而造成化学性灼伤、局灶性或广泛性肺水肿。脂溶性较好的如二氧化氮、二氧化氯、三氯甲烷等不易引起上呼吸道的刺激症状，也不易被吸收。但是可以进入呼吸道深处，经过被动扩散，通过呼吸膜吸收，其吸收速率受多种因素的影响，主要取决于血／气分配系数，该值越大吸收越快。例如乙醇的血／气分配系数为1300，乙醚为15，二氧化碳为5，乙烯为0.4，说明乙醇远比乙醚、二氧化碳和乙烯易被吸收。此外，气态物质的吸收速率还取决于其在血中的溶解度、肺通气量和血流量。血／气分配系数低的气态物质经肺吸收速率主要取决于经肺血流量（灌注限制），在血液和气相之间达到平衡的时间为 8 ～ 21 分钟。血／气分配系数高的主要取决于呼吸的频率和深度（通气限制），在血液和气相之间达到平衡的时间至少 1 小时。

气溶胶在呼吸道以被动扩散方式通过细胞膜吸收，吸收情况与颗粒大小有明显差异。在生物学上，较大的颗粒不易进入呼吸道，即使进入也往往停留在鼻腔中。然后通过喷嚏、喘气排出。据粗略估计，吸入的颗粒有 25% 被呼出，50% 停留在呼吸道，其余 25% 进入下呼吸道。颗粒物直径 > 5 μm 的颗粒物几乎全部在鼻腔和支气管树中沉积。< 5 μm 的颗粒物直径越小到达支气管树的外周分支就越深。直径 ≤ 1 μm 的颗粒物常附着在肺泡内。但对于极小的颗粒物（0.01 ~ 0.03 μm）主要附着于较大的支气管内（图 3-1）。气溶胶在呼吸道内沉着的机制有重力沉降、布朗运动、惯性冲击等。

二、生物转化

外源化学物进入机体后，有些是以原形发挥作用，大多数则在酶的作用下改变了分子结构，表现"活化"或"灭活"作用。肺通过酶系统转化某些外源化学物的功能类似于肝等其他器官。心输出量100% 通过肺，通过肝只占 25%，所以说肺是重要的生物转化部位。以下介绍肺内参与外源化学物代谢的三类主要酶系及其功能特点。

（一）混合功能氧化酶系

混合功能氧化酶系（mixed function oxidase system，MFOS）主要由三部分组成，即血红素蛋白类（CYP450 和 CYP b_5）、黄素蛋白类（NADPH-CYP450 还原酶和 NADH-CYP b_5 还原酶）和磷脂类。其中以 CYP450 最为重要。

肺和肝的 MFOS 一样，可通过诱导而增加其活性，诱导型CYP450 根据诱导物的不同分为两种：苯巴比妥（PB）型和 3- 甲基胆蒽（3-MC）型，前者主要诱导肝 CYP450 活性，后者又主要诱导肺、皮肤 CYP448，其催化底物和其他性质不同于 CYP450，在生物转化中的主要作用是促进化学物在结构上隐蔽的位置或湾区发生氧化反应形成环氧化物，这种产物不易被进一步代谢解毒，从而形成活性中间产物或近致癌物。如苯并（a）芘在人体内首先被 CYP1A1 环氧化生

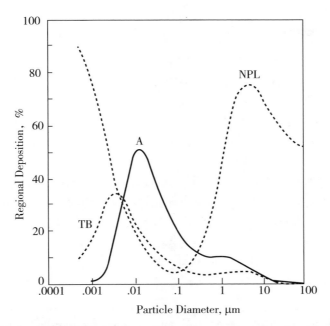

图 3-1 国际放射线防护委员会（International Commission on Radiological Protection，ICRP）于 1994 发布的不同粒径颗粒物经鼻吸入后在呼吸系统各部沉积关系图。颗粒物粒径范围 0.6 ～ 20 μm

由图可见纳米级（＜ 100nm）颗粒物的沉积形式与普通颗粒物明显不同。NPL：鼻咽喉。TB：气管支气管。A：肺泡。[引自：Oberdorster G，Sharp Z，Atudorei V，et al．Translocation of inhaled ultrafine particles to the brain．Inhal Toxicol，2004，16（6/7）：437-445.]

成相应的致癌物前体——7,8- 二羟基代谢物，后者在肝或肺中进一步由 CYP3A4 代谢产生致畸反应并生成 DNA 加合物，从而诱导肺癌的发生。

　　近年来，许多起源于环境因素的肺部疾病（包括肺癌）的发病率不断升高，其中肺 MFOS 的代谢可能起着重要作用。如苯并（a）芘进入机体后主要分布在肺，肺是其代谢的主要器官，活化为环氧化物中间体，后者具有很高的活性，可与细胞生物大分子——蛋白质和 DNA 结合表现致癌作用。而且，近年来研究证实，苯并（a）芘可诱导 CYP448 活性增加。遗传多态性研究中，在高加索人群中，CYP1A1Ile（462）CYP1A1 多态性在非吸烟人群中的肺癌发病中的作用要比在抽烟人群中的作用更加明显，而且所致的肺癌类型多为恶性程度极高的小细胞肺癌。另有大量研究表明，CYP1A1 多态性与其他易感性多态基因（如谷胱甘肽、S- 转移酶 -1、GSTMl）的共同作用比单独一种多态作用与肺癌的关系更密切。

（二）环氧化物水解酶

代谢外源化学物的环氧化物水解酶（epoxide hydrolase，EH）分为胞质环氧化物水解酶和微粒体环氧化物水解酶两种，其作用是催化环氧化物的水解反应，水解产物是具有反式构型的邻位二醇，而该环氧化物可能是经 CYP450 酶催化形成的。CYP450 的氧化是代谢活化的增毒过程，而环氧化物水解为二醇为解毒过程。如 EH 可使 3,4- 苯并（a）芘 -7,8- 环氧转变为 3,4- 苯并（a）芘 -7,8- 二氢二醇而起解毒作用。

微粒体环氧化物水解酶（microsomal epoxide hydrolase，mEH）是支气管上皮细胞表达的具有解毒功能的异物代谢酶，它可代谢香烟烟雾在肺内形成的高反应性环氧化物中间产物，是肺部重要的抗氧化保护剂。大量研究表明，mEH 的基因多态性可能与 COPD 和肺气肿的易感性有关。

（三）谷胱甘肽 -S- 转移酶

谷胱甘肽（glutamine，GSH）结合反应是亲电子剂解毒的一般机制，并在自由基解毒中起重要作用。谷胱甘肽 -S- 转移酶（glutamine S-transferase，GST）催化还原型 GSH（亲核剂）与含有亲电子原子 C、N、S、O 的外源化学物反应，生成结合物。GST 催化底物的共同点为：有一定疏水性，含有亲电子原子，并可与 GSH 发生非酶反应。GSH 结合物具有极性和水溶性，可经胆汁排泄，并可以经体循环转运至肾，在肾内经一系列酶催化反应转变为硫醚氨酸衍生物，由尿排泄。所以，GSH 结合反应通常具有解毒作用，但在某些特殊情况下也可形成具有毒性的代谢产物。

GST 在细胞内含量很高，主要存在于胞质中，在微粒体内含量较低，它调节 GSH 与多环芳烃活性代谢产物结合，从而阻止多环芳烃活性代谢产物与 DNA 结合，并增加其水溶性，促进其从尿中排泄，从而对抗其致癌性。

综上所述，无论外源化学物以何种途径进入肺，既可以通过 MFOS 转化为活性代谢产物，导致毒性增强，变成致突变物或致癌物质等。同时，许多活性代谢产物，又可通过 EH 水解，以及由 GST 催化与 GSH 结合而灭活，表现解毒作用。

三、清除

经呼吸道吸入的气溶胶中溶解度较大的烟、雾和粉尘可在附着点很快被吸收，然而某些难溶或微溶的烟、雾和粉尘可被呼吸道的清除系统所清除。

（一）鼻、窦和支气管纤毛运输系统

鼻毛可阻留较大的颗粒，鼻甲的冲动刺激鼻黏膜将颗粒物排出体外。然而，更为重要的是鼻、窦和支气管的黏液纤毛清除机制。首先，它们的表面有一层很薄的黏液。其特性是，在大气管的表面为具有双相性的糖蛋白黏液，而终末细支气管表面为表面张力很低的脂蛋白黏液。这类黏液在纤毛运动，可以产生推进力。气管、支气管上皮细胞和黏膜下腺体的特殊分泌细胞可以分泌黏液，并可通过黏膜进入气管和支气管腔。进入管腔的液体和电解质又可通过上皮细胞主动运输到纤毛周围的液体层，不断供给鼻、窦和支气管表面的黏液。由于沉积在气管 - 支气管树上的颗粒的刺激，使得纤毛运动，推动沉积在黏液层中的颗粒，通过细支气管向喉头运动，并越过喉头的后缘向咽部移动，在咽部吞下或随痰咳出。将沉积在这一区域的难溶或微溶的颗粒物清除。

空气动力学直径在 5 μm 及以上的颗粒物通常在鼻咽部沉积，在有纤毛的鼻表面黏液层，通过纤毛运动推动不溶性的颗粒物。这些颗粒物和经口吸入的颗粒物在数分钟内被咽下。直径在 2 ~ 5 μm 的颗粒物主要沉积在肺的气管支气管区域，主要通过呼吸道纤毛部分的黏液

层逆向运动而被清除，颗粒物最终可能被吞咽下并在胃肠道吸收。

（二）肺泡运输系统

肺泡的清除作用主要由肺泡巨噬细胞承担，巨噬细胞通过吞噬作用及体液的吸引可把颗粒物带到终末细支气管，再通过黏液 - 纤毛清除机制清除。空气动力学直径在 1 μm 及以下的颗粒物可到达肺泡，可以被吸收入血或通过肺泡巨噬细胞吞噬移动到黏液纤毛远端的提升装置被清除，或通过淋巴系统清除及蓄积。颗粒物从肺泡中清除的效率不高；在第一天仅有 20% 的颗粒物被清除，24 小时后剩余部分的清除非常缓慢。

四、蓄积

肺能富集某些外源化学物，即肺的蓄积作用，如百草枯无论以何种途径进入机体，皆在肺内高度蓄积。这种现象可能与特殊载体的主动转运有关，然而与百草枯结构类似的另外两种化合物，如杀草快和伐草快与百草枯一样可以产生自由基，但杀草快还损害晶状体，伐草快可致肾损害。由此可见百草枯的肺毒性与其在肺内的高度蓄积有关。

五、主要影响因素

（一）化学结构

外源化学物的化学结构是决定其毒性和效应的物质基础。结构中具有活性基团，能与生物体内重要的活性物质酶、受体、DNA 等发生作用，而扰乱其功能时，就表现出化学物的特异作用。如研究比较不同长度和表面修饰的多壁碳纳米管（multi-walled cartubes nanotubes，MWCNTs）对人 II 型肺泡上皮细胞（A549 细胞）的细胞毒性和遗传毒性的影响，发现长的 MWCNTs 表现出了更明显的细胞毒性和较低的 DNA 链断裂损伤，修饰作用能够降低 MWCNTs 的细胞毒性和 DNA 链断裂程度。另外还发现，牛磺酸修饰的多壁碳纳米管对 RAW264.7 细胞的毒性较羧基化多壁碳纳米管明显降低。而另一种化学物虽然化学结构不一样，却表现出某些共同的作用，如一氧化碳、一氧化氮、苯胺以及硝基化合物蒸气等，在高浓度均有化学窒息作用，此作用常由化学物的整个分子所引起。

毒性与化学结构的关系是毒理学研究的重要课题，在分析外源化学物的作用时应注意分子的整体性与基团的特殊性之间的相互关系。

（二）理化特性

1．挥发性

挥发性液态化学物的毒性与其挥发性的大小有关。常温下易挥发的化学物易形成较大的蒸气压，易通过呼吸道进入人体，如汽油、四氯化碳、二硫化碳等。有些毒物的绝对半数致死剂量或浓度相同，但因其挥发性不同，实际毒性相差很大，如苯与苯乙烯的 LC_{50} 均为 45mg/L 左右，但苯的挥发性较苯乙烯大 11 倍，故其经呼吸道吸入的危害性远大于苯乙烯。

2．溶解度

溶解度与外源化学物能否被吸收有直接关系，一般来讲，溶解度愈大，其毒性愈大，在体液中不同的溶解度和毒作用特点有关。例如，水溶性较大的氨和氯气易溶在上呼吸道黏液中，会对上呼吸道造成损害，除非其浓度较高，一般不易到达肺泡。水溶性较小的外源化学物如光气、氮氧化物等，更易进入呼吸道深部，并对肺泡区域组织产生损害。

3．分散度

气溶胶的分散度与空气动力学直径成反比；分散度大，则气溶胶粒子小，表面积大，生物活性大。大于 10 μm 的颗粒在上呼吸道被阻，5 μm 以下的颗粒可达到呼吸道深度，小于 0.5 μm 的颗粒物易通过呼吸道排出，小于 0.1 μm 的颗粒因弥散作用易沉积于肺泡壁。气溶胶的分散度不仅和它进入呼吸道的深度和溶解度有关，而且还影响它的化学活性。如锌烟和铜烟因表面活性大，可与呼吸道上皮细胞或细菌的蛋白质作用，产生异性蛋白，引起发热；但是直径较大的锌尘和铜尘无此作用。

4．血／气分配系数

当呼吸膜两侧的气体分压达到动态平衡时，其在血液中的浓度和肺泡气中的浓度之比称为血 / 气分配系数，该系数越大，越容易通过简单扩散跨呼吸膜吸收入血。如乙醇、乙醚、二硫化碳和乙烯的血 / 气分配系数相应为 1300、15、5 和 0.4，乙醇比其他三种物质更易被吸收。

5．稳定性

稳定性较差的外源化学物，使用溶液需要临用前配制。易水解的外源化学物，如全氟丙酮及有机硅单体等，吸入染毒时，蒸气浓度可急剧下降，则空气中计算的浓度与实测浓度差别很大。

6．纯度

工业化学物一般会含杂质，杂质可影响毒性，有时还会改变毒作用性质。一般认为，如杂质毒性大于主要成分，样品愈纯，毒性愈小。如杂质毒性小于主要成分，样品愈纯，则毒性愈大。例如，小鼠吸入 80 ppm（80/100 万）浓度的六氟化硫，24 小时无死亡，属于基本无毒，而工业品中因含氟化氢和硫酰氟，毒性明显增加。吸入工业生产中产生的全氟异丁烯，肺水肿后期易导致肺纤维化，而吸入纯品全氟异丁烯，在肺水肿后期未发现肺纤维化倾向。

（三）剂量、浓度与接触时间

外源化学物进入机体内的剂量是引起中毒的决定因素，一般情况下，空气中外源化学物的浓度愈高，接触时间愈长，则进入机体内的总量愈大，危害后果出现越快，健康损害越严重。降低空气中外源化学物的浓度、减少接触时间，减少进入机体内外源化学物的总量是预防职业中毒的有效措施。如氰化氢的成人致死剂量约为 60 mg（$0.7 \sim 3.5$ mg/kg），人吸入 $20 \sim 40$ mg/m³ 即可出现轻度中毒，150 mg/m³ 接触 30 分钟后死亡，吸入 300 mg/m³ 可无任何征兆突然昏倒，发生"电击型"死亡。

（四）生产环境与劳动强度

生产环境中外源化学物的存在状态、浓度，人与外源化学物的接触机会是与生产工艺直接相关的。环境中的物理因素与外源化学物也有联合作用。例如，高温条件促进外源化学物的挥发使其空气中浓度增大。高温环境下外源化学物毒性一般比常温条件大（1,2- 二氯乙烯对大鼠急性经口毒性在 35℃和 40℃条件下比 22℃条件下增加 $1 \sim 2$

倍）。湿度加大可使氯化烃的毒性增大。

劳动强度对外源化学物吸收、分布、排泄都有明显影响。劳动强度大，呼吸量大，从空气中对其吸入的量也随之增多。同时汗量增多，代谢速度加快，耗氧量增加，使人对一些导致缺氧的外源化学物更敏感，如一氧化碳、硫化氢、氰化氢和甲烷等窒息性气体。

（五）联合作用

人们在生产环境中可能同时接触多种外源化学物，它们对机体的联合作用而产生的综合毒性可能等于、大于或小于这几种外源化学物毒性的总和。饮酒、吸烟、高温等环境因素也将加大毒性效应和危害后果。

1．相加作用

综合毒性表现为几种外源化学物作用的总和。大部分刺激性气体如盐酸、硝酸、二氧化硫等，引起的呼吸道刺激作用多呈相加作用。

2．协同作用

综合毒性大大超过几种外源化学物作用的总和，即起增毒作用。例如二氧化硫单独吸入时多数引起上呼吸道损害，但二氧化硫混入含锌烟气时其毒性则加大一倍以上。乙醇可增强氮氧化物等外源化学物的吸收。吸烟可大大增加有害金属、类金属、刺激性气体、有机溶剂挥发气体对机体的毒性作用。已证实，石棉接触者中的吸烟者肺癌发生率显著高于不吸烟者，更高于普通人群 20 ~ 100 倍。硅沉着病（矽肺）患者更易患结核病等。

3．拮抗作用

综合毒性低于几种外源化学物毒性的总和。如暴露的环境中同时存在氨气与氯气时，由于氨气和氯气能发生化学反应形成氯化铵，因而毒性降低。

在对生产环境进行卫生评价、制订防护措施时应注意外源化学物的联合作用。

（六）个体易感性

同一条件下接触相同剂量的同一外源化学物，有的人不中毒、有的人则中毒，中毒的症状也轻重不一，这种个体的差异是机体对外源化学物耐受性不同所致。引起个体差异的因素如下。

1．性别和年龄

一般女性比男性敏感，尤其是孕期、哺乳期、经期妇女。胎儿、婴儿、儿童、老年人对毒性耐受力差，中毒程度往往较严重。未成年人的器官尚处发育阶段，抵抗力弱，也易中毒。如 Liang 等（2009年）对台湾不同季节、年龄组人群死亡率与污染物相关性研究表明，冬季全病因死亡和心血管疾病死亡率与 SO_2、CO 和 NO_2 各年龄组均有相关关系，而 PM_{10} 仅与老年人群相关；呼吸系统疾病死亡率与 O_3 有相关性，而在夏季仅对老年人群死亡有影响。陶燕等研究兰州市大气污染物对呼吸系统疾病的影响，发现女性及 65 岁以上的老年人群对污染物较男性和 65 岁以下人群更加敏感。Xu 等在北京以时间序列方法研究大气污染与每日医院门诊患者人数，从科室来看，以儿科和内科门诊人数与大气污染水平的关系最为密切。

2．健康状况

器官功能不良或已有病损，再接触外源化学物，则更易中毒。如感冒或噪声引起的应激，都可以增加芳香族的羟基化作用。呼吸系统疾病如哮喘等可使患者对空气污染物（如 SO_2）更敏感。此外，2014年 5 月，（原）卫计委发布的《职业健康监护技术规范》（GBZ188-2014）规定了接触粉尘作业的禁忌证有：活动性肺结核病、慢性阻塞性肺疾病、慢性间质性肺病和伴有明显肺功能损害的疾病。

3．生活方式

吸烟等行为习惯对机体的有害影响已为人所熟知，在接触其他外源化学物时，对某些毒性作用的敏感性可能增加。如吸烟能增加焦炉作业工人外周血淋巴细胞对诱变剂博来霉素（bleomycin，BLM）损伤的敏感性。

4．遗传易感性

不同个体间存在遗传差异，如外源化学物的代谢酶、氧化应激酶类、DNA 损伤修复酶等的编码基因的多态性，会影响机体对呼吸毒性化学物的易感性。这也是近年来备受关注的热点问题。如 Cho 等研究发现，不同品系的小鼠对油渣飞灰（residual oil fly ash，ROFA）诱导的肺部炎症反应和高渗透性反应存在明显的差异。同时，ROFA 能明显增强 C3H/HeouJ（Tlr4 基因功能正常）小鼠肺部 TLR4 的转录和蛋白质水平，而对于 C3H/HeJ（Tlr4 基因突变）小鼠不起作用。

　　将耐受性差的个体区别出来，使之脱离或减少接触并加强医学监护，有利于预防职业危害。

（宋艳双　徐华东　贾　光）

主要参考文献

1．孙贵范．职业卫生与职业医学．7 版．北京：人民卫生出版社，2012.

2．常元勋．靶器官与环境有害因素．北京：化学工业出版社，2008.

3．江泉观，纪云晶，常元勋．环境化学外源化学物防治手册．北京：化学工业出版社，2004.

4．赵英政，徐光翠，吴卫东．大气颗粒污染物对心血管系统的毒性作用及机制．新乡医学院学报，2015（2）：96-100.

5．陈慧，王建生，尚琪．大气颗粒物污染对人群心脑血管疾病死亡急性效应的 Meta 分析．环境与健康杂志，2013（5）：417-421.

6．Steyn L，Maina JN．Comparison of the numbers of free（surface）macrophages in the respiratory systems of three species of birds in an urban and a rural area of South Africa．J Ornithol，2015，156（4）：1085-1093.

7．Foster WM，Costa DL．Air Pollutants and the Respiratory Tract．London，UK：Taylor & Francis，2005.

8．Castell JV，Donato MT，Gómez-Lechón MJ．Metabolism and bioactivation of toxicants in the lung．The in vitro cellular approach．Exp Toxicol Pathol，2005，57（supple1）：189-204.

9．Hukkanen J，Pelkonen O，Hakkola J，et al．Expression and regulation of xenobiotic-metabolizing cytochrome P450（CYP）enzymes in human lung．Crit Rev Toxicol，2002，32（5）：391-411.

10．孙宝林．工业防毒技术．北京：中国劳动社会保障出版社，2008：5-8.

11．郑华，王金萍．苯系物中毒及预防．北京：中国石化出版社，2008：8-11.

12．Schneider，J，Bernges，U．CYP1A1and CYP1B1polymorphisms as modifying factors in patients with pneumoconiosis and occupationally related tumours：A pilot study. Mol Med Rep, 2009, 2 (6): 1023-1028.

13. 孟莹, 孟锐, 李积德. 细胞色素 P450 与肺癌关系研究进展. 社区医学杂志, 2010, 8 (21): 27-29.

14. Hung RJ, Boffetta P, Brockmoller J, et al. CYP1A1and GSTM1genetic polymorphisms and lung cancer risk in Caucasian non-smokers: A pooled analysis. Carcinogenesis. 2003, 24 (5): 875-882.

15. 濮吉, 陈田, 陈章健, 等. 比较不同长度及表面修饰的多壁碳纳米管的细胞毒性和遗传毒性. 北京大学学报 (医学版). 2013 (3): 405-408.

16. 郭健, 聂海瑜, 王海芳, 等. 不同修饰多壁碳纳米管诱导的细胞毒性及内质网相关基因表达. 北京大学学报 (医学版). 2011 (3): 342-347.

17. 柳敏, 吕鹏, 于文成. 大气细颗粒物致动脉粥样硬化小鼠肺脏炎性损伤. 中国公共卫生, 2017 (1): 98-102.

18. 程娟, 冷曙光, 李海山, 等. 焦炉作业工人淋巴细胞诱变剂的敏感性研究. 中华预防医学杂志, 2008, 42 (5): 307-311.

19. Liang WM, Wei HY, Kuo HW. Association between daily mortality from respiratory and cardiovascular diseases and air pollution in Taiwan. Environ Res, 2009, 109 (1): 51-58.

第四节　呼吸系统毒性表现

外源化学物进入机体呼吸系统有两种途径：一是经呼吸道直接吸入；二是经呼吸道以外的途径进入，后经过血液循环到达肺。不论经哪种途径进入呼吸系统的外源化学物均可对呼吸系统产生损伤作用。根据外源化学物的毒性特征、接触浓度和时间及个体差异等因素的影响，外源化学物所致呼吸系统毒性表现可分为急性毒性表现和慢性毒性表现两类。

一、急性毒性表现

急性毒性是指外源化学物一次性或短时间（几分钟至数小时）内大量进入机体所引起的损伤表现，主要表现包括急性呼吸道炎症、急性肺炎、肺水肿及急性呼吸窘迫综合征等。

（一）急性呼吸道炎症

急性呼吸道炎症是一种最常见的急性损伤表现，各种可对呼吸道产生刺激或腐蚀作用的刺激性颗粒物及气体均可引起。外源化学物吸入引起的急性炎症可发生于呼吸道的任意部位，主要取决于外源化学物自身的浓度、持续时间及水溶性。

1．临床表现

水溶性较高的刺激性颗粒物及气体如酸、甲醛、氨等，易溶解附着在上呼吸道黏膜局部，立即产生刺激作用。轻者表现为气管炎、支气管痉挛、黏膜充血和水肿；重者可导致组织糜烂、渗出及坏死。

中等水溶性的气体如氯、二氧化硫等，低浓度时只侵犯上呼吸道，表现为上呼吸道炎症改变，而高浓度则侵犯全呼吸道，导致肺炎及肺水肿的发生。

水溶性较差的气体如二氧化氮、光气及一些能在肺泡沉积的过敏原、放射性颗粒物、毒性颗粒物等均能深入肺泡，导致肺泡炎或肺炎，严重时可发生肺水肿。

2．作用机制

外源化学物进入肺后，可与其中的蛋白质、多糖物质结合，破坏黏液-纤毛的清除机制，可引起细胞损伤；成酸氧化物可从组织中吸出水分、凝固蛋白质，使细胞坏死；氨等碱类化合物可由细胞中吸出水分并皂化脂肪。使细胞发生溶解性坏死；氧化剂可直接或通过自由基氧化，导致细胞膜氧化损伤，最终表现为局部刺激症状。

3．动物实验资料

（1）关望等（2010）研究了硫化氢钠的急性肺损伤：选取雄性SD大鼠18只，随机分为对照组和染毒组，其中对照组大鼠尾静脉注射 0.1 ml/kg 生理盐水，染毒组腹腔注射硫化氢钠 56 μmol/kg，在染毒6小时后，发现染毒组大鼠出现明显的急性肺损伤，产生急性呼吸道炎症。

（2）彭丹冰等研究了气态甲醛暴露对急性肺损伤的改变：选取48只昆明系小鼠，雌雄各半，随机分为对照组和3个染毒组。染毒组采用静式吸入甲醛，染毒剂量分别为 21、42 和 84 mg/m^3，每日2小时，连续 2 个月。末次染毒后 24 小时内处死小鼠，迅速取出肺，测定肺组织超氧化物歧化酶（SOD）活性和丙二醛（MDA）的含量，与对照组相比，染毒组小鼠肺组织 SOD 活性明显降低，差异具有统计学意义（$P < 0.05$）；MDA 含量明显升高，差异具有统计学意义（$P < 0.05$），均呈剂量 - 效应依赖的趋势，但组间比较差异无统计学意义。可见甲醛可以诱发小鼠体内脂质过氧化反应，对肺组织产生急性影响。

（3）李强等选取 60 只雄性昆明种小鼠，研究了二氧化硫对小鼠肺组织的影响，小鼠的体重为（20±2）g，随机分成对照组和 5 个染毒剂量组，对照组吸入清洁空气，染毒组吸入二氧化硫浓度分别为 20、40、60、80 和 100 mg/m³，连续染毒 60 天，每天 2 小时，染毒结束后处死所有小鼠，测定其肺组织 SOD 活性及 MDA 含量。结果发现，20 mg/m³ 剂量染毒组小鼠肺组织 SOD 活性较对照组明显升高，差异具有统计学意义（$P < 0.05$），其余各剂量染毒组均低于对照组，差异具有统计学意义（$P < 0.05$）；20 mg/m³ 剂量染毒组小鼠肺组织 MDA 含量较对照组明显降低，其余剂量染毒组 MDA 含量均明显高于对照组，差异具有统计学意义（$P < 0.05$）。可见吸入一定浓度（> 40 mg/m³）二氧化硫可导致小鼠肺组织脂质过氧化作用，引起肺组织氧化损伤。

4．流行病学资料

（1）江丽等（2014）研究了成都市某工厂年龄＜ 35 岁的 318 名从事酸碱喷涂作业男性工人的呼吸系统损伤情况，其中吸烟者 192 人，工龄（9.43±2.97）个月，不吸烟者 126 人，工龄（9.96±2.61）个月。同时选择同厂不从事酸碱作业，劳动强度相近，无其他粉尘接触史且年龄＜ 35 岁的男性工人 88 人为对照组，进行问卷调查和肺功能测定。发现酸碱暴露组的支气管炎发病率明显高于对照组，差异具有统计学意义（$P < 0.05$）。

（2）梁灿坤等（2012）也评估了 2224 名酸碱作业工人的肺功能状况，根据肺功能的检测数值进行分级评定和内外对照，以第 1 秒用力肺活量 / 用力肺活量＜ 70%，第 1 秒用力肺活量（所占百分比）＜ 80% 为肺功能异常标准，发现酸碱作业工人小气道功能均出现了轻度损伤。

（3）洪志强等（2007）选取 65 名甲醛作业工人和 70 名无甲醛暴露且劳动强度相似的工人作为对照组去评价甲醛暴露对呼吸系统症状的影响，65 名甲醛作业工人中男性 42 人，女性 23 人，平均年龄（25.15±5.68）岁，工龄为（0.5～11.2）年，作为接触组的平均工龄 2.72 年。70 名无甲醛接触工人中男性 44 人，女性 26 人，平均年龄（25.53±4.98），工龄为（0.5～11.8）年，平均工龄 2.90 年。结果发现，与对照组相比，甲醛接触组工人出现流泪、流涕、疲乏无力、记忆力减退、腹痛和咳嗽等概率较高；且肺功能测定结果表明，接触组工人出现阻塞性肺功能通气功能障碍，且工龄越长肺功能损伤越严重。

（4）卢杨等研究了 15 例急性氨中毒工人，其中包括男性 11 名，女性 4 名，年龄为（25～43）岁，测定其肺功能、动脉血气，并做 X 线胸片及纤维支气管镜检查，发现急性氨中毒工人可发生不同程度的通气功能损害、低氧血症和呼吸性碱中毒。

（5）牟凤英等对 290 名二氧化硫接触工人和 280 名对照工人以探讨长期接触低浓度二氧化硫对工人的健康危害。290 名二氧化硫接触工人中男性 200 名，女性 90 名，年龄（38.5±3.2）岁，工龄（15.5±3.7）年，二氧化硫的平均暴露浓度为 4.6～12.5 mg/m^3，每周接触 40～48 小时，未使用防护用品。280 名对照工人为不接触二氧化硫作业的办公、后勤及保卫人员，其中男性 200 名，女性 80 名，年龄（37±3.5）岁，工龄（14.8±4.1）年。进行胸部 X 线和肺功能的检查，结果证实，长期接触低浓度二氧化硫可引起慢性支气管炎、慢性鼻咽炎等上呼吸道损害，且慢性呼吸道损害发生率随着工龄的增加而升高。

5．防治原则

急性呼吸道炎症的发生大多是因意外事故所致，因此应实行预防为主、防治结合的治疗原则。主要包括预防控制措施和临床治疗两个方面。

（1）预防控制措施：建立经常性的设备检查及维修制度，严格执行安全操作规程，工艺流程应密闭抽风，防止跑、冒、滴、漏等不良操作的发生。同时应建立安全可行的个人防护措施，在工作场所佩戴各种防护用品，包括工作服、手套、眼镜、胶鞋及口罩等。同时工厂应对工人进行就业前和每年定期的体格检查，就业前对工人进行职业安全与卫生培训教育。

（2）临床治疗：对于从呼吸道吸入的外源化学物中毒，首先必须立刻脱离有毒的作业场所，用水清洗污染处。然后就是根据临床表现进行对症治疗，如止咳、化痰、支气管解痉药物等。

（二）急性化学性肺炎

急性化学性肺炎是支气管及肺疾病中比较严重的一种形式。根据接触外源化学物的不同，急性化学性肺炎可分为化学中毒性肺炎（chemical pneumonitis）、吸入性肺炎（aspiration pneumonitis）及过敏性肺炎（allergic pneumonitis）三类。

化学中毒性肺炎是指因吸入化学刺激性气体、烟雾、粉尘等而引起的呼吸道及肺部炎症性损伤。在工业生产过程中，化学中毒性肺炎通常是由于设备故障或防护不当而造成有毒有害气体等跑、冒、滴、漏等意外事故而造成的。

吸入性肺炎是指由于意外吞吸酸性物质、动物脂肪（食物、胃内容物）以及其他刺激性液体（汽油、煤油、润滑油等）所导致的中毒性肺炎，如司机口吸油管时不慎将汽油吸入肺内而引起肺炎。

过敏性肺炎是由于吸入某些有机粉尘颗粒、真菌和孢子、细菌及其产物，动、植物蛋白质或昆虫抗原，以及某些外源化学物如偏苯三酸酐（TMA）等所引起的过敏反应，因此又称为外源性变应性肺泡炎（extrinsic allergic alveolitis）。本病是一种由不同致敏原引起的非哮喘性变态反应性肺疾患，患者多有家族或个人过敏性疾病史。

1. 临床表现

很多外源化学物质如氯气、氨、二氧化硫、氮氧化物、光气、硫酸二甲酯、八氟异丁烯、氟光气、金属汞、镉、锰、铍等均会导致急性化学性肺炎。最常见的临床表现主要为咳嗽、咳痰、气急、咯血、胸痛、发热等，常伴有流泪、畏光、眼刺痛、咽痛、呛咳、胸部紧迫感和声音嘶哑等上呼吸道及眼的刺激症状。若侵入到小气道部位，这些外源化学物可以破坏小气道并遗留瘢痕，引起化学性阻塞性细支气管炎。若侵入到肺泡，则可以通过酸性、碱性直接损伤毛细血管壁，或通过产生自由基作用于肺毛细血管壁，结果导致毛细血管通透性增加。另外缺氧或外源化学物暴露可以直接损伤肺泡上皮，使肺泡上皮细胞的胞质突起回缩，肺泡壁表面活性物质受损，淋巴回流受阻及腺体分泌增加等，以上均可促使肺水肿发生。而缺氧使病变部位毛细血管痉挛，而正常部位肺毛细血管流量和流体静力压增加，如超过胶体渗透压，亦可引起肺水肿甚至急性肺损伤。严重者可伴有肺水肿及多脏器损害，并可继发细菌感染，病情较一般肺炎为重。肺部听诊可闻及湿啰音。胸部 X 线表现两中下肺野点状或小斑片状浸润影。经积极对症治疗，病程一般为 3～4 周。该病大多发生于工农业生产中，根据临床症状的不同可表现为中毒性上呼吸道炎症及支气管炎、化学性阻塞性细支气管炎、化学性肺炎、化学性肺水肿以及化学性肺纤维化等多种形式。

吸入性肺炎的临床表现主要为痉挛性咳嗽伴气急，剧烈呛咳，胸痛，痰中带血或咳铁锈色痰，呼吸困难，乏力，发热。体征为肺实变体征，如听诊浊音，语颤增强，呼吸音降低，两肺可闻及湿啰音和哮鸣音，可伴二氧化碳潴留和代谢性酸中毒。实验室检查血白细胞明显增高，胸部 X 线显示云片状或结节状模糊阴影，从肺门向外扩散，以右侧中下肺区多见，可局限于一叶，也可呈多叶扩散。少数可并发渗出性胸膜炎，严重者也可出现肺水肿。病程一般为 2～4 周。

过敏性肺炎以农民肺为代表，急性过敏性肺炎起病急骤，多因吸入高浓度有机粉尘抗原 4～12 小时后出现发热、干咳、胸闷、气急和发绀，也有咳出黄色脓性或胶冻样痰，严重者痰中带血。伴有全身乏力、四肢酸痛等全身症状。肺部可闻及细湿啰音。白细胞轻度增加。胸部 X 线可见中下肺野呈弥散性细小、边缘模糊结节状阴影或片状间质性浸润。肺功能检查表现为限制性通气功能障碍。血清学检查多数能查到沉淀抗体属 IgG 类，能结合补体。支气管肺泡灌洗液中 T 淋巴细胞、IgG、IgM 含量增高。一般脱离接触或治疗后，数日至 1 周内症状消失。若再次接触，上述症状则出现加重。慢性过敏性肺炎多因急性多次发作或急性发作治疗不彻底或持续接触抗原所致。起病隐袭，主要表现为呼吸困难，且呈进行性加重。发绀明显，体重减轻，两肺闻及细啰音，胸部 X 线显示弥漫性条索状阴影，伴多发性囊性透明区，呈蜂窝状。肺功能特点为残气量增加，残气比值增高。晚期常并发呼吸衰竭和（或）肺心病。

2．作用机制

急性化学性肺炎是吸入具有化学刺激性的气溶胶颗粒或气体后，这些物质可作用于上、下呼吸道黏膜甚至肺泡，导致肺泡内出血，肺间质水肿，透明膜形成，淋巴细胞、中性粒细胞和成纤维细胞浸润，毛细支气管上皮脱落、坏死、闭塞。晚期主要表现为肺泡间质、平滑肌纤维增生，静脉及动脉内管内膜纤维化而产生的一系列临床表现，严重时可溶入至肺泡组织发生各种理化反应及引起机体反应，甚至导致呼吸衰竭。

急性吸入性肺炎是指意外吞食外源化学物后可立即灼伤上呼吸道和肺部组织，从而导致支气管壁痉挛，进而产生急性支气管炎和支气管周围炎性浸润，后可进入肺泡及肺组织，引起肺上皮细胞破坏、变性，并累及肺部的毛细血管壁，使血管壁通透性增加，血管内液体渗出，形成间质性肺水肿。数日后肺泡内水肿和出血被逐渐吸收，从而形成透明膜，长久的刺激最终可导致肺纤维化。同时在这一过程中可伴随着继发性细菌感染，形成肺脓肿，从而使肺组织弹性减弱，顺应性降低，肺容量减少；同时伴随着肺泡表面活性物质减少，导致小气道闭合，肺泡萎陷引起微肺不张，最终均可产生通气不足及通气 / 血流比例失调，而易产生肺不张、肺水肿，导致严重低氧血症。

急性过敏性肺炎以肺内的炎性病变和血中嗜酸性粒细胞增多为主要特征，以弥漫性间质性肺炎为其病理特征。急性期是以肺泡壁为主的淋巴细胞浸润，继而是单核细胞浸润和散在的非干酪化肉芽肿性间质性肺炎，有肺泡壁中性粒细胞、巨噬细胞、上皮细胞积聚、淋巴细胞和浆细胞浸润，致使肺泡间质增厚；肺泡壁和细支气管形成小的非干酪性肉芽肿。慢性期呈弥漫性肺间质纤维化，在肺泡间隔有淋巴细胞浸润，毛细支气管为胶原沉着及肉芽组织堵塞而闭锁。持续接触致敏原后可发生肺纤维性变及肺实质破坏，严重时肺呈囊性蜂窝状。后期是肺组织纤维化和机化的阻塞性细支气管炎。本病多见于吸入抗原3 ~ 6 小时后开始出现症状，6 ~ 8 小时达高峰，24 小时左右消失。

3．动物实验资料

（1）Shvedova 等（2014）研究了 7 ~ 8 周龄的成年雌性 C57BL/6 小鼠暴露于单壁碳纳米管后的肺损伤表现，体重为（20.3±0.21）g，以每只小鼠 40 ~ 80 μg 的剂量进行气管滴注 7 天，最后一次滴注后 24 小时内观察小鼠的肺，可见肺内出现纹理增多、片状阴影，表现为化学性肺炎。

（2）Shah 等（2013）研究了 10 只成年雄性 SD 大鼠暴露于 250 ng/kg 的镉，共 4 小时，染毒 16 小时后观察血清内的炎性因子，发现化学性肺炎的表现。

（3）Wang F 等研究者（2012）用不同浓度的挥发性有机化学物（甲醛、苯、甲苯、二甲苯等）染毒雄性昆明种小鼠，染毒第 1 组 4 只小鼠染毒剂量分别为 1.0、1.1、2.0 和 2.0 mg/m^3，第 2 组染毒剂量分别为 3.0、3.3、6.0 和 6.0 mg/m^3，第 3 组染毒剂量分别为 5.0、5.5、10.0 和 10.0 mg/m^3，第 4 组染毒剂量为 10.0、11.0、20.0 和 20.0 mg/m^3，每周染毒 5 天，两周后收集小鼠的支气管肺泡灌洗液，并且测定其内的炎性因子标志物（γ- 干扰素、IL-6 及谷胱甘肽），发现有机化学物染毒可以导致肺部炎症的发生，且其染毒量与 γ- 干扰素、IL-6 及谷胱甘肽的水平均成正比。

4．流行病学资料

（1）Faerden 等研究者（2014）对 10 名锯木厂工人进行了为期 10 年的队列研究，测定血清中的 IgG 含量及肺功能，结果证实，锯木厂工人的过敏性肺炎的发病率与真菌孢子的存在状况成正比。

（2）染绍余等对 2003 年 207 名氯中毒工人的临床 X 线片进行回顾性分析，发现肺部出现斑片状阴影、肺纹理增多及肺门密度增高等改变，呈现化学中毒性肺炎的临床表现。

（3）韦建华等研究了 5 名矿工，接触硝基炸药爆破后，工人出现胸闷、呼吸困难逐渐加重，肺部闻及湿性啰音，出现氮氧化物中毒，导致化学中毒性肺炎。

（4）冯亚忠等报道了 2 名柴油工人在工作中误食柴油后呈现为剧烈呛咳、胸闷、心悸、发热，无胸痛、咯血的临床表现，经过 X 线检查诊断为吸入性肺炎。

（5）姜再平等（2013）对 17 名氩弧焊所致过敏性肺炎的回顾性分析，证实氩弧焊接触可导致过敏性肺炎的表现，在 CT 上表现为斑片状边缘模糊高密度影，主要分布于两肺中、下野，沿支气管走行分布，常多发。两肺弥漫分布 2～3 mm 的粟粒状高密度影。

（6）张辉军等也已发现职业工人长期接触鸽子、蘑菇及其他有机外源化学物均会导致过敏性肺炎的产生，在影像学中表现为不规则斑片状阴影，弥散性肺泡渗出和粟粒样结节的，最终可导致肺气肿、肺纤维化等慢性损伤表现。

（7）Masanori Akiraa 等研究发现，工人暴露于多种外源化学物包括氨气、氯气、二氧化氮、氟碳等均可以导致化学中毒性肺炎的发生。

5．防治原则

急性化学性肺炎的发生大多因操作不当或长期职业场所接触所致，因此应服从预防为主、防治结合的治疗原则。主要包括预防控制措施和临床治疗两个方面。

（1）预防控制措施：建立经常性的设备检查及维修制度，严格执行安全操作规程，工艺流程应加强局部通风和密闭抽风操作，保持管道负压状态，防止跑、冒、滴、漏等不良操作的发生。同时应建立安全可行的个人防护措施，在工作场所佩戴各种防护用品，包括工作服、手套、眼镜、胶鞋及口罩等。同时工厂应对工人执行就业前和每年定期的体格检查，就业前对工人进行职业安全与卫生培训教育。此外工厂应设定相关中毒事件控制和防治的部门，从而可以尽快采取措施，保护工人自身的健康。

（2）临床治疗：对于从呼吸道进入的外源化学物中毒，首先必须立刻脱离有毒的作业场所，用水清洗污染处。然后根据临床表现进行对症治疗，如止咳、化痰、支气管解痉药物等。同时合理使用抗生素，及时防治肺部感染。此外还要维持患者血压的稳定，纠正酸碱和电解质的紊乱，给予高蛋白、高能量、多维生素饮食，提高机体的抵抗力，控制感染的蔓延。此外过敏性肺炎应立即避免与致敏原接触。如肺部病变广泛，应早期、足量、短程使用糖皮质激素治疗，可使症状、体征及 X 线改变迅速消失，防止肺水肿的产生。

（三）化学性肺水肿

肺间质和实质有过量水分滞留即为肺水肿。肺水肿是肺内血管与组织之间液体交换功能紊乱所致的肺含水量增加。在职业环境中长期吸入各种酸雾及刺激性气体均可造成呼吸道黏膜充血和坏死、破坏肺泡上皮细胞，导致肺泡壁的通透性增加。一些环境外源化学物如臭氧，虽不直接穿透呼吸道表面的黏液层，但可通过与黏液中的脂肪酸等反应生成醛类、羟基过氧化物，以及氧化自由基等间接地造成肺损伤。肺损伤后可引起呼吸膜（由肺泡上皮细胞、间质细胞、毛细血管内皮细胞和毛细血管基膜组成的血 - 气屏障）增厚，致使肺间质的实质有过量水分潴留，即为化学性肺水肿。化学性肺水肿是职业及环境外源化学物对肺急性毒性的严重表现。

1. 临床表现

几乎所有的可致肺损伤的外源化学物对肺的急性损害都可以引起肺水肿，因此肺水肿是肺急性损伤的标志，可以改变肺的通气 - 血流关系，限制氧气和二氧化碳的交换，引起相关临床表现。严重者可出现急性呼吸窘迫综合征（acute respiratory distress syndrome，ARDS）。根据肺水肿发生的部位不同，主要包括间质性肺水肿和肺泡性肺水肿。症状主要有头痛、呼吸困难、胸闷明显、胸骨后疼痛、不能平卧、咳白色或粉红色泡沫痰，检查见发绀或面色土灰，肺部有大、中型湿啰音、捻发音或痰鸣音等。

化学性肺水肿的病变过程通常分为四期：

（1）刺激期：表现为呛咳、头晕、胸闷等。

（2）潜伏期：在刺激期后，自觉症状减轻或消失，潜在的病变仍在发展，此期一般 4 ~ 8 小时，也有短至 0.5 小时或长至 48 小时者。

（3）肺水肿期：症状突然加重，出现咳嗽、呼吸困难、发绀、咳大量粉红色泡沫痰，并伴有恶心、呕吐、烦躁，严重者出现脑水肿或心、肾衰竭。

（4）恢复期：化学性肺水肿经治疗后，3～4 天症状减轻，7～11 天基本恢复，多数不留后遗症。

间质性肺水肿的 X 线表现为肺纹理增多模糊，肺门阴影边缘模糊，两肺散在点状和网状阴影，肺野透亮度降低，常见水平裂增厚，支气管轴位投影可见管壁环形厚度增宽，边缘模糊，称为袖口征。肺泡性肺水肿表现为肺泡实变阴影，早期呈结节状阴影边缘模糊，很快融合成斑片或大片状阴影，有含气支气管影像，密度均匀。

总之，职业接触多种外源化学物均可引起肺水肿，这不仅可导致肺结构和功能的急性改变，而且肺间质和肺泡的大量液体渗出后期可导致肺间质细胞增殖，产生大量的胶原和细胞外基质，最终可导致肺纤维化的产生。

2．作用机制

不同外源化学物引起的肺水肿机制不同，主要包括以下几个方面

（1）肺泡表面活性物质的破坏：很多职业及环境外源化学物均可破坏肺泡的表面活性物质，改变肺泡的通透性，使血液中的液体成分进入肺泡，引起肺水肿。如刺激性气体，包括光气、氯气、臭氧、二氧化氮、二氧化硫、一氧化碳、氧化镉、羰基镍、甲醛、丙烯醛、硫酸二甲酯、氯化苦和溴甲烷等。

（2）肺泡上皮细胞的破坏：肺泡上皮细胞由两种具有不同形态和功能的上皮细胞组成，Ⅰ型肺泡上皮细胞形态大而扁平，覆盖肺泡表面的绝大部分，无增殖能力。Ⅱ型肺泡上皮细胞体积较小，呈立方形，含有圆形细胞核和细胞器，分泌表面活性物质，有不断分化、增殖、修补损坏肺泡上皮的作用。一些职业及环境外源化学物可通过气道或毛细血管对肺产生直接或间接损伤，最终的结果可导致弥漫性的肺泡损伤，使得表面活性物质合成减少，肺屏障功能下降，肺泡渗出液增多、清除障碍，使得大量的液体存在于肺泡或肺间质之间，引起肺水肿的发生。

（3）毛细血管损害和氧毒性 很多具有氧化还原作用的职业及环境外源化学物进入机体后，可通过血液系统进入肺部的毛细血管，造成

毛细血管损害，最终导致血液的液体成分从毛细血管进入肺间质内，导致间质性肺水肿的发生。

3．动物实验资料

（1）赵进等将 20 只家养小型猪麻醉后随机分为对照组和染毒组，体重 15 ～ 20 kg，雌雄各半。对照组不做任何处理，实验组经耳缘静脉以 0.15 ml/kg 的染毒剂量缓慢注射油酸，两组动物在染毒前均禁食 12 小时，染毒 4 小时后处死，观察两组动物肺组织的病理改变，计算肺含水量及肺湿干重比。病理切片结果显示，油酸染毒组小猪肺体积明显增大，被膜光亮、湿润，表面呈红褐色或暗紫色，可见片状淤血出血斑。剪断气管时，可见大量粉红色泡沫样液体流出，病理学分析可见染毒组肺泡间隔增宽，局部肺泡融合，大部分肺泡腔内充满炎细胞，符合肺水肿的病理改变。

（2）张洪伟等将 35 只新西兰家兔随机分为对照组、氯气染毒组、离体肺灌注对照组和离体肺灌注氯气染毒组。雌雄不限，体重为（2.61±0.33）kg。对照组和氯气染毒组行气管插管、开胸行肺动脉主干插管；离体肺灌注对照组和离体肺灌注氯气染毒组动物放血后取出心肺进行灌流、通气。整体和离体染毒组动物吸入 5000 ppm 的氯气（20 min）后，定时检测离体肺重量并计算肺水指标，结果发现氯气染毒组和离体肺灌注氯气染毒组均出现了肺水肿的表现，而对照组和离体肺灌注对照组均没有出现肺水肿的表现。

（3）黄钰清等将 24 只成年 SD 大鼠分为对照组和甲醛染毒组，雌雄各半，体重（200±20）g。甲醛染毒组大鼠放入鼠笼并置于正方形染毒箱（0.4 m×0.4 m×0.4 m）中盖好，四角放置 200 g 钠石灰，加氧泵连接导管插入盛有 200 ml 40% 甲醛原液的 1000 ml 烧杯通气，每隔 25 分钟向箱内喷入甲醛雾化气一次，让大鼠持续吸入高浓度甲醛，2 小时后取出大鼠置于箱外通风处，5 小时后处死大鼠观察其肺，发现甲醛染毒组肺肿大，边缘钝圆，切开可见粉红色液流出，呈现化学性肺水肿的表现。

（4）李文丽等选取 26 只雄性二级 BALB/c 小鼠，随机分为染毒组和对照组，对照组小鼠吸入纯化的空气，染毒组小鼠吸入 11.9 mg/L

的光气，染毒时间为 5 分钟，染毒后 4 小时处死小鼠，比较两组小鼠肺的湿干重比、病理学变化，分离、培养小鼠原代 II 型肺泡上皮细胞并用电镜观察染毒组 II 型肺泡上皮细胞凋亡情况。结果发现，光气染毒组小鼠肺泡间隔增宽，局部肺泡融合，大部分肺泡腔内充满炎细胞，符合肺水肿的病理改变。此外光气对原代培养的 II 型肺泡上皮细胞的凋亡有诱导作用，从而导致肺水肿的发生。

（5）Qamar 等将 24 只雄性 Wistar 大鼠分为 4 组，其中有两组大鼠每天分别经口给予 100 和 200 mg/kg 苯并（a）芘，共染毒 14 天。另外两组大鼠以 5 mg/kg 苯并（a）芘进行气管滴注，分别染毒 12 和 14 天，最后一次染毒 24 小时后将大鼠处死。结果发现，无论是经口给予还是气管滴注苯并（a）芘的大鼠肺均可以出现肺水肿的表现。

4．流行病学资料

（1）宁琼等（2010）总结了多种外源化学物的急性肺损伤，如刺激性气体硝酸、盐酸、硫酸、氯气、光气、芥子气和路易氏气等。化学性窒息性气体，如一氧化碳、硫化氢、氰化氢等均会导致肺水肿的发生。

（2）主坚等（2012）通过回顾分析广西田阳县人民医院急诊科 2006 年 6 月至 2011 年 6 月收治的 23 名吸入性有机磷农药中毒患者的临床资料。总结发现，23 名患者均表现为咳嗽、胸闷、呼吸困难、发绀、两肺闻及大量的干湿性啰音等急性肺水肿的特点。X 线胸片检查均符合肺水肿特征。通过合理应用解毒剂、激素，进行利尿脱水、对症处理、氧疗等综合治疗可尽快消除肺水肿，改善缺氧症状。

（3）韦建华等对 5 名吸入井下炮烟的工人进行研究发现，吸入炮烟的工人出现了明显的肺水肿临床表现，包括胸闷、呼吸困难、咳嗽、咳痰、胸痛及咳白色泡沫痰。

（4）肖碧如（2013）对 32 名群体性急性氯气中毒患者进行体检，发现有咳嗽、气喘、眼痛、头疼、流泪、恶心等临床症状，体检两肺可闻及散在性干啰音或哮鸣音。重者表现为持续性剧咳，咳大量白色泡沫痰，呼吸困难，胸闷伴明显发绀，两肺布满湿啰音，为急性肺水肿的表现。

（5）刘豪等收集了 1995 年 7 月到 2002 年 10 月急诊科及住院救治的鱼舱内急性硫化氢等混合气体中毒的 509 名患者，其中有 79 名发生明显肺水肿，因为硫化氢属刺激性气体，有强烈的细胞毒作用。吸入中毒后可对肺产生直接损伤作用，肺泡毛细血管广泛性损伤，导致毛细血管的通透性增加，肺泡上皮受损，肺泡表面活性物质受损，导致肺泡壁通透性增加，致使液体、蛋白质进入肺间质、肺泡而发生肺水肿。

（6）Ago 等（2008）对两名硫化氢中毒的死亡者进行病理和毒理学研究，发现硫化氢暴露可以导致肺水肿。

5．防治原则

化学性肺水肿的主要抢救和治疗措施如下：

（1）现场处理：应使中毒者迅速、安全地脱离中毒现场，防止毒物继续进入体内。

（2）保持患者的呼吸道通畅：及时给以雾化吸入或吸氧治疗。

（3）对症治疗：根据病情的变化，给予相应的处理方式，包括吸痰及抗泡沫剂以维持呼吸道的通畅；使用糖皮质激素类药物以降低毛细血管的通透性，并防止肺纤维化的发生；限制补液量并使用脱水剂或利尿剂以减少肺血容量。为预防和控制呼吸道感染，宜同时应用有效抗生素治疗等。

（四）急性呼吸窘迫综合征

急性呼吸窘迫综合征（acute respiratory distress syndrome，ARDS）是指由心源性以外的各种肺内外致病因素（严重创伤、外源化学物中毒、休克、烧伤、感染等）所导致的急性、进行性缺氧性呼吸衰竭。ARDS 的主要病理特征为肺微血管通透性增高，而导致的肺泡渗出液中富含蛋白质的肺水肿及透明膜形成，并伴有肺间质纤维化。以肺顺应性降低，肺内分流增加及通气 - 血流比例失调为主的急性呼吸衰竭综合征。ARDS 是急性肺损伤发展到后期的典型表现。该病起病急骤，发展迅猛，预后极差，病死率高达 50% 以上。

引起 ARDS 的原因很多，其中包括职业性外源化学物接触，常见的有高浓度氧气、臭氧、氨、有机氟塑料裂解气、氯、镉、锌、光气、氮氧化物、烟雾等有毒有害气体。

1. 临床表现

ARDS 的临床表现主要为顽固性低氧血症、呼吸频率加快和呼吸窘迫，胸部 X 线显示双肺弥漫性浸润影，后期多并发多器官功能障碍。其典型临床经过具体如下：

（1）损伤期：在肺损伤后 4 ~ 6 小时以原发病表现为主，呼吸可增快，但无典型呼吸窘迫。X 线胸片无阳性发现。

（2）相对稳定期：在肺损伤后 6 ~ 48 小时，经积极救治，肺循环稳定。但逐渐出现呼吸困难、呼吸频率加快、低氧血症、过度通气和 $PaCO_2$ 降低，肺体征不明显，或可听到吸气时细小湿啰音。X 线胸片可见肺纹理增多、模糊和网状浸润影，提示肺血管周围液体积聚增多和肺间质性水肿。

（3）呼吸衰竭期：在损伤 48 小时后，随着病情进展，患者出现呼吸困难、窘迫和发绀，常伴有烦躁、焦虑不安，常规氧疗无效，也不能用其他原发心肺疾病来解释。呼吸频率加快可达 35 ~ 50 次 / 分，胸部听诊可闻及湿啰音、爆裂音。X 线胸片显示两肺有散在斑片状阴影或呈磨玻璃样改变，可见支气管充气征。血气分析 PaO_2 和 $PaCO_2$ 均降低，常呈代谢性酸中毒和呼吸性碱中毒。

（4）终末期：上述病情继续恶化，呼吸窘迫和发绀继续加重，出现神经精神症状如嗜睡、谵妄、昏迷等。X 线胸片示融合成大片状浸润阴影，支气管充气征明显。血气分析严重低氧血症、CO_2 潴留，常有混合性酸碱失衡，最终可发生循环功能衰竭。部分患者出现多器官衰竭。

2. 致病机制

（1）直接性肺损伤：各种刺激性气体可直接损伤毛细血管内皮细胞及肺泡上皮细胞，破坏肺泡表面活性物质的活性，导致肺泡的通过性增高，引起通气 - 灌流比例失调，大量血液流过肺的水肿、不张、突变和纤维变的区域，致使肺内生理分流显著增多，形成静脉血掺杂增加，最终导致 ADRS 的发生。

（2）间接性肺损伤：通过血液途径所致的细胞破坏，包括肺部刺激性炎症所致的氧自由基释放及对细胞膜的脂质过氧化作用。介质释放可致血管收缩、渗出，特别是血小板活化因子可引起肺泡毛细血管膜的通透性增加。前列腺素 F2α、血栓素所致肺内血小板凝聚、微血栓形成及内毒素性肺损伤。

3．动物实验资料

（1）冯博（2009）选取了 48 只健康雄性 SD 大鼠，将其随机分为对照组和 5 个染毒组，将大鼠放入染毒柜中［黄磷 50 g 及氢氧化钠 50g，置入烧瓶后密封。酒精灯加热，产生气体（PH_3、NaH_2PO_4 等），产气 15 分钟后，使染毒柜中充满烟雾］，密封柜体，染毒 6 分钟，开盖取出大鼠，呼吸空气 3 分钟（其间密封柜体），后同法再次置入染毒 6 分钟，取出 3 分钟。如此循环共染毒 30 分钟，间隙 12 分钟。染毒完毕后自由摄食饮水，将 5 个染毒组的大鼠分别在染毒后 0、4、12、24、48 小时时间点处死，进行大鼠动脉血气分析以及观察肺系数和肺组织病理变化。结果证实，黄磷染毒组大鼠双肺明显充血、水肿，点、片状出血，灶性肺不张，部分肺叶可呈实变，气管内有渗液，可见坏死脱落黏膜。光镜下见肺充血、出血、水肿、炎细胞浸润，肺泡内见大量中性粒细胞、红细胞及水肿液聚集，部分可见透明膜形成。氧分压在染毒后早期下降不明显，染毒后期可造成肺泡损伤导致 II 型肺泡上皮细胞破损，大量炎症物质及红细胞渗出到肺泡中，且氧分压直线下降，血中 CO_2 储留，动物表现典型的 ADRS 症状。

（2）Liu YC 等（2007）选取 40 只 12～15 周龄的雄性 WKY 大鼠，平均分为正常组和染毒组，染毒组大鼠放于一氧化氮（NO）浓度很高的汽车尾气烟雾之中，染毒至少 60 分钟后处死动物，观察其肺病理和形态，发现 NO 短期高浓度暴露可以导致 ARDS 的发生。

4．流行病学资料

（1）施玉兴对 1 名接触硝酸和氢氟酸混合溶液发生急性中毒的工人进行临床观察，发现该中毒者的呼吸频率达 29 次 / 分，PaO_2 5.8 kPa，X 线胸片示：两肺斑片状模糊影，肺纹理增多，为 ADRS 的临床表现。

（2）乌日娜等（2014）发现工人在吸入刺激性气体，如浓硝酸烟雾时也可导致 ADRS 的发生。

（3）张蕾萍等（2012）研究了 1 名有机氟化物中毒的工人致死的案例，研究人员对所在工作地点提取的空气中检出六氟乙烯、六氟丙烷、全氟异丁烯等有机氟混合气均为剧毒物质，以全氟异丁烯浓度最高，长期接触可致肺变质、渗出和坏死性改变，引发急性成人呼吸窘迫综合征，使工人致死。

（4）夏向军等（2012）对 10 名急性氯气中毒患者进行观察发现，有 2 例为重度呼吸损伤，表现为通气 / 血流比例失调，临床上为顽固的低氧血症，血气分析可确定为 ARDS。因为氯气吸入后产生的次氯酸、盐酸不仅直接损伤呼吸道黏膜上皮，而且与小气道上皮和肺泡上皮细胞膜的巯基反应，抑制巯基酶的活性，破坏细胞膜结构从而增加肺的通透性，导致小气道和肺泡损伤，可直接导致肺水肿及 ARDS。

（5）Shimoto 等对 2 名在船库工作的化学物中毒工人进行分析发现，他们没有使用相关的防护设备，在工作中均接触较高浓度的烟雾锌和锌粉，最终导致 ADRS 的发生。

（6）Kumar 等（2012）总结了刺激性气体接触会导致显著呼吸窘迫的出现，且发现 1 名 25 岁的男性工人遭受意外光气吸入后，最终导致 ADRS 的发生。

（7）Huang JF 等（2015）回顾了 1 名男性工作人员因疏忽暴露于高浓度乙烯酮和巴豆醛工作环境 5 分钟，在污染区连续工作约 12 小时。出现昏迷后入院，经检查可见机体出现低氧血症，X 线胸片示：双侧肺可见毛玻璃样阴影，表现为明显 ARDS 的临床表征。

5．防治原则

ARDS 起病急骤，发展迅猛，预后极差，因此应该尽早发现并积极治疗，是预后好坏的关键。

（1）首先应该治疗原发病及其病因，如及时脱离外源化学物的接触，处理好创伤，尽早找到感染灶。

（2）若有感染或炎症，应用较敏感的抗生素，制止炎症反应进一步对肺的损伤。

（3）及时纠正患者严重缺氧的症状，合理氧疗，以改善肺内气体分布，增加氧弥散、促进 CO_2 排出。改善换气功能，防止对其他系统的损伤。

（4）尽早、足量、短期应用肾上腺皮质激素，以降低肺毛细血管的通过性，改善微循环。

（5）防止一些常见并发症的发生，对症治疗。

二、慢性损伤表现

慢性损伤是指外源化学物长期较低浓度进入机体所引起的损伤表现，常见的呼吸系统慢性损伤主要包括肺纤维化、慢性阻塞性肺疾病、变态反应性肺部疾病及呼吸系统肿瘤。

（一）肺纤维化

肺间质组织是由胶原蛋白、弹性素及蛋白糖类构成的，当成纤维细胞受到化学性或物理性伤害时，会分泌胶原蛋白进行肺间质组织的修补，进而造成肺纤维化，即肺纤维化是肺受到伤害后，人体修复产生的结果。总之，长期接触很多职业性外源化学物均会导致肺纤维化的发生，其中尘肺是指在生产过程中长期吸入粉尘而发生的以肺组织纤维化为主的全身性疾病，这是一种古老的疾病。我国在公元 10 世纪北宋年代就有粉尘致病的记载。孔平仲提出，采石人"石末伤肺"。德国 1867 年才提出尘肺，1870 年确认有硅沉着病（矽肺），但概念、认识不统一。曾一度盛行一种观点，认为尘肺即硅沉着病（矽肺），甚至提出除硅沉着病（矽肺）外无其他尘肺。目前大多数学者认为粉尘是有害的，长期吸入不同种类的粉尘可导致不同类型的尘肺或肺部疾患，主要的尘肺类型有由游离二氧化硅引起的硅沉着病（矽肺）、石棉引起的石棉肺、煤尘引起的煤肺和煤硅尘引起的煤硅肺等。

（1）硅沉着病（矽肺）：由于在生产过程中长期吸入含有游离二氧化硅粉尘达一定量后引起的以肺纤维化为主的全身性疾病。接触游离二氧化硅粉尘的作业主要有开挖隧道、石粉厂、玻璃厂等生产过程的原料破碎、研磨、筛分和配料等工序，及机械制造业中铸造车间的原料粉碎等过程。操作环境中粉尘浓度越高，分散度越大，接尘工龄越长，防护措施越差，吸入和蓄积在肺内的粉尘量就越大，越易发生硅沉着病（矽肺），且病情越严重。硅沉着病（矽肺）发病比较缓慢，接触较低浓度二氧化硅粉尘多在 15 ～ 20 年后才发病。确诊发病后，即使脱离粉尘作业，病变仍可继续发展。

（2）石棉肺：石棉肺是在生产过程中长期吸入石棉粉尘所引起的以肺纤维化为主的全身疾病，其特点是全肺弥漫性纤维化，不出现或少出现结节性损害。接触石棉的主要作业是石棉矿开采，石棉纤维加工和纺织、建筑、造船等的保温材料，耐火材料制造，石棉制品检修等工作。石棉纤维因品种不同其化学组成和粗细不一，其直径大小依次为直闪石＞铁石棉＞温石棉＞青石棉，以青石棉最细。粒径越小则沉积在肺内的量越多，对肺组织的穿透力也越强，故青石棉致纤维化和致癌的作用都最强，且出现病变早，形成石棉小体多。动物实验发现，不同粉尘的细胞毒性依次为石英＞青石棉＞温石棉。影响石棉肺发病的主要因素包括：石棉种类、纤维长度、纤维尘浓度、接触时间、接触者个体差异等。工作环境中含石棉纤维量越高，接触时间越长，越易引起肺纤维化，发生石棉肺的可能性越大。

（3）煤肺和煤硅肺：长期吸入煤尘可以引起肺组织纤维化为主的全身疾病，称为煤肺。煤肺发病工龄多在 20 ～ 30 年以上，病情进展缓慢，危害较轻。长期吸入大量煤硅尘引起的以肺纤维化为主的全身性疾病称为煤硅肺，是矿工尘肺中最常见的一种类型。发病工龄多在 15 ～ 20 年，病变发展较快，危害较重。

（4）金属尘肺：由于长期吸入某些致纤维化的金属粉尘（如铝、铁、钡、锡、锑等及其氧化物）而引起的尘肺。这些金属及其氧化物粉尘一般是金属矿山在冶炼加工过程中产生的。常见的金属尘肺主要有：铝尘肺、铁尘肺或铁末沉着症、钡尘肺或钡末沉着症、锡尘肺或锡末沉着症、锑尘肺或锑末沉着症、炭化硅尘肺、白刚玉尘肺及金刚砂尘肺等。

（5）其他尘肺：由于长期吸入含有结合态二氧化硅的粉尘如滑石、水泥、云母、高岭土和硅藻土等引起的尘肺。不同的硅酸盐可引起各种不同的硅酸盐尘肺。纤维性硅酸盐粉尘特别是石棉尘，不仅可引起石棉肺，而且还能诱发肺癌或胸膜间皮瘤。硅酸盐尘肺还包括滑石肺、水泥尘肺、云母尘肺、高龄土尘肺、硅藻土尘肺和蜡石尘肺等。由于长期吸入煤、石墨、炭黑、活性炭等粉尘而引起的尘肺。不同的炭尘引起的尘肺有煤肺、石墨尘肺、炭黑尘肺和活性炭尘肺等。由于长期吸入含有游离二氧化硅的粉尘和其他混合性粉尘（如铁硅尘等）而引起的尘肺。在生产活动中，接触单一性质粉尘的机会是很少的，大多是两种或两种以上的混合性粉尘。常见的混合性尘肺主要有：煤工尘肺、电焊工尘肺、铸工尘肺、石膏尘肺、磨工尘肺等。

1．临床表现

因肺的代谢功能很强，肺纤维化起病隐匿，进行性加重。表现为进行性气急，干咳少痰或少量白黏痰，晚期出现以低氧血症为主的呼吸衰竭。查体可见胸廓呼吸运动减弱，双肺可闻及细湿啰音或捻发音。有不同程度发绀和杵状指。晚期可出现右心衰竭体征。每种不同的致病因素又有其特征，具体如下

（1）硅沉着病（矽肺）患者可在相当长时期内无明显自觉症状，随病情发展，会出现胸闷、气短、胸痛、咳嗽、咳痰等症状和体征，X线胸片上会呈现典型的阴影改变。硅沉着病（矽肺）最常见的并发症是肺结核，另外还有肺及支气管感染、自发性气胸和肺心病等。

（2）石棉肺最主要的症状是咳嗽和呼吸困难。咳嗽一般多为阵发性干咳，有少量黏液性痰，难于咳出。呼吸困难在发病初期只在体力活动时出现，随病情加重趋于明显，晚期在静息时也发生气急。石棉肺若累及胸膜即有胸痛。若持续性胸痛则有癌变的可能。石棉肺的主要并发症为肺内非特异性感染、肺心病、肺气肿和肺癌与胸、腹膜恶性间皮瘤。

（3）煤肺和煤硅肺的主要症状是咳嗽、咳痰、胸痛、气短。常与气候变化有关，气候寒冷恶劣时自觉症状加重，在从事较重体力劳动、爬坡时气短明显，肺气肿缺氧可见相应体征，重度者可见口唇、指甲发绀和桶状胸。由于患者有肺弥漫性纤维化，呼吸道狭窄，加之肺气肿所致肺泡大量破坏，肺功能测试显示通气功能、弥散功能和毛细血管气体交换等换气功能都有减退或障碍。类风湿性尘肺结节是煤矿工人尘肺的常见并发症，多见于煤矿工人中伴有类风湿关节炎的患者。

2．发病机制

当硅尘等外源化学物进入肺内后可造成肺组织的物理性损伤，从而导致肺上皮细胞肿胀、脱落甚至坏死，当Ⅱ型肺泡上皮细胞不能及时修补时，会导致肺泡基底膜受损，暴露间质，从而激活成纤维细胞的增生，促进肺纤维化的形成。

再者硅尘等外源化学物进入肺内后会导致大量的成纤维细胞的生成或可激活淋巴细胞、上皮细胞、巨噬细胞和成纤维细胞等效应细胞，分泌多种细胞因子等，可构成复杂的细胞分子网络，炎性因子暴露可诱导转化生长因子-β1（TGF-β1）等分泌增加，破坏肺泡结构的完整性。TGF-β1可促进成纤维细胞的增生，后可通过其信号传导途径调控胶原蛋白等物质的合成，并抑制胶原蛋白等相关物质的降解，肺泡结构从而被坚实的胶原所代替，肺泡壁被破坏，形成扩张的蜂窝肺。胶原、细胞外基质、成纤维细胞分布在间质中，肺泡上皮化生为鳞状上皮，同时成纤维细胞受损，可分泌胶原蛋白进行肺间质组织的修补，最终导致肺纤维化的发生。

3．动物实验资料

（1）王发选等（2013）选取了16只健康雄性SD大鼠，随机分为染毒组和对照组。染毒组气管滴注预配好的粉尘悬液1.0 ml（粉尘50 mg/ml，青霉素2000 U/ml），对照组大鼠以同样方法一次性注入高压蒸汽灭菌的生理盐水1.0 ml，其中同样添加青霉素2000 U/ml。染尘40天后处死大鼠，取肺组织进行病理学观察。镜下可见对照组大鼠肺组织固有结构存在，肺泡腔内未见明显渗出，肺泡隔光滑，血管扩张。染毒组大鼠肺组织原有结构消失，仅存少量未完全塌陷的肺泡和细支气管，大部分视野为粉染、致密的实变组织，可见到明显的硅结节。实变区域高倍镜观察可见细胞体积较大，排列拥挤，形状不规则，细胞间为粉染丝带状结构，即胶原纤维，可见长期粉尘暴露可以导致肺纤维化的发生。

（2）刘慧等（2014）选取40只健康雄性SD大鼠，随机分为对照组和7个染毒组，每组5只。对照组不进行处理，染毒组将石棉纤维制成石棉纤维悬液，超声雾化让大鼠吸入，每天雾化吸入2小时，7

个染毒组染毒时间分别为1、3天和1、2、4、8、10周。染毒结束后处死大鼠，观察其肺组织病理改变。结果可见染毒组大鼠的肺组织早期以充血为主，中后期则以慢性炎症为主，随染毒时间延长，纤维化逐渐加重，纤维化呈弥散性，但以血管周围及细支气管周围最为严重。可见长期石棉纤维暴露会导致大鼠肺纤维化的发生。

4．流行病学资料

（1）张显军（2013）选取了2003—2012年间在甘肃省白银市第二人民医院临床确诊为肺纤维化的20例住院砂金矿工人，回顾其职业场所卫生状况，发现20名患者来自7家不同矿井，均使用柴油机作为动力，工作过程中矿井内烟雾、粉尘浓度很高。且职业场所二氧化硫（SO_2）、二氧化氮（NO_2）、总悬浮颗粒物（TSP）和可吸入颗粒物（PM_{10}）浓度，均超过国家标准。20名患者均有明显的呼吸系统症状，主要表现为咳嗽、咳痰、胸闷、胸痛、进行性呼吸困难、乏力等。体征有低氧血症、杵状指、爆裂音等。X线胸片表现为两肺尖至肺底为不对称性、弥漫性、斑片状、云雾状模糊的实变影，以中上肺显著。肺的内、中、外带均被病变累及。病灶互相融合呈磨玻璃样改变，在阴影间可见广泛的粗细网状影和纤维索条影。部分患者合并有气胸。可见柴油机尾气烟雾，游离二氧化硅、SO_2、NO_2、TSP和PM_{10}浓度均可能是引起肺纤维化的原因。

（2）彭开良等（2009）研究了过氯酸铵（ammonium perchlorate，AP）粉尘对作业工人健康的影响，共选择了甲、乙两厂接触过氯酸铵粉尘的作业工人66人为接触组，选择不接触过氯酸铵粉尘的作业工人48人为对照组，监测作业场所的AP粉尘浓度，对两组人群进行职业体检，询问职业史和临床表现，检测肺通气功能和X线胸片检查。结果证明，长期吸入较高浓度的AP粉尘，会导致肺部纤维化改变，AP接尘工人呼吸系统症状显著高于对照人群，表明AP粉尘对呼吸系统存在危害。

（3）连涛（2008）对116名水泥厂接尘人员胸部进行高千伏摄影、问卷调查和健康检查。116名被调查者中，X线胸片显示22名接尘人员出现不规则形小阴影或类圆形小阴影，10年以下工龄与10年以上工龄相比，尘肺的发病率分别为 4.55% 和 95.45%，可见随着接尘工龄的增加，工人的肺纹理明显增多。且咳嗽、咳痰等症状与粉尘接触年限有关，长期从事接尘相关作业会导致肺纤维化的发生。

（4）Lee SH 等（2015）总共选取了 1311 名慢性阻塞性肺疾病（chronic obstructive pulmonary disease，COPD）患者，他们的职业暴露史包括：①失业或家庭主妇（$n=628$）；②农民、渔民或牧场主（$n=230$）；③销售或服务人员（$n=131$）；④文书或专业技术人员（$n=151$）；⑤特定粉尘作业工人（$n=171$）。这些人的工作环境中均有职业性粉尘的暴露，可见肺纤维化的发生与多种职业性粉尘均有关系。

5．防治原则

因为肺纤维化是不可逆的，因此肺纤维化的治疗应以预防为主、防治结合的方式进行。

（1）预防措施：首先要改革工艺过程，革新生产设备，尽量减少工人的暴露量。同时密闭抽风除尘，采用湿式作业的方法降低工作场所中粉尘颗粒的浓度。此外要加强健康教育和健全我国的医学监护制度，提高工人的自我保护意识，对粉尘暴露工人应定期进行肺功能监测，以尽可能早期发现慢性阻塞性肺疾病并及时予以干预。

（2）治疗措施：首先应脱离原有工作场所，并且确保不再接触这些外源化学物。注意保暖，避免受凉，预防感冒。目前尚没有根治肺纤维化的方法，大容量的肺泡灌洗术是现在比较有效的方法，同时使用一些药物进行对症治疗，包括一些镇咳药物以保证呼吸道的通畅，呼吸困难和发绀显著者应给予氧疗，应避免吸入氧浓度过高引起二氧化碳潴留。同时使用少量的糖皮质激素及抗生素，防止肺粘连的发生，以减轻或及早控制病情。此外对于有呼吸困难或运动活动受限的患者要进行康复治疗，包括进行呼吸肌功能的锻炼。

（二）慢性阻塞性肺疾病

慢性阻塞性肺疾病（chronic obstructive pulmonary diseases，COPD）是一种具有气流受限特征的可预防和治疗的慢性气道阻塞性疾病的统称。美国胸科学会（ATS）和中华医学会呼吸系统学会对 COPD 定义为具有气流阻塞特征的慢性支气管炎和（或）肺气肿。气流阻塞进行性发展，但部分有可逆性，可伴有气道高反应性。某些支气管哮喘，在疾病进程中可发展为不可逆性气流阻塞，当支气管哮喘与慢性支气管炎和（或）肺气肿重叠存在或难以鉴别时，也可列入 COPD 的范围。但已知病因或特异病理表现的气道阻塞性疾病，如囊性纤维化、弥漫性泛细支气管炎或闭塞性支气管炎不属于 COPD。小气道病变是气流阻塞的主要原因，与肺部对有害气体或有害颗粒的异常炎症反应有关。由于 COPD 患者肺泡壁破坏，失去了对小气道的牵引支持作用，导致细支气管塌陷，增加了气流阻力，同时加剧了肺的过度膨胀，使通气 / 血流比例失调。COPD 主要累及肺，但也可引起全身的不良反应。

1．临床表现

COPD 的临床表现主要包括：

（1）慢性咳嗽：随病程发展可终身不愈，常晨间咳嗽明显，夜间有阵咳或排痰。

（2）咳痰：一般为白色黏液或浆液性泡沫性痰，偶可带血丝，清晨排痰较多。急性发作期痰量增多，可有脓性痰。

（3）气短或呼吸困难：早期在劳力时出现，后逐渐加重，以致在日常活动甚至休息时也感到气短。是 COPD 的标志性症状。

（4）喘息和胸闷：部分患者特别是重度患者或急性加重时出现喘息。

（5）其他：晚期患者有体重下降、食欲减退等。

较严重的患者会表现出胸廓前后径增大，剑突下胸骨下角增宽（桶状胸）。部分患者呼吸变浅，频率增快，严重者可有缩唇呼吸等。叩诊时，肺部呈过清音，心浊音界缩小，肺下界和肝浊音界下降。同时两肺呼吸音减弱，呼气延长，部分患者可闻及干性啰音和（或）湿性啰音。

2．致病机制

COPD 的发病机制尚未完全明了。目前普遍认为 COPD 以气道、肺实质和肺血管的慢性炎症为特征，在肺的不同部位有肺泡巨噬细胞、T 淋巴细胞和中性粒细胞增加，部分患者有嗜酸性粒细胞增多。激活的炎症细胞释放多种介质，包括白三烯 B4、白细胞介素 8、肿瘤坏死因子 -α 和其他介质。这些介质能破坏肺的结构和（或）促进中性粒细胞炎症反应。除炎症外，肺部的蛋白酶和抗蛋白酶失衡、氧化与抗氧化失衡，以及自主神经系统功能紊乱等也在 COPD 发病中起重要作用。吸入有害颗粒或气体可导致肺部炎症。吸烟能诱导炎症并直接损害肺，COPD 的各种危险因素都可产生类似的炎症过程，从而导致 COPD 的发生。

3．动物实验资料

（1）许建英等选取 45 只雄性 Wistar 大鼠，随机分成 2 组：对照组 15 只，染毒组 30 只。将染毒组大鼠暴露于 250 ppm SO_2 气体，5 小时 / 天，5 天 / 周，共 7 天，染毒结束后进行肺功能的测定，后放血将大鼠处死，开胸游离肺，观察肺的病理结构。结果显示出 SO_2 染毒组呼气峰流速（PEF）降低，气道内压上升，出现小气道阻塞现象。染毒组大鼠出现膜性细支气管的管腔内黏液阻塞，膜性和呼吸性细支气管的气道上皮复层化、杯状细胞增生，气道壁炎性细胞浸润及平滑肌增生，表现出 COPD 的病理学改变。

（2）赵玉雪等（2012）选取 30 只雄性 SD 大鼠，随机分为对照组、艾条组、烟叶组，其中对照组不做任何处理，常规饲养下自由饮水和摄食 3 个月。艾条组：每天两次置于自制透明玻璃吸烟箱被动吸烟（温灸纯艾条，共 24g），将大鼠和鼠笼一起放置于吸烟箱里，关闭玻璃门，在箱子一侧的烟嘴处点燃艾条，并及时封口以防止烟雾外溢，保证吸烟箱内烟雾浓度保持在一个均衡水平，同时在另一侧衔接口处每隔 5 分钟鼓风一次保证箱内大鼠呼吸正常以免窒息，每次持续烟雾染毒 30 分钟，吸烟完毕后常规饲养，两次之间间隔 4 小时，连续吸烟 6 天，休息一天，持续 3 个月。烟叶组：每天两次置于自制吸烟箱被动吸烟（红河牌香烟，共 60 g），将大鼠和鼠笼一起放置于吸烟箱里，关闭玻璃门，在箱子一侧的烟嘴处点燃香烟，并及时封口以防止烟雾外溢，保证吸烟箱内烟雾浓度保持在一个均衡水平。同时在另一侧衔接口处每隔 5 分钟鼓风一次保证箱内大鼠呼吸正常以免窒息，每次持续烟雾暴露 30 分钟，吸烟完毕后常规饲养，两次之间间隔 4 小时，连续吸烟 6 天，休息 1 天，持续 3 个月。染毒完成后观察大鼠的一般体征、肺病理学状态及 BALF 中炎性因子的检测。与对照组相比较，艾叶组和烟草组大鼠活动量减少，食量减少，体重增加明显减慢，被毛灰黄，呼吸急促，咳嗽频繁，行动迟缓。均有明显慢性支气管炎特征性病理学改变，肺组织细胞损伤，管壁炎症细胞浸润和肺泡扩大融合，符合 COPD 形态学诊断指标，白细胞总数及中性粒细胞明显上升，血清及 BALF 中的 TNF-α、IL-8 含量明显升高，可见艾叶和烟草均能导致 SD 大鼠产生明显的慢性阻塞性肺疾病病变。

4. 流行病学资料

（1）邢景才等对山西某煤矿职工医院确诊的 50 名男性 COPD 患者进行回顾性调查，发现该 50 名患者均为煤尘接触工人，可见长期的煤尘暴露可导致工人出现 COPD 的慢性肺损伤表现。

（2）饶子龙等选取了 60 名无吸烟史的化工厂接触氯气工人作为暴露组，工作年限为 6 ~ 29 年，年龄 24 ~ 48 岁，工作场所中氯气的平均浓度为 0.42 mg/m³。同时选择同厂不接触粉尘、有毒有害气体及不吸烟的 60 名工人为对照组，年龄 25 ~ 48 岁，工龄 6 ~ 29 年，并进行相应肺功能检查。发现提示长期接触低浓度氯气对工人肺功能会产生影响，主要以小气道功能受损为主。

（3）陈虹等采用整群随机抽样的方式抽取广东廉江市部分农村地区 40 岁以上的常住人口 1368 人，检测其肺功能，确诊 COPD 患者 92 名，总患病率为 7.0%，高于整个中国的 COPD 患病率，对其可能的致病因素进行分析发现：使用柴草等生物燃料烹饪、厨房无排气装置及通风状况较差、职业粉尘暴露史是其中的主要危险因素。

（4）丁飞红等（2014）研究了细颗粒物对呼吸系统疾病的影响，结果发现 PM$_{2.5}$ 暴露可造成 COPD 患者肺功能下降及急性加重住院率和死亡风险的上升，室外 PM$_{2.5}$ 浓度每增加 10 μg/m³，平均 1 秒用力呼气容积下降 70.8 ml。

（5）Karkhanis 等（2011 年）对 1 名 COPD 患者进行回顾性调查发现，该患者不吸烟，但参与搅拌混凝土和制作瓷砖 30 年，一直接触水泥粉尘，该案例也证明水泥粉尘的长期接触是 COPD 发病的主要病因之一。

5．防治原则

对于 COPD 的治疗应以预防为主、防治结合的方式进行。

（1）预防措施：首先要加强对可能导致 COPD 疾病的外源化学物进行控制和管理，通过改革相关工业流程，加强卫生技术措施，改善环境卫生，避免烟雾、粉尘和刺激性气体对呼吸道的影响。此外要加强健康教育和健全我国的医学监护制度，提高工人的自我保护意识，对于接触 COPD 高危因素的人群，应定期进行肺功能监测，以尽可能早期发现慢性阻塞性肺疾病并及时予以干预。

（2）治疗措施：首先应清除体表及衣服污染物，脱离原有工作场所，并且确保不再接触这些外源化学物。同时饮食应清淡，禁止吃有刺激性的食物。注意保暖，避免受凉，预防感冒。使用药物进行对症治疗，包括平喘药物、祛痰药物以保证呼吸道的通畅，呼吸困难和发绀显著者应给予氧疗，应避免吸入过高浓度氧引起二氧化碳潴留。同时使用少量糖皮质激素及抗生素，防止肺粘连的发生，以减轻或及早控制病情。此外对于有呼吸困难或运动活动受限的患者要进行康复治疗，包括采用健康生活方式，进行呼吸肌锻炼和体力锻炼。手术治疗是 COPD 治疗的一大进展，包括肺大泡切除、肺减容和肺移植。

（三）变态反应性肺部疾病

变态反应又称超敏反应，是指已被某种抗原致敏的机体再次受到相同抗原刺激时所发生的超常的病理性免疫应答，其表现为生理功能紊乱和（或）组织细胞损伤。变态反应是一种过强的免疫应答，因此具有免疫应答的特点，即特异性和记忆性。

引起变态反应的抗原称为变应原，可以是完全抗原，如异种动物血清、异种组织细胞、微生物、寄生虫、花粉、皮屑、尘螨等；也可是半抗原，如青霉素、磺胺类、化学制剂及某些外源化学物等；还可是自身抗原，如变性的自身组织细胞等。

职业性变态反应是职业接触某些变应原而引起的病理性免疫应答。职业环境中的许多有害物质具有抗原或半抗原特性，可引起各种类型的超敏反应，从而造成呼吸系统的免疫性损伤。外源化学物，如某些粉尘、工业毒物（如甲苯二异氰酸酯、苯二胺）可引起变态反应，一般认为这是外源化学物与血或肺中的蛋白质结合形成完全抗原后，进而刺激抗体产生，抗原-抗体发生免疫反应，使支气管痉挛而引发过敏性哮喘。另外吸入真菌产生的过敏性肺炎，吸入某些植物粉尘产生的类似的肺部疾病，以及吸入金属铍产生的肺肉芽肿均属于变态反应。本病急性期呈现急性或亚急性肺炎的表现，反复发作可发展为广泛的间质纤维化，晚期可发展为不可逆性的肺间质纤维化，常见的有农民肺。最具代表性的是 I 型变态反应如职业性哮喘，III 型及 IV 型变态反应如农民肺，IV 型变态反应如铍病（肺部结节病）。现把常见的肺部超敏反应简述如下。

（1）职业性哮喘（occupational asthma）：职业性哮喘既有一般哮喘的特点，又具有其独特性，它与职业性致喘物密切相关，确切的职业接触史是诊断本病的前提。职业性哮喘的特点主要表现在如下几个方面：①有明确的职业性致喘物质；②复杂的发病机制；③发病与工作环境和接触时间有关；④患者往往具备特应性体质。

职业性哮喘发病与工作场所、致敏物质、接触时间和吸入量多少有关，脱离致喘物后哮喘症状可缓解，再次接触后可再发。职业性哮喘的潜伏期可达数周、数月甚至数年，近年来职业性哮喘发病人数有逐年增多的趋势，这主要由于合成化学工业的迅猛发展，不但使接触人数有所增加，同时也出现了前所未有的种类与数量极多的职业性变应原或半抗原物质。这种形势应引起职业医学工作者及劳动者的重视，有效地控制与改善工作环境，是当务之急。据报道，目前已经记录在册的致喘因子有 250 余种，仍有许多可疑因子尚待确定，所涉及的职业也颇为广泛，包括化工、合成纤维、橡胶、染料、塑料、电子、制药、纺织、印染、皮革、油漆、颜料、冶炼、农药、实验动物和家禽饲养、木材加工、皮毛加工、粮食与食品加工及作物种植等。致喘物大致分为化学物、药物、酶类、动物、植物、金属、刺激性气体，具体如下：

1）植物类：谷尘面粉、大豆、蓖麻子、咖啡豆、茶叶、烟叶、棉籽、亚麻子等；

2）动物身体成分及其排泄物：实验室动物、鸟蛋、牛奶、蟹、虾等；

3）昆虫：家庭尘螨、谷螨、禽螨、蚕、蟑螂、蜜蜂等；

4）酶类：木瓜蛋白酶、舒替兰酶、胰酶、胃蛋白酶、胰蛋白酶、真菌淀粉酶等；

5）植物胶：阿拉伯胶、黄蓍胶、卡拉牙胶等；

6）异氰酸酯类：如甲苯二异氰酸脂（TDI）、亚甲二苯基二异氰酸脂、己二异氰酸酯等；

7）苯酐类：如苯二甲酸酐、偏苯三酸酐三苯六羧酐等；

8）药物：如青霉素、头孢菌素、螺旋霉素、四环素、哌嗪枸橼酸盐等；

9）木尘：如桃花心木、雪松、枫树、橡树等木材的木尘；

10）金属：如铂、镍、铬、钴、铍等；

11）其他：松香、甲醛乙二胺巯基乙酸铵等。

（2）过敏性肺泡炎（extrinsic allergic alveolitis）：外源性肺泡炎是反复吸入某些具有抗原性的有机粉尘（真菌孢子、动物排泄物及蛋白质等）所引起的过敏性肺泡炎。可导致外源性过敏性肺泡炎的外源性有害因素甚多，常见的有放线菌和真菌孢子、动植物蛋白质、细菌及其产物、昆虫抗原和某些外源化学物等。根据所接触有机物的类型，外源性过敏性肺泡炎主要包括农民肺、蔗渣工肺、蘑菇工肺、饲鹦鹉工肺和湿化器肺等。

农民肺的病因主要是某些嗜热放线菌、微小多芽孢真菌和普通高温放线菌。在许多抗原中，以嗜热放线菌最为常见和重要，特别是微小多孢子菌，其次是普通高温放线菌。该菌具有真菌的形态，但属于细菌；在潮湿、温热、霉烂的有机物中孳生，堆肥、泥土、食物和污染的水中含大量该菌。农民吸入发霉的干草、谷物和蔗末等常易发病。

蘑菇工肺的病因主要是种植蘑菇的肥料和生产环境的空气中存在较多嗜热放线菌，并以普通高温放线菌为主，种植者吸入可导致蘑菇工肺。

禽类饲养者肺（如饲鸽工肺、饲鹦鹉工肺等）是由于鸟血清、鸟粪排泄物、鸟羽粉霜和鸟卵等所引起。有人认为鸽羽毛上的粉霜是一种约 1μm 大小的角蛋白微粒抗原，其致病作用较鸽血清及排泄物更为重要。

湿化器肺的病因是白色嗜热放线菌。

（3）慢性铍病：是指长期接触铍及其化合物后，经一定的潜伏期后发生以肺部肉芽肿和肺间质纤维化为主的病变。慢性铍病肺部受累的特征是伴有非干酪性肉芽肿形成的弥漫性炎症。这种类型的肺疾病通常隐匿发病，多需要长期或多次暴露，只发生于少数暴露工人。虽然肺是主要受累器官，但肉芽肿炎症可以累及其他器官，如肺外淋巴结、皮肤、唾液腺、肝、脾、肾、骨、心肌和骨骼肌。

1. 临床表现

（1）职业性哮喘：临床表现为工作期间或工作后出现咳嗽、喘息、胸闷或伴有鼻炎、结膜炎等症状。症状的发生与工作环境有密切关系，表现为患者进入工作环境即出现哮喘症状，离开现场后症状迅速缓解，具有接触工作环境—哮喘发作—脱离工作环境—哮喘缓解—再接触再发作的特点。典型的病例，可找到对特异变应原敏感的实验室证据，表现为特异性实验指标（如变应原皮肤试验、血清抗原特异性 IgE 测定、变应原支气管激发试验）阳性，具备任何一项特异性实验室指标异常，为轻度哮喘。重度哮喘是在轻度哮喘基础上出现反复哮喘发作，具有明显的气道高反应性表现，伴有肺气肿，并有持久的阻塞性通气功能障碍。

（2）外源性过敏性肺泡炎：临床表现包括发作性发热、寒战、干咳、气急，持续接触抗原就会出现渐进性呼吸困难、哮喘、咳嗽等症状，类似喘息性支气管炎。根据发病时间可分为急性或亚急性。急性过敏性肺泡炎一般在吸入抗原后数小时出现呼吸困难及"感冒"样症状，如不再接触抗原，48 小时后症状减轻。体征主要为双肺散在湿啰音，可有发绀。X 线表现可各种各样，可见双下肺纹理增粗，呈毛玻璃状，有时会出现广泛的或以双下肺为主的小结节阴影（直径 ＜ 3mm），结节可融合成片状阴影，这些病变可持续 4 ～ 6 周才消失。慢性过敏性肺泡炎病例，X 线可表现为条索状阴影，蜂窝肺及肺萎陷，尤其是下叶，可合并代偿性肺气肿。

（3）慢性铍病：患者多有隐匿发生的呼吸困难，也可有咳嗽、胸痛、关节痛、体重减轻或疲劳。体检可发现淋巴结肿大、吸气时的捻发音，皮肤损害或肝、脾大。胸部 X 线可发现弥漫性实质性浸润，可呈结节状、网状或混合状，大约 40 % 的患者有肺门淋巴结肿大。可有各种类型的肺功能受损，如限制性通气障碍、阻塞性通气障碍等。

2．作用机制

根据变态反应的发生机制，通常分为四型。前三型由抗体介导，第Ⅳ型为细胞免疫介导。临床上发生的变态反应常见两型或三型并存，以一种为主。而一种抗原在不同条件下可引起不同类型的变态反应。

Ⅰ型，又称速发型或反应毒型，其发生机制是由结合在肥大细胞、嗜碱性粒细胞上的 IgE 与再次接触的变应原结合后导致肥大细胞和嗜碱性粒细胞脱颗粒，释放一系列生物活性物质，导致机体生理功能紊乱，通常无组织细胞损伤，如临床常见的过敏性哮喘，其基本特点是：发生快，消失快，有明显的个体差异和遗传背景。

Ⅱ型，即细胞毒型或溶细胞型，是自身组织细胞表面抗原与相应抗体（IgG、IgM）结合后，在补体、巨噬细胞和自然杀伤细胞参与下引起细胞溶解和组织损伤为主的病理性免疫应答。

Ⅲ型，又名免疫复合物型，是可溶性抗原与相应抗体（主要为 IgG、IgM）结合形成中等大小的可溶性免疫复合物沉积于局部或全身毛细血管基底膜后，通过激活补体系统，吸引白细胞和血小板聚集，引起以充血水肿、中性粒细胞浸润、组织坏死为主要特征的病理性免疫应答。

Ⅳ型，又称迟发型或细胞免疫型，是由效应 T 细胞与相应致敏原作用引起的以单个核细胞（巨噬细胞、淋巴细胞）浸润和组织细胞变性、坏死为主的炎症反应。其主要特点是：①发生慢，接触变应原后 24 ~ 72 小时发生，故称迟发型变态反应；②Ⅳ型变态反应的发生与抗体、补体无关，而与效应 T 细胞和吞噬细胞及其产生的细胞因子和细胞毒性介质有关；③Ⅳ型变态反应的发生和过程基本同细胞免疫应答，无明显个体差异，在抗感染免疫清除抗原的同时损伤组织。在这四种类型中，Ⅰ、Ⅲ和Ⅳ型变态反应对肺损伤最为重要。

职业性哮喘是一种最常见的职业变态反应性疾病，主要的发病机制包括变应性机制、药理性机制和神经源性炎症机制，职业性哮喘的发病有时是一种机制起作用，但大多数情况下是多种机制共同作用的结果。

（1）变应性机制：高分子量的职业性致喘物或小分子的半抗原，刺激机体产生特异性 IgE 抗体，引发 IgE 抗体介导的Ⅰ型变态反应，引起气道炎症性改变。细胞免疫在哮喘发作过程中起着重要的作用，细胞因子起着传递各种炎症细胞之间重要信息的作用，它们在合成过程、受体调节和生物活性等方面相互制约和相互促进，形成一个细胞网络，在此网络中的大多数细胞因子包括白细胞介素、干扰素和粒细胞-巨噬细胞集落刺激因子都参与了哮喘的发作。

（2）药理性机制：某些职业性致喘物具有药理激动剂作用，可刺激呼吸道组织直接释放组胺，引起支气管哮喘。这些物质有棉麻尘、谷尘、红刺柏和铂盐等。

（3）神经源性炎症机制：刺激性气体进入机体后可刺激气道黏膜柱状纤毛上皮细胞活动减弱、坏死、脱落，黏膜下腺体肥大，分泌亢进，且伴有炎症细胞浸润并释放各种炎症介质，导致化学刺激性炎症，引起支气管哮喘。同时，气道黏膜上皮细胞的破坏还使细胞间隙增宽，神经末梢暴露。这种神经纤维在气道受到刺激性气体作用下可释放神经肽，而引起咳嗽、黏液分泌、平滑肌收缩、血浆渗出、炎性细胞浸润等职业性哮喘的发作。

外源性过敏性肺泡炎为免疫复合物疾病，当机体接触某些具有抗原性的有机粉尘后，可刺激机体产生大量的 IgG 及补体的沉淀物，介导Ⅲ型变态反应，从而吸引白细胞和血小板聚集，引起以充血、水肿、中性粒细胞浸润、组织坏死为主要特征的病理性免疫应答。后可引起 T 淋巴细胞介导的Ⅳ型变态反应，近年来注意到Ⅳ型变态反应在本病发病中起重要作用，患者肺组织病理学有干酪性肉芽肿形成，淋巴细胞在体外遇到相应抗原能产生巨噬细胞移动抑制因子（MIF）。当机体接触霉变枯草和微小多孢子菌可直接刺激肺泡巨噬细胞而引起蛋白水解酶释放，裂解 C3 而释放 C3b，后者与巨噬细胞表面的补体受体结合，进一步激活巨噬细胞，继而产生包括肉芽肿在内的肺组织病变。

慢性铍病是由细胞介导的迟发型变态反应性疾病，是一种铍特异的 CD_4^+ T 细胞在疾病部位累积而维持的肺部肉芽肿疾病。铍作为一种半抗原被肺部的巨噬细胞吞噬后，与一些未知蛋白质形成抗原物，铍呈递给淋巴细胞和其他巨噬细胞，引起淋巴细胞的致敏。这些致敏的淋巴细胞发生母细胞化并分泌出一系列的淋巴因子，包括巨噬细胞移动抑制因子（MIP）、单核细胞成熟因子（MMF）、单核细胞趋化因子（MCF）等。活化的 T 细胞还能分泌白细胞介素 -2（IL-2），引起 T 细胞本身增殖。同时 CD_4^+ T 细胞将激活巨噬细胞，产生白细胞介素 -1（IL-1），IL-1 作为第一信号进一步促进 T 细胞活化和增殖分化。不断增加的 T 细胞分泌越来越多的淋巴因子，使肺部巨噬细胞不断积累。这些聚集的巨噬细胞分泌更多的 IL-1，促使更多的 T 细胞增殖，导致 T 细胞在肺内增生，而增生的 T 细胞又释放更多的 MCF，使更多的单核细胞进入肺内。如此肺部积累越来越多的单核细胞、巨噬细胞和 T 淋巴细胞。而聚集的巨噬细胞在抗原等的作用下，转变成上皮样细胞或互相融合成多核巨细胞，这样就形成了上皮样细胞肉芽肿。此外，铍还可以调节 B 细胞介导的体液免疫功能，如控制血清免疫球蛋白以及补体水平。在抗感染防御机制中补体是天然免疫和获得性免疫的桥梁，它与血液中生成的抗体一起构成抗感染的主力军。血清补体水平与其他血浆蛋白质一样，其产生和分解速度保持一定的平衡。补体活化时，血清补体水平下降，最终可以介导变态反应的发生。

3. 动物实验资料

（1）徐立等选择了 14 只清洁级雄性 SD 大鼠，分为染毒组和对照组。染毒组大鼠背部两侧各皮内注射含 50% 低分子量化工原料偏苯三酸酐的致敏剂 0.15 ml，一周后再分别注入偏苯三酸酐的致敏剂 0.075 ml，于第 22、29、36、43、50 和 57 天分别将致敏动物置于自制雾化箱中，4℃下加入 30 mg 偏苯三酸酐磁力搅拌 1 小时，再加入 30 mg 偏苯三酸酐磁力搅拌 2 小时，使雾化激发剂浓度保持在 30 mg/m^3，向雾化箱中致敏大鼠喷雾激发 15 分钟。正常对照组的致敏剂与激发剂均以生理盐水代替。结果发现，与对照组相比，染毒组大鼠血液及支气管灌注液中嗜酸性粒细胞百分比升高，血清中 IgE 升高，支气管灌注液中 IL-4 升高、INF-γ 降低。肺组织病理检查见肺支气管上皮细胞变性、坏死脱落，支气管腔内可见大量单核细胞、淋巴细胞等炎性渗出物，以及管壁增厚、管腔狭窄等炎症表现，可见偏苯三酸酐暴露可导致职业性哮喘的发生。

（2）张晓宇等研究了氧化铍（BeO）致大鼠肺细胞 DNA 链的断裂损伤情况，本研究共选择了 66 只健康雄性 SD 大鼠，体重为 190 ~ 220 g，随机分为 BeO 染毒组、阴性对照组和空白对照组，其中 BeO 染毒组大鼠以非暴露式气管滴注法一次性注入 0.5 ml BeO（浓度为 10 mg/ml），阴性对照组大鼠注入等量的无菌生理盐水，空白对照组不给予任何处理。分别于染毒后 20、40、60 天麻醉，心脏抽血处死大鼠，取出肺组织，制得单细胞悬液，运用单细胞凝胶电泳技术（彗星试验）测定大鼠肺细胞 DNA 链的断裂损伤情况。结果发现，染毒组大鼠肺细胞 DNA 链的断裂损伤程度均明显高于阴性对照组和空白对照组，且随着染毒时间的延长，肺细胞 DNA 链的断裂损伤程度逐渐加重，并逐渐趋于平缓。

（3）张朝辉等（2012）研究了腹腔注射硫酸铍后对小鼠肺的损害作用，本实验共选取 6 周龄 SPF 级雄性 KM 小鼠 30 只，体重（20±2）g，将动物进行适应性饲养 7 天后随机分为 3 组：对照组、两个硫酸铍染毒组，其中对照组按 0.1 ml/10g 体重腹腔注射生理盐水，染毒组 1 的染毒剂量为 1 mg/kg 体重，染毒组 2 的染毒剂量为 2 mg/kg 体重，三组小鼠均采取隔天染毒的方式，连续染毒 2 周，共染毒 7 次。染毒结束后处死小鼠，观察肺的病理组织学变化并测定其脏器系数。结果发现，与对照组相比，染毒组的肺脏器系数明显降低，且染毒组小鼠肺组织可见淤血、出血、支气管扩张出血，肺泡腔内有炎性渗出物，间质性肺炎等组织学改变，且随着染毒剂量的增加，这些临床改变也越来越明显。因此小鼠接触硫酸铍后可造成明确的肺组织损伤。

（4）张勇等研究了铍化合物对大鼠肺组织的损伤，共选取健康雄性 SD（sprangue dawley）大鼠 36 只，体重为 200 ~ 250 g，随机分为对照组和染毒组。其中染毒组一次性注入浓度 10 mg/ml 氧化铍混悬液 0.5 ml，对照组一次性注入等量生理盐水，染毒后 20、40 及 60 天分别处死每组 1/3 的大鼠，观察铍化合物染毒组及对照组大鼠血清、肺组织匀浆及肺灌洗液中 SOD 活性和 MDA 含量，NOS 活性和 NO 含量以及 GSH-Px 活性的变化，并取肺组织光镜下观察病理形态的改变。结果发现，与对照组相比，相同染毒时间内，氧化铍染毒组大鼠肺组织脏器系数明显较低，大鼠血清、肺组织匀浆及肺灌洗液中 SOD 活性降低，NO 含量下降，NOS 活性降低，MDA 含量升高。且并随染毒时间延长，SOD 活性和 MDA 含量，NOS 活性和 NO 含量均呈时间效应关系。此外，氧化铍染毒组动物肺组织病理改变以炎症改变为主，并出现细胞乳头状增生，纤维化增生，小动脉玻璃样变。且染毒时间越长，上述病理改变越严重。因此，氧化铍暴露可引起肺组织氧化损伤及病理形态学改变，出现细胞增生、小血管玻璃样变、纤维化以及实变等病变。

4．流行病学资料

（1）王绍业等回顾性研究了 5 例慢性农民肺的临床表现与可能的影响因素。这 5 名农民肺患者在入院时均出现了明显的呼吸道症状，X 线片示双肺纹理增粗呈网状，肺通气功能障碍及血象中白细胞数目明显增加，通过回顾性调查发现这 5 名患者均存在霉草接触史。综上所述，长期接触霉草可导致肺损伤的出现。

（2）吴天成等调查了收治的 6 名蘑菇种植工人，男女各半，年龄 25 ~ 50 岁，从事蘑菇养殖工作 6 ~ 10 年。发现这些患者均呈现不同程度的发热、咳嗽、胸痛及全身不适等症状。经 X 线诊断为过敏性肺泡炎，可见两肺出现斑片状或结节状阴影，病灶多集中在两肺中野，且可见肺门淋巴结肿大。

（3）张秋慧等研究了对邻苯二甲酸酐（PA）对工人健康状况的影响，共选取某染料厂 PA 生产车间作业工人 105 人作为观察组，职业场所的 PA 接触浓度为 0.70 mg/m³，其中男性 77 人，女性 28 人，年龄 20 ～ 55 岁，工龄 1 ～ 6 年。另选择不接触任何有毒（害）因素的邮电职工 54 人作为对照组，其中男性 32 人，女性 22 人，年龄 20 ～ 55 岁。进行临床检查、问卷调查、肺功能检查及实验室检查等，结果发现，与对照组相比较，PA 接触工人的眼睛、上呼吸道黏膜及皮肤有明显的刺激症状。PA 作业工人血清中 IgG 水平有所增高，但未发现 PA 致哮喘者，可能与工人接触 PA 时间短、间断生产等多种因素有关。但仍能说明 PA 对人体肺功能具有一定损害作用。

（4）李晓军等对 63 名哮喘患者进行回顾性研究，包括男 18 名，女 45 名，年龄 25 ～ 46 岁，发现哮喘患者均存在相关的职业因素暴露。其中制药工 39 人、彩印工 3 人、亚麻纺织工 2 人、泡沫加工工 5 人、沥青喷洒工 3 人、喷漆工 3 人、重金属电镀工 1 人、制冷工 5 人、化工操作工（光气）2 人。导致哮喘的化学物质为抗生素 39 人（青霉素 15 人、头孢菌素类 24 人）、沥青 3 人、氨气 5 人、甲醛 6 人、金属铬 1 人、光气 2 人、亚麻 2 人、甲苯二异氰酸酯 5 人。接触职业性致喘物后发病时间为 3 ～ 38 个月。其中以甲醛、氨气、光气发病时间短。全部病例既往无慢性支气管炎、支气管哮喘、心脏病及药物过敏史。本研究发现，多种外源化学物包括重金属、光气、沥青、氨气、甲醛、金属铬及甲苯二异氰酸酯等的长期暴露均会导致职业性哮喘的发生。

（5）张耀龙等研究者对 18 名慢性铍病患者进行跟踪观察，分析职业铍接触对肺的损伤。其中男性 16 人，女性 2 人，年龄为 44 ～ 75 岁，接触铍的工龄为 7 ～ 28 年，所有研究对象均进行胸部高千伏 X 线摄片，且每 2 年进行 1 次 X 线胸片检查。结果发现，铍暴露可导致肺部均出现不同程度的病理学改变，包括出现均匀弥散性针尖样细颗粒影、广泛的网状影及结节状阴影等。此外还对本院收治的 11 名铍病患者进行 CT 检查，其中男性 10 名，女性 1 名，铍接触工龄为 1 ～ 32 年，患者均出现呼吸困难、进行性干咳等临床表现，通过 CT 检查结果证实，职业铍接触可导致工人肺出现广泛的小叶间隔增厚、肺气肿、毛玻璃样变及肺泡性气肿等表现。

（6）刘志宏等对 554 名（男 443 人，女 111 人）铍接触工人和 514 名（男 436 人，女 78 人）对照工人进行回顾性流行病学调查，以探讨铍接触与肿瘤发病之间的关系。结果发现，铍接触组队列肺癌死亡率在肿瘤死因中居于首位，为对照组队列的 2.92 倍，且铍接触组队列肺癌死亡率随接触年限增多而增大。

5．防治原则

（1）预防措施：首先要加强对可能导致变态反应性肺部疾病的因素进行控制和管理，通过改革相关工业流程，加强卫生技术措施，减少工人可接触到外源化学物的可能性。此外要加强健康教育和健全我国的医学监护制度，提高工人的自我保护意识，相关企业及基层卫生部门应掌握变态反应性肺部疾病的基本知识，要定期开展职业健康监护工作，对工人进行体检，发现问题应尽早处理。

（2）治疗措施：首先变态反应性疾病发生后必须清除体表及衣服污染物，脱离原有工作场所，并且确保不再接触该致敏物。然后使用平喘药物及糖皮质激素进行对症治疗，呼吸困难和发绀显著者应给予氧疗，以减轻或及早控制病情，尽量减少因病致残。

（四）呼吸系统肿瘤

外源化学物有相当部分具有致癌性。根据国际癌症研究所（IARC）公布的数据（2008）表明，确认人类可致肺癌物有很多种，主要包括石棉、二氧化硅、含石棉纤维的滑石粉、砷和砷的化合物、铍及其化合物、镉和镉化合物、六价铬、部分镍化合物、煤焦油和沥青、轻度或未经处理的矿物油、烟灰、氯甲醚、双氯甲醚、芥子气、含硫酸的强无机酸雾、滴滴涕（DDT）异丙油及放射性物质接触等。

1．临床表现和体征

（1）咳嗽：肺癌因长在支气管肺组织上，通常会产生呼吸道刺激症状而发生刺激性咳嗽。痰中带血，多为血丝痰，因肿瘤炎症致坏死、毛细血管破损时会有少量出血，往往与痰混合在一起，呈间歇或断续出现。

（2）胸闷、胸痛：一般症状较轻，定位模糊。当癌瘤侵及胸膜、胸壁时，疼痛加剧，定位较前明确、恒定。

（3）气促：癌瘤阻塞所致的肺炎、肺不张、恶性胸腔积液、弥漫性肺泡病变等均可引起。

（4）低热：肿瘤堵住支气管后往往有阻塞性肺叶存在，程度不一，轻者仅有低热，重者则有高热，用药后可暂时好转，但很快又会复发。

（5）疼痛：出现疼痛属肺癌晚期死前症状，往往提示癌症已进入中、晚期。开始多为隐痛或钝痛，夜间明显。以后逐渐加重，变得难以忍受，昼夜不停。一般止痛药不起作用。疼痛一般是癌细胞侵犯神经造成的。

（6）恶病质：肺癌晚期患者可出现较明显的恶病质，体质消瘦、厌食、长期恶心、便秘、四肢无力、忧郁等。

2．流行病学资料

流行病学研究表明，吸烟与肺癌有关。除吸烟外，现在已经确认石棉纤维、二氧化硅、砷、铍、铬、镍及氯甲醚类等均能引起呼吸道癌症；氡是人类肺癌的确认致癌物；甲醛是人类呼吸道可能致癌物；人造纤维和焊接烟尘是可疑致癌物，它们之间还存在着协同作用；至于臭氧、二氧化碳、二氧化硫以及发电厂、柴油机、汽车等的废气，要接触多大剂量才能引起一般人群发生肺癌，尚需进一步讨论。关于化学毒物致肺癌目前研究得比较多也比较明确的是多环芳烃，以 B（a）P 为例：B（a）P 在肺内 MFOS 的作用下，形成 B（a）P-4,5- 二羟二醇和 B（a）P-7,8- 二羟二醇，后者在细胞色素 P450 的作用下形成 B（a）P-7,8- 二羟 -9,10 环氧化物，此种环氧化物比其他的环氧化物的致突变，致癌活性更强，可以和核酸中的鸟嘌呤和腺嘌呤结合，产生 DNA 损伤而引起突变和致癌作用。

3．防治原则

（1）预防措施：首先要加强对职业性致癌因素的控制和管理，通过改革可致呼吸道肿瘤的外源化学物的相关工业流程，加强卫生技术措施，减少工人可接触到外源化学物的可能性。此外要加强健康教育和健全我国的医学监护制度，提高工人的自我保护意识，要定期对工人进行体检，尽量较好地检测到肿瘤的早期改变，从而起到早发现、早治疗的效果。

　　（2）治疗措施：首先应脱离原来的工作环境，并按照常规肿瘤的治疗方法：放疗、化疗加手术治疗的方法，尽早的治疗患者。

（李　苹）

主要参考文献

1. 孙贵范. 职业卫生与职业医学. 7 版. 北京：人民卫生出版社，2012.
2. 刘又宁，余秉翔. 呼吸系统疾病病案分析. 北京：科学出版社，2007.
3. 常元勋. 靶器官与环境有害因素. 北京：化学工业出版社，2008.
4. 江丽，徐静静. 短期酸碱雾气暴露对作业工人肺功能的影响. 泸州医学院学报，2014，37（3）：322-324.
5. 关望，王海英，陈志芳，等. 外源性硫化氢对急性肺损伤大鼠氧化应激的调节作用. 当代医学，2010，16（18）：7-8.
6. Bhatia M，Wong FL，Fu D，et al. Role of hydrogen sulfide in pancreatitis and associated lung injury. FASEB，2005，19（6）：623-625.
7. Li X，Du B，Tang S，et al. Impact of endogenous hydrogen sulfide on pulmonary vascular structural remodeling and vasoactive peptides in rats with high pulmonary blood flow. Chin Phamacol Bull，2007，23（3）：327-331.
8. 梁灿坤，林锦明，郝建楸，等. 某电子企业 2224 例酸碱作业工人的肺功能状况评估. 职业与健康，2012，28（19）：2351-2353.
9. 洪志强，童智敏，施健. 甲醛对作业工人呼吸系统及肺功能影响. 中国公共卫生，2007，23（7）：849-850.
10. Shah SQ，Khan MR. Synthesis of（99m）Tc labeled temafloxacin complex and biodistribution in male Wistar rats artificially infected with streptococci pneumonia. Adv Clin Exp Med，2013，22（3）：319-325.
11. Wang F，Li C，Liu W，et al. Effect of exposure to volatile organic compounds（VOCs）on airway inflammatory response in mice. J Toxicol Sci，2012，37（4）：739-748.
12. 姜再平，王海涛，付云峰，等. 氩弧焊接导致过敏性肺炎的 CT 诊断与鉴别诊断. 临床研究，2013，21（11）：630-631.
13. Shvedova A，Kisina E，Murraya A，et al. ESR evidence for in vivo formation of free radicals in tissue of mice exposed to single-walled carbon nanotubes.

Free Radic Biol Med，2014，73（1）：154-165.

14．宁琼，刘庆红，刘军，等．急性化学性肺损伤的治疗研究进展．毒理学杂志，2010，24（5）：408-411.

15．主坚，刘洪，潘敏源，等．吸入性有机磷农药中毒并急性肺水肿23例临床分析．内科，2012，7（3）：276-277.

16．Faerden K，Lund MB，Mogens T，et al．Hypersensitivity pneumonitis in a cluster of saw mill workers：A10-year follow-up of exposure，symptoms，and lung function．Int J Occup Environ Health，2014，20（2）：167-173.

17．肖碧如．32例群体性急性氯气中毒患者急救与护理．临床护理，2013，7（7）：156.

18．Ago M，Ago K，Ogata M．Two fatalities by hydrogen sulfide poisoning：variation of pathological and toxicological findings．Leg Med（Tokyo），2008，10（3）：148-152.

19．冯博．黄磷及其化合物急性吸入致大鼠急性肺损伤或急性呼吸窘迫综合征模型的制作．中国实验动物学报，2009，17（3）：216-218.

20．乌日娜，杨敬平，徐喜媛．吸入浓硝酸烟雾中毒2例临床救治．临床肺科杂志，2014，19（3）：576.

21．张蕾萍，于忠山，何毅，等．有机氟化物中毒检验1例．中国法医学杂志，2012，12（1）：157-158.

22．夏向军．急性氯气中毒10例救治体会．滨州医学院学报，2012，35（6）：461-462.

23．Ishimoto H，Yatera K，Oda K，et al．Two cases of acute respiratory distress syndrome related to zinc fumes and zinc dust inhalation．J UOEH，2014，36（2）：147-152.

24．Kumar A，Chaudhari S，Kush L，et al．Accidental inhalation injury of phosgene gas leading to acute respiratory distress syndrome．Indian J Occup Environ Med，2012，16（2）：88-89.

25．Liu YC，Kao SJ，Chuang IC，et al．Nitric oxide modulates air embolism-induced lung injury in rats with normotension and hypertension．Clin Exp Pharmacol Physiol，2007，34（11）：1173-1180.

26．Huang JF，Zhu DM，Ma JF，et al．Acute respiratory distress syndrome due to exposure to high-concentration mixture of ethenone and crotonaldehyde.

Toxicol Ind Health，2015，31（7）：585-587.

27．韩李周，李玉．外源性过敏性肺泡炎 2 例．中华肺部疾病杂志，2013，6（4）：74-76.

28．丁飞红，白春学．细颗粒物对呼吸系统疾病的影响．微生物与感染，2014，9（1）：2-5.

29．赵玉雪，于浩飞，刘佳，等．艾叶烟气致慢性阻塞性肺疾病大鼠的研究．中药药理与临床，2012，28（6）：141-144.

30．张显军．砂金矿工人肺纤维化 20 例原因探讨．临床研究，2013，20（3）：182-184.

31．彭开良，吕新明，赵培枫，等．过氯酸铵粉尘对作业工人健康的影响．工业卫生与职业病，2009，35（4）：198-201.

32．连涛．2006 年泰安市某水泥厂接尘作业工人高仟伏 X 线胸片调查．预防医学论坛，2008，14（12）：1101-1102.

33．王发选，杨婷，张洋，等．矽肺模型大鼠肺组织中 IL-17A 的表达．工业卫生与职业病，2013，39（6）：328-331.

34．刘慧，杨晨璐，程薇波，等．超声雾化石棉纤维悬液致大鼠肺损伤的观察．职业与健康，2014，30（18）：2574-2577.

35．Karkhanis V，Joshi JM．Cement dust exposure-related emphysema in a construction worker．Lung India，2011，28（4）：294-296.

36．Graber JM，Cohen RA，Basanets A，et al．Results from a Ukrainian-US collaborative study：prevalence and predictors of respiratory symptoms among Ukrainian coal miners．Am J Ind Med，2012，55（12）：1099-1109.

37．Lee SH，Kim DS，Kim YW，et al．Association between occupational dust exposure and prognosis of idiopathic pulmonary fibrosis：A Korean national survey．Chest，2015，147（2）：465-474.

38．张朝辉，黄炼，谭嫦湘，等．小鼠腹腔注射硫酸铍的病理形态学观察．中国实验动物学报，2012，20（5）：58-61.

第四章

外源化学物致呼吸系统损伤的机制

第一节　刺激作用

一、概述

（一）定义

刺激作用（irritant action）主要是指外源化学物对呼吸道黏膜和皮肤等组织器官产生的刺激作用，以急性炎症、肺水肿为主要病理改变的一类现象。刺激作用对机体的危害主要类型包括：局部作用、急性中毒和过敏反应等。

（二）临床表现

刺激作用通常具有刺激物质接触史，有起病急、好转快、危害大等发病特点，临床主要表现为呼吸道和皮肤的急性损伤。局部损害表现为皮肤红肿 / 红斑、咳嗽、咳痰、哮喘等；全身表现为头痛、头晕、胸闷、气急、呼吸困难、全身皮肤黏膜红肿等。此外，刺激作用可以引发发急性肺水肿，甚至导致急性呼吸窘迫综合征（acute respiratory distress syndrome，ARDS）。

二、刺激性外源化学物与分类

对呼吸系统具有刺激作用的外源化学物主要分为刺激性气体和刺激性金属烟尘等几类。刺激性气体（irritant gas）是指对眼、呼吸道黏膜和皮肤具有刺激作用的一类有害气体，在化学工业生产中最常见。按《职业性急性化学物中毒性呼吸系统疾病诊断标准》（GBZ73-2002 附录 B），刺激性气体和金属烟尘分类见表 4-1。

表4-1　刺激性气体和金属烟尘分类

刺激性气体

　　酸类：硝酸、盐酸、硫酸、铬酸、氯磺酸等

　　氮的氧化物：一氧化氮、二氧化氮、五氧化二氮等

　　氯及其他化合物：氯、氯化氢、二氧化氯、光气、双光气、氯化苦、二氯化砜、四氯化硅、三氯氢硅、四氯化钛、三氯化锑、三氯化砷、三氯化磷、三氯氧磷、五氯化磷、三氯化硼等

　　硫的化合物：二氧化硫、三氧化硫、硫化氢等

　　酯类：硫酸二甲酯、二异氰酸甲苯酯、甲酸甲酯、氯甲酸甲酯等

　　金属化合物：氧化镉、硒化氢、羰基镍、五氧化二钒等

　　醛类：甲醛、己醛、丙烯醛、三氯乙醛等

　　氟代烃类：八氟异丁烯、氟光气、六氟丙烯、氟聚合物的裂解残液气和热解气等

　　氨

　　臭氧

刺激性金属烟尘：铍、镉、汞、锰、羰基镍、五氧化二钒

　　其他：二硼氢、氯甲甲醚、四氯化碳、一甲胺、二甲胺、环氧氯丙烷等

　　以上外源化学物的刺激作用多数与酸、碱、氧化还原等有关。其中最常见的刺激性气体有：氯、氨、光气、氮氧化物、氟化氢、二氧化硫和三氧化硫等。

三、刺激性外源化学物对呼吸道作用特点

　　刺激性气体通常以局部损害为主，不同外源化学物具有不同的理化性质，造成呼吸系统损害的性质和程度有所不同。外源化学物的浓度、呼吸速率和作用时间共同决定了机体的损伤程度。而刺激作用的发生部位通常与外源化学物的水溶性相关，水溶性高的外源化学物进入到上呼吸道黏膜时，易溶解和附着在其局部并立即产生刺激作用，

如氯化氢、氨；中等水溶性的外源化学物，如氯、二氧化硫，在低浓度时只刺激上呼吸道，而高浓度时则可对全呼吸道产生刺激作用；水溶性低的外源化学物，如二氧化氮、光气，通常对上呼吸道刺激性较小，反而易进入呼吸道深部，并与水分子作用而对肺组织产生刺激和腐蚀，进而引起化学性肺炎或肺水肿，严重时甚至可以引起急性呼吸窘迫综合征。

四、刺激作用致肺损伤机制

机体能通过引起屏气或呼吸模式的改变，以避免或减少进一步暴露，从而对机体产生保护作用。如一些气体、蒸气能刺激鼻内的神经末梢，尤其是三叉神经，导致呼吸速率下降。如果无法避免持久暴露，这些酸性或碱性的刺激物会引起细胞坏死和肺泡壁通透性升高。还有一些气体吸入时刺激性临床表现不强，却能引起更严重的后果，如吸入 HCl、NO_2、NH_3、SO_2 或光气。这些气体初期只引起呼吸道较轻微损害，经过几小时的潜伏期后，肺泡区上皮细胞出现渗漏，待渗出液充满肺泡腔，产生迟发且致命的肺水肿。病理观察提示，肺水肿是肺微血管通透性增加和肺部水调节失衡的结果。其发病机制主要有以下几方面：

（一）肺泡壁通透性变化

一方面高浓度刺激性气体直接损伤肺泡上皮细胞，导致肺泡壁通透性增加，形成肺泡型肺水肿。刺激性气体可致Ⅰ型肺泡上皮细胞水肿、变性、细胞间连接部分开放；另一方面，Ⅱ型肺泡上皮细胞受损，肺泡表面活性物合成减少，活性降低，使肺泡气液面表面张力增加，肺泡塌陷，体液渗出增加，液体迅速进入肺泡。此外，刺激性气体引起炎症反应时，参与炎症的肺泡巨噬细胞及多形核细胞等在肺内大量积聚，并释放大量的（可达正常水平的20倍）细胞因子和炎性介质（主要包括氧自由基、白三烯等），造成肺泡的氧化损伤，引起肺泡壁通透性变化，产生呼吸困难。

杜青平等（2003）通过将体重为 $180 \sim 200$ g 的雄性 Wistar 大鼠（$n=80$），随机分为 4 组，每组 20 只。其中 1 组为对照组在同样大小的玻璃箱中接受过滤的新鲜空气，其他 3 组为 SO_2 熏气组 [SO_2 浓度分别维持在（28±2）（56±30）（112±2） mg/m^3]。用生理盐水灌洗大鼠支气管肺泡，收集支气管肺泡灌洗液（brochoalveolar lavage fluid，BALF）和肺泡巨噬细胞。以从整体、细胞和亚细胞水平探讨吸入 SO_2 对大鼠肺组织及肺细胞通透性的影响。结果发现：①与对照组相比，SO_2 染毒的 3 组大鼠的体重增长均减慢，肺组织湿重增大，干重减小；②肺泡 BALF 中蛋白质含量和肺通透指数增加，肺血管通透性增大，BALF 中乳酸脱氢酶（lactic dehydrogenase，LDH）和酸性磷酸酶（acid phosphatase，ACP）活力升高，而肺泡巨噬细胞 LDH 和 ACP 活力降低。这些实验结果均证实了刺激性气体 SO_2 通过引起肺血管通透性增加，而导致肺的损伤。

（二）肺毛细血管壁通透性变化

刺激性气体能直接损伤毛细血管内皮细胞，使肺毛细管内皮细胞胞质突起回缩，裂隙增宽，液体渗出，形成间质性肺水肿。刺激性气体导致体内大量释放组胺、5- 羟色胺、缓激肽、前列腺素等血管活性物质，产生一系列级联反应后使肺毛细血管通透性增加。

陈晴辉等（1988）在探讨氯气致肺水肿的发生机制中将 90 只（雌雄各半）昆明种小鼠按处理因素随机分为单纯氯气染毒组（单氯染毒组）、麻醉 + 氯气染毒联合染毒组（事先腹腔注射 6 mg/10 g 戊巴比妥钠后吸入氯气，麻氯联合染毒组）、异丙肾上腺素 + 氯气染毒组（事先腹腔注射 0.01 mg/10 g 异丙肾上腺素后吸入氯气，异氯联合染毒组）、酚妥拉明 + 氯气染毒组（事先腹腔注射 0.05 mg/10 g 酚妥拉明后吸入氯气，酚氯联合染毒组）、异丙嗪（非那根）+ 氯气染毒组（事先腹腔注射 0.01 mg/10 g 异丙嗪后吸入氯气，非氯联合染毒组）和对照组共 6 组，每组 15 只。各组在相同条件下同时放入一个 152 mm ×159 mm×125 mm 的容器内（容器与氯气发生装置相连接，通入氯气 1.5 ～ 2 分钟，制造方法是将 0.25g $K_2Cr_2O_7$ 放入 250 ml 带通气管橡皮软塞的广口瓶内，于瓶内加入浓 HCl 2 ml 加热而成）。待实验结束后取出各小鼠的肺组织并称重，分别在光镜或电镜下观察。结果发现，各实验组小鼠的肺湿重 / 体重比、肺干重 / 体重比、肺含水量百分比（$\bar{x}\pm s$）均高于对照组，且具有统计学差异（$P < 0.05$）。同时，在光镜下显示，单氯染毒组小鼠的肺毛细血管明显扩张，间质增厚、血管和气管周围水肿呈袖套状，肺泡内充满大量红细胞及水肿液。此外，在电镜下观察到，单氯染毒组小鼠肺间质形成水肿空泡，肺毛细血管内皮细胞损伤，基底膜与内皮细胞分离，细胞膜部分缺损。这些结果提示刺激性气体能刺激机体产生肺水肿。

（三）组织缺氧

刺激性气体能引起气管、支气管痉挛，进而造成机体通气不足，加之肺组织液体渗出增加，气体弥散功能障碍，进一步导致了机体缺氧、酸中毒。然而，缺氧状态又可通过神经 - 体液反射，使毛细血管痉挛、液体渗出增多，进一步加重肺水肿。

Zhu 等（2012）在一个 12 小时昼夜交替的恒温恒湿环境中饲养体重为 180 ～ 200 g 的雄性 SD 大鼠。根据香烟雾染毒的情况将 54 只雄性 SD 大鼠随机分为 2 组，即对照组 6 只，实验组 48 只。其中实验组的 48 只根据吸入烟雾时间（2、4、6、24、48、96 小时，以及 7、28 天）每次处死 6 只。随后通过检测大鼠的血液生化指标和观察大鼠肺组织的苏木精染色病理切片。结果发现，与对照组相比，染毒组大鼠发生明显的低氧血症和二氧化碳等中毒症状。此外，研究还表明，随着吸入时间的延长，染毒组大鼠缺氧症状逐渐加重。同时，苏木精染色病理切片显示，烟雾染毒组大鼠的肺组织有炎性渗出物和弥漫性出血，存在较明显的水肿。这些实验结果均表明，缺氧因素在呼吸系统损伤中可能起重要的作用。

（陈　田　胡贵平）

主要参考文献

1．孙贵范．职业卫生与职业医学．7 版．北京：人民卫生出版社，2012：89-121.

2．职业性急性化学物中毒性呼吸系统疾病诊断标准（GBZ73-2002）．中华人民共和国国家职业卫生标准．中华人民共和国卫生部，2002.

3．周宗灿．毒理学教程．3 版．北京：北京大学医学出版社，2006：151-156.

4．任虹彦．急性刺激性气体中毒的抢救和护理进展．护士进修杂志，2016，31（13）：1179-1181.

5．陆国才，袁伯俊．呼吸系统毒理学基础与临床．上海：中国人民解放军第二军医大学出版社，2008.

6．杜青平，孟紫强．二氧化硫对大鼠肺细胞膜通透性的损伤效应．中国公共卫生，2003，7（7）：27-29.

7．陈晴晖，陈少如，林悦理，等．氯气中毒性肺水肿发生机制的初步观察．中国病理生理杂志，1988，1（4）：51+12.

8．Zhu F，Qiu X，Wang J，et al．A rat model of smoke inhalation injury．Inhal Toxicol，2012，24（6）：356-364.

第二节　氧化性损伤

一、氧化应激

外源化学物可经过两条途径到达肺组织：一条是直接经呼吸道吸入，对呼吸系统产生损害作用，乃至作用于全身其他组织或器官；另一条途径则是经呼吸道以外的途径吸收，再经血液循环到达肺，引起肺的损伤。研究表明，外源化学物常直接或间接的通过过氧化应激而对肺造成损伤。

氧化应激（oxidative stress，OS）是指机体在遭受各种有害刺激时，体内活性氧自由基（reactive oxygen species，ROS）和活性氮自由基（reactive nitrogen species，RNS）产生过多，超出体内氧化物的清除能力，导致氧化系统和抗氧化系统失衡，从而引起组织损伤。

在呼吸系统，作用于气道的自由基来自两个方面：内源性自由基多来自一些细胞的代谢反应，如炎症吞噬细胞被激活期间产生，或在细胞线粒体的电子转运时产生；外源性自由基多来自吸入污染空气中的氧化物，如香烟的烟雾、SO_2、O_3、NO_2 等。

李文丽等（2009）使用 80 只雄性昆明种小鼠，随机分为对照组和光气染毒组，每组各 40 只。其中对照组小鼠吸入过滤新鲜空气，染毒组小鼠每 5 分钟吸入 539 ppm 的光气。染毒 4 小时后，通过染毒组和对照组小鼠肺组织病理切片观察，利用荧光法测定小鼠肺的 MDA 和 GSH 的含量。结果发现，染毒组小鼠肺 MDA 含量（324.75±145.26）µmol/gpr 高于对照组（124.08±18.41）µmol/gpr，且差异有统计学意义（$P < 0.05$）。而染毒组小鼠肺组织的 GSH 含量（22.2±6.1）µmol/gpr 低于对照组（121.62±24.1）µmol/gpr，差异有统计学意义（$P < 0.05$）。此外，组织病理切片显示，染毒组小鼠的 II 型肺泡上皮细胞、I 型肺泡上皮细胞、巨噬细胞等多种细胞出现了凋亡征象。由此作者认为，光气可以诱导肺内多种细胞凋亡，造成肺组织氧化应激损伤。

二、氧化应激介导的肺损伤机制

（一）脂质过氧化作用

生物膜和亚细胞器膜磷脂中多不饱和脂肪酸的含量很高，是氧化攻击的主要对象。多不饱和脂肪酸之所以最易受 ROS 攻击，是因它含有的双键削弱了毗邻的碳氢键，这种含弱键的碳称为"α- 亚甲基碳"，与其相连的氢称为"丙烯基氢"，脂质过氧化就是自由基从 α- 亚甲基碳上抽取丙烯基氢形成脂烷基而引发的。除直接导致生物膜损伤和各种功能障碍外，脂质过氧化过程中还生成大量新的 ROS 和高细胞毒性的丙二醛（malondialdehyde，MDA）。MDA 对机体的危害极大，可与蛋白质、酶等发生交联反应而影响机体生物大分子的正常功能。

赵琢道等（1988）给予 16 只体重为 10～14 kg 的健康雄性比格杂交犬吸入烟雾（主要为乙炔 29.3±13.4 pmol/min），6～6.5 分钟。并分别收集烟雾吸入前及后 30 分钟，1、6 小时以及 1、2、3、6 和 7 天等时间点的样本，并测定动脉血 SOD 活性和动脉血浆 MDA 含量。结果发现，与烟雾吸入前相比，犬烟雾吸入后各时间点的肺组织出现了肺水肿和急性肺功能障碍等改变，尤其在吸入 30 分钟后血浆 MDA 及 SOD 活性显著增加。这一研究提示，肺损伤后氧自由基导致的脂质过氧化可能参与了烟雾吸入后肺损伤的发生和发展。

雷玲等将 24 只健康成年雄性 Wistar 大鼠按甲醛浓度（0、21、

42、84 mg/m³）随机分为 4 组，即分为对照组，以及低、中、高浓度染毒组，各组 6 只，静式吸入染毒，每日 2 小时，连续 10 天。通过对肺泡灌洗液的观察了解肺组织中一些生化指标的变化，结果表明，与对照组比较，低、中、高浓度染毒组大鼠肺泡灌洗液中的碱性磷酸酶（AKP）及乳酸脱氢酶（LDH）、酸性磷酸酶（ACP）活性增高，唾液酸（NA）含量增加，肺组织中的脂质过氧化物及其与 GSH 过氧化物酶的比值也增高，且具有统计学差异（$P < 0.05$），并存在剂量 - 反应关系，提示肺细胞损伤和脂质过氧化作用在甲醛所致肺损伤中起重要作用。

（二）对核酸的损伤作用

ROS 可直接攻击核酸。·OH 作用于脱氧核糖可诱发有机体的突变，这种变化可能会产生深刻的功能性变化或遗传性变化，甚至与细胞的癌变有着密切的联系。·OH 作用于嘌呤和嘧啶碱基可产生新的自由基，一些自由基与氧反应形成过氧化自由基，可致 DNA 严重损伤，使 DNA 链发生难以修复的断裂，最终可导致细胞死亡。

王晅等（2014）取对数期 HEK293 细胞，用 0.25% 胰酶消化后，将细胞接种于含 100 μl 邻苯二甲酸（2- 乙基己基）酯（DEHP）的 96 孔板中，密度 2×10^5/ml，培养 48 小时。用不同浓度的 DEHP（0、100、200、400、800、1000、1600 μmol/l）处理 HEK293 细胞 24 小时后，通过观察 HEK293 细胞存活率和运用单细胞凝胶电泳试验（SCGE）检测 DEHP 对体外培养的 HEK293 细胞 DNA 损伤情况。研究结果表明，与对照组相比，DEHP 所引起的 HEK293 细胞的 DNA 链的断裂数、细胞内 ROS、GSH 都有明显的加强，且具有统计学差异（$P < 0.05$）。研究结果说明，DEHP 染毒能引起 HEK293 细胞内溶酶体膜稳定性和线粒体膜稳定性下降及 DNA 损伤，并且其作用机制可能与氧化应激性有关。

（三）刺激转录因子活化

ROS 可以活化转录因子，尤其是核转录因子 -κB（NF-κB）。而 NF-κB 能被 H_2O_2 诱导活化，参与许多前炎症基因表达的调控。NF-κB 通常是一种异二聚体，通常存在胞液中，并与 NF-κB 抑制蛋白家族抑制剂结合而处于休眠状态。在氧化应激情况下，NF-κB 抑制蛋白被磷酸化而与 NF-κB 分离而活化。随后 NF-κB 易位到细胞核，与特殊基因的启动区结合诱导转录而产生 IL-1、IL-6、IL-8、TNF 等多种炎症介质共同参与肺损伤。

李文军等（2002）将体重 220±20 g 的健康成年 Wistar 大鼠 130 只（雌雄不限），随机分为正常对照组、烟雾致伤组（放入烤干的松木锯末 100 g 加煤油 30 ml）、治疗组（致伤后立即腹腔注射 5 mg/kg 地塞米松）。应用免疫组织化学方法观察各组大鼠伤前及伤后肺组织 NF-κB 蛋白表达的变化。结果显示，与对照相比，染毒组大鼠肺组织的 NF-κB 蛋白表达升高，而地塞米松治疗组则下调 NF-κB 表达。该项研究结果提示 NF-κB 活化参与了烟雾吸入损害肺组织的发生、发展。同时，抑制 NF-κB 活化可以阻断部分细胞因子及黏附分子产生，从而减轻炎症性损害。

三、氧化应激介导的肺损伤类型

（一）急性肺损伤

急性肺损伤（acute lung injury）是各种有害因素直接和（或）间接引起的肺泡上皮细胞及毛细血管内皮细胞损伤，造成弥漫性肺间质及肺泡水肿，导致的急性低氧性呼吸功能不全。其以肺容积减少、肺顺应性降低、通气 / 血流比例失调为病理生理特征，临床上表现为进行性低氧血症和呼吸窘迫，其发展至严重阶段被称为急性呼吸窘迫综合征（acute respiratory distress syndrome，ARDS）。

急性肺损伤的发病机制错综复杂，迄今尚未完全阐明。但研究表明，自由基与急性肺损伤的发生、发展有着密切关系。澳大利亚科学院的有关研究人员通过酸吸入和无活性的 H5N1 禽流感病毒分别诱导急性肺损伤模型发现，化学物质和病毒引起的急性肺损伤均可激活体内氧化应激反应，释放 ROS 和氧化磷脂（OxPLs）。

朱运奎等（1992）选取 17 只体重为 18 ~ 35 kg 的健康雄性绵羊，参照 Staub 法处理使雄性绵羊均产生急性肺损伤后，测定雄性绵羊急性肺损伤前后肺组织活性氧的变化。结果发现，肺淋巴液和肺泡灌洗液中脂质过氧化物浓度增加，且具有统计学意义（$P < 0.01$）。这些均提示活性氧在急性肺损伤中起重要作用，并可敏感地反映急性肺损伤。

（二）慢性损伤

1. 特异性肺纤维化

特异性肺纤维化（idiopathic pulmonary fibrosis，IPF）的特点是肺泡间质的胶原纤维数量增多，其生化指标是胶原蛋白数量增加。近年大量研究发现，氧化应激与 IPF 的发病密切相关，在 IPF 的发生、发展中发挥着重要作用。病理情况下，ROS 产生的速率大于被清除的速率时，就造成活性氧的蓄积，导致氧化应激，从而引起生物膜磷脂中的多不饱和脂肪酸发生脂质过氧化反应、细胞内蛋白质及酶变性、DNA 氧化损伤；ROS 还可作为重要的细胞内信使，活化多条信号转导通路，间接引起组织、细胞损伤。此外，ROS 可直接或间接作用于细胞，改变细胞膜和亚细胞器的结构，造成细胞损伤、坏死、凋亡及组织炎症反应，产生大量的炎症介质及细胞因子，导致纤维化改变。

刘瑞（2005 年）将 40 只体重 180 ± 20 g 的健康雄性 SD 大鼠，随机分为 2 组。其中一组注入 $0.2 \sim 0.3$ ml（5 mg/kg 体重）博来霉素，诱发大鼠的肺纤维化模型；对照组则注入等体积的生理盐水，测定肺纤维化过程中氧化应激的相关指标。发现在染毒的第 14 天，作为体内脂质过氧化指标的丙二醛（MDA）的含量与对照相比增高，且具有统计学意义（$P < 0.05$）。对照组相比，GSH/GSSG 比值在第 3 天、第 7 天才具有统计学意义（$P < 0.05$）。然而，对照组、染毒组的 SOD 活力在第 7 天、第 14 天都有所降低。这些结果表明，在肺纤维化的发生、发展过程中，氧化应激扮演了重要的角色。

2. 肺气肿

肺气肿是指终末细支气管异常增大，并伴有管腔壁的破坏性改变而无明显纤维化的一种病理状态。吸烟和其他外源化学物均可引起人类的肺气肿（如图 4-1）。香烟烟气中有一氧化碳、二氧化碳、一氧化氮、烷基和烷氧基等。如香烟焦油中含有多种基团如半醌等，能和氧气反应生成 $O_2^- \cdot$、$\cdot OH$ 等自由基，而且焦油本身还是一种有效的金属螯合剂，能与铁离子反应而生成 H_2O_2。除此之外，香烟中的苯并（a）芘为主要致癌物，苯并（a）芘能接受电子而形成自由基等。外源化学物引起肺气肿的一个显著特征是反复发生的严重炎症，机制很复杂，近年来研究发现，氧化应激是导致肺气肿发生、发展的重要机制之一。

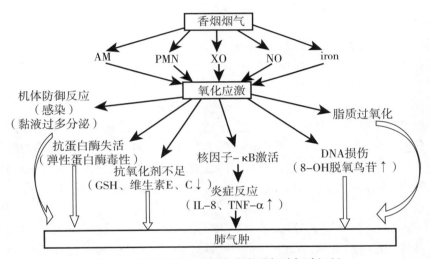

图 4-1 吸烟烟气通过氧化应激引起肺气肿机制

注：AM：肺泡巨噬细胞，PMN：多核中性粒细胞，XO：黄嘌呤氧化酶，NO：
　　一氧化氮

引自：Repine JE, Bast A, Lankhorst I, et al. Oxidative stress in chronic obstructive
　　　pulmonary disease. Am J Respir Crit Care Med, 1997, 156 (2): 341-357.

张艳等（2011 年）将 21 只雄性 BALB/c 近交系小鼠随机分为磷酸缓冲液组（$n=7$）和香烟提取物组（$n=14$）。在 0、11 和 22 天，磷酸缓冲液组和香烟提取物组分别经腹腔注射 0.3 ml 磷酸缓冲液和 0.3 ml 香烟提取物，并在第 28 天处死小鼠前、后测定小鼠的肺功能，并在处死后及时提取肺组织。以分析肺泡灌洗液相关指标和肺组织 HE 染色病理观察。结果发现，与磷酸缓冲液组相比，染毒组小鼠动态肺顺应性降低，且差异具有统计学意义（$P < 0.05$）。此外，病理结果也显

示，与磷酸缓冲液组相比，染毒组小鼠肺泡扩张、间隔变窄、扩张性肺泡融合成较大的囊泡，细支气管软骨变形或破坏，以及炎性因子的渗出，且香烟提取物组小鼠的抗氧化活性更低（T-AOC：0.70 ± 0.10 U/ml vs 1.82 ± 0.18 U/ml），且差异具有统计学意义（$P < 0.05$）；而基质金属蛋白酶（MMP-2 和 MMP-9）活性则下降，且差异具有统计学意义（$P < 0.05$）。

3．肺癌

8- 羟基脱氧鸟苷（8-OHdG）的产生为基因损伤的主要效应表现，是 DNA 发生严重错配损伤引起 G ：C 向 T ：A 颠换所致。绝大多数肺癌组织都可检出这种氧化标志物。在吸烟者淋巴细胞中其含量显著高于不吸烟者。8-OHdG 是一种高致突变性物质，可阻止 DNA 链的延伸，若不能及时修复，可引起肿瘤的发生。吸烟是肺癌发生最明确的危险因素，主要因为烟草中的多酚类化合物，如儿茶酚及对苯二酚可产生过氧化氢和超氧化自由基。后者被证明是肿瘤促进剂。而且研究发现，这些氧化物可影响蛋白激酶 C（protein kinase C，PKC）介导的信号通路，从而促进肿瘤的扩散。

王云南等（2004）利用鼠抗人 8-OHdG 单克隆抗体，检测了 150 名肺癌患者的组织、120 例癌旁肺组织、40 例肺良性病变组织和 40 例正常肺组织中的 8-OHdG 含量；此外还检测了苯并（a）芘代谢产物 B（a）P- 二醇 - 环氧化物（BPDE）诱导的体外人支气管上皮细胞转化癌变进程中 8-OHdG 含量的变化，以分析 8-OHdG 在肺癌发生中的作用及其分子机制。该研究中各组肺癌病例的性别、年龄、细胞类型和吸烟史均衡可比，且发现性别、年龄、细胞类型和吸烟史等因素均与 8-OHdG 无关联。肺癌组织、癌旁组织、肺良性病变组织和正常组织中的 8-OHdG 的阳性率分别为 92.7%（139/150）、17.5%（21/120）、10.0%（4/40）和 5.0%（2/40），肺癌组织中的 8-OHdG 水平明显高于其他组织，且差异具有统计学意义（$P < 0.01$）。

（胡贵平　陈　田）

主要参考文献

1. 王心如. 毒理学基础. 7 版. 北京：人民卫生出版社，2012.

2. 庄志雄. 靶器官毒理学. 北京：化学工业出版社，2006.

3. Bargagli E，Olivieri C，Bennett D，et al. Oxidative stress in the pathogenesis of diffuse lung diseases：a review. Respir Med，2009，103（9）：1245-1256.

4. 郑荣梁，黄中洋. 自由基生物学. 3 版. 北京：高等教育出版社，2007：9-24.

5. He X，Han B，Mura M，et al. Angiotensin-converting enzyme inhibitor captopril prevents oleic acid-induced severe acute lung injury in rats. Shock，2007，28（1）：106-111.

6. Takano H，Yanagisawa R，Inour K，et al. Oxidative stress and acute lung injury. J Intensive Care Med，2003，27（4）：661-667.

7. Cantin AM，Boileau R，Begin R. Increased procollagen III aminoterminal peptide-related antigens and fibroblast growth signals in the lungs of patients with idiopathic pulmonary fibrosis. Am Rev Respir Dis，1988，137（3）：572-578.

8. Clement A，Chadelat K，Masliah J，et al. A controlled study of oxygen metabolite release by alveolar macrophages from children with interstitial lung disease. Am Rev Respir Dis，1987，136（6）：1424-1428.

9. Strausz J，Muller-Quernheim J，Steppling H，et al. Oxygen radical production by alveolar inflammatory cells in idiopathic pulmonary fibrosis. Am Rev Respir Dis，1990，141（1）：124-128.

10. Waiters DM，Cho HY，Kleeberger SR. Oxidative stress and antioxidants in the pathogenesis of pulmonary fibrosis：A potential role for Nrf2. Antioxid Redox Signal，2008，10（2）：321-332.

11. Repine JE，Bast A，Lankhorst I，et al. Oxidative stress in chronic obstructive pulmonary disease. Oxidative stress study group. Am J Respir Crit Care Med，1997，156（2）：341-357.

12. Santos MC，Oliveira AL，Viegas AM，et al. Systemic markers of the redox balance in chronic obstructive pulmonary disease. Biomarkers，2004，9（6）：461-469.

13. Kostikas K，Papathedorou G，Peathakis K，et al. Oxidative stress in expired breath condensate of patients with COPD. Chest，2003，124（4）：1373-1380.

14. Gopdakfishna R，Chen ZH，Gundimeda U. Tobacco smoke tumor promoters，

catechol and hydroquinone，induce oxidative regulation of protein kinase C and influence invasion and metastasis of lung carcinomam cell．Proc Natl Acad Sci U S A，1994，91（25）：12233-12237.

15．Dallas CE，Scott MJ，Wald JB，et al．Cytogenetic analysis of pulmonary lavage and bone marrow cells of rats after repeated formaldehyde inhalation．J Appl Toxicol，1992，12（3）：199-203.

16．李文丽，梁欣，海春旭．光气致小鼠肺水肿机制的探讨．中国毒理学会．中国毒理学会第五次全国学术大会论文集．中国毒理学会，2009.

17．尹宏，刘世杰，侯中林，等．SiO_2 对肺泡巨噬细胞活性氧释放和脂质过氧化的影响．卫生毒理学杂志，1991，3（5）：143-145；148-212.

18．莫冠文．甲苯二异氰酸盐对人支气管上皮细胞活性氧生成及通透性的影响．广州：南方医科大学，2011.

19．刘瑞．肺纤维化中氧化应激作用机理的研究．西安：中国人民解放军第四军医科大学，2005.

20．张艳，陈燕，陈平，等．经腹腔注射香烟提取物建立小鼠肺气肿模型．中华医学会、中华医学会呼吸病学分会．中华医学会呼吸病学年会——2011（第十二次全国呼吸病学学术会议）论文汇编．中华医学会、中华医学会呼吸病学分会，2011.

21．刘珊．香烟烟雾致氧化应激作用的实验研究及抗氧化物质的干预作用．沈阳：中国医科大学，2004.

22．赵琢道，黎鳌，姜坤元，等．脂质过氧化在烟雾吸入性肺损伤机制中的作用．第三军医大学学报，1988，10（5）：362-365.

23．王旭．邻苯二甲酸（2-乙基已基）酯对 HEK293 细胞氧化应激性 DNA 损伤作用及机制探讨．大连：大连医科大学，2014.

24．王云南，吕嘉春，曾波航，等．8-羟基-脱氧鸟苷在肺癌发生和人支气管上皮细胞癌变过程中的作用．中国综合临床，2004，2（20）：7-10.

25．李文军，杨宗城，吉天鹏，等．NF-κB 活化在烟雾吸入性损伤发生中的作用及地塞米松对其影响．解放军医学杂志，2002，1（27）：27-29.

26．朱运奎，孙滨，陈景开．活性氧在急性肺损伤中的作用．中国病理生理杂志，1992，8（2）：175-178.

第三节 炎性介质与炎性损伤

一、炎性介质

（一）炎性介质定义及分类

肺部炎症的发生、发展是机体对多种损伤刺激的系列反应，由特定的信号控制。在炎症反应中出现的这些信号分子协调了细胞各部的反应。这些信号分子称为炎性介质，包括核苷酸类、活性氧及活性氮、脂类、氨基酸类、多肽类等（表 4-2）。

表4-2 炎性介质

分类	代表物质
多肽类	细胞因子、补体活化产物、凝血系统活化产物
脂类	血栓素、白三烯类、前列腺素类
活性氧	超氧化物阴离子、过氧化氢、羟基自由基
血管活性胺类	组胺、5-羟色胺
精氨酸代谢产物	一氧化氮
核苷酸类	二磷腺苷

（二）炎性介质的特点

炎症介质种类繁多，作用机制复杂。但炎症介质一般具有如下特点：

（1）炎症介质主要来自细胞和血浆，前者常以颗粒的形式贮存于细胞内，需要时释放到细胞外，或在致炎因子作用下，由细胞合成并释放；后者炎症介质以前体形式存在于血浆中，必须经一系列蛋白水解酶裂解才能被激活。

（2）大多数炎症介质通过与靶细胞表面的特异性受体结合发挥生物学效应，但也有某些炎症介质本身具有酶活性（如溶酶体蛋白酶）或能直接介导氧代谢产物造成组织损伤等效应。

（3）炎症介质作用于靶细胞可使其产生次级炎症介质，后者的作用可以与原炎症介质相同或相似，也可以截然相反，因而发生放大或拮抗效应。

（4）一种炎症介质可作用于一种或多种靶细胞，有时可产生不同的效应，但主要取决于细胞和组织本身。

（5）炎症介质一旦被激活或由细胞释放，将迅速被降解或灭活或被抑制、清除，因而其在机体内存在时间很短。

（6）大多数炎症介质具有潜在的致损伤能力。

二、炎性介质与肺炎性损伤

（一）肺炎性损伤类型

1. 急性肺部炎症

急性炎症是一种对损伤因子早期的、即时的反应。炎症局部组织内血管的反应性改变（管径和血流的变化）及白细胞游出、聚集和吞噬作用等共同构成急性炎症的主要过程和形态特征。外源化学物吸入引起的急性炎症可发生于呼吸道的任意部位，由吸入物质的沉积方式所决定。水溶性和（或）活性刺激性颗粒物或气体可引起鼻炎；吸烟和氧化性气体吸入而引起支气管炎和细支气管炎；能在肺泡沉积的过敏原、放射性颗粒物、毒性颗粒物等可导致肺泡炎或肺炎。

急性肺部炎症是宿主对病原体诱发的一系列炎症介质的反应，与急性炎症有关的疾病包括支气管炎、肺炎、ARDS 等。这些急性炎症的组织病理学特征是蛋白性渗出和中性粒细胞聚集。严重的渗出可导致肺实变。然而一旦取消刺激源，炎症反应迅速结束，肺的结构、功能可迅速恢复，不出现肺纤维化。但 ARDS 是其中的特例，它能迅速加重组织损伤而威胁机体生命。尽管发作时也以血管通透性增加、中性粒细胞聚集为主，转归期却有肺纤维化而影响肺功能，这与其他肺部急性炎症不同。尽管肺部急性炎症的机制还不清楚，但炎症时中性粒细胞的聚集涉及早期反应细胞因子、黏附分子和化学激动剂等炎性介质。

肿瘤坏死因子 -α（TNF-α）和白细胞介素 -1（IL-1）是由巨噬细

胞等释放的促进炎性细胞向内皮细胞趋化的细胞因子，是肺炎发展过程的早期炎性介质。IL-1 与 TNF-α 尽管结构差异巨大，但在炎症反应过程中的作用相似。TNF-α 和 IL-1 是炎症区域最早出现的细胞因子，由受刺激的单核细胞、巨噬细胞分泌，根据分泌量的不同分别起到自分泌（作用于单核、巨噬细胞本身）、旁分泌（作用于邻近细胞）或内分泌（作用于更远的靶细胞）功能。TNF-α 和 IL-1 能作用于体内多数细胞引起广泛的变化。几乎体内所有的细胞都有 TNF-α 和 IL-1 的受体，提示这两种因子在局部或全身信息转导中有重要作用。TNF-α 和 IL-1 与多种特异性肺部疾病有关，如感染性休克中肺部的损伤。

蔡华荣等（2006 年）通过文献回顾对几种重要的炎性细胞和炎性因子与急性肺损伤做了综述，急性肺损伤的炎性反应涉及多核细胞、IL-6、IL-8、花生四烯酸代谢产物以及补体系统的参与。

阎锡新等（2006 年）将 96 只体重 250±20 g 的雄性 SD 大鼠，随机分为生理盐水（NS）组（生理盐水 0.6 ml）、HCl 组（气管内缓慢滴注 pH1.8 的 HCl 2 ml/kg）等共 6 组。通过比较各组大鼠血清和肺泡灌洗液中的致炎因子 TNF-α、IL-1β 和抗炎因子 IL-4、IL-10 的水平。结果发现，与对照组相比，盐酸组大鼠产生了明显的急性肺损伤，且肺组织间质的 TNF-α、IL-4、IL-10 水平明显增高，差异具有统计学（$P < 0.01$）。

2. 慢性肺部炎症

慢性肺部炎症变化的特征是先出现一个显著的单核细胞聚集期，以后发生纤维增生和细胞介质成分沉积。终末期的纤维化不能被逆转。慢性肺炎中一个共同的变化是单核细胞浸润。不同的细胞因子介导机制使机体能对不同的刺激做出适当的反应。

以往对慢性肺炎机制的研究已把淋巴细胞、多核巨噬细胞作为损伤变化的参与者。然而这些细胞是如何不断地被募集到炎症局部并被活化的仍不清楚，而这一机制正是炎症损伤迁延化、不断加重的关键。许多细胞因子参与慢性肺部炎症，包括 IL-1、IL-6、IL-8、巨噬细胞炎症蛋白 -1α、巨噬细胞趋化蛋白 -1、TNF-α、转化生长因子及其他生长因子。尽管还有未列入的因子，上述的细胞因子中已包括了早期反应因子、趋化因子、促生长和分化因子、促组织重塑因子。在慢性肺炎的演变过程中，早期变化是由 IL-1 和 TNF-α 介导。这些早期反应细胞因子在慢性炎症中同样起到触发和维持后续反应的作用，如诱导化学激动剂，以募集、活化某一类细胞。被活化的细胞又释放新的细胞因子，促进单核细胞、淋巴细胞等生长、分化，促进组织重塑。如细胞来源的转化生长因子 -β 能促进基质细胞合成细胞外基质，抑制胶原酶对细胞外基质的降解，另外诱导支持成纤维细胞生长的成纤维细胞生长因子。这些变化对慢性炎症中纤维增生和组织改建有重要作用。

陈佰义等（1998 年）通过给予体重 200 ~ 300 g 的雌性 Wistar 大鼠（n=75）于气管软骨环间隙向心端刺入气管注入 0.2 ~ 0.3 ml 博来霉素（0.5 g/100 g 体重）或 0.2 ~ 0.3 ml 生理盐水处理分为染毒组和对照组。随后处死大鼠并取出对照组和染毒组的肺组织，离心获得肺巨噬细胞，将肺巨噬细胞置于 5% CO_2 进行体外培养 72 小时后通过 ELISA 检测。结果发现，在染毒组 Wistar 大鼠的肺巨噬细胞上清发现高浓度 TNF-α、血小板源生长因子（PDGF）等多种炎症因子。

（二）主要炎性介质在肺炎性损伤中的作用

1. 肿瘤坏死因子 -α（tumor necrosis factor α，TNF-α）

肿瘤坏死因子 -α 是肺炎性损伤中重要的促炎症反应因子。近年来认为是导致炎症反应发病过程中最早释放的细胞因子。在体内，产生 TNF-α 的主要细胞是单核 / 巨噬细胞。研究发现，TNF-α 通过促进中性粒细胞的聚集，在炎症反应初期，TNF-α 除能动员血循环中的中性粒细胞向炎症部位聚集外，还能动员骨髓型多核细胞进入血液循环，同时激活内皮细胞。内皮细胞受 TNF-α 刺激时，释放选择素 E、选择素 L、细胞间黏附分子 -1 和血管黏附因子 -1 等，进一步诱导白介素 -1（interleukin-1，IL-1）、IL-6、IL-8、克隆刺激因子等的分泌，共同参与炎性反应。当中性粒细胞被激活后，TNF-α 又能增强中性粒细胞的吞噬能力，促进中性粒细胞脱颗粒和释放溶酶体，增强中性粒细胞呼吸爆发产生 ROS，诱导大量脂质代谢产物，介导毛细血管内皮细胞损害，破坏毛细血管内皮细胞的屏障功能，增加肺毛细血管的通透性，刺激内皮细胞释放大量细胞因子，同时抑制纤溶活性，损害毛细血管的抗凝功能，引起微血管舒缩异常和微血栓形成。在此过程中，TNF-α 又能激活单核 - 巨噬细胞及中性粒细胞自身再次释放 TNF-α、IL-1 等炎性介质，进一步促使中性粒细胞脱颗粒和释放溶酶体，增加脂质代谢产物生成，介导细胞和组织的损伤，并且导致肺泡表面活性物质受损害，进一步释放大量促炎因子，而这些促炎因子作为重要的信号因子，进一步启动、放大和延续全身或局部炎性反应，呈现级联反应。

刘文军（2010）采用 6 ~ 8 周龄体重 160 ~ 200 g 的雄性 SD 大鼠（$n=40$）。随机分成变应性鼻炎组（$n=10$）、变应性鼻炎对照组（$n=10$）、变应性哮喘组（$n=10$）和变应性哮喘对照组（$n=10$）共 4 组。变应性鼻炎组和变应性哮喘组以 30 mg 氢氧化铝为免疫佐剂经腹腔注射入 20 mg 卵清蛋白（溶于 1 ml 生理盐水），隔天一次，连续 8 次染毒后处死并取出肺组织。利用免疫组织化学法检测上述组织中基质金属蛋白酶 -9 和肿瘤坏死因子 -α（TNF-α）的表达情况。结果发现，变应性鼻炎组和变应性哮喘组大鼠的基质金属蛋白酶 -9、肿瘤坏死因子 -α 表达与肺组织中嗜酸性粒细胞数、肥大细胞数均呈正相关（$P < 0.05$）。因而作者认为，肿瘤坏死因子 -α 可能在呼吸道炎症反应中了发挥了重要的作用。

2．白细胞介素 -8

IL-8 是一种强有力的中性粒细胞趋化和活性因子，主要是由肺巨噬细胞产生。中性粒细胞、淋巴细胞、上皮细胞、内皮细胞以及成纤维细胞也可产生 IL-8。IL-8 对中性粒细胞具有明显趋化作用，它能够促进中性粒细胞形态改变，触发脱颗粒、表面黏附分子的表达及活性氧分子产物生成增加，激活中性粒细胞释放大量的超氧化物酶及蛋白酶等物质，增加中性粒细胞的穿透力，通过直接或间接的途径促使中性粒细胞进入组织间隙和炎症区域。IL-8 还能促进黏附分子的表达，增加中性粒细胞与内皮细胞和内皮下基质蛋白的黏附作用；并能趋化嗜碱性粒细胞，促进其释放组胺与白三烯，从而引起肺泡毛细血管膜损伤。

Amat 等（2000 年）进行了一项病例对照研究，其中 21 名急性呼吸窘迫综合征（cute respiratory distress syndrome，ARDS）患者作为病例组和 14 名 ARDS 潜在风险者作为对照组。研究显示，病例组发展中的各期均有支气管肺泡灌洗液中 IL-8 水平显著升高，而在发病早期的 IL-8 水平即可作为 ARDS 病死率的标志物，提示 IL-8 参与 ARDS 的炎性反应，可能成为判断预后的指标。

3. 白细胞介素 -1β

IL-1β 是另一种早期阶段细胞因子，与 TNF-α 一起共同启动炎性反应。它可由多种细胞类型产生（如单核细胞、巨噬细胞、B/T 淋巴细胞、NK 细胞、角质化细胞）。白细胞介素 -1β 的作用主要表现在以下几个方面：

（1）激活肺毛细血管内皮细胞表达细胞黏附因子，介导内皮细胞与中性粒细胞和单核细胞黏附、浸润。

（2）刺激脑血管内皮细胞大量合成释放内皮素 -1，促进胞质中一氧化氮合酶活性增强，一氧化氮大量产生。

（3）诱导巨噬细胞产生多种趋化因子如 IL-8、单核细胞趋化蛋白 -1（monocyte chemoattractant protein-1，MCP-1）、上皮细胞中性粒细胞活化因子，趋化单核 / 巨噬细胞和中性粒细胞到达炎症局部，在局部释放溶酶体酶和产生多种炎性因子。

（4）还能激活中性粒细胞，使其细胞表面表达蛋白分化抗原 CD_{11}/CD_{12} 水平增高。

通过上述作用，导致白细胞与内皮细胞间相互作用，促进中性粒细胞的聚集、黏附，释放炎性介质破坏结缔组织，诱导破骨细胞、成纤维细胞等释放胶原酶分解胶原蛋白，加重血管内皮细胞损伤，内皮细胞完整性破坏，形成病理性通道，导致水和大分子成分外渗，形成肺水肿。

张书杰等（2007）利用体重为 360 ± 60 g 的雄性 SD 大鼠 24 只，随机分为对照组、急性肺损伤组和急性肺损伤 + 黄芪联合组共 3 组，每组各 8 只。其中对照组从尾静脉注入 1 ml 生理盐水；急性肺损伤组和急性肺损伤 + 黄芪联合组均从尾静脉注入以内毒素 5 mg/kg（溶解于 1 ml 生理盐水），45 分钟后再次给急性肺损伤 + 黄芪联合组注射 0.5

g/kg 黄芪液（溶于生理盐水稀释成 1 ml）。通过肉眼大体观察肺组织，然后采用免疫组织化学法检测各组肺组织白细胞介素 -1β 和肿瘤坏死因子 -α 的表达情况。结果发现，急性肺损伤组的 IL-1β 和 TNF-α 的表达水平都高于急性肺损伤 + 黄芪联合组和对照组，且具有统计学意义（$P < 0.01$），由此可以推测 IL-1β 和 TNF-α 在形成肺水肿的过程中起重要的作用。

4．白细胞介素 -6（interleukin-6，IL-6）

IL-6 由激活的巨噬细胞、淋巴细胞及上皮细胞分泌，能被 IL-1β 和 TNF-α 诱导。IL-6 是一种具有多功能的细胞因子，可调节免疫反应、血细胞生成反应、急性期反应及炎症反应等。当肺组织在炎症刺激、挫伤等因素的作用下，肺泡灌洗液、血清中 IL-6 水平显著升高并持续较长时间。IL-6 持续升高可激活核因子 -κB（Nuclear Factor-κB），可激活中性粒细胞，大量中性粒细胞在炎症部位聚集，释放弹性蛋白酶及各种氧自由基，造成肺毛细血管内皮细胞、肺泡上皮细胞损害及血管外基质破坏，导致肺血管通透性增高，肺泡表面活性物质破坏，引起严重的肺水肿，进而导致剧烈的全身性炎症反应，是导致 ARDS 的重要因素。

周建华等（2000）将体重为 1.9 ～ 2.8 kg 的 13 只新西兰大白兔（雌雄不拘），通过液压损伤装置造成不同程度的肺挫伤而随机分为三组，即对照组（$n=3$）、液压致伤组（Ⅰ组）（$n=5$）、液压致肺组织挫伤（Ⅱ组）（$n=5$）。并分别于挫伤后 1、2、4、8、12 及 24 小时测定各组血清 IL-6 浓度，以及伤后 24 小时取肺标本并测定肺湿重 / 干重量比。结果发现，与对照组相比较，组织挫伤后 2 小时内，Ⅰ、Ⅱ组白兔血清 IL-6 浓度，即明显升高，8 小时达到最高浓度，且血清 IL-6 水平升高程度与肺湿重 / 干重量比的升高及肺挫伤面积、严重程度密切相关。由此作者认为，血清 IL-6 水平能较为敏感的反映肺挫伤严重程度，且 IL-6 可能为肺组织挫伤发生肺水肿的重要介质。

5．趋化因子

趋化因子是一超级家族，分子量为 8 ～ 10 kD，是对白细胞具有激活和趋化作用的细胞因子。它们都可与内皮细胞表面的硫酸肝素糖蛋白结合，可能主要对黏附在血管内皮细胞上的白细胞发挥趋化作用。趋化因子主要在中性粒细胞从血循环中进入肺过程中的活化和穿透阶段起作用。它们可激活中性粒细胞并使之表达 β2- 整合素，同时 L- 选择素产生减少、脱落。趋化因子还可以使低亲和力、选择素介导的作用过程转变为更高亲和力、整合素介导的白细胞的穿透过程。穿透过程有赖于中性粒细胞持续性的表达 β2- 整合素、周围的非免疫细胞持续性表达细胞间黏附分子（intercellular adhesion molecule-1，ICAM-1），以及维持适当的趋化因子特异性对中性粒细胞的趋化活性。L- 整合素与其受体结合后，可以增强中性粒细胞与血管内皮细胞的结合力，促进中性粒细胞的趋触性跨内皮运动，以进入肺组织内。

高金明利用基因打靶技术得到 62 只 10 ~ 12 周龄的趋化因子受体 3（CXCR3X）基因敲除的小鼠作为实验组，以性别、年龄和体重进行配对得到 48 只野生型小鼠作为对照组。实验组通过气管内注入 0.025 U 博来霉素 14 天后，处死取无血的肺组织切片固定染色，并用磷酸盐缓冲液灌洗肺组织和酶联免疫吸附（ELISA）法测定灌洗液中肿瘤坏死因子 -α（TNF-α）、白细胞介素 -5（IL-5）及转化生长因子（TGF-β）的浓度。结果发现，与对照组相比，在注入博来霉素 14 天后的小鼠肺组织炎症程度及纤维化程度较野生型小鼠明显减轻；且肺组织灌洗液中 IL-5、TNF-α 水平的差异均有统计学意义（$P < 0.05$）。作者认为，趋化因子受体 CXCR3X 通过激活 TNF-α、IL-5 等一系列致肺纤维化因子，导致肺组织纤维化的产生。

6. 核因子 -κB

NF-κB 是一类能与多种基因启动子部位的 κB 位点发生特异性结合，并促进转录的蛋白质的总称。它不仅存在于 B 淋巴细胞，且在几乎所有细胞中都存在。与炎症和免疫反应关系密切的很多细胞因子、黏附分子等的基因启动部位都含有 κB 位点。因此，NF-κB 能够和许多细胞因子、黏附分子、炎性介质等启动子区域的固定核苷酸序列相结合，从而启动其基因转录，在机体的炎性反应、免疫应答及细胞的生长、分化、黏附、凋亡中起着重要的调节作用。多种外界炎性信号的刺激可激活靶细胞，NF-κB 活化发生核易位并与相应基因的 κB 序列结合，启动 mRNA 转录，翻译产物增加，TNF-α 和 IL-1β 可反馈刺激炎性细胞，通过 NF-κB 活化进一步增加细胞因子表达，促使炎症的"级联放大"。NF-κB 的活化还具有调节细胞凋亡的作用，能够抑制中性粒细胞、淋巴细胞、巨噬细胞等的凋亡，导致炎性细胞数量迅速增加，从而释放过多的炎性介质，加重组织损伤。

吴炜景等（2012）在体外试验中以肿瘤坏死因子 -α（TNF-α，10 ng/ml）刺激 A549 细胞，并沉默核因子 -κB（NF-κB）p65 基因的表达。通过使用 ELISA 法检测细胞培养上清中 IL-1β、IL-4、IL-6 等炎症因子浓度，采用比色法检测细胞内 MDA 含量及 SOD 活性。研究结果发现，TNF-α 刺激 A549 细胞可上调 NF-κB p65 基因及蛋白质水平的表达，并增加 NF-κB 蛋白的核转位。同时检测到 A549 上清中 IL-1β、IL-4、IL-6 的浓度升高，细胞内 MDA 含量增多，SOD 活性降低，以及细胞的存活率下降。而在预转染 NF-κB p65siRNA 沉默 NF-κB p65 基因表达而诱导 TNF-α 含量降低，减少 SOD 的耗损，差异具有统计学意义（$P < 0.05$）。由此他们认为，趋化因子 NF-κB 能介导 TNF-α 触发的过度炎症反应和氧化应激，进而导致细胞存活率明显降低，且沉默趋化因子基因可有效下调炎症反应水平及其诱发的氧化应激，减轻肺细胞结构的损伤。

（陈　田　胡贵平）

主要参考文献

1. 蒋仲苏，龚永生，王博浩. 临床实用分子病理学. 杭州：浙江大学出版社，2012.

2. 王建枝，钱睿哲. 病理生理学. 3 版，北京：人民出版社，2015.

3. Amat M，Barcons M，Mancebo J，et al. Evolution of leukotriene B4，peptide leukotrienes，and interleukin-8 plasma concentrations inpatients at risk of acute resp iratory disrtess syndrome and with a-cute respiratory disterss syndrome：mortality prognostic study. Crit Care Med，2000，28（1）：57-62.

4. Askar I，Saray A，Gurlek A，et al. Effects of some phannacological agents on the survival of unipedicled venous flapes：an experimental study. Microsurgery，

2001，21（8）：350-356.

5. 段立杉，何先弟. 细胞因子与急性肺损伤的关系. 蚌埠医学院学报，2010，35（2）：208-210.

6. 顾兴，金发光，付恩清，等. 细胞因子在 ARDS 发病机制中的作用. 现代生物学进展，2007，7（9）：1383-1386.

7. Johnson JL，Moore EE，Tamura DY，et al. Interlukin-6augments neutrophil cytotoxic potential via potential via selective enhancement of elastase release. J Surg Res，1998，76（1）：91-94.

8. Kumura Y，Inone H，Fujiyama Y，et al. Effect of serine protease inhibitors on accumulation of polymorphonclear leukocyte in the lung induced by acute pancreatitis in rats. J Gastroenterol，1997，30（3），379-381.

9. Xiao W. Advances in NF-κB signaling transduction and transcription. Cell Mol Immunol，2004，1（6）：425-435.

10. Wang J，Wang X，Hussain S，et al. Distinct roles of different NF-κB subunits in regulating inflammatory and T cell stimulatory gene expression in dendritic cells. J Immunol，2007，178（11）：6777-6788.

11. 刘文军. MMP-9、TNF-α 表达与上下呼吸道炎症反应一致性. 泸州：泸州医学院，2010.

12. 张书杰，张平，何平平，等. 急性肺损伤大鼠肺组织白细胞介素 1β 和肿瘤坏死因子 α 表达及黄芪的干预效应. 中国组织工程研究与临床康复，2007，21（11）：4112-4115.

13. 周建华，徐志飞，孙耀昌. 兔肺挫伤后血清白细胞介素 -6 水平变化与肺水肿的关系. 中华创伤杂志，2000，178（11）：10-12.

14. 潘秀和，刘超波，孙俊，等. 核因子 κB 信号通路在炎症性肺部疾病中的作用. 中国药理学与毒理学杂志，2016，30（7）：762-769.

15. 吴炜景，李理，袁伟锋，等. NF-κB p65 基因在 TNF-α 诱导的肺泡上皮细胞氧化损伤中的作用. 中国呼吸与危重监护杂志，2012，1（11）：46-51.

16. 陈佰义，姜莉，赵洪文，等. 肺纤维化大鼠炎性细胞因子的对比研究. 中国医科大学学报，1998，5（27）：46-48.

17. 畅毅平，彭鹏. 炎症细胞因子与急性呼吸窘迫综合征的研究进展. 临床肺科杂志，2015，20（2）：315-318.

18. 阎锡新，李宏林，刘丽娟，等. 不同原因致大鼠急性肺损伤炎性因子水平及地塞米松干预效果的差异．中国病理生理杂志，2006，22（4）：734-737.

19．许崇玉，王萍，陈杨．基质金属蛋白酶在 ARDS 发病机制中的作用．国际呼吸杂志，2015，35（24）：1906-1909.

20．蔡华荣，向小勇．炎性反应与急性肺损伤的关系研究进展．中国体外循环杂志，2006，4（2）：125-127.

第四节　超敏反应与肺损伤

一、超敏反应类型

超敏反应（hypersensitivity）是机体受到某些抗原刺激时，出现生理功能紊乱或组织细胞损伤的异常适应性免疫应答。超敏反应与一般免疫应答的本质区别在于应答的结局，二者本质上都是机体对某些抗原物质的特异性免疫应答，但一般免疫应答为机体提供保护，超敏反应却造成损害，产生临床疾病。

超敏反应分类方法很多，最初根据致敏机体再次接触相应抗原后出现反应的急缓，分为速发型和迟发型两类，但这一分类方法不能概括所有类型的超敏反应。1963 年，Gell 和 Coombs 根据超敏反应发生的机制和临床特点，将其分为四型：Ⅰ型超敏反应，即速发型超敏反应（immediate hypersensitivity）；Ⅱ型超敏反应，即细胞毒型或细胞溶解型超敏反应（cytotoxic hypersensitivity）；Ⅲ型超敏反应，即免疫复合物型超敏反应（immune complex-type hypersensitivity）；Ⅳ型超敏反应，即迟发型超敏反应（delayed-type hypersensitivity）。

（一）Ⅰ型超敏反应

Ⅰ型超敏反应又称为变态反应（allergy）或过敏反应（anaphylaxis），主要由特异性 IgE 抗体介导产生，可发生于局部，亦可发生于全身，所导致的疾病又称特应症（atopy）。引起Ⅰ型超敏反应的抗原特称变应原（allergens），主要是各种动物、植物、微生物和药物等无害抗原。Ⅰ型超敏反应发生迅速，再次接触变应原 2 ～ 30 分钟后即可发生。Ⅰ型超敏反应具有明显的个体差异和遗传背景，人群中有些个体对于无害抗原具有产生高水平 IgE 抗体的遗传倾向，这些个体称为特应性个体（atopic individual）。目前，普遍认为哮喘等过敏性疾病的发生除遗传因素外，与环境因素也密切相关。卫生学说是对 I 型超敏反应发生与环境因素相关性的一个假说，该学说认为：现代卫生保健和医疗措施创造了一个相对清洁的环境，减少了人们暴露于细菌、病毒和真菌等病原体的机会，从而导致免疫系统的失衡，最终导致过敏性疾病的增加。

1．发生机制

（1）致敏阶段：变应原进入机体后，可选择诱导变应原特异性 B 细胞产生 IgE 类抗体应答。IgE 抗体以其 Fc 段（fragment crystallizable）与靶细胞（肥大细胞和嗜碱性粒细胞）表面的 IgE 抗体 Fc 受体（FcεR I）结合，使机体呈致敏状态。致敏阶段即指自抗原进入机体后，诱导机体产生 IgE 并结合至靶细胞的过程。表面结合特异性 IgE 的肥大细胞和嗜碱性粒细胞成为致敏的肥大细胞和致敏的嗜碱性粒细胞。通常致敏状态可维持数月甚至更长。若长期不接触相应变应原，致敏状态可逐渐消失。

（2）激发阶段：当变应原再次进入机体，依入侵途径而异，与局部或全身致敏的肥大细胞和嗜碱性粒细胞表面 IgE 抗体特异性结合，使细胞活化释放生物活性介质。研究表明，只有当变应原与致敏靶细胞表面的两个或两个以上相邻的 IgE 抗体结合发生 FcεR I 交联，才能启动活化信号，并通过 FcεR I 的 γ 链转导，激活信号转导级联反应，使得致敏细胞活化。活化的细胞通过脱颗粒和细胞膜内脂质的代谢，释放各种活性介质，引起局部或全身反应。

（3）效应阶段：此阶段是效应细胞释放生物活性介质作用于效应组织和器官，引起局部或全身性的过敏反应。根据效应发生的快慢和持续时间的长短，可分为速发相反应（immediate phase reaction）和迟发相反应（late phase reaction）两种，又称为早期反应和晚期反应。

2．临床常见疾病

I 型超敏反应疾病的临床表现与变应原的性质、变应原入侵的途径、变应原的剂量有关。I 型超敏反应临床常见疾病主要有四种：

（1）呼吸道过敏反应：吸入性变应原通常引起过敏性鼻炎或支气管哮喘。

（2）皮肤过敏反应：通过皮肤局部进入的变应原引起局部荨麻疹。

（3）消化道过敏反应：食物变应原引起胃肠道过敏，并常伴有荨麻疹。

（4）全身过敏反应：进入血液的变应原可引起致命的过敏性休克。

因吸入花粉、尘螨、真菌和动物毛屑等变应原或呼吸道病原微生物感染引起，过敏性鼻炎（allergic rhinitis）和支气管哮喘（bronchial asthma）都是是临床常见的 Ⅰ 型超敏反应疾病。

● 过敏性鼻炎：致敏个体在再次吸入变应原后，变应原与鼻腔和眼结膜中肥大细胞表面的特异性 IgE 抗体结合引起肥大细胞脱颗粒，释放组胺等生物活性介质，使鼻黏膜血管扩张、通透性增强、黏膜分泌增加，产生鼻塞、流涕、喷嚏症状，组胺对球结膜和睑结膜血管的作用，使患者产生羞光、眼睑肿胀、流泪等症状。

● 支气管哮喘：若变应原进入下呼吸道，则反应发生在支气管黏膜。支气管平滑肌收缩，黏膜血管扩张和血浆渗出以及腺体分泌增多，引起支气管腔狭窄、呼吸困难。接触变应原后立即发生速发相反应，4～6 小时后发生迟发相反应。嗜酸性粒细胞、中性粒细胞释放的毒性酶、氧自由基和细胞因子引起严重的组织损伤、黏膜纤毛上皮剥落、支气管平滑肌增生、支气管管腔堵塞。

（二）Ⅱ型超敏反应

Ⅱ 型超敏反应是由 IgG 或 IgM 类抗体与靶细胞表面相应抗原结合后，通过募集和激活炎症细胞及补体系统所致的以细胞裂解和组织损伤为主的病理性免疫反应。因此，Ⅱ 型超敏反应也称抗体依赖的细胞毒超敏反应、溶细胞型或细胞毒型超敏反应。这些抗体能与自身抗原或与自身抗原有交叉反应的外抗原特异性结合。这些自身抗体可以与靶抗原结合或以游离形式存在于血循环中。该型反应中的靶细胞主要是血细胞和某些组织成分。

1．发生机制

（1）靶细胞表面的抗原及其相应抗体：诱发 Ⅱ 型超敏反应的抗原

根据其来源不同，可分为两类：

①机体细胞表面固有的抗原成分：这类抗原包括正常存在于血细胞表面的同种抗原型抗原，如 ABO 血型抗原、Rh 抗原和 HLA 抗原。外源性抗原与正常组织细胞之间具有的共同抗原，如链球菌胞壁的成分与心脏瓣膜、关节组织之间的共同抗原。感染和理化因素所致改变的自身抗原。

②吸附在组织细胞上的外来抗原或半抗原：如某些药物或其在体内的代谢产物等半抗原，可吸附在血细胞上成为完全抗原，刺激机体产生抗体，从而诱发Ⅱ型超敏反应。

参与Ⅱ型超敏反应的抗体主要是 IgG 或 IgM 类抗体，这些抗体能与靶细胞膜上的抗原或半抗原特异性结合。

（2）组织损伤机制：抗体与靶细胞膜上的相应抗原结合后，可通过下列 3 条途径杀伤靶细胞。

①通过经典途径激活补体系统，在靶细胞膜表面形成膜攻击复合体，溶解破坏靶细胞。

②通过抗体的调理作用或补体成分的调理作用，促进吞噬细胞对靶细胞的吞噬。

③通过抗体依赖细胞介导的细胞毒性作用（antibody-dependent cell-mediated cytotoxicity），使自然杀伤（NK）细胞、巨噬细胞等释放细胞毒物质以杀伤靶细胞。

2．临床常见疾病

Ⅱ型超敏反应临床常见疾病主要有以下几种：

（1）输血反应：多发生于 ABO 血型不符合的输血。

（2）新生儿溶血症：母子之间 Rh 血型不符是引起新生儿溶血症的主要原因。

（3）自身免疫性溶血性贫血：服用甲基多巴胺类药物，或某些病毒感染机体后，能使红细胞膜表面成分发生改变，从而刺激机体产生红细胞自身抗体。这种自身抗体与发生改变的红细胞表面的抗原结合，可引起自身免疫性溶血性贫血。

（4）药物过敏性溶血性贫血：药物作为半抗原与红细胞表面蛋白

质结合后刺激产生 IgG 抗体。抗体与红细胞表面半抗原结合，导致药物溶血性贫血。常见的引起溶血的药物包括青霉素、奎宁和磺胺类等。

（5）链球菌感染后的肾小球肾炎：乙型溶血性链球菌含有与肾小球基底膜共同的抗原成分，抗链球菌抗体可与肾小球基底膜发生交叉反应，导致组织损伤。

（6）Graves 病：这是一种特殊的Ⅱ型超敏反应，即抗体刺激型超敏反应。在本病中，患者体内可产生针对甲状腺上皮细胞表面表达的甲状腺刺激素受体的抗体。该抗体与甲状腺刺激素受体结合，就像甲状腺刺激素与受体结合一样，刺激甲状腺上皮细胞合成和分泌甲状腺素。因为该抗体的产生不受血清中甲状腺素浓度的调节，抗体持续作用于甲状腺刺激素受体，导致甲状腺功能亢进。

（7）重症肌无力：重症肌无力是一种由自身抗体引起的以骨骼肌进行性肌无力为特征的自身免疫病。患者体内存在乙酰胆碱受体自身抗体，这种自身抗体在神经 - 肌肉接头处结合乙酰胆碱受体，使之内化并降解，导致肌细胞对神经元释放的乙酰胆碱的反应性进行性降低。

（三）Ⅲ型超敏反应

Ⅲ型超敏反应又称为免疫复合物型超敏反应（immune complex-mediated hypersensitivity）或血管炎型超敏反应。血清中的可溶性抗原与相应抗体（IgG、IgM）结合形成免疫复合物（immune complex，IC），如果免疫复合物不能被及时清除，即可沉积于局部或全身多处毛细血管基底膜，通过激活补体，并在血小板、中性粒细胞等细胞的参与下，引起以充血水肿、局部坏死和中性粒细胞浸润为主要特征的炎症性病理损伤。

1．发生机制

（1）可溶性免疫复合物的形成与沉积：引起Ⅲ型超敏反应的抗原包括微生物及其代谢产物、血浆制品、自身抗原、吸入的动植物抗原，这些抗原均为可溶性抗原。在任何由可溶性抗原诱导的体液免疫应答中，都有循环免疫复合物的形成。正常状态下，可溶性抗原与相应的 IgG 或 IgM 类抗体形成免疫复合物，这有利于机体通过单核 - 巨噬细胞的吞噬作用清除抗原性异物。但在某些情况下，这些免疫复合物不能被有效清除，可沉积于血管基底膜引起疾病。

多种因素影响免疫复合物的形成与沉积。抗原的持续存在是形成免疫复合物的先决条件，在大量输入异种抗血清时，或在自身免疫病中，自身抗原不断释放时，可产生大量的免疫复合物。由于抗原、抗体比例不同，所形成的免疫复合物大小亦不同，抗原 - 抗体比例适当时所形成的大分子免疫复合物易被吞噬细胞清除，当抗原过量时形成的中等大小的免疫复合物既不容易从肾排出，又不容易被吞噬细胞清除，可在某些部位发生沉积。在血管静水压较高而且血管迂曲、产生血流漩涡的组织里，免疫复合物特别容易沉积，例如，肾小球基底膜和关节滑膜等处的毛细血管血压较高，血流缓慢；动脉交叉口和脉络丛等处易产生涡流。

（2）免疫复合物沉积引起的组织损伤机制：

①补体的作用：沉积的免疫复合物通过经典途径激活补体，产生裂解片段 C3a 和 C5a。C3a 和 C5a 与肥大细胞和嗜碱性粒细胞的相应受体结合，使其释放血管活性胺类，引起局部血管通透性增加，渗出增多，出现水肿，并且血管扩张，内皮细胞间隙增大，促进免疫复合物在毛细血管基底膜沉积。同时，C3a 和 C5a 又可趋化中性粒细胞至免疫复合物沉积部位。

②中性粒细胞的作用：聚集的中性粒细胞在吞噬免疫复合物的同时，还释放许多溶酶体酶，包括蛋白水解酶、胶原酶和弹性纤维酶等，可损伤血管壁及周围组织。

③血小板的作用：由于血管壁被破坏，内皮基底膜暴露，导致凝血途径激活，血小板聚集，并且肥大细胞或嗜碱性粒细胞活化释放的血小板凝聚因子（platelet-aggregating factor，PAF），亦可使血小板聚集、激活，促进血栓形成，从而可引起局部出血、坏死。血小板活化还可释放血管活性胺类物质，进一步加重水肿。

2．常见Ⅲ型超敏反应性疾病

（1）局部免疫复合物病：

① Arthus 反应：Arthus 于 1903 年发现用马血清给家兔反复皮下注射数周后，当再次注射马血清时，可在注射局部发现红肿、出血和

坏死等剧烈炎症反应，这种现象被称为 Arthus 反应。其机制是前几次注射的异种血清刺激机体产生大量抗体，当再次注射相同抗原时，由于抗原不断由皮下向血管内渗透，而血流中相应抗体则由血管壁向外弥散，两者相遇于血管壁上，所形成的免疫复合物沉积于小血管基底膜，引起局部炎症反应。

②吸入性 III 型超敏反应：吸入性抗原与相应抗体形成的免疫复合物在肺泡基底膜上沉积而引起的肺炎或肺泡炎。吸入性抗原包括细菌孢子、真菌和鸽粪中的蛋白质等。因吸入霉草中嗜热放线菌引起的肺炎称为农民肺（farmer's lung），因吸入鸽粪中的蛋白质引起疾病称为养鸽者病（pigeon fancier' disease）。

（2）全身性免疫复合物病：

①血清病：用于治疗目的的初次一次性注射大量一种血清后，常出现异常反应。注射血清量越大，发病率越高。通常在注射 1～2 周后发病，临床表现为发热、皮疹、淋巴结肿胀、关节疼痛、蛋白尿等，病程一般较短，能自愈。该疾病机制是：异种血清刺激机体产生特异性 IgG 抗体，而异种血清尚未在体内被清除时，抗体与抗原结合形成免疫复合物。因为产生的免疫复合物数量巨大，吞噬细胞无法将它们清除，于是在全身血管中沉积，特别是在肾、关节和皮肤中沉积，引起炎症反应和组织损伤，表现为肾炎、关节炎和皮肤红斑。

②链球菌感染后肾炎：一般发生于 A 族溶血性链球菌感染后 2～3 周。此时体内产生抗链球菌抗体，与链球菌可溶性抗原结合形成循环免疫复合物，在肾小球基底膜沉积，造成基底膜损伤，产生蛋白尿。由免疫复合物引起的肾炎，也可由其他病原微生物如葡萄球菌、肺炎链球菌、乙型肝炎病毒或疟原虫感染后发生。

③类风湿关节炎（rheumatoid arthritis）：其病因可能与病毒或支原体的持续感染有关。目前认为，上述病原体或其代谢产物能使体内 IgG 分子结构发生改变，从而刺激机体产生抗变性 IgG 的自身抗体。这种自身抗体主要是 IgM 类抗体，临床称为类风湿因子（rheumatoid factor，RF）。当发生变性的自身 IgG 与类风湿因子结合后形成的免疫复合物，反复沉积于小关节腔滑膜时，即可引起类风湿关节炎。

④系统性红斑狼疮：其发病机制是，体内持续出现 DNA- 抗 DNA 复合物，并反复沉积于肾小球、关节或其他部位血管内壁，引起肾小球肾炎、关节炎和脉管炎等。

（四）Ⅳ型超敏反应

Ⅳ型超敏反应与其他三种超敏反应不同之处主要有两点：第一，Ⅳ型超敏反应是由 T 淋巴细胞介导的以单核细胞浸润和组织损伤为主要特征的炎症反应，其反应机制与抗体和补体无关。第二，Ⅳ型超敏反应在再次接触抗原 24 小时以后才发生，48 ~ 72 小时达到高峰，因此又称为迟发型超敏反应（delayed-type hypersensitivity）。其反应之所以缓慢，与以下因素有关：体内效应性淋巴细胞再次与相应抗原接触时，产生淋巴因子需要一定时间；足够多的单核细胞聚集于炎症区域也需要一定时间。

1．发生机制

（1）抗原刺激机体产生效应性 CD_4^+ Th1 细胞：引起Ⅳ型超敏反应的抗原有两类。一类是胞内寄生的细菌（如分枝杆菌）、原虫、真菌等。另一类是环境中的外源化学物，其中包括重金属（如铬、镍）、常春藤毒素、三硝基苯酚、化妆品和染发剂等。这些物质一般是小分子的半抗原，当它们与皮肤中的蛋白质结合后成为完全抗原。这些抗原物质经抗原呈递细胞（antigen-presenting cell，APC）摄取、加工处理成为抗原肽——主要组织相容性复合体（major histocompatibility complex，MHC），表达于 APC 表面，提供给具有特异性抗原受体的 T 淋巴细胞识别，并使之活化和分化成为效应性 T 淋巴细胞。效应性 T 淋巴细胞主要是 CD_4^+ Th1 细胞，但也有 CD_8^+ CTL 的参与。

（2）效应性 T 细胞介导炎症反应和组织损伤：抗原再次进入机体后经 APC 加工处理，通过主要组织相容性复合体Ⅱ（MHC Ⅱ）类分子呈递给致敏 CD_4^+ Th1。CD_4^+ Th1 活化增殖，释放细胞因子和趋化性细胞因子，如 IFN-γ、TNF-β、IL-3、粒细胞 - 巨噬细胞集落刺激因子（GM-CSF）和巨噬细胞区化蛋白 -1（MCP-1），可趋化单核细胞到达抗原部位。IFN-γ、TNF-β 可使巨噬细胞活化，活化的巨噬细胞进一步释放前炎症细胞因子 IL-1、IL-6、IL-8 和 TNF-α 等加重炎症反应。总之，CD_4^+ Th1 释放的细胞因子趋化和激活巨噬细胞，在局部产生以 T 淋巴细胞和巨噬细胞浸润为主的炎症反应。因为这一过程包括了抗原加工呈递、记忆 T 淋巴细胞活化并产生细胞因子和趋化性细胞因子及巨噬细胞的动员和活化，所以反应的出现需要较长时间。当 CD_4^+ 细胞介导的应答不能有效地清除相应抗原时，CD_4^+ Th1 细胞持续分泌细胞因子，导致感染局部巨噬细胞量积聚，引起组织损伤。效应细胞毒性 T 淋巴细胞（CTL）与特异性抗原结合被激活后，通过释放穿孔素和颗粒酶等介导，使靶细胞溶解或凋亡。或通过其表面表达的 fasL 与靶细胞表面表达的 fas 结合，导致靶细胞发生凋亡。

2．常见疾病

（1）传染性超敏反应：多发生于胞内寄生物感染，如结核杆菌等分枝杆菌和某些原虫感染等。胞内感染有结核分枝杆菌的巨噬细胞，在迟发型超敏反应 T 淋巴细胞（TDTH 细胞）产生的 IFN-γ 作用下活化，以杀伤结核分枝杆菌。如果结核分枝杆菌能抵抗这种杀伤效应，则形成慢性感染，炎症局部有大量 TDTH 和巨噬细胞浸润，炎症灶内巨噬细胞占细胞总数的 80% ~ 90%。由于病原体不能被清除，巨噬细胞受到 TDTH 分泌的细胞因子持续的刺激，过度活化，变成一种形态似上皮细胞的上皮样细胞。上皮样细胞之间密切接触，有些相互融合，形成多核巨细胞。上皮样细胞持续分泌 TNF，进一步促进炎症。TDTH、巨噬细胞和多核巨细胞一起形成肉芽肿结节。巨噬细胞、上皮样细胞和多核巨细胞构成肉芽肿中心，中层是成纤维细胞及其分泌的胶原，外层是 T 淋巴细胞。肉芽肿将感染灶周围与正常组织隔离，从而避免感染的扩散。但是，肉芽肿的占位取代了正常组织，并且肉芽肿内活化的巨噬细胞持续释放高浓度的溶酶体酶，造成肉芽肿周围组织损伤。肺结核中大量组织的破坏可产生肺空洞。肉芽肿病变常见于结核病、麻风病和血吸虫病等。

（2）接触性皮炎　当皮肤接触化妆品、重金属、油漆、燃料和常春藤毒素等小分子半抗原物质时发生的局部炎症反应。这些小分子半抗原渗透入皮内，与皮肤蛋白质结合，形成抗原，激发 $CD4^+$ T 细胞应答。再次接触相应抗原后，可发生接触性皮炎，导致局部皮肤出现红肿、硬结、水疱，严重者可出现剥脱性皮炎。

二、常见致肺超敏反应的外源化学物

（一）粉尘与烟雾

1. 二氧化硅

（1）概述：二氧化硅（silica），化学式 SiO_2，在自然界中分布很广，在 16 km 以内的地壳内约占 5%，95% 的矿石中均含有数量不等的游离二氧化硅。游离二氧化硅粉尘俗称为矽尘，石英（quartz）中的游离二氧化硅达 99%，故常以石英尘作为游离二氧化硅粉尘的代表。游离二氧化硅按晶体分为结晶型（crystalline）、隐晶型（crypto crystalline）和无定型（amorphous）三种。

接触游离二氧化硅粉尘的作业非常广泛，如：在各种金属、非金属、煤炭等矿山，采掘作业中的凿岩、掘进、爆破、运输等；修建公路、铁路、水利电力工程、开挖隧道、采石、建筑、交通运输等行业和作业；冶金、制造、加工业等，如冶炼厂、石粉厂、玻璃厂、耐火材料厂生产过程中的原料破碎、研磨、筛分、配料等工序；机械制造业铸造车间的原料粉碎、配料、铸型、打箱、清砂、喷砂等生产过程；陶瓷厂原料准备、珠宝加工、石器加工等均能产生大量游离二氧化硅粉尘。通常将接触含有 10% 以上游离二氧化硅的粉尘作业，称为矽尘作业。

在生产环境中二氧化硅主要以粉尘的形式经呼吸道吸入。进入呼吸道的粉尘根据其粒径大小不同，沉积部位不同。直径 > 10 μm 的粒子一般被阻留在上呼吸道，而直径 < 5 μm 粉尘则沿支气管最终沉降在终末呼吸性细支气管和肺泡壁上，直径在 0.1 ~ 0.5 μm 的粉尘则可通过弥散作用，沉积在肺内。长期接触游离二氧化硅可引起以肺组织纤维化为主的全身性疾病硅沉着病（矽肺）。硅沉着病的发病机制目前还不十分清楚，学者们提出很多假说，如机械刺激学说、硅酸聚合学说、表面活性学说、免疫学说和自由基学说等。

（2）致肺损伤与超敏反应：我国第一次全国性尘肺病流行病学调查结果表明，自 1949 年起至 1986 年底，在我国所发生的硅沉着病病例死因构成中，肺结核占 34.25%。硅沉着病病变的存在增加了肺部对结核分枝杆菌的易感性，而肺结核的发生促进了硅沉着病肺纤维化的发展。长期吸入肺内的硅尘可能对肺免疫功能、尤其是细胞免疫功能造成损害，使肺局部抗结核分枝杆菌的免疫功能下降，所以硅沉着病患者易患肺结核。

Kalliny 等（2011 年）在埃及开展了暴露于结晶二氧化硅对于肺功能和免疫反应影响的研究，该研究选取了三组人群，每组各 50 人，第一组为暴露二氧化硅并确诊为硅沉着病的工人，第二组为暴露二氧化硅未诊断为硅沉着病的工人，这两组工人都是从埃及某磷矿工人中随机选取，第三组为按照年龄和性别进行匹配的非暴露对照组。与非暴露对照组工人相比，暴露二氧化硅的两组工人，肺功能各项指标降低，差异有统计学意义（$P < 0.001$），并且肺功能损伤与二氧化硅的接触时间有显著的相关性。确诊为硅沉着病二氧化硅暴露组工人的 C 反应蛋白、类风湿因子、补体 C3、IgA、IgG 和 IgM 的浓度均值显著高于未诊断为硅沉着病二氧化硅暴露组和非暴露对照组，差异有统计学意义（$P < 0.001$）。

黄曙海等（1997 年）选用健康雄性 Fisher F344 大鼠，体重 150～170 g，根据实验需要将大鼠分为石英尘组、二氧化钛组及单纯空气组三组，染尘时分别将动物置于相应的水平气流染尘室内，通过 TSI9310 流体化气溶胶发生器将粉尘气溶胶化后送入染尘室内。染尘所用的石英尘为 α- 石英（Min-U-Sil5；U.S. Silica Products），染尘室内石英尘和二氧化钛粉尘的平均浓度分别为 39.3 ± 3.3 mg/m^3 和 40.0 ± 3.0 mg/m^3。93% 的石英粉尘粒径 < 3 μm。每天染尘 7 小时，连续染尘 7 天。结果表明，石英尘组大鼠血清中 IgG 水平，肺灌洗液 IgG、IgM 含量，肺灌洗液、肺组织、肺引流淋巴结中总细胞数、淋巴细胞数，肺引流淋巴结中 CD$_3^+$、CD$_4^+$、B 淋巴细胞数，均显著高于二氧化钛组和单纯空气组。实验说明，石英尘可致大鼠肺局部出现免疫球蛋白上升、淋巴细胞尤其是淋巴结中 CD$_3^+$、CD$_4^+$ 和 B 细胞异常增多等现象。

2. 石棉

（1）概述：石棉（asbestos）是一族天然的纤维性晶形含水硅酸盐矿物，主要化学成分为羟基硅酸镁（$Mg_6[SiO_4][OH]_8$），还含有镁、铝、钾、铁、硅等成分，纤维性石棉具有抗拉性强，不易断裂、耐火、隔热、耐酸碱和绝缘等良好的理化特性，由于多样而优异的工艺性能，石棉在工业上的用途达 3000 种以上。石棉纤维粗细随品种而异，其直径大小依次为直闪石＞铁石棉＞温石棉＞青石棉。粒径愈小则沉积在肺内的量愈多，对肺组织的穿透力也愈强，故青石棉致肺纤维化和肺癌作用都最强，而且出现病变早，形成石棉小体多。温石棉富含氧化镁，在肺内易溶解，因而在肺内清除比青石棉和铁石棉快。

石棉主要用于制作石棉布、织物、滤器、特制的纸张，作为隔热和绝缘材料。在上述制作、储运和应用过程中均可接触石棉。石棉本身基本无毒性作用，但以纤维的机械刺激可引起机体的异常反应。有关工人直接同石棉接触时，石棉纤维可深入皮肤，引起皮肤过度角化、细胞增生和生产巨细胞，产生皮肤的"石棉疣"。石棉尘也可由污染的饮用水和食物经口由胃吸收入血而沉积在多脏器中。

石棉主要通过呼吸道进入机体内，石棉纤维粉尘被吸入呼吸道后，大多通过截留方式沉积。在纤维粉尘随气流经气道进入肺泡的过程中，较长的纤维在支气管分叉处易被截留，直径 < 3 μm 的纤维才易进入肺泡。吸入肺泡的石棉纤维多被巨噬细胞吞噬， < 5 μm 的纤维可以完全被吞噬。大部分经呼吸道黏液纤毛系统排出，部分经由淋巴系统廓清，有部分滞留于肺内，还有部分可穿过肺组织到达胸膜。

（2）致肺损伤与超敏反应：石棉对人的损伤主要是可引起石棉肺。石棉肺的病变特点是肺间质弥漫性纤维化。石棉进入肺组织，主要沉积于呼吸细支气管及相邻的部位，所诱发的呼吸细支气管肺泡炎（损伤早期）是局部肺组织对石棉粉尘的最初反应。巨噬细胞对石棉尘颗粒的吞噬作用，形成了弥漫性和灶状的组织细胞和淋巴细胞增生。吞噬细胞反复吞噬了石棉颗粒后，在石棉颗粒外表形成了富铁的蛋白角质膜（铁蛋白成分），被称为"石棉小体"。以后随着石棉小体膜的分解，细胞内的石棉颗粒开始碎裂，促进了纤维化的发生，最初先是嗜银纤维的出现，以后逐步出现嗜酸性胶原纤维的增生，进而转变为肺弥漫性纤维化。石棉粉尘致纤维化的事实自 Murry（1907）算起已经确认 110 余年，但发病机制尚不清楚，目前学者们提出的假说主要有：纤维机械刺激作用的物理学说、化学学说、免疫学说和自由基学说等。

闵加琳等对重庆石棉制品厂石棉肺患者和石棉工人进行了免疫功能测定，观察对象经 X 线胸片诊断为石棉肺患者（病例组）26 人、可疑石棉肺患者（可疑组）11 人及不同工龄石棉工人 109 人和本厂非接触石棉人员（间接接尘组）26 人，同时以当地某钢铁厂身体健康、非接触石棉的工人为对照组。以单向免疫扩散试验测定血清中 IgG、IgA、IgM、C3 的含量；乳胶凝集试验测类风湿因子（RF）作为观察体液免疫状况的指标；以全血 E 玫瑰花结合百分率测 T 淋巴细胞相对数，按公式求出 T 淋巴细胞绝对数，作为细胞免疫状况观察指标。结果显示，病例组血清 IgG、IgA、IgM、C3 的含量与对照组相比明显增加，其中以 IgG、C3 增加更明显，差异有统计学意义（$P < 0.01$）。可疑组血清 IgG 含量比对照组高，IgA 和 IgM 无明显差异。对照组 RF 阳性率为 1.72%，石棉工人 RF 阳性率随工龄延长有增高趋势：接尘 2 年以上组、10 年以上组、20 年以上组分别为 3.33%、4.26%、12.50%。且病例组 RF 阳性率为 15.39%，可疑组为 18.18%。间接接尘组各项指标无明显改变。病例组和可疑组 T 淋巴细胞相对数和绝对数平均值比对照组稍低，但无统计学差异。

Jean 等在美国蒙大拿州开展了石棉暴露对自身免疫反应影响的研究，在蒙大拿州某社区周边有混有石棉的蛭石矿的开采，因此该社区居民面临着石棉的职业和环境的双重暴露。该研究从利比社区选取了 50 名居民作为暴露组，通过年龄和性别匹配选取了 50 名米苏拉市居民作为对照组，分别进行了问卷调查和血清样本收集。通过间接免疫荧光法测定了 Hep-2 细胞的抗核抗体（ANA），测试了 IgA、类风湿因子、抗可提取性核抗原（ENA）抗体。结果显示，暴露组与对照组相比具有更高的阳性抗核抗体和可提取性核抗原（ENA）频率；抗核抗体的平均荧光强度和效价增强，血清 IgA 浓度更高，差异具有统计学意义（$P < 0.01$）。在暴露组中，抗核抗体的效价随着肺部疾病的严重

程度和暴露程度的增加逐渐增高。研究结果支持了石棉暴露与自身免疫反应有关的假设，表明免疫反应与石棉相关疾病存在联系。

3．烟草烟雾

（1）概述：吸烟有害健康，而被动吸烟已经引起社会各界的广泛关注。被动吸烟（吸二手烟），或称为环境烟草烟雾（environmental tobacco smoke，ETS）暴露，是室内环境危险暴露之一。环境烟草烟雾已经被国际癌症研究所（IARC）列为人类确定致癌物，其成分复杂，目前已鉴定出化学物质 4000 余种，其中有几百种已知的有毒有害物质，包括 50 多种致癌物。2003 年 5 月，第 56 届世界卫生大会通过了《烟草控制框架公约》，我国于同年 11 月签署了该公约，并于 2006 年 1 月正式生效。大量研究表明，烟草烟雾与呼吸、心血管等系统疾病的发生、发展有关，如肺癌、冠心病、慢性阻塞性肺疾病等。烟草烟雾可分为侧流烟雾（side-stream，SS，烟草点燃后产生的烟雾）和主流烟雾（main-stream，MS，吸烟者吸入肺内的烟雾）。根据世界卫生组织（WHO）2012 年报告，全球 30 岁以上死亡人数中有 12% 可以归因于主流烟雾（一手烟），另外约有 60 万人的死亡与侧流烟雾（二手烟）暴露有关。世界卫生组织指出，吸烟和被动吸烟是当前世界上首位可以有效预防的死因，是需要给予优先处理的公共卫生问题。

（2）致肺损伤与超敏反应：吸烟时产生的侧流烟雾中尼古丁等有害物质的含量是主流烟雾的 5.1 倍，主要由被动吸烟者吸入。环境烟草烟雾是一个重要的室内污染物，烟草烟雾中包含致突变和致癌成分，如苯并（a）芘、甲醛、4- 氨基联苯、苯、多环芳烃、镉和多种亚硝胺类化合物。自 20 世纪 80 年代以来，国内外进行了大量关于吸烟与肺癌关系的研究，表明非吸烟者的被动吸烟是导致肺癌的一个危险因素。暴露于烟草烟雾的被动吸烟可能导致某些小儿疾病日益增多，如支气管及肺发育不良、呼吸道感染、肺功能减低、哮喘、儿童癌症等，父母吸烟者其子女在儿童时期呼吸道症状和呼吸功能改变明显高于父母无吸烟者。烟草烟雾中的悬浮颗粒可破坏肺功能，增加肺部疾病的患病率，加重已有的呼吸系统和心血管系统疾病，减弱机体的免疫力和呼吸道的抵抗力。

　　Burke 等的系统综述和 Meta 分析结果显示，环境烟草烟雾（ETS）暴露使儿童哮喘的发病率至少增加了 20%。在孕期和婴儿期暴露 ETS 引起的哮喘，主要归因于对变应原的敏感性增加。

　　Christensen 等（2017）研究了胎儿期 ETS 暴露对过敏性炎症和哮喘易感性的影响。研究选用 C57BL6 小鼠 18 只，每笼 2 只雌性、1 只雄性，实时监测怀孕情况。选用 6 只成功受孕小鼠，分为对照组和暴露组。对照组孕鼠整个妊娠期间每天暴露过滤后空气（FA）24 小时，暴露组每天暴露 1 mg/m³ ETS 6 小时。分娩后母鼠和新生小鼠仅暴露过滤后空气到断奶期。两组胎仔数和性别比没有统计学差异。将暴露组和对照组的 32 只新生雄性小鼠再各分为两组，即 FA/PBS 组、FA/HDM 组、ETS/PBS 组、ETS/HDM 组。每大组内的 HDM 组和 PBS 组分别于第 0 天、第 7 天和第 14 天经鼻内吸入给予尘螨（HDM）变应原和 PBS（作为对照）一次，三次剂量依次为 100 μg、25 μg、25 μg。第 16 天收获支气管肺泡灌洗液（BAL）和肺组织进行检测。结果显示，ETS/HDM 组较 FA/HDM 组 BAL 中嗜酸性粒细胞数量明显升高，差异具有统计学意义（$P < 0.001$），Th2 型细胞因子 IL-4，IL-5 和 IL-13 也明显升高，差异具有统计学意义（$P < 0.05$）。ETS/PBS 组未见嗜酸性粒细胞、Th2 型细胞因子明显变化。且 ETS/HDM 组未见 Th1 型细胞因子明显变化。肺部病理学检查显示，相比 FA/PBS 或 ETS/PBS 组，ETS/HDM 组表现出明显肺部炎症。结果表明，胚胎期暴露 ETS 可提高气道和肺部过敏型哮喘敏感性。

　　Ahmed 等研究了血清免疫球蛋白 E（IgE）和白细胞介素 -4（IL-4）的浓度、嗜酸性粒细胞计数与被动吸烟患呼吸系统疾病频率的关系。该研究随机选取了 70 名父母吸烟的儿童，按照年龄匹配选取了 50 名父母不吸烟的儿童作为对照。研究结果显示，与对照组相比，父母吸烟的儿童每年患呼吸系统疾病的频率更高，嗜酸性粒细胞数显著高于对照组，差异具有统计学意义（$P < 0.01$），同时父母吸烟的儿童血清 IgE 和 IL-4 的浓度也显著高于对照组，差异具有统计学意义（$P < 0.05$）。总之，与对照组相比，父母吸烟的儿童在血清中 IL-4 和 IgE 的水平、嗜酸性粒细胞数和患呼吸系统疾病的频率等方面都有显著的增加。

（二）金属与类金属及其化合物

1. 铍

（1）概述：铍（beryllium，Be）是钢灰色金属，是原子能工业之宝。火箭、导弹、卫星、航空、宇航、电子和液晶工业等均可暴露铍。人与铍的接触机会主要为铍矿冶炼精制及铍或其化合物的使用过程。铍及其化合物为高毒物质，主要以粉尘、烟雾和蒸气经呼吸道吸入，破损皮肤易吸收引起皮炎或溃疡。难溶的氧化铍主要储存在肺部，可引起肺炎。可溶性的铍化合物主要储存在骨骼、肝、肾和淋巴结等处，它们可与血浆蛋白作用，生成蛋白复合物，引起脏器或组织的病变。急性铍中毒表现为化学性支气管炎和肺炎。慢性铍中毒引起以肺肉芽肿病变为主的全身性疾病，又称为铍病。急性铍病以急性呼吸道化学性炎症为主；慢性铍病以肺部肉芽肿和肺间质纤维化为主。

（2）致肺损伤与超敏反应：关于慢性铍病（chronic beryllium disease，CBD）的发病机制，主要有免疫病理假说、酶系统扰乱假说和肾上腺皮质功能失调诱发隐性铍病等假说。自 1951 年 Stemer 和 Eisenbud 提出免疫反应假说后，许多临床资料和动物实验结果都支持慢性铍病的发生与异常的免疫过程有关。慢性铍病是由细胞介导的迟发型超敏反应性疾病，是一种铍特异的 $CD_4^+ T$ 细胞在疾病部位累积而维持的肺部肉芽肿疾病。铍作为一种半抗原被肺部的巨噬细胞吞噬后，与一些未知蛋白质形成抗原物，呈递给淋巴细胞和巨噬细胞，引起淋巴细胞的致敏。致敏的淋巴细胞发生母细胞化，并分泌出一系列的淋巴因子，包括巨噬细胞移动抑制因子（MIF）、巨噬细胞成熟因子（MMF）、巨噬细胞趋化因子（MCF）等。这些细胞因子促使肺部积累越来越多的单核、巨噬细胞和 T 淋巴细胞。聚集的巨噬细胞在抗原等的作用下，转变成上皮样细胞或互相融合成多核巨细胞，进而形成上皮样细胞肉芽肿。

李学军（1995）以氧化铍（BeO）经呼吸道染毒豚鼠，选取雄性短毛种豚鼠，体重 500 g 左右，腹腔注射 1% 戊巴比妥钠麻醉动物，颈部正中切开，暴露气管，用注射器在气管软骨环处刺入气管内，缓慢推注氧化铍混悬液 1 ml，缝合切口，对照组动物以同样的方法向气管内注入 1 ml 无菌生理盐水。氧化铍染毒后 1 周、2 周、5 周、10 周观察豚鼠支气管肺泡灌洗液（BALF）细胞计数及分类变化，以及进行肺部病理观察，并与对照组比较。光镜下发现染毒组动物肺部均有明显改变。染毒后 1 周时为支气管及肺部炎症改变，肺间质水肿、肺泡腔渗出、多形核粒细胞及淋巴细胞浸润。染毒后 2 周时肺组织中可看到肉芽肿结节形成。染毒后 5 周时肺组织中肉芽肿结节最为广泛。这些结节由淋巴细胞、上皮样细胞和多核巨细胞组成，在多核巨细胞体内可见吞噬的 BeO 颗粒。对照组动物支气管及肺泡结构完整，未见炎症及肉芽肿结节。与对照组比较，BeO 染毒组动物不同时期 BALF 细胞数均有明显增加，随着染毒时间延长，BALF 中细胞数也增多。染毒后 1 ~ 2 周 BALF 细胞成分以多形核粒细胞增加较为明显。随着染毒时间的延长，BALF 中淋巴细胞的百分比增加明显。实验说明铍染毒引起的豚鼠肺部病变与细胞免疫异常有关。

目前人们对有关铍诱导的 BALF 中体外细胞产生细胞因子的研究已有一些进展。Tinkle 等发现，铍诱导的慢性铍病 BALF 中的细胞在培养 168 小时以后可产生高水平的 IFN-βmRNA，IL-2 含量瞬间升高。Newman 发现铍诱导的慢性铍病支气管肺泡灌洗液含有高水平的 TNF-α、IL-6，以及对炎症反应细胞因子起调控作用的 IL-10。

2．镍

（1）概述：镍（nickel, Ni）是一种银白色、坚韧并带磁性的金属。镍也是人体必需的微量元素之一，它在自然界的分布很广，地壳表面镍含量约为 80 mg/kg，海水中含镍亦达 2 ~ 5 μg/L。人类的生产活动及其对环境的污染可使人体镍的摄入量明显增加。职业性镍接触主要见于：①镍冶炼，包括镍矿开采、焙烧、熔炼等过程；②镀镍作业和其他使用镍的生产过程，如制造坩埚、精密工具、医疗器械、仪器仪表、镉镍电池、化学反应的加氢催化剂等。③原子能工业，纯镍片用做热中子的机械断续器。

人类接触或摄入过多的镍和镍盐，对人体健康危害很大。镍中毒主要表现为皮肤损害和呼吸道损害。皮肤损害主要表现为过敏性皮炎和湿疹，多由接触硫酸镍和金属镍粉引起。吸入高浓度镍或其化合物粉尘、烟雾可引起急性化学性支气管道炎或肺炎，长期接触镍或其化合物粉尘、烟雾可以起慢性呼吸道炎症，对镍高度敏感者，可出现支气管哮喘或肺嗜酸细胞增多症，并诱发肺癌。

（2）致肺损伤与超敏反应：邓芙蓉等（2009年）通过气管滴注硫酸镍染毒大鼠探究硫酸镍对大鼠的急性毒性作用及其机制。该研究将28只体重为280～310 g的雄性Wistar大鼠随机分为对照组和硫酸镍低、中、高剂量染毒组，根据镍在细颗粒物中的含量，设计镍的染毒剂量分别为7.5、75和750 μg/kg。采用一次性气管滴注染毒，24小时后处死动物，收集支气管肺泡灌洗液（BALF）进行细胞计数、总蛋白（TP）、乳酸脱氢酶（LDH）和炎性因子（IL-6、TNF-α）的测定；收集血液测定血清中炎性因子（IL-6、TNF-α）、C-反应蛋白（CRP）和镍的水平。研究结果显示，与对照组比较，不同剂量染毒均可引起大鼠BALF中白细胞总数、中性粒细胞数、巨噬细胞显著升高，差异具有统计学意义（$P < 0.01$）；较高剂量染毒组（75 μg/kg和750 μg/kg）可引起BALF中TP水平、LDH活力和炎性因子IL-6、TNF-α水平显著增高，差异具有统计学意义（$P < 0.05$或$P < 0.01$）；不同剂量硫酸镍染毒24小时后，大鼠血清TNF-α水平均明显增高，与对照组相比差异均有统计学意义（$P < 0.05$）。研究结果表明，硫酸镍气管滴注可引起Wistar大鼠急性肺损伤和全身炎症反应。

镍的致敏作用主要表现在皮肤方面的接触过敏，属于迟发型超敏反应。镍也可诱导速发型超敏反应，引起呼吸道过敏性哮喘。Marraccini等报道了一例呼吸道对镍过敏的典型临床病例。该病例为43岁的女性工人，职业暴露镍22年。工作1年后该患者被诊断出哮喘，针对呼吸道症状治疗多年，但哮喘仍然缓慢地进行性加重。在最近5年，发现了症状与工作有直接的关系，通断试验（on-off test）为阳性。职业性呼吸系统疾病的诊断是基于工作相关症状和特定的鼻应激试验（nasal challenge test）的结果。早期的反应是鼻腔反应，前鼻气流阻力增加了33%，严重的呼吸困难，血液中嗜酸性粒细胞增多，第一秒用力呼气量（FEV-1）下降了18%。研究表明，长时间暴露镍会导致呼吸功能损伤。

Gul U 等（2007）通过对哮喘患者、非哮喘过敏症患者、健康对照者进行了硫酸镍斑贴试验（patch test），研究了支气管哮喘与镍敏感性之间的关系。哮喘患者病例组由 40 名哮喘患者组成，11 名男性和 29 名女性，平均年龄为 36.9 岁。对照组由 20 名非哮喘过敏症患者（non-asthmatic atopic）和 20 名健康人组成，根据年龄与病例组进行匹配。病例组和对照组都用含有 5% 硫酸镍的纱布进行斑贴试验，2、4、7 天后进行评估，斑贴试验反应在（+）和（+++）之间被认为是阳性。研究结果显示，哮喘患者病例组有 8 人对硫酸镍斑贴试验出现阳性反应，在对照组中非哮喘过敏症患者中没有人出现阳性反应，健康人中有 1 个人对硫酸镍出现阳性反应。与非哮喘过敏症患者和健康人组成的对照组相比，哮喘患者组对镍有更高的敏感性。

3．铬

（1）概述：铬（chromium，Cr）是一种银灰色、抗腐蚀性强、硬而脆的坚硬金属。主要以金属铬、三价铬和六价铬三种形式出现。铬在自然界分布很广，地壳中平均铬含量约为 125 mg/kg，海水中铬的平均浓度为 0.1 μg/L，许多植物中也能检出铬，尤以大米、小麦、红糖、菌类中含铬量较多，是生物体必需的微量元素之一。铬主要用于生产合金、耐火材料、铬酸盐和重铬酸盐，并用于电镀，对工农业生产和国防、科技发展具有重要作用。常见的铬化合物为：三氧化二铬（Cr_2O_3）、铬钒（CrV）、铬酸酐（CrO_3）、铬酸（H_2CrO_4）、铬酸盐（CrO_4^{2-}）、重铬酸盐（$Cr_2O_7^{2-}$）等。职业性铬接触主要见于：①铬铁矿及金属、耐火材料、铬酸盐和重铬酸盐生产；②镀铬工业，电解槽中的铬酸可大量逸出，亦可对鼻黏膜有强烈损伤作用，是电镀工人鼻中隔穿孔的主要原因；③冶金工业，生产合金约占铬消耗量的 80%，生产过程或电焊铬合金时，可有大量铬烟尘产生；④颜料和感光工业，常用铬酸盐或重铬酸盐生产陶瓷或橡胶颜料、油漆、照相感光剂等。

金属铬因不易被吸收，故毒性很低；三价铬与六价铬相比，不易被机体吸收，且不易透过细胞膜，故其毒性亦低于六价铬。职业性铬中毒多由吸入或皮肤灼伤引起。吸入浓度达 0.1 mg/m³ 的重铬酸盐烟尘或浓度达 20 mg/m³ 的铬酸雾，即可发生中毒，引起急性化学性呼吸道炎及眼结膜炎、鼻炎、咽炎。患者有头痛、流泪、流涕、咽干、咳嗽、发热、呼吸困难等表现，甚至出现发绀。对敏感者，在吸入上述烟尘或酸雾 4 ~ 8 小时后，还会诱发哮喘。六价铬化合物具有强烈的刺激性和致敏性，接触部位可出现针头大小的丘疹或湿疹样改变，由于搔抓、感染，皮损极易形成溃疡，其直径为 2 ~ 8 mm，圆形，边缘隆起，底部有渗出物，是为"铬溃疡"或"铬疮"之特征性表现。

　　（2）致肺损伤与超敏反应：铬离子作为半抗原进入机体后与某些蛋白质结合为全抗原，从而诱发机体的超敏反应，表现为皮炎和哮喘发作。Smith 和 Joules 各报告 1 例铬电镀工哮喘，他们用重铬酸盐进行皮内试验，成功诱发哮喘发作，首次证实铬盐可作为致敏原导致接触工人发生哮喘。Bonhomme 也用皮内激发试验证实水泥作业的哮喘患者其致敏原为水泥中的重铬酸盐。Moller 等报告 1 例从事焊接工作 10 年后发生眶周水肿、皮疹和哮喘的患者，用浓度为 29 μg/m^3 铬酸钠吸入 25 分钟，4 小时后患者面部出现血管性水肿、全身荨麻疹和典型的哮喘发作。孙波涛等报告了 1 例病例，患者接触重铬酸钾蒸气 1 个月即出现皮疹和眼睑肿胀，继续接触 2 周后出现与工作相关的哮喘发作，检查非特异性气道反应性明显升高，用重铬酸钾皮肤斑贴试验阳性，现场吸入激发试验呈典型的双向型哮喘反应。

　　分析支气管肺泡灌洗液（BALF）中酶和游离肺泡细胞，可用于临床肺疾患的快速诊断和吸入气态毒物导致早期肺损伤的生物学监测。王心如等（1996）通过气管滴注 SD 大鼠可溶性六价铬酸钠（Na_2CrO_4）探究急性铬化物暴露所致肺损伤的过程。该研究中将 Na_2CrO_4（分析级）溶于生理盐水中，最终浓度为 8 mg/ml Cr（Ⅵ）作为储备液。将 140 只 4 月龄、雄性、体重为（198±9）g 的纯种 SD 大鼠分成 A、B 两个大组共 14 组，每小组 10 只，染毒前后单独饲养。A 大组大鼠分别一次气管滴注 0.008、0.04、0.20、0.98 和 4.88 mg/kg Na_2CrO_4，次日处死大鼠；B 大组一次气管滴注 0.98 mg/kg Na_2CrO_4，于染毒后第 2、4、7、10、14、21 和 28 天处死；每大组各设一对照组，只做气管滴注生理盐水。处死时，每个剂量组及对照组有 8 只大鼠先从下腔静脉取血分离血清，然后放血处死并进行支气管肺泡灌洗；用

4 ml 0.15 mol/L 生理盐水灌洗肺 2 次，回收的肺灌洗液收集在洁净的玻璃管中，300 g 离心 10 分钟，取无细胞上清液 4℃保存进行生化分析，测定 N- 乙酰 -β-D- 氨基葡萄糖苷酶（NAG）、γ- 谷氨酰胺转换酶（GGT）、碱性磷酸酶（ALP）、乳酸脱氢酶（LDH）、白蛋白（ALb）、血管紧张素转化酶（ACE）和 $α_1$- 抗胰蛋白酶（A1AT）。研究结果显示，Na_2CrO_4 的无效应剂量和阈剂量分别为 0.008 mg/kg 和 0.04 mg/kg，染毒剂量 ≥ 0.20 mg/kg 时，BALF 中 NAG、LYS、ALb、ACE 和 ALP 以及血液 ACE 和 LYS 呈显著的剂量依赖性增加；染毒剂量 ≥ 0.98 mg/kg 可引起 BALF 和血液中多数测试参数显著增加，这种现象约持续 1 周，至少需要 4 周才能恢复正常。该研究得出结论，≥ 0.98 mg/kg Na_2CrO_4 可导致包括肺内细胞损伤、弥漫性肺泡炎和肺水肿在内的急性肺损伤。

（三）工业化学品与有机体

1. 异氰酸酯类

（1）概述：二异氰酸甲苯酯（toluene diisocyanate，TDI），化学式 $CH_3C_6(NCO)_2$。有两种异构体，即 2,4- 和 2,6- 二异氰酸甲苯酯。TDI 商品多为两种异构体的混合物：含 80% 的 2,4-TDI 和 20% 的 2,6-TDI 或 65% 的 2,4-TDI 和 35% 的 2,6-TDI。常温常压下 TDI 为乳白色液体或结晶，存放后成浅黄色，具有强烈刺激性。TDI 性质活泼，能与含活泼氢的化合物如胺、水、醇、酸以及碱发生反应，具有很高的活性；能和乙二醇缩合成聚氨酯，能与端基是羟基的树脂和聚酯、聚醚等进行交联；可与水反应产生二氧化碳气体。TDI 主要用于制造聚氨酯树脂及其泡沫塑料，也可用以制备聚酰亚胺纤维、胶黏剂和涂料，还可用作橡胶硫化剂、蛋白质交联剂等。在使用和制造 TDI，尤其是进行蒸馏、配料、发泡、喷涂、浇铸及烧割操作时，可接触到较高浓度 TDI。成品聚氨酯树脂和塑料遇热时可有 TDI 释出；使用聚氨酯清剂、黏胶剂、密封剂或聚氨酯类产品时，高温下也可热解出较多量 TDI 污染作业环境。职业性急性二异氰酸甲苯酯中毒主要由呼吸道吸入生产过程中 TDI 放热产生的白色酸雾引起；TDI 不能经皮肤吸收，但对皮肤黏膜有一定刺激作用。吸入高浓度 TDI，可引起眼部刺痛、流泪、结膜充血、咽部干痛、咳嗽、胸闷、呼吸困难等；严重者可出现肺水肿、发绀、昏迷。TDI 还有一定致敏作用，TDI 水解产物异氰酸酯是一活性极强基团，可与体内蛋白质中许多基团反应，易使其成为具有抗原性的物质，其中最可能与蛋白质中的氨基反应，形成抗原，诱发过敏反应。部分工人在多次接触本品后，可诱发过敏性哮喘。屡次发作者常进展为慢性支气管炎、支气管扩张、肺气肿，最终导致肺源性心脏病。本品除对皮肤有刺激性，可引起接触性皮炎外，也可引起过敏性皮炎。

（2）致肺损伤和超敏反应：Bemstein 等报告，在美国每年约有 10 万名工人暴露于二异氰类化合物，且这些工人中 5% ~ 10% 将发展为职业性哮喘，其中有 10% ~ 30% 的工人会产生针对二异氰类化合物的特异性 IgE 抗体。Baur 等对 1780 名接触异氰类化合物的工人进行检查，结果 1095 名有呼吸道症状，其中 14% 有特异性 IgE 抗体。

张静波等（2014 年）探讨了 TDI 作业工人的肺功能及血清特异性 IgE 抗体的改变，该研究收集了某化工厂 TDI 作业工人 76 名作为观察组，并选取该工厂管理人员 33 名作为对照组。分别测定用力肺活量（forced vital capacity，FVC）、第一秒用力呼气量（forced expiratory volume in1seconde，FEV1）、第一秒用力呼气量占 FVC 的百分比（FEV1/FVC）、最大呼气峰流速值（peak expiratory flow，PEF）以及血清特异性 IgE、总 IgE。研究结果显示，TDI 作业工人 FVC% pred、FEV1% pred、FEV1/FVC 较对照组有所下降，观察组的 PEF 下降值明显高于对照组，差异有统计学意义（$P < 0.05$）。工龄 > 8 年组与工龄 ≤ 8 年组工人的肺功能亦出现下降，其中 FVC% pred、FEV1/FVC 差异有统计学意义（$P < 0.05$）。与特异性 IgE 阴性作业工人相比，特异性 IgE 阳性作业工人 FVC% pred、FEV1% pred、FEV1/FVC 降低，差异有统计学意义（$P < 0.05$）；PEF 下降值更为明显，差异有统计学意义（$P < 0.05$）。研究结果表明，长期低浓度接触 TDI，可引起肺功能下降，特异性 IgE 阳性工人更易存在气道高反应性，肺功能受损更为严重。

刘颖格（1998）观察了 TDI 吸入引起的小鼠肺损伤。该研究将 30

只小鼠随机分为 5 组，分别吸入（4.30±0.60）mg/m^3 TDI 0 ~ 4 周，每组于吸入结束后行外周血白细胞和支气管肺泡灌洗液（BALF）的细胞计数和分类，常规取病理及电镜标本。研究结果显示，外周血白细胞总数在 TDI 吸入后第 2 周明显降低，中性粒细胞与淋巴细胞呈波浪型增多与减少，而单核细胞则持续性减少；BALF 中细胞总数在 1 ~ 3 周增多，以淋巴细胞为主；病理切片显示，肺间质增生、水肿，且以弹力纤维及网状纤维增生为主，小气道及血管周围炎性细胞浸润；扫描电镜显示，气道上皮细胞纤毛脱落，TDI 吸入早期分泌细胞功能亢进，晚期功能低下；透射电镜显示，Ⅱ 型肺泡上皮细胞及肺毛细血管损伤，该研究表明，长期吸入 TDI 可引起小鼠肺内这方面损伤。

Matheson 等应用小鼠模型研究了 TDI 致哮喘发病过程中可能参与的炎性和免疫成分。首先给小鼠皮下注射 TDI，然后吸入 TDI。24 小时后检测气管和肺组织的病理变化，表现为炎性细胞渗出、杯状细胞转化及上皮损坏、气管组织变化伴随着 IL-4、TNF-α、淋巴细胞毒素 -β、TDI 特异性 IgG 升高以及总 IgE 水平升高。

2. 花粉

（1）概述：目前，全世界的花粉过敏患病率已达 5% ~ 10%，我国这方面的患者也在逐年增多。花粉过敏也叫做花粉热（pollinosis），又称枯草热（hay fever），因花粉直径一般为 30 ~ 50 μm，它们在空气中飘散时，极易被人们吸进呼吸道内。对花粉过敏的人吸入这些花粉后，就会产生过敏反应。花粉之所以引起人体过敏，是由于花粉内含有丰富的蛋白质，其中某些蛋白质成分是产生过敏的主要致敏原。美国学者研究发现，花粉能结合人体的特定免疫细胞并激发其产生组胺分子，最终刺激到眼、鼻、皮肤等器官，引起过敏反应。花粉过敏主要表现为打喷嚏、流涕、流眼泪，鼻、眼及外耳道奇痒，严重者还会诱发气管炎、支气管哮喘、肺心病。小儿患者还会表现出阵发性咳嗽、呼吸困难、眼睑肿胀，并常伴有水样或脓性黏液分泌物出现。

（2）致肺损伤与超敏反应：花粉症是一个世界性问题，特异性体质的人在夏秋季吸入空气中播散的花粉，引发急性上呼吸道卡他性炎症，属于 Ⅰ 型超敏反应，吸入性变应原是导致呼吸道超敏反应的主要因素，气传花粉可导致花粉症（过敏性鼻炎、哮喘）季节性加重，其发病具有明显的季节性和区域性。主要临床症状表现为季节性鼻炎和季节性哮喘，其临床症状的发生、发展与花粉的传播季节密切相关，是夏秋季的常见病、多发病，且出现遗传倾向。

冯明礼等（1999）探究了空气中常见致敏花粉的种类、数量、季节分布与哮喘发病的关系。该研究应用重力测量法，对山东省淄博市空气中致敏花粉进行了1年的曝片调查。全年曝片365张，共检出花粉10898粒，分属36个科属，全年均可见到花粉飘散，并出现两次花粉飘散高峰期，分别在3—5月和7—9月，主要致敏花粉为蒿属、大麻葎草属、悬铃木属和杨属等。应用本地致敏花粉抗原为320例哮喘患者做皮内试验，阳性率为75.6%，对照组为11.3%，差异具有统计学意义（$P < 0.01$）。采用花粉抗原为73例哮喘患者进行特异性免疫治疗，有效率为93.2%，对照组为47.6%，差异具有统计学意义（$P < 0.01$）。该研究结果初步证实，气传致敏花粉是哮喘的重要原因，花粉的飘散高峰期与花粉哮喘患者的发病季节相一致，应用相应花粉抗原浸液为73例哮喘患者做特异性免疫治疗，总有效率为93.2%，取得显著的疗效。

李雅莉等（2010）将24只雌性BALB/c小鼠随机平均分为正常对照组和哮喘模型组，模型组用1 ml注射器腹腔注射300 μg葎草花粉粗浸液加氢氧化铝凝胶2 mg致敏，对照组采用等体积的无菌PBS代替变应原进行试验。之后第7、14天后加强致敏，方法与剂量同上。24天模型组所有小鼠给予30 μl（10 mg/ml）葎草花粉粗浸液滴鼻激发，每天1次，连续5次。对照采用等量无菌PBS进行滴鼻。观察支气管肺泡灌洗液（BALF）中的细胞总数和嗜酸性粒细胞百分比；HE染色观察葎草花粉粗浸液激发小鼠肺部变态反应性炎症；酶联免疫吸附试验检测BALF、脾组织匀浆中的细胞因子及血清总IgE抗体。研究结果显示，与正常对照组比较，模型组可诱导肺组织出现明显的变应性炎症，且病理炎症评分的差异有统计学意义（$P < 0.01$）；BALF中的细胞总数、嗜酸性粒细胞计数、IL-4水平，脾重量，脾组织匀浆IL-4水平和血清总IgE抗体水平均显著高于正常对照组，差异具有统计学

意义（$P < 0.01$）。

杨琼梁等（2016）在杨树花粉致敏豚鼠过敏模型的研究中，选用 36 只豚鼠，随机分为正常组、卵清蛋白（OVA）阳性对照组和模型组。OVA 阳性对照组每只豚鼠腹腔注射 1.0 ml 300 µg/ml OVA 生理盐水（含 5% 氢氧化铝免疫佐剂）。模型组将杨树花粉粗提物混悬于含 5% 氢氧化铝免疫佐剂的生理盐水中，配成浓度为 3.5 mg/ml 的溶液，正常对照组采用生理盐水，注射方法、剂量均同阳性对照组。每间隔 5 天重复致敏 1 次，共 3 次。第 3 次致敏后的第 5 天进行激发试验，阳性对照组雾化吸入 5000 µg/ml OVA 生理盐水溶液激发至豚鼠出现烦躁不安、呼吸急促、点头、身体颤抖及伏地现象，立即取出豚鼠；模型组喷雾杨树花粉粗提物（3.5 mg/ml）20 分钟；正常对照组喷雾生理盐水 20 分钟；每天 1 次，连续 5 天。结果显示，OVA 阳性对照组和模型组豚鼠于激发后均出现立毛、挠鼻、打喷嚏、流涕、不同程度的烦躁不安或安静少动、呼吸加快加深、前肢缩抬、二便失禁等过敏反应表现，而正常组豚鼠除有轻微挠鼻外无其他表现。与正常组比较，OVA 阳性对照组、模型组均可诱导鼻黏膜及肺组织出现明显的变应性炎症；BALF 涂片显示明显的炎症细胞（嗜酸性粒细胞、中性粒细胞）增多；模型组与 OVA 阳性对照组嗜酸性粒细胞数目显著高于正常组，模型组与 OVA 对照组之间无显著性差异。OVA 阳性对照组、模型组肺组织 IL-4 表达明显高于正常组，差异具有统计学意义（$P < 0.05$），IFN-γ 表达明显低于对照组，差异具有统计学意义（$P < 0.05$），同时，模型组肺组织中和血清中 IL-4 均较 OVA 阳性对照组显著增加，差异具有统计学意义（$P < 0.05$）。OVA 阳性对照组与模型组血清中总 IgE、HIS、LTB4、IL-4 含量均高于正常组，差异具有统计学意义（$P < 0.05$）；IFN-γ 低于正常组，差异具有统计学意义（$P < 0.01$）。研究结果表明，杨树花粉粗提物致敏激发诱导了豚鼠肺部 Th2 型过敏反应。

3. 尘螨

（1）概述：尘螨隶属于节肢动物门蛛形纲真螨目麦食螨科，是最常见的室内变应原之一，与人类的卫生保健有着密切的关系。尘螨形态微小，体壁薄，调节体内温度的能力弱，主要依靠皮肤呼吸，所以外界环境温度、湿度的变化和尘螨的生长发育有着密切的关系。其生长繁殖的最佳条件是相对湿度80%，温度24～30℃。尘螨孳生场所广泛，包括储藏物、中草药、人类居住场所和工作环境。尘螨是一个庞大的类群，种类繁多，分布广泛，能引起人类超敏反应性疾病的主要包括粉尘螨、屋尘螨、热带无爪螨、梅氏嗜霉螨、腐食酪螨，粗脚粉螨，家食甜螨等，其中以屋尘螨和粉尘螨的致病性最强，危害最大。尘螨变应原包括螨体、螨蜕下的皮、死亡螨体的裂解物及活螨的排泄物、分泌物等。人长期接触尘螨或一次性接触大量尘螨都有可能导致超敏反应疾病，在临床上可引起人体过敏反应如过敏性哮喘、过敏性鼻炎、过敏性皮炎等。

（2）致肺损伤和超敏反应：尘螨变应性疾病是由人体吸入或接触尘螨变应原引起的Ⅰ型超敏反应。变应原进入机体后诱导特异性B细胞产生IgE类抗体应答，IgE抗体与肥大细胞或嗜碱性粒细胞表面的IgE抗体Fc受体（FcεRⅠ）结合，使机体处于致敏状态。当变应原再次进入机体后，与附着在肥大细胞和嗜碱性粒细胞上的IgE分子结合，触发该细胞释放生物活性物质，引起平滑肌收缩、血管通透性增加、浆液分泌增加等临床表现和病理变化。

1964年，Voorhorst等首次提出了尘螨可能是导致屋内尘土过敏的原因。Hendrick等对656名哮喘患者进行皮肤试验，发现其中多数是屋内尘土过敏的患者，实际上是对尘螨过敏。Mogi等通过对103例过敏性鼻炎和37例支气管哮喘患者的研究，发现对屋内尘土抗原呈阳性皮肤试验反应的患者，约70%血清中有对尘螨的特异性IgE抗体。

郝敏麒等（2003）使用尘螨提取液致敏和激发雌性BALB/c小鼠，诱导小鼠发生肺部变应性炎症。该研究选用5～6周龄雌性SPF级BALB/c小鼠，分为对照组、单次激发组和加强激发组。加强激发组分别用50 μl尘螨提取液腹腔（第1天）和皮下（第8天）注射后，第14、15、16天每天用50 μl提取液滴鼻激发。最后一次滴鼻6小时后对小鼠作肺泡灌洗和取血。单次激发组则于第1天腹腔注射1次，第14天滴鼻1次（剂量同加强组）。对照组用PBS注射和滴鼻。进行肺泡灌洗液细胞计数和分类，肺组织病理计分，灌洗液用 ELISA 测定 IL-4 和 IFN-γ 含量。研究结果显示，加强激发组小鼠肺部病理计分明显升高，病理改变呈明显变应性炎症；加强激发组小鼠肺泡灌洗液中细胞计数和嗜酸性粒细胞计数明显升高，差异具有统计学意义（$P < 0.05$）；加强激发组小鼠肺泡灌洗液 IL-4 水平明显升高，差异具有统计学意义（$P < 0.05$），IFN-γ 水平无明显变化；单次激发组上述指标与对照组比较无显著差异。研究表明，多次的尘螨提取液致敏和激发成功诱导 BALB/c 小鼠的肺部变应性炎症。

吕勤等（2015）将 20 只 BALB/c 小鼠（雌性，4 ~ 6 周龄）随机均分为暴露组和健康对照组，建立粉尘螨过敏型哮喘小鼠模型。暴露组小鼠于第 0、7、14 天腹腔注射 200 μl 含 50 μg 粉尘螨粗浸液提取物的致敏液，末次致敏 1 周后采用粉尘螨粗浸液提取物连续进行滴鼻激发，每天 1 次，每次 50 μg，激发 7 次，健康对照组给予等体积的 PBS 处理。末次激发 24 小时内处死小鼠，取血清、肺泡灌洗液和脾对特异性抗体、IL-17、Th17 细胞进行检测。结果显示，暴露组小鼠均出现不同程度的烦躁不安或安静少动、抓耳挠腮、毛发竖起、呼吸加快加深、点头呼吸、弓背直立、前肢缩抬和二便失禁等哮喘速发相的表现。健康对照组小鼠活动自如，未出现上述表现。暴露组小鼠血清中 IgG_1 和 IgE 水平均高于健康对照组，差异具有统计学意义（$P < 0.05$）；肺泡灌洗液中 IL-17 水平高于健康对照组，差异具有统计学意义（$P < 0.01$）；小鼠脾 Th17 细胞百分率高于健康对照组小鼠（$P < 0.01$）。小鼠肺泡灌洗液中 IL-17 水平和其脾 Th17 细胞百分率呈正相关（$r=0.851$，$P < 0.01$）。研究结果说明，尘螨可诱发哮喘发生，并与 Th17 细胞和 IL-17 密切相关。

（栾先国　刘佳兴）

主要参考文献

1. 江泉观，纪云晶，常元勋. 环境化学毒物防治手册. 北京：化学工业出版社，2004.

2．金伯泉．医学免疫学．北京：人民卫生出版社，2008.

3．McDonald JC，刚毅．二氧化硅、矽肺与肺癌．国外医学卫生学分册，1990，（6）：357-359.

4．Kalliny MS，Bassyouni MI．Immune response due to silica exposure in Egyptian phosphate mines．J Health Care Poor Underserved，2011，22（4）：91-109.

5．黄曙海，沈华浩．大鼠肺脏对实验性矽肺病的免疫反应．职业医学，1997，24（4）：6-10.

6．Brown JM，Pfau JC，Holian A．Immunoglobulin and lymphocyte responses following silica exposure in New Zealand mixed mice．Inhal Toxicol，2004，16（3）：133-139.

7．Christensen S，Jaffar Z，Cole E，et al．Prenatal environmental tobacco smoke exposure increases allergic asthma risk with methylation changes in mice．Environ Mol Mutagen，2017，58（6）：1-11.

8．Cline RJ，Orom H，Child JT，et al．Social Support Functions During a Slowly-Evolving Environmental Disaster：The Case of Amphibole Asbestos Exposure in Libby，Montana．Health Commun，2015，30（11）：1135-1148.

9．Colombo G，Clerici M，Giustarini D，et al．Pathophysiology of tobacco smoke exposure：recent insights from comparative and redox proteomics．Mass Spectrom Rev，2014，33（3）：183-218.

10．Saulyte J，Regueira C，Montes-Martinez A，et al.Active or passive exposure to tobacco smoking and allergic rhinitis，allergic dermatitis，and food allergy in adults and children：a systematic review and meta-analysis．PLoS Med，2014.11（3）：e1001611.

11．Saltini C，Amicosante M，Franchi A，et al．Immunogenetic basis of environmental lung disease：lessons from the berylliosis model．Eur Respir J，1998，12（6）：1463-1475.

12．李学军．慢性铍病发生的免疫病理机制．职业卫生与病伤，1995，10（2）：110-114.

13．邓芙蓉，郭新彪，夏萍萍，等．气管滴注硫酸镍对大鼠炎症和肺损伤发生的影响．卫生研究，2009，38（3）：269-272.

14．Gul U，Cakmak SK，Olcay I，et al.，Nickel sensitivity in asthma patients．J Asthma，2007，44（5）：383-384.

15. Fernandez-Nieto M，Quirce S，Carnes J，et al．Occupational asthma due to chromium and nickel salts．Int Arch Occup Environ Health，2006，79（6）：483-486.

16. 王心如，徐锡坤，邱清，等．急性铬化物暴露肺损伤的剂量效应与时间过程．中国工业医学杂志，1996，9（6）：321-324.

17. Gui W，Wisnewski AV，Neamtiu I，et al．Inception cohort study of workers exposed to toluene diisocyanate at a polyurethane foam factory：initial one-year follow-up．Am J Ind Med，2014，57（11）：1207-1215.

18. 刘颖格．甲苯二异氰酸酯与肺损伤．国外医学卫生学分册，1998，25（4）：224-236.

19. 张静波，赵兰，孙道远，等．甲苯二异氰酸酯作业工人肺功能和血清 S-IgE 的变化．同济大学学报（医学版），2014，35（1）：90-93.

20. 李雅莉，张明，卢家美，等．葎草花粉致敏的小鼠肺部变应性炎症模型的建立．西安交通大学学报（医学版），2010，31（5）：562-565.

21. 冯明礼，贾元宏，李英春，等．气传致敏花粉与哮喘病发病关系及花粉变应原免疫治疗效果的研究．现代康复，1999，3（12）：1470-1471.

22. 吕勤，杨小猛，肖小军，等．Th17 细胞及其细胞因子白细胞介素 -17 在粉尘螨致敏哮喘小鼠中的变化．中国寄生虫学与寄生虫病杂志，2015，（2）：127-129.

23. 郝敏麒，徐军，钟南山．尘螨致敏小鼠肺部变应性炎症模型的建立．中国病理生理杂志，2003，19（1）：139-141.

24. 杨琼梁，黄星雨，欧阳婷，等．杨树花粉致敏豚鼠过敏模型的建立．中国组织化学与细胞化学杂志，2016，25（3）：248-253.

第五节　肺纤维化

一、概述

（一）定义

肺纤维化（pulmonary fibrosis，PF）是由于多种原因引起肺部炎症，肺泡持续性损伤，细胞外基质反复破坏、修复、重建并过度沉积，导致正常肺组织结构改变、功能丧失的一类疾病。肺纤维化的发生通常是由于受到弥漫性肺损伤，以弥漫性肺泡慢性炎症和间质纤维化为主要病理特征。肺纤维化的发展过程与结局基本相似，即由下呼吸道炎症细胞浸润起始，逐步引起肺泡上皮细胞和血管内皮细胞损伤，并伴有成纤维细胞和Ⅱ型肺泡上皮细胞细胞因子的释放，致细胞外基质蛋白和胶原沉积，最终引起肺结构的损害。

（二）肺纤维化疾病

肺纤维化的临床特点为进行性呼吸困难，双肺底可闻及 Velcro 啰音（湿性啰音的一种），进行性低氧血症；肺功能表现为限制性通气障碍、弥散功能降低和肺泡动脉血氧分压差增大；其组织学改变为不同程度的炎症改变和纤维化，可伴有肺实质肉芽肿或继发性血管病变，随着病情的持续进展，患者最终因呼吸衰竭死亡。

在临床上，典型的肺纤维化疾病包括特发性肺纤维化（idiopathic pulmonary fibrosis，IPF）、结节病、肺尘埃沉着病（尘肺）等。特发性肺纤维化是一种慢性炎症性间质性肺疾病，以普通型间质性肺炎为特征性病理改变且病因不明，主要表现为成纤维细胞灶的出现，导致大量细胞外基质（extracellular matrix，ECM）沉积，胶原积聚，肺泡结构破坏，最终导致正常肺组织结构的破坏，是一种慢性、进行性、不可逆转的致命性肺疾病。临床表现为进行性呼吸困难并伴有刺激性干咳，肺功能为限制性通气障碍，病情一般持续恶化，最终因呼吸衰竭而死亡。

（三）发病率

近年来，肺纤维化疾病的发病人数在国内外均有显著上升的趋势，我国的 PF 发病率为每年 3/10 万～5/10 万。由于 PF 起病隐匿、无特异的临床表现，早期诊断较困难，加之目前尚无特殊的治疗方法，其病死率极高，确诊后平均存活期为 2～4 年，5 年生存率仅为 30%～50%。尽管目前对其发病机制已有一定认识，但因该病的病因和发病机制甚为复杂，迄今为止仍无公认的发病学说及有效的治疗手段。目前国内外多以糖皮质激素和免疫抑制剂为主要治疗手段，其主要作用为抑制炎症和免疫反应，减轻肺泡炎症，延缓纤维化的进程。虽为经典用药，但疗效作用很不一致，长期大剂量服用毒副作用大，且对存在某些危险因素（如糖尿病、高血压）的患者应用受到限制，某些病例甚至无效，由于大多数肺部疾病最终转归为肺纤维化，并且随着污染、环境恶化等因素，PF已成为当今严峻的健康问题。

二、致肺纤维化外源化学物

许多常见的肺纤维化过程往往是因为外源化学物的刺激引起的慢性炎症造成持续性肺损伤，从而诱发肺纤维化的发生。致肺纤维化的外源性化学物有很多种，我们在此主要列举一些常见的致肺纤维化外源化学物，并把这些外源化学物归为以下几类：

（一）粉尘

可吸入颗粒物在空气中常常是以气溶胶的形态存在，对人体的健康危害较大。可吸入颗粒物进入人的肺部后，沉积于肺泡上，削弱细支气管和肺泡的换气功能，可引起肺组织的慢性纤维化，导致冠心病、心血管病等一系列病变。其中可吸入性颗粒物引起的肺纤维化最常见的是职业接触粉尘引起的尘肺。最常见的致尘肺的粉尘有石英尘、石棉尘、煤尘、水泥尘、滑石粉、白陶土和有机粉尘等。

（二）金属及其化合物

职业接触金属及其化合物可引起肺纤维化。常见职业性接触的金属包括铝、铍、锡、锑、钡、铜、钴、镍、铁、钛、铬等，其中有近20多种金属粉尘长期接触可造成职业性急慢性肺炎、肺水肿、肺气肿、肺肉芽肿、慢性非特异性肺病、肺纤维化和肺癌等病变。金属铍（Be）所致的铍肺就是其中的典型代表。可致肺纤维化的金属化合物包括锡化合物、五氧化二钒、氯化铂酸、苯基汞、甲基汞、四乙基铅、砷酸盐，镉及镉化合物等。

（三）百草枯

百草枯属于双嘧啶类化合物，是一种使用广泛的除草剂。在百草枯的生产和使用过程中，往往容易造成人体的接触与摄入。据文献报道，人体无论是急性还是慢性接触百草枯都很容易引起广泛的肺部损伤。其主要特征是弥漫性间质和肺泡内肺纤维化。

（四）药物

目前明确可致肺纤维化的药物包括以下几类：

（1）细胞毒性药物：烷化剂类环磷酰胺等、抗代谢药物甲氨蝶呤类、细胞毒抗生素博来霉素类、长春碱类等。

（2）神经节阻断剂六羟季铵类等。

（3）心脑血管类药胺碘酮等。

（4）抗结核药异烟肼等。

药源性肺纤维化发病机制不明，有学者提出药物的毒性作用与机体的免疫异常是发病基础，即正常的药理细胞毒性反应和过敏反应。常见的致肺纤维化的药物所致肺纤维化机制见表4-3。

表4-3　常见的致肺纤维化的药物及其机制

药物分类	药名	机制	发生频率
细胞毒抗生素	博来霉素、丝裂霉素、白消安	细胞毒性	常见
烷化剂	环磷酰胺、苯丁酸氮芥、美法仑、异环磷酰胺	细胞毒性	罕见
硝基脲类	福莫司汀、吡葡亚硝脲	细胞毒性	少见
	洛莫司汀、噻氮芥	细胞毒性	常见
抗代谢药	6-巯基嘌呤	细胞毒性	少见
	甲氨蝶呤、咪唑硫嘌呤	细胞毒性	常见
其他	甲苯苄肼、长春新碱、长春地辛	细胞毒性	少见
抗炎药	青霉胺、金制剂、非甾体抗炎药	非细胞毒性	少见
抗生素	米诺环素、柳氮磺嘧啶	非细胞毒性	少见
	呋喃妥因	非细胞毒性	常见
	胺碘酮	非细胞毒性	常见
抗心率失常药	妥卡尼、氟卡尼、美心律、β-肾上腺受体阻滞剂	非细胞毒性	少见
抗癫痫药	苯妥英钠、卡马西平	非细胞毒性	少见

（五）刺激性及窒息性气体

空气污染或其他原因生成的大量臭氧、光气及一些氮氧化物等气体也被证实具有致肺纤维化的能力；生产环境中存在的氯气及其气体化合物、二氧化硫、氟化氢、硼酸、硫酸与三聚氰胺混合氨气的混合气、化工垃圾燃烧烟雾（含苯酚、醛类、一氧化碳）等常有临床报道致肺纤维化的实例。

三、致肺纤维化的机制

研究已知肺纤维化主要是肺组织受损后修复调节失控、重建异常所引起的病变。在这个过程中，一系列细胞因子和生长因子等表达异常、炎症反应、血管增生和重建、纤维蛋白溶解障碍、基质金属蛋白酶，以及外界环境等因素导致的氧化应激都参与肺纤维化的发病过程。由此造成上皮细胞缺损、成纤维细胞增生和细胞外基质（ECM）积聚等主要病变，最终结果是成纤维细胞替代了行使正常功能的肺泡上皮细胞，导致了纤维化的发生。以下从细胞、细胞因子和信号转导通路三方面对目前肺纤维化的机制研究进行详细总结。

（一）致肺纤维化的细胞机制

肺纤维化过程包括肺组织的炎性损伤、组织结构破坏，以及随后伴有的肺间质细胞积聚的组织修复过程。在此过程中，肺炎症细胞（主要为巨噬细胞）、肺泡上皮细胞、肥大细胞、内皮细胞和肺间质细胞（如成纤维细胞、肌成纤维细胞）通过分泌细胞因子、炎性介质等生物活性物质，发挥直接或间接作用。形态学上发现，纤维化病变内Ⅱ型肺泡上皮细胞、成纤维细胞、巨噬细胞和肥大细胞彼此之间紧密接触。因此，参与肺纤维化的多种细胞共同构成了一个复杂的肺细胞网络，彼此相互影响。其中巨噬细胞、肺泡上皮细胞及肺间质细胞在纤维化起始及进展过程中起最为关键的作用。

1．巨噬细胞

动物研究发现，相比生理盐水处理的对照组，使用$5 \times 10^{2} \sim 5 \times 10^{5}$ U 重组干扰素气管滴注雄性路易（Lewis）鼠18小时后，大鼠产生了明显肺损伤，并出现了肺纤维化现象。此研究证实，肺泡巨噬细胞和肺间质巨噬细胞在肺损伤致肺纤维化过程中都具有重要的作用。肺泡巨噬细胞分泌大量的活性氧中间体（ROI）、一氧化氮（NO）和

肿瘤坏死因子 -α（TNF-α），并由这些非特异性的细胞毒性介质和炎症介质引起肺组织损伤。肺间质巨噬细胞则诱导和维持特异性免疫反应，表现为主要组织相容性复合物 II 型（MHC- II）的表达，以及白介素 1（IL-1）和白介素 6（IL-6）的分泌。

2．肺泡上皮细胞

肺纤维化过程起始于肺泡，肺泡上皮损伤可能是病变的早期阶段。近年的研究结果显示，肺泡上皮细胞凋亡在肺炎症、肺纤维化的发生与发展中可能起非常重要的作用。

Kuwano 等使用 4 mg/kg 博来霉素气管滴注 6 周龄野生型 C3H 小鼠诱导肺纤维化模型，在第 7 天和 14 天发现小鼠肺泡上皮细胞凋亡增多，caspase-1 和 caspase-3 在肺泡上皮细胞、肺泡巨噬细胞和浸润的炎症细胞中表达明显增多，使用 caspase 抑制剂可以降低 caspase-1 和 caspase-3 的活性、减少凋亡细胞数、减轻肺炎症 / 肺纤维化病变程度。同时，相同条件下使用 Fas/Fas-L 缺陷的小鼠却很少发展为肺纤维化，这与 Fas/Fas-L 介导的上皮细胞凋亡减少有关。

3．肺间质细胞

肺间质细胞是肺纤维化过程中合成和分泌细胞外基质（ECM）的主要效应细胞。在肺纤维化中，肺间质细胞的 ECM 受体如整合素 $\alpha_5\beta_1$、$\alpha_8\beta_1$ 的表达增加，通过受体配体结合后的信号转导促进肺间质细胞增生、分化，进一步促进纤维连接蛋白、胶原等 ECM 合成与分泌。

吴浩等（1999）对博来霉素（1.5 毫克 / 只）气管滴注诱导的雄性 SD 大鼠肺纤维化的系列研究发现，肺纤维化早期（第 3 天），肺内原始间质细胞迅速增多，这些细胞均表达 $\alpha_5\beta_1$，其形态逐渐向成纤维细胞、肌成纤维细胞和平滑肌细胞分化。博来霉素染毒 1 周以后，$\alpha_5\beta_1$ 强阳性反应也主要见于明显增生的以成纤维细胞、肌成纤维细胞为主的间质中，并与 TGF-β 阳性分布相似；与此同时，肺间质细胞内纤维连接蛋白阳性反应明显增强，与 $\alpha_5\beta_1$ 的变化同步，二者在分布上也密切相关。因此，肺间质细胞通过上调整合素等黏附分子增加 ECM 的合成和分泌在肺纤维化的发生及发展过程中具有重要意义。

研究表明，肺泡上皮细胞向间质细胞转化是纤维化过程中局部成纤维细胞的重要来源之一，即上皮 - 间质转化（Epithelial-Mesenchymal Transition，EMT）。Willis 等在体外实验中证明 TGF-β1 刺激的大鼠原代肺泡上皮细胞（alveolar epithelial cell，AEC）的间质细胞标志物（α-SMA 和 COL-I）表达上调，同时上皮细胞标志物（水通道 25、细胞角蛋白）表达下调，同时其形态也向纤维细胞样转变。提示部分 AEC 在肺纤维化过程中向成纤维细胞转化是成纤维细胞灶的来源之一。EMT 的转分化方式可能与多条信号转导通路有关，Ras、Rho、Src、Smads 等信号转导通路均参与 EMT 过程的调控。

4．肥大细胞

肥大细胞参与肺纤维化的过程也受到了普遍的关注。不论是在博来霉素、放射线、粉尘诱导的肺纤维化动物模型，还是在人类特发性肺纤维化（IPF）、硅沉着病（矽肺）的病变组织中，肥大细胞都很丰富。

韩晓静等（2011）研究发现，使用 5 mg/kg 博来霉素气管滴注雄性 SD 大鼠（180 ~ 200 g）后，在第 14 天和 28 天可以明显诱导肺纤维化的发生。同时在 1% 的甲苯胺蓝液染色后的肺组织切片中可以发现肥大细胞明显增加。免疫组织化学分析也发现肥大细胞中结缔组织生长因子（connective tissue growth factor，CTGF）分泌增多，从而直接促进了肺纤维化过程的发生。

（二）致肺纤维化的细胞因子机制

随着对肺炎症 / 肺纤维化机制研究的深入，人们逐渐把研究视野从损伤部位细胞成分的变化，转移到由各种细胞释放的细胞因子、生长因子、前炎介质、趋化因子和蛋白酶等生物活性分子上来。这些细胞因子可由肺纤维化变化中激活的炎症细胞如巨噬细胞、淋巴细胞和嗜酸性粒细胞等合成分泌，也可由肺结构细胞如上皮细胞、内皮细胞及间质细胞表达。它们在肺纤维化过程中分别起着不同作用。有的参与组织的修复与纤维化进展，如 TGF-β、PDGF 和基质金属蛋白酶（MMPs）/ 金属蛋白酶组织抑制剂（TIMPs）等；有的参与局部损伤和炎症反应，如 TNF-α、IL-1、IL-8 等；另外有一些因子则促进受损上皮和血管内皮的修复，具有抗损伤和抑制肺纤维化作用，如肝细胞生长因子（HGF）、INF-γ、TGF-α 等。这些细胞因子各司其职、又相互联系，形成了导致肺纤维化复杂的细胞因子网络。下面对肺纤维化过程中典型的细胞因子分别作具体介绍：

1. 转化生长因子 β（TGF-β）

TGF-β 被认为是最重要的致纤维化因子。Zhou 等（2009）通过 100mg/kg 博来霉素皮下注射 7 天诱导雌性 C57BL/6 小鼠（8 ~ 10 周龄）产生肺纤维化，在小鼠肺组织中检测出 TGF-β mRNA 的高水平表达。后续研究显示，TGF-β 是通过 Smads 蛋白通路发挥作用的。当 TGF-β 被活化，与细胞膜上 II 型和 I 型受体相继结合，和 Smad2/3 形成复合体，使其发生磷酸化，并且继续与 Smad4 形成复合体，产生胞内因子，调节相关基因转录，使正常的成纤维细胞发生转化，促进细胞外基质和胶原蛋白的表达并抑制其降解。

Koh 等（2015）进行的研究又发现，提早使用 TGF-β 受体阻滞剂（SB431542）处理过的 ICR 雌性小鼠（7 ~ 8 周龄），在博来霉素气管滴注后，肺纤维化病理改变可以明显减轻。而使用 TGF-β 受体阻滞剂（SB431542）处理博来霉素气管滴注诱导的肺纤维化模型 ICR 雌性小鼠可以明显减少肺组织中胶原蛋白的含量。

Goodwin 等（2009 年）认为，在正常肺组织中 TGF-β 处于非活性状态，当肺上皮细胞受损，整合素分泌量增加，TGF-β 表达量增加并且活性升高。上皮细胞大量增殖和分化，成纤维细胞向受损部位移动，细胞外基质（ECM）和其他炎性因子等分泌量都相应增加，肺部由生理性的修复转化成病理性损伤。

2. 肿瘤坏死因子 α（TNF-α）

TNF-α 是临床检验肺纤维化的一个重要指标。在纤维化的肺部组织中，发现 TNF-α 大量表达，TNF-α mRNA 的水平高于正常肺组织。TNF-α 膜受体有 TNF-R1 和 TNF-R2 两种类型。当 TNF-α 与膜受体结合，激活胞内的核因子 -κB（NF-κB）和丝裂原活化蛋白激酶（MAPK）通路，调节基因转录，产生包括 TGF-β、IL-1 和 IL-6 在内的多种细胞因子。TNF-α 还可介导其他细胞因子和炎性因子的表达，直接或间接促进细胞外基质的合成。

一项病例对照研究显示，肺纤维化的发生与 TNF-α 的高表达密切相关。Yucesoy 等（2001）通过美国国家煤工尸检研究获得高加索男性井下矿工肺组织样品，最后选择 325 名硅沉着病（矽肺）患者和 164 健康矿工，发现硅沉着病患者肺组织中 TNF-α 含量明显增加，基因多态性分析还发现 TNF-α 相关的基因位点与硅沉着病患者肺纤维化的发生具有明显的相关性。

3．白介素（IL）

白介素家族（ILs）在早期炎症反应中的作用受到广泛的关注，在肺纤维化的发病过程中也起着重要的作用。IL 家族中，一些 IL 能促进肺纤维化的发生。

Antoniou 等（2006）通过 20 名特发性肺纤维化（IPF）患者、20 名结节病患者和 10 名健康对照进行病例对照研究。结果显示，相对于结节病患者和健康对照，IPF 患者的肺泡灌洗液中 IL-8 明显高表达。推测 IL-8 可以促进血管增生和细胞外基质沉积，在促进肺纤维化过程中具有重要作用。

而另外一些 IL 能抑制肺纤维化。Barbarin 等（2004）使用二氧化硅颗粒（平均粒径为 2.5 μm；2.5 毫克 / 只）气管滴注染毒雌性 C57BL/6J 小鼠（8 周龄）诱导肺纤维化模型。结果显示，IL-10 在急性炎症阶段可下调 TGF-β 的表达，减轻胶原沉积，但在后期纤维化阶段，可上调 TGF-β 的表达，促进肺纤维化的发展。

4．血小板衍生因子（PDGF）

PDGF 是血管内皮生长因子家族成员之一，在结缔组织重塑中扮演着重要的角色。PDGF 与其受体结合后，可激活磷脂酰肌醇三激酶（PI3K）、细胞外信号调节激酶（ERK）、磷脂酶 C 及酪氨酸激酶等信号转导途径，经过一系列磷酸化反应，传递 PDGF 促进细胞增长和分裂的信号。PDGF 通过自分泌和旁分泌的方式发挥作用，在正常生理状态下，PDGF 储存在血小板中，在器官受到损伤时，包括巨噬细胞和血小板在内的很多细胞均可分泌 PDGF。

王建平等（2008 年）采用 5 mg/kg 博来霉素气管滴注诱导雄性 Wistar 大鼠肺纤维化模型，应用 HE 染色和免疫组织化学方法观察大鼠的肺纤维化程度和 PDGF 表达水平。博来霉素处理组病理观察发现大鼠在第 28 天出现了明显的肺纤维改变，主要表现为肺泡壁显著增厚，肺泡结构破坏明显，间质可见单核巨噬细胞、中性粒细胞和长梭形纤维细胞浸润，肺泡腔内见大量脱落上皮细胞。而免疫组织化学分析发现 PDGF-AA 和 PDGF-BB 在处理组大鼠的成纤维细胞中大量表达，第 7 天时达到最高值，以后渐降，而在肺泡巨噬细胞中 PDGF-BB 在 14 小时时即可达到最高值。此研究表明，PDGF 可能在肺纤维化发生、发展的早期起重要作用。

5. 基质金属蛋白酶/金属蛋白酶组织抑制剂（MMPs/TIMPs）

MMPs 是一类结构高度同源的内肽酶的总称，TIMPs 是其特异性的组织抑制因子。Tan 等（2006）使用 0.1 mg 青石棉气管滴注雄性野生型 C57BL/6 小鼠后诱导的肺纤维化模型显示，在早期的急性肺泡炎时（第 1 天）和整个肺纤维化进程中（第 7 ~ 28 天）均可观察到 MMPs/TIMPs 的表达增加，其中包括 MMP-2、MMP-7、MMP-9、MMP-12、MMP-13 和 TIMP-1、TIMP-2。MMPs/TIMPs 是参与细胞外基质（ECM）降解的重要蛋白酶类，其中明胶酶（MMP-2、MMP-9）主要降解IV型胶原、纤维连接蛋白和肺基膜成分等细胞外基质，而肺基膜及结构支架的损伤与肺纤维化发生、发展的关系极为密切。

6. γ 干扰素（INF-γ）

INF-γ 是一个多肽分子家族，临床上可以用其改善特发性肺纤维化（IPF）患者的预后。Carvalhod 等（2004）报道的一项个体病例研究显示，在一名 4 年前诊断为特发性肺纤维化的 68 岁患者使用 INF-γ 治疗后（静脉注射，每次 200 μg，每周 3 次），虽然肺纤维化症状减轻，但在第 47 次注射后，患者出现发热（38.5℃）和重度呼吸衰竭（血氧饱和度 83%）。因此 INF-γ 治疗肺纤维化的研究仍需深入，以尽量减少其不良反应。

除了上述典型的肺纤维化相关细胞因子外，还有一些细胞因子如结缔组织生长因子（connective tissue growth factor，CTGF）、单核细胞趋化因子（MCP-1）、胰岛素样生长因子 -1（IGF-1）、肝细胞生长因子（HGF）、纤溶酶原激活抑制剂（PAI-1）、超氧化物歧化酶（SOD）

和血红素加氧酶（HMOX-1）等也发现可能与肺纤维化的发生、发展密切相关。

总之，众多细胞因子在肺纤维化的发生中起着重要作用，它们相互作用，构成一个复杂的细胞因子网络，其机制尚未明了。随着分子生物学、免疫学等相关学科的发展，这些问题会越来越清楚，用细胞因子治疗、预防肺纤维化将成为可能。

（三）致肺纤维化的信号转导通路机制

1．STAT 信号转导途径

信 号 转 导 及 转 录 活 化 蛋 白（signal transducer and activator of transcription，STAT）是一类新型细胞内信号传导和基因表达调控因子家族。有文献报道，在雌性 Wistar 大鼠（体重 200 ～ 300 g）气管内灌注 5 mg/kg 博来霉素后，第 1 天 STAT1 活化开始升高，第 7 天达高峰，第 28 天肺纤维化形成时 STAT1 仍明显高于对照组。

与 STAT 功能密切相关的另一类信号分子为 JAK（Janus kinase），包括 JAK1、JAK2、JAK3、TYK2。JAK 家族和 STAT 共同构成 JAK-STAT 信号转导通路。近年来对 IFN-γ 抑制胶原合成的分子机制提到了 JAK-STAT 信号转导途径的重要作用。体外试验表明，在新生儿周皮分离的原代培养成纤维细胞经过 IFN-γ 处理 24 ～ 48 小时后，细胞核中的转录蛋白 STAT1 被激活，与 TGF-β 信号转导发生竞争性抑制，从而削弱了 TGF-β 的作用，起到抗纤维化作用。但是在 JAK1 缺失的人类肉瘤细胞系（U4A）中，相同条件下 IFN-γ 的作用并不明显。

2．酪氨酸蛋白激酶（tyrosine protein kinase，TPK）磷酸化途径

TPK 是一类催化 ATP 上 γ- 磷酸转移到蛋白质酪氨酸残基上的激酶，能催化多种底物蛋白质酪氨酸残基磷酸化，在细胞生长、增殖、分化中具有重要作用。

体外试验显示，从 4 周龄雄性 SD 大鼠新鲜分离并原代培养的平滑肌细胞（SMCs）培养液中加入纤连蛋白（fibronectin，FN）后，细胞内磷酸酪氨酸含量增加，提示 FN 与其整合素受体 $\alpha_5\beta_1$ 结合后信息的传递与酪氨酸蛋白激酶的磷酸化有关。FN 可能是通过酪氨酸蛋白激酶磷酸化途径将信息传至胞内，导致肺间质细胞的增生、细胞骨架改变、肌成纤维细胞分化，进而增加 FN 等的细胞外基质的转录合成。由此可见，酪氨酸蛋白激酶磷酸化途径在成纤维细胞细胞外基质的合成及最终导致肺纤维化过程中可能扮演重要角色。

3．MAPK 信号转导途径

丝裂原活化蛋白激酶（mitogen-activated protein kinases，MAPKs）是细胞内的一类丝氨酸 / 苏氨酸蛋白激酶。MAPKs 信号转导通路存在于大多数细胞内，在将细胞外刺激信号转导至细胞及其核内，并引起细胞生物学反应（如细胞增殖、分化、转化及凋亡等）的过程中具有至关重要的作用。

动物实验研究显示，雄性 C57BL/6 小鼠（14 ～ 21 周龄）每天 6 小时吸入温石棉纤维（环境健康科学研究所参考样本）14 ～ 30 天后，肺泡灌洗液中肺上皮细胞的磷酸化胞外信号调节激酶（extracellular signal-regulated kinase，ERK）明显增加。ERK 途径是哺乳动物细胞内已确定存在的重要 MAPKs 信号通路之一，因此推测 MAPK 信号分子可能与石棉肺纤维化中 NF-κB 激活有关。

4．TGF-β/Smad 信号通路

TGF-β 家族成员通过与两种类型的跨膜丝氨酸 / 苏氨酸激酶受体异源复合物结合，启动了细胞反应。胞内信号蛋白 Smads（mothers against decapentaplegic）被受体激酶活化，形成异源蛋白复合物转移到核内，与特定的 DNA 序列结合指导转录，从而实现 TGF-β 对基因表达的调控。Smads 基因编码的蛋白质都是 TGF-β 家族的特异性细胞内信号转导分子，不同的 Smads 家族在信号传递中作用不同，其中 Smad3 是 TGF-β/Smads 信号通路中主要的活化蛋白，Smad3 蛋白的正常表达是肺纤维化形成必需的，Smad7 则是 TGF-β/Smads 的信号通路负调蛋白，Smad7 蛋白的上调可以抑制肺纤维化。

有研究者给 Smad3 基因敲除型和雌性野生型 C57BL/6 小鼠（3 周龄）同时给予前炎症细胞因子 IL-1，两种小鼠均发生明显的炎症反应，但镜下观察到的野生型小鼠肺组织发生了明显的纤维化和胶原沉积，而 Smad3 基因敲除型小鼠却无上述表现，提示炎症反应可能是通过 TGF-β 与 Smad3 相联系并导致肺纤维化的发生。

除了上述 4 种主要的信号通路，mTOR、Wnt/β-catenin、TGF-β1/ADAMTS-1 等信号通路也逐渐被证明与肺纤维化关系密切。肺纤维化可能是有多种信号通路共同介导的。

总之，肺纤维化是多细胞、细胞因子及其信号转导途径共同作用的结果。肺纤维化相关细胞、细胞因子及其激活的信号转导途径极其复杂，而各种细胞因子、各信号转导途径的信号分子间又存在着交互作用，形成复杂的信号网络系统，参与调控肺纤维化进程的发展。

（陈章健　贾　光）

主要参考文献

1．陆再英，钟南山．内科学．7 版．北京：人民卫生出版社，2008：10-101.

2．张丽．肺纤维化的治疗现状及展望．肿瘤预防与治，2009，22（1）：100-103.

3．江泉观，纪云晶，常元勋．环境化学毒物防治手册．北京：化学工业出版社，2004：25-45.

4．胡建林．呼吸疾病鉴别诊断与治疗学．北京：人民军医出版社，2007：50-125.

5．吴浩，张月娥，许祖德，等．实验性肺纤维化肺组织整合素 $\alpha_5\beta_1$ 和转化生长因子 -β 的表达．中华病理学杂志，1999，28：427-431.

6．韩晓静，陈晓玲，康玲，等．大鼠肺纤维化形成中肺内肥大细胞结缔组织生长因子的表达．中国应用生理学杂志，2011，27（3）：325-328.

7．王建平，申玉瑶，杨燕．大鼠肺纤维化过程中 TGF-β1 和 PDGF 在不同肺组织中的表达变化及意义．山东医药，2008，48（23）：26-28.

8．范贤明，李振华，侯显明，等．博莱霉素致大鼠肺纤维化过程中肺泡巨噬细胞 STAT1 的活化和蛋白的研究．中华结核和呼吸杂志，2002，25（1）：57-58.

9．King TE Jr，Pardo A，Selman M．Idiopathic pulmonary fibrosis．Lancet，2011，378（9807）：1949-1961.

10．Navaratnam V，Fleming KM，West J，et al．The rising incidence of idiopathic pulmonary fibrosis in the U.K．Thorax，2011，66（6）：462-467.

11．Song JW，Hong SB，Lim CM，et al．Acute exacerbation of idiopathic pulmonary fibrosis: incidence, risk factors and outcome. Eur Respir J, 2011, 37 (2): 356-363.

12. Steinmuller C, Franke-Ullmann G, Lohmann-Matthes ML, et al. Local activation of nonspecific defense against a respiratory model infection by application of interferon-gamma: comparison between rat alveolar and interstitial lung macrophages. Am J Respir Cell Mol Biol, 2000, 22 (4): 481.490.

13. Willis BC, Borok Z. TGF-beta-induced EMT: mechanisms and implications for fibrotic lung disease. Am J Physiol Lung Cell Mol Physiol, 2007, 293 (3): L525-534.

14. Zhou Y, Koli K, Hagood JS, et al. Latent transforming growth factor-beta-binding protein-4 regulates transforming growth factor-beta1 bioavailability for activation by fibrogenic lung fibroblasts in response to bleomycin. Am J Pathol, 2009, 174 (1): 21-33.

15. Koh RY, Lim CL, Uhal BD, et al. Inhibition of transforming growth factor-β via the activin receptor-like kinase-5 inhibitor attenuates pulmonary fibrosis. Mol Med Rep, 2015, 11 (5): 3808-3813.

16. Goodwin A, Jenkins G. Role of integrin-mediated TGFbeta activation in the pathogenesis of pulmonary fibrosis. Biochem Soc Trans, 2009, 37 (4): 849-854.

17. Yucesoy B, Vallyathan V, Landsittel DP, et al. Association of tumor necrosis factor-alpha and interleukin-1 gene polymorphisms with silicosis. Toxicol Appl Pharmacol, 2001, 172 (1): 75-82.

18. Antoniou KM, Tzouvelekis A, Alexandrakis MG, et al. Different angiogenic activity in pulmonary sarcoidosis and idiopathic pulmonary fibrosis. Chest, 2006, 130 (4): 982-988.

19. Barbarin V, Arras M, Misson P, et al. Characterization of the effect of interleukin-10 on silica-induced lung fibrosis in mice. Am J Respir Cell Mol Biol, 2004, 31 (1): 78-85.

20. Tan RJ, Fattman CL, Niehouse LM, et al. Matrix metalloproteinases promote inflammation and fibrosis in asbestos-induced lung injury in mice. Am J Respir Cell Mol Biol, 2006, 35 (3): 289-297.

21. Carvalhod CR, Kairalla RA, Schettino GP. Acute respiratory failure after

interferon-gamma therapy in IPF. Am J Respir Crit Care Med，2004，169（4）：543-544.

22．Ghosh AK，Yuan W，Mori Y，et al. Antagonistic regulation of type I collagen gene expression by interferon-gamma and transforming growth factor_beta. Integration at the level of p300 CBP transcriptional coactivators．J Biol Chem，2001，276（14）：11041-11048.

23．Robledo RF，Buder-Hoffmann SA，Cumminsa AB，et al. Increased phosphorylated extracellular signal-regulated kinase immunoreactivity associated with proliferative and morphologic lung alterations after chrysotile asbestos inhalation in mice．Am J Pathol，2000，156（4）：1307-1316.

24．Bonniaud P，Margetts PJ，Ask K．TGF-β and Smad3 signaling link inflammation to chronic fibrogenesis．Journal of Immunology，2005，175（8）：5390-5395.

25．Gui YS，Wang L，Tian X，et al. mTOR over activation and compromised autophagy in the pathogenesis of pulmonary fibrosis．PLoS One，2015，10（9）：e0138625.

26．Romero Y，Bueno M，Ramirez R，et al. mTORC1 activation decreases autophagy in aging and idiopathic pulmonary fibrosis and contributes to apoptosis resistance in IPF fibroblasts．Aging Cell，2016，15：1103–1112.

27．Akhmetshina A，Palumbo K，Dees C，et al. Activation of canonical Wnt signalling is required for TGF-β-mediated fibrosis．Nat Commun，2012，3：735.

第六节　哮　喘

一、概述

（一）定义

哮喘又称支气管哮喘，是由变应原或其他因素引起的、多种细胞和细胞组分参与并起作用的、广泛而可逆的气道慢性炎症疾患。其气道的慢性炎症伴随气道高反应性，导致反复发作喘鸣、呼吸困难、胸闷和咳嗽。引起哮喘的因素十分广泛复杂，吸入性和食入性变应原以及感染，特别是呼吸道病毒感染均为哮喘发生的重要原因。

（二）临床表现

哮喘患者主要的病理变化是小支气管平滑肌挛缩、毛细血管扩张、通透性增加、小支气管黏膜水肿、黏膜腺体分泌增加、黏液栓形成，因而气道变窄，患者感觉胸闷、呼吸困难。这些病理改变和症状主要是淋巴毒素（LTs）和组胺作用的结果。因此与哮喘相关的症状主要为咳嗽、喘息、呼吸困难、胸闷、咳痰等。典型的体征是发作性伴有哮鸣音的呼气性呼吸困难。严重者可被迫采取坐位或呈端坐呼吸，干咳或咳大量白色泡沫痰，甚至出现发绀等。哮喘症状可在数分钟内发作，持续数小时至数天，可自行缓解或用支气管扩张药缓解。早期或轻症患者多数以发作性咳嗽和胸闷为主要表现，但这些表现缺乏特征性。哮喘的发病特征是：

（1）发作性：当遇到诱发因素时呈发作性加重。

（2）时间节律性：常在夜间及凌晨发作或加重。

（3）季节性：常在秋冬季节发作或加重。

（4）可逆性：平喘药通常能够缓解症状，可有明显的缓解期。

（三）发病率

北京地区居民哮喘的发病率较高，是儿科和内科的重要呼吸系统疾病。好发于儿童和青壮年，有明显家族史。病情迁延、病程较长、频繁发作，并发症较多。

王文雅等（2013）于 2010 年 2 月至 2011 年 8 月，通过多阶整群随机抽样的方法对北京地区年龄 14 岁以上人群展开了哮喘横断面调查，入户调查共计 61 107 人，回收有效调查问卷 57 647 份。结果发现，北京地区哮喘总体患病率为 1.19%（687/57 647），其中郊区人群患病率为 1.40%（269/19 179），显著高于市区的 1.09%（418/38 468），女性患病率为 1.32%（391/29 700），显著高于男性的 1.06%（296/27 947）。

据 WHO 估计，全球共有哮喘患者 1 亿～1.5 亿，且仍在增加，每年死于哮喘的患者有 18 万人。无论在发达国家还是发展中国家，哮喘均是社会健康问题，是小学生辍学的最主要原因。

二、致哮喘的外源性化学物

哮喘病的发病原因错综复杂，主要包括两个方面，即哮喘病患者的体质和环境因素。除了体质的影响外，环境中各种因素是哮喘发病的主要原因。环境因素即指致哮喘的外源性化学物，包括空气污染物、工业毒物、药物、食物以及食物添加剂等。因此我们简单地把致哮喘的外源性化学物归为以下几类：

（一）工业（环境）外源性化学物

生产黏合剂中接触的酸酐；铝罐生产中接触的氟；动物处理中鼠、兔、豚鼠的分泌物等；面包师所接触到的面粉；啤酒厂化验员、工人接触到的氯胺；化工生产中的环氧树脂、过磷酸盐、染料、甲苯二异氰酸酯；伐木工、刷木工接触到的红杉、枫树、条纹木、胡桃树等的碎屑；汽轮机清洁工接触到的钒；咖啡工接触的咖啡豆粉末；化妆品生产工接触到的胭脂红；电子产品生产中的松香；铸造业中的呋喃基树脂等；实验室工人接触到的甲醛、六氯酚酶；肉类包装工接触到的苯二酸；金属磨工接触到的碳化钨、钴；金属精炼接触到的铂盐、镍铬；制冷业中的氟利昂等。上述工业毒物的各种职业和生活接触都可能诱发哮喘的产生。

（二）空气污染物

1. 室外环境污染物

空气污染是哮喘患者出现症状的原因之一。空气中的颗粒物可作为吸入过敏原的携带者，使这些过敏原沉积于肺，诱发哮喘发生；空气中较高浓度的二氧化硫能增加气道的高反应性；高浓度的臭氧暴露可导致呼吸道阻塞、咳嗽、胸痛，以及气道黏膜下中性粒细胞的聚集，也能增加易感者的气道反应性。一些其他的工业烟雾和氮氧化物、工业有机尘类均能引发哮喘的发生。

除了上述室外环境污染物外，致哮喘发生最常见的室外致敏源是花粉。抗原主要有树花粉、草花粉和野草花粉等。花粉的分布与地域有关，各地的花粉种属不一，在北美花粉有 1200 多种，但目前只发现有少数几种可引起过敏症状。我国的主要致敏花粉是蒿草，其他有报道的致敏花粉包括豚草（北京、沈阳、南京、武汉、大连等地）、碱蓬（山东）、野苋、木麻黄（广东）等。花粉浓度和季节也有明显关系，树花粉浓度在春季较高，草花粉在晚春初夏，野草花粉多见于夏秋季节，某些花粉在雨后浓度较高，易诱发哮喘发作。花粉主要经风吹扩散，其抗原的颗粒常较大，目前仍不清楚它们是如何到达气管的。虽然花粉过敏可加重哮喘的发作，但至今尚无证据证明对花粉敏感可增加哮喘的患病概率。

2．室内污染物

油漆、含有化学药物的杀虫剂、居室香味剂、厕所清洁剂、油烟、煤烟、蚊香烟雾、香烟烟雾、某些化妆品（如定型摩丝、发胶、染发剂、香水和香料等）和煤气或天然气燃烧所产生的二氧化硫（SO_2）等，尤其是室内装修过程中的油漆、稀料、装饰材料和合成板中的甲醛和苯、胶合剂、墙壁涂料、化学材料制作的家具、壁纸和塑料等化学气味极易诱发呼吸道的过敏症状。此外，现代衣料和衣服深加工中的化学物质如某些合成纤维、衣料染色剂、革制品的软化剂和染色剂、衣物的漂白剂等、衣物防蛀剂（如樟脑类）、含有蛋白水解酶的洗衣粉等也可诱发哮喘症状。

（三）药物

引起哮喘发生的药物一般都能引起气道收缩，如阿司匹林、β受体阻断剂、可卡因、双嘧达莫（潘生丁）、海洛因、IL-2、呋喃妥因、非甾体类抗炎药、普罗帕酮（心律平）、鱼精蛋白、长春碱、丝裂霉素。某些治疗哮喘的雾化吸入药物如抛射剂、二丙酸氯弗来松等也可能诱发哮喘的发作。

（四）食物及添加剂

能引起哮喘的食物主要有以下几类：易致敏性食物，最常见的是鱼类、虾蟹、蛋和奶等；食物添加剂，如水杨酸盐、食物保鲜剂、谷氨酰胺等均可诱发哮喘发作。许多饮料（包括啤酒和葡萄酒）和食物中含有的保鲜剂中含有偏亚硫酸氢盐，后者可释放足量的二氧化硫激发哮喘；刺激性饮食，辛辣的饮食也能诱发哮喘的发生。

三、哮喘发病机制

哮喘病的发病机制非常复杂，迄今仍未完全明了。不同类型的哮喘发病机制不尽相同，也可交互重叠。大量研究提出的众多学说，分别从不同的角度揭示了哮喘的发病机制。20 世纪 80 年代建立的气道炎症学说现已被广泛接受，但该学说仍然不能完全解释各种类型哮喘的发病机制。因而，哮喘更可能是由多种机制引起的一种共同反应。下面我们对目前研究较明确的几种机制分别进行阐述。

（一）气道炎症学说

1．概念与主要内容

哮喘是一种气道慢性炎症疾患。气道炎症学说是指各种炎症细胞与细胞因子网络的相互作用而导致的气道炎症是哮喘形成和发展的重要机制。哮喘气道炎症中各种细胞生长分化、功能表达，以及细胞间的相互作用是维持气道炎症反应的基础。而介导细胞间相互作用主要由 2 个信息系统完成，即可溶性蛋白分子（细胞因子和脂质递质）和细胞表面受体与靶细胞表面分子（配体）之间相互作用。这两个系统密切联系构成复杂的"细胞因子网络"，通过增强或诱导细胞间的作用或控制细胞对炎症递质的反应，实现炎性细胞特异性和选择性地移行至炎症反应靶部位。近年的研究发现，许多与气道炎症有关的细胞因子在炎症反应局部发挥自分泌和旁分泌效应，调节炎性细胞的成熟、分化和激活过程。细胞因子与细胞之间存在有复杂的双向作用。

气道炎症学说一直是哮喘免疫学机制的研究热点。Th1/Th2 失衡学说是哮喘气道炎症发生的主要假说。研究认为，诸如哮喘一类变态反应是由 Th2 细胞驱导的、对无害抗原或过敏原的一种高反应。$CD_4^+ T$ 辅助细胞按其功能分为两群：Th1 和 Th2。Th1 和 Th2 均分泌 IL-3，粒细胞 - 巨噬细胞集落刺激因子（GM-CSF）以及肿瘤坏死因子（TNF）。此外，Th1 主要合成释放干扰素（IFN）、IL-2；Th2 则主要合成 IL-4、IL-5、IL-10 和 IL-13 等。IFN 及 IL-4 分别为 Th1 和 Th2 特征性细胞因子。B 细胞合成分泌特异性 IgE 依赖于 IL-4 的存在。IL-4 及 IL-4 受体 α 链的表达，是抗原激发导致嗜酸性粒细胞聚集、黏液过度分泌及气道高反应性等哮喘特征性气道炎症的基础。而 Th1 细胞主要通过调节 Th2 细胞的活性发挥作用。Th1/Th2 细胞的失衡会诱导气道高反应性的形成以及哮喘的发生。

哮喘的气道炎症反应过程有三个阶段：IgE 激活和 FceR 基因启动，炎症介质和细胞因子释放，以及黏附分子表达促使白细胞跨膜移动。当外源性致哮喘化学物（如甲醛、SO_2）进入机体后，B 细胞识别抗原并活化，其活化途径有：T、B 细胞识别抗原不同表位分别表达激活；B 细胞内吞、处理抗原并结合主要组织相容性复合体 Ⅱ（MHC Ⅱ），此复合体被 T 辅助细胞（Th）识别后释放 IL-4、IL-5 进一步促进 B 细胞活化。被活化的 B 细胞产生相应的特异性 IgE 抗体，后者再与肥大细胞、嗜酸性粒细胞等交联，在变应原的作用下产生、释放炎症介质。肥大细胞、嗜酸性粒细胞、中性粒细胞、上皮细胞、巨噬细胞和内皮细胞都有产生炎症介质的能力，其中肥大细胞是气道炎症的主要原发效应细胞，肥大细胞激活后可释放组胺、嗜酸性粒细胞趋化因子、中性粒细胞趋化因子、淋巴毒素（lymphotoxin，LT）等介质。肺泡巨噬细胞在哮喘炎症的起始阶段也起着十分重要的作用。在这些炎症细胞释放的炎症介质中趋化因子能趋化炎性细胞加重炎性反应；前列腺素 D2（PGD_2）、血小板生长因子（PGF）、前列腺环素（PGI_2）和血栓素（TX）均能使气道产生极强的收缩反应，加重哮喘。其他诸如内皮素、肿瘤坏死因子（TNF）、黏附分子等在哮喘炎症反应介质中都起着十分重要的作用。

2. 举例

甲醛是一种半抗原，可以与血浆白蛋白或皮肤角蛋白形成完全抗原，导致机体皮肤或呼吸道（鼻腔和支气管）黏膜产生甲醛特异性 IgE，它可以作为肥大细胞膜上的结合态免疫球蛋白而存在，当人体再次接触抗原时，这些免疫球蛋白互相之间发生桥联，导致肥大细胞膜通透性发生变化，释放组胺等各种炎症介质，导致局部产生过敏性水肿和炎症，并进而引发哮喘。

Tarkowski 等（1995）的动物实验研究报道，经 2 mg/m³ 甲醛吸入染毒（每天 6 小时，连续 10 天）的雌性 BALB/c 小鼠（6 ~ 10 周龄）

和未经甲醛染毒的雌性 BALB/c 小鼠分别在经鼻滴入（每周一次，连续 7 周）5μg 卵清白蛋白（OVA）致敏，并用 ELISA 方法检测血清中 OVA-IgE 抗体的含量。结果发现，经甲醛染毒组较未经甲醛染毒组血清中 OVA-IgE 抗体含量显著升高，提示甲醛可促进和加重以 IgE 介导的哮喘小鼠气道炎症改变。

流行病学研究也证实了甲醛暴露可以增加了儿童患哮喘的概率。Rumchev 等（2002）在 6 个月～3 岁的儿童中进行了一项病例 - 对照研究，他们调查了 88 名被初步诊断患有哮喘与 104 名不患哮喘的儿童家庭，并且分别测定了冬、夏两个季节卧室和居室的甲醛水平。结果发现，病例组的甲醛暴露水平高于对照组，差异有统计学意义（$P < 0.05$）。同时经广义线性模型估计，儿童暴露于浓度高于 60 μg/m³ 的甲醛可以明显增加哮喘的患病危险性。

李鸿佳等（2014 年）运用屋尘螨（HDM）诱导哮喘雌性 BALB/c 小鼠动物模型，通过气道上皮 Toll 样受体 4（TLR4）/NF-κB 信号转导途径诱导树突状细胞（DC）活化，进而检测 IL-25 等各种促炎性因子的释放，通过测定 IL-4、IL-5、IL-13 等 Th2 淋巴细胞及 IFN-γ 等 Th1 淋巴细胞相关炎症介质的表达，从而进一步明确固有性免疫和获得性免疫反应在哮喘炎症中的重要作用，更加深入明确哮喘的病因和发病机制。他们通过将 40 只 8～10 周龄雌性 BALB/c 小鼠（体重 25±5 g）随机分为 A 组（PBS 对照组）、B 组（HDM 哮喘模型组）和 C 组（HDM+ 槲皮素干预组），应用抗炎物质槲皮素干预后，发现哮喘小鼠动物模型中 TLR4/NF-κB mRNA 和蛋白质的表达水平，以及气道内各种炎症细胞与炎症因子的表达水平均明显降低，哮喘症状明显好转。槲皮素可以调节 TLR4/NF-κB 信号通路，影响机体 T 淋巴细胞分化，恢复 Th1/Th2 淋巴细胞平衡，改善炎症因子的释放，从而阻断哮喘的发生和发展，此研究为哮喘的气道炎症机制提供了新的科学依据。

（二）神经受体失衡学说

1．概念与主要内容

随着呼吸道广泛存在神经肽网的发现，关于哮喘的神经机制学说有了新的立足点。自主神经的受体介导气道的诸多功能，如平滑肌的收缩与舒张，过敏介质的释放与抑制，黏液的产生、分泌及消除，以及黏膜的纤毛运动等。根据对气道平滑肌的收缩或松弛作用，气道自主神经分为抑制性神经系统（包括肾上腺能神经和非肾上腺能神经）和兴奋性神经系统（包括胆碱能神经和非胆碱能神经）。正常人体内，不同作用的神经受体功能处于一种动态平衡状态。自主神经功能异常，如胆碱能神经亢进、α- 肾上腺素能效应增强或 β- 肾上腺素能效应低下，可导致气道高反应性和哮喘。

2．举例

目前针对支气管哮喘在神经调节机制方面的研究比较少。方丽萍等（2009 年）通过呼吸道合胞病毒（RSV）（半数组织培养感染剂量 $TCID_{50}=10^{-5.5}$ 的悬液 250 μl）滴鼻染毒 2 天，然后第 6 天开始给予 1 g/ml 卵清白蛋白（OVA）雾化吸入（每次 30 分钟，每天一次）2 周建立雌性豚鼠（体重 250 ～ 300 g）哮喘动物模型，并研究 RSV 诱发哮喘的神经机制。通过静脉给予选择性毒蕈碱型受体（Muscarinic receptor）M2 激动剂毛果芸香碱，检测气道内压力（Intra-airway pressure，IP mmH$_2$O）IP 的变化，根据 IP 的变化程度评估气道胆碱能神经突触前膜自身抑制性 M2 受体的功能。结果发现，RSV 感染可促进 OVA 雾化吸入引起的 M2 功能失衡，从而促进气道高反应的发生，但对气道胆碱能阳性纤维的分布不产生明显影响。因此，神经受体失衡可能是支气管哮喘的重要发病机制之一。

（三）遗传学说

1．概念与主要内容

现在很多专家学者认为哮喘的发病受遗传因素的影响，渴望能找到"哮喘基因"，但是基因与支气管哮喘的具体关系尚未完全清楚。哮喘是一种具有复杂性状的、多基因遗传倾向的疾病。其特征为：①外显不全；②遗传异质化；③多基因遗传；④协同作用。这些就导致在一个群体中发现的遗传连锁或相关，在另一个不同的群体中常不能发现。2000 年之前就已经定义了 13 号染色体的某个蛋白质的多态性与血清总 IgE 连锁。近年来进行的全基因组扫描及遗传学连锁分析，在一些染色体上发现了存在哮喘相关性状连锁基因的证据：在 5q（IL-14、IL-13、IL-9、GM-CSF 细胞因子簇基因所在区域），12q（IFN 所在区域），19q 和 21q 上存在位点保留复制。这些遗传学所鉴定的染色体区域很大，平均含＞ 20 Mb 的 DNA 和数千个基因，且由于标本量的限制，许多结果不能被重复。

2．举例

进入 21 世纪以后，学术界在寻找哮喘遗传易感基因方面取得了一些重大进展，已发现上百种哮喘相关基因。Moffatt 等（2007）用全基因关联法研究了与哮喘有关的基因，发现 ORMDL3 基因与哮喘关联紧密，这是迄今为止发现的与哮喘关联最有充分证据的基因。他们通过采用家系研究和病例 - 对照研究，在 994 例儿童哮喘患者和 1243 名非哮喘儿童中检测了超过 31.7 万个单核苷酸多态性（SNP）位点，发现在 17q21 上存在多个标记，与儿童哮喘强烈、重复相关。经独立重复验证，在 2320 名德国儿童中和在 3301 名英国儿童中同样发现 17q21 基因座标记与儿童哮喘较强相关。

Noguchi 等（2002）调查了 144 个有哮喘家族史的日本家庭，对人前列腺素 D 合成酶及人类前列腺素 D 受体的基因 SNP 进行传递不平衡分析，结果表明，人前列腺素 D 合成酶的内含子 A/C 的等位基因与哮喘的发生有关。

解整合素 - 金属蛋白酶 33（a disintegrin and metalloproteinase33，ADAM33）是近年来发现的一个新的哮喘易感基因，是 ADAM 家族成员。研究显示，ADAM33 基因核苷酸序列的改变可以促进特定人群尤其是中国人群哮喘的发生，对哮喘的发病具有重要的影响。Chi 等（2013）为探讨山东地区汉族人群 ADAM33 基因多态性与哮喘之间的关联性，采用等位基因特异性聚合酶链反应（Allele-Specific PCR，AS-PCR）技术及 DNA 测序的方法，对 126 名哮喘患者及 121 名健康人进行 ADAM33 基因 F+l、S2、T2 和 V4 位点 SNPs 分析，发现 ADAM33 基因 S2 位点基因多态性与山东地区汉族哮喘患者明显相关。除了汉族，主要分布于海南岛的黎族人群中，Shen 等（2017）的研究也显示 ADAM33 基因多态性与哮喘的发生密切相关。这些研究都说明遗传因素可能在哮喘发病中发挥重要作用。

（陈章健　郭　健　贾　光）

主要参考文献

1. 陆再英，钟南山. 内科学. 7 版. 北京：人民卫生出版社，2008：10-101.

2. 江泉观，纪云晶，常元勋. 环境化学毒物防治手册. 北京：化学工业出版社，2004：25-45.

3. 杨锡强，易著文. 儿科学. 北京：人民卫生出版社，2004：37.

4. 王文雅，林江涛，苏楠，等. 2010—2011 年北京地区 14 岁以上人群支气管哮喘患病率调查. 中华医学杂志，2013，93（18）：1383-1387.

5. 肖云飞，何翠兰. 中西药联合治疗小儿支气管哮喘发作 32 例. 中国中医药现代远程教育，2011，9（15）：53-54.

6. 王玮，苏亚. 宣肺补肾法对支气管哮喘患儿血清 IL-4 和 INF-γ 含量的影响. 中国中医药现代远程教育，2011，9（14）：89-90.

7. 王立生，张春玲. 氯吡格雷对支气管哮喘小鼠脑源性神经营养因子影响. 齐鲁医学杂志，2011，（5）：438-439+442.

8. 曹晓焕，李玉华，司英奎. 支气管哮喘的研究进展. 中国中医药现代远程教育，2011，9（24）：153-160.

9. 李学良，许朝霞，王忆勤. 支气管哮喘发病机制的研究进展. 中华中医药学刊，2012，30（9）：1960-1963.

10. 韩向莉，娄志杰. 支气管哮喘发病机制及治疗研究新进展. 四川中医，2014，32（4）：186-189.

11. Tarkowski M，Gorski P. Increased IgE antiovalbumin level in mice exposed to formaldehyde. Int Arch Allergy Immunol，1995，106（4）：422-424.

12. Rumchev KB，Spickett JT，Bulsara MK，et al. Domestic exposure to formaldehyde significantly increases the risk of asthma in young children. Eur Respir J，2002，20（2）：403-408.

13. Hongjia L，Caiqing Z，Degan L，et al. IL-25 promotes Th2 immunity responses in airway inflammation of asthmatic mice via activation of dendritic cells. Inflammation，2014，37（4）：1070-1077.

14. 方丽萍，戚好文，林汉军，等. 呼吸道合胞病毒感染促进豚鼠产生气道高反应性及其机制研究. 中国应用生理学杂志，2009，25（1）：121-124.

15. Moffatt MF，Kabesch M，Liang L，et al. Genetic variants regulating ORMDL3 expression contribute to the risk of childhood asthma. Nature，2007，448（7152）：470-473.

16. Noguchi E，Shibasaki M，Kamioka M，et al. New polymorphisms of

haematopoietic prostaglandin D synthase and human prostanoid DP receptor genes. Clin Exp Allergy, 2002, 32 (1): 93-96.

17. Chi X, Wang L, Wang J, et al. Association of ADAM33 gene polymorphisms with asthma in a Chinese population. Clin Respir J, 2013, 7 (1): 16-20.

18. Shen B, Lin R, Wang CC, et al. ADAM33 gene polymorphisms identified to be associated with asthma in a Chinese Li population. Biomed Rep, 2017, 6 (3): 323-328.

第七节　致癌机制

一、致呼吸系统癌症的外源化学物

目前，国际癌症研究所（International Agency for Research on Cancer，IARC）已经公布的对人体呼吸系统有确定致癌性的物质有 30 多种（表 4-4）。

表4-4　国际癌症研究所（IARC）公布的致呼吸系统癌症的外源化学物

呼吸系统器官	人类确定致癌物
鼻腔和鼻旁窦	使用强酸生产异丙醇 皮革粉尘 镍化合物 镭 -226 及其衰变子体 镭 -228 及其衰变子体 吸烟 木尘
鼻咽部	Esptein-Barr 病毒 甲醛 咸鱼（中国家庭） 吸烟 木尘
喉	酸雾，无机强酸 乙醇饮料 石棉（所有形式） 吸烟

续表

呼吸系统器官	人类确定致癌物
肺	铝生产
	砷和无机砷化合物
	石棉（所有形式）
	铍及铍化合物
	氯甲醚（工业级）
	镉及镉化合物
	六价铬化合物
	煤炭，家庭燃烧室内排放
	煤炭气化
	煤沥青
	焦炭生产
	柴油发动机排气
	赤铁矿开采
	钢铁铸造
	MOPP（由氮芥、长春新碱、丙卡巴肼和泼尼松组成）
	镍化合物
	室外空气污染
	室外空气污染的颗粒物
	涂漆
	钚
	氡-222 及其衰变子体
	橡胶生产
	二氧化硅粉尘（结晶型）
	碳烟（烟囱清扫职业暴露）
	芥子气
	吸烟，二手烟
	吸烟
	X 线，γ- 射线

资料来源：the IARC Monographs，Volumes1-109 （截至 2014-2-17）

二、致呼吸系统癌症的外源化学物存在状态

（一）烟草中的致癌物质

世界卫生组织（World Health Organization，WHO）历来重视烟草对健康的危害性，2003年5月21日，经WHO批准拟定《世界卫生组织烟草控制框架公约》（World Health Organization Framework Convention on Tobacco Control，WHO FCTC），呼吁所有国家开展广泛的国际合作，控制烟草的流行，规避烟草对健康的危害。我国于2003年11月10日正式签署该公约。

烟草烟气中含有大量致癌物质，已被国际癌症研究所（IARC）列为人类确定致癌物。烟草的燃烧是一个很复杂的过程，可以生成5000多种化学物质。1954年，Cooper等从卷烟烟气中分离鉴定出苯并（a）芘，这是烟草烟气中鉴定出的第一种致癌成分。从那时起，烟草烟气中的有害成分的分析鉴定得到了广泛的研究，不断有新的有害成分被鉴定出来。1997年，美国霍夫曼博士提出了卷烟烟气中一系列有代表性的有害成分，即Hoffman名单，包括13类化合物共计44种有害成分，其中能对人体造成直接危害的是：气相中主要有一氧化碳、氮氧化物、挥发性芳香烃、氰化氢、挥发性醛和酮类化合物等；粒相中主要有稠环芳烃、N-亚硝胺、酚类物质、自由基、某些杂环化合物、重金属和放射性物质等。在吸烟致死的疾病中，肺癌排第1位，同时，吸烟也是最强的肺癌致病因素。

1. 亚硝胺类化合物（nitrosamines）

烟草特有的亚硝胺主要包括N–亚硝基降烟碱、4-（甲基亚硝胺基）-1-（3-吡啶基）-1-丁酮（N-methyl-N-nitrosamine-pyridyl-butanone，NNK）、N-亚硝基假木贼碱、N-亚硝基新烟碱和4-（甲基亚硝胺基）-4-（3-吡啶基）-1-丁醛等。其中的4-（甲基亚硝胺基）-1-（3-吡啶基）-1-丁酮是烟草特有的亚硝胺中具有强烈致癌性的物质，主要诱发肺腺癌。

实验动物致癌性研究表明，NNK可诱导动物肺部、肝和鼻腔肿瘤的发生。IARC已将其定为人类确定致癌物。虽然烟草中含有大量的

致癌物质，但 NNK 在吸烟导致肺癌发生过程中起着关键作用。

2．多环芳烃类化合物（polycyclic aromatic hydrocarbons，PAHs）

常见的具有致癌作用的多环芳烃为 4 ～ 6 环的稠环化合物。虽然烟草本身只含有微量的多环芳烃，但是卷烟烟气中的多环芳烃无论是在种类上还是数量上都要多得多。这与烟草中有机物在高温缺氧条件下不完全燃烧有着密切关系。烟气中多环芳烃的种类有百种以上，已鉴别出大约 30 个有致癌性的多环芳烃，其中的典型就是苯并（a）芘[benzo（a）pyrene，BAP]，它的致癌作用明显高于其他多环芳烃。

3．自由基（radicals）

除了以上化合物，卷烟燃烧还产生大量的自由基。自由基是含有未配对价电子的原子、原子团、分子或离子，如 ·Cl、·R、·RO 等，还包括一些中性分子，例如 ·NO 自由基、·NO_2 自由基等。由于这些物质含有不成对电子，因此它们的化学性质较为活泼，容易与其他物质反应。研究表明，烟草烟气中含有大量自由基，可以直接或间接攻击细胞的遗传物质，在癌症的发生和发展中均起一定作用。

4．放射性物质（radioactive substances）

放射性物质可以导致癌变，以放射性钋危害最大，其次是镭的衰变子体氡。烟草中的放射性物质来源于烟草生长中所施加的磷肥，富含铀的磷肥，经过衰变，成为铅 -210 和钋 -210 和放射性的镭、氡等，这些放射性物质被烟草吸收，存在于烟草的茸毛中。当含有放射性物质的烟草燃烧，茸毛便成为颗粒物被人体吸入肺内组织。

5．镉（cadmium）

烟草燃烧还会产生镉等致癌物质，已有流行病学和毒理学资料显示，职业性接触镉的人群吸入含镉化合物的烟尘，可导致肺癌。

毫无疑问，吸烟是最主要的致癌因素，它与 1/3 的人类肿瘤发生有关。全球每年约有 600 万人因吸烟引起的癌症等疾病死亡。不仅如此，吸二手烟一样会诱发癌症发生，控烟已成为人类最主要的防癌措施。

（二）大气污染物中的致癌物质

随着我国经济的快速增长和城市化，大气污染已明显引起公共健康效应和经济损失。国内外在大气污染对人体健康的影响方面已经开展了大量的流行病学和毒理学方面的研究，也取得了很多的研究成果。

1. 多环芳烃类

多环芳烃类化合物是环境中一类持久性有机污染物，它具有强烈的致畸、致癌和致突变作用，因而被美国环保总署列为优先控制污染物。多环芳烃具有较高的辛醇 - 水分配系数，所以容易分配到环境中的疏水性有机物中。多环芳烃易于富集在大气颗粒物上，随呼吸作用进入生物体并发生蓄积，造成毒性积累，危害人体健康。

多环芳烃在大气颗粒物中的分布主要与自身性质、颗粒物的性质以及气象状况有关。一般来说，冬季最高、夏季最低，在小粒径颗粒物中含量高，有报道称 85% 以上的 PAHs 富集在 $\leqslant$ 1.5 μm 的颗粒物上。例如北京地区 $PM_{2.5}$ 污染较重，2003 年全年 PAHs 平均总量高达到 116.2 ng/m^3，其 PAHs 的主要污染源是煤燃烧和汽车尾气的排放。

2. 致癌性金属

大气颗粒物是大气中的主要污染物，它不但可能带有多环芳烃类致癌性物质，还有可能黏附一些致癌性金属和类金属，如砷（arsenic）、铬（chromium）、镍（nickel）、铍（beryllium）等，它们可能来自于工业污染和汽车尾气等。

（三）职业性接触致癌物质

流行病学研究显示，每年全世界至少有 20 万人因在工作场所吸入石棉、甲醛、铬等致癌物而患癌症死亡（表 4-5）。这些致癌物主要是通过呼吸道吸入、消化道吸收、皮肤接触等途径进入机体。与职业接触相关的癌症的潜伏期往往很长，如肺癌和膀胱癌的潜伏期可长达 20 年。

职业性肿瘤是指在工作环境中长期接触致癌因素，经过较长的潜伏期而患某种特定的肿瘤。在职业性肿瘤的致癌因素中，最常见的是化学性致癌因素。我国 2013 年修订的《职业病分类和目录》中列出了一些职业性肿瘤：石棉所致肺癌、间皮瘤；氯甲醚、双氯甲醚所致肺癌；砷及其化合物所致肺癌、皮肤癌；焦炉逸散物所致肺癌；六价铬化合物所致肺癌；毛沸石所致肺癌、胸膜间皮瘤等。

表4-5　工作环境中的化学致癌物质

致癌物	职业	所致癌症
多环芳烃类	焦炭生产	肺癌、皮肤癌
氯甲醚类	化工	肺癌
煤烟、柏油、石油产品	煤、天然气、石油工人	肺癌、皮肤癌、肝癌
甲醛	制革业、服装	鼻咽癌
氡气	地下矿井、某些装修室内	肺癌
石棉	建筑工人	肺癌、胸膜间皮瘤
砷及其化合物	挖煤、杀虫剂生产	肺癌、皮肤癌、膀胱癌、肝癌
镍	电镀、合金制造	肺癌、鼻癌
镉	电镀、合金制造	肺癌
铍	金属制造	肺癌
六价铬及其化合物	金属制造、电镀工人	肺癌
二氧化硅	玻璃制造、电子工业等	肺癌
木尘	木工作业	鼻咽癌

资料来源：郑杰. 肿瘤的细胞和分子生物学. 上海：上海科学技术出版社, 2011. (略加修改)

三、致呼吸系统癌症的外源化学物的致癌机制

（一）鼻咽癌

鼻咽癌（nasopharyngeal carcinoma）是鼻咽部上皮组织发生的恶性肿瘤，是我国高发恶性肿瘤之一，发病率为耳鼻咽喉恶性肿瘤之首。在中国南方和境外中国南方移民及后裔中发病率较高，男性患者多于女性患者，发病年龄多在 40 ～ 50 岁之间。常见临床症状为鼻出血、鼻塞、耳鸣、听力减退、复视、偏头痛和颈部淋巴结肿大等。

目前认为鼻咽癌的发病机制与遗传和环境因素的共同作用密切相关。人们对 EB 病毒在鼻咽癌发生、发展中的作用研究得比较深入，但对化学致癌物的致癌机制研究较少。

1. 木尘

（1）概述：木尘是一种有机的植物性粉尘，是在锯、磨、钻、旋、铣、刨、刻和砂磨等加工过程中产生的粉尘。由于加工过程不同，木尘的分散度变化很大，在钻、凿过程中产生的木尘粒子较大，而在锯和机械砂磨时产生的木尘粒子较小。加工硬木产生的粉尘粒子要比软木的粒子细小，尤其是红木、乌木、山毛榉等所产生的粒子更小。

木尘对人体健康有一定的损害，长期接触可引起职业性哮喘、肺损害和鼻咽癌的发生，尤其是硬木家具工鼻癌的发病率明显高于一般人群。国际劳工组织（International Labour Organization，ILO）于1979年把家具行业引起的鼻窦癌列入职业癌名单，国际癌症研究所（IARC）于1995年将木尘列入1类致癌因素，为人类确定致癌物。

（2）致癌机制：家具工人发生鼻咽癌和接触高浓度的木尘密切相关。在高浓度条件下，大量木尘沉积在鼻腔里，严重影响鼻腔净化作用，包括黏膜、纤毛的分泌作用和运输作用。刺激物质和活性物质长期作用于鼻腔黏膜，产生毒性作用。

芳香烃受体（aryl hydrocarbon receptor，AhR）作为一种广泛分布于人体多个器官的配体激活转录因子，参与多种生物学功能的调节。AhR高表达于肺癌、胰腺癌、乳腺癌和胃癌等多种肿瘤中，可调控肿瘤细胞的增殖、周期、凋亡，以及肿瘤细胞的迁移和侵袭。

Wilson等（2014）将柚木进行化学分析后发现含有0.27%的2-甲基蒽醌（2-methylanthraquinone，2-MAQ）。在YCM3酵母和HepG2细胞系中添加了柚木尘的水提取物（剂量：0.0005～1.5 μg/ml 2-MAQ，时间：18小时），检测到lacZ基因的表达和P4501A1蛋白的表达，这两者都表明存在AhR信号。

Pérez-Escuredo等（2012）对某医院1990—2009年收治的95名（男92人，女3人）鼻咽癌患者进行了队列研究。所有患者平均年龄66岁（45～92岁），其中有83名有木尘职业接触史，他们的平均年龄为32岁（1～60岁），其中50人有吸烟习惯。患者的随访时间平均为24个月（1～242个月），平均生存期为38个月（1～242个月）。使用DNA测序仪检测了44个病理样本tp53基因外显子的点突变，使用组织芯片技术进行 P53 蛋白的表达检测。检测结果显示，有木尘暴露史的患者的 tp53 基因突变频率为 41%（18/44），P53 蛋白表达阳性率为 72%（66/92）。tp53 基因的突变主要是碱基 G → A（50%，9/18）。将 tp53 基因突变与 P53 蛋白表达这两项指标分别与木尘暴露、吸烟、肿瘤类型等变量进行相关性分析后发现，木尘暴露与 tp53 基因突变密切相关，且具有统计学意义（$P < 0.001$）。

2．甲醛

（1）概述：甲醛（formaldehyde）属于饱和脂肪醛类，常温下为无色、具有强烈气味的刺激性气体；易溶于水、醇和醚；其 35% ～ 40% 的水溶液俗称为福尔马林。甲醛是世界上产量最高的十大化学物质之一，有 3000 多种用途，广泛应用于各种生产和科研部门。甲醛主要用于制造树脂（如酚醛树脂、尿醛树脂）和合成塑料或橡胶。建筑材料、木材加工、造纸、纺织、皮革加工、制药、油漆、炸药等工业也大量应用。甲醛水溶液在农业、林业、畜牧业、生物学和医药中普遍用作消毒、防腐和熏蒸剂。

甲醛也是主要的室内空气污染物之一。由于甲醛具有较强的黏合性，还具有加强板材硬度及防虫、防腐功能，所以目前用作室内装饰的胶合板、细木工板等人造板材中的甲醛是形成室内空气中甲醛的主体；用人造板材制造的家具、贴壁布、壁纸、泡沫塑料、化纤地毯、油漆和涂料等各类装饰材料、建筑材料，以及清洁剂、杀虫剂等家用化工轻工产品，均会向空气中释放甲醛。

甲醛主要通过呼吸道吸入进入机体，短期接触对呼吸系统的影响主要是引起呼吸道刺激症状。长期接触可引起鼻咽癌的发病风险增加，IARC 已将其列入 1 类致癌因素，为人类确定致癌物。

（2）致癌机制：癌基因（oncogene）通常可以促进细胞增殖，肿瘤抑制基因（tumor suppressor gene）则可抑制细胞增殖。K-ras 基因是一种癌基因，在肺癌中的突变很常见。它是 RAS 基因家族成员之一，编码的 K-ras 蛋白与肿瘤的生成、增殖、迁移、扩散以及血管生成均有关系。

关勇军等（2006）采用肿瘤细胞 DNA 与选择标志基因共转染、

裸鼠成瘤性分析、Southern 杂交、聚合酶链反应和序列分析等方法，对甲醛诱发的大鼠鼻腔癌细胞系 FAT7 中的转化序列进行检测，发现在第二轮裸鼠肿瘤 DNA 中含有大鼠源性的 K-ras 基因序列，表明甲醛诱发的大鼠鼻腔癌可能与 K-ras 癌基因的活化有关。

（二）肺癌

原发性支气管癌（primary bronchogenic carcinoma），简称肺癌（lung cancer），是起源于支气管黏膜或腺体的恶性肿瘤。全球肺癌的发病率和死亡率均呈上升趋势，尤其是在中国等发展中国家。国际癌症研究所（IARC）2010 年发布的 GLOBOCAN 2008 癌症报告中显示：2008 年全球肺癌新发病例约 161 万例，死亡约 138 万例，分别占恶性肿瘤新发病例和死亡病例的 13% 和 18%，居恶性肿瘤第一位。肺癌的发生不仅与遗传因素有关，也与环境中铍、六价铬、多环芳烃等化学性致癌物密切相关。

1．铍及其化合物

（1）概述：铍（beryllium，Be）是稀有金属，非常活泼。日常生活中人们很少接触，主要是通过职业接触铍及其化合物，它们广泛应用于航空航天、医学、电器、能源和自动化等领域。空气中铍的自然本底浓度约为 0.1 ng/m^3，而金属工业和动力发电厂的排出物以及工业废水和城市污水中，铍浓度可高达 18 ～ 21 mg/m^3（IARC，1980）。

工人在铍提炼和加工期间可能接触各种铍化合物的粉尘和烟雾，主要是氧化铍，也可能是氟铍酸钠、氟化铍、氢氧化铍、铍粉、含硝酸铍的气体等。呼吸道是人体吸收铍及其化合物的重要途径，可引起急性铍病和慢性铍病，呼吸系统甚至全身的损害。实验动物吸入较高浓度的铍可发生肺癌，流行病学研究也显示，工人暴露在铍颗粒物中可引发呼吸道肿瘤，肺癌居于首位。1993 年，世界卫生组织（WHO）和国际癌症研究所（IARC）将铍列入 1 类致癌因素，为人类确定致癌物。

（2）致癌机制：Joseph 等（2001）应用基因芯片技术（cDNA expression microarray）研究 Atlas 小鼠经硫酸铍转化过的 BALB/c-3T3 肿瘤细胞系及未转化的对照组细胞的基因表达，发现以下 9 个癌症相关基因的表达与对照组明显不同：被 ras 基因激活的 ets 基因相关转录因子、集落刺激因子、A-myb、sky、cot1、c-fos、c-jun、c-myc 和癌基因 R-ras，总体呈上升趋势。以下 DNA 错配修复基因的表达也与对照组不同：MCM5、PMS2、DNA 切除修复基因、MSH2、Rad23DNA1、Rad51 和 Rad52，总体呈下调趋势。这些结果表明，硫酸铍引导的细胞转化和肿瘤发生是伴随着肿瘤相关基因和 DNA 错配修复基因的改变而发生的，或者是这些基因的产物发生改变。

Keshava 等（2001）采用硫酸铍转化的 BALB/c-3T3 细胞系，发现 50 ～ 200 mg/ml 硫酸铍可引起细胞转化率的增加（9 ～ 41 倍），差异具有统计学意义（$P < 0.05$），且有剂量 - 反应关系。转化细胞和非转化细胞均被注射入裸鼠的两腋区后，所有 10 只注射了硫酸铍转化细胞的小鼠在注射后 50 天均发生纤维肉瘤，注射后 90 天对照组未发现肿瘤。运用差异显示技术（differential PCR）研究 K-ras、c-myc、c-fos、c-jun、c-sis、erb-B2 和 p53 的基因扩增，发现 K-ras 和 c-jun 基因有扩增。

2. 六价铬化合物

（1）概述：铬（chromium，Cr）是存在于岩石、动物、植物、土壤、火山灰和气体中的一种金属元素。铬可以多种价态存在，自然界常见的为 Cr（Ⅲ）和 Cr（Ⅵ）。Cr（Ⅲ）是葡萄糖耐量因子的组成成分，是人体蛋白质、脂类和碳水化合物正常代谢所必需的微量元素。Cr（Ⅵ）在工农业中应用广泛，主要见于铬冶炼、六价铬盐生产、镀铬、不锈钢焊接、铬颜料生产等。我国的铬盐产量居世界前列，接触人群数量庞大。

Cr（Ⅵ）主要经呼吸道吸入、消化道吸收和皮肤接触进入机体，工业生产中以呼吸道吸入为主。急性大剂量吸入 Cr（Ⅵ）可以引起上呼吸道刺激、肺水肿；慢性接触较低剂量的 Cr（Ⅵ）可以导致多种呼吸系统病变，包括鼻黏膜溃疡、鼻中隔穿孔，甚至引起肺癌发病率增加。国际癌症研究所（IARC）已将 Cr（Ⅵ）列入 1 类致癌因素，为人类确定致癌物，职业环境中接触六价铬化合物所致肺癌是我国法定职业肿瘤之一。

（2）致癌机制：已有许多整体动物实验和体外试验对 Cr（Ⅵ）的致癌机制进行了探讨。Cr（Ⅵ）在细胞内可被谷胱甘肽、半胱氨酸、维生素 C 等还原为更为稳定的 Cr（Ⅲ）。在此过程中可产生多种活性中间产物如 Cr（Ⅴ）和 Cr（Ⅳ），可提供电子参与各种生化反应，生成活性氧自由基（reactive oxygen species，ROS）（·OH、$O_2 \cdot^-$ 和 H_2O_2 等）和 Cr-DNA 加合物。·OH 可与 DNA 鸟嘌呤残基的多个位点反应，形成一系列产物，其中研究最多的是 8- 羟基脱氧鸟嘌呤（8-hydroxy-2'-deoxy-guanosine，8-OHdG）。8-OHdG 已作为 ROS 参与 Cr（Ⅵ）致 DNA 损伤和致癌性的标志物。

Mattagajasingh 等（2008 年）用重铬酸钾（0 ～ 400 μmol/L）处理人白血病 T 淋巴细胞（MOLT4），借助电子顺磁共振（electron paramagnetic resonance，EPR）等技术分析 Cr（Ⅵ）或 Cr（Ⅲ）与不同生物还原剂的反应，发现 Cr（Ⅵ）可与谷胱甘肽还原酶、NADPH（还原型辅酶Ⅱ）或 H_2O_2 反应产生 Cr（Ⅴ）和·OH 自由基。

Kasai 等在含有 1 g/L 鸟嘌呤的 37℃磷酸缓冲液（pH 6.8）中，添加 10 mmol/L 维生素 C、1 mmol/L $FeSO_4$ 和 5 mmol/L EDTA，可以检测到 5.98% 8-OHdG 的生成 [高效液相色谱法（high performance liquid chromatography，HPLC）]。再加入 10% 乙醇（·OH 自由基清除剂），仅有 0.29% 的 8-OHdG 生成。可见，乙醇抑制了 95.2% 的 8-OHdG 形成。这表明 8-OHdG 是·OH 与鸟嘌呤反应的产物。

Kuo 等（2003）对中国台湾中部地区的 6 家电镀厂的 50 名工人（接触组）和 20 名办公室人员（对照组）进行横断面研究。接触组有 33 男 17 女，平均年龄 36.5±12.7 岁。接触组的 6 家工厂包括 3 家电镀硬铬厂、1 家电镀镍铬厂和 2 家混合电镀厂（硬铬和镍铬）。对照组 11 男 9 女，平均年龄 31.0±5.7 岁，均无明显的铬接触史。调查人员收集了两组人员班后尿样，使用石墨炉原子吸收分光光度法（atomic absorption spectrophotometry，AAS）测定尿中铬元素的含量，使用高效液相色谱法（HPLC）测定尿中 8-OHdG 的含量。结果发现，接触组尿中 8-OHdG 含量 [1149.5±759.5 pmol/（kg·d）] 明显高于对照组（730.2±377.6 pmol/（kg·d），$P < 0.01$），接触组尿铬

含量（12.81 ± 23.29 μg/L）明显高于对照组（0.99 ± 0.75 μg/L，$P < 0.05$）。经相关性分析发现，尿 8-OHdG 含量与尿中铬含量存在正相关（$r=0.447$，$P < 0.01$）；尿中 8-OHdG 含量与空气中铬的浓度也存在正相关（$r=0.285$，$P < 0.1$）。多重线性回归分析发现，影响尿中 8-OHdG 含量升高的因素有饮酒、感冒和高尿铬浓度。

3．镉及其化合物

（1）概述：镉（cadmium，Cd）是一种具有金属光泽的过渡性重金属，通常以碳酸镉、乙酸镉、硝酸镉、硫酸镉、氰化镉、溴化镉、碘化镉、硒化镉等化合物形式存在于自然界，分布并不广泛。伴随着人类对其他金属元素的开采可被动地释放到环境中，镉也可作为工农业中的原料，应用于电镀、塑料、杀虫剂等行业中。因此，镉在环境中的分布不断扩大，目前已普遍存在于大气、水体和土壤中。

镉在人体内的半衰期长达 16～30 年，暴露途径主要是通过饮水、摄食和呼吸（呼吸暴露主要是针对职业接触和大气污染人群），极少部分镉可通过皮肤、头发的接触而进入体内，人体摄入过量镉的危害极其严重，会导致肾、肝、肺、骨骼、生殖器官、免疫系统和心血管系统等损伤。20 世纪 50 年代，日本富山县神通川流域居民发生的"水俣病"事件就是镉中毒引起的。

已有流行病学和毒理学资料显示，职业性接触镉的人群吸入含镉化合物的烟尘，可导致肺癌。1993 年，IARC 将其列入 1 类致癌因素，为人类确定致癌物，联合国环境规划署（United Nations Environment Programme，UNEP）将其列为具有全球性意义的危险化学物，联合国粮食及农业组织（Food and Agriculture Organization，FAO）将其列为第三位优先研究食品污染物。

（2）致癌机制：细胞凋亡是机体在生长发育过程中受到有害刺激时清除多余的、衰老的或异常的细胞，以保持机体内环境的稳态和维持正常的生理活动，是一种具有明显形态学特征的细胞主动死亡形式。凋亡抑制或缺失可引发多种疾病，如自身免疫病、肿瘤等。

Eneman 等（2000）研究 $CdCl_2$ 处理的成熟肺泡上皮细胞系，使用免疫测定实验测定细胞质中组蛋白相关的 DNA 序列，应用末端标记法评估 DNA 断裂的细胞频率，发现体外肺泡上皮细胞亚慢性接触镉可导致金属硫蛋白（metallothioneins，MT）、谷胱甘肽转移酶（Glutathione S-transferase，GST）、γ- 谷氨酰半胱氨酸合酶（γ-glutamylcysteine synthetase catalytic subunit，γ-GCS）和谷胱甘肽（glutathione，GSH）的水平上调，增强细胞的抗氧化作用，这种细胞可对抗氧化剂诱导的细胞凋亡，导致异常细胞和肿瘤细胞无法清除并不断繁殖，最终导致癌症发生。

Zhou 等（2013）使用 $CdCl_2$ 转化 16HBE 细胞系，并运用彗星实验（comet assay）、定量实时聚合酶链反应（quantitative real-time polymerase chain reaction，PCR）、免疫印迹分析（Western blot analysis）、随机扩增 DNA 多态性分析技术（random amplified polymorphic DNA-PCR，RAPD-PCR）和序列分析（sequence analysis）分析细胞周期、细胞凋亡、DNA 损伤、基因表达、基因组不稳定和 DNA 修复基因的外显子序列。结果显示，细胞周期在 G0/G1 期相的细胞和凋亡率、DNA 损伤和镉诱导的凋亡形态学改变逐渐增加。基因表达分析显示，细胞增殖活跃（PCNA 基因）、细胞周期（细胞周期蛋白，CyclinD1）、凋亡前活动（bax 基因）和关卡基因（checkpoint gene）ATM、ATR、Chk2、Cdc25A 基因的 DNA 损伤。抗凋亡基因 Bcl-2 和 DNA 修复基因 hMSH2、hMLH1、ERCC1、ERCC2 和 hOGG1 表达下调。RAPD-PCR 分析显示，镉转化细胞基因组不稳定。序列分析显示，肿瘤细胞中 hMSH2、ERCC1、XRCC1 和 hOGG1 外显子发生突变。

4. 镍及其化合物

（1）概述：镍（nickel，Ni）是一种银白色金属，硬度高，耐酸耐碱，在地球中含量仅次于硅、氧、铁、镁。土壤中的镍主要来源于岩石风化、大气降尘、灌溉用水、动植物的腐烂等。同时它又是机体生命活动所必需的微量元素之一，其生物学作用极为广泛，参与核酸和蛋白质的代谢、参与激素的调节过程、参与维持细胞膜的结构和功能等。人体可通过消化道、呼吸道和皮肤吸收等途径接触环境中的镍及其化合物。但是，过量摄入会对机体产生不良影响，损害涉及多个器官和系统。其中最引人注意的是致癌性，尤以肺癌和鼻咽癌突出。

1990 年，IARC 对镍及其化合物进行了流行病学和实验室研究的评估工作，发现肺癌和鼻咽癌死亡与高浓度的镍氧化物暴露、镍硫化物和镍氧化物联合暴露、可溶性镍单独暴露等有关，确定镍化合物为 1 类致癌因素，为人类确定致癌物，其中尤以镍尘 Ni_3S_2 致癌性最强，其次为 Ni_2O_3。

（2）致癌机制：表观遗传（epigenetics）是指 DNA 序列不发生变化，但基因表达却发生了可遗传的改变，这种改变是细胞内除了遗传信息以外的其他可遗传物质的改变，且可在发育和细胞增殖中稳定传递，具体包括 DNA 甲基化（DNA methylation）和组蛋白修饰。表观遗传学的改变是肿瘤中经常发生的事件之一。

张敬（2006 年）使用 Ni_2O_3 和 Ni_3S_2 处理人胚肺成纤维细胞株（WI-38）（剂量为 5、10、15 μg/ml），使用甲基化特异性 PCR 方法（methylation-specific polymerase chain reaction，MSP）检测基因启动子区甲基化水平。结果发现，18 株镍诱导转化的 WI-38 细胞中 p16 和 Rassfl 基因启动子区部分高甲基化，其中 p16 基因为 27.8%（5/18），Rassfl 基因为 44.4%（8/18）。3 株正常细胞中均未发生 p16 和 Rassfl 基因启动子区的高甲基化。镍诱导的肺部慢性炎症微环境可促进支气管上皮细胞发生恶性转化。

有研究报道，SQSTM1 蛋白在肺鳞癌中表达明显升高。Huang 等（2016）进行的体外细胞实验和动物体内实验研究发现，镍可导致人支气管上皮（HBE）细胞 SQSTM1/p62 蛋白表达升高，随后导致 HBE 细胞发生恶性转化。敲除 SQSTM1 基因可抑制镍诱导的 HBE 恶性转化，而过表达该基因则促进细胞恶性转化。机制研究结果表明，镍可诱导 SQSTM1mRNA 表达升高，RELA 在其中起到重要调节作用，同时细胞通过 MTOR-ULK1-BECN1 通路介导的自噬而促进 SQSTM1 蛋白降解。二者协调最终表现为 SQSTM1 上调。SQSTM1 升高可加强镍诱导的肿瘤坏死因子（TNF）mRNA 稳定性，从而促进细胞恶性转化。

5. 砷及其化合物

（1）概述：砷（arsenic，As）及其化合物广泛存在于自然界中，主要是以三价和五价的硫化物矿形式，也可以氧化物和单质形式存在。砷单质很活泼，在空气中加热可生成白色的 As_2O_3，这便是人们所熟知的砒霜。

随着社会经济发展，砷在工农业及医药、化学等领域广为应用，这在不同程度上造成了环境污染，例如化石燃料的燃烧、金属冶炼、除草剂等含砷制剂的使用、煤矿开采、污水处理和灌溉等，都无形中加剧了砷在环境中的累积，直接或间接影响到人类健康。一般认为有机状态的砷是无毒的，无机状态的砷具有毒性作用。人体可通过呼吸道、消化道、皮肤等途径接触砷。研究表明，长期暴露在含砷高的环境中，可引起急、慢性砷中毒，致畸、致突变和致癌等作用。具体表现有恶心、呕吐、腹泻、腹痛、皮肤损害，严重者可发生神经异常、肝损害、心血管系统损害等。对职业人群的调查证明，接触无机砷化合物还可引起呼吸道肿瘤，特别是肺癌。含砷有色金属的冶炼，特别是铜冶炼工人因接触氧化砷，肺癌发病率比普通人群显著增高。1987年，IARC 将砷及其化合物列入 1 类致癌因素，为人类确定致癌物。我国将砷所致肺癌、皮肤癌列为职业性肿瘤。

（2）致癌机制：Brocato 等（2014）使用 $NaAsO_2$（0 ~ 1 μmol/L）转化人类支气管上皮细胞 BEAS-2B 和人类肺泡基底上皮细胞（A549）48 小时。TRIzol 试剂盒检测总 RNA，使用实时定量 PCR 技术、Northern Blotting 和 Western Blotting 方法分析茎环结合蛋白（Stem-Loop-binding Protein，SLBP）及相关的 RNA 等。结果发现，砷可以诱导组蛋白基因表达增加、标准组蛋白 mRNA 的聚腺苷酸化、消耗 SLBP。砷暴露可以改变 SLBP 启动子的胞嘧啶甲基化水平，并使蛋白酶体降解增加，进而导致 SLBP 的消耗，H3.1 mRNA 的聚腺苷酸化，继而导致 H3 蛋白增加、H3.1 基因在细胞周期 S 相以外发生转录。这些事件增加了细胞对于 DNA 损伤的敏感性，增加了染色体丢失的频率。

Van Breda 等（2014）用 $NaAsO_2$（0.08、0.4、2 μmol/L）转化人类肺泡基底上皮细胞（A549）1、2、8 周，并做了全基因组 DNA 甲

基化分析和全基因组转录组学分析，结果发现，砷可诱导数百个基因的 DNA 甲基化水平改变，存在剂量 - 反应关系、且呈现时间依赖性。

细胞生长周期失控在肿瘤的发生、发展中起关键性作用。邓晗依等（2017）用含 1.0 μmol/L 亚砷酸钠高糖培养基传代培养人支气管上皮细胞（HBE）至 43 代，细胞发生恶性转化。每 7 代设立检测点，观察细胞增殖、细胞周期、细胞周期蛋白 cyclin D1、cyclin A 和 cyclin E 表达情况。结果显示，处理组细胞的相对增殖率较对照组均升高，且 36 和 43 代相较对照组，差异具有统计学意义（$P=0.032$ 和 $P=0.003$）。相比对照组，处理组 22、43 代细胞 G1 期细胞比例减少，29、36 代 G2/M 期细胞比例减少，8、29、36、43 代 S 期细胞比例明显增加。同时，与 0 代相比，随着染毒代数的增加，S 期细胞比例出现逐步增长，29、36、43 代细胞百分率差异均具有统计学意义。与对照组相比，cyclin D1、cyclin A 表达无明显改变，cyclin E 表达水平呈现上升趋势，差异具有统计学意义，且 22 代以后呈现持续性高表达状态。研究结果表明，亚砷酸钠上调 HBE cyclin E 的表达，从而缩短 G1 期、延长 S 期，加快细胞周期进程。

6. 二氧化硅

（1）概述：二氧化硅（silica），化学式 SiO_2，广泛存在于地壳中，是多种岩石的主要成分，并且存在于许多矿石中。游离的二氧化硅粉尘，俗称矽尘，在石英（quartz）粉尘中的含量高达 99%，故常以石英尘作为二氧化硅粉尘的代表。游离的二氧化硅按晶体结构可以分为结晶型（crystalline）、隐晶型（crypto crystalline）和无定型（aorphous）。接触游离二氧化硅的作业十分广泛，如各种金属、非金属、煤矿等矿山的采掘作业；修建公路、铁路、水利电力工程、开挖隧道等作业；机械制造业铸造车间的原料粉碎、配料、铸型等生产过程；陶瓷、珠宝加工、石器加工等均能产生大量的游离二氧化硅粉尘。通常将接触含有 10% 以上的游离二氧化硅粉尘的作业，称为矽尘作业。

游离二氧化硅作为一种生产性粉尘，主要通过呼吸道进入人体，对人体健康的危害性质和程度与其理化性质密切相关，例如粉尘的分散度。分散度是指粉尘颗粒的大小组成，以粉尘粒径大小的数量或重量组成百分比来表示。粒径或重量小的颗粒越多，分散度越高，其在空气中飘浮的时间就越长，沉降速度越慢，进入人体的机会就多；而且，分散度越高，比表面积越大，越易参与理化反应，危害越大，如纳米级的二氧化硅对人体健康的损害大于微米级二氧化硅。

长期职业接触游离二氧化硅粉尘可引起硅沉着病（矽肺）发生，甚至诱导肿瘤形成。1997 年，IARC 将 SiO_2 结晶型（例如职业接触吸入的石英或方英石尘）列入 1 类致癌因素，为人类确定致癌物。Borm 等（2002）提出石英的未观察到有害作用水平（no observed adverse effect level，NOAEL）是 0.03 ~ 0.13 mg/m^3（暴露 40 年）。

（2）致癌机制：CYP1A1 基因编码 CYP1A1，它是细胞色素 P450（cytochrome P450-dependent enzymes，CYP）家族的一员，在多种化合物由前致癌物活化为终致癌物的过程中起着关键作用 [如苯并（a）芘]。此外，CYP1A1 基因的多态性是肺癌、乳腺癌等重要的遗传易感性因素。

Becker 等（2006）使用 SPF（specific pathogen free）级 Wistar 大鼠（8 周龄），运用反转录酶聚合酶链反应和免疫组织化学检测了 CYP1A1 蛋白的表达，发现大鼠暴露于 5 mg/ml 石英溶液 180 天和 360 天时，肺 CYP1A1 蛋白阳性细胞增加，AhR 受体蛋白表达也增加，同时发生 AhR 受体的核移位。

上皮间质转化（EMT）是肿瘤形成的关键事件，发生 EMT 细胞表现出增殖加快，多动，侵袭性增强，抵抗凋亡的特点。上皮转化为间质细胞后，获得肿瘤起始干细胞样（TISC）特征。EMT 在二氧化硅诱发的肺肿瘤中起到重要作用。

Antognelli 等（2016）研究了结晶型二氧化硅 Min-U-Sil5（MS5）诱导的 EMT 作用与肿瘤形成的关联。用浓度为 5 和 10 μg/cm^2 MS5 处理人支气管上皮细胞（BEAS-2B）连续 21 天，每周进行细胞传代。对照组细胞除不暴露 MS5 外，其他培养条件相同。结果显示，暴露 5 或 10 μg/cm^2 MS5 的细胞表现出伸长、梭状、纤维样细胞形态，部分与周围细胞分离，肌动蛋白（F-actin）广泛分布于细胞质，对照组未发现形态改变。相比对照组，两个处理组上皮细胞标志物钙黏蛋白

（E-cad）和紧密连接蛋白（ZO-1）表达水平均明显减少，差异具有统计学意义（$P < 0.001$），间质细胞标志物波形蛋白和 α- 平滑肌肌动蛋白的表达水平均明显增加，差异具有统计学意义（前者 $P < 0.001$，后者 $P < 0.01$）。暴露组 EMT 细胞表现出肿瘤样细胞特征。结果表明，慢性暴露 MS5 的 BEAS-2B 细胞发生 EMT 转化，并与肿瘤转化过程有关。机制研究发现，MS5 通过氧化应激，产生大量 H_2O_2，激活转录因子激活蛋白（AP-1），进一步上调乙二醛酶（Glo1）表达，引起细胞内糖基化终末产物（AGEs）之一精氨嘧啶（AP）降低，热休克蛋白（HSP70）降低，进而激活 SMAD4 蛋白，同时抑制 SMAD7 蛋白，启动 SMADs- 依赖的 EMT 过程。此外研究结果发现，MS5 慢性暴露可降低抗氧化酶（CAT 和 GSH）活性和表达水平，促进 H_2O_2 在细胞内累积。MiR-21 也在氧化应激和 SMAD7 抑制过程发挥重要调节作用。

7. 石棉

（1）概述：石棉（asbestos）属于硅酸盐类矿物，化学式 Mg_6 $[Si_4O_{10}]$ $[OH]_8$。它是两类矿物（蛇纹石类和闪石类）的总称，纤维结晶状结构，含有氧化镁、铝、钾、铁、硅等成分。石棉纤维长度多为 2 ~ 3 cm，有的长达 100 ~ 200 cm，具有抗拉性强、不易断裂、耐火、隔热、耐酸碱和绝缘性好等特点，工业用途很广。

早在公元前 2500 年，人类就开始使用石棉制造陶器，大规模的商业开采和使用则始于 19 世纪后半叶。如今，接触石棉的主要作业包括石棉采矿、选矿、纺织、建筑、造炉、电焊、耐火材料、保温材料等。即使在工作中不接触石棉的人，肺中也可能出现石棉纤维，这是由于石棉纤维污染空气造成的。

石棉纤维可通过呼吸道吸入、眼睛和皮肤吸收等进入机体，以呼吸道吸入为主要途径。如果石棉污染了饮用水和食物，也可经口由胃吸收入血而出现在多脏器中。长期吸入可引起以肺部弥漫性纤维化改变为主的石棉肺（asbedtosis）。石棉肺发展比较缓慢，平均发病工龄多在 10 ~ 15 年以上，由于它严重损害肺功能，已被收录进我国职业病目录。此外，石棉纤维在肺中沉积还可导致肺癌和恶性间皮瘤。国际癌症研究所（IARC）将其列入1类致癌因素，为人类确定致癌物。研究表明，所有状态的石棉均具有诱发恶性肿瘤的危险，可引起喉癌、肺癌等。

（2）致癌机制：朱丽瑾等（2009）选用人支气管上皮细胞系（BEAS-2B），加入20 μg/cm^{2}的UICC温石棉，培养24小时后弃去处理液，用PBS洗2次，加入新鲜培养液继续生长至85%左右，消化后1：4传代。每隔10天按上述方法处理细胞，细胞处理6次后，再进行锚着不依赖性生长实验。结果发现，经第6次处理后，细胞生长速度加快，出现转化灶，灶内细胞排列紊乱，失去接触抑制并开始出现叠层生长，且细胞呈锚着不依赖性生长，这说明BEAS-2B细胞发生了恶性转化。

8．氡及其子体

（1）概述：氡（radon，Rn）是一种天然放射性惰性气体，无色、无味。自然界中的氡由镭核衰变产生，氡的半衰期只有3.8天，会很快衰变产生一系列放射性产物，称为氡子体。氡子体半衰期短，大部分衰变时可产生辐射能量较高的α粒子。这些子体很容易附着在颗粒物上，并可随着人们的呼吸进入人体，有14%～15%的氡和25%～70%的氡子体可残留在肺内。

长期在氡浓度较高的环境中生活，可增加肺癌发病率。全球每年约有40万人死于氡致肺癌，我国学者估计国内每年约有5万人死于氡致肺癌。IARC已将氡及其子体列入1类致癌因素，为人类确定致癌物；1986年，世界卫生组织（WHO）公布氡及其子体为19种致癌物质之一。1987年，联合国辐射效应科学委员会（United Nations Scientific Committee on the Effect of Atomic Radiation，UNSCEAR）将氡及其子体列为A类致癌物，并估计公众肺癌中有10%可归因于氡。世界卫生组织2009年发布的《室内氡手册》将室内氡的控制限值由原来的200Bq/m^{3}降至100Bq/m^3。

1993年，UNSCEAR估计了天然本底辐射产生的人均年有效剂量为2.4mSv，其中空气中氡及其子体产生的辐射约为1.3mSv，而室内所含剂量占比90%。由于人们在室内停留时间长（约80%的时间），室内氡浓度远高于室外，因此，室内氡的照射备受关注。室内氡的来源很多，如房屋地基的土壤和岩石、建筑装修材料、饮用水和生活用水、燃煤、燃气等。

（2）致癌机制：江其生等（2011）将30只SPF级雄性SD大鼠随机分为5组，每组6只，其中4组为氡暴露组，即30 WLM（工作水平月）组、60 WLM组、90 WLM组、120 WLM组，暴露组大鼠整体暴露于氡浓度为40000 Bq/cm^3的HD-3型多功能生态氡室中，氡暴露总时间分别为471、942、1413和1890小时，剂量率为0.056 WLM/h，各组大鼠累积受照剂量分别为30、60、90和120 WLM。另外一组为对照组，在本底氡浓度低于50 Bq/m^3的环境中喂养。使用甲基化特异性PCR法检测各组大鼠支气管肺泡灌洗液（BALF）细胞中p16和MGMT基因甲基化率，ELISA法检测各组大鼠血清中常见的肺癌标志物。结果发现，120 WLM组大鼠BALF细胞中p16基因的甲基化率为16.7%，血清癌胚抗原（carcino-embryonic antigen，CEA）浓度高于其他各组，差异具有统计学意义（$P < 0.05$）），神经元特异性烯醇化酶（NSE）浓度高于对照组、30 WLM组及60 WLM组，差异具有统计学意义（$P < 0.05$）。随着氡暴露剂量的增加，大鼠BALF细胞中p16基因甲基化率及血清CEA、NSE浓度显著升高，差异具有统计学意义（$P < 0.05$）。

9. 多环芳烃 ［苯并（a）芘］

（1）概述：多环芳烃（polycyclic aromatic hydrocarbons，PAHs）是人类最早发现的致癌物，按其化学结构可以分为三类：苯环类，如苯并（a）芘（benzopyrene，BaP）；芴、荧蒽及胆蒽类，如甲基胆蒽（methylcholanthrene，MAC）；杂环类，如二苯并吖啶（dibenzacridine）。

多环芳烃主要来源于煤炭、汽油、木炭等燃料不完全燃烧和热解，烹调油烟以及各种有机废物的焚烧等。因此，工业企业排出的废水、废气，汽车、飞机排出的废气，不当的食品加工方法如烟熏、烧烤、反复油炸等均可产生多环芳烃污染，经过呼吸道、消化道和皮肤接触进入人体。空气中的多环芳烃多会吸附在颗粒物表面，尤其是 < 5 μm

的颗粒物。同时，它还可与大气中的其他污染物反应形成二次污染。

多环芳烃主要引起皮肤癌、胃癌和肺癌。目前已有大量研究表明，接触沥青、煤焦油、矿物等富含多环芳烃物质的工人，易发生职业性皮肤癌。动物实验证明胃癌与多环芳烃有关，但关于人的流行病学资料较少。多环芳烃与肺癌相关主要表现在两方面：一是吸烟可导致肺癌发生，因为烟草燃烧可产生大量的多环芳烃；二是大气污染物中苯并（a）芘（BaP）可导致肺癌的发生。1976 年，国际癌症研究所（IARC）列出的可以诱发实验动物肿瘤的多环芳烃有 15 种，如苯并（a）芘（BaP）、苯并蒽（BaA）等。苯并（a）芘（BaP）是第一个被发现的环境化学致癌物，致癌作用强烈，常将其作为多环芳烃的代表。我国环境空气质量标准（GB3095-2012）规定 BaP 的 24 小时平均限值为 $0.0025\mu g/m^3$。

（2）致癌机制：位于线粒体的细胞色素 P450 依赖性酶（cytochhrome P450-dependent enzymes，CYP）可参与大部分前致癌物的代谢活化，其中 CYP1A1 在 BaP 等多环芳烃化合物由前致癌物代谢活化为终致癌物的过程中起关键作用。BaP 具有很强的致癌性，是间接致癌物，也称前致癌物。它首先被 CYP1A1 环氧化，形成 7,8- 环氧化苯并芘，经环氧化物水解酶水解后，形成 7,8- 二羟基苯并芘，经 CYP1A1 再一次环氧化形成最终致癌物 7,8- 二羟基 -9,10- 环氧化苯并芘 [benzo（a）pyrenediolepoxide，BPDE]，具有显著的致癌和诱变作用，主要诱发肺鳞状上皮细胞癌的发生。

吕嘉春等（2003）使用针对 BPDE-DNA 加合物的单克隆抗体，通过免疫学方法检测 150 例肺癌、120 例癌旁肺组织、40 例肺良性病变和 40 例正常肺组织中 BPDE-DNA 加合物的含量，同时检测相应肺组织中 p53、C-MYC、K-ras、BCL-2、hTERT 等癌变相关基因的表达，分析了 BPDE-DNA 加合物与上述基因的关系，并在 BPDE 诱导的体外人气管上皮细胞癌变模型上检测癌变过程中 BPDE-DNA 加合物的变化，发现肺癌组织中加合物的含量显著高于其他肺组织，差异具有统计学意义（$P < 0.05$），肺癌组织的 p53、K-ras、BCL-2 基因的阳性表达与 BPDE-DNA 加合物有关联。

　　同时，同一种外源化学物在不同的物种之间有不同的致癌效应。研究表明，β- 氯丁二烯在较低剂量时就能明显增加雌性小鼠肺癌的发生率，而雌性大鼠在更高的暴露浓度下仅表现为较低的肿瘤发生率的增加，但是其肺癌发生的代谢通路是基本一致的。这为我们今后研究外源化学物对不同种属的致癌机制提供了新的启发。因而，在外源性化学物致癌机制探讨中，关注不同源性化学物产生共同毒作用通路，以及同一外源性化学物质在不同种属相同致癌作用模式，将有助于更加全面地了解化学物的致癌机制，为今后环境所致癌症相关疾病的防治提供新的依据和思路。

（王天晶　刘佳兴　阎腾龙）

主要参考文献

1. Toll BA, Salovey P, O'Malley SS, et al. Message framing for smoking cessation: the interaction of risk perceptions and gender. Nicotine Tob Res, 2008, 10 (1): 195-200.

2. 王家俊，蒋举兴，者为，等. 4-（甲基亚硝胺基）-1-（3- 吡啶基）-1- 丁酮接触生物标志物的研究进展. 环境与健康杂志，2011，28 (5): 466-469.

3. 陈清光，Frhner K-D，Li Z. 木粉尘职业接触极限值的研究. 中国安全科学学报，2004，14 (12): 71-77.

4. Wilson MJ, Sabbioni G, Rando R, et al. Activation of aryl hydrocarbon receptor signaling by extracts of teak and other wood dusts. Environ Toxicol, 2014, 30 (12): 1375-1384.

5. Pérez-Escuredo J, Martinez JG, Vivanco B, et al. Wood dust-related mutational profile of TP53 in intestinal-type sinonasal adenocarcinoma. Hum Pathol, 2012, 43 (11): 1894-1901.

6. 关勇军，李宗海，段朝军，等. 甲醛致大鼠鼻腔癌与 K-ras 癌基因活化相关. 生命科学研究，2006，10 (1): 71-76.

7. Joseph P, Muchnok T, Ong T. Gene expression profile in BALB/c-3T3 cells transformed with beryllium sulfate. Mol Carcinog, 2001, 32 (1): 28-35.

8. Keshava N, Zhou G, Spruill M, et al. Carcinogenic potential and genomic

instability of beryllium sulphate in BALB/c-3T3 cells. Mol Cell Biochem, 2001, 222 (1-2): 69-76.

9. Cooke MS, Evans MD, Dizdaroglu M, et al. Oxidative DNA damage: mechanisms, mutation, and disease. FASEB J, 2003, 17 (10): 1195-1214.

10. Mattagajasingh SN, Misra BR, Misra HP. Carcinogenic chromium (Ⅵ) - induced protein oxidation and lipid peroxidation: implications in DNA-protein crosslinking. J Appl Toxicol, 2008, 28 (8): 987-997.

11. Antognelli C, Gambelunghe A, Muzi G, et al. Glyoxalase I drives epithelial-to-mesenchymal transition via argpyrimidine-modified Hsp70, miR-21 and SMAD signalling in human bronchial cells BEAS-2B chronically exposed to crystalline silica Min-U-Sil5: Transformation into a neoplastic-like phenotype. Free Radic Biol Med, 2016, 92: 110-125.

12. Kuo HW, Chang SF, Wu KY, et al. Chromium (Ⅵ) induced oxidative damage to DNA: increase of urinary8-hydroxydeoxyguanosine concentrations (8-OHdG) among electroplating workers. Occup Environ Med, 2003, 60 (8): 590-594.

13. 刘伟成, 李明云. 镉毒性毒理学研究进展. 广东微量元素科学, 2005, 12 (12): 1-5.

14. Eneman JD, Potts RJ, Osier M, et al. Suppressed oxidant-induced apoptosis in cadmium adapted alveolar epithelial cells and its potential involvement in cadmium carcinogenesis. Toxicology, 2000, 147 (3): 215-228.

15. Zhou Z, Wang C, Liu H, et al. Cadmium induced cell apoptosis, DNA damage, decreased DNA repair capacity, and genomic instability during malignant transformation of human bronchial epithelial cells. Int J Med Sci, 2013, 10 (11): 1485-1496.

16. 张敬. 镍化合物诱导肺癌发生的分子机理的研究, 上海: 中国人民解放军第二军医大学, 2006.

17. Brocato J, Fang L, Chervona Y, et al. Arsenic Induces Polyadenylation of Canonical Histone mRNA by Down-regulating Stem-Loop-binding Protein Gene Expression. J Biol Chem, 2014, 289 (46): 31751-31764.

18. van Breda SG, Claessen SM, Lo K, et al. Epigenetic mechanisms underlying arsenic-associated lung carcinogenesis. Arch Toxicol, 2015, 89 (11): 1959-

1969.

19. Borm PJ，Tran L．From quartz hazard to quartz risk：the coal mines revisited．Ann Occup Hyg，2002，46（1）：25-32.

20. Becker A，Albrecht C，Knaapen AM，et al．Induction of CYP1A1 in rat lung cells following in vivo and in vitro exposure to quartz．Arch Toxicol，2006，80（5）：258-268.

21. 朱丽瑾，张敏，鞠莉，等．人造矿物纤维诱导人支气管上皮细胞系恶性转化的研究．中华劳动卫生职业病杂志，2009，27（4）：234-235.

22. 江其生，李志韧，陈凤，等．氡对大鼠 BALF 细胞基因甲基化和血清肿瘤标志物的影响．辐射研究与辐射工艺学报，2011，29（5）：271-274.

23. 郑杰．肿瘤的细胞和分子生物学．上海：上海科学技术出版社，2012.

24. 吕嘉春，吴中亮，陈家堃，等．反式二羟环氧苯并（a）芘 -DNA 加合物在肺癌发病中的作用．环境与职业医学，2003，20（4）：253-256.

25. 邓晗依，王小娟，朱震，等．长期低剂量亚砷酸钠染毒对人支气管上皮细胞和人角质形成细胞增殖的影响．卫生研究，2017，（1）：126-131.

26. Huang H，Zhu J，Li Y，et al．Upregulation of SQSTM1/p62 contributes to nickel-induced malignant transformation of human bronchial epithelial cells．Autophagy，2016，12（10）：1687-1703.

27. Thomas RS，Himmelstein MW，Clewell HJ，et al．Cross-species transcriptomic analysis of mouse and rat lung exposed to chloroprene．Toxicological Sciences An Official Journal of the Society of Toxicology，2013，131（2）：629.

第五章

呼吸系统毒理学的研究方法

呼吸系统毒理学研究呼吸系统暴露于外源化学物后的变化，包括对呼吸道的刺激、行为的变化、肺及呼吸道的病理改变、肿瘤的形成、死亡的发生，以及发生这些改变的机制。对于呼吸系统外源化学物的毒性研究方法，国内外的相关部门都已制定了相应的指导性文件，旨在规范检测方法，使结果具有可比性。这些检测结果可用于评价接触浓度和损伤效应间的关系，提供毒性损伤类型方面的信息，使动物实验结果向人类的外推更具合理性。这些数据是建立对职业人群和普通人群存在潜在毒性损伤效应的气态外源化学物接触限制的基础。

第一节　整体动物实验

一、动物模型

动物品种的选择在呼吸系统毒理学研究中非常重要，目前还没有哪种动物可以完全代替人类对呼吸系统受试物的反应，每一个品种的实验动物都有其各自的优缺点，经常用于呼吸系统毒理学研究的动物为大鼠、小鼠、豚鼠和仓鼠。

大鼠对慢性炎症、肺纤维化，以及由不可溶的非细胞毒性颗粒物所引起的肺癌比较敏感，所以短期和长期吸入研究首选大鼠。但是，大鼠对纤维诱导的肺胸膜间皮瘤不敏感。仓鼠对呼吸外源化学物有较强的抵抗力，肿瘤的自发率相对较低，但是对纤维诱导的肺胸膜间皮瘤敏感，而对其他肺部肿瘤不如大鼠敏感。豚鼠在呼吸道致敏的研究中使用较多，由于其含有丰富的气管平滑肌，常被用作哮喘模型，研究外源化学物致气道的高反应性和气管收缩活动。

二、染毒方式

按照动物暴露受试物的方式，经呼吸道染毒可分为吸入染毒和气管内注入，前者又可分为静式吸入染毒和动式吸入染毒两种。

（一）静式吸入染毒

将一定数量的啮齿类动物放在密闭的染毒柜中，加入易挥发的液态受试物或气态受试物使成一定浓度。染毒时间一般为 2 ~ 4 小时，要求受试物在 10 分钟内蒸发完毕。静式吸入染毒简易，但缺点较多，主要是随着试验的进行氧分压降低，因此受试动物的数量有限。而且，由于动物吸入消耗、被皮毛及染毒柜壁吸附，柜内受试物的浓度也随时间而逐渐下降。再者，受试动物可能经皮毛吸收一部分受试物，故存在交叉暴露问题，不能单纯考查呼吸道吸入的毒性作用。

染毒室内温度的控制非常重要。温度上升可以改变实验动物的生理状态，影响代谢速率，增加外源化学物间的反应。因此，实验动物的总体积不应超过染毒室总体积的 5%。即使体积大的染毒室也需要降温处理。研究表明，染毒室的壁可以有效降低实验动物散热的 90% 左右。

静态染毒尽管使用较少，但可提供一些比较毒理学方面的信息。当受试物难以获得，或数量有限时可以采用静式吸入染毒。

（二）动式吸入染毒

动式吸入染毒设备由染毒柜、机械通风系统和配气系统三部分构成，对设备的要求较高。优点是在染毒过程中染毒柜内氧分压及受试物浓度较稳定，缺点是消耗受试物的量较大，且易于污染环境。

动式吸入染毒又分为整体染毒和口鼻染毒两种。除了体积上的显著差异，经口鼻染毒与整体染毒的染毒室相差不大。经口鼻染毒通常将实验动物固定到动态染毒室。实验动物可以呼吸染毒室内气体，通过面罩、管子、气体发生器进行呼吸。经口鼻染毒严格限制受试物进入呼吸道的量，因此所需受试物的量大大减少。而且，经口鼻染毒极易控制受试物的浓度。

在染毒柜中受试物浓度达到平衡后，每天的染毒时间应为 6 小时，每周 5 天。动式吸入染毒柜中受试物的浓度应实时监测。与静式吸入染毒相同，染毒柜的温度控制也很重要。

（三）气管内注入

气管注入染毒是直接经气管注入受试物，此法用于建立急性中毒模型及尘肺模型。最常用的是经喉插入法，多用于不易挥发的液体和粉尘混悬液的急性染毒实验，常用大鼠和豚鼠进行。注入的液体量不能超过 1.5 ml，以免引起窒息。受试物液体黏度不宜太高，以免阻塞针头。受试物应预先采用适当的、不改变其结构和毒性的方法灭菌，必要时在受试物液体中加入青霉素，以避免感染。

三、染毒剂量

经呼吸道染毒进入动物体内的量与受试物在吸入气中的浓度和动物与受试物暴露的时间长短有关，此时剂量的表达应为受试物在吸入气中的浓度（C）和动物暴露含毒空气的时间（t）的乘积。理论上讲，只要受试物的浓度（C）与暴露时间（t）的乘积一定，则引起的毒效应强度就应该相同。但实际情况远非如此，当暴露受试物的浓度（C）极小时，无论动物与其暴露的时间（t）有多长，都不会发生毒性反应。所以实际工作中常常是在暴露时间固定的情况下，改变暴露的浓度来观察动物经呼吸道暴露受试物所产生的毒效应。

上述的剂量（或浓度）实际是动物暴露的外剂量，而非真正进入机体的量，即所谓的内剂量。呼吸系统毒理学中颗粒性受试物进入机体的内剂量与受试物的气态浓度、染毒时间、个体的呼吸量和呼吸频率，以及其在体内的沉积率有关。可表示为：

$$D = E_d V_m CT$$

式中 D 指沉积量（吸入的内剂量，单位 mg）。E_d 为受试物在呼吸道中的沉积率。V_m 为动物每分钟呼出气体量（单位 L/min）。C 为受试物的浓度（单位 mg/L）。T 为染毒时间（单位 min）。

由上述公式可以看到，吸入的内剂量具有动物物种和受试外源化学物的特异性。由于整体染毒的剂量（浓度）常随染毒的时间而发生变化，所以必须以适当的间隔采集染毒柜（罐）中的气体进行分析，以确定动物实际暴露的受试物浓度。

即便如此，呼吸道染毒实际被动物吸收的内剂量仍难以准确确定。呼吸指标难于测得，受试物理化性质各异，受试物在呼吸道内沉积等原因，使得吸入毒性实验较其他毒理学实验更难确定内剂量。

吸入受试物的总量主要包括沉积、吸附（收）和到达靶组织的量三部分。吸收主要为局部吸收、代谢、清除等，可以改变外源化学物的化学性质及其在体内、肺内和靶组织的分布。这些事件难于监测，极大地限制了吸入剂量的确定。生物标志物及数学模型的建立有助于实际剂量的确定。越来越复杂的模型通过将外源化学物的吸收、分布、代谢、排泄等作为独立的过程而被用于血液和器官外源化学物浓度的测定。评价吸入物沉积量的方法涉及检测排泄物中受试物或代谢物的总量，放射性标记物法是一种有效的方法。生物组织/体液中代谢物、DNA 或蛋白质加合物的水平是评价外源化学物内剂量的另一种方法。DNA 加合物是剂量-反应关系评价中比较敏感的方法。内剂量的确定有助于人类危险度评价，推动了药物动力学模型的研究。

四、观察指标

除观察动物的中毒症状、体重变化等一般指标外，还应观察以下指标：

（一）呼吸功能变化

呼吸功能变化评价是动物肺毒理学中评价呼吸系统吸入外源化学物所致损害的非常灵敏和有用的手段。

1. 呼吸模式评价

呼吸模式（breathing pattern）常用于肺功能的评价，多用呼吸频率、潮气量、分钟容量（minute volume）等来表示。潮气量是正常呼吸时每次呼吸所吸入气体的量。分钟容量是潮气量与每分钟的呼吸次数的乘积，即每分钟吸入气体的量。潮气量通常利用某些类型的呼吸速率计或体积描记器来测定，这些测定极易受到麻醉状态、兴奋、锻炼和体温等的影响，在进行评价时必须将这些因素考虑在内。染毒大鼠的呼吸模式有时被毒理学工作者用来评价气源外源化学物或混合气对呼吸道的刺激性。呼吸模式也可用于记录染毒动物吸入空气外源化学物总量的毒理学研究。

2．肺活量评价

肺活量评价能提供肺的总容量及外源化学物作用所引起的容量变化范围方面的信息。总的肺活量是肺在最大活动状态下的总容量。肺活量（vital capacity）是在总肺活量状态下能被呼出的最大空气容量。人类的这些测量是自动完成的，并由体积描记法记录。实验室技术已经发展到可以在动物体内做类似的测量。当它是一个整体的体积扫描器时，通过包围在动物体周围的正的气管压力或负的压力进行测定。在肺纤维性疾病中总肺容量和肺活量均减小，肺变小且硬，这种类型的病变称为限制性肺病，表现为更小的肺容量（lung volume）和气道的微小变化。另一方面，肺气肿时，由于肺泡壁的衰竭和呼气时使肺缩小的弹性纤维的丧失导致总的肺容量可能增大，而肺活量常因呼气时气管的收缩而减小，肺的这种病变称为阻塞性肺病，表现为气流减少。在毒理学上肺活量测量可以用来判断结构变化的程度（纤维性或肺气肿性）是否足以引起肺功能的改变。

3．肺机械力学评价

吸气时肺充气、呼气时肺收缩能力的量度称为肺机械力学（lung mechanics），这些特征依赖于肺的收缩性和气道大小。通常所说的肺机械力学有顺应性（compliance）和抵抗性（resistance），顺应性为每单位压力变化时的容量变化，抵抗性为气流中每个变化的压力差。顺应性和抵抗性通常在肺稳定均匀呼吸时通过记录跨肺压力变化、潮气量和气流速率来检测。由于直接测量跨肺压力需要放置食管气球或胸膜内导管。所以常用体积描记法间接测量人类肺的大致顺应性和抵抗性。

人类肺功能的最普通的测试是用力呼出试验，它用来评价肺容量和气流现象。吸气达到总的肺容量后，尽可能快而且深地呼出其残留容量。记录呼气时每单位时间内呼出气体的体积和气流。1秒用力呼出容量（FEV_1）与 FEV_1 占用力肺活量的一个百分比均被报道过。气流/容量曲线也能提供一些有用的信息，气流峰值和最高肺容量时气流的减少通常表示有大的气流通道障碍物存在，较低肺容量时气流的减小通常表示较小的气流障碍物存在，运用负的气道运行压力，人类用力呼气测试同样能用于动物测试。

4．气体分布评价

气体在肺中分布的均一性能反映出肺病理学损伤的均一性，多次呼吸或单次呼吸的气体流动（washout）曲线可用来评估该特性。有关从呼吸空气到呼吸其他气体的研究，记录了新气体冲走肺中有机气体的速度（rapidity）。常见的方式是从呼吸空气到呼吸氧气的转变，然后测量每次呼出气体中氮气的减少量。如果气体均匀地分布于肺中，那么呼出气体中氮气量的快速减少是按照多次方衰减函数进行的。气道中氮气有一个最初的快速减少，接着是氮气从肺容量的主要部分的稍快速减少，最后是氮气从肺的弱区或者从血液氮气的慢速释放。这些测试可以在人或动物体内进行。

5．肺泡 - 毛细管气体交换功能的评价

肺功能的一个主要检测项目是用电极技术检测动脉血气分压。动脉中正常氧分压在 $85 \sim 100mmHg$ 范围内，与测定地点的海拔高度有关。动脉 pH 与动脉中 CO_2 分压密切相关。基于下面的反应，血液中 CO_2 的增加将促使反应向右进行形成更加偏酸性的环境（更多的氢离子），CO_2 的减少促使反应向左进行形成更加偏碱性的环境。

$$CO_2+H_2O \longleftrightarrow H_2CO_3 \longleftrightarrow H^++HCO_3^-$$

如果肺换气不足引起 CO_2 升高，就引起呼吸性酸中毒，反之，则为呼吸性碱中毒。肺毛细管壁气体交换损伤的一种更灵敏的指标是肺动脉中 O_2 和 CO_2 的分压差，压力差的增大反映出扩散屏障仍能通过增加供氧而保持正常的血气水平。肺气压通过分析呼出气体的最后部分来估算，血气按上述方法测定。

肺气体交换的另外一种测量方法是对 CO 扩散能力进行测定，这种方法是检测肺泡毛细管间气体转运能力损伤的最灵敏的方法之一，测定肺 CO 扩散能力的常用方法是用含大量 CO 和一种惰性气体（如氖气和氦气）的单次呼吸充满待测定肺，允许气体在肺中停留一个测量时间段（$5 \sim 10$ 秒）。惰性气体的稀释度用来计算肺的气体容积，吸入气体与肺泡气（从肺中呼出的最后气体）间的差异表明 CO 含量的增加。CO 扩散能力是通过 CO 进入血液中的速率来计算的。

肺功能的评估是通过检测吸入外源化学物对呼吸道功能的净损伤效应（net effect）来完成的，这些检测可以在活体动物及人体进行。尽管肺功能测试可以检测到结构损伤对功能的影响，但不能确定损伤的特定部位，也不能取代对呼吸道的组织学检测。

（二）形态学指标变化

机体吸入受试物后可引起许多形态学方面的变化，在大体和镜下都可以见到急、慢性的病理学改变。应注意要观察全面，不仅限于肺，要对鼻、喉、主气道也进行细致的检查，因为某些呼吸受试物主要作用在上呼吸道，而对远端气道或肺则作用较轻。

呼吸道组织的石蜡切片可以满足常规的组织病理学观察，但要正确观察区分气管和肺泡内的不同类型细胞，以及观察 Clara 细胞细胞质的改变时，则需约 $1\ \mu m$ 的塑料或环氧树脂切片。必要时用透射电子显微镜观察 I 型肺泡上皮细胞或毛细血管内皮细胞的退行性改变或坏死等。

（三）生化指标变化

1．谷胱甘肽含量测定

当亲电子活性代谢产物或活性氧在肺内形成时，肺内谷胱甘肽（GSH）含量将显著下降，因此 GSH 含量测定应为肺功能检查的常规工作。

2．酶活性测定

选择哪些酶作为指标，要根据毒作用性质加以考虑，如怀疑外源化学物是通过活性氧或自由基起作用，则选择防御脂质过氧化的酶系统，如超氧化物歧化酶（SOD）、GSH 过氧化酶与水解酶等；如需观察肺损伤后的修复，则选择胸腺嘧啶激酶、5'- 核苷酸酶与葡萄糖 -6- 磷酸脱氢酶（G-6-PD）活性测定。目前，乳酸脱氢酶（LDH）及其同工酶与 G-6-PH 是肺毒性评价中的常用指标。

3．肺表面活性物质测定

肺表面活性物质是维持肺泡表面正常张力的磷脂类物质，主要是二棕榈酰卵磷脂。在实验动物麻醉下，用生理盐水灌洗肺，然后测定冲洗液中卵磷脂与其他磷脂的含量。多项研究已经证明，很多外源化学物可使肺表面活性物质含量显著变化。

4．肺内蛋白质与 DNA 含量

这两项是肺毒性评价的重要指标，曾用臭氧、二氧化氮、肼类、羟基镍、丁基羟基甲苯等肺毒物与石英粉尘等动物实验得到证实。急性高浓度染毒时，肺水肿、出血与炎症细胞浸润是肺内蛋白质增加的主要原因；当低浓度染毒时，则以肺内蛋白质合成增加为主，炎性细胞浸润为次。

5．葡萄糖代谢

葡萄糖是肺代谢的重要底物。葡萄糖代谢可通过酵解途径与戊糖单磷酸（HMP）支路进行，并衍化多种中间产物，如 ATP 与还原性物质（NADH 和 NADPH）。酵解途径一般利用体外试验进行，常用肺切片与肺灌注，常用指标为葡糖糖代谢、代谢产物丙酮酸、乳酸与 CO_2 等含量，以及掺入肺组织脂质与蛋白质部分。也可考虑与葡萄糖代谢有关的标志酶，如戊糖激酶、磷酸果糖激酶、乳酸脱氢酶及其同工酶等。HMP 支路中从 NADP 形成 NADPH，该反应分别由 G-6-PD 和 6-磷酸葡萄糖脱氢酶（G-6-PH）所催化，因而测定这两种酶的活性即可评价 HMP 支路情况。研究已经证明，O_3、NO_2、高压氧与百草枯可提高 HMP 支路活性。

6．脂质代谢

自从证实非活性物质的主要成分是某些特殊脂质后，肺脂质代谢就成了呼吸系统毒理学的研究热点。利用各种不同的放射性核素（同位素）标记底物或前体，观察脂质的生物合成；分析测定肺中各种脂质的构成与含量。有多种与脂质代谢有关的标志酶也可考虑选为指标。

7．蛋白质代谢

目前的研究不够广泛，且多数从生物合成角度进行研究。可利用整体动物实验，也可用体外试验研究毒物对蛋白质代谢的影响。整体动物实验能提供蛋白质合成过程与性质；而体外试验则能提供蛋白质合成的速率与程度的定量信息。

（四）免疫组织化学方法

免疫组织化学方法（immunohistochemistry，IHC）是应用抗原与抗体特异性结合的原理，通过化学反应使标记抗体的显色剂（荧光素、酶、金属离子、放射性核素）显色来确定组织细胞内抗原（多肽和蛋白质），并对其进行定位、定性及定量的研究，具有简便、相对廉价和可靠的特点。IHC 不仅可以对各种低分化肺癌进行分型，更适合于取材受限的小标本。2011 年，国际肺癌研究协会、美国胸科学会及欧洲呼吸学会（IASLC/ATS/ERS）公布了肺腺癌的多学科分类原则，指出肺癌的亚分型不能单纯依靠传统的 HE 染色切片，特别是在诊断小标本和细胞学组织时，还需要 IHC 的指导。虽然最佳的诊断标准还没有确立，但研究已表明，IHC 提高了诊断的准确性和可重复性，减少了非小细胞肺癌小标本不能被亚分型的概率。常用的鉴别鳞状细胞癌的指标为 p63、p40 和细胞角蛋白 5/6（cytokeratin5/6，CK5/6）。常用的鉴别腺癌的指标为甲状腺转录因子 -1（thyroid transcription factor-1，TTF-1）、新天冬氨酸蛋白酶 A（novel aspartic proteinase A，Napsin A）和细胞角蛋白 7（cytokeratin7，CK7）。

（五）原位杂交技术

原位杂交（in situ hybridization，ISH）是指将特定标记的已知顺序核酸为探针与细胞或组织切片中核酸进行杂交，从而对特定核酸顺序进行精确定量定位的过程，可以在细胞标本或组织标本上进行，另有荧光原位杂交（fluorescence in situ hybridization，FISH）。原位杂交已被用于识别肿瘤细胞的遗传变化，与其他技术相比，原位杂交因为通过计算信号的数量检测基因突变，更加量化，能够直接代表基因的变化而不需要显微解剖以及染色体、DNA 或 RNA 制备。FISH 主要研究染色体作为肺癌诊断的标记，通过不同的方法来确定肺的标志基因，如微卫星不稳定性、定量特异性甲基化 PCR（QMSP）、损失杂合性（LOH）和实时反转录聚合酶链反应。

（六）流式细胞分析

流式细胞分析技术（flow cytometry，FCM）是一种可以快速、准确、客观地同时检测单个微粒（通常是细胞）的多项特性，并加以定量的技术，具有速度快、精度高、准确性好等优点，可以快速定量细胞内 DNA。在呼吸系统研究中，主要用于定性和定量分析肺细胞表面和细胞内的分子，调查肺细胞增殖以及细胞死亡（包括细胞凋亡和坏死）情况，细胞周期分析，研究细胞转运，检测转染细胞，定量检测吞噬作用，分析细胞的生理状态（包括测量 Ca^{2+} 动员、膜电位和细胞内的 pH），检测蛋白质磷酸化，以及定量分析可溶性蛋白质。

第二节　体外试验

体外试验多用于研究肺损伤的机制，常用方法如下。

一、肺灌注

肺灌注（perfused lung）可分为离体肺灌注（isolated perfused lung，IPL）和原位肺灌注（in situ perfused lung）两种方式。前者是将肺切下移出体外灌注，后者是将肺保留在胸腔内灌注。具体方法是通过肺动脉向肺灌注血液或血液替代物，同时肺主动通气（通过正压作用产生节律性充气 - 放气循环）或被动通气（将肺悬挂在一个"人造胸廓"中，产生负压），外源化学物可以加到灌注液或吸入气中，对灌注液反复采样可检测外源化学物在肺中的代谢率或肺的代谢活性。

二、肺切片与肺的显微解剖

肺切片（lung slices）是将呼吸道或肺实质切片，然后将其放在培养基中培养，受试物可加至培养基中，研究受试物在肺中的吸收与代谢情况，检测肺的生化或形态学改变。这种方法不受因肺内细胞迁移所带来的一些变化的干扰。如果肺是首次用琼脂充满，则在这样的肺切片中的肺泡处于开放状态，以这种方式制备的肺切片可以存活几周，从而可以方便地观察外源化学物对肺引起的慢性损伤的进展情况。

肺的显微解剖（lung micro-dissection）是利用显微解剖方法从肺组织中剥离小支气管和终末细支气管，以保持气道的独立，然后通过形态学方法和生化方法研究外源化学物对小气道细胞的影响。

三、体外细胞培养

细胞培养技术在呼吸系统毒理学中被广泛地应用，目前已经分离出了许多种类型的肺原代细胞。肺巨噬细胞很容易从人或动物支气管肺泡灌洗液中得到，可在体外检测其功能。肺经消化和分离，可得到纯化的原代Ⅱ型肺泡上皮细胞，直接分离Ⅰ型肺泡上皮细胞也已经成功。现已有分离培养 Clara 细胞和神经上皮细胞的系统，而且还建立了许多来源于人或动物的肺正常细胞或肿瘤细胞的细胞系用于呼吸系统毒理学的研究。如肺成纤维细胞、巨噬细胞和肺泡上皮细胞的体外培养可以用于研究肺纤维化机制。大鼠、豚鼠、家兔和仓鼠以及人的呼吸道上皮细胞的原代细胞培养方法也已经建立，被广泛地应用于呼吸系统毒理学的研究领域。用外源化学物处理离体细胞，可检测细胞毒性，利用流式细胞仪、共聚焦显微镜等新技术对研究外源化学物对体外培养细胞的毒效应有很大贡献。还可利用两种细胞共培养，研究细胞间的交互作用。

（一）Ⅰ型和Ⅱ型肺泡上皮细胞培养方法

游离肺细胞在研究肺对外源性化学物的代谢非常有用。Ⅱ型肺泡上皮细胞（type Ⅱ alveolar epithelial cell，AT Ⅱ）对维持正常的肺功能发挥重要作用，不仅参与生物活性物质代谢、免疫调节、转运水和电解质，同时可以自我更新，还能分化成 AT Ⅰ，故被认为是肺泡细胞的祖细胞，但是由于它培养后表型丧失快，基本不传代，并且培养难度较大，不易获得较高纯度、理想的Ⅱ型肺泡上皮细胞系。国外多用无菌动物进行Ⅱ型肺泡上皮细胞的分离与培养，但是国内无菌动物来源困难。普遍饲养的清洁级大鼠的肺经酶消化后得到的混合细胞悬液中，混杂有较多的巨噬细胞、淋巴细胞和中性粒细胞，纯化困难。国外常用的纯化方法有密度梯度离心、离心淘洗和贴壁选择，国内有学者采用免疫黏附选择法使Ⅱ型肺泡上皮细胞得以纯化。

上皮细胞在体外培养过程中难以有足够倍增传代的次数，并对培养条件要求高，这是正常上皮细胞体外长期培养失败的主要因素，目前最常用的方法是通过病毒介导，常用的病毒有 SV40 病毒和腺病毒

12S，也有研究者使用无创性电穿孔法进行介导。当分离培养 AT Ⅱ 在胶原凝胶基质上，并暴露于空气时，AT Ⅱ 密度增加，呈结节状聚集，同时胞质肺泡表面活性物质增加。目前，区分 AT Ⅱ 和 AT Ⅰ 的"金标准"仍为细胞内存在板层小体，顶端微绒毛及细胞外形为立方形。文献报道以 AT Ⅰ 的标记物为多，如组织型纤溶酶原激活物抑制剂 -1（PAI-1）、P2X4、P15INK4B 基因和成纤维细胞生长因子受体激动蛋白 -1、水通道蛋白 -5、干扰素诱导蛋白、P2x7 和 Bcl2 相关蛋白。另外 AT Ⅱ 标记物基因报道，如 γ- 氨基丁酸受体亚基（GABRP），其中 GABRP 和 P2x7 蛋白分别是 AT Ⅱ、AT Ⅰ 的特异表达。

（二）肺成纤维细胞培养方法

肺成纤维细胞是肺间质细胞的主要成员，是肺纤维化过程中合成和分泌细胞外基质（ECM）的主要效应细胞。肺成纤维细胞培养方法可采用组织块法、消化法进行原代培养胚胎肺组织。进行原代培养时，容易产生其他细胞混合生长的现象，因此对于肺成纤维细胞的分离纯化十分重要。纯化方法采用自然传代法，也可以利用细胞株。可以用粉尘直接作用于肺间质细胞，检测受试粉尘是否具有致纤维化作用。成纤维细胞缺乏一种特异的抗原，目前对于肺成纤维细胞的鉴定主要采用排除法。首先证明细胞是来源于间充质的细胞，即波性蛋白阳性表达，再排除其他相关的平滑肌细胞和内皮细胞。

（三）巨噬细胞培养方法

巨噬细胞培养的体外实验为原代细胞培养，常用腹腔巨噬细胞和肺巨噬细胞。通过肺灌洗或腹腔灌洗获得巨噬细胞，根据所获得细胞浓度作适当浓缩或稀释后，调节细胞浓度至 1×10^8/ml 左右，分装于培养箱，培养 2 ~ 3 小时，令细胞贴壁，倾去上层液体及不贴壁细胞，换以含有不同浓度外源化学物的培养液进行染毒，然后分析上清液中各种从细胞中释出的分子物质含量，检查细胞死活，以判明外源化学物对细胞的毒性。常用的分析指标有巨噬细胞存活率、吞噬功能（吞噬率、吞噬百分比和带尘细胞死亡率等）、乳酸脱氢酶（LDH）、溶酶体酶（各种蛋白酶、β- 葡萄糖醛酸酶、β-N- 乙酸葡萄糖酰胺酶、过氧化氢酶和酸性磷酸酶等）、细胞表面形态等。

（四）支气管上皮细胞培养方法

在有血清存在的培养条件下，正常人气管上皮细胞停止分裂，也不会最终分化。在无血清培养液（LHC-9）中接种气管组织碎片，可以促进气管上皮细胞的生长，同时抑制纤维细胞的生长。近年来，实验研究所用的气管上皮细胞主要以单纯机械洗刷法或单纯酶消化法获得，联合应用酶消化加刷洗法可增加获得细胞的数量。培养中的支气管上皮细胞排列紧密，呈多边形，培养 3 ~ 6 周纤毛形成；离体培养一段时间后，细胞形状发生变化，呈梭形或球形，纤毛结构退化或消失。上皮细胞特征性表达角蛋白和上皮细胞膜抗原，电镜下可观察到上皮细胞的特征性结构如桥粒等。

体外细胞培养方法简便、省时、经济，可用于各种外源化学物的毒性研究，不少研究比较了体外试验和整体动物实验的结果；认为有一定的相关性，离体细胞培养可以作为研究机制的模型，但是不应认为其与体内情况完全一致。选择适当的细胞株（系）可以缓解这种矛盾，也可以采取几种肺的主要细胞混合培养模拟体内情况加以弥补。

第三节　支气管肺泡灌洗

支气管肺泡灌洗（bronchoalveolar lavage，BAL）是用等渗的氯化钠溶液反复冲洗和灌注气管和肺泡区表面的过程，是一种采集支气管和肺泡表面脱落细胞和液体的方法。通过对支气管肺泡灌洗液（bronchoalveolar lavage fluids，BALF）的细胞组成和功能特点以及生化参数的分析，可以对支气管肺泡区的疾病存在及变化情况进行了解和判断，为某些肺疾病，特别是弥漫性间质性肺疾病、肺部肿瘤以及免疫受损患者的肺部感染等的诊断、疗效评价和预后判断及损伤机制阐明提供手段。在毒理学实验中可建立动物肺部疾患的模型，通过对BALF分析来为临床疾病提供诊断和治疗依据。也可应用本方法研究外源化学物对气管、肺组织的损伤情况或程度。

一、方法简介

BAL 可以在体内或离体的肺内进行。对于小动物如大鼠、小鼠，可以对全肺进行多次灌注，将几次的灌注液混合用于分析。对于大动物或人，可用气管镜对某一个肺叶进行灌洗，灌洗液以密闭导管引出。如要获得大量的细胞，必须反复灌洗，同时要避免灌洗液中可能含有的钙、镁离子。

人支气管肺泡灌洗多选右肺中叶或左肺舌叶支气管。要求回收液 > 40%，其中红细胞 < 10%、上皮细胞 < 3%，认为是合格标本。

二、支气管肺泡灌洗液分析

BALF 分析包括细胞成分分析和液性成分分析。

（一）细胞成分分析

对 BALF 细胞成分的分析主要是分析巨噬细胞、单核细胞（及其吞噬能力）、多核白细胞和淋巴细胞。

在正常实验动物的 BALF 中，巨噬细胞占 95% ~ 100%。淋巴细胞在大动物（包括人体）中仅占较少成分，在啮齿类实验动物的 BALF 中很少发现。嗜中性多核白细胞（polymorphonuclear leukocytes，PMN）与炎症反应过程有关，而在正常肺中很难发现。

在人类正常 BALF 标本中，细胞总数一般为 $(5 \sim 10) \times 10^6/ml$，分类为：肺泡巨噬细胞（PAM）0.85、淋巴细胞 < 0.12、中性粒细胞 < 0.02、嗜酸性粒细胞 < 0.01、淋巴细胞 < 12%，其中 T 细胞约占淋巴细胞 2/3，T 细胞亚群中 CD_4/CD_8 < 1.7。健康吸烟者，其细胞总数、巨噬细胞和中性粒细胞均明显增高，淋巴细胞与非吸烟者之间无明显差别，但免疫球蛋白分子的互补决定区（complementarity-determining region，CDR）明显增高，CD_4/CD_8 显著降低。一般认为，BALF 中细胞总数增加，中性粒细胞增多是肺泡炎的标志。

（二）液性成分分析

主要是分析其中的蛋白质成分。正常动物 BALF 中只有少量的蛋白质（主要是清蛋白）和低水平的酶活性 [如 β- 葡萄糖醛酸糖苷酶、酸性磷酸酶（ACP）、乳酸脱氢酶（LDH）]。当呼吸系统表皮和（或）内皮细胞膜损伤时，导致血清流入呼吸道，蛋白质增加。受损时巨噬细胞释放溶酶体酶、酸性磷酸酶（ACP）和 N- 乙酰 -β-D 氨基葡糖苷酶（NAG）使其含量增加。如果呼吸系统吸入的是不溶性的颗粒，则巨噬细胞被活化，细胞膜吞噬不溶性颗粒，释放活性氧和细胞因子等。

人 BALF 液性成分测定主要有白蛋白、球蛋白（IgG、IgM、IgA、IgE、α2- 巨球蛋白）、补体、癌胚抗原（CEA）、纤维连结蛋白（FN）、Ⅲ型前胶原（Pc- Ⅲ）、透明质酸（HA）、酶学 [α- 抗胰蛋白酶、胶原酶、弹性蛋白酶、血管紧张素转化酶（ACE）、抗氧化酶]、细胞因子 [白介素（IL-1、IL-6）、肿瘤坏死因子（TNFs）、中性粒细胞趋化因子（NCF）、转化生长因子（TGF）、成纤维细胞生长因子（FGFs）]、肺表面活性物质（包括磷脂和肺表面活性蛋白）含量、脂质过氧化物（LPO）含量活性等。LDH 活性增加说明肺细胞生物膜通透性或结构受到损伤。ACP 和 NAG 活性增加说明肺吞噬细胞活力的加强或结构受损。碱性磷酸酶（ALP）活性增加说明Ⅱ型肺泡上皮细胞膜受到损伤。ACE 是肺特异酶，主要分布于肺毛细血管内皮细胞，因此肺血管内皮细胞受到外源化学物的刺激损伤后，会导致 ACE 释放进入肺泡腔，从而引起 BALF 中 ACE 活性升高。但 ACE 主要分布于肺血管内皮细胞面向管腔一侧的质膜表面，大部分释放进入了血液，因此BALF 中活性远低于血清。血清与 BALF 中 ACE 呈较好的正相关性，因而测定血清 ACE 可成为一种快速特异的诊断肺损伤的方法。BALF 中白蛋白（Alb）、N- 乙酰神经氨酸（NANA）含量升高，主要反映了肺泡 - 毛细血管屏障受损，是反映肺水肿的早期敏感指标。BALF 中前胶原Ⅲ肽、纤维连接蛋白和羟脯氨酸含量是反映早期肺纤维化的重要指标。

支气管肺泡灌洗液的成分比例受灌洗技术的影响较大，掌握一套规范的、成功率高而简单易行的支气管肺泡灌洗操作方法非常重要。

三、支气管肺泡灌洗的优缺点

（一）优点

1．可以直接应用于人体，比较正常志愿者和患者（尘肺患者）的各种指标变化。

2．能检测到机体吸入外源化学物早期细胞和生化学的改变，与传统的非定量的形态测定法相比，BAL 是对肺的定量测定。

3．由于 BAL 主要作用在支气管和肺泡表面，不会引起呼吸道的局部损伤，其所反应的是支气管和肺泡部位的所有炎性改变。

4．BAL 为探讨肺部疾病的发生、发展以及机制的研究提供了一些新的思路。

（二）缺点

1．BAL 在人类不能作为常规手段来使用。

2．某些测定参数的增加或减少有时还不能真正从毒理学理论上做出明确的解释，比如有时不能解释肺的正常防御和修复与严重的直接损伤反应之间的区别。

（宋艳双　徐华东　贾　光）

主要参考文献

1．庄志雄．靶器官毒理学．北京：化学工业出版社，2006.

2．王心如．毒理学基础．6 版．北京：人民卫生出版社，2012.

3．骆金华，周悦，徐骁晗．离体兔肺灌注模型的建立及不同成分保存液的肺保护研究．南京医科大学学报·自然科学版，2007，27（8）：843-846+872.

4．杨建平，胡大林，庄志雄．细胞培养技术在肺纤维化研究中的应用．工业卫生与职业病，2006，32（2）：122-125.

5．施爱民，王心如．支气管肺泡灌洗液成分分析与肺毒理学研究概况．中国职业医学，2000，27（2）：46-47.

6．Rose AS，Knox KS．Bronchoalveolar lavage as a research tool．Semin Respir Crit Care Med，2007，28（5）：561-573.

7．Hoffman AM．Bronchoalveolar lavage：sampling technique and guidelines for cytologic preparation and interpretation．Vet Clin North Am Equine Pract，2008，24（2）：423-435.

8．彭守春，李振华，康健，等．支气管肺泡灌洗液细胞类型与特发性肺纤维化预后的关联性研究．中国结核和呼吸杂志，2008，31（4）：260-263.

9．刘文彬，刘贵颖．大鼠支气管肺泡灌洗方法的研究进展．临床肺科杂志，2012，17（4）：704-705.

10．秦娥．支气管肺泡灌洗液 CEA、CYFRA21-1 测定在肺癌诊断中的应用价值．中国老年学杂志，2008，28（19）：1956-1957.

11．司徒镇强，吴军正．细胞培养．西安：世界图书出版公司，2007.

12．刘建，刘燕梅，王玉光．肺泡上皮细胞凋亡与特发性肺纤维化的研究进展．医学综述，2015，21（16）：2893-2895.

13．Chen J，Chen Z，Narasaraju T，et al．Isolation of highly pure alveolar epithelial type Ⅰ and type Ⅱ cells from rat lungs．Lab Invest，2004，84（6）：727-735.

14．邓佳慧，肖军花，王嘉陵．成年小鼠肺成纤维细胞分离纯化及原代培养．基础医学与临床．2012（6）：713-714.

15．Travis WD，Brambilla E，Noguchi M，et al．International association for the study of lung cancer/american thoracic society/european respiratory society international multidisciplinary classification of lung adenocarcinoma．J Thrac Oncol，2011，6（2）：244-285.

16．马云帆，范梦颖，陈克能．肺鳞癌与肺腺癌的免疫组化指标的诊断及预后意义．中国肺癌杂志．2014（6）：506-510.

17．Quintans JS，Antoniolli AR，Onofre FM，et al．Detection of lung cancer using multiple genetic markers-a systematic review．Diagn Cytopathol．2013，41（9）：834-842.

18．Garn H．Specific aspects of flow cytometric analysis of cells from the lung．Exp Toxicol Pathol，2006，57：21-24.

19．D'Urso V，Collodoro A，Mattioli E，et al．Cytometry and DNA ploidy：Clinical uses and molecular perspective in gastric and lung cancer．J Cell Physiol，2010，222（3）：532-539.

20．Rose AS，Knox KS．Bronchoalveolar lavage as a research tool．Semin Respir Crit Care Med，2007，28（5）：561-573.

21. Whithaus K, Fukuoka J, Prihoda TJ, et al. Evaluation of napsin A, cytokeratin 5/6, p63, and thyroid transcription factor 1 in adenocarcinoma versus squamous cell carcinoma of the lung. Arch Pathol Lab Med, 2012, 136(2): 155-162.

第二篇

各　论

第一部分　粉尘与尘肺

第六章

粉尘概述

粉尘是指能较长时间飘浮于空气中的气溶胶或烟雾状态固体颗粒，其直径小于 10 μm。粉尘污染包括作业环境在内的各种环境，其中污染最严重、最常见的为生产性粉尘。生产性粉尘是指在生产活动中产生的能够较长时间飘浮于生产环境中的颗粒物。生产性粉尘可以引起包括呼吸系统在内的全身性危害及损伤，其中最大的危害为可引发肺尘埃沉着病（俗称尘肺）。根据粉尘的来源、分类可以初步判断其对人体的危害性质和程度。本章就粉尘的理化性质、吸入后的代谢转归、对人体健康的影响以及其防控进行概述。

一、粉尘的理化性质与致病性

（一）粉尘的化学成分、浓度与接触时间

粉尘的化学成分和浓度为直接决定对人体危害的性质和严重程度的重要因素之一。根据化学成分不同，可导致纤维化、刺激、中毒和致敏等机体损害作用。如吸入游离二氧化硅粉尘可以致纤维化，通常短期暴露含量在 70% 以上的游离二氧化硅粉尘即可能发病，其病理上多以胶原性结节为主的纤维病灶，而暴露在 10% 以下游离二氧化硅时，病变发展较慢，病理上以肺间质纤维化为主。某些金属（如铅及其化合物）粉尘通过肺组织吸收，进入血液循环，引起中毒。另一些金属（如铍、铝等）粉尘可导致过敏性哮喘或肺炎。同一种粉尘，作业环境空气中浓度越高，暴露时间越长，对人体危害越严重。

翁少凡等选择湖北省某大型国有铁矿在 1960 年 1 月 1 日至 1974 年 12 月 31 日之间登记在册且工作一年以上的所有职工，建立共 7666 人的队列，并随访至 2003 年年底。期间收集队列成员的基本资料、职

业史、疾病史等资料，以及各工种历年的粉尘浓度环境监测资料。结合工人的职业史资料计算每位工人的累积粉尘接触量和粉尘监测资料。研究结果分析发现，1958 年前平均总粉尘浓度为 10.70 mg/m³。随着 1958 年开始采用大型机械代替小机器生产，湿式作业代替干式作业后，1959—1977 年期间的平均总粉尘浓度下降至 6.27 mg/m³；1978 年开始，该铁矿加强通风除尘，并对许多产尘设备进行密闭处理，使得 1978—1998 年间的平均粉尘浓度降至 1.95 mg/m³。铁矿尘肺发病率在 1970 年之前为 0.10% 左右；1970 年之后迅速上升，1975 年和 1985 年分别达到了 0.50% 和 0.48%；1985 年之后迅速降低，20 世纪 90 年代中后期降到 0.04% 以下，2001 年之后无新发病例。1958 年之前开始接尘的工人尘肺累计发病率为 17.94%，1970 年之后开始接尘的工人累计发病率为 1.32%。可以发现开始接尘时间越早，累积接尘量越大，尘肺的发病率越高等是影响铁矿尘肺发病的根本因素。

（二）粉尘的分散度

分散度（distribution of particulate size）是用粉尘颗粒大小的组成描述某一生产过程中物质被粉碎的程度，以粉尘粒径大小（particulate size）的数量或质量（重量）组成百分比来表示，前者称为粒子分散度，粒径较小的颗粒越多，分散度越高；后者称为质量（重量）分散度，粒径较小的颗粒占总质量（重量）百分比越大，质量（重量）分散度越高。

粉尘粒子分散度越高，其在空气中飘浮的时间越长，沉降速度越慢，被人体吸入的机会就越大；而且，分散度越高，比表面积越大，越易发生各种理化反应，因而对人体危害也越大。粉尘粒子比重相同的颗粒，分散度越高，粒子沉降速度越慢，而当尘粒大小相同时，比重越大的尘粒沉降越快。当粉尘质量（重量）相同时，其形状越接近球形，在空气中所受阻力越小，沉降速度越快。

不同种类的粉尘由于其密度和形状的不同，同一粒径的粉尘在空气中的沉降速度不同，沉积在呼吸道内部的部位也不同，为了互相比较，提出空气动力学直径这一概念。尘粒的空气动力学直径（aerodynamic equivalent diameter，AED）是指某一种类的粉尘粒子，不论其形状、大小和密度如何，如果它在空气中的沉降速度与一种密度为 1 的球形粒子的沉降速度一样时，则这种球形粒子的直径即为该种粉尘粒子的空气动力学直径。同一空气动力学直径的尘粒，在空气中具有相同的沉降速度和悬浮时间，在通过除尘装置或进入粉尘采样系统中时具有相同的概率，并趋向于沉降在人体呼吸道内的相同区域。一般认为，AED 小于 15 μm 的粒子可进入呼吸道，其中 10 ~ 15 μm 的粒子主要沉积在上呼吸道，因此把直径小于 15 μm 的尘粒称为可吸入性粉尘（inhalable dust）。5 μm 以下的粒子可到达呼吸道深部和肺泡区，称之为呼吸性粉尘（respirable dust），近年来也有学者认为仅 AED 在 3 μm 以下的粒子才可进入肺泡，但尸检结果曾在肺组织中发现过长达数厘米的纤维。

孙建娅等（2001）采用粉尘采样器监测某冶金企业粉尘浓度，并采用滤膜法监测该厂的粉尘分散度，通过对该企业 1999 年度 430 个粉尘作业点的粉尘浓度分析，发现标准为 10 mg/m³ 组最低值 0.67 mg/m³，最高为 119.50 mg/m³，平均为 12.76 mg/m³，合格率为 53.00%；标准为 6 mg/m³ 组最低值 0.67 mg/m³，最高值为 19.00 mg/m³，平均为 6.44 mg/m³ 合格率为 75.00%；标准为 2 mg/m³ 组最低值为 1.11 mg/m³，最高值为 83.25 mg/m³，平均为 9.93 mg/m³。三个组的平均值均超过国家标准均值，且以冶炼系统和矿山系统超标最严重。同时 < 5 μm 的呼吸性粉尘分散度在 186 个样品中占 58.25%，并通过对矿山系统的 30 个样品的粉尘浓度和呼吸性粉尘分散度的相关分析，发现存在正相关（$r=2.25$，$P < 0.05$），说明空气中呼吸性粉尘的含量随着粉尘浓度的增高而增加。

（三）粉尘的硬度与表面性质

粒径较大、外形不规则、坚硬的尘粒可能引起呼吸道黏膜机械性损伤；而进入肺泡的尘粒，由于重量小，肺泡环境湿润，并受肺泡表面活性物质影响，对肺泡的机械损伤作用可能并不明显。

粉尘表面具有黏附和吸附的能力，吸附电荷、化学物质和单质等。由于粉尘的吸附行为，使得其性能发生了一定的改变，经常表现出所黏附物质的理化性质或影响粉尘在机体内的代谢与毒性，因而认为粉尘的表面性质对其产生的相关健康效应的严重程度密切相关。

（四）粉尘的吸附性

粉尘是通过其表面携带的电荷和磁性进行吸附的。粉尘的吸附能力与粉尘颗粒的表面积有密切关系，分散度越大，表面积也越大，表面官能团增加，表面活性增强，其吸附能力也增强。

（五）粉尘的荷电性

物质在粉碎过程中和流动中相互摩擦或吸附空气中的离子而带电。带有电荷的粉尘颗粒相互碰撞次数越多，带电量就越大，已带电的粉尘放电机会就越多。尘粒的电荷量除取决于其粒径大小、比重外，还与作业环境温度和湿度有关。飘浮在空气中 90% ~ 95% 的粒子荷正电或负电。尘粒的荷电性影响其在空气中的沉降和在机体呼吸道中的阻留，以及被巨噬细胞吞噬的速度。同性电荷相斥增强了空气中粒子的稳定程度，异性电荷相吸使尘粒撞击、聚集并沉降。粉尘的电荷性增强了粉尘在空气中的稳定程度，同时带有电荷的粉尘容易滞留在肺内对人体产生危害。

（六）粉尘的爆炸性

粉尘爆炸是指可燃性固体微粒悬浮在空气中，当达到一定浓度时，被火源点燃引起的爆炸，目前人们已经发现的具有爆炸危险的粉尘有：金属粉尘，如镁粉、铝粉等；矿冶粉尘，如煤炭、钢铁、金属、硫黄等；粮食粉尘，如面粉、淀粉等；合成材料可氧化的粉尘，如面粉、糖、亚麻等，在适宜的浓度下（如煤尘 35 g/m^3；面粉、铝、硫黄 7 g/m^3；糖 10.3 g/m^3）一旦遇到明火、电火花和放电时，可发生爆炸。

2014 年 8 月 2 日，江苏省昆山市开发区中荣金属制品有限公司汽车轮毂抛光车间在生产过程中发生爆炸。截至 8 月 4 日，爆炸已造成 75 人死亡、185 人受伤。事故调查分析确认是车间内汽车铝合金轮毂抛光产生的铝镁粉尘引发了爆炸。

二、粉尘的分类、来源存在与接触机会

（一）粉尘的分类

按粉尘的性质可分为三大类：

（1）无机粉尘（inorganic dust）：无机粉尘包括矿物性粉尘如石

英、石棉、滑石、煤等；金属性粉尘如铅、锰、铁、铍、锡、锌等及其化合物；人工无机粉尘如金刚砂、水泥、玻璃纤维等。

（2）有机粉尘（organic dust）：有机粉尘包括动物性粉尘如皮毛、丝、骨、角质粉尘等；植物性粉尘如棉、麻、谷物、甘蔗、烟草、木、茶粉尘等；人工有机粉尘如合成树脂、橡胶、人造有机纤维粉尘等。

（3）混合性粉尘（mixed dust）：在生产环境中，以单纯的一种粉尘存在的较少见，大多数情况下为两种以上粉尘混合存在，如煤工接触的煤硅尘、金属制品加工研磨石的金属研磨料粉尘、皮毛加工的皮毛和土壤粉尘等混合性粉尘。

（二）生产性粉尘的来源

几乎包括工农业在内的各行各业均可产生生产性粉尘，如矿山开采、凿岩、爆破、运输、隧道开凿、筑路等；冶金工业中的原材料准备、矿石粉碎、筛分、配料等；机械制造工业中原料破碎、配料、清砂等；耐火材料、玻璃、水泥、陶瓷等工业的原料加工；皮毛、纺织工业的原料处理；农业生产及食品行等产生的有机粉尘；化学工业中固体原料加工处理，包装物品等生产过程等。如果防尘措施不够完善，均可产生大量粉尘。

三、粉尘的吸入与转归

（一）沉积与阻留

粉尘粒子随气流进入呼吸道后，主要通过撞击（impaction）、截留（interception）、重力沉积（gravitational sedimentation）、静电沉积（electrostatic deposition）、布朗运动（Brownian diffusion）而发生沉降。粒径较大的尘粒在大气道分叉处可发生撞击沉降；纤维状粉尘主要通过截留作用沉积；随着气道变小总截留面积增大，气流减慢，粉尘可由于重力沉积阻留于气道表面。直径大于 1 μm 的粒子大部分通过撞击和重力沉降而沉积，沉降率与粒子的密度和直径的平方成正比；直径小于 0.5 μm 的粒子主要通过空气分子的布朗运动沉积于小气道和肺泡壁。带较多电荷的粉尘粒子，易在呼吸道表面产生静电沉积。所有这些沉降作用，都与尘粒的大小、密度、通过气道的空气速度有关。

气道湍流在很大程度上影响沉降形式和效率。

曾昭玉等（2001）将体重为（200±20）g 的 12 只健康雄性 SD 大鼠，利用尘粒粒径 97% 以上小于 5 μm 的游离 SiO_2，以生理盐水为溶剂配成 15 g/L 粉尘悬液，分为染尘灌洗组（$n=5$）、染尘对照组（$n=5$）和正常对照组（$n=2$）共 3 组。并每次给每只 SD 大鼠吸入 15 mg 乙醚轻度麻醉下非暴露式气管内两次注入染尘，两次染尘间隔一周，采用偏振光显微技术和图像分析系统，评价染尘 SD 大鼠的肺组织内粉尘滞留的相对量。结果与非灌洗组比较，灌洗组大鼠肺间质内滞留的粉尘量明显减少，提示粉尘可以在肺中沉积与阻留，而支气管肺泡灌洗（BAL）可以清除部分在肺内沉积的粉尘。

（二）防御与清除

人体对吸入的粉尘具有防御和清除的作用，一般认为有三道防线。

1. 鼻腔、喉、气管支气管树的阻留作用

大量粉尘粒子随气流吸入时通过撞击、截留、重力沉积、静电沉积作用阻留于呼吸道表面，减少进入气体交换区域（呼吸性细支气管、肺泡管、肺泡）的粉尘量。此外，气道平滑肌的异物反应性收缩可使气道截面积缩小，减少含尘气流的进入，增大粉尘截留，并可引起咳嗽和喷嚏反应，排出粉尘。

2. 呼吸道上皮黏液纤毛系统的排出作用

呼吸道上皮存在着由黏膜上皮细胞表面的纤毛和覆盖其上的黏液组成的"黏液纤毛系统"。在正常情况下，阻留在气道内的粉尘黏附在气道表面的黏液层上，纤毛向咽喉方向有规律地摆动，将黏液层中粉尘移出。有证据表明，虽然肺泡上皮表面未见纤毛，但其表面的黏液及黏着的尘粒在向支气管流动。这种方式是很有效的粉尘及外来异物清除方式。如果长期大量吸入粉尘，黏液纤毛系统的结构和功能会遭到严重损害，其粉尘清除能力极大降低，从而导致粉尘在呼吸道滞留。

3. 肺泡巨噬细胞的吞噬作用

进入肺泡的粉尘黏附在肺泡腔表面，被肺泡巨噬细胞吞噬，形成尘细胞（dust-laden phagocyte）。大部分尘细胞通过自身阿米巴样运动及肺泡的舒张转移至纤毛上皮表面，再通过纤毛运动而清除。绝大部分粉尘通过这种方式约在 24 小时内排除；小部分尘细胞因粉尘作用受损、坏死、崩解，尘粒游离后再被巨噬细胞吞噬，如此循环往复。进入肺间质的小部分粉尘也可以被间质巨噬细胞吞噬，形成尘细胞，部分尘细胞坏死、崩解释放出尘粒。此外，尘细胞和尘粒可以进入淋巴系统，沉积于肺门和支气管淋巴结，有时也可经血液循环到达其他脏器。尖锐的纤维粉尘，如石棉，可穿透脏层胸膜进入胸膜腔。

呼吸系统通过上述作用可使进入呼吸道粉尘的绝大部分在 24 小时内被排出。人体通过各种清除功能，可排出进入呼吸道的 97% ~ 99% 的粉尘，只有 1% ~ 3% 的尘粒沉积在体内。如果长期吸入粉尘可削弱上述各项清除功能，导致粉尘过量沉积，酿成肺组织病变，引起疾病。

遇铭等将体重为 200 ~ 240 g 的 44 只雄性 Wistar 大鼠，随机分为煤尘染毒组、二氧化硅组、酵母菌对照组和空白组共 4 组，断颈处死雄性 Wistar 大鼠后灌洗肺并收集大鼠支气管灌洗液获取巨噬细胞。分别装入培养小瓶内培养巨噬细胞并根据分组处理，用相差显微电影、溶酶体荧光定位和透射电镜等方法观察大鼠肺泡巨噬细胞吞噬煤尘的作用。结果发现，染煤尘组和二氧化硅组大鼠的巨噬细胞反应活跃，流动增强，颗粒附着在细胞上并很快进入到胞质。结果表明，煤尘颗粒与二氧化硅类似，巨噬细胞经过附着，迅速以吞噬体形式被摄入胞质。

四、对人体健康的影响

所有粉尘颗粒对身体都是有害的，不同粒径，不同特性，特别是不同化学性质的生产性粉尘，可能引起机体的不同部位和不同程度的损害。如可溶性有毒粉尘进入呼吸道后，能很快被吸收进入血流循环，引起中毒作用。具有放射性的粉尘，则可造成放射性损伤。某些硬质粉尘可机械性损伤角膜及结膜，引起角膜混浊和结膜炎等。粉尘堵塞皮脂腺和机械性刺激皮肤时，可引起粉刺、毛囊炎、脓皮病及皮肤皲裂等。粉尘进入外耳道混在皮脂中，可形成耳垢等。

生产性粉尘对机体的损害是多方面的，生产性粉尘根据其理化性质的不同和作用特点不同，可以引起不同的疾病，直接的健康损害以呼吸系统损害为主，而以尘肺为最多，占总职业病的 80% 以上。局部以刺激和炎性作用为主，当粉尘颗粒吸附不同化学有害物质后，成为毒物的载体，可以引起全身性急慢性中毒损害。近年来，更多的研究表明，粉尘颗粒、特别是空气动力学直径为 2.5 μm 的细颗粒对心血管系统存在明确损害作用，致冠心病的病死率增高，且与个体的易感性相关。

（一）肺尘埃沉着病（尘肺）

肺尘埃沉着病（简称尘肺）是由于在生产环境中长期吸入生产性粉尘而引起的以肺组织纤维化为主的全身性疾病。尘肺可以说是一种古老的疾病，我国早在公元 10 世纪北宋年代就有粉尘致病的记载。北宋诗人孔平仲（1044—1111）提出，采石人"石末伤肺"。德国于 1867 年提出了尘肺问题，1870 年确认有硅沉着病（矽肺），但概念、认识不统一。曾一度认为尘肺就是硅沉着病（矽肺），甚至提出除硅沉着病（矽肺）外无其他尘肺。还有人提出所谓"良性尘肺"和"恶性尘肺"之说。至今，大多数学者认为粉尘是有害的，长期吸入不同种类粉尘可导致不同类型的尘肺或肺部疾病。

尘肺是职业性疾病中影响面最广、危害最严重的一类疾病。据统计，尘肺病例占我国职业病总数的 80% 以上。近年的资料表明，2013 年，我国尘肺新发患者累计已约 62.7 万，其中已有约 14.3 万患者死亡，另有约 60 万的可疑患者。近年来，每年新增尘肺在 1 万名左右，如 2005 年新增尘肺患者 0.92 万，2006 年 0.88 万，2007 年增至 1.1 万。据 20 世纪 90 年代的研究结果表明，全国每年由尘肺病造成的直接经济损失达 160 亿元，间接损失达 300 亿~400 亿元。虽然美国、德国等发达国家的生产性粉尘防治工作取得了一定成绩，发病率和死亡率呈下降趋势，但硅沉着病（矽肺）患者总人数仍未减少。如美国自 1968 年以来，共计报道 14 000 名工人死于硅沉着病（矽肺），每年依然有近 200 人死于硅沉着病（矽肺），数百人因患硅沉着病（矽肺）丧失劳动力。德国每年新发硅沉着病（矽肺）患者不到 1000 例（发病率 < 0.6%）。生产性粉尘危害已成为世界范围内一个较为严重的公共卫

生问题。

目前国家卫计委的尘肺病统计数字仅来源于国有厂矿的病例报告，尚未包括乡镇企业中发生的尘肺病例。实际上，许多国有企业条件艰苦的一线高粉尘浓度作业也是由外聘的流动工人承担，而这些流动工很难参加正式工人的定期体检和拍摄 X 线胸片，加上未能定期开展工人体检的地方和乡镇厂矿，因而我国的实际尘肺病例数要远远高于卫计委公布的数据。近年来，我国群发性尘肺事件屡有报道，农民流动工的尘肺发病呈现发病工龄短，如实际接尘工龄在 10 年以下的占20% 以上；且有尘肺病严重，呈进行性发展，常合并感染肺结核等特点。

根据粉尘性质不同，尘肺的病理学改变也轻重不一。如石英、石棉所引起的肺间质反应以胶原纤维化为主。胶原纤维化通常呈层排列或呈结节状，肺部结构永久性破坏，肺功能逐渐受影响，一旦发生，即使停止接触粉尘，肺部病变仍继续进展。而煤尘和水泥等引起的纤维化进展较为缓慢，脱尘后症状有所缓解。

根据多年临床观察，X 线胸片检查，病理解剖和实验研究的资料，我国按病因将尘肺分为五类：

（1）硅沉着病（矽肺）：由于长期吸入含量较高的游离二氧化硅粉尘引起的尘肺。

（2）硅酸盐肺：由于长期吸入含有结合二氧化硅的粉尘如石棉、滑石、云母等引起。

（3）炭尘肺：由于长期吸入煤、石墨、碳黑、活性炭等粉尘引起。

（4）混合性尘肺：由于长期吸入含游离二氧化硅粉尘和其他粉尘如煤尘等引起。

（5）金属尘肺：由于长期吸入某些致纤维化的金属粉尘如铝尘引起。

为了更好地保护工人健康，在我国 1987 年公布、1988 年 1 月 1日起实施的《职业病范围和职业病患者处理办法的规定》中，规定了13 种尘肺，即矽肺（硅沉着病）、石棉肺、煤工尘肺、石墨尘肺、碳黑尘肺、滑石尘肺、水泥尘肺、云母尘肺、陶工尘肺、铝尘肺、电焊工尘肺、铸工尘肺，以及根据《尘肺病诊断标准》和《尘肺病理诊断标准》可以诊断的其他尘肺，全面地考虑了其他粉尘作业可能对接触者造成的肺纤维化损害。各种尘肺的病变轻重程度主要与生产性粉尘中所含二氧化硅量有关，以硅沉着病（矽肺）最严重，石棉肺次之。其他尘肺的病理改变和临床表现相对较轻。

（二）粉尘沉着症

有些生产性粉尘如锡、铁、锑等粉尘被吸入后，主要沉积于肺组织中，呈现异物反应，以网状纤维增生的间质纤维化为主。在 X 线胸片上可以看到明显的肺组织结节状阴影，主要是这些金属的沉着，这类病变又称为粉尘沉着症。本病不损伤肺泡结构，因此肺功能一般不受影响，机体也没有明显的症状和体征，对健康危害不明显。脱离粉尘作业，病变可以不再继续发展，甚至肺部阴影逐渐消退。

陆志英等将体重为 200 ～ 220 g 的 80 只雄性 SD 大鼠随机分成染铁尘组（$n=40$）及对照组（$n=40$），大鼠置于动式染尘柜内吸入铁粉尘（105 ～ 964 mg/m^3），每天染尘 5 小时，每周 6 天，历时 6 个月，除去节假日实际染尘 101 天（共计 505 小时）。病理形态学改变表现为：首次染尘结束时，肉眼见肺体积比正常对照组稍大，质软，表面呈铁锈色，见有点状病灶，证实了吸入生产性铁粉尘后，主要沉积于肺组织中，且引起了大鼠肺组织的铁粉尘沉着症。

（三）有机粉尘致肺部疾病

有机粉尘有着不同于无机粉尘的生物学作用，而且不同类型的有机粉尘作用也不相同。有机粉尘也可引起肺部改变，如吸入棉、亚麻或大麻粉尘引起的棉尘病，常表现为休息后第一天上班末出现胸闷、气急和（或）咳嗽症状，可有急性肺通气功能改变，吸烟又吸入棉尘可引起非特异性慢性阻塞性肺疾病（COPD）。吸入带有真菌孢子的植物性粉尘，如草料尘、粮谷尘、蔗渣尘等，或者吸入被细菌或血清蛋白污染的有机粉尘可引起职业性变态反应肺泡炎，患者常在接触粉尘 4 ～ 8 小时后出现畏寒、发热、气促、干咳，第二天后自行消失，急性症状反复发作可发展为慢性，并产生不可逆的肺组织纤维增生和 COPD。吸入多种粉尘（如铬酸盐、硫酸镍、氯铂酸铵等）后会发生职业性哮喘。这些均已纳入我国法定职业病范围。

高分子化合物如聚氯乙烯、人造纤维粉尘可引起非特异性慢性阻塞性肺疾病，常伴有肺部轻度纤维化发生，是否属于尘肺存在争论，部分日本学者和中国学者认为可归类于尘肺，但大多数学者认为不属于尘肺。

（四）局部作用

粉尘作用于呼吸道黏膜，早期引起其功能亢进，黏膜下毛细血管扩张、充血，黏液腺分泌增加，以阻留更多的粉尘，长期则形成黏膜肥大性病变，然后由于黏膜上皮细胞营养不足，造成萎缩性病变，呼吸道抵御功能下降。皮肤长期接触粉尘可导致阻塞性皮脂炎、粉刺、毛囊炎、脓皮病。金属粉末还可引起角膜损伤、浑浊。沥青粉尘可引起光感性皮炎。

（五）中毒

吸入含有可溶性有毒物质如铅、砷、锰等的粉尘可在呼吸道黏膜很快溶解吸收，导致中毒，呈现出相应毒物的急性中毒症状。粉尘颗粒粒径越小，其表面积越大，所吸附的化学物质越多，引起的健康危害可能性越大。

高军等（2002年）报道了吸入硅铁粉尘致中毒的1宗案例，在某车间出现1例疑似中毒表现的患者，且在该患者同车间内另有2人出现同样症状，程度较轻，经流行病学调查发现3人无共同饮食史。该患者有头痛、呕吐、乏力等中毒症状，入院前7天在弥漫有大量含铁粉尘的硅铁包装车间劳动的职业史，经职业流行病学调查、患者职业史临床诊断，初步确诊为吸入硅铁粉尘导致的生产性粉尘中毒。

（六）肿瘤（癌症）

某些粉尘本身是或者含有人类肯定致癌物，如石棉、游离二氧化硅、镍、铬、铍、砷等都是国际癌症研究所（IARC）确定的人类致癌物，含有这些物质的粉尘就可能引发呼吸系统和其他系统肿瘤。此外，放射性粉尘也可能引起呼吸系统肿瘤。

陈志霞等（2008）选择某石棉矿1972—1981年接触石棉粉尘1年以上的工人和该矿附近县城关镇11个村的居民作为对照组，进行回顾性流行病学调查。研究资料进行回顾性对比分析和统计学处理。结果发现，某石棉矿恶性肿瘤年平均粗死亡率为 55.82/10 万，标化死亡比（SMR）70.82/10 万，石棉接尘工人发生恶性肿瘤的相对危险度（RR=12.42）与对照组（RR=3.76）对比，差异具有统计学意义（P < 0.01），且石棉接尘工和对照组肺癌两者的 SMR 存在有统计学意义（P < 0.01），肺癌患病与接尘工龄长短呈正相关（r=0.87，P < 0.025）。因此作者认为，接触石棉粉尘可引起肺癌患病率升高，粉尘浓度越大、接触时间越长，肺癌患病率越高，接触石棉粉尘是引起石棉矿肺癌高发的原因。

五、危害治理与控制

无论发达国家还是发展中国家，生产性粉尘的危害都是十分普遍的，尤以发展中国家为甚，全世界大约有近 1 亿劳动者接触粉尘危害。1995 年 4 月，国际劳工组织（ILO）和世界卫生组织（WHO）职业卫生联合委员会提出"ILO/WHO 全球消除矽肺的国际计划"，号召世界各国行动起来，争取在 2015 年前基本消除硅沉着病（矽肺），2030 年完全消除硅沉着病（矽肺）。我国接触粉尘作业工人的人数众多，2000 年，全国登记接尘职工数量超过 2000 万，此外，还有大量未登记却从事粉尘接触的私有企业人员或国有企业的农民合同工、轮换工。根据有关报告，国有企业粉尘浓度监测记录合格率一般在 60% 左右，乡镇企业约 35%，有些私有小型厂矿根本没有粉尘监测记录或者防尘措施很不完善。因此，要保护粉尘接触人员的健康，达到 ILO 和 WHO 提出的目标，我们的任务十分艰巨。必须采取强有力和效果明显的措施。

我国政府对粉尘控制工作一直给予高度重视，在防止粉尘危害、保护工人健康、预防尘肺发生方面做了大量的工作，取得了显著的成绩。大中型矿山和工厂尘肺的发病率已明显下降，尘肺的发病工龄明显延长，尘肺患者得到了相应的治疗和安置，生活质量有了明显的提高。存在粉尘危害的企业在控制危害、预防尘肺发生方面，结合国情做了不少行之有效的工作，取得了丰富的经验。

我国的综合防尘和降尘措施可以概括为"革、水、密、风、护、管、教、查"八字方针，对控制粉尘危害具有指导意义。

（1）革：即工艺改革和技术革新，这是消除粉尘危害的根本途径。

（2）水：即湿式作业，可防止粉尘飞扬，降低环境粉尘浓度。

（3）风：加强通风及抽风措施，常在密闭、半密闭发生源的基础上，采用局部抽出式机械通风，将工作面的含尘空气抽出，并可同时采用局部送入式机械通风，将新鲜空气送入工作面。

（4）密：将发尘源密闭，对产生粉尘的设备，尽可能用罩密闭，并与排风结合，经除尘处理后再排入大气。

（5）护：即个人防护，是防、降尘措施的补充，特别在技术措施未能达到的地方必不可少。

（6）管：经常性地维修和管理工作。

（7）教：加强宣传教育。

（8）查：定期检查环境空气中粉尘浓度和接触者的体格检查。

实际工作中，生产性粉尘控制应从下述几方面着手。

（一）管理措施

1. 立法和执法

新中国成立以来，我国政府陆续颁布了一系列的政策、法令和条例来防止粉尘危害、保护工人健康。1956 年，国务院颁布了《关于防止厂、矿企业中的矽尘危害的决定》，规定生产性场所中矽尘的最高容许浓度为 2 mg/m^3；1958 年，（原）卫生部、劳动部联合公布了《工厂防止矽尘危害技术措施办法》《矿山防止矽尘危害技术措施暂行方法》等，规范了防尘的技术措施和办法；1987 年 2 月，颁布了《中华人民共和国尘肺防治条例》和修订的《粉尘作业工人医疗预防措施实施办法》，使尘肺防治工作纳入了法制管理的轨道；1995 年，颁布《中华人民共和国劳动法》，强调职业危害的宏观控制和企业法人与劳动者的职责、权利和义务，促进企业搞好尘肺防治工作。特别是 2002 年 5 月 1 日开始实施的《中华人民共和国职业病防治法》，充分体现了对职业病预防为主的方针，为控制粉尘危害和防治尘肺病的发生提供了明确的法律依据。此外，一些粉尘危害严重的行业还制定了本行业的防尘规程，如《耐火材料企业防尘规程（GB12434—90)》和《水泥生产防尘技术规程》。根据这些法规、条例的要求，各级地方政府、存在粉尘危害的企业主管部门和负责人有责任和义务建立和维护本厂矿的防尘设施，使作业点粉尘浓度达到国家卫生标准，对防尘工作定期检查，并接受各级卫生监督、疾病控制机构对作业现场粉尘浓度、尘肺发病情况的监督和监测。

2．最高容许浓度

2002 年 4 月，（原）卫生部颁布的《工作场所有害因素职业接触限值》（GBZ2—2002）规定了作业场所 47 类粉尘的接触限值。在广泛使用和征求意见的基础上，2007 年新修订的《工作场所有害因素职业接触限值第 1 部分　化学有害因素》（GBZ2.1—2007）明确了作业不同种类型粉尘接触的 8 小时时间加权浓度限值，同时，动员社会各界力量加强防尘意识和有关法规的宣传教育工作，存在粉尘危害的企业更应从组织制度上教育和培训工人，从制度上保证防尘工作的落实。

（二）技术措施

采用先进的工程技术措施消除或降低粉尘危害，是预防尘肺病最根本的措施。各行各业根据其粉尘的产生特点，形成了各具特色的控制粉尘浓度的技术措施，防尘和降尘措施概括起来主要有：

1．改革工艺过程，革新生产设备

改革工艺过程，革新生产设备是消除粉尘危害的主要途径，如使用遥控操作、计算机监控、隔室监控等措施避免工人接触粉尘；采用风力运输、负压吸砂等措施减少粉尘外逸；在铸造工艺中，采用含石英低、危害较小的石灰石代替石英砂作为铸型材料，寻找石棉的替代品等。

2．湿式作业

湿式作业是一种既经济又简单的实用防尘、降尘措施，如采用湿式碾磨石英、耐火材料，矿山湿式凿岩，井下运输喷雾洒水，煤层高压注水等，可在很大程度上防止粉尘飞扬，降低作业场所粉尘浓度。

3．密闭抽风除尘

对不能采取湿式作业的场所，应采用密闭抽风除尘方法。如采用密闭尘源和局部抽风相结合，防止粉尘外逸。抽出的含尘空气在经除尘装置（如机械式除尘器、过滤式除尘器、湿式除尘器和电除尘器等）处理后排入大气。

（三）个人防护

个人防护是对技术防尘措施的必要补救，在作业场所，防、降尘措施难以使粉尘浓度降至国家卫生标准所要求的水平时，如井下开采的盲端，必须使用个人防护用品作为辅助防护措施。工人防尘防护用品包括：防尘口罩、送风口罩、防尘眼镜、防尘安全帽、防尘衣、防尘鞋等。其中，效果较好的有防尘安全帽、送风头盔、送风口罩等，适用于粉尘浓度高的环境；在粉尘浓度低的环境可佩戴防尘口罩。

此外，粉尘接触作业人员还应注意工人卫生，在作业点不吸烟，杜绝将粉尘污染的工作服带回家，经常进行体育锻炼，加强营养，增强个人体质。

（四）卫生保健措施

落实卫生保健措施包括粉尘作业人员就业前和定期的医学检查，建立职业健康档案。定期的医学检查能及时了解作业人员身体状况，保护其健康。根据《粉尘作业工人医疗预防措施实施办法》的规定，从事粉尘作业工人必须进行就业前体检和定期健康检查，脱离粉尘作业时还应做脱尘作业检查。

1. 就业前体检

从事接尘作业（含转岗准备接尘）之前，必须参加就业前检查。就业前体检的检查项目有：职业史、自觉症状及既往史，结合职业接触史、一般临床检查、拍摄 X 线胸片，以及必要的其他检查。不满 18 周岁以及有下列疾病者不得从事接尘作业：①活动性肺结核；②严重的慢性呼吸道疾病，如萎缩性鼻炎、鼻腔肿瘤、支气管喘息、支气管扩张、慢性支气管炎等；③严重影响肺功能的胸部疾病，如弥漫性肺纤维化、肺气肿、严重的胸膜肥厚与粘连、胸廓畸形等；④严重的心血管系统疾病。

2. 定期体检

粉尘接触工人的定期体检目的是及时发现可疑尘肺、尘肺患者并观察病情变化，对其他与粉尘作业有关疾病也能及时报告。检查项目有：职业史、自觉症状和拍摄后前位 X 线胸片，体检的间隔时间根据有关卫生法规，由地方卫生主管部门参考粉尘性质和作业场所空气中粉尘浓度及接触时间而定。原则是重度接触者 1 ~ 2 年检查 1 次，轻度接触者 2 ~ 3 年检查 1 次，更轻度接触者 3 ~ 5 年检查 1 次。对于一些近年兴起的高危险特殊行业如珠宝加工业，应加强检查力度，缩短检查间隔时间。发现患不宜从事粉尘作业的疾患者和尘肺等职业性疾病时，应立即调离接尘岗位。在脱尘前进行 1 次健康检查，记载职业史，拍摄 X 线胸片。这样及时了解了工人脱尘时的健康状况，也为以后随访观察保存了档案资料。

对于已脱离粉尘作业的职工，也应根据接触粉尘的性质和累积接触量确定继续检查的间隔时间，致纤维化强者间隔短一些。尘肺患者复查一般每年 1 次，可视病情适当缩短或延长；诊断为可疑尘肺者需每年复查 1 次。

定期体检是保护粉尘接触人员健康的重要措施，各国对此都十分重视。如美国职业安全卫生研究所规定，必须为接触含游离二氧化硅粉尘的工人进行就业前医学检查，参加工作后至少每 3 年进行 1 次体检。煤矿工人在工作后的前 15 年内，每 4 ~ 5 年进行医学检查，之后若仍从事煤矿工作，每 3 年进行此项检查。此外，德国对接触粉尘者应该进行的预防体检也作出了规定，如接触石英粉尘者必须进行就业前体检，就业后首次体检期限为 36 个月（3 年），以后每 3 年体检 1 次。接触石棉尘，首次和以后体检期限为 1 ~ 3 年。

（五）加强科学研究和人才培养。

劳动者的健康就是生产力。大多数职业病是可防可控的，在职业病防治形势十分严峻的今天，无论是从职业病疾病负担出发，还是从维护劳动者健康的人道主义出发，政府、社会、企业、个体都有责任，重视并力争减少职业病新发。因此，要加大职业病防治的宣传教育，提高全民防控意识；完善职业卫生相关法律、法规，健全职业卫生防治体系，培植、引导和规范健康服务市场，让职业卫生服务惠及全国，政府通过推行对各类企业的职业安全卫生标准化管理的评估和审定，转换服务模式，强制规范企业职业安全健康行为，培养企业社会责任感，最终使每个劳动者能健康舒适高效率地生产工作，促进国民经济持续和谐发展。

（张文晓　胡贵平）

主要参考文献

1. 孙贵范. 职业卫生与职业医学. 7 版，北京：人民卫生出版社，2012：169-193.

2. 杨克敌. 环境卫生学. 7 版，北京：人民卫生出版社，2012：71-111.

3. 牛桥. 职业卫生与职业医学. 2 版. 北京：人民卫生出版社，2007：192-240.

4. 孙建娅，田建峰，牛志强，等. 某冶金企业粉尘浓度与粉尘分散度之间关系的探讨. 职业与健康，2001，17（1）：1-3.

5. 孙治平，李宝平，高丽妮. 金属及其化合物粉尘肺沉着病的研究进展. 中华劳动卫生与职业病杂志，2015，33（3）：233-235.

6. 中华人民共和国卫生计生委. 工作场所空气中粉尘测定粉尘分散度 第 3 部分（GBZ/T192.3-2007）. 北京：中国标准出版社. 2007.

7. 李祈，张敏，李涛. 粉尘分类及其采样与采样器的研究进展. 中华劳动卫生职业病杂志，2010，28（1）：69-72.

8. 吴禹，周向东. 大气可吸入颗粒物与气道黏液纤毛清除机制. 中国药物与临床，2005，3（5）：203-205.

9. 曾昭玉，杜英杰，周水云，等. 染尘大鼠支气管肺泡灌洗排尘的实验研究. 中国职业医学，2001，28（3）：22-23.

10. 杜鹏，徐凯. 煤工尘肺的影像学诊断研究进展. 中国 CT 和 MRI 杂志，2015，13（8）：115-119.

11. Hamilton RF Jr，Thakur SA，Holian A. Ilica binding and toxicity in alveolar macrophages. Free Radic Biol Med，2008，44（7）：1246-1258.

12. 陈伟. 粉末冶金粉尘对呼吸系统健康影响. 济南：山东大学，2012.

13. 陈志霞，陈水平，张林忠，等. 某石棉矿接尘工人恶性肿瘤 10 年回顾性调查. 中国职业医学，2008，35（5）：391-393.

14. 阚辉. 氧化铁粉尘肺沉着病 1 例报告. 职业与健康，2015，31（22）：3167-3169.

15. 李保林，袁宝军．煤工尘肺易感基因单核苷酸多态性研究进展．中国职业医学，2017，44（2）：231-238.

16. 张金波．职业性尘肺病的预防措施分析．中国卫生标准管理，2016，7（3）：6-7.

17. 梁永健．煤矿粉尘爆炸预防措施研究．价值工程，2012，26（9）：43-44.

18. 苌翠粉，姚晓玲，杨会玲，等．粉尘及其危害因素和预防措施分析．临床合理用药杂志，2013，9（6）：144.

19. 高军，徐世平．吸入硅铁粉尘致铁中毒1例．四川医学，2002，23（6）：634.

第七章

生产性粉尘

第一节 二氧化硅粉尘

一、理化性质

游离二氧化硅（silicon dioxide，SiO_2）粉尘，俗称为矽尘。二氧化硅在自然界分布很广，白色或无色，密度 2.2 ~ 2.66。游离二氧化硅在不同的温度和压力下，硅氧四面体形成多种同素异构体，随着稳定温度的升高，硅氧四面体依次为：石英、鳞石英、方石英、柯石英、超石英和人工合成的凯石英。熔点 1670℃（鳞石英）；1710℃（方石英），沸点 2230℃。正是由于这种特性，在工业生产热加工时，其晶体结构会发生改变。制造硅砖时，石英经高温焙烧转化为方石英和鳞石英，焙烧后可含有石英、方石英和鳞石英。硅藻土焙烧后部分转化为方石英。二氧化硅可与金属化合物中的镁、铝、铁、钙等的氧化物结合，形成硅酸盐矿物，还可与镍、钨、铜、锡、铅、锌等化合，不溶于水和酸（除氢氟酸）。

二、来源、存在与接触机会

二氧化硅粉尘主要来源于与岩石和矿石有关的作业，通常将含有10% 以上游离二氧化硅的粉尘作业称为矽尘作业。接触二氧化硅粉尘的作业非常广泛，遍及国民经济建设的许多领域。如各种金属、非金属、煤炭等矿山，采掘作业中的凿岩、掘进、爆破、运输等；修建公路、铁路、水利电力工程开掘隧道，采石、建筑、交通运输等行业和作业；冶金、制造、加工业等，如冶炼厂、石粉厂、玻璃厂、耐火材料厂生产过程中的原料破碎、研磨、筛分、配料等工序，机械制造业铸造车间原料粉碎、配料、铸型、打箱、清砂、喷砂等生产过程，陶瓷厂原料准备，珠宝加工，石器加工等均能产生大量含游离二氧化硅的粉尘。

三、吸收、分布、代谢与排放

（一）二氧化硅粉尘在呼吸道的沉积

二氧化硅粉尘粒子随气流进入呼吸道后，通过撞击、截留、重力沉积、静电沉积、布朗运动等而发生沉降。不同粒径大小的二氧化硅粉尘沉降部位不同。粒径较大的尘粒在大气道分岔处可发生撞击沉降；纤维状粉尘主要通过截留作用沉积。直径大于 1 μm 的粒子大部分通过撞击和重力沉降而沉积，沉积率与粒子的密度和直径的平方成正比；直径小于 0.5 μm 的粒子主要通过空气分子的布朗运动沉积于小气道和肺泡壁。

（二）人体对二氧化硅粉尘的防御和清除

人体对吸入的二氧化硅粉尘具备有效的防御和清除作用，一般认为有三道防线。

1. 鼻腔、喉、气管、支气管树的阻留作用

大量二氧化硅粉尘粒子随气流吸入时通过撞击、截留、重力沉积、静电沉积作用阻留于呼吸道表面。气道平滑肌的异物反应性收缩可使气道截面积缩小，减少含尘气流的进入，增大粉尘截留，并可启动咳嗽和喷嚏反射，排出粉尘。

2. 呼吸道上皮黏液纤毛系统的排出作用

呼吸道上皮细胞表面的纤毛和覆盖其上的黏液组成"黏液纤毛系统"。在正常情况下，阻留在气道内的二氧化硅粉尘黏附在气道表面的黏液层上，纤毛向咽喉方向有规律地摆动，将黏液层中的二氧化硅粉尘移出。但如果长期大量吸入粉尘，黏液纤毛系统的结构和功能会遭到严重损害，其粉尘清除能力极大降低，从而导致粉尘在呼吸道滞留。

3. 肺泡巨噬细胞的吞噬作用

进入肺泡的二氧化硅粉尘黏附在肺泡腔表面，被肺泡巨噬细胞吞噬，形成尘细胞。大部分尘细胞通过自身阿米巴样运动及肺泡的舒张转移至纤毛上皮表面，再通过纤毛运动而清除。小部分尘细胞因粉尘

作用受损、坏死、崩解，尘粒游离后再被巨噬细胞吞噬，如此循环往复。此外，尘细胞和尘粒可以进入淋巴系统，沉积于肺门和支气管淋巴结，有时也可经血液循环到达其他脏器。

呼吸系统通过上述作用可使进入呼吸道粉尘的绝大部分在 24 小时内被排出。人体通过各种清除功能，可排出进入呼吸道的 97% ～ 99% 的粉尘，仅 1% ～ 3% 的尘粒沉积在体内。如果长期吸入粉尘可削弱上述各项清除功能，导致粉尘过量沉积，酿成肺组织病变，引起疾病。

四、毒性概述

（一）动物实验资料

1．急性毒性

Yu 等（2013 年）选取 8 周龄昆明种小鼠 40 只，雌雄各半，体重 20 ～ 22 g，随机分成 3 个染毒组和 1 个对照组，染毒组一次性静脉注射无定型纳米二氧化硅（nm-SiO$_2$），剂量分别为 29.5、103.5、177.5 mg/kg，对照组注射等量生理盐水。14 天后处死小鼠，使用光谱仪检测发现 nm-SiO$_2$ 主要集中在肝、脾和肺的巨噬细胞，3 个染毒组小鼠血清中 LDH（乳酸脱氢酶）、AST（天冬氨酸氨基转移酶）、ALT（丙氨酸氨基转移酶）比对照组均有显著升高，差异均有统计学意义（$P < 0.05$）。组织学检查发现，肝发生淋巴细胞浸润、肉芽肿和水肿；脾巨核细胞增生；肺充血、间质增厚。免疫印迹检查发现，肝、脾巨噬细胞增殖。

2．亚急性毒性

Van Der Zande 等（2014）选取 40 只雄性 SD 大鼠，随机分为 8 组，每组 5 只。其中 3 组分别经口给予 100、1000、2500 mg/（kg·d）的 SAS（无定形二氧化硅），每天一次，连续 28 天；另外 3 组经口给予 100、500、1000 mg/（kg·d）的 NM-202（一种纳米二氧化硅），每天一次，连续 28 天；1 组经口给予 2500 mg/（kg·d）的 SAS，每天一次，连续 84 天；1 组经口给予 1000 mg/（kg·d）的 NM-202，每天一次，连续 84 天。染毒结束后观察大鼠肠道内容物，测量各组织硅水平和纤维化相关基因的表达。结果发现，各剂量染毒组 NM-202 中、高剂量染毒组的肠道内容物比低剂量组凝胶特性更强。染毒两种二氧化硅 28 天并没有导致明显的各组织硅水平升高。然而染毒 SAS84 天后，脾中硅水平明显升高。病理分析显示，染毒 NM-20284 天后，肝纤维化发生率增加，同时肝中多种纤维化相关基因如 IL1RN、CCL2 等表达也有显著增加。

王素华等（2010）研究 nm-SiO_2 粉尘对小鼠免疫功能的影响，选取雄性昆明种小鼠 45 只，体重 18 ~ 22 g，随机分为 2 个染毒组和 1 个对照组，利用染毒柜吸入染毒，染毒组浓度分别为 50、200 mg/m³，对照组吸入洁净空气。每天染毒 1 小时，连续 14 天，14 天后处死小鼠，测定各组小鼠脾、胸腺系数和病理形态改变，ConA 刺激淋巴细胞转化试验测定淋巴细胞增殖功能、中性红比色法测定腹腔巨噬细胞吞噬功能和血清中的 IgA、IgG 和 IgM 的含量。结果发现：两个染毒组小鼠胸腺系数均高于对照组，但差异无统计学意义（$P > 0.05$）；高剂量染毒组小鼠脾系数高于对照组，差异有统计学意义（$P < 0.05$）；经方差分析，与对照组相比，高、低剂量染毒组小鼠腹腔巨噬细胞吞噬功能呈下降趋势；与对照组相比，高、低剂量染毒组小鼠血清中 IgG 的含量高于对照组，差异有统计学意义（$P < 0.05$），IgA 的含量低于对照组，差异有统计学意义（$P < 0.05$），高剂量染毒组小鼠血清中 IgM 的含量低于对照组，差异有统计学意义（$P < 0.05$），低剂量染毒组小鼠血清中 IgM 的含量高于对照组，差异有统计学意义（$P < 0.05$）；经方差分析，随着染毒剂量的增加，IgG 的含量呈现增高趋势，IgA 的含量呈现降低趋势。两染毒组小鼠的脾，肉眼可见体积增大、包膜紧张，显微镜下可见淋巴细胞明显增生，白髓所占比例增大。作者认为 nm-SiO_2 粉尘可对小鼠免疫系统产生有害影响，并且这种有害作用存在剂量 - 反应关系。

王素华等（2009）研究 nm-SiO_2 和 μm-SiO_2 粉尘对小鼠肝组织氧化 - 抗氧化能力的影响。选取 70 只清洁级健康雄性昆明种小鼠，体重 18 ~ 22 g，按体重随机分为对照组和染毒组（nm-SiO_2 染毒组和 μm-SiO_2 染毒组），吸入式染毒，浓度分别为 50、100 和 200 mg/m³，每天染毒 1 小时，连续染毒 15 天。15 天后取小鼠肝制备匀浆，测定肝中超氧化物歧化酶（SOD）活性、丙二醛（MDA）含量、总抗氧化能力（T-AOC）。结果发现：nm-SiO$_2$ 各浓度染毒组小鼠肝匀浆 SOD 活性均低于对照组，差异有统计学意义（$P < 0.05$）；μm-SiO$_2$ 各浓度染毒组肝匀浆 SOD 活性也低于对照组，但差异无统计学意义（$P > 0.05$）；各相同浓度 nm-SiO$_2$ 与 μm-SiO$_2$ 染毒组相比，nm-SiO$_2$ 各染毒组肝匀浆 SOD 活性均相应低于 μm-SiO$_2$ 染毒组，差异有统计学意义（$P < 0.05$）。nm-SiO$_2$ 各染毒组肝匀浆 MDA 含量高于对照组，差异有统计学意义（$P < 0.05$）；μm-SiO$_2$ 各染毒组肝匀浆 MDA 含量与对照组相比差异无统计学意义（$P > 0.05$）。100、200 mg/m^3 nm-SiO$_2$ 和 100、200 mg/m^3 μm-SiO$_2$ 染毒组小鼠肝匀浆中 T-AOC 高于对照组，但差异无统计学意义（$P > 0.05$）。作者认为该研究结果提示，nm-SiO$_2$ 比 μm-SiO$_2$ 更容易通过破坏氧化 - 抗氧化体系的平衡，诱导雄性小鼠肝组织的氧化损伤。

杨曼等（2017）选取 40 只雌性 BALB/c 小鼠，6 ~ 8 周龄，体重 18 ~ 22 g，随机分为对照组、低剂量组（7 mg/kg）、中剂量组（21 mg/kg）、高剂量组（35 mg/kg），非暴露气管注入法染毒 nm-SiO$_2$ 悬液，注射体积 50 μl，对照组注入等量生理盐水，每 3 天染毒一次，共 5 次，最后一次染毒 1 和 15 天后每组取 4 只小鼠处死，取肝、脾，制片并进行病理形态观察。结果发现，最后染毒 1 天后，与对照组比较，染毒组小鼠肝出现肉芽肿样炎性细胞浸润及少量的局灶性肝细胞坏死，脾红髓增大充血，巨噬细胞增生并可见散在的巨核细胞，上述表现存在剂量依赖效应，随着时间推移，15 天后这些损伤表现均有减轻的趋势。

3．致突变

吴李君等（2000）用 31、62.5、125、250 和 500 μg/ml 的 MQZ（石英的一种）处理人鼠杂交瘤（AL）细胞 24 小时，测定 CD59 基因和 HPRT 基因突变率，并以 4 Gy γ 射线在 HPRT 基因位点和 20 μg/ml 石棉在 CD59 基因位点诱导的突变率作为阳性对照。研究发现，AL 细胞对 MQZ 微粒的吞噬作用随着处理剂量的增加而增强，吞噬的 MQZ 微粒多位于细胞质中，细胞致死率与处理剂量成正比。基因突变率研究显示，MQZ 的致突变效应并不强，对于 HPRT 基因位点，最高处理剂量的基因突变率略高于 4 Gy γ 射线所致的突变率；而在 CD59 基因位点，MQZ 诱发的突变子数仅为 20 μg/ml 石棉诱发突变子数的 1/5 ~ 1/6。

4. 生殖与发育毒性

赵翠霞等（2007 年）比较研究 nm-SiO$_2$ 与 μm-SiO$_2$ 对小鼠胚胎的影响，并观察胚胎 Connexin32（Cx32）和 Cx40 基因有无点突变改变。选取雌性昆明种小鼠 25 只，体重 22 ~ 24 g，随机分为 5 组，每组 5 只，依次为对照组、μm-SiO$_2$ 50 和 200 mg/m^3 组、nm-SiO$_2$ 50 和 200 mg/m^3 组。妊娠 0 日至 17 日连续吸入式染毒，观察妊娠期间母鼠体重变化，妊娠 18 日取出胚胎，观察胚胎发育情况，并对胚胎的 Cx32 和 Cx40 基因进行点突变检测。结果发现，妊娠 18 日，nm-SiO$_2$ 和 μm-SiO$_2$ 各染毒组母鼠的体重均显著低于对照组，差异均有统计学意义（$P < 0.05$），胚胎数、活胎数、胚胎体重显著低于对照组，差异均有统计学意义（$P < 0.05$）；nm-SiO$_2$ 200 mg/m^3 染毒组活胎数显著低于 nm-SiO$_2$ 50mg/m^3 染毒组和 μm-SiO$_2$ 200 mg/m^3 染毒组，差异均有统计学意义（$P < 0.05$）；nm-SiO$_2$ 200 mg/m^3 染毒组胚胎体重显著低于 μm-SiO$_2$ 200 mg/m^3 染毒组，差异均有统计学意义（$P < 0.05$）；nm-SiO$_2$ 200 mg/m^3 染毒组死胎率和吸收胎率均显著高于对照组，差异均有统计学意义（$P < 0.01$）。Cx32 和 Cx40 基因检测未发现有突变者。

范轶欧（2005）选取 45 只健康雄性 Wistar 大鼠，按体重随机分为 5 组，分别为 nm-SiO$_2$ 100 和 300 mg/m^3 染毒组，μm-SiO$_2$ 100 和 300 mg/m^3 染毒组、对照组。利用染毒柜吸入式染毒，隔天一次，每次 2 小时，65 天后处死，测定睾丸和附睾脏器系数，检查精子数、精子畸形率及精子活动度，用 MeraMorph/DP10/BX41 型自动图像分析仪测定睾丸生精小管平均直径。结果发现，nm-SiO$_2$ 100 和 300 mg/m^3 染毒组大鼠体重均显著低于对照组，差异具有统计学意义（$P < 0.05$）；nm-SiO$_2$ 100 mg/m^3 染毒组大鼠睾丸脏器系数显著低于对照组，差异具有统计学意义（$P < 0.05$）；nm-SiO$_2$ 100 和 300 mg/m^3 染毒组大鼠附睾脏器系数显著低于对照组，差异具有统计学意义（$P < 0.05$）；在 100 mg/m^3

剂量水平下，nm-SiO$_2$染毒组大鼠睾丸脏器系数显著低于 μm-SiO$_2$染毒组，差异具有统计学意义（$P < 0.05$）。nm-SiO$_2$ 和 μm-SiO$_2$ 各染毒组精子数均显著低于对照组，差异具有统计学意义（$P < 0.05$），精子畸形率均高于对照组，差异具有统计学意义（$P < 0.05$），精子活动度均低于对照组，差异具有统计学意义（$P < 0.05$）；在 300 mg/m^3 剂量水平下，nm-SiO$_2$ 染毒组大鼠精子数显著低于 μm-SiO$_2$ 染毒组，差异具有统计学意义（$P < 0.05$）。nm-SiO$_2$ 各染毒组和 μm-SiO$_2$ 300 mg/m^3 染毒组生精小管平均直径均显著低于对照组，差异均有统计学意义（$P < 0.05$）。

5．致癌

未见除对肺致癌以外其他器官致癌的相关报道。

（二）流行病学资料

1．横断面研究

毋小玉等（2007）调查某铁矿二氧化硅粉尘作业工人，铁矿开采中，铁矿石和其他岩石含有二氧化硅，会产生二氧化硅粉尘，现场检测二氧化硅时间加权平均浓度为 44.9 mg/m^3，共调查 71 人，均为男性，排除硅沉着病（矽肺）、慢性支气管炎等疾病。全部对象禁食 12 小时后采集静脉血，采用终点法测定血清中总胆固醇（TC）、三酰甘油（TG）、高密度脂蛋白胆固醇（HDL-C）、低密度脂蛋白胆固醇（LDL-C）的含量；采用免疫透射比浊 - 标准曲线法测定血清中载脂蛋白 A$_1$（APOA$_1$）和载脂蛋白 B（APOB）的含量。结果发现，71 名二氧化硅粉尘作业工人血清 TG 和 APOA$_1$ 水平高于正常人群参考值，LDL-C 水平低于正常人群参考值。二氧化硅粉尘作业工人血脂和载脂蛋白各指标异常检出率分别为 LDL-C（97.19%）、APOA$_1$（78.87%）、TC（50.70%）、TG（47.89%）、HDL-C（38.03%）、APOB（36.62%）。研究者据此认为，硅尘暴露可能对作业工人脂质代谢有一定程度的影响。

邢宝林（2002）以洛阳耐火材料集团公司从事二氧化硅粉尘作业的 1340 名员工为调查对象，调查对象均为男性，年龄 19 ～ 60 岁，工龄 1 ～ 30 年，测量各调查对象的血压，并以全国男性高血压患病情况作对照。结果发现，二氧化硅粉尘作业人员高血压患病率为 20%，工龄超过 10 年后，高血压患病率明显上升，二氧化硅粉尘作业人员高血压患病率在 25 ～ 35 岁组、35 ～ 45 岁组、45 ～ 55 岁组均高于同年龄组普通人群。研究者据此认为，二氧化硅粉尘作业与高血压关系密切。

2．队列研究

未见相关报道。

3．病例对照研究

江德华等（1996）以兖州矿务局某矿区中 171 名煤矿岩层开采工人为接尘组，平均年龄（33.9±8.0）岁，平均工龄（15.2±7.1）年，以兖州矿务局 7 处矿区中从事煤矿岩层开采工作的 99 名硅沉着病（矽肺）患者为病例组，平均年龄（56.3±10.1）岁，平均工龄（24.5±8.0）年，以 68 名无二氧化硅粉尘等毒物接触史的事业单位工作人员为对照组，平均年龄（45.1±9.1）岁，所有研究对象均为男性，测定尿白蛋白（alb）、β_2- 微球蛋白（β_2-MG）、N- 乙酰 -β-D- 氨基葡萄糖苷酶（NAG）水平。结果发现，接尘组和病例组尿 alb、β_2-MG 和 NAG 水平均显著高于对照组，差异均有统计学意义（$P < 0.05$），且水平的增加与接尘工人接尘时间有关，与硅沉着病（矽肺）患者脱离接尘的时间无关。

（三）中毒临床表现与防治原则

1．中毒临床表现

长期吸入大量二氧化硅粉尘可引起硅沉着病（矽肺）。因肺的代偿功能很强，硅沉着病（矽肺）患者可在相当长时间内无明显自觉症状，但 X 线胸片上已呈现较显著的硅沉着病（矽肺）影响改变。随着病情的进展，或有合并症时，可出现以下几种症状，无特异性，虽可逐渐加重，但与 X 线胸片改变并不一定平行。

（1）胸闷、气短：实际上是呼吸困难的一种主诉，出现最早，呈进行性加重，最初常发生在体力劳动后，以后可进一步发展，在轻体力劳动甚或安静时也可出现。

（2）胸痛：约半数患者可出现，多较轻微，通常为性质、部位均不固定的刺痛或胀痛；发生原因可能与胸膜受累有关。如胸痛突然加重并伴有气急，应考虑发生自发性气胸的可能。

（3）咳嗽、咳痰：早期多为干咳，并发支气管或肺部感染时咳嗽加剧，并出现多量黏液脓性痰；少数患者可咳少量血痰，大量咯血罕见。

（4）其他：部分患者可有无力、食欲缺乏、腹胀，以及头晕、头痛、失眠、心悸等症状。

硅沉着病（矽肺）患者肺部广泛纤维化，气道痉挛、狭窄、引流不畅，加上全身和局部抵抗力降低，容易发生各种合并症，如呼吸道感染、肺结核、慢性阻塞性肺疾病、肺源性心脏病、自发性气胸，部分患者还可进一步发展为肺癌。

硅沉着病（矽肺）的大体标本显示，肺的体积增大，表面呈灰黑色，硬度增加，弹性减低，触之有砂粒感；切面可见针尖大至豆粒大的粗硬结节，呈灰白色，如有煤尘则呈炭黑色，结节主要分布于两肺中、下叶胸膜下；结节间可有小叶中心性肺气肿和肺不张。镜检可见，典型的硅结节呈圆形或卵圆形，纤维组织呈同心圆排列，切面类似洋葱头；偏光显微镜检查可见硅结节中出现折光的硅尘颗粒，结节中还有少量吞噬细胞，周围包绕有大量成纤维细胞、浆细胞和单核细胞。病程晚期，结节可发生玻璃样变性、液化，甚至形成空洞；肺泡间隔和血管、支气管周围纤维组织增生，产生广泛的间质纤维化；此外，尚可产生呈球形或不规则形、质地致密、坚硬如石的纤维团块，周围可有肺气肿或肺大泡。胸膜多增厚，且粘连不易剥离。肺门和肺门淋巴结早期即可肿大，易发生炎性反应，引起纤维增生，形成硅结节，有时可有坏死穿孔或产生钙化。

2. 防治原则

硅沉着病（矽肺）为进行性肺疾病，即使停止接触二氧化硅粉尘病变仍可进展，迄今，对硅沉着病（矽肺）尚缺乏可靠而有效的疗法。首先重在预防，通过改进采掘机械结构减少粉尘的产生；采用各种除尘技术（如湿式除尘、物理化学降尘、泡沫除尘、磁化水除尘、黏尘剂除尘等）降低矿井粉尘的含量；重视工人个体防护，佩戴防尘用具减轻粉尘的危害。已经患硅沉着病（矽肺）的患者，应及时调离粉尘作业，并根据病情需要进行综合治疗，积极预防和治疗肺结核及其他合并症，以期减轻症状、延缓病情进展、延长患者寿命、提高患者生活质量。药物治疗可选择使用克矽平、哌喹类药物、粉防己碱、铝制剂、矽宁等。

五、毒性表现

（一）动物实验资料

1. 急性毒性

李宏伟等（2005）选用成年 Wistar 大鼠 96 只，雌雄各半，体重 200 ~ 240 g，随机分为染毒组、对照组，将石英粉尘用生理盐水配成 50 g/L 混悬液，染毒组一次性暴露式气管滴注石英粉尘混悬液 1 ml，对照组注入等量生理盐水，于 1、3、7、14、21、28 天时分批处死大鼠，制备肺组织标本，用天狼星红染色法结合偏振光显微镜观察肺组织 I、III 型胶原的表达，Image-Pro Plus 图像分析系统进行定量分析。结果发现与对照组比较，染毒组大鼠肺组织 I、III 型胶原表达增强，各时间点胶原面积百分比均有不同程度的增加，差异均有统计学意义（$P < 0.05$），I 型胶原在染石英粉尘后 7 天、III 型胶原在染尘后 3 天开始增加，两种胶原在 28 天时增加幅度最大。

江秋生等（2014）选取 48 只 SPF 级 C57BL/6 小鼠，雌雄各半，体重 12 ~ 14 g，随机分成 2 组，染毒组一次性经气管滴入 50 μl 浓度为 60 mg/ml 的 SiO_2 混悬液，对照组滴入等量生理盐水。第 1、7、14、21 天，各组分别处死 6 只小鼠，收集支气管肺泡灌洗液（BALF），计数有核细胞总数并分类。左肺组织常规石蜡包埋、固定、脱水、切片，行 HE 染色，光学显微镜观察组织病理改变，同时进行半定量评分。评分标准：正常计 1 分，细支气管外周轻度淋巴细胞浸润计 2 分，细支气管外周中性粒细胞中度浸润伴肺泡散在浸润计 3 分，严重的细支气管和大部分肺泡有炎症细胞浸润计 4 分。每张切片观察 10 个视野，平均得分值代表组织损伤程度。取右肺组织，称重，干燥后计算肺组织湿干重比。结果表明，染毒组小鼠染毒后的第 1、7、14、21 天，

BALF 中有核细胞总数、肺组织病理分值均显著高于对照组，差异均有统计学意义（$P < 0.05$），肺湿干重比高于对照组，差异具有统计学意义（$P < 0.05$）。与染毒第 1 天小鼠比较，染毒第 7 天和第 14 天小鼠 BALF 中有核细胞总数显著增多，差异具有统计学意义（$P < 0.01$），染毒第 7 天小鼠 BALF 中，中性粒细胞比例增多，淋巴细胞比例减少；染毒第 7、14、21 天小鼠肺组织病理分值和肺湿干重比显著升高，差异具有统计学意义（$P < 0.01$）。与染毒第 7、14 天小鼠比较，染毒第 21 天小鼠肺组织病理分值以及湿干重比显著下降，差异具有统计学意义（$P < 0.05$）。

阎立成等（2010）选用健康成年清洁级雄性 SD 大鼠 32 只，体重 180 ~ 200 g，按体重随机分成 4 组，每组 8 只。3 个染毒组分别一次性气管滴注 12.5、25 和 50 mg/ml 二氧化硅悬液 1 ml，对照组滴注等量无菌生理盐水。染毒 4 周后处死动物，分离血清，收集支气管肺泡灌洗液（BALF），测定 BALF 中总蛋白含量、总抗氧化能力（T-AOC）、羟脯氨酸（HYP）、丙二醛（MDA）的含量，用 ELISA 法分别测定 BALF 和血清中的肺表面活性相关蛋白 D（SP-D）的含量。结果发现，BALF 中总蛋白、HYP 和 MDA 含量随着染硅尘剂量的增加而增加；低剂量染毒组 BALF 中 T-AOC 显著高于对照组，差异具有统计学意义（$P < 0.05$），而中、高剂量染毒组 BALF 中 T-AOC 显著低于对照组，差异具有统计学意义（$P < 0.05$）；3 个染毒组大鼠血清和 BALF 中 SP-D 含量均显著低于对照组，差异均有统计学意义（$P < 0.05$），但各染毒组间 SP-D 含量差异无统计学意义（$P > 0.05$）；病理学检查结果显示，对照组大鼠肺泡结构清晰，肺泡壁薄、血管周围无明显细胞浸润，3 个染毒组大鼠肺泡内有不同程度的巨噬细胞和中性粒细胞浸润，肺泡间隔增厚、水肿，高剂量染毒组大鼠肺泡出现尘细胞结节。

陆志英等选取雄性 Wistar 大鼠 105 只，体重 180 ~ 200 g，随机分为凝聚二氧化硅组（属于无定型二氧化硅）、石英组（属于结晶型二氧化硅）、对照组，凝聚二氧化硅组和石英组一次性非暴露式气管滴注浓度为 50 mg/ml 的相应二氧化硅粉尘混悬液 1 ml，对照组不做任何处理，于染毒后 1、3、6、9 个月分批剖检动物观察肺干重、肺胶原蛋白及脂类含量。结果发现，各期剖检实验大鼠肺干重、肺胶原蛋白及脂类含量均为凝聚二氧化硅组显著高于对照组，低于石英组，差异均有统计学意义（$P < 0.01$）。

甘永金等（2016）选取 SD 大鼠 48 只，雌雄各半，体重 180 ~ 220 g，随机分为染毒组与对照组，染毒组一次性气管滴注浓度为 50 mg/ml 的二氧化硅粉尘混悬液 1 ml，对照组滴注等量生理盐水，30 天后处死大鼠，测量脏体系数、全肺胶原含量、干湿重、游离二氧化硅含量、肺灌洗液中细胞计数及分类，观察肺组织病理学变化。结果发现，染毒组大鼠脾、肺、肾脏器系数和肺湿重、肺干重、细胞总数、中性粒细胞率分别为 0.252%、1.294%、0.729%、3.045 g、1.090 g、0.833×10^9 个 /ml、75.083%，高于对照组，差异均有统计学意义（$P < 0.05$）；淋巴细胞、巨噬细胞率分别为 11.916%、13.000%，低于对照组，差异均有统计学意义（$P < 0.05$）；染毒组大鼠肺组织可见散在或灶性纤维细胞结节，部分结节胶原纤维形成并相互融合连成片，形成结节为主的结节性肺纤维化，使肺组织完全实变。

2．亚急性毒性

Marlene 等选取 344 只雄性 Fischer 大鼠，重约 175 g，随机分为暴露组与对照组，暴露组暴露于浓度为 27.5 ± 10.0 mg/m^3 的方石英气溶胶，每天 5 小时，持续 8 天，对照组呼吸洁净空气，最后一次暴露 18 小时后分别从暴露组和对照组各取 3 只大鼠处死，取支气管肺泡灌洗液测量各类细胞含量，制作肺组织标本进行病理观察，制作肺组织匀浆测定蛋白质含量和羟脯氨酸含量。之后每 2 周从暴露组和对照组各取 3 只大鼠处死，取支气管肺泡灌洗液测量各类细胞含量，制作肺组织标本进行病理观察，制作肺组织匀浆测定蛋白质含量和羟脯氨酸含量，一直持续 50 周。结果发现，暴露方石英 8 天导致肺泡灌洗液中中性粒细胞和巨噬细胞明显增多，T 淋巴细胞逐渐积累，暴露组肺组织匀浆蛋白质含量高于对照组，且在 32 周时达到最高，暴露组肺组织匀浆羟脯氨酸含量除一些短期波动外，整体上随染毒时间增加而增加，炎症反应一直持续到 50 周。组织学分析显示，大鼠发生胶原沉积和Ⅱ

型肺泡上皮细胞增生，肺泡淋巴细胞的波动和整个组织的病理状况有明显的相关性。

郭晓芳等选取雄性 Wistar 大鼠 36 只，体重 180 ~ 200 g，随机分为染毒组与对照组，染毒组气管滴注浓度为 25 mg/ml 的无定型二氧化硅 1 ml，滴注两次，中间间隔两周。对照组滴注等量生理盐水。于染毒后 1、6、12 个月分批处死大鼠，进行组织病理学检查。结果发现，染毒组大鼠出现一系列尘肺的组织反应，肺及淋巴结内出现由细胞、网状纤维及胶原纤维形成的结节病灶，12 个月时出现肺间质纤维化，肺胶原含量也增多。

3．致突变

未见相关报道。

4．生殖与发育毒性

未见相关报道。

5．致癌

据 IARC 报告，选取 139 只雌性 Wistar 大鼠，体重 180 ~ 200 g，其中 62 只暴露于 12 ± 5 mg/m³ 的石英粉尘空气中作为暴露组，每天 6 小时，每周 4 天，共 83 周，62 只暴露于滤过空气中作为假暴露组，15 只暴露于普通空气中作为未暴露组。实验结束时发现，暴露组 18 只大鼠发展为肺肿瘤，假暴露组未发现肺肿瘤，未暴露组有 1 只发生肺腺瘤。

（二）流行病学资料

1．横断面研究

Tiwari（2016）选取滑石笔切削工人（会接触到二氧化硅粉尘）193 名，平均年龄为 43.35 ± 11.31 岁，平均暴露时间 18.72 ± 9.33 年，通过问卷调查获取基本信息，并测定最大呼气流量（PEF）。分组分析发现，40 岁及以上工人 PEF 显著低于 40 岁以下工人，女性工人 PEF 显著低于男性工人，暴露 10 年及以上的工人 PEF 显著低于暴露 10 年以下工人，差异均有统计学意义（$P < 0.05$），但吸烟工人与不吸烟工人 PEF 差异无统计学意义。

刘美霞等（2015）选择 2014 年上海市所有涉及二氧化硅粉尘作业

的 181 家企业中从事硅尘作业 1 年以上的 2196 名工人为研究对象，进行肺功能、X 线胸片等医学检查，运用问卷调查获得研究对象的人口学特征、吸烟状态、职业史等信息。采用分层随机抽样，对其中 169 家企业的 619 名硅尘接尘工人进行硅尘总尘个体采样，计算硅尘总尘的 8 小时时间加权平均浓度并进行评价。结果发现，接尘工人平均年龄（42.4±10.1）岁，接尘工龄（11.8±9.8）年。2196 名工人中，男性 1956 人，占 89.1%。个体接触二氧化硅粉尘总尘的几何均数及其几何标准差分别为 1.4 mg/m^3 和 3.3 mg/m^3，二氧化硅粉尘总尘的总体超标率为 66.4%。二氧化硅粉尘接尘工人 X 线胸片中可疑尘肺病或观察对象检出率为 0.4%，FVC、FEV$_1$ 和 FVC/FEV$_1$ 的异常检出率分别为 21.3%、13.4% 和 0.1%。限制性通气功能障碍随接尘工龄的增加而增加（趋势 X^2=9.2143，$P < 0.05$），总体检出率为 19.6%。不同行业间 X 线胸片异常检出率差异有统计学意义（$P < 0.01$），检出率较高的行业是通用设备制造业、化学原料和化学制品制造业、黑色金属冶炼和压延加工业；不同工种间 X 线胸片异常检出率差异有统计学意义（$P < 0.01$），检出率较高的工种是清理、下料、抛（磨）光、铸造。

2. 队列研究

Chen 等（2012）对 1960—1974 年来自中国 29 个金属矿山和 1 个陶瓷厂的 74 040 名工人进行队列研究，随访至 2003 年，通过个人工作史和工作暴露模型来确定累积二氧化硅暴露量，计算标准化死亡率，用 Cox 比例风险模型计算二氧化硅暴露各种死亡原因的风险比。在随访的 2 306 428 人年中，共有 19 516 人死亡，暴露组人群总死亡率（993/10 万人年）高于非暴露组（551/10 万人年），二氧化硅暴露和总死亡率及呼吸道疾病、结核病、心血管疾病的死亡率具有正相关关系（风险比分别为 1.026，1.069，1.065，1.031）。

Liu 等（2013）对 1960—2003 年来自中国 29 个金属矿山和 1 个陶瓷厂的 34 018 工人进行队列研究，调查研究对象的生活方式、工作历史、工作状态及最终死因。23 628 名暴露二氧化硅的工人作为暴露组，10 390 名未暴露二氧化硅的工人为对照组。最终共有 546 人死于肺癌，其中 418 人来自暴露组，暴露组比对照组肺癌风险明显增高；

20 ～ 65 岁工人暴露二氧化硅每增加 0.1 mg/m^3，75 岁之前死亡的风险就会增加 0.51%。

刘跃伟（2011）对中国中南地区 29 个金属矿和陶瓷厂的 74 040 名工人进行队列研究，随访时间 1960—2003 年，发现队列人群各死因按死亡例数从高到低依次为心血管疾病（4425 人）、呼吸系统疾病（4309 人）、恶性肿瘤（3621 人）、传染病（3401 人）和脑血管疾病（2662 人）。根据多因素 Cox 比例风险模型的结果和硅尘暴露比例，队列人群中全死因的 19.3%、呼吸系统疾病的 70.2% 和心血管系统疾病的 25.7% 可归因于硅尘暴露。全队列和各厂矿人群呼吸系统疾病死亡危险与硅尘暴露均有显著的剂量 - 反应关系，差异均有统计学意义（$P < 0.01$），硅尘暴露工人死于肺癌的危险是非硅尘暴露工人的 1.47 倍（95%CI：1.25 ～ 1.72）。

李连（2001）对本溪钢铁公司 19 个主要生产厂矿 1971 年 1 月 1 日至 1985 年 12 月 31 日的职工进行死因回顾调查，选取耐火材料、铁矿开采、机械铸造及钢铁冶炼等生产过程中接触二氧化硅粉尘的人员作为接触组，以不接触二氧化硅的生产人员为对照组，进行硅沉着病（矽肺）和肺癌发病与死亡的队列观察。接触组队列为 236 032 人年，各种恶性肿瘤死亡 243 例，标化死亡率 152.91/10 万，其中肺癌 84 例，标化死亡率 47.34/10 万。接触组的肺癌标化死亡率高于对照组，差异有统计学意义（$P < 0.05$）。

3. 病例对照研究

钟丽萍等（2009）选取某县农民工中有肺结核的硅沉着病（矽肺）患者 48 人为病例组，无肺结核的硅沉着病（矽肺）患者 76 人为对照组，通过问卷调查和住院病历收集信息，进行硅沉着病（矽肺）并发肺结核的危险因素病例对照研究，采用单因素和非条件 logistic 回归多因素分析。结果发现，单因素分析病例组与对照组在硅沉着病（矽肺）期别（χ^2=28.222，$P < 0.01$）、吸烟（χ^2=16.331，$P < 0.01$）、结核密切接触史（χ^2=4.351，$P < 0.05$）上差异有统计学意义。多因素分析中硅沉着病（矽肺）期别、吸烟史、结核密切接触史均进入方程模型（χ^2 值分别为 17.151、3.943、7.545；OR 值分别 4.097、1.445、7.313；

P 均< 0.05），模型有统计学意义（χ^2=33.545，*P* < 0.01）。研究者据此认为，硅沉着病（矽肺）期别、吸烟、结核密切接触史是硅沉着病（矽肺）并发肺结核的危险因素。

六、毒性机制

（一）酶学改变

Langley 等（2010） 选取 6 ~ 8 周龄雄性 Lewis 大鼠，体重160 ~ 180 g，急性染毒组气管滴注二氧化硅 35 mg，14 天后处死；亚急性染毒组吸入 6.2 mg/m^3 二氧化硅，每天 6 小时，每周 5 天，持续 6周。染毒结束后 4 天到 28 周分批处死。对照组吸入洁净空气。取支气管肺泡灌洗液，制备肺组织标本，TUNEL 法（末端标记法）检测细胞凋亡，酶联免疫吸附试验测定半胱天冬酶 -3（caspase-3）活性。结果发现，急性染毒组中有肺肉芽肿形成，发生强烈的炎症反应，TUNEL阳性细胞增加，caspase-3 活性增强；而在亚急性染毒组中，炎症反应有限，caspase-3 活性降低，TUNEL 反应阴性。

Peeters 等（2014 年）选取 8 周龄雌性 Wistar 大鼠 50 只，随机分为染毒组与对照组。染毒组一次性气管滴注 5 mg/ml 的二氧化硅悬液0.4 ml，对照组滴注等量 PBS。分别在 3、7、28、90、360 天时每组处死 5 只大鼠，使用苏木精伊红染色和天狼星红染色进行肺病理学观察，使用免疫印迹法测定支气管肺泡灌洗液中半胱天冬酶 -1（caspase-1）活性，使用免疫组织化学法测定肺组织中 caspase-1 活性和白细胞介素 -1β（IL-1β）水平。结果发现与对照组相比，在 3 天和 7 天时染毒组大鼠支气管肺泡灌洗液 caspase-1 活性明显增加；染毒组大鼠肺组织中 caspase-1 活性和 IL-1β 水平明显增加；病理学观察发现，在 180 天和 360 天时染毒组大鼠出现硅沉着病（矽肺）结节。

王世鑫等（2004）选用清洁级 Wistar 大鼠 96 只，雌雄各半，体重 200 ~ 240 g，随机分为对照组和染毒组，每组 48 只。染毒组气管滴注 50 mg/ml 二氧化硅粉尘混悬液 1 ml，对照组注入 1 ml 无菌生理盐水，分别在 1、3、7、14、21、28 天时每组随机处死 8 只大鼠，测定支气管肺泡灌洗液（BALF）中诱导型一氧化氮合酶（iNOS）和总一氧化氮合酶（NOS）的活性。结果发现，iNOS 主要表达在巨噬细胞和中性粒细胞胞质内。与对照组相比，染毒组大鼠肺组织中 iNOS 积分光密度于染尘后 3、7 天时分别增加了 1.47×10^5、2.73×10^5，28 天时降低了 1.11×10^5，差异均有统计学意义（$P < 0.05$ 或 $P < 0.01$）。与对照组比较，大鼠 BALF 中 iNOS 活性在染毒后 3、7、14 天时分别增加了 0.86、1.89、0.92 U/ml，差异均有统计学意义（$P < 0.05$ 或 $P < 0.01$）；BALF 中总 NOS 活性在染尘后 1、3、7、14 天时分别增加了 1.43、2.05、2.61、2.19 U/ml，差异均有统计学意义（$P < 0.05$ 或 $P < 0.01$）。

张海英等（2007 年）用二氧化硅粉尘处理大鼠肺泡巨噬细胞（AMs），浓度分别为 0、6.25、12.5、25、50、100 μg/ml，以相同浓度的二氧化钛粉尘作为阴性对照，在 2、8、12、16、24 小时收集上清，测量乳酸脱氢酶（LDH）活性、丙二醛（MDA）含量，记录 AMs 的死亡率。结果发现，与阴性对照组比较，巨噬细胞死亡率随粉尘浓度的增加而增加，差异具有统计学意义（$P < 0.05$），上清中 LDH 活性及 MDA 含量与 SiO_2 粉尘浓度呈良好的剂量 - 反应关系，且与处理时间呈良好的时间 - 效应关系，差异具有统计学意义（$P < 0.05$）。

杨飞飞等（2016 年）选取雄性 Wistar 大鼠 84 只，体重 150 ~ 180 g，随机分为染毒组与对照组，染毒组气管滴注 100 mg/ml 二氧化硅悬液 1 ml，对照组滴注等量生理盐水，染毒后第 3、7、14、21、28、60 天分批处死大鼠，取肺组织并收集血清和 BALF，免疫组织化学法检测肺组织中基质金属蛋白酶 -9（MMP-9）和基质金属蛋白酶 -2（MMP-2）的表达，ELISA 法检测血清和 BALF 中 MMP-9 和 MMP-2 的水平。免疫组织化学染色结果发现，与对照组比较，MMP-9 和 MMP-2 在染毒初期含量升高，且随着时间的延长呈上升趋势，分别在第 14 天和 21 天达到峰值，在染毒后期表达仍较高，但与前几个时间点相比表达已减弱。ELISA 结果显示，BALF 和血清中 MMP-9、MMP-2 含量变化与肺组织中变化趋势相同，均呈先上升后下降的趋势，但血清和 BALF 中两指标的相关性差异无统计学意义（$P > 0.05$）。

（二）氧化应激

Corbalan 等（2011）用无定形纳米二氧化硅处理 HUVECs 细胞

（人脐静脉内皮细胞），剂量 10 μg/ml，处理时间 1 小时，对照组只加等量培养基。用透射电子显微镜检测细胞对 nm-SiO_2 的吸收，纳米传感器检测单个细胞产生一氧化氮（NO）和过氧亚硝基（$ONOO^-$）的含量。结果发现，二氧化硅穿透了细胞质膜，促进细胞产生 NO 和 $ONOO^-$，[NO]／[$ONOO^-$] 比值降低，增强了氧化应激和细胞毒性。

赵建磊等（2014）选取雄性 Wistar 大鼠 40 只，体重 180 ~ 200 g，随机分为 3 个染毒组和 1 个对照组，采用吸入式染毒，染毒组二氧化硅粉尘浓度为 100、5000、10 000 mg/m³，对照组吸入洁净空气，每天染毒 2 小时，一周 7 次，49 天后测定血清中超氧化物歧化酶（SOD）、过氧化氢酶（CAT）活性，总抗氧化能力（T-AOC）及丙二醛（MDA）、还原型谷胱甘肽（GSH）含量，并取肺组织 HE 染色光镜下观察病理形态的改变。结果发现，3 个染毒组大鼠血清 SOD、CAT、GSH、T-AOC 水平下降，同时 MDA 含量升高，与对照组比较，差异均有统计学意义（$P < 0.05$），病理学检查出现炎症性特征变化。

孟春燕等（2014）以二氧化硅粉尘处理人肺腺癌 A549 细胞，分 50、100 和 200 mg/L 3 个处理组，处理时间 24 小时，对照组不加二氧化硅粉尘，其余处理相同。采用噻唑蓝法检测细胞存活率，流式细胞术检测细胞凋亡率和活性氧（ROS）相对水平。结果发现，中、高剂量处理组细胞存活率均低于对照组，差异具有统计学意义（$P < 0.05$），也低于低剂量处理组，差异具有统计学意义（$P < 0.05$）；低、中、高剂量处理组细胞凋亡率均高于对照组，差异具有统计学意义（$P < 0.05$）；低、中、高剂量处理组 ROS 相对水平均高于对照组，差异具有统计学意义（$P < 0.05$）。

（三）细胞因子

Li 等（2017）用 100 μg/ml 二氧化硅悬液处理大鼠肺成纤维细胞，并设置对照组，只加等量培养基，分别在培养 24、48 小时时，用 qPCR 和免疫印迹法检测蛋白激酶 MAPK9、转化生长因子 TGF-β1 的 mRNA 和蛋白质的表达量。结果发现，48 小时 MAPK9 mRNA 表达量显著高于对照组，差异具有统计学意义（$P < 0.05$），24、48 小时 MAPK9 蛋白表达显著高于对照组，差异具有统计学意义（$P < 0.05$）；

TGF-β1 mRNA 表达量随处理时间增加而增加，但 TGF-β1 蛋白表达各组之间差异无统计学意义。

张露新等（2006）选用 8～10 周龄清洁级健康 Wistar 大鼠 96 只，雌雄各半，体重 200～240 g，随机分为染毒组和对照组，染毒组一次气管滴注二氧化硅粉尘悬液 1 ml，剂量 0.2 g/kg，对照组滴注等量灭菌生理盐水。分别于染毒后 1、3、7、14、21 和 28 天，每组取 8 只大鼠处死，取肺组织，用组织芯片技术结合免疫组织化学 SP 法（链霉菌抗生素蛋白——过氧化物酶连接法）检测大鼠肺组织不同时间点细胞因子 fasl 的表达，用末端脱氧核苷酸转移酶末端标记技术（TUNEL）法检测大鼠肺组织细胞凋亡。结果发现，染毒组大鼠肺组织 fasl 在染二氧化硅粉尘后的 7、14、21 和 28 天时，表达明显高于对照组，差异均有统计学意义（$P < 0.05$），14 天时表达最高；染毒组大鼠肺组织凋亡阳性细胞在染二氧化硅粉尘后的 1、3、7、14、21 和 28 天时，明显高于对照组，差异均有统计学意义（$P < 0.05$），7 天和 14 天时最高。

徐峥嵘等（2005）选用 7～8 周龄清洁级 Wistar 大鼠 96 只，雌雄各半，体重 200～240 g，随机分为染毒组、对照组，染毒组气管滴注 50 mg/ml 二氧化硅粉尘混悬液 1 ml，对照组滴注等量生理盐水，在 1、3、7、14、21、28 天时每组取 8 只大鼠处死，采用组织芯片和图像分析技术检测染毒后肺组织肿瘤坏死因子 -α（TNF-α）的表达。结果发现，第 3、7、14 天时，染毒组 TNF-α 阳性细胞面积百分比均高于对照组，第 7 天时达高峰，染毒组阳性面积百分比较对照组高出 6.57，差异有统计学意义（$P < 0.01$）。

陈冉等（2017）选取 49 只雄性 Wistar 大鼠，体重 150～190 g，随机分为 7 组，其中 1 组为对照组，染毒组气管滴注法染毒 100 mg/ml 二氧化硅粉尘混悬液 1 ml，对照组滴注等量生理盐水，分别在染毒后的 7、14、21、28、60、90 天时取一组大鼠处死，取静脉血利用 ELISA 法测定血清结缔组织生长因子（CTGF）、Ⅱ型肺泡上皮细胞表面抗原（KL-6）水平。结果发现，各染毒组 CTGF、KL-6 水平均高于对照组；随染毒时间延长，CTGF 先升高后降低，21 天时水平最高；KL-6 水平随染毒时间延长呈上升趋势（$r=0.049$，$P < 0.05$）。

（四）炎症反应

王世鑫等（2002）选用3月龄成年Wistar大鼠80只，体重 200 ± 15 g，雌雄各半，随机分为染毒组与对照组，染毒组一次性气管注射浓度40 mg/ml 二氧化硅粉尘悬浊液1 ml，对照组注射等量生理盐水，于染毒后第7、14、21、30、60天分批处死，测定脏器系数，血浆、肺匀浆中一氧化氮（NO）的含量和一氧化氮合酶（NOS）的活性，再测定血浆、肺匀浆中转化生长因子-β_1（TGF-β_1）和肿瘤坏死因子-α（TNF-α）的水平。结果发现，第7天、第30天时，染毒组肺匀浆NO含量有显著升高，差异有统计学意义（$P < 0.01$，$P < 0.05$）；染毒组肺匀浆NOS活性一直高于对照组，差异有统计学意义（$P < 0.01$）。染毒组血浆NO含量仅在实验第30天升高，而血浆NOS活性却在实验第21天后低于对照组。染毒组肺匀浆TGF-β_1在第7天显著低于对照组，差异有统计学意义（$P < 0.01$），第14天显著高于对照组，差异有统计学意义（$P < 0.05$）；染毒组比对照组肺匀浆TNF-α在第14天显著升高，差异有统计学意义（$P < 0.05$），但在第21天显著降低，差异有统计学意义（$P < 0.01$）；染毒组和对照组血浆TGF-β_1和TNF-α在实验过程中没有明显改变。研究者认为，二氧化硅粉尘能够导致大鼠体内NOS活性，以及NO、TGF-β_1和TNF-α含量的改变，这些因素在硅尘致肺纤维化过程中可能存在着网络调节。

黄何（2009年）选用SPF级健康成年雄性SD大鼠40只，体重 200 ± 16 g，随机分成对照组和染毒组；染毒组气管滴注浓度为50 mg/ml 的 SiO_2 混悬液1 ml，对照组滴注等量生理盐水。40天后处死大鼠，取支气管肺泡灌洗液（BALF），对BALF中的细胞进行分类计数；并测定其中超氧化物歧化酶（SOD）活力和总蛋白质、微量元素的含量；采用聚丙烯酰胺凝胶电泳法分离BALF可溶性蛋白；对肺组织进行HE染色，普通光镜下观察肺组织的病理学改变。结果发现，染毒组较对照组BALF中细胞总数及各类炎性细胞数均明显升高，差异具有统计学意义（$P < 0.05$）；SOD活力升高，蛋白质总量增多，差异具有统计学意义（$P < 0.05$）；几种微量元素含量差异也有统计学意义，如铁

含量降低，锌、锰含量升高。肺组织病理学观察发现，染毒大鼠肺组织出现严重的病理学改变。作者认为本实验中大鼠染毒后 BALF 中有形成分（细胞）与某些无形成分出现明显改变，差异具有统计学意义（$P < 0.05$），均不同程度地影响了尘肺的发生及发展变化过程。

（五）基因及蛋白质表达改变

Yang 等（2010）用纳米 SiO_2（nm-SiO_2）（粒径 15 nm 和 30 nm 两种）和微米 SiO_2（μm-SiO_2）处理 HaCaT 细胞，每种 SiO_2 剂量均设 2.5、5、10、20、40、60、80 μg/ml，处理 24 小时，评估每种 SiO_2 对细胞存活率、细胞周期、细胞凋亡和蛋白质表达的影响。结果发现，所有剂量组的 nm-SiO_2 和 μm-SiO_2 处理细胞后，细胞存活率明显降低，且有剂量依赖效应；半数抑制浓度 IC_{50} 与 SiO_2 的粒径有关；所有剂量组的 nm-SiO_2 和 μm-SiO_2 都可导致细胞凋亡，且有剂量依赖效应，粒径 15 nm 的 SiO_2 引起细胞凋亡率最高。蛋白质组学分析发现，nm-SiO_2 和 μm-SiO_2 处理细胞前后细胞有 16 种蛋白质表达发生改变，且与 SiO_2 粒径有关；可诱发氧化应激相关蛋白、细胞骨架相关蛋白、分子伴侣、能量代谢相关蛋白、凋亡和肿瘤相关蛋白等发生表达改变。

杜茂林等（2013）研究 μm-SiO_2 和 nm-SiO_2 粉尘对大鼠肺组织中 LIGHT 基因表达水平的影响。选取成年雄性 Wistar 大鼠 56 只，体重 180 ～ 220 g，随机分为 7 组，μm-SiO_2 和 nm-SiO_2 各分设 10 mg、15 mg、20 mg/100 g 3 个染毒组和 1 个对照组，采用气管滴注法对实验组滴注相应剂量的 μm-SiO_2 和 nm-SiO_2 悬液，对照组滴注生理盐水，每天一次，连续 2 周。2 周后处死，利用 RT-PCR 方法研究染毒大鼠肺组织中 LIGHT 基因表达水平的变化。结果发现，所有 μm-SiO_2 剂量染毒组和所有 nm-SiO_2 剂量染毒组大鼠肺组织中 LIGHT 基因的表达水平均增高，与对照组比较，差异有统计学意义（$P < 0.05$）；同等剂量下，nm-SiO_2 染毒组 LIGHT 基因表达水平高于 μm-SiO_2 染毒组，差异具有统计学意义（$P < 0.05$）。

张海鹏等（2013）选取 SPF 级健康雄性 Wistar 大鼠 84 只，体重 160 ～ 180 g，随机分为染毒组与对照组，染毒组气管滴注浓度为 100 mg/ml 的二氧化硅粉尘悬浮液 1 ml，对照组滴注等量无菌生理盐水，染毒后于 3、7、14、21、28、60 天分批处死大鼠，取肺组织并收集支气管肺泡灌洗液。采用免疫组织化学法检测不同时间点肺组织中表面蛋白 D（SP-D）和 Clara 细胞蛋白（CC16）的表达；采用酶联免疫吸附法（ELISA）检测支气管肺泡灌洗液（BALF）中 SP-D 和 CC16 的浓度。免疫组织化学法结果显示，染毒组 Clara 细胞胞质内 CC16 大量表达，Ⅱ型肺泡上皮细胞内未见 CC16 表达；SP-D 主要表达于Ⅱ型肺泡上皮细胞，Clara 细胞胞质内也有少量表达。ELISA 结果显示，与对照组相比较，染毒组 7 天大鼠 BALF 中 CC16 明显减少，差异有统计学意义（$P < 0.05$）；随着染尘时间的不断延长，BALF 中 CC16 也随着减少，呈负相关性（$r=-0.953$，$P < 0.01$）。染尘 21、28、60 天大鼠 BALF 中 CC16 蛋白含量均显著低于对照组，差异有统计学意义（$P < 0.05$）。与对照组相比，染尘 7 天大鼠 BALF 中 SP-D 表达明显升高，差异有统计学意义（$P < 0.05$），并于染尘 14 天时达到高峰；染尘 7、14、21、28、60 天大鼠 BALF 中 SP-D 含量均高于对照组，差异有统计学意义（$P < 0.05$）。由此可见，二氧化硅粉尘能够导致大鼠肺组织中 CC16 和 SP-D 蛋白表达发生改变，且与染尘时间有一定关系，随染尘时间的不断延长，CC16 的含量逐渐减少，SP-D 含量先增加后降低。

（六）遗传因素

吴芬等（2007）采用病例对照设计，选择安徽省某铁矿健在的男性硅沉着病（矽肺）患者 183 人为病例组，选择年龄、接尘工龄相近，无硅沉着病的 111 名男性接尘矿工为对照组。对每位研究对象进行问卷调查获取一般信息，应用聚合酶链反应 - 限制性片段长度多态性分析（PCR-RFLP）技术检测 TNFα-308、-238 和 TNFβ+252 基因位点的多态性。结果发现，TNFα-308、-238 和 TNFβ+252 各位点基因型在病例组和对照组间的分布差异均无统计学意义（$P > 0.05$），但吸烟且携带 TNFα-308A 等位基因的接尘工人更易发生硅沉着病（OR=2.50，95%CI：1.17 ~ 5.37）；病例组 -308G/-238G/+252G 和 -308A/-238G/+252A 单倍型分布频率显著高于对照组，差异有统计学意义（$P < 0.01$）。

张绪超等（2002）探讨石英对大鼠Ⅱ型肺泡上皮细胞和成纤维细胞的增殖抑制及致 hprt 基因突变的差异，处理剂量为 5、20、40 μg/cm²。采用 MTT 比色法检测大鼠肺成纤维细胞和Ⅱ型肺泡上皮细胞的增殖抑制毒性。以含 6- 硫鸟嘌呤（6-TG）的培养基筛选突变细胞克隆，检测 hprt 基因突变频率。结果发现，在相同的染毒条件下，Ⅱ型肺泡上皮细胞对石英刺激比成纤维细胞更易受损伤，Ⅱ型肺泡上皮细胞半数增殖抑制浓度（IC_{50}）约为 140 μg/cm²，成纤维细胞的 IC_{50} 约为 282 μg/cm²。在致 hprt 基因突变方面，石英粉尘对两种细胞都有致突变作用。在同样剂量染毒条件下，Ⅱ型肺泡上皮细胞的 hprt 突变频率为 $84.2 \times 10^{-6} \sim 156.6 \times 10^{-6}$，较成纤维细胞 $67.6 \times 10^{-6} \sim 114.3 \times 10^{-6}$ 更容易发生 hprt 基因突变，差异具有统计学意义（$P < 0.05$）。由此可见，石英对大鼠肺成纤维细胞和Ⅱ型肺泡上皮细胞的细胞毒性及对 hprt 基因致突变作用强度存在明显差异。Ⅱ型肺泡上皮细胞对石英刺激的反应敏感性高于成纤维细胞。

关然等（1997）选取 38 例石蜡包埋的硅沉着病合并肺癌组织，利用巢式 PCR 技术对组织中提取的 DNA 片段进行扩增，采用限制性片段长度多态性分析（RFLP）检测 c-Ki-ras 基因突变热点 12 密码子的突变，结果未检出突变的存在。利用银染单链构象多态性分析（SSCP）与 RFLP 相结合检测 ras 基因的突变位点。结果发现 7 例肺腺癌、3 例肺鳞癌、2 例肺小细胞未分化癌（SSCP）结果阳性，绝大多数样品的突变发生在 13、15 密码子。

刘秉慈等（1997）采用免疫组织化学和 PCR-SSCP 法对 36 例硅尘相关肺癌抑癌基因 p53 的突变进行了研究，样品为石蜡包埋的肺肿瘤组织块。免疫组织化学观察显示，其中 14 例为 p53 突变体蛋白表达阳性。PCR-SSCP 分析显示，13 例肺小细胞癌中，4 例 p53 突变为阳性（30.8%）；13 例肺腺癌中，7 例 p53 突变为阳性（53.9%）；9 例肺鳞癌中，4 例 p53 突变为阳性（44.4%）。

（王乐乐）

主要参考文献

1. Li J, Yao W, Zhang L, et al. Genome-wide DNA methylation analysis in lung fibroblasts co-cultured with silica-exposed alveolar macrophages. Respir Res, 2017, 18 (1): 91.

2. Tiwari RR. Silica exposure and effect on peak expiratory flow: Slate pencil workers' study. Respir Care, 2016, 61 (12): 1659-1663.

3. Van der Zande M, Vandebriel RJ, Groot MJ, et al. Sub-chronic toxicity study in rats orally exposed to nanostructured silica. Part Fibre Toxicol, 2014, 11: 8.

4. Peeters PM, Eurlings IM, Perkins TN, et al. Silica-induced NLRP3 inflammasome activation in vitro and in rat lungs. Part Fibre Toxicol, 2014, 11: 58.

5. Liu YW, Steenland K, Rong Y, et al. Exposure-response analysis and risk assessment for lung cancer in relationship to silica exposure: A44-year cohort study of 34,018 workers. Am J Epidemiol, 2013, 178 (9): 1424-1433.

6. Corbalan JJ, Medina C, Jacoby A, et al. Amorphous silica nanoparticles trigger nitric oxide/peroxynitrite imbalance in human endothelial cells. Int J Nanomedicine, 2011, 6: 2821-2835.

7. Yu Y, Li Y, Wang W, et al. Acute toxicity of amorphous silica nanoparticles in intravenously exposed ICR mice. PLoS One, 2013, 8 (4): e61346.

8. Bugge MD, Kjærheim K, Føreland S, et al. Lung cancer incidence among Norwegian silicon carbide industry workers: associations with particulate exposure factors. Occup Environ Med, 2012, 69 (8): 527-533.

9. Chen WH, Liu YW, Wang H, et al. Long-term exposure to silica dust and risk of total and cause-specific mortality in Chinese workers: A cohort study. PLoS Med, 2012, 9 (4): e1001206.

10. Langley RJ, Mishra NC, Peña-Philippides JC, et al. Granuloma formation induced by low-dose chronic silica inhalation is associated with an anti-apoptotic response in lewis rats. J Toxicol Environ Health A, 2010, 73 (10): 669–683.

11. Yang XF, Liu JJ, He H, et al. SiO$_2$ nanoparticles induce cytotoxicity and protein expression alteration in HaCa T cells. Part Fibre Toxicol, 2010, 7: 1.

12. Muhle H, Kittel B, Ernst H, et al. Neoplastic lung lesions in rat after chmnic exposure to crystalline silica. Scand J Work Environ Health, 1995, 21 (Suppl2):

27-29.

13. 杨曼，孙小铃，王继，等. 小鼠体内气管滴注纳米二氧化硅对体内主要脏器的影响. 吉林大学学报，2017，43（2）：230-237.

14. 陈冉，张海东，杨飞飞，等. 染矽尘大鼠结缔组织生长因子和Ⅱ型肺泡细胞表面抗原的表达. 环境与职业医学，2017，34（1）：58-62.

15. 甘永金，凌健安，梁恒秋，等. 非暴露式气管注入石英粉尘：大鼠矽肺模型的制备. 职业与健康，2016，32（11）：1492-1494.

16. 杨飞飞，张海东，曲佳，等. 染矽尘大鼠 MMP-9 和 MMP-2 变化规律研究. 现代预防医学，2016，43（11）：2022-2026，2035.

17. 刘美霞，丁文彬，杨凤，等. 2014 年上海市矽尘接尘工人呼吸系统健康监测. 职业卫生与应急救援，2015，33（3）：162-165.

18. 赵建磊，王瑞，张海东，等. 大鼠高浓度矽尘接触与氧化应激的研究. 中国辐射卫生，2014，23（5）：465-468.

19. 江秋生，张慧，徐伯赢，等. 纳米级二氧化硅粉尘引起小鼠急性肺损伤的实验研究. 中华临床医师杂志（电子版），2014，8（4）：673-677.

20. 孟春燕，李忠生，金丽丽，等. 矽尘致人肺腺癌 A549 细胞损伤实验研究. 中国职业医学，2014，41（3）：306-309.

21. 张海鹏，王瑞，王辉，等. 染矽尘大鼠克拉拉细胞蛋白和表面活性蛋白 D 表达变化的研究. 中国职业安全健康协会. 中国职业安全健康协会 2013 年学术年会论文集. 中国职业安全健康协会，2013：10.

22. 杜茂林，孙景萍，张晓春，等. 不同粒径二氧化硅粉尘对大鼠肺组织中 LIGHT 基因表达影响的比较研究. 包头医学院学报，2013，29（2）：19-22.

23. 李宏伟，高秀霞，杜海科，等. 染矽尘大鼠肺组织Ⅰ、Ⅲ型胶原表达的变化. 武警医学院学报，2005，14（6）：457-460+547.

24. 张露新，曾锦波，杜海科，等. 染矽尘大鼠肺组织不同时间点 FasL 表达与细胞凋亡. 中华劳动卫生职业病杂志，2006，24（11）：641-644.

25. 吴芬，曲亚斌，孙品，等. TNF 基因多态性与矽肺易感性. 工业卫生与职业病，2007，33（5）：290-297.

26. 闫立成，姚林，王学生，等. 不同剂量矽尘染毒对实验大鼠体内 SP-D 含量的影响. 中国毒理学会工业毒理学专业委员会、中国毒理学会生化毒理学专业委员会、中华预防医学会卫生毒理学专业委员会. 全国生化/工业与卫生毒理学学术会议论文集. 中国毒理学会工业毒理学专业委员会、中国毒理学会生化毒理学专业委员会、中华预防医学会卫生毒理学专业委员会，2010：4.

27. 吴李君，冯慧云，黑国庆，等. 从 HPRT 和 CD59 基因的变化研究石英（MQZ）的诱变效应. 应用与环境生物学报，2000，6（6）：542-544.

28. 李连. 二氧化硅、矽肺与肺癌病因分析. 中国厂矿医学，2001，14（2）：79-81.

29. 江德华，陈西贵，舒高亭，等. 二氧化硅粉尘对接触工人的肾毒性研究. 中华劳动卫生职业病杂志，1996，14（2）：82-84.

30. 张海英，李慧祺，杨莉，等. 二氧化硅粉尘对实验大鼠肺泡巨噬细胞的毒性效应. 应用预防医学，2007，13（4）：196-198.

31. 王素华，白钢，吴玲，等. 纳米二氧化硅粉尘对小鼠免疫功能的影响. 毒理学杂志，2010，24（3）：219-221.

32. 王素华，罗绥兰，邱亚飞，等. 纳米和微米二氧化硅粉尘对小鼠肝组织氧化 - 抗氧化能力的损伤. 毒理学杂志，2009，23（3）：229-231.

33. 赵翠霞，金一和，张颖花，等. 纳米级与微米级二氧化硅粉尘对小鼠胚胎毒性的比较研究. 卫生研究，2007，36（4）：414-416.

34. 王世鑫，张西正，蔡绍皙，等. 染矽尘大鼠肺组织一氧化氮合酶的表达. 中华劳动卫生职业病杂志，2004，22（1）：51-53+82.

35. 徐峥嵘，杜海科，王世鑫，等. 染矽尘大鼠早期肺组织肿瘤坏死因子的表达. 工业卫生与职业病，2005，31（4）：193-196.

36. 黄何. 染矽尘大鼠支气管肺泡灌洗液细胞与蛋白成分分析. 唐山：华北煤炭医学院，2009.

37. 张绪超，刘秉慈，尤宝荣，等. 石英对大鼠肺上皮细胞和成纤维细胞的增殖抑制及致 hprt 基因突变的研究. 中华劳动卫生职业病杂志，2002，20（3）：17-19.

38. 刘跃伟. 矽尘长期暴露人群死亡率的队列研究. 武汉：华中科技大学，2011.

39. 王世鑫，魏茂提，周蔚，等. 矽尘致肺纤维化中 NO、NOS、TGF-β_1、TNF-α 的变化. 武警医学院学报，2002，11（3）：141-145.

40. 毋小玉，金国平，焦洁，等. 矽尘作业工人脂质代谢水平测定分析. 河南医学研究，2007，16（3）：258-260.

41. 邢宝林. 矽尘作业人员 1340 名高血压调查分析. 职业与健康，2002，18（10）：24-25.

42. 钟丽萍，黄才千，朱宁，等. 矽肺并发肺结核的危险因素病例对照研究. 应用预防医学，2009，15（6）：336-338.

43. 范轶欧. 纳米二氧化硅与微米二氧化硅对雄性大鼠生精功能影响的比较. 沈阳：中国医科大学，2005.

44. 刘秉慈，周培宏，缪庆，等. 接触矽尘及电焊烟尘工人肺癌组织中 p53 基因的初步研究. 中华预防医学杂志，1997，31（3）：27-30.

45. 关然，刘秉慈. 矽肺合并肺癌 ras 基因突变研究（简报）. 卫生研究，1997，31（4）：11.

第二节　煤矿粉尘

一、理化性质

煤矿粉尘是指在煤炭生产、运输、加工、利用过程中产生的粉尘，分为硅尘、煤尘和煤硅尘。煤矿岩石掘进、露天剥离可产生大量硅尘，其游离 SiO_2 多数在 30% ~ 50%，还含有硅酸盐（长石、云母、高岭土等）、氧化物（Al_2O_3、CaO、MgO、Fe_2O_3）和多种金属元素；采煤工作面的粉尘主要是煤尘，其游离 SiO_2 含量较低，多数在 5% 以下，煤尘主要成分是碳，此外还含有灰分（全部为矿物质，如黏土、氧化物、硫化物、碳酸盐等）和金属元素（Ni、Zn、Ca、Al、Ba、Zr、Cr等）及有机化合物，如甲烷、苯、萘、苯并（a）芘等；由于地质构造复杂多变，煤层和岩层常交错存在，所以采煤过程中常产生大量混合尘，称为煤硅尘。

二、来源、存在与接触机会

煤矿粉尘主要来源于煤矿的开采（包括井下开采和露天开采），煤矿选煤厂的煤炭洗选，煤球制造厂的煤球制作，煤码头煤的装卸等。在煤矿开采过程中，许多生产过程及工序都能产生大量粉尘。在采煤工作面，有的实行炮采，有的实行综合机械化开采。炮采时，在打眼、放炮、扒装、装煤等工序均可产生大量煤尘或煤硅尘；实施综合机械化采煤时，在割煤、装煤、运煤及支护过程中均能产生大量煤尘；在岩巷掘进工作面打眼（凿岩）、爆破、装岩、清理、运输及支护等过程中均能产生大量硅尘。在选煤厂，选煤运输、筛煤、煤块破碎中均可产生煤尘、煤硅尘。在煤码头煤的装卸过程中也可产生大量煤尘。

三、吸收、分布、代谢与排放

（一）粉尘在呼吸道的沉积

煤矿粉尘粒子随气流进入呼吸道后，通过撞击、截留、重力沉积、静电沉积、布朗运动等而发生沉降。不同粒径大小的粉尘沉降部位不同。粒径较大的尘粒在大气道分岔处可发生撞击沉降；纤维状粉尘主要通过截留作用沉积。直径大于 $1\mu m$ 的粒子大部分通过撞击和重力沉降而沉积，沉积率与粒子的密度和直径的平方成正比；直径小于 $0.5\mu m$ 的粒子主要通过空气分子的布朗运动沉积于小气道和肺泡壁。

（二）人体对粉尘的防御和清除

人体对吸入的煤矿粉尘具备有效的防御和清除作用，一般认为有三道防线。

1. 鼻腔、喉、气管、支气管树的阻留作用

大量粉尘粒子随气流吸入时通过撞击、截留、重力沉积、静电沉积作用阻留于呼吸道表面。气道平滑肌的异物反应性收缩可使气道截面积缩小，减少含尘气流的进入，增大粉尘截留，并可启动咳嗽和喷嚏反射，排出粉尘。

2. 呼吸道上皮黏液纤毛系统的排出作用

呼吸道上皮细胞表面的纤毛和覆盖其上的黏液组成"黏液纤毛系统"。在正常情况下，阻留在气道内的粉尘黏附在气道表面的黏液层上，纤毛向咽喉方向有规律地摆动，将黏液层中的粉尘移出。但如果长期大量吸入粉尘，黏液纤毛系统的结构和功能会遭到严重损害，其粉尘清除能力极大降低，从而导致粉尘在呼吸道滞留。

3. 肺泡巨噬细胞的吞噬作用

进入肺泡的粉尘黏附在肺泡腔表面，被肺泡巨噬细胞吞噬，形成尘细胞。大部分尘细胞通过自身阿米巴样运动及肺泡的舒张转移至纤

毛上皮表面，再通过纤毛运动而清除。小部分尘细胞因粉尘作用受损、坏死、崩解，尘粒游离后再被巨噬细胞吞噬，如此循环往复。此外，尘细胞和尘粒可以进入淋巴系统，沉积于肺门和支气管淋巴结，有时也可经血液循环到达其他脏器。

呼吸系统通过上述作用可使进入呼吸道粉尘的绝大部分在 24 小时内被排出。人体通过各种清除功能，可排出进入呼吸道的 97%～99% 的粉尘，只有 1%～3% 的尘粒沉积在体内。如果长期吸入粉尘可削弱上述各项清除功能，导致粉尘过量沉积，诱发肺组织病变，引起疾病。

四、毒性概述

（一）动物实验资料

1. 急性毒性

水雯（2010）取 3 月龄健康雄性 Wistar 大鼠 60 只，随机分为染毒组与对照组。染毒组一次性气管注入 1 ml 50 g/L 的煤粉尘悬液，对照组注入 1 ml 生理盐水，实验时间 16 周。第 4、8、16 周时两组分别取 10 只通过水迷宫实验检测大鼠学习和记忆能力，实验结束时取肺、脑做 HE 染色病理切片，取海马组织用 TUNEL 法检测神经细胞的凋亡情况，免疫组织化学法检测 BCL-2/BAX 蛋白表达变化情况。结果发现，水迷宫实验中染毒组大鼠在 4、8、16 周时错误率均高于对照组，差异有统计学意义（$P < 0.05$）；染毒组大鼠海马区神经元凋亡数目明显高于对照组，差异有统计学意义（$P < 0.05$）；染毒组大鼠比对照组 BCL-2 蛋白表达减少，BAX 蛋白表达增加，差异有统计学意义（$P < 0.05$）。

吕敏丽等（2012）取体重为 180～200 g 的健康雄性 Wistar 大鼠 100 只，随机分为对照组和染毒组。染毒组一次性气管滴注浓度为 50 g/L 煤尘生理盐水悬液 1 ml，对照组滴注生理盐水 1 ml，分别于第 8 周和第 20 周进行 Morris 水迷宫实验检测其学习和记忆能力，之后取腹主动脉血做血气分析，取肺、脑组织行 HE 染色观察形态学变化。结果血气分析发现，染毒组大鼠随着染尘时间延长，PaO_2 逐渐降低，

$PaCO_2$ 逐渐升高；染毒组大鼠逃避潜伏期较对照组明显延长，差异有统计学意义（$P < 0.05$），20 周时染毒组大鼠的逃避潜伏期较 8 周组明显延长，差异有统计学意义（$P < 0.05$）；染毒组大鼠穿越平台次数和跨越目标象限时间占整个游泳时间的百分率较对照组大鼠明显减少，差异有统计学意义（$P < 0.05$）。

梁中正（2010）选取 200 ～ 250 g 雄性 Wistar 大鼠 140 只，随机分为染毒组 90 只和对照组 50 只，染毒组一次性非暴露气管内注入浓度 50 g/L 煤尘悬液 1 ml，对照组注入等量生理盐水。染毒组动物正常饲养，出现一侧肢体无力、行走转圈及向一侧倾倒，甚至行动不能等神经行为学症状后的大鼠视为中毒，予以隔离组成脑血管病组。脑血管病组大鼠发病后即予以处死；其余大鼠于染毒 4、8、12、16、20 周时分批处死，所有大鼠均留取血及肺、脑标本，对肺、脑标本制作切片进行形态学观察。结果发现，染毒组大鼠脑部有轻重不等的淡染的神经元减少甚至缺失区域，脑血管病组大鼠光镜下能见到大小不等的梗死灶，灶中神经元明显减少，有些呈空泡状，胞质染色较淡，胞核固缩甚至碎裂、坏死、溶解，病灶周围有小胶质细胞增生，对照组大鼠肺、脑形态学正常。

2．慢性毒性

未见相关报道。

3．致突变

樊晶光等（1993）选取 18 ～ 25 g 昆明种小鼠 84 只，雌雄各半，随机分为 14 组，每组 6 只，其中 12 个染毒组，选取大同煤的块煤和积尘、阳泉烟煤的块煤和积尘等 4 种煤尘，每种煤尘分别以 2 g、4 g、8 g/kg 剂量连续灌胃染毒 5 天，阴性对照组使用生理盐水，阳性对照组使用环磷酰胺以 50 mg/kg 腹腔注射 2 次。所有小鼠末次染毒后 24 小时处死，计算骨髓嗜多染红细胞微核率。结果相关分析表明 4 种煤尘致小鼠骨髓多染红细胞微核率随剂量增加而升高。

范雪云等（1990）选用 180 ～ 250 g 雄性 Wistar 大鼠 50 只，随机分为 5 组。其中 4 个染毒组分别气管滴注来自 4 个煤矿的煤尘混悬液 1 ml，浓度 50 mg/ml，对照组滴注等量生理盐水。染毒 8 个月后处死大鼠，制备骨髓淋巴细胞染色体标本，光镜下观察结构清晰的染色体中期分裂象，记录其结构和数量变化。结果发现，各染毒组大鼠淋巴细胞染色体均发生了明显的数量畸变和结构畸变，数量畸变以亚二倍体居多，结构畸变以缺失为主；各染毒组细胞畸变率均高于对照组，差异均有统计学意义（$P < 0.05$）。

4．生殖与发育毒性

樊晶光等（1993）选取 18 ~ 25 g 昆明种小鼠 84 只，雌雄各半，随机分为 14 组，每组 6 只，其中 12 个染毒组，选取大同煤的块煤和积尘、阳泉烟煤的块煤和积尘等 4 种煤尘，每种煤尘分别以 2 g、4 g、8 g/kg 剂量连续灌胃染毒 5 天，阴性对照组使用生理盐水，阳性对照组使用环磷酰胺以 50 mg/kg 腹腔注射 2 次。末次染毒 30 天后处死，计算精子畸形率。结果发现，4 种煤尘所致小鼠精子畸形率在大、中剂量组均显著增高，两种煤尘在小剂量组也明显升高。相关分析表明两种煤尘所致精子畸形率随染毒剂量的增加而升高，而另两种煤尘的剂量 - 反应关系不明显。

5．致癌

未见除致肺癌以外其他器官致癌的相关报道。

（二）流行病学资料

1．横断面研究

未见相关报道。

2．队列研究

Minina 等（2015）通过细胞遗传学方法分析煤尘对血液淋巴细胞染色体畸变的影响，调查人群煤矿组为来自一煤矿接触煤尘的 100 名工人，工人工龄均超过 15 年；火力发电厂组为一火力发电厂中接触煤尘的 104 名工人；对照组为 194 名健康男性。结果发现，煤矿组、火力发电厂组、对照组血液淋巴细胞染色体畸变率分别为 5.37%、4.23%、1.07%，三组之间差异具有统计学意义（$P < 0.05$），染色体质谱分析显示，染色体畸变的差异主要集中在染色体类型畸变。

徐烨（2011）以 210 名煤矿井下采煤工人和 192 名煤矿井上工作人员为研究对象进行问卷调查和健康体检，以血红蛋白为因变量，以工种、年龄、文化程度、婚姻状况、工龄、吸烟史、饮酒史、既往病史等为自变量进行单因素和多因素分析。结果发现，井下采煤工人吸烟与不吸烟者血红蛋白差异无统计学意义（$P > 0.05$）；井下采煤工人的血红蛋白浓度为（161 ± 14.87）g/L，高于井上工作人员的（148 ± 9.98）g/L，差异有统计学意义（$P < 0.01$）。

孙兆义等（2006）在鸡西市 4 个煤矿的工人中随机抽取井上、井下工人各 150 名（均有吸烟史，男性，年龄分布在 25～50 岁），分别进行 Schirmer 实验，测量泪膜破裂时间，测量泪液溶菌酶含量。在 Schirmer 实验中发现，150 名井上工人无表面麻醉时，5 分钟后滤纸被泪液渗湿的长度大于 10.8 mm，表面麻醉后渗湿的长度大于 6.7 mm；150 名井下工人无表面麻醉时，5 分钟后滤纸被泪液渗湿的长度小于 10.8 mm，表面麻醉后渗湿的长度小于 5.5 mm。两组工人的差异具有统计学意义（$P < 0.05$）；在泪膜破裂时间观察中，井上 150 名工人大于 11.6 秒，井下 150 名工人小于 10.1 秒，差异具有统计学意义（$P < 0.05$）；井上 150 名工人的泪液溶菌酶含量大于 1194 mg/L，井下 150 名工人的泪液溶菌酶小于 1176 mg/L，差异具有统计学意义（$P < 0.05$）。研究者认为，井下工人的眼表情况较差，而井上工人眼表情况良好，与煤尘接触具有诱发干眼症的危险。

Volobaev 等（2016 年）选取 90 名患有呼吸系统疾病（粉尘所致支气管炎和煤工尘肺等）的煤矿工人，并选取 124 名健康人作为第一组对照人群，选取 42 名健康煤矿工人作为第二组对照人群，三组人群年龄及工作时间相近。调查所有人基本情况，取静脉血检测淋巴细胞染色体畸变水平。结果发现，患有呼吸系统疾病煤矿工人组各种染色体畸变发生率高于两个对照组，差异具有统计学意义（$P < 0.05$）；并没有发现年龄、吸烟和工作经历对染色体畸变发生率有影响。

3. 病例对照研究

房亚兰（2008 年）选取山西省焦煤集团和晋煤集团 1987—1992 年确诊的煤工尘肺患者 301 人为病例组，选取同期工作环境以及年龄、文化程度、接尘年限相匹配但未罹患煤工尘肺的接尘工人 876 人作为对照组。结果发现，校正其他影响因素后，病例组脑血管病发病率高于对照组（RR=8.655，95%CI：6.410 ~ 14.136）。研究者认为，煤工尘肺可能是脑血管病的危险因素。

李云霞等（2014）选取山西晋煤集团 150 例煤工尘肺观察对象为病例组，选取 150 例接触煤矿粉尘但无尘肺的工人为对照组，采集静脉血检测血液红细胞数。结果发现，病例组红细胞数为 $(5.141 \pm 0.415) \times 10^9/L$，对照组红细胞数为 $(4.982 \pm 0.346) \times 10^9/L$，病例组高于对照组，差异具有统计学意义（$P < 0.05$）。

（三）中毒临床表现与防治原则

长期吸入大量煤矿粉尘可引起煤工尘肺，为我国法定职业病的一种。又因煤矿粉尘含硅尘和煤尘比例不同，导致煤工尘肺包括硅沉着病（矽肺）、煤硅肺、煤肺三种类型。硅沉着病的临床表现、防治原则参见本章第一节"二氧化硅粉尘"。

1. 中毒临床表现

煤硅肺的临床症状与硅沉着病（矽肺）基本相似，但由于慢性支气管炎和肺气肿的并发率较高，因此气短、咳嗽、咳痰、胸闷、胸痛等呼吸系统症状较硅沉着病（矽肺）出现早且常见。煤硅肺的病理改变特点，是在煤肺基本病变的背景上有煤硅结节形成，并逐渐发生纤维化。煤硅结节多为圆形或椭圆形，直径 1 ~ 5 mm 或更大，镜下可见煤尘颗粒沉积，并与胶原纤维交织存在，周围有肺气肿。病变进一步发展，结节可融合，晚期可产生进行性大块纤维化。后者又可分为两种类型：一为"单纯性"，病变处几乎看不到结节，以纤维化为主；另一种为"复杂性"，在弥漫性纤维化中伴有结节生成。其肺门及淋巴结的改变与硅沉着病（矽肺）相似，但胸膜改变较硅沉着病（矽肺）少。

煤工尘肺的临床症状轻微，早期可无任何症状和体征，最早出现的症状是劳动时有不同程度的气短和干咳，病情进展或合并感染时可咳出黑色黏液。晚期患者易继发肺源性心脏病，有缺氧和二氧化碳潴留等症状。煤工尘肺的肺外观呈黑色，肉眼可见大量黑色斑点——煤斑，其常为重症煤硅肺病变大块纤维化的形成基础；还可见胸膜黑斑和肥厚。光镜下可见肺组织有煤尘细胞灶、煤尘纤维灶和灶周肺气肿；煤尘纤维灶由煤尘细胞灶发展而来，早期以网状纤维为主，后期可夹杂有少量胶原纤维，灶内一般无石英尘粒。另可见肺门及气管旁淋巴结肿大。

2．防治原则

对于煤工尘肺重在预防，通过改进采掘机械结构减少粉尘的产生；采用各种除尘技术（如湿式除尘、物理化学降尘、泡沫除尘、磁化水除尘、黏尘剂除尘等）降低矿井粉尘的含量；重视工人个体防护，佩戴防尘用具减轻粉尘的危害。经过多年研究，人们仍没有找到有效的治疗尘肺的方法，一般只对尘肺进行相关合并症（如肺结核、慢性阻塞性肺疾病、类风湿尘肺）的治疗，不主张对尘肺进行病因学治疗。国内外有人开发了支气管肺泡灌洗术、中药和免疫调节剂等治疗尘肺，效果尚待进一步观察。

五、毒性表现

（一）动物实验资料

1．急性毒性

胡招娣等（1993）将石英粉尘样品和 10 个煤矿的粉尘样品制备成粉尘混悬液，选用健康雄性 SD 大鼠，体重 200 g 左右，取完整气管和肺，进行肺冲洗，将冲洗液按 2×10^6 个细胞/毫升稀释，1 毫升/瓶装进培养瓶，使用 1640 培养基，37℃培养。分别加入已制备的粉尘混悬液 0.1 ml，对照组加生理盐水 0.1 ml。18 小时后测细胞存活率和乳酸脱氢酶（LDH）活性。结果发现，与对照组比较，各处理组细胞存活率均下降，差异具有统计学意义（$P < 0.01$）；各粉尘组 LDH 活性相比对照组均升高，差异具有统计学意义（$P < 0.01$），但 LDH 活性升高程度与各粉尘样中二氧化硅含量的多少并不完全一致。

李洪珍等选取健康成年 Wistar 大鼠 90 只，体重 160～200 g，随机分为 5 组：对照组（注射生理盐水），煤尘组（含 2.58% SiO_2），煤硅混合一组（含 20% SiO_2），煤硅混合二组（含 50% SiO_2），硅尘组（100% SiO_2），气管注入法染尘，各染毒组均一次性注入各类粉尘 70 mg，12 个月后处死，进行病理观察。结果发现，煤尘组大鼠产生一系列反应，如肺内出现煤尘灶、灶状间质性肺炎、异物巨细胞反应、血管及血管周围炎、各级支气管炎等；煤硅混合尘一组和二组与硅尘组出现尘性肺泡炎、结节性病变和特征性泡沫样细胞等，病变程度上显示含硅尘 20% 组、50% 组和硅尘组递次加重。

毛乾荣等（1990）选用健康成年雄性 Wistar 大鼠 300 只，体重 180 ~ 250 g，随机分为染毒组与对照组，染毒组一次性经气管注入 50 mg/ml 煤矿粉尘悬液 1 ml，对照组注入等量生理盐水。染毒后经 4、8、12 个月分批处死大鼠，检测全肺湿重、干重、体积、全肺脂肪、胶原蛋白含量。结果发现，染毒组大鼠的全肺湿重、干重、体积和全肺胶原蛋白含量逐渐增加；至染毒后第 12 个月，上述 4 个指标均显著高于对照组，差异均有统计学意义（$P < 0.05$）。

2．亚急性与慢性毒性

Kania 等（2014）选取 16 周龄雄性 Wistar 大鼠 48 只，体重 175 ~ 200 g，随机分为 8 组，吸入式染毒煤矿粉尘，染尘时间 14 天和 28 天，每个时间又分为 6.25、12.5、25 mg/m³ 3 个剂量组和 1 个对照组。处死大鼠后进行光镜成像观察，测定大鼠肺部 EGF（表皮生长因子）、EGFR（表皮生长因子受体）、黏蛋白（MUC5AC）的表达。结果显示，肺泡上皮杯状细胞增生，肺泡炎症细胞浸润，肺泡壁增厚产生肺气肿样结构；EGF 和 EGFR 的表达在染毒 14 天和 28 天各组之间差别无统计学意义（$P > 0.05$），MUC5AC 表达在染毒 28 天的 3 组之间差别具有统计学意义（$P < 0.05$），表达量随暴露浓度增加而减少。

王献华等（1994）选取雄性 Wistar 大鼠 22 只，体重 180 ~ 250 g，染尘柜内染毒含 3.8% 游离 SiO_2 的煤尘，浓度 80 ~ 120 mg/m³，于染尘 3、8、12 个月分别处死 9、6、7 只，进行大体及切片观察。结果发现，吸入到肺泡内的煤尘被肺巨噬细胞吞噬，多在终末细支气管及呼吸性细支气管周围或其所属的肺泡腔积聚或填充，随时间延长，发展成煤尘细胞灶、煤尘细胞性结节以及融合结节。煤尘致纤维化作用较弱，染尘 12 个月组见少数纤维细胞性结节。

陈强（2016）选取健康雄性日本大耳白兔 40 只，随机分为 5 组，每组 8 只，分别对应 2 周、1 个月、2 个月、3 个月、5 个月分期，每组任选 3 只为对照组，另外 5 只为暴露组，给暴露组气管插管灌注

100 mg/ml 的煤尘悬液，剂量 2 ml/kg，对照组灌注等量生理盐水，分别在 2 周、1 个月、2 个月、3 个月、5 个月时对各分组白兔行高分辨率 CT 扫描，观察白兔肺纤维化的影像学表现。结果发现，对照组各期兔肺纹理清晰，走行自然，未见异常密度影。暴露组兔肺 2 周时：主要为肺内密度稍高影，边界模糊，呈磨玻璃密度改变；1 个月时：表现为磨玻璃影增多，小叶间隔增厚出现；2 个月时：纤维化影像增多，支气管血管束周围常伴有纤维增生、水肿及炎性渗出等；3 个月时：病变进一步发展，可见煤结节形成累及胸膜，部分可呈蜂窝状改变；5 个月时：病变晚期，肺组织纤维化加重，细支气管扩张，广泛蜂窝影像形成。

3．致突变 未见相关报道。

4．生殖与发育毒性 未见相关报道。

5．致癌

张毅等选取一空气污染严重的陶瓷厂居民区为染毒点（安有燃煤炉），选取一医院居室为对照点；再选取 Wistar 大鼠 320 只，体重 107±10 g，雌雄各半。在染毒点放置雌雄大鼠各 100 只，对照点放置雌雄大鼠各 60 只，大鼠自由吸入空气，实验时间 24 个月。对实验期间死亡和结束时处死的大鼠，进行病理解剖观察。结果发现，染毒点第 560 天发现 1 只大鼠发生未分化型肺腺癌，实验结束时发现 1 只大鼠发生分化型肺腺癌，对照组大鼠未发现任何癌肿。研究者认为，吸入煤尘污染物与肺癌发生有密切关系。

（二）流行病学资料

1．横断面研究

Torres 等（2015）选择 2013—2014 年哥伦比亚某地区 14 378 名煤矿工人进行横断面研究，工人均为 18 岁以上且工龄至少 10 年，调查工人基本信息及工作史。结果发现，研究人群中尘肺病发生率为 35.9%，尘肺病的发生与多种因素有关：暴露于煤矿粉尘（OR=2.901）、在中等规模的公司工作（OR=2.301）、矿井工作时间超过 25 年（OR=3.222）、有超过一年的吸烟史（OR=1.479）。

Graber 等（2014）选取 1969—1971 年来自美国 31 个煤矿的 9033

名工人，调查工人基本信息及工作经历，随访至 2007 年，使用 Cox 比例风险模型评估煤矿粉尘和尘肺病、慢性阻塞性肺疾病（COPD）、肺癌所致死亡的暴露 - 反应关系。结果发现，尘肺、COPD、肺癌的标化死亡比（SMR）分别为 79.70、1.11、1.08，煤矿粉尘接触导致尘肺病和 COPD 的死亡增加，具有统计学意义；其中煤矿粉尘暴露是肺癌死亡的危险因素，风险比为 1.70。

杨承博等选取 2012 年 6 月至 2014 年 6 月甘肃省靖远煤电公司总医院体检的煤矿工人 2498 人，采用统一调查表进行调查，并进行肺功能检查。结果发现，2498 名调查对象中，肺功能指标用力肺活量（FVC）、第一秒时间肺活量（FEV1）、第一秒时间肺活量 / 用力肺活量（FEV1/FVC）比例、最大通气量（MVV）的异常率分别为 12.65%、9.17%、58.69%、66.49%。采煤工、掘进工和辅助工三者间肺功能各指标的异常率差异有统计学意义（$P < 0.05$），各项指标异常率都具有随着工龄的增加而增长的趋势，差异有统计学意义（$P < 0.05$）；吸烟组与非吸烟组的肺功能正常率、中度损伤率、重度损伤率差异有统计学意义（χ^2=99.457，$P < 0.05$）。

范雪云等（1990 年）采用典型抽样方法在国内选取不同煤种的 7 个煤矿的工人为调查对象，总接尘人数 22 652 人，对其 1964—1985 年的尘肺发病情况进行流行病学分析，发现各矿掘进工尘肺患病率的高低与粉尘中游离 SiO_2 含量呈正相关（r=0.6806，$P < 0.05$）；各矿累计尘肺发病概率也与粉尘游离 SiO_2 含量呈正相关（r=0.7319，$P < 0.05$），结果表明，在煤矿工人尘肺发生、发展中与硅尘接触是一个重要因素。

朱敏（2017 年）选取老年煤工尘肺患者 634 例为研究对象，均为男性，年龄 60 ~ 86 岁，调查所有研究对象的职业史并检测肺功能。结果发现，按接尘工龄分为 < 10、10 ~ 19、20 ~ 29、30 年以上四组后，30 年以上工龄组肺通气功能中重度损伤比例为 24.8%，其余三组均不足 10%，差异具有统计学意义（$P < 0.05$）；Logistic 回归分析发现，工龄为肺功能损伤的独立危险因素，工龄每增加 10 年，肺功能受损的风险增加 1.2 倍。

2．队列研究

Han 等（2017）选取 1963—2014 年诊断为煤工尘肺的 495 名患者，调查基本信息并进行生存分析，结果发现，95 名患者死亡，病死率 19.19%，患病后平均预期寿命 12.1 年，平均死亡年龄 57.4 岁；总死亡率随年龄升高而升高；Cox 回归模型分析发现，初始接触煤矿粉尘的年龄、发病年龄、诊断为煤工尘肺时的期别是促进死亡的危险因素。

彭开良等（2005）选择徐州矿务集团新招收的男性工人 287 人为接触组，选择该集团技工学校在校男生 132 人为对照组。调查内容包括个人基本资料、家族疾病史、职业史、吸烟史、作业场所粉尘浓度、肺通气功能随访测定。前瞻性队列调查为期 3 年，每半个月测定作业场所的总粉尘和呼吸性粉尘浓度，定期测定两组人群的用力肺活量（FVC）和第一秒用力呼气量（FEV1）。结果发现，矿工作业场所的总粉尘平均浓度为 23.8 mg/m^3，呼吸性粉尘平均浓度为 8.9 mg/m^3，均超过国家卫生标准。接尘第 1 年，接触组 FVC（5.19 L）高于对照组（4.92 L），差异有统计学意义（$P < 0.01$），第 2 年和第 3 年的差异均无统计学意义（$P > 0.05$）。接尘前接触组 FEV1 [（4.48±0.49）L]高于对照组 [（4.28±0.48）L]；接尘 1 年时 FEV1 下降至 4.25 L；第 2 年和第 3 年 FEV1（4.34 L）低于对照组（4.56 L），差异有统计学意义（$P < 0.01$）。接触组 FEV1 呈下降趋势。矿工吸烟者 3 年中的 FVC、FEV1 下降量（154 ml、184 ml）高于不吸烟者（83 ml、91 ml）。

3．病例对照研究

Taeger 等（2015）选取 14 251 名肺癌患者作为病例组，17 267 名健康人作为对照组，控制吸烟混杂因素，统计其中做过矿主、采石工、煤矿工的人数，并计算比值比（OR）值。其中矿主（53 名患者，24 名对照）OR 为 2.34，高于采石工（67 名患者，39 名对照，OR 为 1.92），也高于煤矿工（442 名患者，297 名对照，OR 为 1.40），但是 3 者之间的差异无统计学意义，也没有发现该 3 种暴露因素对发生肺癌有时间效应。

郑功远等（2000）选取某煤矿男性井下作业工人 135 名（包括 89

名煤工尘肺患者和46名井下接尘工人）作为调查对象，另选该矿43名年龄、身高、体重、吸烟史相似的男性管理人员和无井下接尘史的工人作为对照组，进行肺功能测定和胸部 X 线检查。结果发现，煤工尘肺患者及井下接尘工人肺功能各指标异常率均显著低于对照组，差异有统计学意义（$P < 0.05$）；单纯煤工尘肺患者（X 线表现属煤肺和煤硅肺混合表现）肺功能损害以阻塞型为主，复合煤工尘肺患者（X 线表现属硅沉着病和煤硅肺混合表现）肺功能损害以混合型为主。

姚武等（2005）选取 50 名男性煤工尘肺患者作为病例组，50 名无粉尘接触史的健康男性作为对照组，测定所有人血清中 NO、MDA、SOD 含量，并以 ELISA 法检测血清转化生长因子 -β1（TGF-β1）和成纤维细胞生长因子（FGF）蛋白表达水平。结果发现，煤工尘肺患者血清中 NO、MDA 的含量高于对照组，SOD 活性低于对照组，差异均有统计学意义（$P < 0.05$）；煤工尘肺患者血清中 TGF-β1 和 FGF 水平均高于对照组，差异有统计学意义（$P < 0.05$）。

六、毒性机制

（一）细胞机制

孙树勋等（1990）选取 24 只雄性 Wsitar 大鼠，体重 175 ~ 200 g，分为正常组、染毒 3 个月及 8 个月组。每周染毒浓度为 80 ~ 120 mg/m1 的煤矿粉尘 8 小时。收集各组动物肺灌洗液进行细胞计数，并离心收获肺泡巨噬细胞（AM），按常规制备超薄切片，透射电镜观察。结果发现，肺灌洗液中肺泡巨噬细胞增加，染毒 8 个月组明显高于正常组，差异有统计学意义（$P < 0.01$）；电镜观察发现，染毒 3 个月肺泡巨噬细胞变化不明显，染毒 8 个月时细胞发生明显损伤性改变，有的细胞行将或已崩解，AM 多为圆形、饱满，胞质突起及微绒毛显著减少。细胞膜可出现局部缺损，细胞质基质电子密度低。线粒体肿胀变性，嵴消失，乃至空泡化。内质网扩张空泡化。游离核糖体减少。细胞核染色质固缩或溶解，核周间隙增宽。

（二）氧化应激

Pinho 等（2004）选取 48 只雄性 Wistar 大鼠，体重 200 ~ 250 g，

随机分为染毒组与对照组，每组再随机分为不同染毒时间的 4 个小组，染毒组用气管滴注法一次性染毒煤矿粉尘 3 mg，分别于 2、7、30、60 天后处死；对照组只滴注等量生理盐水。检测各组脂质过氧化、蛋白质氧化损伤、总自由基捕获抗氧化参数、过氧化氢酶和超氧化物歧化酶活力等指标。结果发现，与对照组比较，各时间染毒组总自由基捕获抗氧化参数显著降低，差异有统计学意义（$P < 0.05$）；各时间染毒组蛋白质氧化损伤均增强；60 天染毒组 SOD 活力增强，脂质过氧化产物增加，差异有统计学意义（$P < 0.05$）。

邢景才等（2006）选择某煤矿区 51 名煤工尘肺患者及 99 名健康煤工，测定其淋巴细胞内热休克蛋白（HSP）（HSP27、HSP72 与 HSP73）表达水平。结果发现，煤工肺癌患者外周血淋巴细胞应激诱导型 HSP27（16.94 ± 2.73）、HSP72（17.93 ± 4.63）表达下调，其水平显著低于健康煤工组（HSP27：22.94 ± 10.21，HSP72：23.12 ± 12.61），差异有统计学意义（$P < 0.01$）；两组人群中外周血淋巴细胞热休克蛋白 HSP73 水平无差异。煤工肺癌患者外周血淋巴细胞应激诱导型 HSP（HSP27、HSP72）表达水平降低，机体处于严重损耗状态，抗氧化应激能力减退。

李素平等（1995）制备大鼠肺泡巨噬细胞（AM）进行体外培养，用四种不同浓度的煤尘（100、200、400、800 μg/ml）处理 AM 细胞，并设阴性对照组，24 小时后检测培养混悬液中脂质过氧化终产物丙二醛（MDA）含量和超氧化物歧化酶（SOD）的活性。结果发现，MDA 的含量随着煤尘作用浓度的增加而增多，而 SOD 活性却随之降低。

（三）细胞因子

袁宝军等（2006）选取 52 名硅沉着病患者（硅沉着病组）、57 例煤工尘肺患者（煤工尘肺组）、46 例井下健康工人（井下对照组）及 40 例井上健康人（井上对照组），测定所有调查对象血清中可溶性质 fas（sfas）和可溶性 fasL（sfasL）水平。结果发现，分别与井上对照组、井下对照组比较，硅沉着病组和煤工尘肺组患者血清中 sfas 和 sfasL 水平均明显增高，差异均有统计学意义（$P < 0.01$）；井下对照

组 sfas、sfasL 均明显高于井上对照组，差异有统计学意义（$P < 0.01$）；不同接尘时间比较，硅沉着病和煤工尘肺患者血清中 sfas 和 sfasL 水平均无明显改变。sfas、sfasL 在硅沉着病中无相关性，而在煤工尘肺中呈正相关关系（$r=0.479$，$P < 0.05$）。

程远博（2014）以 230 名煤工尘肺观察对象（已出现尘肺病变，但尚未达到Ⅰ期尘肺）为观察对象组，以 328 名煤工尘肺患者为煤工尘肺组，以 309 名正在接尘的工人为接尘组（尚未出现尘肺病变），以 393 例医院健康体检人员为正常对照组，对所有研究对象进行问卷调查，并采集外周静脉血，分离收集血清，采用酶联免疫吸附试验法检测所有人血清中血管内皮生长因子（VEGF）及血管内皮生长因子抗体（VEGF-Ab）的表达水平。结果发现，煤工尘肺组、接尘组工人血清中 VEGF 及其抗体的表达均高于正常对照组，差异均有统计学意义（$P < 0.05$）；观察对象组、煤工尘肺组和接尘组中，不同工种间血清中 VEGF 抗体的表达有差异，差异有统计学意义（$P < 0.05$）。

郭菲菲（2014）选取钱家营职业病防治院进行集体诊断的煤工尘肺Ⅰ期患者 90 名为病例组，选取肺部有小阴影、但不够诊断为煤工尘肺Ⅰ期的可疑尘肺患者 180 名为可疑尘肺组，随机抽取与可疑尘肺患者年龄匹配、X 线胸片完全正常的接尘工人 180 名为接触组，就业前体检健康、且未从事过粉尘作业的工人 161 名为正常对照组。测定所有人血清中肿瘤坏死因子 -α（TNF-α）、结缔组织生长因子（CTGF）、血小板源性生长因子（PDGF）、单核细胞趋化蛋白 -1（MCP-1）和白细胞介素 -8（IL-8）的表达水平。结果发现，病例组 5 种细胞因子的表达水平均高于可疑尘肺组、接尘组和对照组，差异有统计学意义（$P < 0.05$）；可疑尘肺组 5 种细胞因子的表达水平均高于对照组，差异有统计学意义（$P < 0.05$）；可疑尘肺组 IL-8 表达水平高于接尘组，差异有统计学意义（$P < 0.05$）；接尘组 IL-8、MCP-1、TNF-α、PDGF 的表达水平均高于对照组，差异有统计学意义（$P < 0.05$）。

齐宗利等（1999）对灌洗的大鼠肺泡巨噬细胞（AM）加入不同品位的煤尘（无烟煤、贫煤、肥煤）共同培养，每种煤设 0.05、0.10、

0.20、0.40 mg/ml 4 种浓度，于不同时点（4 小时、24 小时）测定其上清液中前列腺素 E2（PGE2）的水平。结果表明，4 小时时，无烟煤各浓度组 PGE2 水平高于对照组，差异有统计学意义（$P < 0.05$），而其他煤尘组只有在高浓度时才与对照组显示出差别；24 小时时，各煤尘各浓度组 PGE2 水平均高于对照组，差异有统计学意义（$P < 0.05$）。研究者认为，PGE2 在煤工尘肺发生过程中起着重要的作用。

周红等（2003）选取健康雌性 Wistar 大鼠 80 只，体重 180 ~ 200 g，其中 60 只一次性气管滴注浓度 50 g/L 的煤尘悬液 1 ml，另外 20 只作为对照组滴注等量生理盐水。大鼠染尘后分别于 2、4、6、8、16 周处死，测定肺组织转化生长因子 -β1（TGF-β1）和转化生长因子受体 β1 型受体（TGF-β1RI）的表达，结果发现，两种指标在染毒组大鼠肺组织各种细胞中的表达均明显高于对照组，差异有统计学意义（$P < 0.01$）。

（四）炎症与免疫反应

Pinho 等（2004）选取 48 只雄性 Wistar 大鼠，体重 200 ~ 250 g，随机分为染毒组与对照组，每组再随机分为 4 个小组，染毒组用气管滴注法一次性染毒煤矿粉尘，剂量均为 3 mg，分别于 2、7、30、60 天后处死，对照组只滴注等量生理盐水。组织学检查发现染毒组均有炎性浸润，2 和 7 天组表现为淋巴样增生；30 天组表现为以巨噬细胞聚集为特征的慢性炎性浸润；60 天组炎症反应已基本消失，与对照组差别不大。

杨雯（2014）选取 328 名确诊的男性煤工尘肺患者作为病例组，230 名已出现尘肺病变但尚未达到 I 期尘肺的煤工尘肺患者作为观察对象组，309 名尚未出现病变的煤矿工人作为接尘组，393 名健康男性作为对照组，采集血清，用酶联免疫吸附法测定血清白细胞介素 -18（IL-18）、抗体及类风湿因子（RF）表达水平。结果发现，病例组、观察对象组及接尘组人群血清 IL-18 抗体、RF 的表达水平均高于其在对照组人群血清中的表达，差异有统计学意义（$P < 0.05$）；II 期尘肺患者血清 IL-18 抗体的表达水平高于其在 I 期尘肺患者血清中的表达水平，差异具有统计学意义（$P < 0.05$）。

李庆等（2005）选取健康对照组 20 人，健康接尘对照组 30 人，Ⅰ期尘肺 30 人，Ⅱ期尘肺 20 人，Ⅲ期尘肺 30 人，采用 BAS（生物素 - 链霉亲和素系统）组织化学法检测煤工尘肺患者和正常对照组外周血 T 淋巴细胞亚群（CD_3、CD_4 和 CD_8）的水平。结果发现，各期煤工尘肺患者和健康对照组相比较，CD_3 的水平下降显著，差异有统计学意义（$P < 0.01$）；早期（Ⅰ期、Ⅱ期）煤工尘肺患者 CD_4 反应性增加，差异有统计学意义（$P < 0.01$）；各期煤工尘肺患者和对照组相比较 CD_8 的水平上升显著，差异有统计学意义（$P < 0.01$）；CD_4/CD_8 的水平均下降，差异有统计学意义（$P < 0.01$）。

袁宝军等（2015）选取 85 例Ⅰ期煤工尘肺患者作为病例组，44 例井下健康工人作为接尘对照组，42 例井上健康工人作为正常对照组，采集静脉血检测血清 γ- 干扰素诱导蛋白 10（IP-10）、巨噬细胞炎症蛋白 -1α（MIP-1α）、巨噬细胞炎症蛋白 -1β（MIP-1β）、巨噬细胞炎症蛋白 -3α（MIP-3α）的水平。结果发现，与正常对照组比较，病例组 IP-10 升高、MIP-1α 降低，接尘对照组 IP-10、MIP-1α、MIP-1β 均降低，差异均有统计学意义（$P < 0.05$）；病例组 IP-10、MIP-1α、MIP-1β 和 MIP-3α 水平显著高于接尘对照组，差异均有统计学意义（$P < 0.05$）；病例组 IP-10 与 MIP-1α、MIP-1β、MIP-3α 以及 MIP-1α 和 MIP-1β 呈轻度正相关（r=0.452、0.363、0.255、0.501，$P < 0.05$）。

（五）遗传因素

Matzenbacher 等（2017）用煤矿粉尘悬液处理 V79 细胞（仓鼠肺细胞），浓度分别为 0.0625、0.125、0.25、0.5、1 mg/ml，并设置对照组，只加等量培养基，处理 3 小时后，对细胞进行彗星实验和微核实验。结果发现，在 0.0625、0.5、1 mg/ml 剂量组，彗星细胞率显著高于对照组，差异均有统计学意义（$P < 0.05$），而 0.125、0.5 mg/ml 剂量组与对照组差异无统计学意义；在 0.0625、0.125、0.25、1 mg/ml 剂量组，微核数显著高于对照组，差异均有统计学意义（$P < 0.05$），而 0.5 mg/ml 剂量组与对照组差异无统计学意义。

范雪云等（2011）收集煤工尘肺及煤工尘肺合并肺癌患者尸解病例为研究对象，依据病理诊断，选择煤工尘肺 54 例，尘肺合并肺癌

10 例，选取 30 例煤工尘肺病变旁正常肺组织（组织结构正常、肺泡间隔无破坏、肺泡腔内未见渗出）作为对照肺组织。利用免疫组织化学方法检测 bcl-2 基因蛋白在肺组织中的表达情况。结果发现，煤工尘肺组 bcl-2 蛋白表达量高于对照组，差异有统计学意义（$P < 0.05$）；煤工尘肺合并肺癌组 bcl-2 蛋白阳性表达率高于煤工尘肺组和对照肺组织，差异有统计学意义（$P < 0.05$）；Ⅰ、Ⅱ、Ⅲ期煤工尘肺之间肺组织中 bcl-2 基因蛋白阳性表达率比较，差异无统计学意义（$P > 0.05$）。

周舫等（2010）随机选取河南省某煤矿的工人 200 人，其中 100 人 X 线胸片结果判定为煤工尘肺 0⁺ 的为病例组，另 100 人 X 线胸片结果判定为正常的为对照组，采用 PCR-RFLP 方法检测两组观察对象中热休克蛋白 70（HSP70）的基因型分布情况。结果发现，病例组 HSP70-1、b2/b2 基因型的频率明显高于对照组，差异有统计学意义（$P < 0.05$），b2/b2 基因型个体发生煤工尘肺的风险是 b1/b1 基因型个体的 2.36 倍（OR=2.36，95%CI：1.61 ~ 3.30）；而 HSP70-2 和 HSP70-hom 的多态性在两组间差异无统计学意义。

李翠兰等（2012）采用整群病例对照研究方法，以 2568 名接触煤矿粉尘和 1265 名接触硅尘工人为调查对象，均拍摄后前位 X 线胸大片，由专家组按照《尘肺病诊断标准》（GBZ70-2009）盲法诊断，以确诊的 Ⅰ 期男性尘肺患者为病例组，共 213 例，其中硅沉着病（矽肺）101 例，煤工尘肺 112 例。从受检的接尘工人中选择与病例发病年龄相似、同一工作场所无尘肺的汉族男性接尘工人 251 名为对照组，采用聚合酶链反应 - 限制性片段长度多态性（PCR-RFLP）和 PCR 方法检测白细胞介素 -8（IL-8）4 个位点基因型。结果发现，IL-8Met31Arg 位点 GG、GT 和 TT 基因型频率，-251A/T 位点 AA、AT 和 TT 基因型频率两组间差异有统计学意义（$P < 0.05$）；病例组 IL-8Met31Arg 位点 GT 基因型、781C/T 位点 TT 基因型频率显著高于对照组，差异有统计学意义（$P < 0.05$）；病例组 IL-8-251A/T 位点 TT 基因型频率显著低于对照组，差异有统计学意义（$P < 0.05$）；病例组和对照组 RA+860 位点基因型频率差异无统计学意义（$P > 0.05$）。研究者认为，携带 IL-8Met31Arg 位点 GT 基因型和 781C/T 位点 TT 基因型的接尘工人患尘肺的危险性增加，而携带 IL-8-251A/T 位点 TT 基因型的接尘工人患尘肺的危险性降低，未证实 RA+860 位点的基因多态性与尘肺易感性有关。

党占翠（2012）采用聚合酶链反应 - 限制片段长度多态性（PCR-RFLP）法对 120 例煤工尘肺患者和 120 例接尘对照人群进行 IL-12B 基因 1188A/C 位点、IL-6 基因 634C/G 位点和 IL-1β 基因 511C/T 位点多态性分型分析。结果发现，L-12B 基因 1188 位点在煤工尘肺组和接尘对照组中检出三种基因型 AA、AC、CC 型，这三种基因型在煤工尘肺组和接尘对照组间分布无显著性差异（$P > 0.05$），等位基因 C 在煤工尘肺组和接尘对照组中所占比例分别为 45.8% 和 36.7%，差异有统计学意义（$P < 0.05$）；IL-1β C-511T 位点的三种基因型在煤工尘肺组和接尘对照组间分布差异无统计学意义（$P > 0.05$）；煤工尘肺组 IL-6 基因 634 位点基因型 CC 和 CG+GG 分布频率（66.7%、33.3%）和接尘对照组（52.5%、47.5%）比较，差异有统计学意义（$P < 0.05$）。

（王乐乐）

主要参考文献

1. Han L, Gao Q, Yang J, et al. Survival analysis of coal workers' pneumoconiosis(CWP) patients in a state-owned mine in the East of China from 1963 to 2014. Int J Environ Res Public Health, 2017, 14（5）：E489.

2. Matzenbacher CA, Garcia AL, Dos Santos MS, et al. DNA damage induced by coal dust, fly and bottom ash from coal combustion evaluated using the micronucleus test and comet assay in vitro. J Hazard Mater, 2017, 324（Pt B）：781-788.

3. Volobaev VP, Sinitsky MY, Larionov AV, et al. Modifying influence of occupational inflammatory diseases on the level of chromosome aberrations in coal miners. Mutagenisis, 2016, 31（2）：225-229.

4. Minina VI, Kulemin luE, Tolotchko TA, et al. Genotoxic effects of occupational environment in Kuzbass miners. Med Tr Prom Ekol, 2015,（5）：4-8.

5. Taeger D, Pesch B, Kendzia B, et al. Lung cancer among coal miners, ore

miners and quarrymen：smoking-adjusted risk estimates from the synergy pooled analysis of case-control studies．Scand J Work Environ Health，2015，41（5）：467-477.

6．Torres Rey CH，Ibañez Pinilla M，Briceño Ayala L，et al．Underground coal mining：Relationship between coal dust levels and pneumoconiosis，in two regions of Colombia，2014．Biomed Res Int，2015：647878.

7．Kania N，Setiawan B，Widjadjanto E，et al．Subchronic inhalation of coal dust particulate matter 10 inducesbronchoalveolar hyperplasia and decreases MUC5AC expression inmale Wistar rats．Exp Toxicol Pathol，2014，66（8）：383-389.

8．Graber JM，Stayner LT，Cohen RA，et al．Respiratory disease mortality among US coal miners：results after 37 years of follow-up．Occup Environ Med，2014，71（1）：30-39.

9．Pinho RA，Bonatto F，Andrades M，et al．Lung oxidative response after acute coal dust exposure．Environ Res，2004，96（3）：290-297.

10．朱敏．老年煤工尘肺患者肺通气功能损伤的相关因素的分析．临床医药文献杂志，2017，4（11）：2039-2042.

11．陈强．兔煤工尘肺模型各期 HRCT 表现与血清 TNF-α、PDGF 表达水平相关研究．太原：山西医科大学，2016.

12．袁宝军，李超，王冬梅，等．壹期煤工尘肺患者血清趋化因子水平及意义．中国工业医学杂志，2015，28（5）：329-331，338.

13．杨雯．煤工尘肺患者血清白介素 18 抗体与类风湿因子的表达及意义．郑州：郑州大学，2014.

14．程远博．煤工尘肺患者血清中血管内皮生长因子及其抗体的表达．郑州：郑州大学，2014.

15．郭菲菲．煤工尘肺血清中细胞因子的表达及其在煤工尘肺早期筛检及诊断中的作用研究．唐山：河北联合大学，2014.

16．李云霞，王会莲．煤工尘肺观察对象血液红细胞数值分析．基层医学论坛，2014，18（32）：4399-4400.

17．党占翠．血清中 TGF-β1、MDA、SOD 和 IL-12B、IL-6、IL-1β 基因多态性与宁夏煤工尘肺的关系研究．银川：宁夏医科大学，2012.

18．吕敏丽，牛小媛．大鼠煤工尘肺及其对认知功能的影响．医学研究杂志，2012，41（12）：149-152.

19. 李翠兰，范雪云，孙迪，等．白细胞介素 -8 基因多态性与尘肺易感性研究．工业卫生与职业病，2012，38（2）：89-94.

20. 范雪云，马庆坤，张岩松，等．煤工尘肺及合并肺癌肺组织 Bcl-2 基因表达及意义．工业卫生与职业病，2011，37（5）：286-289.

21. 梁中正．煤工尘肺鼠并发脑血管病的模型制备及血液流变学机制分析．太原：山西医科大学，2010.

22. 周舫，秦卫东，王玉珍，等．HSP70 基因多态性对煤工尘肺遗传易感性的影响．卫生研究，2010，39（3）：279-282.

23. 樊晶光，刘志艳，孙天佑，等．4 种煤尘对小鼠骨髓细胞微核率及精子畸形率的影响．山西医学院学报，1993，24（2）：117-120.

24. 周红，马忠森，王秀丽，等．TGF-β1 和 TGF-βR 在煤工尘肺大鼠模型肺组织中的表达．吉林大学学报（医学版），2003，29（1）：152-154.

25. 齐宗利，王英华，李秋营．不同煤尘对大鼠肺泡巨噬细胞分泌 PGE-2 的影响．工业卫生与职业病，1999，25（5）：275-277.

26. 曲保恩，张毅，孟蔚，等．慢性吸入煤尘污染物诱发大鼠肺癌的实验研究．预防医学文献信息，1996，2（1）：42-43.

27. 李素平，王英华，陈艺兰．煤尘对大鼠肺泡巨噬细胞脂质过氧化和抗氧化系统的影响．山西医药杂志，1995，24（1）：45-46.

28. 毛乾荣，高济万，韩向午．煤尘体外细胞毒性和体内致纤维化作用的关系．中华劳动卫生职业病杂志，1990，8（6）：370-372.

29. 范雪云，高济万，边秀兰，等．煤尘致大鼠骨髓淋巴细胞染色体畸变．中华劳动卫生职业病杂志，1990，8（2）：56-57.

30. 水雯．煤工尘肺对大鼠认知功能及海马区神经细胞凋亡的影响．太原：山西医科大学，2010.

31. 黄昭维，金焱．煤工尘肺防治的研究进展．职业卫生与病伤，2005，20（2）：110-112.

32. 房亚兰．煤工尘肺患者脑血管病发病情况及相关因素的研究．太原：山西医科大学，2008.

33. 姚武，王治明，王绵珍，等．煤工尘肺患者血清细胞因子及氧化损伤水平研究．四川大学学报（医学版），2005，36（4）：510-512.

34. 袁宝军，刘志忠，丁秀荣，等．煤工尘肺患者血清中可溶性 Fas 和 FasL 水平及临床意义．中华劳动卫生职业病杂志，2006，24（2）：96-98.

35. 李庆，徐从景，李廷，等. 煤工尘肺与 T 淋巴细胞及微量元素关系的临床研究. 中国工业医学杂志，2005，18（4）：208-210.

36. 徐烨. 煤矿粉尘对矿工血红蛋白水平影响的研究. 临床合理用药杂志，2011，4（6A）：115.

37. 孙兆义，郭敬慧. 煤矿粉尘接触和人群干眼症发生的观察. 国际眼科杂志，2006，6（2）：497-498.

38. 彭开良，杜庆国，李亚东，等. 煤矿新工人早期肺通气功能的变化. 中华劳动卫生职业病杂志，2005，23（2）：105-108.

39. 郑功远，常广勇，僧清莲. 某矿煤工尘肺肺功能与 X 线对比观察. 河南职工医学院学报，2000，12（4）：2-3.

40. 范雪云，韩向午，李庆友，等. 七个煤矿岩尘危害的尘肺流行病学分析. 职业医学，1990，（5）：274-276+320.

41. 邢景才，陈卫红，王峰，等. 外周血淋巴细胞热休克蛋白表达和煤工肺癌的关系. 环境与职业医学，2006，23（5）：373-375+380.

42. 孙树勋，付定一，周珍，等. 吸入煤尘颗粒对大鼠体内肺泡区噬细胞的影响. 中国电子显微镜学会. 第六次全国电子显微学会议论文摘要集. 中国电子显微镜学会，1990.

43. 胡招娣，杨吉增，涂荣娥，等. 中小型煤矿粉尘细胞毒性作用的研究. 职业卫生与病伤，1993，8（2）：109-111.

44. 王献华，李铁生. 自然吸入煤尘大鼠肺病变的观察. 工业卫生与职业病，1994，20（1）：12-14.

第三节　石棉尘

一、理化性质

石棉（asbestos）是一种硅酸盐类矿物纤维。根据成分和结构的差异，石棉分为两大类：

1. 蛇纹石类（serpentine）　主要品种为温石棉（chrysotile）。其化学成分包括二氧化硅、氧化镁和结晶水，分子式为 $Mg_6[(OH)_4Si_2O_5]_2$。其大体外观呈白色或灰色，镜下呈中空管状纤维。其纤维长而柔软、坚韧而具有卷曲性，具有绝缘性、耐碱、耐火特点。此类石棉在世界石棉总产量中占主导地位，占石棉总产量的95%，产地主要分布在加拿大、南非、津巴布韦、俄罗斯和中国。

2．角闪石类（amphiboles） 主要品种根据所含钠、钙、镁和铁等成分的数量不同而分为青石棉（crocidolite）、铁石棉（amosite）、直闪石（anthophyllite）、透闪石（tremolite）和阳起石（actinolite）等。其纤维短细、坚硬而脆，呈直杆状结构。主要产地分布于南非、澳大利亚和芬兰等。我国辽宁、四川、河北、青海等地有较大储量。

总体而言，石棉具有高抗张强度、耐化学、耐高温和耐腐蚀等性质，有着较好的绝缘和绝热特性。

二、来源、存在与接触机会

石棉广泛用于建筑、机械、石油、化工、冶金、电力、交通及军工等现代工业。随着工业的发展，温石棉的应用领域不断拓宽，它与金属、陶瓷纤维、石墨、玻璃纤维等制成各种复合材料，用于制造航天器部件。在石棉开采和加工过程中，人们会接触到石棉尘。中国的石棉矿山主要集中在新疆、青海、甘肃三省（区）交界地区，而其他省多为石棉加工企业。因而，我国新疆、甘肃的石棉尘浓度明显高于其他省份。在石棉矿区，开采环节的石棉尘浓度最高，破碎环节的石棉粉尘浓度也相对较高，传输环节、制备环节石棉粉尘浓度居中，包装环节和钻孔环节石棉粉尘浓度较低。其中，爆破工、卡车司机、破碎工的接尘风险较高。此外，我国的石棉开采企业生产工艺还处于粗选、分选、晒料这几个原始环节中，工艺方法原始，降尘措施不足，且开采矿区多为高海拔干旱地区，水洗降尘很困难，导致石棉粉尘浓度过高。在石棉加工地区，石棉纺纱行业、石棉刹车片行业、石棉瓦行业和石棉橡胶行业均存在不同程度的石棉尘的污染问题。重庆石棉制品厂历年粉尘浓度监测结果显示，1955—1980年间，原料、梳纺、编织、制瓦作业场所粉尘浓度远大于国家职业接触限值；1990—2002年间，作业场所粉尘浓度趋于下降，但仍高于职业接触限值。宁波机纺石棉企业不同作业工序石棉尘浓度监测资料显示，打料、开花、梳棉、初捻、复捻、纽绳、编织监测位点的粉尘浓度均高于国家职业接触限值。国际石棉禁用秘书处（International Ban Asbestos Secretariat，IBAS）2014 年资料显示，中国石棉产量为 40 万吨，石棉使用量为 50.7 万吨。工业上每消耗 1 吨石棉约有 10 g 石棉纤维释放到环境中。1 kg 石棉约含 100 万根元纤维。元纤维的直径一般为 0.5 μm，长度在 5 μm 以下，在大气和水中能悬浮数周、数月之久，持续地造成污染。据不完全统计，我国至少有 100 万工人接触过石棉尘，且绝大多数工人接触过高浓度的石棉尘。

三、吸入与转归

石棉尘主要以吸入方式进入机体。石棉纤维进入鼻腔后，随气流在鼻咽部急剧翻转，长且粗的纤维与气道壁发生撞击（impaction）。石棉纤维通过气道分叉时，还可发生截留（interception）。当纤维足够靠近气道表面时，截留发生继而使其滞留。截留是长尺寸石棉纤维滞留的重要原因。值得注意的是，直径 < 3 μm 的纤维往往可抵达肺泡。石棉纤维的不同形态特点对于截留沉积有着较大影响。硬直的角闪石类纤维的截流沉积量大约是弯曲且柔顺的温石棉的 2 倍，且后者多被截留于呼吸细支气管以上部位。当石棉纤维行至气管支气管区时，由于气流下降，空气动力学直径 < 5 μm 的纤维在重力作用下出现沉降（sedimentation）。随后，纤维继续前行至支气管树。在此，石棉纤维的沉降现象更为显著，并可深入肺泡区。在简单扩散的作用下，1 μm 以下的纤维也可出现沉积现象。有证据提示，25% 的石棉纤维被阻滞于鼻腔，50% 滞留于上呼吸道，25% 深入下呼吸道。

经气道进入肺泡的石棉纤维的转归途径有如下几种可能：

（1）石棉纤维顺着气道，抵达肺泡，被肺泡巨噬细胞吞噬，继而转入血液循环。

（2）肺泡腔内的石棉还可依靠生理液体浓度梯度进入肺间质。

（3）通过气 - 血屏障细胞的"开窗"途径侵入肺间质。

（4）肺间质中的石棉纤维可在炎症状态下突破胸膜脏层到达胸膜腔。

（5）进入肺间质的淋巴管道和（或）肺毛细血管继而转入血液循环。

（6）胸膜壁（脏）层毛细血管中的石棉纤维还可向腹膜间皮层转移。

有资料显示，肺内石棉纤维的清除率与石棉类型有关。温石棉在肺内的蓄积量随着石棉停止接触年限的延长而降低。其中，长度为 10 μm 的温石棉清除半衰期为 8 年。然而，铁石棉在肺内的蓄积量可长年保持恒定。停止石棉接触 19.4 年的高暴露职业人群尿液中可检出石棉纤维；由于石棉在体内可发生形态学上的改变，尿液中还可发现非纤维状的硅酸盐类物质或金属。

四、毒性概述

（一）动物实验资料

1. 急性毒性

朱慧兰等选用来自 608 矿和四川某石棉矿的蓝石棉和温石棉进行染毒实验。实验用的石棉分短纤维和长纤维两种：短纤维经常规剪碎、玛瑙乳钵研磨制备；长纤维用冰冻切片机切成所需长度。游离二氧化硅含量蓝石棉为 0.45%，温石棉为 0.62%。实验动物选用体重为 180～220 g 的雄性大白鼠 182 只，随机分为四组：蓝石棉短纤维和长纤维，温石棉短纤维和二氧化钛对照组。动物按常规染毒，用乙醚轻度麻醉后，每只向右侧胸腔内注入 30 mg/ml 石棉尘生理盐水混悬液。取 40 只大鼠，分蓝石棉和温石棉短纤维两组，每只胸腔单次注入 100 mg/ml 石棉尘悬液，以观察不同石棉尘量的影响。大鼠染毒后，分别于 1、3、6、9、12、15、18、21 个月处死（100 mg/ml 组从 6 个月起处死），每组 4～5 只。检查胸膜、腹膜和主要脏器肿瘤发生的部位及大小。组织用 10% 甲醛溶液（福尔马林）固定，常规切片后染色。实验期间，每月称量动物的体重，并经常观察记录动物的一般状况和死亡情况。研究结果发现，在蓝石棉短纤维组的 45 只实验大鼠中，染毒 3 个月后 4 只出现肿瘤，1 只为结肠腺癌，瘤组织原发在结肠壁之黏膜层，并直接浸润至浆膜层。蓝石棉长纤维组在不同时期剖检的 31 只大鼠中，在染毒后 6 个月出现 1 例结肠腺癌，多数肿瘤是在染毒后 9 个月才发生，并随着时间的延长，有增加的趋势。温石棉短纤维组及二氧化钛组中未发现肿瘤。蓝石棉和温石棉大剂量（100 mg/ml）染毒组中胸膜反应与 30 mg/ml 染毒组病变基本相似。胸膜层有淋巴细胞和较多的嗜碱性粒细胞，9 个月后逐渐减轻。温石棉组在一年半时，发生 1 例淋巴肉瘤，肿瘤浸润至肝、肺、脾、胃等胸（腹）腔脏器，肿瘤的原发部位可能在胸壁或前纵隔。瘤细胞呈圆形，胞质少，核染色质较粗而均匀，可见退变及少数炎性浸润，肺间质可见少量胶原纤维。

2．亚急性毒性

未见相关报道。

3．慢性毒性

Jaime 等选取了 6 ～ 8 周龄的雄性 F344 大鼠 224 只，平均体重 200 g，将其分为 5 个剂量组（0、0.15、0.5、1.5 和 5 mg 角闪石），染毒组采用角闪石悬浮液经气管滴注染毒，对照组除使用不含角闪石的悬浮液气管滴注外，其他条件均与染毒组相同。每天滴注 7 次，每次滴注剂量为总剂量的 1/7，并以 190 μl 体积递进，连续滴注 13 周。染毒 3 个月、20 个月后分别进行尸检。研究结果显示，角闪石可导致急性中性粒细胞炎症和细胞毒性。在滴注后 3 个月，与对照组相比，所有石棉染毒组大鼠的中性粒细胞水平均升高。研究中慢性炎症并不明显，滴注后 20 个月，所有石棉染毒组大鼠的巨噬细胞和中性粒细胞水平与对照组相比，无统计学差异（$P > 0.05$）。大多数与炎症相关的组织病理学变化在滴注后 20 个月内下降或稳定。研究还观察到 1 例恶性间皮瘤，肿瘤位于心脏基底上的心包并侵入下面的心肌。

罗素琼等选取了 4 周龄健康昆明种小鼠雌雄各 50 只，随机分为染毒组和对照组，每组各 50 只（雌雄各半）。将云南大姚青石棉经高速粉碎机粉碎后用生理盐水配成 2 g/L 的青石棉混悬液。染毒组每天上午灌饲 0.5 ml 混悬液，每周 5 天，持续 6 个月，共灌饲 100 天以上，总剂量为＞ 100 毫克 / 只，对照组灌饲同等量的自来水。6 个月以后常规喂养，1 年零 7 个月后 2 组各剩余 5 ～ 6 只动物一并处死。小鼠死亡后记录死亡时间。常规解剖，组织用甲醛溶液（福尔马林）固定。大体观察是否有肉眼可见的病理改变后，分别取小鼠的食管、胃、肝、肠组织，石蜡包埋、切片，HE 染色。光学显微镜观察有无病理改变，特别是增生、癌前改变或癌变。观察 2 组的平均生存时间、肿瘤发生情况等。研究结果显示，染毒组平均存活时间为（361.2±123.7）天，对照组为（368.1±114.5）天，差异无统计学意义（$P > 0.05$）。50% 以上的小鼠在 1 年以后死亡。病理改变结果显示，大体观察染毒组部分小鼠胃内可见蓝色的石棉斑。染毒组、对照组各有 8 只和 10 只小鼠可见肺、肝、肠等处有质地较硬的小结节或包块。光镜下观察，除染毒组发现 1 例胃腺瘤局部有恶变外，其余均为小鼠自发恶性淋巴瘤，伴有较广泛的浸润。1 例胃腺瘤局部恶变的主要病变在小鼠的前胃，镜下可见局部组织增厚、隆起，腺细胞增大，胞质丰富，略嗜碱性，细胞核较大，染色质增多。细胞立方状，排列呈管状，椭圆或不规则，大多数腺体形态基本一致，少数管腔不规则、变大，细胞具有明显异形性，主要见于基底部，并向黏膜肌层浸润。其余动物部分有炎症，或未见明显异常改变。

4. 致突变

Unfried 等选取了 8 周龄 Big Blue-lacl 转基因 F344 大鼠，随机分为 6 组，分别为阳性对照组、阴性对照组，1 mg、2 mg 和 5 mg 青石棉染毒组，以及 5 mg 苯并（a）芘染毒组。选用 UICC 青石棉将其通过超声处理（4 min，100 W）以 50 ml 等分试样悬浮在 0.9% NaCl 缓冲溶液中制备混悬液。将苯并（a）芘在 50℃ 下溶解于蜂蜡载体中制备染毒液。所有大鼠均采用腹腔注射染毒，阴性对照组注射 2 ml NaCl 溶液，阳性对照组注射 37.5 mg/kg 戊巴比妥钠。染毒组分别注射 1 mg、2 mg 和 5 mg UICC 青石棉混悬液。苯并（a）芘染毒组注射 5 mg 溶于蜂蜡载体的苯并（a）芘毒液。各染毒组染毒后，通过吸入 CO_2 处死大鼠，取网膜组织后在液氮中快速冷冻，储存在 –80℃ 直到 DNA 制备。此外，采用甲醛溶液（福尔马林）固定和石蜡包埋用于随后的病理检查。在 2 或 5 mg 青石棉染毒组的第 4、12 和 24 周进行致突变性测定，在转基因大鼠的网膜 DNA 中测定 lacl 基因的突变频率。研究结果发现，在对照组大鼠视网膜组织中，自发突变率分别为 3.4×10^{-5}（4周）、1.6×10^{-5}（12周）、0.8×10^{-5}（24周）。在苯并（a）芘染毒的动物中，染毒4周后 lacl 基因突变频率是对照组的10.6倍，染毒12周后 lacl 基因突变频率是对照组的14.8倍，染毒24周后 lacl 基因突变频率达到峰值（46倍）。在青石棉染毒的大鼠中，5 mg 剂量染毒组12周后 lacl 基因突变频率是对照组的3.44倍。2 mg 或 5 mg 青石棉剂量组在染毒24周后 lacl 基因突变频率是对照组的3.25倍。与对照组相比，低剂量组 lacl 基因的突变频率没有统计学差异（$P > 0.05$）。青石棉诱导的 lacl 基因突变中出现 $G \rightarrow T$ 的颠换（29%）。苯并（a）芘诱导的 lacl 基因突变和自发突变中出现 1～3 个碱基的缺失（26%）。青石棉诱导的 lacl 基因突变谱与自发突变的光谱相比，差异具有统计学意义（$P < 0.05$）。在不同的组织中，较为明显的突变是 $G \rightarrow A$ 的转换（40%～60%）和 $G \rightarrow T$ 的颠换（16%～27%）。

选取50只10周龄纯合 λ-lacl 转基因雄性 F344 大鼠（Big BlueTM 大鼠），这些大鼠的每个细胞携带 30～40 拷贝的 λ-lacl-α-lacZ 穿梭载体（λ-LIZ），其作为该突变分析系统中诱变的靶标。在驯化1周后，给予标准饮食（Altromin）和水。将50只大鼠分为5组，每组10只。1组以气管滴注方式单次注入 1 mg 铁石棉，1组以气管滴注方式单次注入 2 mg 铁石棉，1组以气管滴注方式每周注入 4×2 mg 铁石棉，持续4周；2组对照分别以与染毒组相同的方法使用1倍浓度和4倍浓度的安慰剂处理。在最后一次染毒后的第4周和第16周，处死大鼠，取出肺，切成小块，并将其等分在液氮中冷冻以备后续分析。实验结果显示，16周后，4×2 mg 铁石棉染毒组大鼠的肺巨噬细胞和 II 型肺泡上皮细胞中的 DNA 单链断裂数量增加，与对照组相比，差异有统计学意义（$P < 0.05$）。与对照组相比，4周和16周染毒后各染毒组均观察到肺泡巨噬细胞中微核的增加，但仅在染毒后16周差异有统计学意义（$P < 0.05$）。在铁石棉染毒组 II 型肺泡上皮细胞中未观察到微核数量的明显增加。

杨青等于1995年研究了青石棉和苯并（a）芘（Bap）的联合致癌作用。研究者选用云南高峰寺青石棉，研制成染毒用纤维粉尘，Bap

纯度为 9%，用医用碘化油配成每毫升含青石棉 20 mg、Bap 50 mg 的混悬液。将大鼠麻醉，非暴露式气管注入染毒，每次注入 0.1 ml 含青石棉和 Bap 的碘化油粉尘混悬液，每月 1 次，共 3 次，在第 3 次染毒后 180 天和 270 天时剖检收集大鼠新鲜肺组织标本，装入冷冻管内，液氮中保存。其中正常对照组 7 只，青石棉 +Bap 组 18 只。提取 DNA 后进行 PCR 扩增和寡核苷酸斑点杂交实验。研究结果发现，18 只青石棉 +Bap 染毒大鼠肺组织标本中，有 3 只 Ki-ras 基因 12 位点突变阳性，其中 2 只由 GGT 突变为 AGT，1 只由 GGT 突变成 TGT，突变率为 16.7%，结合病理学检查发现，这 3 只点突变阳性标本中有 1 只鳞癌，1 只支气管癌前病变和 1 只支气管上皮增生，而点突变阴性标本中未见肿瘤和癌前病变，表明在青石棉 +Bap 联合作用下肺组织发生上皮增生、癌前病变和癌变时，Ki-ras 基因 12 位点已发生了点突变。

5. 生殖与发育毒性

12 只成年雌性 ICR 小鼠（25 ~ 28g）在适应环境 1 周后第 2 天和第 4 天灌胃给予 50 μg/0.2 ml 温石棉悬浮液，两组均自然交配，确认妊娠后，在孕第 7 天和第 12 天分别再次灌胃给予 50 μg/0.2 ml 温石棉悬浮液，对照组给予等量生理盐水。并在出生后 8、11、19 或 20 天处死子代小鼠，称重后检测。研究结果发现，染毒组子代小鼠的肺组织和肝组织可检出温石棉，然而与对照组相比，子代小鼠体重增长的差异并无统计学意义（$P > 0.05$）。温石棉染毒组孕鼠的死胎率有所升高，与对照组相比差异无统计学意义（$P > 0.05$）。

王红兵等选取了 ZESTE 黑腹果蝇（drosophila melanogaster）遗传测试系统测试石棉的生殖毒性，此系统可以鉴别出有丝分裂及雌蝇性染色体转化时的错误。实验中染毒雌蝇与雄蝇交配，产生的正常子代的眼色为野生型，即红色。而异常子代果蝇有：①染色体丢失（CL）雄蝇，表现为白色眼。②染色体获得（CG）雌蝇，表现为杏黄色眼。③多倍体间性"雄蝇"，眼色亦是杏黄色。

透闪石石棉纤维粉尘系宁国石棉矿 IV 级石棉产品。对照石棉（UICC 加拿大温石棉、UICC 青石棉）由英国尘肺研究所提供。受试石棉各分 5 mg/g，10 mg/g，20 mg/g 三个剂量组，阴性对照物为不含石棉的果蝇基础培养基，阳性对照物为 5 ng/g 秋水仙素。按文献方法扩增果蝇并生产青春期蝇。将透闪石石棉及对照石棉和阳性对照物按所需浓度混匀于果蝇基础培养基中，喂饲 3 ~ 4 天龄的染毒组青春期蝇 72 小时，每组染毒 20 只青春期蝇，然后以 1 雌：3 雄与 2 ~ 4 日龄雄蝇杂交，各染毒组均按 3—3—3 天间隔分窝程序进行培养。结果显示，染毒组平均每只染毒组雌蝇生产子代的数目少于对照组雌蝇生产的子代数，青石棉染毒组与对照组相比，差异具有统计学意义（$P < 0.05$），说明染毒对雌蝇的生育能力有一定影响。另外，对各组的非整倍体发生率进行比较，阳性对照组（秋水仙素）与阴性对照组之间的差异有统计学意义（$P < 0.05$）。透闪石石棉纤维及两种标准对照石棉均发现有致果蝇非整倍体作用。透闪石石棉纤维在浓度为 20 mg/g 时，非整倍体发生率高于阳性对照组，差异有统计学意义（$P < 0.05$）；在 10 mg/g 浓度下差异也有统计学意义（$P < 0.05$），并显示有剂量 - 反应关系（$r=0.988$）。UICC 加拿大温石棉只有在 20 mg/g 浓度下有致非整倍体作用，而 UICC 青石棉在三种浓度下都有致果蝇非整倍体的作用，在 20 mg/g 浓度时，非整倍体的发生率是阴性对照组的 7 倍，在三种石棉中，UICC 青石棉致果蝇非整倍体能力最强，透闪石石棉纤维居次。

6. 致癌性

研究者选取了 501 只 F334 大鼠，染毒组采用 10% 温石棉悬浮液灌胃处理，对照组采用 10% 非营养纤维素悬浮液灌胃处理或标准实验室大鼠饲料处理。研究发现，501 只大鼠（189 只给予温石棉悬浮液，197 只给予非营养素纤维悬浮液，115 只给予标准实验室大鼠饲料）的结肠病理学结果显示：在 9 只大鼠中发现结肠上皮肿瘤，包括 8 例腺癌和 1 例腺瘤，其中 4 例在温石棉悬浮液染毒组，2 例在非营养纤维素悬浮液对照组，3 例在标准实验室大鼠饲料对照组。在研究的 32 个月期间发展为腺瘤或腺癌的概率为：温石棉悬浮液染毒组 7.4%，非营养纤维素悬浮液对照组 3.5%，标准实验室大鼠饲料对照组 4.0%。另外，在温石棉悬浮液染毒组中发现了温石棉灌胃诱发的一种恶性间皮瘤。温石棉悬浮液染毒组中，结肠相关病变（肿瘤性和非肿瘤性病变）的累积发生风险最高，为17.9%，而非营养素纤维悬浮液对照组的累积风险为13.6%，标准实验室大鼠饲料对照组的累积风险则为8.2%。与非营养纤维素悬浮液对照组相比，温石棉悬浮液染毒组的大鼠中3'-5'-环磷酸腺苷（cAMP）在结肠组织中的水平降低，其差异具有统计学意义（$P < 0.05$）。

Kogan等选取了75只2～3月龄大白鼠，分为染毒组和对照组，将含有100 mg石棉和填料（牛脂和天然蜡混合物1：1）的穿孔聚乙烯胶囊引入置于染毒组大鼠胃上的人造袋中，同时在40只对照大鼠中以类似的方式胃上引入仅含胶囊的填充物。研究发现，25个月后在石棉染毒的大鼠中发现了18例胃和腹腔肿瘤，其中8例腺瘤、2例腺癌、1例癌肉瘤、1例胃肠癌、1例肠腺癌、2例腹膜间皮瘤和3例腹部淋巴肉瘤。对照组中并未发现肿瘤。

（二）流行病学资料

1．横断面研究

美国明尼苏达州达卢思市（D市）的自来水中含有大量闪石类石棉纤维（100～3000万个/升）。据调查，这是由于自1955年以来，一个铁矿加工厂将含有闪石类石棉纤维的镁铁闪石尾渣大量倾入苏必利尔湖，该湖是D市的水源。Levy等调查了1969—1971年D市居民消化道及腹膜原发性癌的年龄校正年平均发病率。并与对照城市明尼阿波利斯市（M市）和圣保罗市（S市）居民进行比较。结果发现D市居民1969—1971年胃肠道癌总发病率并不高于M市和S市。D市男性和女性胰腺癌发病率高于M市和S市；胃癌发病率高于M市；而男性和女性的大肠和直肠/乙状结肠癌发病率则低于M市和S市。将D市和两个对照城市居民按年龄和性别进一步分组，胃肠道癌发病率与两个对照城市相比，差异具有统计学意义（$P < 0.05$）但未见规律性变化。1972年，D市居民诊断为胃肠道癌的病例数与前三年相似。在1969—1971年，此三个城市及1972年D市居民中均未发现腹膜间皮瘤。本研究表明，D市居民1969—1972年胃肠道癌总发病率较两个对照城市并无增加。目前难以说明某些胃肠道癌发病率差异的意义。

作者认为，本研究不能排除饮用含高浓度闪石类石棉纤维的水与某种胃肠道癌有关的可能性。由于石棉诱发癌的潜伏期很长，并且难以确定自何时起 D 市供水中含有闪石类石棉纤维，因此有必要对 D 市居民胃肠道癌发病率进行长期监视。本研究可作为进一步研究的基础资料。

Mensi 等对 2000—2010 年间记录在意大利伦巴第间皮瘤登记册中的睾丸间质瘤（MTVT）病例进行了描述性分析。数据来源为伦巴第间皮瘤登记处收集的伦巴第地区诊断的胸膜、腹膜、心包膜和睾丸间皮瘤的所有病例数据。这些数据包括每个 MTVT 患者的详细临床报告和完整的职业历史，后者包括所涉及的工业部门的细节，患者的工作以及执行的具体任务。关于石棉暴露，由受过训练的访问员对患者或近亲进行标准化问卷调查。调查问卷旨在为每位患者获得完整的职业史。研究者还收集了与患者同住的每个受试者的职业信息。该研究检索了 2000—2010 年间 MTVT 的所有事件石棉暴露的临床特征和病史。研究结果发现，2000—2010 年间报道了 13 例 MTVT。意大利伦巴第地区 MTVT 的年龄标准化发病率为每百万人每年 0.2 例。12 例（67%）受访病例中有 8 例记录了石棉暴露情况，经直接访问患者后获得 6/8（75%）例的石棉暴露证据，而根据近亲访问的 2/4（50%）病例获得了石棉暴露证据（$P=0.39$）。石棉暴露与以前报道的 MTVT 病例比例相关。这些结果证实了石棉在 MTVT 发病机制中的病理学作用。该研究属于观察性研究，下结论的效力较弱，暴露与疾病的关联仍有待商榷。

Miguel 等对西班牙 Ferrolterra 地区工作的 110 名受石棉影响的工人进行了横断面研究，对照组为 67 名无石棉暴露史的工人。所有参与者均为男性，平均年龄 67 岁。该研究于 2013 年 1 ~ 6 月间进行，并将 Derogatis 的 SCL-90 调查问卷用作研究的主要措施。该调查问卷由 9 个测量身心症状的变量组成，计算出身心负担的整体指数。数据采用 ANOVA 和 Logistic 回归分析。研究结果发现，与对照组相比，暴露组的心理健康变量，如躯体化、强迫症、人际关系敏感、抑郁、焦虑、敌意、恐惧焦虑、偏执观念、精神病等严重程度指标出现较高的发生率，其差异具有统计学意义。

2. 队列研究

Nadine 等于 1986 年 9 月开始在荷兰招募了年龄在 55 ~ 69 岁之间的 58 279 名男性。在基线时，参与者完成了关于饮食习惯和生活方式、职业病史以及其他潜在危险因素的自我调查问卷。该研究采用病例队列研究方法，终点事件是显微镜下确诊的食管癌、胃癌和结肠直肠癌病例，通过记录连接到癌症登记册并根据解剖部位或组织学类型分类获得。食管癌包括鳞状上皮细胞癌（ESCC）和腺癌（EAC）。胃癌分为贲门腺癌（GCA）和非贲门腺癌（GNCA）。结肠直肠癌病例分为近端结肠、远端结肠、直肠乙状结肠或直肠肿瘤。通过与职业暴露矩阵联系估算石棉暴露量。经过 17.3 年的随访，有 187 例食管癌、486 例胃癌和 1724 例结直肠癌病例可供分析。研究结果表明，根据癌症年龄和家族史调整的模型显示，暴露于高水平的石棉与患食管腺癌、总结肠癌和远端结肠癌、直肠癌的风险具有统计学关联。暴露于较低水平的石棉也与总胃癌和胃非贲门腺癌存在统计学关联。除长时间暴露的受试者外，生活方式等混杂因素（特别是吸烟状况）的调整在多变量调整模型中与总胃癌和 GNCA 无统计学关联。对于以上类型的癌症，没有观察到石棉和吸烟之间的统计学相加或相乘作用。这项前瞻性的基于人群的研究表明，长时间高水平石棉暴露与胃癌、EAC、GNCA、总结肠癌和远端结肠癌以及直肠癌的发生风险具有相关性。

周凯辉等收集了 1972 年工资在册、接触石棉粉尘工龄 1 年以上的 667 名工人作为队列研究对象，其中男 455 人，女 212 人。采用队列研究方法追踪 33 年，其中前 10 年（1972 年 1 月 1 日至 1981 年 12 月 31 日）应用回顾性队列研究，后 23 年（1982 年 1 月 1 日至 2004 年 12 月 31 日）为前瞻性队列研究。队列研究对象均建立石棉作业工人健康体检表及流行病学调查表。死因在查阅工厂劳资部门发放丧葬费登记名单的基础上，以三甲医院诊断书为准，肿瘤诊断全部要求为Ⅰ、Ⅱ级诊断。统计石棉工人的 33 年总人年数，各种指标均以人年数为基础计算。与 2004 年长春市居民死亡率作对照，计算标准化死亡比（SMR）、相对危险度（RR）、归因危险度（AR）等指标。研究结果表明，33 年总观察人年数 19 258 人年，其中男性 12 585 人年，女性 6673 人年。观察期间内死因分类中恶性肿瘤居第 1 位，死亡率为 171.36/10 万。消化系统全肿瘤、肝癌、胃癌的 SMR 均高于对照组，差异均有统计学意义。肠癌、食管癌 SMR 亦高于对照组，但差异无统计学意义。消化系统肿瘤死亡中女性仅 1 例，男、女合计和男性消化系统主要恶性肿瘤相对危险度（RR）、归因危险度（AR）均高于对照组，差异有统计学意义（$P < 0.05$）。接尘年限 < 5 年的工人未发现癌症，10 ～ 年组只发现肠癌和胰腺癌各 1 例。大部分癌症集中 15 ～ 年组以上。研究结果表明，石棉工人消化系统全肿瘤、肝癌、胃癌死亡率明显高于居民对照组，并显示长期接触石棉的工人患肝癌、胃癌危险性增加，应加强石棉工人职业肿瘤的健康监护。

3. 病例对照研究

Miguel 等在西班牙东南部进行了一项病例对照研究。病例纳入标准为年龄 30 ～ 80 岁，1995—1999 年间在阿利坎特省和巴伦西亚省的 9 家医院中的任何一家医院曾住院的患者。对照组与病例组同时招募，除暴露因素不一致外，对照组按吸烟、饮酒和饮食等因素与病例组匹配，所有受试者在其纳入研究之前均知情同意。研究方案由参与医院和大学的当地道德和研究委员会批准。研究共纳入 399 例病例和 455 名对照，肠癌病例分为肠型腺癌（$n=241$）、弥漫性亚型腺癌（$n=109$）、混合型腺癌（$n=11$）、淋巴瘤（$n=20$）和其他肿瘤（$n=18$）。其中对照组 455 名研究对象接受了完整的面试分析。职业根据西班牙国家职业分类 1994 编码。比值比（OR）通过 logistic 回归调整匹配变量和教育、吸烟、酒精和饮食。研究结果发现，与对照组相比，在男性中"厨师"（OR=8.02），"木材加工厂操作员"（OR=8.13）和"食品及相关产品机器操作员"（OR=5.40）发生弥漫性亚型的风险增加，差异具有统计学意义（$P < 0.05$）。观察到病例组中弥漫性亚型腺癌的发病风险与"农药"最高剂量暴露的相关性具有统计学意义（OR=10.39，95%CI：2.51 ～ 43.02，$P=0.02$）以及男性弥漫性亚型腺癌的发病风险与石棉暴露的相关性具有统计学意义（OR=3.71，95%CI：1.40 ～ 9.83，$P=0.07$）。

4．临床报告

据 20 世纪 90 年代文献报道，一名 76 岁男性出现肺癌合并胃癌。自 1986 年起，患者在胸部 X 线片上均可见胸膜斑块。1989 年通过手术和活检确诊肺癌和胃癌。这两种癌症的组织学不同，胃癌表现为分化良好管状腺癌，肺癌表现为中分化乳头状腺癌，胃癌为早期，肺癌为Ⅲa 期。患者在日本海军造船厂有明确的石棉暴露史。胸部 X 线检查发现有钙化的胸膜斑块，切除的肺组织中检测到许多石棉小体。电子扫描显微镜结果显示，几乎所有的石棉纤维都是温石棉或透闪石。此外，患者是一个严重的吸烟成瘾者。这些肿瘤在第一次石棉暴露 59 年后发展。石棉暴露和吸烟被认为是与这两种肿瘤相关的重要致病因素。

据 Kishimoto 报道，一名 84 岁的男性出现胃癌合并结肠癌。患者在两家造船厂工作时，有明确的石棉职业暴露史。他的胸部 X 线片显示典型的胸膜斑块钙化。此外，检测到他尸体解剖的肺组织中有相当数量的石棉小体。尽管没有检测到胃和结肠中的石棉小体，但研究结果表明，这两种癌症很可能是由石棉暴露引起的。

马起腾等于 2014 年报告了 1 例石棉致腹膜间皮瘤的病例。患者于 1979 年 12 月—2011 年 10 月在某建设公司任锅炉安装钳工，主要负责锅炉通风管道及烟道的安装工作。在工作期间使用的石棉制品有石棉板、石棉带、石棉绳等，且用量较大，工作环境密闭，无任何防护措施，长年各地施工，累计在无防护措施下接触石棉工作 32 年。患者于 2013 年 3 月无明显诱因自觉腹胀，未经诊治。2013 年 4 月，健康检查中发现腹水和腹膜增厚，怀疑患腹膜间皮瘤。到同年 7 月体重下降约 15kg，腹胀明显。CT 示腹腔内肠系膜根部及大网膜周围可见多发结节影，腹腔积液。超声提示腹膜间皮瘤，建议穿刺活检及腹水检查。腹水常规呈红色浑浊，有凝块，Rivaha 实验阳性，细胞总数 39 000 × 10^6/L，有核细胞数 560 × 10^6/L，淋巴细胞 98%，中性粒细胞 1%，间皮细胞 1%，腹水生化淀粉酶 26 U/L，乳酸脱氢酶 114 U/L。随后对该患者进行了超声引导下腹腔穿刺病理检查，肉眼所见（大网膜活检）穿刺条状物，长约 1.0 cm，共 3 条；光学显微镜可见腹膜异型细胞成片分布，伴微囊形成，细胞胞体大，核卵圆形，核仁清楚，胞质丰富，淡染色或嗜酸。病理诊断结合免疫组织化学结果符合上皮样腹膜间皮瘤。血清肿瘤标志物糖类抗原（CA125）测定 336.00 U/ml；甲胎蛋白（AFP）测定 38.19 ng/ml。综合以上检查确诊为腹膜间皮瘤。

（三）中毒临床表现

1.临床表现

石棉肺的毒性表现与一般肺尘埃沉着病（尘肺）相似，主要表现为支气管炎和肺气肿的临床体征。早期症状较轻，主要是活动后胸闷、气短，呼吸困难，呈进行性，发病初期仅在剧烈运动时出现，而后随着病情发展而不断加重。有时有阵发性咳嗽，一般为干咳，可有少量白色泡沫痰，合并呼吸道感染时可咳大量黏痰；还可有乏力、食欲减退、消瘦等全身症状；累及胸膜时常有胸痛，大多局限，且不固定，呈一过性，咯血则较罕见；如出现持续剧烈胸痛，有出现胸膜间皮瘤的可能。

石棉肺病程可达十几年至几十年不等。早期多无阳性体征，合并感染时胸部可闻及湿性或干性啰音，有时，患者吸气过程中可在肺部下方或腋下发出捻发音，随病情进展而增多，最后甚至肺中区、上区也可闻及。少数患者即使在早期也可见到呼吸运动受限，呼吸音减低。晚期多合并肺气肿，可见桶状胸。叩诊呈过清音。长期缺氧可见发绀或杵状指。石棉肺易并发呼吸道感染、自发性气胸、肺源性心脏病等，但合并肺结核的发病率仅 10% 左右，远低于硅沉着病（矽肺），而且多数病情较轻，进展缓慢。石棉纤维若刺入皮内，可引起局部慢性角质增生，形成石棉疣（asbestos wart），表面粗糙，有轻度压痛，病程长、不易痊愈，多见于手掌或前臂。

2.X线检查

石棉肺的 X 线表现主要包括肺实质、胸膜和心包膜的改变。

（1）肺部改变：主要为网状的不规则小阴影，网状阴影可由小到大、由疏到密，逐渐发展，早期多见于中、下肺野，以后可扩展到上肺野；小阴影增多，则使肺野透明度减低，呈毛玻璃样；随病情进展，上述不规则阴影密度逐渐增高，且结构紊乱，状如绒毛或蜂窝，有时在网状阴影间尚夹杂有少量密度不高的细小圆形或类圆形阴影；双上肺透光度常增高；肺门淋巴结一般不增大。

（2）胸膜改变：石棉肺有几种良性的胸膜改变，即胸膜斑、弥漫性胸膜纤维化和圆形肺不张。

①胸膜斑：为石棉肺的特征性改变，是石棉纤维刺激壁层胸膜导致局部胸膜增厚所致，表面光滑或有结节增生，呈象牙色。X线显示为密度不均及形态不规则的条片状阴影，如伴有密度明显增高的钙化影则更易辨认。肺尖和肋膈角处常出现局限性胸膜增厚，这多是由于受到结核等多种因素的影响，所以《尘肺诊断标准》中指出，与石棉接触有关的胸膜斑是指除肺尖和肋膈角以外的厚度 > 5 mm 的局限性胸膜增厚，或局限性钙化胸膜斑块。胸膜斑，多发于侧胸壁（第 6～9 肋间水平）和侧后胸壁，病变形态常两侧不对称，也见于膈肌和腱膜部，偶见于心包和叶间胸膜；正位 X 线平片有时较难发现侧后胸膜的胸膜斑，但 45°斜位片和 CT 片则可以清晰显示。

②弥漫性胸膜纤维化患者可出现单侧或双侧胸腔积液。弥漫性胸膜纤维化增厚、粘连，主要累及脏层胸膜和肋膈角，X线下可见双侧胸壁广泛的不规则阴影。

③圆形肺不张：石棉肺患者胸膜增厚的特殊表现为"圆形肺不张"，亦称"折叠肺"或"Blesovsky 综合征"，其 X 线胸片特点是彗星尾征，即在胸膜的一个或几个部位出现具有特征性的圆形、不透明的曲线结构，尾部朝向肺门（彗星尾），但需与周围型肺癌进行区别。圆形肺不张的形成机制尚不清，可能为壁层胸膜纤维化伴有胸腔积液或感染时，部分肺组织粘连，引起支气管扭曲和阻塞，造成远端肺不张所致。大部分圆形肺不张的患者早期没有症状，随着病情的进展及肺不张的体积增大或肺部受损情况的加重，则可出现明显症状。

（3）心包膜改变：心包膜增厚并与纵隔胸膜增厚粘连时，可形成一侧或双侧心缘模糊。若与肺门或肺内纤维化阴影重叠，则造成心脏轮廓不清，晚期可形成蓬发状心影（shaggy heart），这是"Ⅲ"期石棉肺的重要指标之一。

CT 检查对肺实质纤维化和胸膜异常的发现较常规 X 线胸片检查

有更重要的价值，尤其有助于改善后下方胸膜、纵隔胸膜或横膈面的增厚、粘连，以及脊柱旁的胸膜斑或钙化的检出情况等，是石棉肺诊断和鉴别诊断的重要参考依据。此外，CT检查还为早期发现胸膜壁不规则的块状病变提供线索，有助于间皮瘤的诊断。

石棉肺肺功能改变方面，典型表现为限制性通气功能障碍，弥漫性胸膜增厚者尤其明显。在X线未出现改变前，肺弥散量即减少，还有研究证明，接触石棉5年以上的工人一氧化碳弥散量已有降低，而此时胸部X线未出现异常，VC、FVC、FEV1也尚无明显改变。此外，石棉肺的小气道也有广泛性损伤，V50和V25的异常率常高达70%以上。晚期石棉肺患者为混合性通气功能障碍，特别是有广泛的胸膜改变者，肺顺应性多显著下降，部分病例合并阻塞性肺气肿，表现为VC、FVC、TLC均呈进行性急剧降低，RV及RV/TLC增高。石棉肺患者在休息状态下PaO_2常有所下降，当用力时则下降明显。而$PaCO_2$则很少升高。此外，评价患者肺功能指标时应综合考虑其年龄、身体状况、吸烟情况等影响因素。

五、毒性表现

（一）动物实验资料

1. 急性毒性

Jaime 等选取了平均体重200 g，6～8周龄的雄性F344大鼠224只，分为5个剂量染毒组（0、0.15、0.5、1.5、5 mg角闪石），染毒组采用角闪石悬浮液经气管滴注染毒，对照组除使用不含角闪石的悬浮液气管滴注外其他条件均与染毒组相同。单次滴注高剂量（5 mg/ml）角闪石，染毒24小时后进行尸检。研究结果显示，与对照组相比，单次高剂量角闪石（5 mg/ml）染毒24小时后可导致支气管肺泡管洗液中巨噬细胞增加，差异具有统计学意义（$P < 0.05$）。与对照组相比，巨噬细胞和中性粒细胞的数量依赖性增加，巨噬细胞溶酶体标志物N-乙酰-β-D-葡萄糖苷酶活性升高，差异具有统计学意义（$P < 0.05$）。

马忠森等选取了雌性Wistar大鼠44只，体重180～200 g，分为2组，染毒组24只，对照组20只。石棉微粒制备取长春市石棉厂成品，95% 以上石棉粉尘微粒直径 < 5 μm，用生理盐水配成 20 mg/ml 的浓度，高压灭菌备用。将 Wistar 大鼠置密封罐中，乙醚充分麻醉，将人耳镜插入大鼠气管开口，确认声带活动后，用腰分针（折去头）进行注射，染毒组单次注入 20 mg/ml 的石棉悬浮液，对照组单次注入 1 ml 生理盐水，轻揉双肺片刻。染毒组大鼠在染毒 2、4、6、8 周后分别处死；对照组处死时间同染毒组，处死后立即取大鼠肺、心、肝、肾等组织浸泡在甲醛溶液（福尔马林）内。所有组织经改良的 Gommor 结缔组织特殊染色法染色。研究结果显示，对照组和染毒组在灌注后 72 小时内无大鼠死亡。对照组大鼠除肺、肝、肾等有慢性间质性炎症外，染毒组大鼠在染毒 8 周后肺泡壁、支气管、小血管周围可见到少量纤细的绿色纤维结缔组织及少量炎细胞浸润。染毒组心、肝、肾与对照组相比未见明显改变。染毒组每个时间点大鼠的肺泡间隔增宽，炎细胞浸润，染毒第 8 周病理显示炎细胞有减少趋势。吞噬细胞反应活跃，部分吞噬细胞落入肺泡腔内，有的形成粉尘细胞；染毒组染毒 2、4、6 周后的肺绿色纤维组织与第 8 周处死时的对照组相比逐渐增多；染毒组染毒 8 周后的支气管及伴随的小血管周围，经特殊染色证明其周围的纤维结缔组织较对照组明显增多，有纤维化形成。

2. 亚急性毒性

雄性 F334 大鼠经呼吸道染毒，大鼠暴露于 0.5、3.5 或 25.0 mg/m³ 浓度的角闪石中，暴露 10 天，每天持续 6 小时，对照组饲养于正常空气环境。染毒后评估肺炎症损伤和细胞增殖的标志物。结果显示，与对照组相比，暴露于 25.0 mg/m³ 角闪石 10 天可导致肺炎症，肺纤维化程度增加，从而引起细支气管上皮细胞增殖，以及炎症细胞因子 IL-1β 和 IL-18 表达增加，差异具有统计学意义（$P < 0.05$）。组织病理学结果显示，与对照组相比，染毒组大鼠肺泡上皮增生与细支气管或肺泡腺瘤发生率存在相关性，两者具有剂量 - 反应关系。

将 8 ~ 10 周龄的 Wistar 大鼠暴露于浓度为 1000 个纤维 / 毫升的石棉气溶胶中，7 小时 / 天，5 天 / 周，染毒 3 个月后做肺病理切片。结果发现，染毒组染毒 3 个月后，显微镜下显示，石棉纤维主要沉积于呼吸细支气管、肺泡管和相应的肺泡腔，诱发呼吸细支气管肺泡炎，表现为大量中性粒细胞渗出，伴有浆液纤维素进入肺泡腔内，基底膜肿胀或裸露，显微镜下呈呼吸细支气管上皮细胞脱屑性和闭塞性坏死或脱落。此后，病变过渡到修复和纤维化阶段，呈现肺泡腔内巨噬细胞大量聚集和吞噬石棉粉尘。

3．慢性毒性

选取体重 180～220 g 的 Wistar 大鼠，雌雄不限，随机分为 5 组：温石棉、青石棉、透闪石、阳起石和对照组。以气管滴注法进行染毒，染毒组分别给予剂量为 40 mg/ml 的温石棉、青石棉、透闪石和阳起石，对照组给予等量不含石棉的悬浮介质。间隔 1 个月后大鼠以相同方式和剂量再次染毒。染毒后 2、4、6、12 和 18 个月对大鼠分批剖检，检测全肺湿、干重和胶原蛋白，以及病理检查。结果显示，染毒 12 个月后，与对照组相比，4 种石棉均可使肺干、湿重和胶原蛋白含量升高，差异均有统计学意义（$P < 0.05$）；镜检可见明显网状纤维和少量胶原纤维增生。剩余染毒大鼠的随后长期观察结果显示，4 种石棉均可引起间皮瘤。

吉村博之等选取了 10 周龄雌性 Wistar 大鼠 280 只。将温石棉（As）做成 0.5% 羟基纤维素（CMC）盐水混悬液，每毫升含 50 mg、取 0.3 ml（15 mg）经气管注入肺内。给予温石棉 1 个月后开始吸烟（Sm），每天 10 支。给予温石棉 22 个月后开始给致癌物二异丙基亚硝胺（DIPN），用生理盐水溶解 DIPN，1 g/kg 体重，每周 1 次，连续 3 周腹腔内注射，对给予温石棉 16 个月的大鼠进行组织学检查。完整处理后的分组为：仅二异丙基亚硝胺染毒组（DIPN），二异丙基亚硝胺和温石棉混合暴露组（As+DIPN），二异丙基亚硝胺和吸烟混合暴露组（Sm+DIPN），吸烟和温石棉混合暴露组（As+Sm），二异丙基亚硝胺、温石棉和吸烟混合暴露组（As+DIPN+Sm）。研究结果发现，给予温石棉 6～12 个月后的大鼠可见肺内有增生性病变和腺样化生的有下列各组：DIPN、As+DIPN、As+DIPN+Sm。发生肺肿瘤的有下列各组：DIPN、Sm+DIPN、As+DIPN。2 例在组织学上表现为恶性变的腺癌及腺癌和类表皮样癌混合型各 1 例。可见胸壁胸膜病变，出现胸膜肥厚的有下列各组：As、As+Sm、As+DIPN。12～16 个月可见肺肿瘤的有下列各组：As+Sm、DIPN、As+DIPN、As+DIPN+Sm。给予石棉的4个组几乎全部可以见到肺侧胸膜肥厚，但未发现间皮瘤。可见胸壁胸膜肥厚的有：As、As+Sm、As+DIPN，而只有 As+DIPN 组发生间皮瘤，该组内尚有 1 例为心内膜间皮瘤（上皮型）。根据以上实验结果可见，As 对 DIPN 导致肺肿瘤有促进作用，并发生了胸壁胸膜间皮瘤。但未见吸烟对肺肿瘤和间皮瘤的发生有促进作用。

4．致癌性

采用 Wistar 大鼠右侧胸膜腔闭式粉尘染毒法研究恶性胸膜间皮瘤发生与发展的病理形态学改变及其演变过程。染毒组每月以 20 mg/ml 的青石棉染毒，连续 2 个月，对照组除饲养于清洁空气外其他条件均与染毒组相同。从第 3 个月开始，分批对大鼠进行 CT 扫描，共扫描5 次。石棉染毒组大鼠的胸膜间皮瘤发生率为 71.7%（62/99），胸膜增生率为 15.2%（14/92）。病理结果追溯其演变过程表明，30 天内为单层增生期，30 天后出现复层增生，110 天出现多形性增生，285 天产生恶性胸膜间皮瘤。镜下可见 3 种组织类型，细胞形态多样改变。35只大鼠的免疫组织化学分析结果显示，其中 33 只大鼠的 EMA（上皮膜抗原）及 Vim（间叶组织的标记）均为阳性。说明胸膜间皮细胞在不同时期出现不同的增生性改变，并在石棉作用下发展为癌前增生性病变，最后演变成胸膜间皮瘤。

选取 Wistar 大鼠 350 只，体重 80 ~ 120 g，按体重随机分为 7组，每组 50 只，雌雄各半。选用 4 个产区（云南省大姚、姚安、牟定县和四川省盐源县）的青石棉作为染毒组，另设国际抗癌联盟UICC）标准青石棉阳性对照组、生理盐水和空白对照组。采用非暴露式右侧胸膜腔注入染毒法。每只大鼠一次注入 20 mg 青石棉，每月一次，总剂量为 40 mg。生理盐水组以同法注入生理盐水共 2 ml，对照组不作任何处理。结果表明，4 个产区青石棉诱发间皮瘤的发生率在56.0% ~ 68.8%（四川盐源县组最高）；第 1 例胸膜间皮瘤的存活时间在 237 ~ 374 天（四川盐源县组最短）；患有胸膜间皮瘤的大鼠平均存活时间分别为 560 天、490 天、593 天、498 天（四川盐源县组最短）。青石棉诱发的胸膜间皮瘤组织学类型以纤维型为主。胸膜间皮瘤的分化程度以中、低分化为主。结果表明，胸膜腔注入青石棉后均可诱发出胸膜间皮瘤。生理盐水组没有间皮瘤发生。该实验证实 4 个产区青石棉组中四川盐源县组青石棉致胸膜间皮瘤的潜能较强。

选用 4 周龄昆明系小鼠，染毒组灌胃给予 0.5 毫升 / 天青石棉混悬液，每周 5 天，持续 6 个月，共饲喂 100 天以上，总剂量 > 100 毫克 / 只，对照组给予等量安慰剂。6 个月以后常规喂养，1 年零 7 个月后处死。结果显示，染毒组小鼠可见肺、肝、肠等处结节和包块，多为自发恶性淋巴瘤，出现 1 例胃腺瘤。

（二）流行病学资料

1．横断面研究

孙统达等以 1996 年前进厂、接尘工龄在 1 年以上的在职和退休工人 860 名作为调查对象，进行横断面研究，以探究乡镇企业石棉加工人员接触石棉尘量与石棉肺发病的剂量 - 反应关系。4 家企业的石棉接触者均建立了个人健康档案，石棉肺诊断按 1963 年部颁标准与《尘肺 X 线诊断标准》（GB5906-86）确诊。根据研究对象职业史及车间石棉尘浓度资料，计算其累积接尘量（毫克·年），计算公式为 $\Sigma (Ci \cdot Ti)$，Ti 为各工种的工作时间（年），Ci 为该工种工作地点粉尘浓度（mg/m³）；再由换算所得的纤维浓度推算出相应的累积接尘量（根·年）。石棉尘接触者累积至 1996 年 12 月 31 日止，病例累积至初次确诊为石棉肺。利用寿命表法建立累计接尘量与累积发病概率间的直线回归方程，据此预测石棉肺发病趋势和确定石棉尘接触限值。4 家企业的石棉原料均为温石棉。研究结果发现，按质量法与纤维计数法分别对不同累计接尘量进行分组统计，可见随着作业人员石棉接尘量增加，石棉肺患病率也相应增加，各组差异具有统计学意义。将质量浓度剂量与石棉肺患病情况用寿命表法计算，并将接尘量与发病关系作直线化处理，由各组累计接尘量的上限值转换成对数值（lgD）作为横坐标（x），相应的累计发病概率由公式换算成 Logit 值作为纵坐标（y），得到以下直线回归方程：y=3.5070x–11.2960（r=0.9803，P < 0.01）。根据上述直线回归方程式，可计算一定工作年限和发病率水平相应的石棉尘浓度水平。当按石棉肺患病率，工人 30 年工作年限计算，可预测石

棉尘质量浓度与纤维计数浓度最高容许浓度应分别低于 2.71 mg/m^3 与 1.93 f/ml。

宋平平等通过横断面研究分析了青岛市某石棉制品厂 1988—2014 年确诊的石棉相关疾病的发病状况和特点，为研究和制订石棉相关疾病防治措施及策略提供依据。该研究收集了 1988—2014 年青岛某石棉制品厂确诊的石棉相关疾病资料，对全部资料进行录入、整理及汇总后进行统计分析。研究结果发现，在 27 年期间石棉相关疾病累计诊断 625 人，其中石棉肺 617 人，分期为 Ⅰ 期 500 人，Ⅱ 期 112 人，Ⅲ 期 5 人；发病年龄（64.8±9.9）岁，工龄（24.5±7.4）年；石棉所致肺癌共 12 人，发病年龄（66.3±11.2）岁，工龄（29.2±7.8）年；石棉所致胸膜间皮瘤 4 人，发病年龄 49 ~ 78（发病年龄中位数 =60）岁，工龄 24 ~ 30（发病年龄中位数 =27）年；石棉肺病死率为 38.74%，胸膜斑发生率为 37.44%，肺结核发生率为 5.19%。该研究的结论为，青岛市某石棉制品厂石棉相关疾病发病率较高，以石棉肺为主，发病与接触石棉的工龄、车间石棉粉尘浓度、工种密切相关，石棉相关疾病仍是以后青岛市职业病防治的重点。

2. 队列研究

王治明等采用固定队列研究方法探讨温石棉与肺癌的关系。研究队列为 515 名男性石棉工人，入列条件为 1972 年 1 月 1 日工资在册，工龄满 1 年，没有明显心肺疾患者。对照队列为 650 名不接尘男性工人，其余条件与研究队列相同，追踪 27 年（1972—1998）。结果发现，研究队列全癌死亡 50 例（SMR=144），其中肺癌 22 例（SMR=652）；对照队列全癌死亡 11 例（SMR=34），肺癌 3 例（SMR=89）。两队列间全癌和肺癌的差异均有统计学意义（$P < 0.05$）。不接触石棉的吸烟者患肺癌的相对危险度（RR）为 2.6，不吸烟的石棉接触者患肺癌的相对危险度（RR）为 12.2，而接触石棉的吸烟者患肺癌的相对危险度（RR）高达 32.1。吸烟和石棉暴露协同指数为 2.2。研究队列发生胸膜间皮瘤 2 例。研究结果表明，单纯暴露于温石棉的工人肺癌患病率高于其他组，其差异均有统计学意义。

陈飒等选取云南省大姚县金碧镇、新街乡两地，随机抽取 16 个自然村为调查点，调查对象为该 16 个自然村中 1984 年 2 月时年满 20 岁以上的农民，历史随访 26 年，于 2010 年 1 月对其进行随访调查，调查入列成员在观察期间内存活与否。将 2010 年 1 月以前的死亡者作为研究对象，并针对不同情况开展健康问卷调查或死因调查，运用历史性队列研究方法探讨低剂量青石棉暴露对健康危害的影响和危险因素分析。至 2010 年 1 月的调查开始时，804 名研究对象中，随访对象的 69.78% 在世，其中女性 321 名，男性 240 名。本次研究的结局为死亡，随访结果有 243 位村民已经去世，其中死于胸膜间皮瘤 2 例，粗死亡率为 11.28/10 万人年。随访对象自报告有青石棉职业接触史的研究对象有 131 例（占 55.74%），没有青石棉接触史者 104 例（占 44.26%）。其中，自报告有青石棉职业接触史的研究对象有 38 例死于恶性肿瘤，93 例死于其他疾病，没有青石棉接触史的研究对象有 4 例死于恶性肿瘤，有 100 例死于其他原因，差异有统计学意义（$P < 0.001$）。比例死亡比（proportional mortality ratio, PMR）是将已知某暴露史阳性的死亡者中因某病死亡的构成比与相应暴露史阴性者该病的死亡构成比做比较，比较结果作为暴露的效应量度 PMR=10.22 ＞ 1，结果说明青石棉职业接触史会增加患恶性肿瘤死亡的危险性。

邓茜等（2009）采用固定队列研究方法探讨温石棉加工工人接触石棉粉尘量与石棉肺发病的剂量 - 反应关系。研究队列为 388 例男性石棉工人，入列条件为 1972 年 1 月 1 日工资在册，工龄满 1 年，没有明显心肺疾患者，追踪（1972—2002）30 年记录接尘工人的职业史、体检史。收集工厂历年粉尘浓度检测数据。累积接尘量由接触浓度与时间相乘所得，以寿命表法建立石棉尘质量浓度的剂量患病概率直线回归方程式。研究结果发现，队列总观察人年数为 8291，观察期的总死亡数为 147 人（死亡密度为 17.7/10 万），其中恶性肿瘤为 65 例，占总死亡的 44.2%。这 65 例中，肺癌 36 例（55.4%）、肝癌 8 例、食管癌 5 例、胃肠癌 3 例、喉癌 2 例、间皮瘤 2 例（胸、腹膜各 1 例），其余 9 例为肾上腺、脑、甲状腺、胆道、睾丸等部位癌症。良性呼吸系统疾病引起的死亡占总死亡例数的 31.3%，其中有 27.9% 由肺心病导致。石棉肺患者的死亡密度是 21.4/10 万，其中有 22 人（35.5%）死于癌症。而非石棉肺患者的死亡密度是 11.0/10 万，有 24 人死于癌症（27.9%）。工人累计接尘量与累计发病率之间有明显的剂量-反应关系（r=0.993，P < 0.001），按 1% 石棉肺患病率、工人 40 年工作年限计算，预测石棉尘质量浓度应低于 3.9 mg/m^3。

3. 病例对照研究

Goldoni 等对 90 名特发性腹膜后纤维化（Idiopathic retroperitoneal fibrosis，RPF）患者和 270 名对照进行了病例对照研究。该研究采取 1∶3 匹配病例对照设计，病例和对照的职业史由获得职业医学盲人专家管理的结构化问卷调查获得。通过患者访谈和医疗记录检查来评估暴露于非营利性药物和存在潜在易患特发性 RPF 的疾病。研究结果发现，石棉暴露史与特发性 RPF（OR=4.22，95%CI：2.14 ～ 8.33）有关。患者中吸烟（OR=3.21，95%CI：1.46 ～ 7.07）的比例高于对照组。烟草烟雾与职业石棉暴露（OR=12.04，95%CI：4.32 ～ 38.28）和超重石棉暴露（OR=8.42，95%CI：2.77 ～ 30.58）之间的效应符合乘法模型。该研究的结论为，接触石棉和烟草烟雾是导致特发性 RPF 的强烈危险因素。与单次接触相比，暴露于石棉和烟雾对接触者的健康风险可产生乘积效应。

Lacourt 等从 1998—2002 年，进行了一项基于人群的病例对照研究。研究者通过医院病例管理系统确定病例，并通过标准化诊断确认程序进行了认证。从一般人群中选取对照，按性别、年龄和居住区进行匹配，最终纳入 437 名病例和 874 名对照。对研究对象进行标准化问卷调查，调查关于住所、受教育水平、职业史、人口特征、社会经济类别、呼吸道疾病，合作伙伴和父母的职业以及家庭疾病史。调查问卷集中在可能涉及石棉暴露的情况，例如喷涂纤维，石棉水泥处理和清除，含石棉产品（片材、绳索、垫片等）的绝缘、制动、离合器修理和洗涤石棉污染的衣服等。根据国际和国家职业和行业分类，每个工作持续 6 个月以上。使用条件 logistic 回归来估计石棉暴露受试者胸膜间皮瘤的比值比（OR）和石棉暴露的人群归因危险度百分比（ARP）。研究结果发现，暴露浓度在 0.1 f/ml 以下的男性，职业性石棉暴露与胸膜间皮瘤之间观察到明显的剂量 - 反应关系（OR=4.0，99%CI：1.9 ～ 8.3）。男性职业性石棉暴露的 ARP 为 83.1%（99%CI：74.5% ～ 91.7%）。与对照组相比，在非职业性石棉暴露的受试者中观察到较高的胸膜间皮瘤风险。当考虑各种石棉暴露时，男性 ARP 分别为 87.3%（99%CI：78.9% ～ 95.7%），女性为 64.8%（99%CI：45.4% ～ 84.3%）。研究结果表明，女性 ARP 主要受非职业性石棉暴露的影响，而男性主要受职业性石棉暴露的影响。

周鼎伦等通过巢式病例对照的研究方法探讨了单纯接触温石棉与肺癌发病的关系。研究从一个追踪了 30 年接触温石棉的男性固定队列中，收集所有的肺癌患者作为病例组，按 1：4 的配对比例在该队列中选取非癌症者作为对照组，配对因素为同性别、年龄相差 < 5 岁、工龄相差 < 5 年、吸烟情况一致。研究对列共收集到 40 例肺癌病例，160 例对照。研究结果发现，肺癌发病水平高于全国平均水平［标化死亡比（SMR）=1.77］，肺癌发病密度由高到低的工种分别是原料工（741.5/10 万人年）、梳纺工（424.3/10 万人年）、编织工（365.0/10 万人年）、维修工（285.5/10 万人年），与接触温石棉的浓度高低一致。与低浓度接触组比较，高浓度接触组发生肺癌的比值比（OR）=3.7，95%CI：2.30 ～ 8.16，差异有统计学意义（$P < 0.01$）。研究结论为，单纯温石棉接触能增加工人肺癌发病的危险性。

4. 临床报告

刘艳明等通过对 256 例石棉肺高千伏 X 线胸片出现影像进行整理分析，各期石棉肺 X 线小阴影形态中以 S 影最多见，占本组 44.13%，总体密集度 Ⅰ 期患者绝大多数为 1 级，占 85.16%，病变分布范围 Ⅰ 期石棉肺病变超过两个肺区占 63.28%，胸膜斑出现率占 38.67%，"蓬发心"出现 3 例，各工种发病情况与工龄成正比，与工种有绝对关系即决定于作业场所粉尘浓度、劳动条件及个人防护情况，本组病例中所提到 3 个多发病工种与上述 3 个因素有关。石棉肺主要 X 线表现为不规则小阴影和胸膜斑。

杨晓丽等通过分析不同期别石棉肺患者的肺功能特征来探究其与影像评分的相关性。该研究纳入了连续 8 年间首诊石棉肺患者 249

例（Ⅰ期183例，Ⅱ期48例，Ⅲ期18例），采用体积描记法和一氧化碳弥散法测定肺通气和气体交换指标，按照尘肺片各肺区小阴影密集度进行评分。研究结果发现，不同期别石棉肺肺功能受累不同，所有患者均伴有不同程度弥散障碍；随着石棉肺期别递增，一氧化碳总弥散量（DLCO SB%）递减，与石棉肺Ⅰ、Ⅱ和Ⅲ期三组患者之前的 DLCO SB% 相比，差异有统计学意义（$P < 0.01$）。随石棉肺期别递增，限制性通气障碍比例增高。不同期别患者呼气峰值流速百分率（PEF%），25%、50% 和 75% 肺活量时最大呼气流速百分率（MEF 25% ~ 75%）均降低，差异有统计学意义（$P < 0.01$）。根据胸部 X 线片小阴影密集度进行评分，石棉肺小阴影密集度评分分别与用力呼气肺活量（FVC%）、肺总量或 DLCO SB% 呈统计学负相关（$r=-0.292$，$P < 0.01$；$r=-0.287$，$P < 0.01$；$r=-0.365$，$P < 0.01$）。该研究的结论为，不同期别石棉肺患者有不同程度的气体交换障碍、小气道功能障碍伴或不伴通气功能障碍，弥散量降低先于肺容积变化，石棉肺 X 线胸片影像分期与肺功能下降相平行，在一定程度上反映了病情的严重程度。

宿文革等报告了 2 例浇钢工石棉致肺癌。病例 1，男，53 岁。1975 年 11 月到 1983 年 12 月、1985 年 12 月到 1990 年在某冶炼厂从事铅冶炼工作，接触铅烟尘；1983 年 12 月到 1985 年 12 月从事水泥干燥工作，接触水泥尘；2001 年 2 月到 2011 年 10 月在某机械制造有限公司铸钢车间从事浇钢工作，接触石棉尘。因咳嗽 1 个月入院，咳痰，白色黏痰，偶咳黄痰，既往体健，吸烟 40 年，20 支 / 天。胸部 CT 可见左肺上叶后段 1.9 cm × 2.1 cm 大小结节影，边界清，形态不规则，有分叶及毛刺，相应小支气管不畅。平扫内部 CT 值约为 23 个亨斯菲尔德单位（hounsfield unit，HU），各期增强扫描 CT 值约为 38、52 及 47 HU。纵隔内见小淋巴结影，双侧胸膜腔内未见明显异常密度影，心脏及大血管未见异常。2011 年 10 月 19 日，行左肺上叶切除术 + 纵隔淋巴结清扫术。10 月 25 日，病理诊断为（左肺上叶）小细胞癌，周围肺组织肺泡间隔充血，轻度纤维组织增生，散在少量慢性炎性细胞浸润，灶性沉积；肺泡腔内含较多尘细胞。于 2012 年 1 月 17 日出院。2011 年 10 月提请职业病诊断，于 2011 年 12 月 5 日确诊为职业性肿瘤（石棉致肺癌）。

病例 2，男，45 岁，患者 1987 年 12 月到 1996 年 6 月在某矿建公司从事井下掘进工，接触二氧化硅粉尘；1996 年 6 月到 2010 年 5 月及 2011 年 4 月到 2013 年 8 月在某机械制造有限公司铸钢车间从事浇钢工作，工作中要用石棉绳或石棉布塞好器壁之间的缝隙，接触石棉。因咳嗽、咳痰、喘憋 3 个月入院。吸烟 20 余年，20 支 / 日。2013 年 3 月 7 日，肺部 CT 右肺中叶见 1.3 cm × 1.0 cm 大小软组织密度影，周围毛糙，邻近胸膜牵拉。右肺下叶后基底段见团片状高密度影。右侧胸腔见少量液体密度阴影，胸膜未见异常。4 月 16 日，CT 引导下行经脾肺穿刺活检。4 月 18 日，病理诊断为（右肺中叶）小片肺组织呈慢性炎，于肺泡腔内及间隔间查见散在异型腺样排列的细胞团，考虑为腺癌。胸膜穿刺抽取胸腔积液送检，查出癌细胞。2013 年 8 月，申请职业病诊断，于 2013 年 12 月 26 日确诊为职业性肿瘤（石棉致肺癌）。

张华等报告了 1 例石棉致恶性胸膜间皮瘤。患者女，49 岁。患者工作的青岛某石棉厂自建厂以来，均是从四川矿场采购温石棉原料进行加工生产。1980 年 10 月到 2008 年 3 月，患者在车间内从事织绳、织布工作（27.5 年），密切接触石棉。2011 年 8 月，患者入住青岛市职业病防治院治疗。住院期间，患者出现轻微胸闷、气短症状，查体无明显阳性体征。肿瘤标志物均在正常参考范围。双肺 CT 示，左侧胸膜明显肥厚且高低不平，不除外恶性胸膜间皮瘤。2011 年 12 月，患者乏力，食欲差明显，体重下降 10 kg 左右。给予莫西沙星等药物抗炎治疗效果不佳，C 反应蛋白和红细胞沉降率未下降。建议患者到青岛大学医学院附属医院再次做 CT 引导下胸膜穿刺活检，病理诊断结果报告：左胸膜活检显示纤维结缔组织内见恶性肿瘤浸润，细胞核大，偏位，胞质丰富，嗜酸性，形态符合恶性胸膜间皮瘤，但低分化腺瘤不能除外。进一步做免疫组织学检查，结果显示钙结合蛋白（Calretinin）（+），细胞角蛋白 5/6（CK5/6）灶（+），细胞角蛋白 8/18（CK8/18）灶（+），甲状腺转录因子 1（TTF-1）（－）。2012 年 1 月，青岛市职业病防治院依据《职业性肿瘤诊断标准》（GBZ94.2002），诊断为石棉所致恶性胸膜间皮瘤。

六、毒性机制

（一）致石棉肺机制

邓建军等采用体外细胞培养技术探究石棉肺的氧化应激机制。实验组分别加入纤蛇纹石石棉（温石棉）纤维悬液与肺泡巨噬细胞培养体系，使温石棉纤维细胞悬液的最终浓度分别为 125、250、500、1000、1500 μg/ml、放 37 ℃、5% CO_2 培养箱分别培养 1.5、3、5、7、15、18 小时后取出，收集上清液。对照组加 1640 培养液代替温石棉纤维悬液，与肺泡巨噬细胞放 37℃、5% CO_2 分别培养 1.5、3、5、7、15、18 小时后取出，收集上清液。研究结果发现，温石棉纤维悬液与肺泡巨噬细胞共同培养 5 小时后，即出现了明显的细胞毒性：细胞死亡率增加，细胞膜通透性增高，乳酸脱氢酶（lactate dehydrogenase，LDH）漏出细胞外，培养液 LDH 活性增加，同时丙二醛（malondialdehyde，MDA）含量增加，超氧化物歧化酶（superoxide dismutase，SOD）活性降低，与对照组相比，差异均有统计学意义（$P < 0.05$）。石棉纤维悬液与巨噬细胞共同培养 7、15、18 小时后细胞毒性有明显增加的趋势。温石棉纤维对肺泡巨噬细胞的毒性存在着剂量 - 效应关系，随剂量的增加，毒性增大。当剂量为 125 μg/ml 的石棉纤维悬液与肺泡巨噬细胞共同培养 18 小时后，就出现了细胞毒性，细胞死亡率及 LDH 活性增加，与对照组相比，差异具有统计学意义（$P < 0.05$），当温石棉纤维悬液剂量增加至 250 μg/ml，细胞毒性非常明显，不仅死亡率和 LDH 活性增加，且 SOD 活性降低以及 MDA 含量增加，与对照组相比，差异具有统计学意义（$P < 0.05$）。

王鑫君等选取了硅沉着病（矽肺）患者 46 例、石棉肺患者 16 例及不接触有毒有害物的健康人 16 人，分为以下几组：

（1）高矽肺（硅沉着病）组：接触石英（游离 SiO_2 > 95%）的硅沉着病（矽肺）患者 18 例（男 2、女 16），其中硅沉着病（矽肺）Ⅰ期 10 例、Ⅱ期 5 例、Ⅲ期 3 例；工龄（4.3 ± 6.1）年，年龄（64.1 ± 5.4）岁。

（2）中矽肺（硅沉着病）组：接触耐火材料粉尘（游离 SiO_2 40% 左右）的硅沉着病（矽肺）男性患者 28 例，其中硅沉着病（矽肺）Ⅰ期 16 例、Ⅱ期 9 例、Ⅲ期 3 例；工龄（26.5±4.9）年，年龄（62.5±6.4）岁。

（3）石棉肺组：石棉肺患者 16 例（男 3、女 13），其中石棉肺Ⅰ期 8 例、Ⅱ期 7 例、Ⅲ期 1 例；工龄（17.7±10.1）年，年龄（65.1±4.1）岁。

（4）对照组：健康者 16 人，年龄（57.8±5.0）岁。

测定各组人员血清肿瘤坏死因子（TNF-α）、红细胞超氧化物歧化酶（SOD）和血清 T 淋巴细胞亚群的水平。研究结果表明，高矽肺组患者血清 TNF-α 水平明显升高，与中矽肺组、石棉肺组及对照组比较，差异均有统计学意义（$P < 0.05$）。提示 TNF-α 在临床高硅粉尘所致硅沉着病（矽肺）发病过程中可能具有一定作用。石棉肺组血清 TNF-α 水平与对照组的差异无统计学意义（$P > 0.05$）。石棉肺组红细胞 SOD 活力明显降低，与对照组及高矽肺组的差异均有统计学意义（$P < 0.01$、$P < 0.05$），而高、中矽肺组红细胞 SOD 活力与对照组的差异无统计学意义（$P > 0.05$），提示石棉肺的发病与氧自由基的关系较硅沉着病（矽肺）明显。结果还表明硅沉着病（矽肺）、石棉肺患者的细胞免疫功能均降低。石棉肺组 CD_8 水平明显升高，CD_4/CD_8 比值明显下降，与对照组的差异均有统计学意义（$P < 0.01$）；而高、中矽肺组 CD_4、CD_8 水平均升高，CD_8 水平升高更为显著，CD_4/CD_8 明显降低，与对照组差异均有统计学意义（$P < 0.05$）。石棉肺组与高、中矽肺组间的差异均无统计学意义（$P > 0.05$）。

侯强等根据国家《尘肺诊断标准》（GBZ70-2002），选择石棉肺患者 37 例，石棉接触者（对照）52 人为研究对象。排除患有免疫系统疾病及患有肺部疾病者。根据 X 线胸片，石棉肺患者又分别分为Ⅰ、Ⅱ和Ⅲ期。每人采取外周静脉血 3 ml，根据改良盐析法提取 DNA，PCR 扩增含有 TNF-α（-308G/A）和肿瘤坏死因子受体Ⅱ（TNFRⅡ）（196T/G）位点的基因。利用限制性内切酶 NcoⅠ、NIaⅢ分别对

PCR 产物消化分型，鉴定上述位点基因。采用分组和 1：1 匹配的病例对照研究方法，比较 TNF-α（-308G/A）和 TNFR Ⅱ（196T/G）位点基因多态性在各组间的分布差别，同时还采用 Logistic 回归分析方法探讨在石棉肺发病过程中基因之间、基因与暴露之间的交互作用。结果发现，TNF-α 基因 -308A 在石棉肺患者和石棉接触者中的分布频率分别为 13.5% 和 3.85%，差异有统计意义（P=0.018），TNFR Ⅱ 基因 196G 在石棉肺患者和石棉接触者中的分布频率分别是 12.2% 和 7.7%，差异无统计意义（P=0.317）。石棉肺患者和石棉尘接触者 1：1 匹配后，与对照组相比，TNF-α（-308）突变基因型（G/A+A/A）的 OR 为 8，χ^2=4，差异有统计学意义（$P < 0.05$）；TNFRII 基因 196 突变型（T/G+G/G）OR 为 3，χ^2=1.125，差异有统计意义（$P < 0.05$）。就目前资料研究结果分析，作者认为 TNF-α-308 位点基因多态性与石棉肺的发生有关，而与其严重程度无关；TNFR Ⅱ -196 位点基因多态性可能与石棉肺发病无关。TNF-α-308 位点基因多态性和 TNFR Ⅱ -196 位点基因多态性与环境暴露在石棉肺的发病过程中未发现交互作用。

郭俊霞等选取了 101 名石棉作业工人作为石棉接触组，石棉接触组根据是否患石棉肺分为石棉肺组和非石棉肺组，研究者还选取了 141 名非石棉作业工人作为对照组进行了流行病学调查。研究采用彗星试验检测 DNA 损伤程度，聚合酶链反应 - 限制性片段长度多态性（polymerase chain reaction. restricted fragments length polymorphism, PCR-RELP）法确定 hOGGl 基因 Ser326Cys 多态分布。研究结果发现，石棉接触组基础 DNA 损伤程度（basal DNA damage，DB，34.8±16.8）、H_2O_2 诱导后的 DNA 损伤程度（H_2O_2-induced DNA damage，DH，136.7±36.0）及修复损伤 4 小时后的 DNA 损伤程度（repair DNA damage，DR，51.0±18.7）均高于对照组，差异均有统计学意义（$P < 0.01$）。石棉肺组 DH（147.0±30.8）和 DR（56.9±21.4）高于非石棉肺组（125.7±38.2 和 44.9±15.4），差异有统计学意义（$P < 0.01$）。石棉接触组和对照组 hOGGl 基因 Ser326Cys 多态分布差异没有统计学意义（χ^2=0.22，P=0.89）。而石棉接触组中，石棉肺组 Ser/Ser、Ser/Cys、Cys/Cys 基因型分布频率分别

为 25.5%、51.0% 和 23.5%，与非石棉肺组（48.0%、36.0% 和 16.0%）相比较，差异有统计学意义（χ^2=6.023，$P < 0.05$）。石棉肺组中 Ser/Cys 和 Cys/Cys 基因型人群，DH 和 DR 均高于非石棉肺组相应人群，差异有统计学意义（$P < 0.05$）。在校正了年龄、性别、吸烟和饮酒等因素后，hOGG1 基因型对患石棉肺的风险无明显影响（OR=0.66，95%CI：0.38 ~ 1.13）。研究结论为接触石棉会导致 DNA 损伤，携带 Cys 等位基因的人群 DNA 对 H_2O_2 氧化损伤敏感性增强、且 DNA 损伤的修复能力降低，可能是促成石棉肺的原因之一。

（二）致肺癌机制

张敏等体外培养 Met-5A 和 BEAS-2B 细胞，用温石棉纤维处理细胞不同时间后，采用 MTT 法测定细胞活力的大小，彗星试验检测细胞 DNA 损伤程度和 DNA 损伤修复能力，流式细胞仪测细胞的凋亡率，荧光探针 DHR123 和 DCFH-DA 测细胞内活性氧（Reactive Oxygen Species，ROS）水平，扫描电子显微镜观察细胞的形态学变化，用 N- 乙酰半胱氨酸（NAC）预处理细胞 2 小时，再用受试纤维处理细胞 24 小时，对照组细胞不做任何处理，观察温石棉对细胞 DNA 损伤、凋亡的影响。20 μg/cm^2 温石棉纤维处理细胞后，用反转录聚合酶链反应（RT-PCR）和 Western Blot 检测 caspase-3、caspase-9、APE/Ref-1 和 PARP-1 的 mRNA 及蛋白质表达水平。利用 RNA 干扰技术构建 PARP-1 缺陷和 APE/Ref-1 缺陷的 Met-5A 和 BEAS-2B 细胞系。沉默 APE/Ref-1 和 PARP-1 后观察温石棉纤维对基因缺陷细胞的凋亡和 DNA 损伤的影响。研究结果发现，BEAS-2B 和 Met-5A 细胞分别暴露于浓度为 5 ~ 200 μg/cm^2 的温石棉纤维 24、48 和 72 小时后，在温石棉纤维低剂量（5 μg/cm^2）时有刺激细胞增殖的现象，在高剂量（20、40、100 和 200 μg/cm^2）时，细胞活力下降，有明显的剂量 - 效应和时间 - 效应关系。当浓度大于 100 μg/cm^2，处理组细胞活力下降 15% ~ 25%，与无刺激组（0 μg/cm^2）相比，差异有统计学意义（$P < 0.05$）。扫描电镜观察发现，暴露于 20 μg/cm^2 温石棉纤维的细胞出现微绒毛损失、吞噬等现象。细胞暴露于 0 ~ 20 μg/cm^2 温石棉纤维 4、24 和 48 小时后，DNA 损伤表现为时间依赖性和剂量依赖性增加，差

异有统计学意义（$P < 0.05$）。彗星实验中不同浓度的温石棉纤维处理细胞 24 小时后弃去上清，继续培养细胞 3 小时，细胞 DNA 损伤尾矩 TM 值明显减小，表明 DNA 损伤得到修复。NAC 对 20 $\mu g/cm^2$ 温石棉处理 BEAS-2B 和 Met-5A 细胞 24 小时后造成的 DNA 损伤有拮抗作用。用 20 $\mu g/cm^2$ 温石棉纤维处理细胞 72 小时后，发现细胞凋亡率增高，与对照组相比，差异有统计学意义（$P < 0.05$）。5 ~ 20 $\mu g/cm^2$ 温石棉纤维刺激细胞 4 小时和 24 小时后产生 ROS 的荧光强度大于对照组，差异均有统计学意义（$P < 0.05$）。分别用 20 $\mu g/cm^2$ 温石棉纤维处理 BEAS-2B 和 Met-5A 细胞 4 小时、24 小时、48 小时后，发现 caspase-3 和 caspase-9 的 mRNA 和蛋白质水平随着时间的增加而增加。APE/Ref-1 和 PARP-1 的 mRNA 和蛋白质水平随着时间的增加先增高而后下降。该研究利用 RNAi 技术分别构建了 Met-5A 和 BEAS-2B 细胞的 PARP-1 基因缺陷细胞株和 APE/Ref-1 基因缺陷细胞株，基因缺陷细胞株与正常细胞株相比，mRNA 表达水平下降了 70% ~ 80%，蛋白质表达水平下降了 80% 以上，沉默效果显著且稳定性好。分别用 20 $\mu g/cm^2$ 温石棉纤维处理基因缺陷细胞和正常细胞 24 小时，基因缺陷细胞的 DNA 损伤和细胞凋亡蛋白表达高于正常细胞，差异有统计学意义（$P < 0.05$）。

王海华等收集了 10 例石棉相关肺癌和 36 例硅尘相关肺癌共 46 例病例的石蜡包埋组织块。经病理学检验确定均为原发性肺癌，患者生前均有石棉、硅尘接触史，大多患石棉肺及硅沉着病（矽肺）。对样本进行免疫组织化学观察、聚合酶链式反应 - 单链构象多态性分析（PCR-SSCP）分析。免疫组织化学观察显示，在 38 例检测病例中，19 例为 p53 突变体蛋白表达阳性。PCR-SSCP 分析发现，在 46 例样本中 2 例存在迁移率异常的电泳条带。两种方法检测结果一致性较高（14 例）。在所检测的病例中，硅尘相关肺癌和石棉相关肺癌 p53 突变体蛋白的阳性率皆为 50%（石棉相关肺癌 5/10，硅尘相关肺癌 14/28）。PCR-SSCP 检测到的 p53 基因突变在第 8 外显子的突变发生频率最高，占石棉相关肺癌、硅尘相关肺癌病例总数的 50%。在 1 例石棉相关肺癌、硅尘相关肺腺癌中共发现 12 处突变，8 例（处）突变发生于第 8

外显子，占 66.7%。

黄筚辉等收集了 8 例非职业肺癌组织，9 例石棉相关肺癌组织，及 4 例电焊烟尘相关肺癌组织，提取基因组 DNA，经聚合酶链式反应（PCR）特异性扩增 K-ras 基因片段后，进行限制性片段长度多态性分析（RFLP）、单链构象多态性分析（SSCP）及 DNA 直接测序分析。研究结果发现，K-ras 基因突变百分比在非职业肺癌组为 25%，石棉相关肺癌组为 44.4%，电焊烟尘相关肺癌组为 25%；突变位点方面，非职业肺癌以 12 密码子为突变点，石棉相关肺癌突变点则相对集中在 12 及 15 密码子，电焊烟尘相关肺癌组突变点则发现在 13 密码子有突变、碱基替换形式；非职业肺癌以 G → T 颠换为主，石棉相关肺癌及电焊烟尘相关肺癌以 G → A 转换为主。结果提示，石棉相关肺癌与非职业肺癌及硅尘相关肺癌有着不同的 K-ras 基因突变规律，提示三者的发病机制可能不同。

Du J 等研究者采用了生物信息学方法对石棉相关肺癌的机制进行了初步探索，检测石棉相关肺癌（ARLC）特别是石棉相关鳞状上皮细胞癌（ARLC-SCC）的潜在生物标志物。研究者从基因表达综合数据库检索微阵列数据（GSE23822），其中包括 26 个 ARLC-SCC 和 30 个非石棉相关鳞状上皮细胞肺癌（NARLC-SCCs）。通过 limma 鉴定差异表达的基因（DEG），然后根据 BioGRID 和 HPRD 数据库构建蛋白质 - 蛋白质相互作用（PPI）网络。再提出一种综合表达偏差评分和基因网络程度的新评分方法对 DEG 进行加权。随后，将重要基因上载到 DAVID 进行路径富集分析。路径相关分析采用 Spearman 等级相关系数进行。在 ARLC-SCCs 和 NARLC-SCCs 之间共获得 1333 个，其中 391 个上调、942 个下调。ARLC-SCC 共有 524 个重要基因在 22 个 KEGG 途径中显著富集。这些途径的相关分析表明，细胞分泌受体蛋白（SNARE）相互作用的途径与其他 12 种途径显著相关。另外，该研究通过共享串扰基因（EGFR、PRKX、PDGFB、PIK3R3、SLK、IGF1、CDC42 和 PRKCA），在多个途径之间发现了明显的相关性。总的来说，研究结果表明，筛选出的 8 个串扰基因可以桥接多个 ARLC-SCC 特异性途径，可用作候选生物标志物和潜在的多重效应靶标。

（三）致胸膜间皮瘤机制

杨建华等选取了健康 Wistar 大鼠 150 只，体重 80～150 g，雌雄各半，随机分为三组：实验组（盐源青石棉 + 亚硒酸钠）、阳性对照组（仅给盐源青石棉）、阴性对照组。选用四川盐源青石棉，经高速粉碎机磨细，用相差显微镜测定石棉纤维分散度，用生理盐水配制成 20 mg/ml 混悬液。采用右侧胸腔闭合式染毒法，给实验组和阳性对照组每只大鼠每次注入盐源青石棉纤维混悬液 1 ml，每个月 1 次，共 2 次。实验组于染尘 1 周后以自由饮水方式给予 5 ppm（5/100 万）浓度的亚硒酸钠水溶液，直至自然死亡。血浆过氧化脂质（LPO）用硫代巴比妥酸法测定，根据大鼠染毒后肿瘤开始出现时间，分别在实验的 330 天、430 天、530 天取大鼠心脏血进行测定。大鼠自然死亡后做病理检查，证实是否患胸膜间皮瘤。实验结果表明，5 ppm 亚硒酸钠溶液不但可阻断胸膜间皮瘤的形成，减缓其生长速度，还可对抗盐源青石棉诱发的过氧化反应。实验组（盐源青石棉 + 亚硒酸钠）在 430 天和 530 天两个时间段，胸膜间皮瘤发生率和过氧化脂质水平与阳性对照组（仅给盐源青石棉）比降低，差异有统计学意义（$P < 0.005$）。实验组大鼠胸膜间皮瘤首例死亡时间（341 天）和死亡高峰期（530～630 天）均晚于阳性对照组（237 天，430～530 天）。阴性对照组正常大鼠血浆过氧化脂质随鼠龄增长而逐渐升高；阳性对照组在各实验段的 LPO 值则高于阴性对照组，差异有统计学意义（$P < 0.05$）；实验组（除 330 天外）LPO 值低于阳性对照组，差异有统计学意义（$P < 0.05$），与同期阴性对照组测定值接近，差异无统计学意义（$P > 0.05$）。这些结果说明，青石棉进入大鼠体内后随作用时间延长，过氧化反应不断加重，给硒后，随给硒时间的持续，该反应又逐渐减弱。实验组和阳性对照组胸膜间皮瘤大鼠的 LPO 值均高于非胸膜间皮瘤鼠，且实验组胸膜间皮瘤大鼠和非胸膜间皮瘤大鼠的 LPO 值均低于阳性对照组，差异有统计学意义（$P < 0.05$），其非胸膜间皮瘤大鼠 LPO 值又与阴性组接近，差异无统计学意义（$P > 0.05$）。这些结果显示，胸膜间皮瘤的发生可能与青石棉加重脂质过氧化有关，该反应愈重，LPO 值愈高，发生胸膜间皮瘤的可能性愈大。给予亚硒酸钠后使脂质过氧化反应减弱，表现为 LPO 值降低，由此可能减少患胸膜间皮瘤的概率。

Xu J 等采用了 Bap1（+/-）敲除小鼠模型，以评估其在慢性暴露于青石棉时对胸膜间皮瘤的易感性。Bap1（+/-）的种系突变易于发生胸膜间皮瘤和某些其他癌症。该实验采用 UICC 青石棉（SPI Supplies）对小鼠进行胸膜内注射。在 8 ～ 10 周龄时，雄性 Bap1（+/-）和野生型（WT）同窝小鼠每 21 天用 PBS 悬浮的 800 μg/0.5 ml 青石棉纤维进行共 4 次注射（总计 3.2 毫克 / 小鼠）。每天检查小鼠，并根据呼吸困难、体重减轻或肿瘤负担明显的证据进行处死。一旦检测到疾病，采用二氧化碳窒息法处死小鼠，收获内脏并在甲醛溶液（福尔马林）中固定进行病理分析。若产生肿瘤，收集腹水以产生肿瘤细胞培养物。研究结果显示，Bap1（+/-）小鼠的青石棉诱导胸膜间皮瘤发生率明显高于野生型（WT）同窝出生组，分别为 73% vs 32%。此外，胸膜间皮瘤在 Bap1（+/-）小鼠中比 WT 组（中位生存期，分别为初始暴露后 43 周、55 周）发生更早，并且发生侵袭和增殖更多。在未暴露的 Bap1（+/-）小鼠中直到 87 周龄也未观察到自发性胸膜间皮瘤。来自 Bap1（+/-）小鼠的胸膜间皮瘤细胞显示 Bap1 的双向失活，说明 Bap1 可能为隐性癌症易感基因。然而，来自 Bap1（+/-）小鼠的正常间皮细胞和胸膜间皮瘤细胞通过 p16（Ink4a）独立机制显示 Rb 的下调，这表明 Bap1 和 Rb 的相互作用可以促进 Bap1（+/-）小鼠对胸膜间皮瘤的易感性。这些无偏见的遗传结果表明 Bap1 突变携带者易受石棉的致瘤作用的影响，并表明胸膜间皮瘤的高外显率需要这种环境暴露。

体外细胞培养实验进一步探索了胸膜间皮瘤的发生机制。将小鼠胸膜间皮细胞（PMC）分别用青石棉或温石棉纤维（3.0 μg/cm²）处理 4、24 或 48 小时后评估细胞活力、细胞坏死和细胞凋亡情况，以及细胞因子 IL-1β、IL-6 和巨噬细胞炎症蛋白 -2（MIP-2）的表达情况。青石棉或温石棉纤维处理的胸膜间皮细胞也用抗 IL-1β、抗 IL-6、抗 IL-1beta+ 抗 IL-6 或抗 -MIP-2 或其不相关同种型的抗体进行拮抗，并评估细胞凋亡和细胞坏死情况。该研究使用非处理的胸膜间皮细胞和用硅灰石（一种惰性颗粒）处理的胸膜间皮细胞作为对照。实验结果表明，用青石棉或温石棉处理的胸膜间皮细胞均发生凋亡和坏死，并释放细胞因子 IL-1β、IL-6 和 MIP-2。在小鼠胸膜间皮细胞中产生 IL-1β、IL-6 和 MIP-2 水平升高的急性炎症反应。青石棉处理组中，胸膜间皮细胞凋亡和所有细胞因子的水平均高于温石棉组，差异具有统计学意义（$P < 0.05$）。

杨青等选取了体重 80 ～ 120 g 的一级 Wistar 大鼠 60 只，雌雄各半。乙醚麻醉，右胸腔注入青石棉生理盐水混悬液 1 ml，含青石棉 20 mg，1 个月后复染 1 次，自然死亡取样，收集 7 例正常对照标本，19 例胸膜间皮瘤标本。提取标本中 DNA，用人工合成的寡核苷酸引物行 PCR 体外扩增，再用 r-^{12}PATP 标记正常和两种空变 Ki-ras12 位点探针，杂交，放射自显影。结果表明，7 例正常对照组标本 Ki-ras12 位点突变为阴性；19 例胸膜间皮瘤标本中，2 例胸膜间皮瘤标本 Ki-ras12 位点突变阳性，其中 1 例由 GGT（Gly）突变为 AGT（Ser），1 例由 GGT（Gly）突变为 TGT（Cys）。

（四）致其他部位间质瘤机制

Amacher 等选取了重量为 300 ～ 450 g 的成年雄性 Charles River CD 大鼠 341 只，将其分为 8 个实验组（每组 40 只）和 1 个对照组（21 只）。采用 UICC 标准温石棉制备悬浮液，以每千克体重 1.4 ～ 1.6 ml 的体积进行染毒，对照组采用等量生理盐水。在剂量 - 反应关系研究中，3 组大鼠分别用 5、100 或 500 mg/kg 温石棉饲养，2 周后处死。在时间 - 反应关系研究中，5 组大鼠分别用 100 mg/kg 温石棉喂养 1 天至 9 周，按 5 组大鼠的时间顺序间隔检查 DNA 合成率。大鼠在处死 1 小时前，腹膜内注射 [^{3}H] - 胸苷进行放射性核素标记，确定 DNA 合成量。大鼠处死并分离胃、肠、肝后立即用生理盐水彻底清洗，然后制备胃、肠、肝组织匀浆进行 DNA 提取及测定。结果发现，单次 5、100 或 500 mg/kg 的温石棉染毒 2 周后，大鼠胃壁中的 [^{3}H] - 胸苷水平与对照组相比，差异均没有统计学意义（$P > 0.10$）。5 mg/kg 剂量持续染毒 2 周后大鼠 [^{3}H] - 胸苷的摄取量在小肠中增加，与对照组相比，差异有统计学意义（$P < 0.05$）；大鼠 [^{3}H] - 胸苷的摄取量在结肠中增加，与对照组相比，差异有统计学意义（$P < 0.01$）；大鼠 [^{3}H] - 胸苷的摄取量在肝中降低，与对照组相比，

差异有统计学意义（$P < 0.02$）。单次 100 mg/kg 温石棉染毒第 2
天大鼠胃、小肠、结肠［^{3}H］- 胸苷的摄取量明显高于对照组，差
异均有统计学意义（$P < 0.01$）；然而，单次 100 mg/kg 温石棉染毒
第 7、14 和 28 天大鼠胃、小肠、结肠［^{3}H］- 胸苷的摄取量与对照组
相比，差异均没有统计学意义（$P > 0.10$）；单次 100 mg/kg 温石棉染
毒第 7 天大鼠［^{3}H］- 胸苷的小肠摄取量增加与对照组相比，差异有统
计学意义（$P < 0.10$）。这些数据表明，石棉可以渗透胃肠黏膜，影响
胃肠道 DNA 的合成。

（冯慧敏 郭儒雅）

主要参考文献

1. 王瑜. 我国石棉开采和加工企业粉尘危害研究. 中国安全生产科学技术，
   2011，（4）：144-147.
2. 邓茜，兰亚佳，王绵珍. 30 年队列研究：接触石棉粉尘与石棉肺发病的剂量 -
   反应关系. 现代预防医学，2009，36（11）：2027-2028.
3. 苗超，邵迪初，胡向前，等. 余姚市机纺石棉企业职业卫生现状调查与评价.
   环境与职业医学，2011，28（9）：571-572.
4. Courtice MN，Lin S，Wang X，et al. An updated review on asbestos and
   related diseases in China. Int J Occup Environ Health，2012，18（3）：247-253.
5. Miserocchi G，Sancini G，Mantegazza F，et al. Translocation pathways for
   inhaled asbestos fibers. Environ Health，2008，7（4）：1-8.
6. Sara Z，Giuseppe M，Nicoletta BM，et al.Urinary asbestos fibers and inorganic
   particles in past asbestos workers. Archives of Environmental & Occupational
   Health，2014，71（3）：129-135.
7. David B，Jacques D，Thomas H，et al. Health risk of chrysotile revisited. Cri
   Rev in Toxi，2013，43（2）：154-183.
8. Huang SX.，Marie-Claude J，Kamp DW，et al. Role of mutagenicity in
   asbestos fiber-induced carcinogenicity and other diseases. J of Toxi and Environ
   Health，Part B，2011，14（1-4）：179-245.
9. Fujitani T，Hojo M，Inomata A，et al. Teratogenicity of asbestos in mice.J

Toxicol Sci，2014，39（2）：363-370.

10. 张敏，王丹，郑迎东，等. 中国 1997 至 2009 年报告尘肺病发病特征和变化趋势. 中华劳动卫生职业病杂志，2013，31（5）：321-334.

11. Zhou Maigeng，Wang Haidong，Zhu Jun，et al. Cause-specific mortality for 240 causes in China during 1990—2013：a systematic subnational analysis for the Global Burden of Disease Study 2013. The Lancet，2016，387（10015）：251-272.

12. Reid A，de Klerk NH，Magnani C，et al. Mesothelioma risk after 40 years since first exposure to asbestos：a pooled analysis. Thorax，2014，69（9）：843-850.

13. Liu CY，Stucker I，Chen C，et al. genome-wide gene-asbestos exposure interaction association study identifies a common susceptibility variant on 22q13.31 associated with lung cancer risk. Cancer Epidemiol Biomarkers Prev，2015，24（10）：1564-1573.

14. Finkelstein MM，Dufresne A. Inferences on the kinetics of asbestos deposition and clearance among chrysotile miners and millers. Am J Ind Med，1999，35（4）：401-412.

15. Topinka J，Loli P，Georgiadis P，et al. Mutagenesis by asbestos in the lung of lambda-lacI transgenic rats. Mutat Res，2004，553（1-2）：67-78.

16. Haque AK，Ali I，Vrazel DM，et al. Chrysotile asbestos fibers detected in the newborn pups following gavage feeding of pregnant mice. J Toxicol Environ Health A，2001，62（1）：23-31.

17. Qi F，Okimoto G，Jube S，et al. Continuous exposure to chrysotile asbestos can cause transformation of human mesothelial cells via HMGB1and TNF-α signaling.Am J Pathol，2013，183（5）：1654-1666.

18. Nishimura Y，Kumagai-Takei N，Matsuzaki H，et al. Functional alteration of natural killer cells and cytotoxic T lymphocytes upon asbestos exposure and in malignant mesothelioma patients. Biomed Res Int，2015，2015：238431.

19. Tulinska J，Jahnova E，Dusinska M，et al. Immunomodulatory effects of mineral fibres in occupationally exposed workers. Mutat Res，2004，553（1-2）：111-124.

20. Ilavska S，Jahnova E，Tulinska J，et al. Immunological monitoring in workers

occupationally exposed to asbestos. Toxicology, 2005, 206 (2): 299-308.

21. 鞠莉, 陈钧强, 蒋兆强, 等. 石棉肺患者血清差异表达蛋白质筛选. 中华劳动卫生职业病杂志, 2012, 30 (6): 408-412.

22. Kettunen E, Aavikko M, Nymark P, et al. DNA copy number loss and allelic imbalance at 2p16 in lung cancer associated with asbestos exposure, Br J Cancer, 2009, 100 (8): 1336-1342.

23. Emi M, Yoshikawa Y, Sato C, et al. Frequent genomic rearrangements of BRCA1 associated protein-1 (BAP1) gene in Japanese malignant mesothelioma-characterization of deletions at exon level. J Hum Genet, 2015, 60 (10): 647-659.

24. Kudo Y, Kotani M, Tomita M, et al. Effects of rock wool on the lungs evaluated by magnetometry and biopersistence test. J Occup Med Toxicol, 2009, 4 (5): 1146-1163.

25. Li XY, Lamb D, Donaldson K. Intratracheal injection of crocidolite asbestos depresses the secretion of tumor necrosis factor by pleural leukocytes in vitro. Exp Lung Res, 1992, 18 (3): 359-372.

26. Cullen RT, Searl A, Buchanan D, et al. Pathogenicity of a special-purpose glass microfiber (E glass) relative to another glass microfiber and amosite asbestos. Inhal Toxicol, 2000, 12 (10): 959-977.

27. Ying S, Jiang Z, He X, et al. Serum HMGB1 as a potential biomarker for patients with asbestos-related diseases. Dis Markers, 2017, 2017: 5756102.

28. Xu J, Kadariya Y, Cheung M, et al. Germline mutation of Bap1 accelerates development of asbestos-induced malignant mesothelioma. Cancer Res, 2014, 74 (16): 4388-4397.

29. Acencio MM, Soares B, Marchi E, et al. Inflammatory cytokines contribute to asbestos-induced injury of mesothelial cells. Lung, 2015, 193 (5): 831-837.

30. Du J, Zhang L. Pathway deviation-based biomarker and multi-effect target identification in asbestos-related squamous cell carcinoma of the lung. Int J Mol Med, 2017, 7 (5): 1107-1126.

31. Li P, Liu T, Kamp DW, et al. The c-Jun N-terminal kinase signaling pathway mediates chrysotile asbestos-induced alveolar epithelial cell apoptosis. Mol Med Rep, 2015, 11 (5): 3626-3634.

32. Benvenuto M，Mattera R，Taffera G，et al．The potential protective effects of polyphenols in asbestos-mediated inflammation and carcinogenesis of mesothelium．Nutrients，2016，8（5）：2072-2083．

第四节　碳化钨 - 钴硬质合金

碳化钨 - 钴硬质合金（WC-Co）是由德国人 Schroter 于 1923 年发明、生产的。我国的 WC-Co 生产从 20 世纪 50 年代起步，近年来快速发展，已经成为世界 WC-Co 的生产大国。

一、理化性质

WC-Co 是由碳化钨（硬化相）和钴（黏结相）通过粉末冶金工艺制成的一种合金材料，一般情况下碳化钨占 85% ~ 95%，钴占 5% ~ 15%。形成的合金无孔隙、密度高，具有极高物理硬度（86 ~ 93HRA），相当于金刚石硬度的 90% ~ 95%。耐热（900 ~ 1000℃），高熔点 2870℃（5200 ℉），沸点 6000℃（10 830 ℉）。同时具有耐磨、强度和韧性较好、耐腐蚀等特点。

本文除重点写硬质合金的呼吸系统毒性外，由于 WC-Co 内含有金属成分钴（Co）和钨（W），本文也对其呼吸系统毒性进行介绍。

二、来源、存在与接触机会

（一）来源

WC-Co 的制作主要是将碳化钨与钴微米级粉末以一定的比例混合，加压成各种形状，然后半烧结而成。钴的来源有自然的和人为的两种方式。自然来源包括风吹尘、海水喷雾、火山爆发、森林火灾、大陆和海洋生物的排放。人为来源包括燃烧化石燃料、污水污泥、磷肥、钴矿石的开采和冶炼、加工钴合金行业、使用或处理钴化合物。碳化钨主要是以金属钨粉和炭黑为原料，按一定比例配成混合料，置于炭管炉内或高中频感电炉中，在 1400 ~ 1500℃下煅烧成的混合物。

（二）存在

WC-Co广泛存在于我们的生产生活中，用作刀具材料，如车刀、铣刀、刨刀、钻头、镗刀等；用于切削铸铁、有色金属、塑料、化纤、石墨、玻璃、石材和普通钢材；也可以用来切削耐热钢、不锈钢、高锰钢、工具钢等难以加工的材料。此外，WC-Co还可用来制作凿岩工具、采掘工具、钻探工具、测量量具、耐磨零件、金属磨具、汽缸衬里、精密轴承、喷嘴、五金模具（如拉丝模具、螺栓模具、螺母模具以及各种紧固件模具）等。

（三）接触机会

WC-Co生产的主要工序为：①钨、钴等金属粉的冶炼；②钨粉等的碳化生成碳化钨；③碳化钨与钴粉加入其他辅料的配置混合；④压制成型；⑤烧结；⑥成品检验。其中原料混合、筛选、压型和烧结铸造以及加工使用中的研磨、切削过程，均可产生粉尘，其中以原料混合和研磨工序粉尘浓度最高。接触WC-Co粉尘的主要是生产工人。

三、吸收、分布、代谢与排放

（一）钨及其化合物

文献报道呼吸道吸入WO_3气溶胶，60%沉积于呼吸道，10天内1/3进入血液，其余2/3进入消化道。在消化道中，金属钨和不溶性钨化合物不易吸收。钨酸钠易溶于水，吸收率高达40%～80%。钨吸收后24小时内迅速排出，体内组织只剩下2%，主要存于骨，其次是脾、肾、肝、肺、睾丸、骨骼肌中。有文献报道大鼠经口摄入的钨酸盐，24小时内40%经肾由尿排出，尿中钨的平均浓度为（0.21±0.09）μg/L，约58%由粪便排出。

（二）钴及其化合物

钴是人和动物体内必需的微量元素，但体内含量极少、较恒定，正常人约为1.2 mg。人每天可从食物中摄入200 mg左右的钴，每天实际需要量仅为2～3 μg，每天摄入50 μg即可维持人体内钴的平衡。Smith等研究发现，静脉注射后在正常成年男性体内的有机钴40%在24小时内排出，70%的有机钴在一周内排出。一个月后排出

80%，1 年后剩余 10%。此后钴可永久保留。Tipton 等研究发现，人每日平均摄入钴 160 ～ 170 μg，由尿中排出 140 ～ 190 μg，粪便中排出 40 ～ 60 μg，从汗中排出 15 ～ 20 μg，乳汁中也有微量排出。吸入金属钴和氧化钴粉尘后从肺清除缓慢，其生物半减期可长达 5 ～ 17 年。

通过胃肠道吸收的钴，在小肠黏膜上与转铁蛋白结合，其中一部分进入血液与血浆中球蛋白结合，之后随血迅速分布到全身，主要累积在肝、肾、胰腺、心、骨骼及骨骼肌中。血液中的钴主要存在于红细胞内。吸收率可达到 63% ～ 93%，铁缺乏时可促进钴的吸收。给大鼠腹腔注射 $CoCl_2$ 以观察钴的分布，结果注射 72 天后发现各组织均有钴的存在，含钴量依次为肝＞股骨＞肌肉＞胃肠道＞毛发＞肾，但 460 天后 60% 的钴蓄积于骨骼中，在肝内的贮量已很少。

（三）WC-Co 粉尘

WC-Co 粉尘进入呼吸道后发生沉降，粒径较大的尘粒在大气道分岔处可发生撞击沉降；纤维状粉尘主要通过截留作用沉积；直径小于 0.5μm 的粒子主要通过空气分子的布朗运动沉积于小气道和肺泡壁。人体通过鼻腔、喉、气管支气管数的阻留作用，呼吸道上皮黏液纤毛系统的排出作用，肺泡巨噬细胞的吞噬作用可对进入人体的 WC-Co 粉尘进行清除。长期吸入 WC-Co 粉尘可削弱上述各项清除功能，导致粉尘过量沉积，诱发肺组织病变，引起疾病。

四、毒性概述

（一）动物实验资料

1．急性毒性

未见除呼吸系统外的急性毒性的相关报道。

2．慢性毒性

Boland 等对孕 126 天的 60 只 twin-bearing 母羊（体重 80±11 kg）的饲料中加入碘和钴［碘：27.16 毫克 /（只·天），钴：20.19 毫克 /（只·天）］至羔羊出生（共 3 周），检测羔羊产后 1、24、72 小时血清 IgG、T3 浓度及初乳 IgG 吸收率（根据羔羊血清中 IgG 浓度计算得到）。结果发现，与正常羔羊相比，补充碘和钴的羔羊血清 T3 水平降低，初乳 IgG 吸收率降低，24、72 小时血清 IgG 浓度降低。

3．致突变

Moche 等以 L5178Y 小鼠淋巴瘤细胞为材料，在培养基中加入不同浓度 WC-Co 纳米颗粒，分别培养 4 小时和 24 小时，进行小鼠淋巴瘤细胞 TK 基因突变实验和淋巴细胞微核试验。小鼠淋巴瘤细胞 TK 基因突变实验 4 小时组染毒浓度为 0、23、35、53、80 μg/ml；24 小时组染毒浓度为 0、23、35、53、80、90 μg/ml。小鼠淋巴细胞微核实验 4 小时组染毒浓度为 0、30、60、80、100 μg/ml；24 小时组染毒浓度为 0、20、40、60、80 μg/ml。结果发现，小鼠淋巴瘤细胞 TK 基因突变实验，4 小时最高剂量处理组（80 μg/ml）细胞相对总增长率为 22%，24 小时最高剂量处理组的细胞相对总增长率为 11.2%，且 WC-Co 浓度与小鼠淋巴瘤细胞 TK 基因突变率呈正向的剂量 - 反应关系；小鼠淋巴细胞微核试验，4 小时处理组中 80 μg/ml、100 μg/ml 两剂量处理组和 24 小时处理组中 80 μg/ml 剂量组的微核细胞数量显著高于对照组，差异有统计学意义（$P < 0.05$）。

4．生殖与发育毒性

王利凤等（2012 年）用纳米碳化钨悬液处理斑马鱼胚胎，设置 5 个处理组，分别加入 4 ml 0.25、0.5、1、2、3 g/L 纳米碳化钨悬液，并设置对照组，加入等量培养液，处理 96 小时记录斑马鱼胚胎的孵化率、死亡率、畸形率和正常率。结果发现，只有浓度最高的 3 g/L 组，斑马鱼胚胎的孵化率（31%）、正常率（36%）低于对照组，死亡率（33%）、畸形率（31%）高于对照组，差异均有统计学意义（$P < 0.05$），其余各处理组各指标与对照组相比，差异无统计学意义（$P > 0.05$）。

5．致癌

未见除致肺癌以外其他器官致癌的相关报道。

（二）流行病学资料

1．横断面研究

Prescott 等在 1988 年对丹麦两家瓷器工厂的 61 名接触钴蓝色染料（分为不溶与微溶两种）的油漆工人及 48 名对照工人的甲状腺体积和

功能进行检查，所有研究对象均为女性。研究发现，钴可以影响甲状腺激素代谢。接触微溶钴染料的工人尿钴含量 10 倍高于对照组，并且其血清总甲状腺素（T4）、游离甲状腺素指数（FT4I）水平升高，三碘甲状腺原氨酸（T3）水平降低，甲状腺体积缩小，与对照组相比，差异具有统计学意义（$P < 0.05$），而血清促甲状腺激素（TSH）水平与对照组相比，差异无统计学意义（$P > 0.05$），但是接触不溶性钴染料的工人 T4、FT4I、T3、TSH 等指标未发生显著改变。

2．队列研究

未见相关报道。

3．病例对照研究

Adda 等对 31 名生产 WC-Co 的工人进行了检查，包括 20 名现暴露工人，11 名既往暴露工人；19 名男性，12 名女性；20 名健康工人，11 名有明显病理性钴肺的工人；平均持续暴露时间为 10.42 年，钴环境暴露水平 0.009 ～ 13.6 mg/m³。通过心电图（ECG）、运动试验（ET）、24 小时心电图 Holter（ECGH）、超声心动图和放射性核素心血管造影对工人的心功能进行评估。研究结果显示，所有工人心电图正常，无传导异常和缺血迹象。健康工人和患有钴肺的工人相比，每日平均心率和血压无显著性差异，但心率百分比（HR%MTHR）、最大血压心率乘积（BPmax×HRmax）、最大摄氧量（Max VO₂/kg）、代谢当量（mets ET）指标之间的差异均有统计学意义（$P < 0.05$），休息时左心室高峰充盈率、休息和运动时的左心室射血分数和血压心率乘积（BP×HR）等指标之间的差异也有统计学意义（$P < 0.05$）。心血管造影显示有 10 名病理性钴肺患者的右室射血分数（RVEF）减少。

（三）中毒临床表现与防治原则

1．中毒临床表现

长期吸入 WC-Co 粉尘会发生间质性肺疾病，最终可发展为硬金属肺病。硬金属肺病主要有三种临床类型：

（1）巨细胞间质性肺炎：以肺间质炎症和纤维化为主要病理特征；肺组织病理活检时，肺泡腔内可见大量多核巨细胞吞噬炎症细胞，巨噬细胞多数包裹黑色颗粒。

（2）过敏性肺炎：以间质细胞浸润和肉芽肿为特征，早期表现为肺泡炎，慢性期则形成肺部肉芽肿结节及弥漫纤维化。

（3）职业性哮喘：多种细胞特别是肥大细胞、嗜酸性粒细胞和T细胞参与的气道慢性炎症性疾病，临床表现主要为反复发作性喘息、胸闷和呼吸困难。

2．防治原则

对硬金属肺病的预防类似其他粉尘作业的预防。主要预防措施为加强通风，不断降低空气中WC-Co粉尘的浓度，改进工艺，选择对钴溶解能力最小的冷却剂。同时落实卫生保健措施，加强个人防护措施以及定期开展健康监护等都是对技术防尘措施的必要补充。研究发现，糖皮质激素治疗对硬金属肺病有一定的效果，但还没有找到比较完美的治疗方法。

五、毒性表现

（一）动物实验资料

1．急性毒性

Armstead 等（2016 年）选取 8 ～ 9 周龄雄性 SD 大鼠 24 只，随机分为 4 组，每组 6 只，其中 3 组气管滴注法染毒 WC-Co 纳米颗粒 300 μl，总剂量分别为 50、250、500 μg，对照组滴注等量生理盐水，24 小时后，取大鼠支气管肺泡灌洗液（BALF），测定其中乳酸脱氢酶（LDH）活性、白蛋白水平，再分离其中的细胞测定肺泡巨噬细胞和多核白细胞含量，使用 ELISA 方法测定肿瘤坏死因子（TNF-α）、白细胞介素（IL-6）、干扰素（IFN-γ）含量。结果发现，所有染毒组 LDH 活性均显著高于对照组，差异有统计学意义（$P < 0.05$）；所有染毒组白蛋白水平与对照组相比，差异无统计学意义（$P > 0.05$）；所有染毒组肺泡巨噬细胞、多核白细胞水平与对照组相比，差异无统计学意义（$P > 0.05$）；所有染毒组 TNF-α、IFN-γ 含量与对照组相比，差异无统计学意义（$P > 0.05$）；所有染毒组 IL-6 含量显著高于对照组，差异有统计学意义（$P < 0.05$）。

邹彤彤等（1996 年）选用成年雄性 Wistar 大鼠 50 只，体重

170 ~ 220 g，随机分为 5 组，每组 10 只。其中 4 组分别染毒 WC、Co、WC-Co、SiO$_2$ 粉尘，另一组为对照组。按非暴露气管注入法染尘，根据 Co 在硬质合金中所占的比例（通常不超过 10%），该组染尘剂量为每只 3 mg，其他各染毒组剂量均为每只 30 mg，对照组大鼠注入等量生理盐水。3 周后处死大鼠，取支气管肺泡灌洗液，离心分离上清液和细胞，用 Lowry 法测定上清液和细胞蛋白质含量，用 2,4- 二硝基苯肼法测定上清液乳酸脱氢酶（LDH）活力，用氯胺 T 法测定细胞中羟脯氨酸含量，在光镜下进行细胞计数。结果发现，对照组和 WC 组未见大鼠死亡，其他三组均有大鼠死亡；各染毒组大鼠肺与体重比均高于对照组，其中 WC 组和 SiO$_2$ 组与对照组相比，差异有统计学意义（$P < 0.05$）；各染毒组细胞总数均高于对照组，差异具有统计学意义（$P < 0.01$）；WC 组和 SiO$_2$ 组上清液蛋白、细胞蛋白、LDH 活力均高于对照组，差异具有统计学意义（$P < 0.05$），而细胞中羟脯氨酸含量这一指标，仅 SiO$_2$ 组显著高于对照组（$P < 0.01$）。

2．慢性毒性

Lasfargues 等（1992 年）选取 40 只体重 200 ~ 240 g 的雌性 SD 大鼠，随机分为染毒组与对照组，染毒组连续 4 次每隔 1 个月气管滴注 WC-Co 粉尘（1 mg/100 g），对照组只滴注等量生理盐水，测定大鼠肺组织羟脯氨酸含量，并对肺组织进行病理学观察。结果发现，染毒组大鼠肺组织羟脯氨酸含量显著高于对照组，差异具有统计学意义（$P < 0.05$），并出现肺间质纤维化病变。

3．致癌

Bucher J R 等将 F344/N 大鼠和 B6C3F1 小鼠暴露于 0、0.3、1.0、3.0 mg/m^3 CoSO$_4$ 气溶胶 6 小时 / 天、5 天 / 周，共 104 周。病理检查发现，在各剂量染毒组的大鼠肺组织可见蛋白质沉积、肺泡上皮化生、肉芽肿性肺泡炎和间质纤维化；在各剂量染毒组还可见鼻、喉的非肿瘤性病灶；在 3.0 mg/m^3 剂量染毒组的雄性大鼠和 1.0、3.0 mg/m^3 剂量染毒组的雌性大鼠，其肺泡 / 支气管肿瘤发病率高于对照组，差异具有统计学意义（$P < 0.05$），且雌、雄性大鼠的肺肿瘤发病率与 CoSO$_4$ 浓度正相关。在 3.0 mg/m^3 剂量染毒组，雌、雄小鼠的肺泡 / 支气管肿

瘤发病率高于对照组，差异具有统计学意义（$P < 0.05$），且肺肿瘤发病率与 $CoSO_4$ 浓度正相关。

（二）流行病学资料

1．横断面研究

Rehfisch 等（2012）选取某硬质合金生产工厂中接触 WC-Co 粉尘的工人 582 名，其中男性 362 名，女性 220 名，对其进行问卷调查、常见临床症状调查和肺功能测定，根据工厂历年环境监测数据和工人职业史计算工人的累计暴露剂量。结果发现，5% 的工人患有持续性咳嗽，7% 的工人患有哮喘，20% 的工人吸烟。经检验，无论在吸烟或不吸烟的工人中，Co 的暴露量的增加与工人 FEV1 的降低都存在剂量-反应关系，差异有统计学意义（$P < 0.05$）。

张孟桃等（1990）在四川省自贡硬质合金厂选取工龄 5 年以上的 580 名生产工人作为接触组，选择年龄、工龄大致相同，但不接触 WC-Co 粉尘的仓库保管员、机修等工人 185 名作为对照组，对工人进行胸部 X 线摄片、肺功能检查、常见临床症状调查。结果发现，接触组工人 19.82% 有肺纹理增多、扭曲变形、肺野透明度降低等改变。其中肺门增宽、肺门淋巴结钙化者 29 例；肺功能检查中，VC、FVC、FEV1 等指标接触组低于对照组，但差异无统计学意义（$P > 0.05$），V_{25}、V_{50}、V_{75} 等小气道指标接触组显著低于对照组，差异有统计学意义（$P < 0.05$）；咳嗽、咳痰、胸痛、气短、鼻甲肥大、鼻甲萎缩、鼻黏膜充血、咽炎等症状接触组发生率显著高于对照组，差异有统计学意义（$P < 0.05$）。

罗英男（2016）选取山东某硬质合金生产企业 89 名生产工人为接触组，89 名无 WC-Co 粉尘暴露的工人为对照组，通过问卷调查获取研究对象基本信息，并进行呼吸系统症状调查和肺功能检测。接触组男性 70 人，女性 19 人，平均年龄 40.7 岁，对照组男性 61 人，女性 28 人，平均年龄 38.6 岁。结果发现，接触组气短、胸闷、咳嗽、咳痰等症状的发生率均显著高于对照组，差异有统计学意义（$P < 0.05$）；接触组 FVC%、FEV1% 均显著低于对照组，差异有统计学意义（$P < 0.05$）；两组 FEV1/FVC 差异无统计学意义（$P > 0.05$）。

李艳慧等（2017）选取湖南省 3 家硬质合金生产企业 272 名接触 WC-Co 粉尘的工人为接触组，同企业 168 名非粉尘作业工人为对照组，对研究对象进行问卷调查和肺功能测定。暴露组年龄 19 ~ 59 岁，工龄 1 ~ 36 年，对照组年龄 22 ~ 58 岁，工龄 1 ~ 35 年。结果发现，接触组咳嗽、咳痰、气急、胸闷、呼吸困难报告率明显高于对照组，差异有统计学意义（$P < 0.05$）；接触组 FVC%、FEV1%、PEF%、FEF_{25}% 显著低于对照组，差异有统计学意义（$P < 0.05$），FEV1/FVC、FEF_{50}%、FEF_{75}% 两组间比较，差异无统计学意义（$P > 0.05$）。

邹世渠等（1995）选取 4 家硬质合金生产厂及 2 家工具研磨厂的 1237 名接触 WC-Co 粉尘的工人为接触组，502 名不接触粉尘的工人为对照组，检测各岗位粉尘浓度，对所有研究对象进行常见临床症状调查、X 线胸片和肺功能检查、血清铜蓝蛋白水平分析。结果发现，原料配置岗位 WC-Co 粉尘平均浓度较高（13.4 mg/m³），其次是研磨岗位（5 mg/m³），且粉尘浓度波动性较大；接触组咳嗽、咳痰、胸闷、气短、皮肤疾患、肝大等症状的发生率显著高于对照组，差异有统计学意义（$P < 0.01$）；接触组 VC、FVC、MVV 等肺功能指标均显著低于对照组，差异有统计学意义（$P < 0.01$）；X 线胸片检查发现，接触组 5 例尘肺，患病率 0.43%，对照组无尘肺患者；接触组血清铜蓝蛋白为 318.3±68.6 U/（min·ml），对照组为 237.2±40.2 U/（min·ml），接触组显著高于对照组，差异有统计学意义（$P < 0.01$）。

刘忠玉等（2002）选取济南市某冶金科学研究所接触 WC-Co 粉尘的 50 名男性作业工人为接触组，选择非接尘作业的 49 名男性为对照组，接触组平均年龄 39.0 岁，平均工龄 15.3 年，对照组平均年龄 39.2 岁，平均工龄 16.0 年。测定所有研究对象 VC%、FVC%、FEV1%、FEV3%、MMEF%、PF%、V_{75}%、V_{50}%、V_{25}%、V_{50}/V_{25}、MVV% 等肺功能指标。结果发现，除 VC%、V_{50}/V_{25} 两组差异无统计学意义（$P > 0.05$），其余各指标接触组均显著低于对照组，差异有统计学意义（$P < 0.05$）。

2. 队列研究

Sauni 等（2017）对 1968—2004 年芬兰钴工厂的男性工人进行队

列研究，根据芬兰癌症登记记录调查工人癌症发生情况，根据工人癌症发生情况和该地区总人群癌症发生率，计算工人癌症标准化发病比（SIR）和 95% 置信区间（95%CI）。最终研究纳入 995 名工人，共26 083 人年，共发生 92 例癌症（SIR=1.00，95%CI：0.81 ~ 1.22），其中 6 例为肺癌（SIR=0.50，95%CI：0.18 ~ 1.08），根据工人职业暴露情况分组后，未观察到任何类型的癌症发生率与暴露水平有剂量 -反应关系。

Lasfargues 等（1992）对法国一家 WC-Co 工厂进行队列研究，来评估因钴粉尘接触引发的肺癌风险。选取至少工作 1 年的 709 名工人，调查其职业暴露史，并随访 1956—1989 年之间的工人死亡情况，以正常人群为参照计算标化死亡比（SMR）。调查结束时，共发现 75 名工人死亡，标化死亡比（SMR）=1.05，其中死于肺癌的工人 10 名，SMR=2.13，最高暴露环境下的工人因肺癌死亡 6 名，SMR=5.03。

3．病例对照研究

Tanaka 等（2014）选择 19 例接触 WC-Co 粉尘而致病的患者，其中 14 例为巨细胞间质性肺炎（GIP），5 例为普通间质性肺炎（UIP），对所有研究对象进行基本信息调查，检测血清 KL-6（人Ⅱ型肺泡上皮细胞表面抗原）水平，检测支气管肺泡灌洗液（BALF）中淋巴细胞含量。结果发现，GIP 组平均年龄 43.1 岁，低于 UIP 组平均年龄（58.6岁）；GIP 组平均暴露时间 73 个月，低于 UIP 组平均暴露时间（285个月）；GIP 组血清 KL-6 水平显著低于 UIP 组，差异有统计学意义（$P < 0.01$）；GIP 组 BALF 中淋巴细胞含量显著高于 UIP 组，差异有统计学意义（$P < 0.05$）。

六、毒性机制

（一）细胞损伤

Zhao JS 等（2013）分别用 WC-Co 纳米颗粒和 WC-Co 细颗粒处理小鼠表皮细胞 JB6，处理剂量为 5、10、20、40、100 μg/cm^2，对照组只加等量培养基，培养 24 小时后，用 MTT 实验测定细胞存活率，用荧光染色法测定细胞凋亡率。结果发现，无论是 WC-Co 纳米颗粒或 WC-Co 细颗粒，细胞存活率均随处理剂量的增加而降低，细胞凋亡率随处理剂量的增加而升高，且在 40 和 100 μg/cm² 剂量时，WC-Co 纳米颗粒组细胞存活率低于 WC-Co 细颗粒组，凋亡率高于 WC-Co 细颗粒组，差异均有统计学意义（$P < 0.05$）。

邹彤彤等（1993）分别以 WC 粉、Co 粉、WC-Co 粉处理人肺成纤维细胞，处理剂量均为 100 mg/L，3 小时后将细胞固定、脱水、扫描电镜观察、摄片。结果发现，WC 组多数细胞形态正常，但个别细胞表面呈泡状结构，损伤严重者可见空洞，空洞细胞出现率约为 3.97%；WC-Co 组有些细胞表面皱褶松散、平坦，且出现空洞，空洞细胞出现率为 9.43%；Co 组细胞损伤较严重，伪足消失，细胞出现凹陷，空洞细胞出现率为 18.18%。

（二）酶学改变

邹彤彤等（1996）分别以 WC 粉、三种 WC-Co 粉、SiO₂ 粉处理豚鼠肺泡巨噬细胞，处理剂量 WC 粉、三种 WC-Co 粉为 500 mg/L，SiO₂ 粉分为 50 mg/L 和 100 mg/L 两个剂量组，并设置对照组，加入等体积生理盐水。处理时间 150 分钟，利用 NADH 下降速率的方法测定细胞乳酸脱氢酶（LDH）的活性。结果发现 WC 粉和 50 mg/L SiO₂ 组肺泡巨噬细胞 LDH 活性与对照组相比，差异无统计学意义（$P > 0.05$）；三种 WC-Co 粉和 100 mg/L SiO₂ 组肺泡巨噬细胞 LDH 活性显著高于对照组，差异有统计学意义（$P < 0.05$）。

（三）氧化应激

Liu LZ 等（2015）分别用 WC-Co 纳米颗粒和 WC-Co 细颗粒处理人支气管上皮细胞（BEAS-2B），处理剂量为 0、2.5、5 μg/cm²，对照组只加等量培养基，在不同时间点检测细胞过氧化氢（H₂O₂）水平，24 小时后检测细胞核转录因子激活蛋白 1（AP-1）、核转录因子（NF-κB）、血管内皮生长因子（VEGF）水平。结果发现，在 5 μg/cm² 剂量时，WC-Co 纳米颗粒在 15 分钟时引起细胞 H₂O₂ 水平升高，一直持续到 2 小时，WC-Co 细颗粒和对照组细胞 H₂O₂ 水平无明显变化；在 2.5、5 μg/cm² 剂量时，WC-Co 纳米颗粒组 AP-1、NF-κB、VEGF 显著高于对照组，差异有统计学意义（$P < 0.05$），而 WC-Co 细颗粒组 AP-1、NF-κB、

VEGF 水平与对照组相比，差异无统计学意义（$P > 0.05$）。

（四）炎症反应

Armstead 等（2016）用 WC-Co 纳米颗粒处理人外周血单核细胞（THP-1），处理剂量为 1、10、100 μg/ml，对照组只加等量培养基，分别在 6、12、24、48 小时，用 ELISA 方法检测培养上清液中 IL-12、IL-1β、TNF-α 的水平。结果发现，1 μg/ml 剂量时，6 小时 TNF-α 水平显著高于对照组，差异有统计学意义（$P < 0.05$）；所有剂量处理组 24、48 小时 TNF-α 水平显著低于对照组，差异有统计学意义（$P < 0.05$）。所有剂量处理组 12、24 小时 IL-1β 水平显著高于对照组，差异有统计学意义（$P < 0.05$）；100 μg/ml 剂量时，48 小时 IL-1β 水平显著低于对照组，差异有统计学意义（$P < 0.05$）。1 μg/ml 剂量时，12 小时 IL-12 水平显著高于对照组，差异有统计学意义（$P < 0.05$）；10 μg/ml 剂量时，12、48 小时 IL-12 水平显著高于对照组，差异有统计学意义（$P < 0.05$）；100 μg/ml 剂量时，6、12、48 小时 IL-12 水平显著高于对照组，差异有统计学意义（$P < 0.05$）。

（五）蛋白质表达改变

Zhao JS 等（2013）分别用 WC-Co 纳米颗粒和 WC-Co 细颗粒处理小鼠表皮细胞 JB6，处理剂量 100 μg/cm^2，对照组只加等量培养基，分别在培养 1、3、6、8 小时后，用免疫印迹法测定细胞 Fas、FADD、caspase3、caspase8、caspase9、BID、BAX、Bcl-2 等蛋白质的表达。结果发现，在各时间点，无论是 WC-Co 纳米颗粒或 WC-Co 细颗粒，Fas、FADD、caspase3、caspase8、BID、BAX、Bcl-2 均表达增加，显著高于对照组，差异有统计学意义（$P < 0.05$）；caspase9 表达也有增加，但与对照组相比，差异无统计学意义（$P > 0.05$）。

Lombaert 等（2013）分别用 WC、Co、WC-Co 颗粒处理人外周血单核细胞（PBMC），处理剂量 WC 为 100 μg/ml，Co 为 6 μg/ml，WC-Co 为 100 μg/ml，提取细胞，用免疫印迹法检测细胞低氧诱导因子（HIF-1α）、氨基端激酶（JNK）、细胞外信号调节激酶（ERK）、p38 蛋白不同时间点表达量。结果发现，处理 1 小时后，WC-Co 组 HIF-1α 表达显著升高，一直持续到 14 小时；Co 组 HIF-1α 表达也升高，但速率较慢，处理 2 小时后才有统计学意义；WC 组 HIF-1α 表达量无明显变化。三种颗粒均未能引起 JNK 表达增加；Co 和 WC-Co 处理 1 小时即可引起 ERK 表达增加；Co 和 WC-Co 处理 2 小时引起 p38 表达增加，6 小时后则回归正常水平。

罗英男（2016）选取山东某硬质合金生产企业 89 名生产工人为接触组，89 名无 WC-Co 粉尘暴露的工人为对照组，通过 ELISA 方法测定工人血清中半乳糖凝集素 3（Gal-3）、转化生长因子 -β（TGF-β）、免疫球蛋白 E（IgE）、CCAAT 增强子结合蛋白 β（CEBPβ）、核因子 κB（NF-κB）的水平，结果发现，测定的所有指标均是暴露组高于对照组，差异有统计学意义（$P < 0.05$）。

李志辉（2016）选取湖南株洲四家硬质合金工厂中接触 WC-Co 粉尘的 841 名作业工人为接触组，不接触粉尘的 119 名工人为对照组，采集工人血、尿，采用电感耦合等离子体质谱方法检测尿钨、尿钴、血钴水平，采用 ELISA 方法检测血清免疫球蛋白 E（IgE）、肺表面活性物质相关蛋白 A（SP-A）、肺表面活性物质相关蛋白 D（SP-D）、人 Ⅱ 型肺泡上皮细胞表面抗原（KL-6）四种蛋白质的水平。结果发现，接触组尿钴显著高于对照组，差异有统计学意义（$P < 0.05$），而尿钨、血钴两组差异无统计学意义（$P > 0.05$）；接触组血清 IgE 显著高于对照组，差异有统计学意义（$P < 0.05$），血清 SP-A、SP-D 显著低于对照组，差异有统计学意义（$P < 0.05$），两组血清 KL-6 水平差异无统计学意义（$P > 0.05$）。

（六）遗传损伤

Kühnel 等（2012）分别用 WC$_S$、WC$_L$、WC$_L$-Co 纳米颗粒（S 为小颗粒，L 为大颗粒）处理人类角化细胞 HaCaT，处理剂量 WC$_S$、WC$_L$ 为 7.5、15、30 μg/ml，WC$_L$-Co 为 8.25、16.5、33 μg/ml，每 15 分钟检测一次细胞活性氧（ROS）的产生，1 小时后每 30 分钟检测一次，持续到 150 分钟，处理前和处理 37 小时后分别检测计数细胞微核。结果发现，WC$_L$、WC$_L$-Co 纳米颗粒组各浓度各时间点均未检测到有 ROS 产生，WC$_S$ 组检测到了 ROS 的产生，且有时间和剂量依赖效应；与处理前相比，WC$_S$ 各浓度组、WC$_L$ 30 μg/ml 组微核率均有显著增加，差异有统计学意义（$P < 0.05$）。

Paget 等（2015）用 WC-Co 纳米颗粒处理人肾癌细胞（Caki-1）、人肝癌细胞（Hep3B），处理剂量 5、25、75 μg/ml，对照组只加等量培养基，24 小时后检测细胞 γ-H2Ax（可反映 DNA 双链断裂）水平。结果发现，在 25、75 μg/ml 剂量处理时，Caki-1、Hep3B 细胞 γ-H2Ax 水平均显著高于对照组，差异有统计学意义（$P < 0.05$）。

邹彤彤等（1993）分别以 WC 粉、SiO_2 粉处理人肺成纤维细胞，处理剂量为 0、50、100、200、300、400 mg/L，24 小时后采用 ^{3}H-TdR 掺入的方法测定细胞 DNA 合成量。结果发现，WC 和 SiO_2 粉尘加入较低剂量 50 和 100 mg/L 时，DNA 合成均有上升趋势；SiO_2 组当粉尘剂量增加到 200 mg/L 时，DNA 合成显著下降，而后随剂量增加仍有下降；WC 组在 200 mg/L 剂量时，DNA 合成下降到不加尘的水平，直至 400 mg/L，未见明显变化。在另一实验中，以 WC 粉、Co 粉、WC-Co 粉、SiO_2 粉处理人肺成纤维细胞，处理剂量 300 mg/L，并设置对照组，加入等体积生理盐水，24 小时后采用 ^{3}H-TdR 掺入的方法测定细胞 DNA 合成量。结果发现，按粉尘引起 DNA 合成下降的大小顺序排列为 SiO_2 > Co > WC-Co > WC >对照，其中 WC 组与对照组相比，差异无统计学意义（$P < 0.05$）。

（王乐乐　张文晓）

主要参考文献

1. Sauni R，Oksa P，Uitti J，et al. Cancer incidence among Finnish male cobalt production workers in 1969—2013：a cohort study. BMC Cancer，2017，17（1）：340.

2. Armstead AL，Li B. In vitro inflammatory effects of hard metal（WC-Co）nanoparticle exposure. Int J Nanomedicine，2016，11：6195-6206.

3. Liu LZ，Ding M，Zheng JZ，et al. Tungsten Carbide-Cobalt Nanoparticles Induce Reactive Oxygen Species，AKT，ERK，AP-1，NF-κB，VEGF，and Angiogenesis. Biol Trace Elem Res，2015，166（1）：57-65.

4. Paget V, Moche H, Kortulewski T, et al. Human cell line-dependent WC-Co nanoparticle cytotoxicity and genotoxicity: a key role of ROS production. Toxicol Sci, 2015, 143 (2): 385-397.

5. Armstead AL, Minarchick VC, Porter DW, et al. Acute inflammatory responses of nanoparticles in an intra-tracheal instillation rat model. PLoS One, 2015, 10 (3): e0118778.

6. Tanaka J, Moriyama H, Terada M, et al. An observational study of giant cell interstitial pneumonia and lung fibrosis in hard metal lung disease. BMJ Open, 2014, 4 (3): e004407.

7. Zhao JS, Bowman L, Magaye R, et al. Apoptosis induced by tungsten carbide-cobalt nanoparticles in JB6cells involves ROS generation through both extrinsic and intrinsic apoptosis pathways. Int J Oncol, 2013, 42 (4): 1349-1359.

8. Lombaert N, Castrucci E, Decordier I, et al. Hard-metal (WC-Co) particles trigger a signaling cascade involving p38MAPK, HIF-1α, HMOX1, and p53activation in human PBMC. Arch Toxicol, 2013, 87 (2): 259-268.

9. Rehfisch P, Anderson M, Berg P, et al. Lung function and respiratory symptoms in hard metal workers exposed to cobalt. J Occup Environ Med, 2012, 54 (4): 409-413.

10. Kühnel D, Scheffler K, Wellner P, et al. Comparative evaluation of particle properties, formation of reactive oxygen species and genotoxic potential of tungsten carbide based nanoparticles in vitro. J Hazard Mater, 2012, 227-228: 418-426.

11. Lasfargues G, Lison D, Maldague P, et al. Comparative study of the acute lung toxicity of pure cobalt powder and cobalt-tungsten carbide mixture in rat. Toxicol Appl Pharmacol, 1992, 112 (1): 441-50.

12. 李艳慧, 何卫红, 谭建, 等. 硬质合金生产企业粉尘对作业工人肺功能的影响. 环境与职业医学, 2017, 34 (3): 255-258.

13. 李志辉. 硬质合金粉尘暴露对作业工人肺功能及血尿生物指标的影响. 北京: 中国疾病预防控制中心, 2016.

14. 罗英男. 硬质合金粉尘暴露对半乳糖凝集素 3 的影响研究. 济南: 济南大学, 2016.

15. 王利凤, 郭凤华, 杨卓. 纳米碳化钨对斑马鱼胚胎发育的影响. 中国环境科学，2012，32（7）：1280-1283.

16．刘忠玉，张庆蓉，刘健额，等．硬质合金粉尘对作业工人肺功能的影响．预防医学文献信息，2002，8（4）：420.

17．邹彤彤，杨益良，王斌，等．暴露硬质合金粉尘大鼠肺泡灌洗液的研究．中华劳动卫生职业病杂志，1996，14（2）：88-89.

18．邹世渠，邹彤彤，马伏生，等．硬质合金粉尘致肺纤维化作用的流行病学调查．中华预防医学杂志，1995，29（2）：70-72.

19．邹彤彤，邹世渠，吴建明，等．硬质合金粉尘生物学作用的体外研究．职业医学，1993，20（135）：68-70.

20．张孟桃，刘容兆，王小芳，等．硬质合金材料粉尘对作业工人健康影响的调查．职业卫生与病伤，1990，5（3）：61-63.

第五节 电焊烟尘

电焊是现代工业生产中的一项重要加工工艺。电焊技术是采用加热或加压，使焊条与被焊金属连接面熔化或成为塑性状态而使之达到永久牢固连接的过程。按照焊接过程的特点，电焊种类包括熔焊、压焊和钎焊，其中熔焊应用最广，产生的环境和健康问题也最多。根据使用能源及保护方式的不同，可将熔焊分为电弧焊（包括手工电弧焊、氩弧焊及其他惰性气体焊、埋弧焊、CO_2 焊及其他活性气体保护焊、自保护焊）和气焊等。在焊接过程中能够影响人体健康的有害因素很多，总体上可分为物理有害因素和化学有害因素两大类：其中物理有害因素包括电焊弧光、热辐射、高频电磁波、放射线及噪声等；化学有害因素则包括电焊烟尘和有害气体等。

电焊烟尘是在电焊时，电弧的高温作用使液态金属和熔渣因过热而蒸发，这种高温蒸气一旦脱离电弧高温区，即被迅速氧化和冷凝成细小的固态分散性粒子或固态凝集性粒子，并在空气中悬浮，呈气溶胶状态弥散于电弧周围形成。

一、理化性质

电焊过程中，液态金属和非金属物质发出高温蒸气被迅速氧化冷凝生成"一次粒子"，经电子显微镜观察，该粒子一般呈圆球状，粒径在 0.01 ～ 0.4 μm，以 0.1 μm 最多。悬浮于空气中的几十或几百个"一次粒子"，在静电和磁性的作用下可迅速聚集，形成"二次粒子"。在电焊工呼吸带位置采集到的电焊烟尘经电镜观察，主要为"二次粒子"，在自然沉降条件下呈絮状或碎片状，粒径多在 1 μm 左右。电焊烟尘粒子的分散度极高，总表面积大，大部分烟尘颗粒可直接吸入肺深部，对肺组织造成损伤。

电焊烟尘是一种无机混合性粉尘，其组成成分因采用的焊接方式、焊条种类的不同而有所差异。我国常见的焊接方式有金属手工电弧焊、金属惰性气体焊等。常用的电焊条包括低氢型碱性焊条、钛钙型酸性焊条和奥氏体不锈钢焊条等。电焊条由焊芯和药皮组成，其中药皮的成分较为复杂，主要包括大理石、萤石、石英、锰铁、钛铁、长石、白云母、白泥等。焊芯除含有大量铁外，还含有碳、锰、硅、铬、镍、硫和磷等。应用化学分析、光谱分析和 X 线衍射等方法，发现电焊烟尘的组成成分十分复杂，含有 20 种以上的元素，但主要由铁的氧化物组成，并视焊条种类不同，有一定比例的硅、锰、钙、钠、钾、铬、镍、镁等的氧化物，钙、钠、钾的氟化物等。乔赐彬曾报道，电焊烟尘的粒度一般为 0.05 ～ 0.3 μm，球形，带有不同极性的电荷，可相互凝集成粉尘。经光谱分析，烟尘中有 20 余种元素，通过 X 线衍射分析发现其主要成分是 Fe_2O_3（33% ～ 56%）、SiO_2（10% ～ 20%）、MnO_2（5% ～ 10%）和氟化物等。

二、来源、存在与接触机会

在焊条施焊的过程中，电弧的温度可达 5000 ～ 6000℃，焊条端部金属因受热而发生相变，由固态转变为液态，熔化的焊条端部溶液表面剧烈地喷射出由药皮和焊芯产生的高温蒸气，尽管有焊条药物的保护作用，从电弧区吹出的高温蒸气仍会迅速氧化和冷凝，形成带有静电和磁性的固态"一次粒子"。高温蒸气也由运动中的熔滴及母材溶液表面产生，但以焊条端部的产生为主。产生的"一次粒子"在静电和磁性的作用下又迅速聚集成"二次粒子"，弥散在电弧周围形成电焊烟尘。

全世界从事电焊作业的工人约有 300 万。在发达国家，电焊工占整个社会劳动力的 0.5% ~ 2.0%。在我国，焊接工艺约于 20 世纪 20 年代在上海、大连、天津等地开始相继使用，并在随后的几十年内得到迅速发展。据一项调查显示，截至 2002 年，仅北京市的电焊工就有 3000 多人，至于零星分散的电焊工、兼职电焊工则难以统计。随着我国社会经济的快速发展，电焊作业几乎已经涉及所有的工业领域，尤其在机械加工、锅炉制造、建筑、冶金、造船和桥梁等行业应用日益广泛。

电焊烟尘的质量浓度受时间、空间、风速等多种因素影响，同时与作业点数量、生产活动、电焊作业类型密切相关。我国的电焊烟尘接触水平曾在 20 世纪 60 ~ 80 年代呈明显下降趋势，然而到 20 世纪 90 年代又有所升高，该现象的发生估计与当时国有大中型企业的不景气和乡镇企业兴起有关。此外，很多小作坊式电焊工的出现，锅炉、油管等通风不良或密闭的作业环境，使得工人接触电焊烟尘的机会增加，且接触浓度较高。我国的职业卫生标准《车间空气中电焊烟尘卫生标准》（GB16194—2018）规定，电焊烟尘总尘的时间加权平均容许浓度为 4mg/m^3。

三、吸收、分布、代谢与排放

电焊烟尘颗粒的分散度很高，能够较长时间地飘浮于空气中，极易被人体吸入。电焊烟尘随吸入气流进入呼吸道后，通过各种作用阻留于呼吸道表面，刺激气道平滑肌收缩，减少含尘气流进入，增大粉尘截留，同时启动咳嗽和喷嚏反应，排出一部分粉尘。阻留在气道内的粉尘黏附在气道表面的黏液层上，通过纤毛规律性向咽喉部摆动，将黏液层中的粉尘直接排出体外。此外，粉尘还可通过痰液的吞咽进入消化道，后经粪便排出。进入肺内的烟尘颗粒可激发肺内清除机制，该作用主要由肺泡巨噬细胞承担，其他细胞，如 I 型、II 型肺泡上皮细胞也可参与烟尘在肺内的转运。电焊烟尘清除的过程与其成分、形态和溶解性等密切相关。有研究表明，相比于金属惰性气体焊，肺对金属手工电弧焊烟尘的清除能力更强，其清除半减期为 2 个月，对烟尘中铬、镍和铁等成分的清除速度也快，肺内电焊烟尘的滞留量明显较少。原因可能与金属手工电弧焊烟尘中的成分大多为水溶性，易于从肺内清除有关。烟尘中许多成分如氧化镍等可影响肺泡巨噬细胞功能，长期吸入能够导致肺总清除率降低，烟尘过量沉积，并可很快由肺进入血循环进而分布到全身各处，沉积在其他脏器内。烟尘在肺内蓄积的程度，主要取决于其在空气中的含量、接触时间与理化特性等，而从肺被带到血液和组织的速度则因烟尘中各成分的理化特性而不同。由于人体的整个呼吸道被体液湿润，进入呼吸道的细小固体颗粒若为水溶性，可在沉积附着处被溶解吸收。沉着于肺泡表面的水溶性粒子溶解后可很快进入血液，从而对全身产生影响。可见电焊烟尘中可溶性物质对人体的有害作用比不溶性物质更大。

四、毒性概述

（一）动物实验资料

1. 急性毒性

Antonini 等（2012）对体重为 250 ~ 300 g 的雄性 SD 大鼠进行支气管滴注染毒，单次（2.00 毫克 / 大鼠）或重复多次（0.125 或 2.00 毫克 / 大鼠，7 周）滴注 Mn 含量不同的电焊烟尘，另设一组 $MnCl_2$ 染毒组。通过支气管肺泡灌洗观察大鼠肺部炎症反应，应用流式细胞仪计数白细胞总数及淋巴细胞数。研究结果显示，暴露于 Mn 含量最高的电焊烟尘的大鼠出现了明显的肺部炎症反应，有大量炎性因子和趋化因子产生。单次暴露后血液循环中 T 淋巴细胞（包括 CD_4^+ 和 CD_8^+ T 淋巴细胞）数量开始降低，重复暴露 7 周后，T 淋巴细胞的减少与对照组相比，差异有统计学意义（$P < 0.05$）。$MnCl_2$ 染毒组大鼠也观察到 T 淋巴细胞数量的降低，但与对照组相比，差异无统计学意义。暴露于 Mn 含量低的电焊烟尘并未引起大鼠血液循环中总淋巴细胞或亚群淋巴细胞数量减少。上述结果表明，电焊烟尘的暴露可引起 SD 大鼠全身免疫细胞递减，尤其是血液循环 T 淋巴细胞减少，这种现象不仅取决于 Mn 的含量，还依赖于 Mn 与其他金属的联合作用。

Stern 等（1988）用不同类型的电焊烟尘颗粒悬浊液处理 BHK21 细胞和 SHE 原代细胞。发现不锈钢焊条手工金属电弧焊（manual metal arc stainless steel，MMA-SS）烟尘的细胞毒性最强，$LD_{50}=7 \sim 14$ mg/ml，其毒性可能由于高浓度可溶性 Cr（Ⅵ）的存在所致。其他种类电焊烟尘的毒性相对较低，$LD_{50}=80 \sim 800$ mg/ml，原因可能与其主要成分为不可溶的 MnO_2 和 Fe_3O_4 有关，且对所研究细胞系的毒性作用就在此范围内。研究提示，各种不同类型的电焊烟尘均可产生细胞毒性，但毒性作用强弱受其主要成分及可溶性的影响。

Melissa 等将小鼠巨噬细胞 RAW264.7 用不同浓度（50 μg/ml 和 250 μg/ml）的三种电焊烟尘处理 24 小时。检测细胞存活率、胞内 ROS 生成、吞噬功能变化、细胞因子产生等效应。研究结果显示，与低碳钢和不锈钢惰性气体保护焊烟尘相比，新型 Ni-Cu 材料惰性气体保护焊烟尘刺激细胞产生的 ROS 较少，但细胞毒性更高，在较低剂量即可引起细胞死亡。研究提示，通过提高 Ni、Cu 等金属的浓度来减少电焊烟尘中 Cr、Mn 的含量未必能够提高电焊烟尘的安全性。

2．慢性毒性

Popstojanov 等（2014）对体重为 $250 \sim 300$ g 的雄性 SD 大鼠支气管滴注 2 mg 的低碳钢焊条手工金属电弧焊（MMA-HS）烟尘，每周一次，连续 7 周。在染毒后第 1 和第 7 天将大鼠心肌细胞分离。利用单个心肌细胞钙成像 / 细胞长度系统和倒置相差显微镜对胞内 Ca^{2+} 转运进行测量；通过 Western blot 测定心肌细胞内肌钙蛋白（cTnI）的磷酸化水平；并通过酶联免疫吸附试验（enzyme-linked immunosorbent assay，ELISA）测定非特异性炎症因子 C 反应蛋白（C-reactive protein，CRP）和血清前炎性因子 IL-6 的水平。研究结果显示，暴露后第 1 天大鼠心肌细胞的收缩性开始下降，cTnI 磷酸化水平降低，与对照组相比，差异有统计学意义（$P < 0.05$），CRP 水平无明显变化，各组大鼠血清 IL-6 均未检出。暴露 7 天后，细胞内钙离子水平受细胞外钙离子刺激降低，但在不同时间点受盐酸异丙肾上腺素刺激后细胞内钙离子水平无明显变化。研究结果表明，电焊烟尘暴露后，大鼠心肌细胞改变主要是由于细胞内 Ca^{2+} 浓度及 cTnI 的磷酸化水平变化所致。

Sriram 等（2010）对体重为 250 ~ 300 g 的雄性 SD 大鼠支气管滴注低 Mn、低水溶性的低碳钢焊条金属气体保护焊（gas metal arc-mild steel，GMA-MS）和高 Mn、高水溶性的 MMA-HS 烟尘，每周一次，每次 0.5 mg，连续 7 周。最后一次染毒后的第 1、4、35 和 105 天，分别测定大鼠体内的元素含量及分布，并检测反映神经毒性的分子指标。研究结果显示，MMA-HS 烟尘的暴露可增加大鼠体内 Mn 的沉积，尤其在纹状体和中脑部位。两种电焊烟尘暴露后 1 天均可引起大鼠纹状体和中脑酪氨酸羟化酶（tyrosine hydroxylase，TH）的减少，减少幅度分别达到 20% 和 30%。其中暴露于 GMA-MS 后，TH 的减少是短暂的，而暴露于 MMA-HS 后的 105 天，在大鼠中脑部位仍能观察到 TH 的稳定性降低。此外，两种电焊烟尘的暴露均可引起中脑多巴胺 D2 受体（Drd2，30% ~ 40%）和囊泡单胺转运体 2（Vmat2，30% ~ 55%）的 mRNA 表达持久下调，还能调节突触传递、氧化应激、神经系统炎症和神经胶质增生的相关因子水平。该研究表明，重复暴露于 Mn 含量较高的电焊烟尘，可造成多巴胺系统相关靶分子的持久性改变，从而影响大鼠神经系统的功能。

3. 致突变

Heo 等（2010）将 63 ± 5 月龄，体重 3.7 ± 0.7 kg 的雄性食蟹猴暴露于浓度为 31.4 ± 2.8 mg/m³ 和 62.5 ± 2.7 mg/m³ 的 MMA-SS 烟尘中 229 天，并允许其恢复 153 天。暴露和恢复期过后，利用 Affymetrix 全基因表达谱芯片对食蟹猴基因表达谱进行测定。研究发现，共计 1116 个基因出现了表达的上调或下调现象（变化幅度超过两倍）。基于层次聚类的方法分析暴露组和恢复组各自的基因表达差异，并探讨其生物学和毒理学功能。分析表明，参与免疫疾病的基因表达在两组均有改变。通过微阵列数据和 Real-time PCR 进行验证，发现电焊烟尘暴露后食蟹猴的 CHI3L1、RARRES1 和 CTSB 基因表达出现上调，而 CYP26B1、ID4 和 NRGN 的表达均下调。该基因表达谱的改变对了解食蟹猴暴露电焊烟尘后的肺损伤具有一定提示作用。

Chuang 等（2010）在第 1、3、7、15、30 和 40 天分别将 8 只 6 周龄体重为 200 g 的雄性 SD 大鼠暴露于浓度为 1540.76 mg/m³ 的电焊

烟尘中，每次 10 分钟。随后对暴露组和存活的 2 只对照组大鼠的肺、肝和肾损伤进行测定。大鼠在暴露后第 1、4、7 和 15 天，DNA 链断裂（尾距，TMOM）明显升高，与对照组相比，差异有统计学意义（$P < 0.05$）；脂质过氧化产物丙二醛（MDA）水平在暴露后第 7 天开始升高，与对照组相比，差异有统计学意义（$P < 0.05$）。研究结果还显示，MDA 和 TMOM 均在初次暴露后 7 天达到最高水平，且暴露初期大鼠 DNA 链断裂较 MDA 水平升高更为明显，后期 MDA 水平升高更持久，能较好地反映电焊烟尘暴露的长期效应。暴露 40 天后，大鼠肝、肾内 DNA 链断裂水平升高，与对照组相比，差异有统计学意义（$P < 0.05$）；而肾和肺内 MDA 水平虽比对照组高，差异却无统计学意义（$P > 0.05$）。该研究提示，电焊烟尘急性暴露可使大鼠产生明显的氧化损伤和脂质过氧化效应，但在长期或重复暴露后，DNA 损伤能够在一定程度上恢复。

4．生殖与发育毒性

未见相关报道。

5．致癌

Zeidler-Erdely 等（2011）将 6 ～ 8 周龄，体重为 21 ～ 25 g 的 A/J 小鼠和 C57BL/6J（B6）小鼠，通过咽部吸入 20 mg/kg 的 MMA-SS 烟尘，每月一次，连续暴露 4 个月，并设溶剂对照组。暴露后 78 周，计数肿瘤总数，评价组织病理学改变并对小鼠肺外组织（包括主动脉、心脏、肾和肝）进行金属元素分析。研究结果显示，暴露组小鼠的肿瘤总数及发生率并无显著升高。组织病理学结果显示，A/J 暴露小鼠肿瘤多样性增加，肺中存在少量 MMA-SS 烟尘颗粒，并出现明显的淋巴细胞浸润和巨噬细胞增多，与对照组相比，差异均有统计学意义（$P < 0.05$）。肺外组织金属分析显示，A/J 小鼠肾中 Cr、Cu、Mn、Zn 和肝中 Cr 的水平升高。该研究提示，MMA-SS 烟尘并未在动物模型中引起显著的致癌效应，但可引起肺的慢性免疫反应，并观察到电焊烟尘在 A/J 小鼠肺外组织的沉积，这可能会诱发小鼠其他脏器的不良效应。

（二）流行病学资料

1. 横断面研究

Jarvela 等（2013）收集了 20 位男性电焊工的班前和班后血样，检测白细胞计数及分类、血小板计数、血红蛋白和 CRP、纤维蛋白原、E 选择素、IL-1β、IL-6、IL-8、TNF-α 和内皮缩血管肽 -1 等炎性因子水平；测定工人最大呼气流量（peak expiratory flow，PEF）、第一秒用力呼气量（forced expiratory volume in one second，FEV1）和呼出一氧化氮（nitric oxide，NO），并通过 24 小时动态心电图评价工人心率变异性（heart rate variability，HRV）。研究结果显示，电焊烟尘接触工人班后血中白细胞总数及中性粒细胞数较班前增加，E 选择素和 IL-1β 较班前降低，差异均有统计学意义（$P < 0.05$），而 NO、FEV1、PEF 和 HRV 并无明显变化。研究结果表明，电焊烟尘短期接触可引起机体产生轻度、急性炎症反应，但对心肺功能的影响并未观察到。

赵盛等（2013）采用横断面研究，对某机车制造企业 635 名电焊工和 580 名对照的作业环境和健康状况进行了分析。研究结果显示，作业点电焊烟尘样本超标率为 18.18%（6/33），噪声样本超标率为 22.41%（13/58）。电焊烟尘接触组工人头痛头晕（9.76%）、眼部不适（5.98%）、失眠多梦（8.03%）、四肢酸痛（2.99%）和听力下降（7.40%）等自觉症状的发生率均显著高于对照组（分别为 3.62%、1.55%、4.31%、1.21%、2.76%），听力异常（24.41%）及肺部影像学异常（2.52%）的发生率也明显高于对照组（2.41%、0.34%），差异均有统计学意义（$P < 0.05$）。研究提示，电焊烟尘接触能够对工人神经系统、呼吸系统等造成损害，且随着工龄的延长，这些异常改变有增加趋势。

Harris 等（2011）对 394 名电焊烟尘接触工人进行现场流行病学调查，对有帕金森症状的工人由运动障碍专家进行评价。若研究对象的帕金森病综合评分量表（Unified Parkinson Disease Rating Scale motor subsection part 3，UPDRS3）得分超过 15 分，该对象即被诊断为帕金森综合征。研究对象还需要完成帕金森病症状调查表及 39 项帕金森病调查表（the 39-item Parkinson's Disease Questionnaire，PDQ-39）。量表结果显示，有帕金森综合征的电焊工 PDQ-39 的总分及子分数均明显高于没有症状的工人，尤其在幸福感、日常生活活动等维度差别显著。而患有帕金森综合征的电焊工与早期帕金森病患者在 PDQ-39 得分上相似。提示电焊烟尘接触能够对工人神经系统造成损伤，并出现与帕金森病患者类似的运动迟缓、震颤等症状，显著影响工人的生活质量。

Jens 采用横断面研究探讨电焊烟尘接触对男性生殖系统的损害。研究纳入 35 名不锈钢烟尘接触工人，46 名低碳钢烟尘接触工人和 54 名对照工人，均为男性。不锈钢焊条惰性气体焊工人平均接触浓度为 $1.3 \pm 0.8 \ mg/m^3$，低碳钢焊条手工电弧焊或电气焊工人接触浓度较低者为 $3.2 \pm 1.0 \ mg/m^3$（31 人），较高者为 $4.7 \pm 2.1 \ mg/m^3$（15 人）。在工人稳定工作期间，每个月采集一次精液标本，用三次标本各项指标的平均值来评价男工精液质量。结果显示，无论不锈钢或低碳钢烟尘接触工人的精子密度均无明显降低。低碳钢烟尘接触工人每次射精的精子数量、正常形态精子所占百分比、精子活力、精子穿透率等均下降，与对照组相比，差异均有统计学意义（$P < 0.05$）；精液卵泡刺激素（follicle stimulating hormone，FSH）浓度高于对照，但差异无统计学意义（$P > 0.05$），这些指标与电焊烟尘接触浓度间还存在剂量 - 反应关系。此外，对不锈钢烟尘接触工人的精液质量评价也可观察到明显损伤。上述研究结果提示，低碳钢与不锈钢电焊烟尘接触均可降低男工精液质量，引起生殖系统损害，其中低碳钢造成的损伤更为显著。

Sardas 等根据建筑工地工人电焊烟尘和油漆的职业接触史，将其分为暴露组 52 人，对照组 26 人。应用标准的碱式彗星试验检测研究对象外周淋巴细胞的遗传毒性。结果显示，暴露组工人外周淋巴细胞平均彗星尾部 DNA 百分比（12.34 ± 2.05）与对照组（6.64 ± 1.43）相比显著升高，差异有统计学意义（$P < 0.01$），且电焊烟尘接触工人（13.59 ± 1.89）明显高于油漆接触工人（11.10 ± 1.35），差异有统计学意义（$P < 0.01$）。研究提示，工人接触电焊烟尘和油漆均会造成外周淋巴细胞的 DNA 损伤，电焊烟尘尤其明显。因此为最大限度地保障工人职业安全，定期的生物监测十分必要。

Aminian 等（2011）在伊朗德黑兰进行了一项横断面研究，纳入电焊烟尘接触工人和对照工人各 50 名，接触组工人平均年龄为 30.5±5.9 岁（年龄范围 21～48 岁），对照组工人平均年龄为 31.8±5.9 岁（年龄范围 23～56 岁）。电焊工人平均接触工龄为 7.86±5.01 年（接触年限范围 2～27 年）。通过测定研究对象尿液中 β2 微球蛋白的含量反映工人的肾损伤效应。β2 微球蛋白是一种分子量为 11.8 kD 的蛋白质，当机体出现炎症、病毒性疾病、自身免疫性疾病或肾功能不全时，该蛋白质水平升高。该研究通过调查问卷收集工人的基本信息及职业史资料，并收集研究对象的尿样，调节 pH 至 6～8。应用 ORG5BM 试剂盒对尿样进行检测，并通过 ELISA 测定 β2 微球蛋白含量。研究结果显示，接触组 β2 微球蛋白含量为 0.10±0.096 μg/ml，而对照组 β2 微球蛋白含量为 0.11±0.06 μg/ml，差别无统计学意义（P=0.381）。该研究并未发现电焊烟尘长期接触能够造成工人尿中 β2 微球蛋白含量的显著改变。

温立波（2013）选取 2011 年 2 月至 2012 年 10 月期间在南宁市疾病预防控制中心体检的电焊作业人员 176 名为暴露组，选择同期进行体检的其他工人 176 名为对照组，采用职业健康调查表对其基本情况和健康状况进行调查。研究结果显示，暴露组工人的白细胞总数高于对照组，血小板数低于对照组，差异均有统计学意义（$P < 0.05$），而红细胞和血红蛋白与对照组相比，差异无统计学意义（$P > 0.05$）。经 B 超检查发现，暴露组胆囊结石和脂肪肝的发病率均高于对照组，差异有统计学意义（$P < 0.05$）。研究提示，电焊作业产生的锰焊烟尘进入机体后，以不溶性磷酸锰的形式蓄积于肝、肾等器官，可造成肝、肾等脏器损伤，也可对血细胞产生影响。

李坤等纳入电焊工人（接触锰）75 名为暴露组，其中男性 36 名、女性 39 名，作业工龄为 1～32 年，选取 46 名其他工人（未接触锰）为对照组，测定研究对象正中神经和胫神经的传导速度。研究结果显示，接触工人两种神经的传导速度与对照组相比均减慢，差异有统计学意义（$P < 0.01$）。接触时间越长，机体越容易产生 Mn 蓄积中毒，也有个别受检者仅工作 2 年就出现神经传导障碍，这可能与个体易感

性有关。

汪岭等（1992）选取宁夏某工厂的电焊工人和无电焊接触史的健康工人各 64 名进行脑血流图和血流动力学观察。脑血流图结果表明，接触组工人两侧波幅差升高，与对照组相比，差异有统计学意义（$P < 0.05$），波幅值降低、阻力指数减小、流入容积速度延长，但波幅、上升时间、阻力指数、劲度系数、流入容积速度和重搏波的变化均无统计学意义（$P > 0.05$）。血流动力学结果表明，接触组工人血管弹性扩张系数（FEK）高于对照组，差异有统计学意义（$P > 0.05$），血管总周阻力和全血黏度有增高趋势，但血管顺应性（AC）、血管总周阻力（TPR）、肺动脉楔压（PAWP）、肺血管阻力（PAR）、肺动脉压（PAP）、全血黏度的差异均无统计学意义（$P > 0.05$）。该研究提示，电焊作业可能对工人脑血流产生影响，导致脑自主神经细胞损害。长期接触电焊烟尘还可引起肺泡腔肺动脉血管发生功能性和病理性改变。

2. 队列研究

Hanovcova 等（1998）进行了一项为期 3 年的队列研究，评价不锈钢电焊烟尘接触工人的免疫反应性，包括吞噬细胞活性、细胞免疫和体液免疫，并将评价结果与对照组（同一工厂的非电焊烟尘接触工人）及长期的实验室参考值进行比较。研究结果显示，电焊接触工人体液免疫反应中的前白蛋白、溶菌酶、循环免疫复合物均高于实验室参考值，而 IgG 低于参考值。在吞噬试验中，外周单核细胞的吞噬、杀菌活性较低，代谢活性较高。在细胞免疫反应中，T 淋巴细胞，包括 CD_4^+ 和 CD_8^+ T 淋巴细胞计数升高。当工作场所的金属暴露浓度降低后，工人的部分免疫指标，如总 T 淋巴细胞、CD_4^+ 淋巴细胞数、白细胞代谢活性、吞噬活性、IgA、补体 C3、转铁蛋白等也有恢复正常的趋势。通过改变电焊烟尘的接触程度与时间、工人吸烟、工作条件等也可使部分免疫指标发生改变。

Ibfelt 等（2010）在丹麦进行了一项历时 20 年的前瞻性队列研究（此项研究自 1986 年启动，随访至 2006 年）。该研究通过调查问卷成功收集了 5866 名研究对象的电焊烟尘接触史及生活方式等基线信息，此后研究对象的接触情况及随访均通过丹麦的国家养老金系统获得。

工人电焊烟尘颗粒的终生暴露剂量是依据超过 1000 个暴露测量数据的暴露矩阵估计。研究对象心血管疾病患病情况则通过丹麦的患者注册系统获得，并规定出现以下九种疾病即视为出现研究结局，包括急性心肌梗死（AMI）、心绞痛、其他急性缺血性心脏病、慢性缺血性心脏病、心律失常、心搏骤停、心力衰竭、脑梗死、动脉栓塞及血栓形成。研究结果显示，研究对象与同时期同年龄段的男性公民相比，AMI、心绞痛、CHD 和脑梗死的发病率均显著升高，RR 分别为 1.12（95%CI：1.01 ~ 1.24）、1.11（95%CI：1.01 ~ 1.22）、1.17（95%CI：1.05 ~ 1.31）、1.24（95%CI：1.06 ~ 1.44）；在调整了吸烟、饮酒、服用抗高血压药物等因素后，随着电焊烟尘接触浓度的增加，CHD 的发病风险显著升高。研究结果表明，电焊烟尘接触可能增加工人患心血管疾病的风险。

3．病例对照研究

Ali 等（2014）于 2011—2013 年进行了一项病例对照研究，该研究纳入 105 例肌肉骨骼先天畸形患儿为病例组，并通过年龄、人口学特征匹配了 135 名正常婴儿为对照组。研究对象的父母均接受了医院专业医师的访谈，并完成有关个人情况，尤其是围孕期（包括备孕期、孕前及孕后 3 个月）情况的调查问卷。研究结果显示，父亲在备孕期间接触电焊烟尘、杀虫剂等职业有害因素，其后代患先天畸形的风险较高，差异有统计学意义（$P < 0.05$）。

Nuyts 等（1995）采用 1 : 1 匹配的病例对照研究，选取 272 名患有各种类型慢性肾衰竭（chronic renal failure，CRF）的患者为病例组（男女均包括），以年龄、性别、地区等为主要因素匹配 272 人为对照组。研究对象职业有害因素的接触程度和频率分别由三位职业卫生专家在不清楚其分组的情况下进行评估并分级。研究结果显示，研究对象平均接触工龄为 20 年，其中病例组有 36 人曾接触电焊烟尘，对照组有 19 人接触电焊烟尘，OR=2.06（95%CI：1.05 ~ 4.04）。此外，肾血管疾病患者接触电焊烟尘的频率较高。研究提示，电焊烟尘的长期接触可能引起工人肾功能改变，甚至发展为 CRF。

Reginald 和 Jouni 选取 2568 名参加芬兰产前环境与健康研究的新生儿，调查其母亲孕期和父亲孕前单独暴露电焊烟尘（WF）或联合暴露金属烟尘（MD/F）的情况，其中有 68 名新生儿的母亲在孕期曾接触 WF 和（或）MD/F。研究结果显示，对于小于胎龄儿（SGA）而言，母亲孕期单独暴露 WF 的调整 OR 为 1.78（95%CI：0.53 ～ 5.99），单独暴露 MD/F 的调整 OR 为 1.77（95%CI：0.38 ～ 8.35），混合暴露的调整 OR 为 2.92（95%CI：1.26 ～ 6.78）；对于低出生体重儿（新生儿体重小于 3000g），调整的 OR 分别为 3.79（95%CI：1.09 ～ 13.19）、1.85（95%CI：0.56 ～ 6.14）和 1.70（95%CI：0.70 ～ 4.15）；对于早产婴儿，调整的 OR 分别为 2.66（95%CI：0.32 ～ 22.08）、5.64（95%CI：1.14 ～ 27.81）和 1.80（95%CI：0.52 ～ 6.24）。此外有证据表明，父亲暴露 WF 也能增加婴儿早产和 SGA 的发生风险。目前的研究提示，母亲孕期暴露于 WF 和（或）MD/F 可引起胎儿宫内生长缓慢进而造成早产或 SGA。

（三）中毒临床表现与防治原则

1. 急性中毒

电焊烟尘接触的急性损伤常表现为呼吸道炎症、支气管哮喘或电焊烟热。电焊烟热也称焊工热，属于金属烟雾热的一种。是由于吸入了电焊烟尘中的金属氧化物所致的以骤起体温升高和外周血白细胞计数增多为主要表现的全身性疾病。本病的典型表现多在吸入金属烟尘 4 ～ 8 小时后出现，受凉、过劳、失眠、酗酒、焦虑等均可成为诱因。起病时患者常出现全身无力、咽干、头痛、干咳、胸闷、口中有金属味等症状，体温在 2 ～ 3 小时后升至 38 ～ 39℃，并伴有寒战、口渴、咳嗽、气短、恶心、全身肌肉酸痛，甚至出现腹痛、呕吐等症状。查体除见热病容，呼吸脉搏加快外，多无明显体征。实验室检查可见白细胞总数有中度增加，偶可出现糖尿和蛋白尿。发热多持续 3 ～ 8 小时，随即大汗，体温开始下降至正常，但数日内仍感觉疲乏。本病无后遗症，但反复发作可使患者易继发呼吸道炎症或其他慢性感染。

2. 慢性中毒

目前国内外已有较为充分的资料表明，长期吸入电焊烟尘可引起肺组织的广泛纤维化。我国卫生部于 1987 年正式将电焊工尘肺列为法定职业病，属于混合性尘肺的一种。

电焊工尘肺的发病和进展较硅沉着病（矽肺）缓慢，一般发病工龄为 15～25 年。其临床症状无特异性，且较轻微。以气短为主，常见症状还包括咳嗽、胸闷、胸痛，有时痰中带血，大量咯血少见。部分患者也可无自觉症状，或有食欲减退、乏力、头晕、头痛、失眠等表现。晚期的电焊工尘肺可合并肺气肿、支气管扩张、支气管及肺部感染，并出现相应症状。电焊工尘肺无特殊体征，并发支气管炎、肺气肿时可闻及肺部干、湿性啰音，叩诊过清音。电焊工尘肺的早期 X 线表现主要为不规则小阴影，并伴有肺纹理增多、增粗、扭曲变形、网状阴影等，多分布于双侧中、下肺区。晚期可出现密度较高的圆形或类圆形小阴影，以 p 型小阴影为主，直径 2～3 mm，并发支气管及肺部感染者可见融合阴影。在电焊烟尘浓度很高的环境下作业的少数电焊工人，X 线可见肺内大阴影。电焊工尘肺较少并发肺结核，并发肺气肿者较多。电焊工尘肺早期的肺功能改变常不明显，部分患者有不同程度的通气功能障碍，以阻塞型为主，随病程进展进行性下降。晚期残气量/肺总量比值（RV/TLC）升高，DLco 降低。实验室检查可见血清铁升高，血铜蓝蛋白增加。根据国内外少数电焊工尘肺患者尸解和活检的病理结果，电焊工尘肺肉眼观察可见肺体积增大，重量增加，外观呈棕黑色、粗糙、失去原有光泽，肺组织弹性降低，全肺有散在的米粒或粟粒样大小结节，触之有砂粒感，胸膜有数毫米黑色增厚。肺门淋巴结有轻度肿大。镜下观察可见肺泡腔和胸膜内有大量粉尘沉着，在肺泡壁和间质的细支气管或血管周围也有少量粉尘沉着。经普鲁士染色，结果为阳性，证明粉尘的主要成分为氧化铁。滞留于肺泡和间质内的粉尘聚集成大小不等的尘灶，并有吞噬粉尘的巨噬细胞和少量淋巴细胞浸润，尘灶内外可有少量胶原纤维形成。肺和肺门淋巴结内也有粉尘沉着，无纤维化和胶原结节形成。

除电焊工尘肺外，根据已有的流行病学证据表明，电焊烟尘的长期接触还可造成呼吸系统肿瘤的危险性增加。

3．防治原则

电焊烟热一般可自愈，不需要特殊治疗。症状明显者应注意卧床休息，鼓励多饮水或热饮料（茶、红糖生姜汤等），必要时可静脉输入生理盐水、葡萄糖溶液及维生素类。对症治疗措施主要包括乙醇擦拭降温、感冒清热冲剂、解热止痛片等。发热前洗热水浴或桑拿浴对预防和减轻本病也有一定效果。

目前，对电焊工尘肺尚无特效治疗。关键是及早发现患者，一经确诊后，立即调离电焊作业环境，不再从事粉尘作业；若身体状况允许，可适当从事轻工作。采用络合剂去铁胺或依地酸二钠驱除体内存留的铁，并降低软组织（肝、肾）及血清铁含量，但该措施对消除肺内病变无帮助。此外，可采取对症治疗措施，进行大容量肺泡灌洗，减轻症状。呼吸系统症状明显者还可采用对症药物、防止感染。加强营养，改善全身状况，增强机体抵抗力。

预防措施包括从源头上大力发展自动化焊接工艺替代手工电弧焊，以毒性低、危害小的焊条取代毒性较高的焊条。加强作业场所的通风除尘措施。加强个人防护，作业时必须佩戴防尘口罩和防护头盔，在通风不良或密闭的环境中操作时还应佩戴防毒面具。此外，做好工人就业前体检及定期健康检查也有十分重要的意义。

五、毒性表现

（一）动物实验资料

1. 急性毒性

Leonard 等用不锈钢和低碳钢焊条金属气体电弧焊烟尘颗粒的悬浊液处理小鼠巨噬细胞 RAW264.7，其中不锈钢焊条含有 Cr 和 Ni。研究结果显示，电焊烟尘颗粒悬浊液可诱导巨噬细胞内 H_2O_2 反应生成羟自由基（·OH），抗氧化酶可减少 ·OH 的生成，提示这一过程有 H_2O_2 的参与。电焊烟尘颗粒悬浊液还能引起巨噬细胞的脂质过氧化，影响 O_2 消耗，诱导 H_2O_2 产生，进而引发 DNA 损伤。不同类型和粒径的电焊烟尘造成细胞氧化损伤的程度不同，这与 ·OH 的产生有关。在该研究所采用的粒径范围内（0.1 ~ 0.56 μm），两种电焊烟尘颗粒的悬浊液均能诱导细胞 ROS 及 ROS 相关损伤的产生。但暴露含 Cr 和 Ni 的不锈钢烟尘较低碳钢烟尘能更高且持久的诱发巨噬细胞产生 ·OH，造成细胞氧化损伤。研究结果进一步提示电焊烟尘暴露能够引起急性肺损伤。

Taylor 等（2003）对体重为 200～300 g 的雄性 SD 大鼠支气管滴注 2 mg 电焊烟尘颗粒悬液或生理盐水。研究的电焊烟尘种类包括 GMA-MS、不锈钢焊条金属气体保护焊（GMA-SS）和 MMA-SS 烟尘，并将可溶性和不可溶性组分分离，其中仅 MMA-SS 包含可溶性 Cr。电焊烟尘暴露后 3 小时和 1、3、6 天分别测定大鼠多种炎症和肺损伤指标。研究结果显示，MMA-SS 暴露后大鼠肺重量持续上升，暴露后 3 天检测出脂质过氧化产物 MDA 和 4- 烯烃（4-HNE）水平的升高。通过支气管肺泡灌洗观察到三种电焊烟尘均可引起巨噬细胞和中性粒细胞增加，但仅 MMA-SS 暴露组大鼠出现了嗜酸性粒细胞和受损血 - 气屏障的恢复。三种电焊烟尘均能引起细胞毒性，其中 MMA-SS 组大鼠在暴露 3 天后达到最高水平。该研究表明，不同的电焊烟尘因化学成分和致自由基生成能力的不同，可引起大鼠不同的肺损伤效应，且 MMA-SS 的可溶性和不可溶性组分均能独立的产生损伤效应。

2．慢性毒性

Jeong 等选用 6 周龄体重为 194±7 g 的雄性 SD 大鼠，吸入总悬浮颗粒物浓度为 56～76 mg/m³ 的不锈钢焊条金属手工电弧焊烟尘，每天 2 小时，暴露 90 天。初次暴露 2 小时，以及 15、30、60 和 90 天后将大鼠分批处死。研究结果显示，随着电焊烟尘的持续暴露，大鼠开始出现鼻腔黏膜纤毛消失、黏液上皮细胞脱落、鼻中隔腺体破坏等表现，并逐渐加重。鼻腔杯状细胞分泌的中性黏蛋白和唾液酸黏蛋白数量也有随暴露增加的趋势，但硫黏蛋白数量逐渐减少。此外，与对照组相比，暴露组大鼠鼻腔的黏液上皮细胞、背侧和腹侧腺体均含有少量中性黏蛋白，提示该蛋白质可能与大鼠呼吸系统对电焊烟尘的防御作用有关。

Antonini 等（2013）选用体重为 250～300 g 的雄性 SD 大鼠，支气管滴注 2 mg 不锈钢电焊烟尘，每周一次，连续 28 周。通过光学显微镜和电子显微镜观察暴露大鼠的肺组织。研究结果发现，大鼠肺内有明显的损伤和炎细胞浸润，电焊烟尘颗粒的团聚物大多沉积在肺细胞，尤其是肺泡巨噬细胞内。这与终生从事电焊作业工人尸解后的肺组织有着相似的病理变化。对团聚物中单个颗粒的分析显示，电焊烟尘是多种金属的复合物，以 Fe、Cr、Ni 为主要成分。该研究提示，长期暴露于特定的电焊烟尘能够导致严重的慢性肺疾病，这在电焊工和大鼠实验中均得到了验证。

Sung 等（2004）将 6 周龄的雄性 SD 大鼠暴露于浓度为 $64.8 \pm 0.9 \ mg/m^3$ 和 $107.8 \pm 2.6 \ mg/m^3$ 的 MMA-SS 烟尘中 60 天，每天 2 小时，观察其炎症反应和肺功能变化情况。大鼠在初次暴露 2 小时，以及 15、30 和 60 天后被分批处死。在各项肺功能测试指标中，仅潮气量在大鼠暴露 MMA-SS 烟尘后的 35 ～ 60 天内呈现显著的剂量依赖性减少。给予暴露组大鼠 60 天恢复期，观察其肺功能和细胞分化的恢复情况。结果显示，在 30 天暴露大鼠中，无论高剂量或低剂量组均观察到炎性细胞消失和潮气量的恢复。而在 60 天暴露大鼠中，低剂量组可观察到炎症和潮气量的恢复，但高剂量组并未完全恢复。研究表明，SD 大鼠潮气量的降低可作为电焊烟尘导致肺纤维化的早期标志物。如果电焊烟尘的暴露是短暂而温和的，其导致的肺纤维化过程似乎可以逆转。

Yu 等（2004）将 6 周龄体重为 $194 \pm 7 \ g$ 的雄性 SD 大鼠暴露于浓度为 57 ～ 67 mg/m^3（低剂量组）和 105 ～ 118 mg/m^3（高剂量组）的不锈钢焊条金属手工电弧焊烟尘中，每天 2 小时，持续 90 天。测定电焊烟尘中主要金属 Fe、Mn、Cr 和 Ni 的浓度，并监测有害气体的生成。在初次暴露后 2 小时，以及 15、30、60 和 90 天后将大鼠分批处死。对大鼠的上呼吸道，包括鼻腔通道、导气管、气体交换区（肺泡管、肺泡囊和肺泡）进行病理组织学检查。研究结果显示，大鼠肺重量在低剂量组无明显升高，而在高剂量组暴露 15 天后开始升高，与对照组相比，差异有统计学意义（$P < 0.01$）。综合病理组织学检查和肺纤维化特异性染色（Masson 三色染色法）结果所示，在低剂量组大鼠肺部未观察到纤维化表现，而高剂量组大鼠在暴露 15 天后开始出现轻度肺纤维化，第 30 天逐渐向周围血管和支气管区扩展，60 天后出现肺间质纤维化，并于 90 天后达到顶峰。该研究提示，一定浓度的电焊烟尘可诱导大鼠肺组织纤维化的发生。

3．致突变

Baker 等（1986）从金属手工电弧焊烟尘中分别提取出可溶性和不可溶性成分，研究其对中国仓鼠肺细胞有丝分裂延迟和姐妹染色单体交换（sister chromatid exchange，SCE）的影响。结果显示，SCE 的诱导主要依赖于 Cr（Ⅵ）所占比例，受三价铬、氟化物、镍、锰或其他成分影响较小。但有丝分裂延迟并不能仅由 Cr（Ⅵ）的浓度解释，而与其他可溶性或不可溶性成分有关。无论对于 SCE 或有丝分裂延迟，电焊烟尘中可溶性成分均有更大贡献，这可能与其生物利用度较高有关。

Yu 等选用 6 周龄体重为 218 ± 9 g 的雄性 SD 大鼠，吸入浓度为 65.6 ± 2.9 mg/m^3（低剂量组）和 116.8 ± 3.9 mg/m^3（高剂量组）的 MMA-SS 烟尘，每天 2 小时，持续 30 天。初次暴露 2 小时，以及 15 和 30 天后将大鼠分批处死。研究结果显示，高剂量组大鼠与对照组相比体重明显降低，差异有统计学意义（$P < 0.05$）。暴露 30 天后，两个剂量组大鼠支气管肺泡灌洗液的细胞总数、白蛋白和 LDH 水平均升高，免疫组织化学测定 8-OHdG 水平也升高，与对照组相比，差异均有统计学意义（$P < 0.01$），β-NAG 水平升高，但与对照组相比无统计学意义，而 TNF-α、IL-1β 水平并未升高。彗星试验结果显示，两个剂量组大鼠肺细胞 DNA 的 Olive 尾距均明显增加，与对照组相比，差异有统计学意义（$P < 0.01$）。该研究表明，MMA-SS 烟尘暴露可引起大鼠肺部炎症反应和遗传损伤。

4．生殖与发育毒性

未见相关报道。

5．致癌

Zeidler-Erdely 等（2011）对肿瘤易感性雄性 A/J 小鼠和肿瘤抵抗性 C57BL/6J（B6）小鼠咽部吸入 85 μg GMA-MS、GMA-SS、MMA-SS 烟尘和 25.5 μg 可溶性六价 Cr，每 3 天一次，共 4 次，另设生理盐水对照组。在暴露后 2、7 和 28 天分别对小鼠进行支气管肺泡灌洗，并于 48 和 78 周后计数肿瘤总数，观察组织病理学改变。支气管肺泡灌洗结果显示，暴露电焊烟尘后不同种属小鼠的炎症水平有明显差别。暴露 48 周后，含有金属的 GMA-SS 烟尘提高肿瘤多样性和发生率的程度最高，但与对照组相比，差异无统计学意义（$P > 0.05$）。暴露 78 周后，GMA-SS 组小鼠血管/支气管周围淋巴结浸润明显，肿瘤发生率与对照组相比增加更显著，但仍无统计学意义（$P=0.057$）。研究提示，GMA-SS 烟尘本身的金属组成和机体的持续抵抗可能诱发轻度、慢性炎症反应，进而增加敏感小鼠肿瘤发生的可能性。

Antonini 等（2012）收集 MMA-SS 过程中产生的电焊烟尘颗粒，并做元素分析。研究结果表明，MMA-SS 样品水溶性好，可溶性金属主要是 Cr（87%）。通过电子自旋共振发现，该电焊烟尘有产生生物活性羟自由基的能力，这可能与六价铬在体内被还原为五价有关。整体试验选用体重为 200 ~ 250 g 的雄性 SD 大鼠，支气管滴注 1 mg/100 g 的 MMA-SS 样品，暴露 3、6 和 10 天后分批处死大鼠。结果发现，电焊烟尘暴露大鼠的肺组织出现剂量依赖性细胞凋亡。体外试验结果也证实，MMA-SS 样品处理的大鼠肺巨噬细胞出现剂量依赖性 DNA 损伤和死亡，上述效应均与体内各种毒性和致癌过程密切相关。

（二）流行病学资料

1. 横断面研究

刘美霞等（2014）运用三阶段抽样抽取 178 家各类企业的 534 名电焊工人佩戴个体采样器，通过重量法测定现场电焊烟尘总尘浓度，应用现场调查问卷收集可能的影响因素，并运用混合效应模型和过量暴露概率对电焊烟尘总尘进行定量评估。收集的 534 份样品浓度值呈对数正态分布，几何均数为 1.6 ± 3.9 mg/m^3，超标率 23.2%。算数均数估计值为 4.0 mg/m^3，过量暴露概率为 0.273。混合效应模型显示，造船行业、金属制造业相比其他行业，大中型企业相比小型企业，室内施焊相比露天作业，电焊烟尘暴露水平较高，差异有统计学意义（$P < 0.05$）；而氩弧焊作业相比手工焊，通风良好处相比通风较差处的电焊烟尘暴露水平较低，差异有统计学意义（$P < 0.05$）。研究结果表明，行业、焊接工艺种类、通风效果、作业点特征是影响电焊烟尘总尘浓度的主要因素，而良好的通风能有效减少电焊烟尘的暴露。

Hannu 等（2009）纳入 1994—2003 年芬兰职业卫生研究院诊断的职业性哮喘（occupational asthma，OA）患者为研究对象。OA 诊断主要依据患者的既往史、肺功能测试结果和哮喘激发试验，通过检测工人第一秒用力呼气量（FEV1）和最大呼气流量（PEF）进行评价。在哮喘激发试验中，FEV1 或 PEF 在吸入后下降 20% 以上为阳性，提示气道高反应性。其中吸入时就出现阳性的定义为即时模式，吸入后才出现阳性的为延迟模式，也可表现出双重模式。此次 OA 病例系列由 34 位患者组成，全部为男性，平均年龄 44.7 岁（年龄范围 22 ~ 57 岁），整个职业生涯以电焊作业为主，平均接触工龄 22.4 年，出现呼吸系统症状前平均接触工龄 18 年。呼吸困难是工人报告的最常见的与工作相关的呼吸系统症状。在吸入激发试验中，反应模式表现为延迟模式的患者有 16 人（占 47%），即时模式有 9 人（占 16%），双重模式有 9 人（占 16%）。在接下来 6 个月的随访过程中，只有 6 名工人被认为可以继续从事电焊工作，有 14 人需采取职业康复措施。

彭文彬（2006）采用劳动卫生现场调查方法，对某集装箱制造公司的 220 名电焊工进行了职业健康体检。结果显示，该公司电焊工尘肺患病率高达 8.6%，其中 I 期患者 17 名，平均发病工龄 10.2 年；II 期患者 2 名，平均发病工龄 11 年。在 2000—2004 年间，该公司电焊烟尘的 48 个监测点浓度均超过国家标准，平均浓度为 25 mg/m³，最高样本超标 12 倍。调查结果表明，车间内电焊烟尘浓度高，机械防尘措施落后，不按规定进行上岗前及在岗健康体检是该公司电焊工尘肺高发的主要原因。

朱月潜等（2006）采用回顾性现场调查的方法，对住院电焊工尘肺患者的经济损失和伤残状况进行调查。该研究使用伤残调整生命年（DALY）全面衡量患者的疾病负担，采用多元逐步线性回归分析影响 DALY 的有关因素，定量说明预防电焊工尘肺可避免的经济损失和健康寿命损失。调查结果显示，DALY 的主要影响因素包括年龄、电焊工尘肺分期、伤残等级、电焊工尘肺并发结核 4 项因素。68 名电焊工尘肺患者平均 DALY 损失为 9.37 个健康年，年平均总经济损失为 57 054 元，年平均直接经济损失为 16 695 元。

Koh 等通过问卷调查收集了韩国两家造船厂 240 名男性电焊工人的一般情况、吸烟习惯及职业史等信息，并严格按照工人肺功能检查结果判定其是否患有慢性阻塞性肺疾病（chronic obstructive pulmonary diseases，COPD）。根据职业卫生专家在 2002—2009 年间对其中一家工厂的 884 个环境监测数据，对 240 名研究对象的电焊烟尘接触浓度进行估计。结果显示，研究对象平均年龄为 48 岁，平均接触电焊烟尘 15 年，平均累积接触浓度为 7.7 mg/m^3，COPD 的患病率为 15%。经 Logistic 回归分析发现，电焊烟尘中、高剂量接触组与低剂量组工人相比，患 COPD 的风险均有显著升高，OR 值分别为 3.9（95%CI：1.4 ～ 13.3）和 3.8（95%CI：1.03 ～ 16.2）。研究表明，接触电焊烟尘能够增加工人 COPD 的患病风险。

2．队列研究

Lillienberg 等（2008 年）选取欧洲社区呼吸健康调查队列中的 316 名电焊烟尘接触男工作为研究对象，通过调查问卷了解其作业环境、接触电焊材料及种类、接触频率和采取的呼吸防护措施。随访期间电焊烟尘的累积接触浓度通过暴露评价数据进行估计。应用对数二项回归模型分析可能的危险因素，并计算现患比（prevalence ratio，PR）及其 95% 可信区间。研究结果显示，在 316 名研究对象中，有62% 的工人每天接触电焊时间 ＜ 1 小时，23% 的工人接触 1 ～ 3 小时，15% 的工人接触时间超过 4 小时。虽经常接触电焊烟尘，但只有7% 的工人认为自己是电焊工。研究发现，从事电焊作业与哮喘症状的出现并无显著关联，但与慢性支气管炎的症状发生有关，PR=1.33（95%CI：1.00 ～ 1.76）。其中经常接触镀锌钢板或铁为材料电焊作业的 PR=2.14（95%CI：1.24 ～ 3.68），经常接触不锈钢焊条手工电焊作业的 PR=1.92（95%CI：1.00 ～ 3.66）。此外，工人每周接触金属手工电弧焊的时间不足 1 天，即可导致喘息患病风险升高，PR=1.69（95%CI：1.16 ～ 2．46）。此项队列研究提示，接触特定材料的电焊烟尘可增加呼吸系统症状的发生风险。

Milatou 等（1997）对两个电焊烟尘接触队列进行比较。其中一个队列有 233 名接触不锈钢烟尘的电焊工，据此前的调查表明，该队列工人铬接触浓度较高（常 > 20 µg/m³）；而另一个队列包含 208 名铁轨电焊工，他们的铬接触浓度较低。全部研究对象在 1950—1965 年期间至少从事电焊工作 5 年，并随访至 1992 年 12 月，追踪结局事件。研究结果表明，接触高浓度铬的电焊工人有 6 名死于肺癌，高于接触低浓度铬的电焊工人（2 人）和一般人群的肺癌死亡数，但差异无统计学意义。该研究提示，接触不锈钢电焊烟尘可能会增加工人肺部肿瘤的发生风险，且肿瘤发生过程和风险高低可能与六价铬的存在与接触浓度有关。

3．病例对照研究

Paris 等（2010）纳入 1997—2006 年法国两家医院确诊的 1493 名肺癌患者为研究对象，进行了一项单纯病例研究。该研究通过与患者面对面访谈获得其一般情况与疾病史，由职业卫生专家评估其职业性致癌物质接触情况。获得的数据通过非条件 Logistic 回归模型进行分析。研究结果显示，1493 名研究对象中有男性 1303 人（占 87.3%），非吸烟者 67 人（4.5%），489 人患腺癌（32.7%），142 人曾有电焊烟尘接触史。经 Logistic 回归发现，肺腺癌发生与年龄、性别、吸烟状况（烟龄除外）均无相关性，而与电焊烟尘等职业有害因素的接触有关。相比其他肺癌分型，腺癌受特定职业有害因素的影响更大。由于电焊烟尘接触所致的肺癌中，腺癌发生风险是其他种类肺癌的 1.62 倍（95%CI：1.14 ~ 2.31）。

朱月潜（2006）以 2000—2006 年期间确诊的 24 名电焊工尘肺患者和 38 名疑似患者为病例组，以 124 名同工种、年龄相仿（相差不超过 5 岁）且无心肺疾病的工人为对照组，两组均为男性。通过现场调查收集职业卫生监测和职业体检资料。运用快速样本聚类的方法提取危险因素，并运用 Logistic 回归分析危险因素的作用。研究结果显示，接尘工龄（OR=1.276，95%CI：1.080 ~ 1.507）、工作后感觉（强度）（OR=1.505，95%CI：1.389 ~ 1.631）、环境粉尘监测浓度（超标）（OR=5.701，95%CI：3.872 ~ 8.394）、最常用的工作姿态（蜷缩位）（OR=1.343，95%CI：1.107 ~ 1.629）和防护知识落实（OR=0.748，95%CI：0.624 ~ 0.897）这 5 项因素与电焊工尘肺的发生有统计学关联。提示电焊烟尘浓度、接触时间、工效学因素、个人防护等均可影响电焊工尘肺的发生。在进行预防时可着重控制烟尘的产生与排放，在加强工人防护设备、知识的同时还要考虑个人工作负荷能力。

Vallieres 等（2012）在加拿大蒙特利尔进行了两次以社区为基础的病例对照研究。第一次研究（1979—1986 年）纳入 857 个病例和 1066 个对照，第二次研究（1996—2001 年）包含 736 个病例和 894 个对照。职业卫生专家对研究对象详细的职业史和各种职业有害因素的接触情况进行了全面调查。对吸烟和其他协变量进行调整后的 Logistic 回归分析表明，肺癌发生与电焊烟尘接触无显著相关，其中接触金属气体焊烟尘的 OR 为 1.1（95%CI：0.9 ~ 1.4），手工电弧焊烟尘的 OR 为 1.0（95%CI：0.8 ~ 1.2）。亚组分析的结果显示，轻度吸烟组工人接触各种电焊烟尘均可增加肺癌的发生风险，其中接触金属气体焊烟尘的 OR 为 2.9（95%CI：1.7 ~ 4.8），手工电弧焊烟尘的 OR 为 2.3（95%CI：1.3 ~ 3.8），而在中度和重度吸烟组工人却未发现电焊烟尘接触与肺癌发生的关联。

Olsen 等（1984）采用 1 ：4 匹配的病例对照研究探讨工人电焊烟尘接触与喉癌发生的关系。研究将 1980—1982 年间丹麦新确诊的 75 岁以下喉癌患者纳入为病例组，按照与病例年龄（相差 4 岁以内）和性别匹配选择对照。研究对象的信息通过调查问卷和医疗记录获取。研究结果显示，电焊烟尘接触可轻度增加喉癌的发生风险，其中绝大多数喉癌发生于声门下区。

Errico 等于 1996—2007 年在意大利进行了一项以医院为基础的病例对照研究。该研究纳入鼻窦内翻性乳头状瘤（Sinonasal inverted papilloma，IP）确诊患者 127 名，选择院内对照 337 名，通过问卷调查了解研究对象 17 种职业有害因素的接触史，并对累计暴露剂量进行评估。通过非条件 Logistic 回归模型，对年龄、性别、居住地区、吸烟及协同暴露等因素进行调节。研究结果显示，病例组有 25 人曾接触电焊烟尘，而对照组有 28 人曾接触电焊烟尘。电焊烟尘接触可显著增加研究对象患 IP 的风险，调整的 OR=2.31（95%CI：1.22 ~ 4.37），但该研究并未发现电焊烟尘接触与 IP 发生风险的剂量 - 反应关系。

六、毒性机制

（一）氧化应激

有研究显示，电焊烟尘中的重金属成分（包括 Cd、Cr、Fe、Mn 等）可诱发机体 ROS 的产生，而机体氧化应激状态的出现能够进一步诱发潜在的氧化和脂质过氧化损伤。

Nuernberg 等（2008）对 41 名电焊工人和 22 名对照工人进行了超过 24 小时的生物监测。收集研究对象班前（基线数据）、班后、睡前和第二天清晨的尿样，并检测尿中 8- 异前列腺素（u-8-isoprostane）和 8- 羟基脱氧鸟嘌呤（8-OHdG）的含量及其动态变化。尿中 8- 异前列腺素和 8-OHdG 的水平均是反映机体氧化应激状态的重要生物标志物。通过线性回归模型调整其他混杂因素后，对 4 个监测时间点的生物标志物水平进行比较。研究结果显示，电焊工人班后尿中 8-OHdG水平较班前升高，差异有统计学意义（$P=0.03$）。该研究提示，工人急性电焊烟尘接触可引起机体氧化应激状态的产生。

Wei Zheng 等选取北京市某汽车制造厂长期稳定接触电焊烟尘的电焊工 37 名，以及邻近食品加工厂的对照工人 50 名为研究对象，探究电焊烟尘长期接触对机体氧化应激状态的影响。超氧化物歧化酶（superoxide dismutase，SOD）是体内重要的抗氧化酶，是自由基的天然清除剂，可保护机体免受自由基损伤，该研究通过测定红细胞 SOD活性反映机体的氧化应激状态。MDA 是体内脂质过氧化的终产物，研究通过测定血清 MDA 水平反映机体脂质过氧化水平。研究结果显示，接触组工人红细胞 SOD 活性低于对照（下降 24%），而血清 MDA 水平较对照组升高（上升 78%），差异均有统计学意义（$P < 0.05$）。此外，随着工人接触电焊烟尘时间的增加，红细胞 SOD 活性逐渐降低，MDA 水平逐渐升高，差异虽无统计学意义，但变化趋势明显。研究提示，工人长期接触电焊烟尘可诱导机体氧化应激状态的出现，并可进一步诱发机体脂质过氧化损伤。

Lissinda 等应用 2',7'- 二氯荧光黄双乙酸盐（DCFH-DA）荧光探针，对 15 名长期接触电焊烟尘的男性工人外周血单核细胞

（peripheral blood mononuclear cells，PBMC）内 ROS 水平进行测定。通过细胞内谷胱甘肽水平（glutathione，GSH）和平均荧光强度（Mean fluorescence intensities，MFI）衡量机体脂质过氧化损伤。利用流式细胞仪和共聚焦显微镜对上述指标进行观察。机体的氧化应激比值则通过氧化指数 / 抗氧化指数进行计算（本研究中氧化指数以 MFI 表示，抗氧化指数以 GSH 水平表示），并以该比值作为全面评价细胞氧化应激状态的指标。研究结果显示，与对照组相比，电焊烟尘接触工人体内 ROS 生成增加 87%，脂质过氧化水平升高 96%，PBMC 内谷胱甘肽水平下降 96%。此外，接触组工人氧化应激比值明显高于对照，差异有统计学意义（$P < 0.001$）。上述结果进一步提示，工人接触电焊烟尘后可引发机体的氧化应激状态和脂质过氧化效应。

（二）炎症反应

Kim 等（2005）纳入 24 名电焊工人为暴露组（其中 42% 吸烟），并选取 13 名对照（其中 23% 吸烟）进行横断面研究。炎症反应的评价指标包括外周血 CRP、纤维蛋白原和白细胞计数。抽取研究对象班前血获得相关基线数据，在工人接触电焊烟尘 5.3 ± 1 小时后对上述生物标志物进行跟踪监测。研究结果显示，吸烟者的基础白细胞水平较非吸烟者高，差异有统计学意义（$P < 0.001$），但 CRP 和纤维蛋白原水平并无明显差异。在非吸烟人群中，接触电焊烟尘后工人白细胞总数升高 $0.8 \times 10^3/mm^3$（95%CI：$0.1 \sim 1.6$），中性粒细胞数升高 $1.0 \times 10^3/mm^3$（95%CI：$0.4 \sim 1.7$），纤维蛋白原水平下降 32 mg/dl（95%CI：$1 \sim 63$）。而在吸烟人群中，上述指标均无显著变化。接触电焊烟尘 16 小时后，无论吸烟或非吸烟人群，CRP 水平均升高，差异有统计学意义（$P < 0.05$）。此外，电焊烟尘接触浓度与非吸烟者的中性粒细胞数以及全部人群的 CRP 水平呈显著相关。研究提示，工人接触高浓度的电焊烟尘可诱发机体产生急性、全身性炎症反应，且吸烟可能会影响炎症标志物的变化。

McNeilly 等（2005）对雄性 SD 大鼠支气管滴注浓度为 0.05 mg/kg 的电焊烟尘颗粒、颗粒可溶性提取物以及用过渡金属螯合剂处理的颗粒可溶性提取物，并设置阴性对照组。染毒 24 小时后测定大鼠支气管肺泡灌洗液（bronchoalveolar lavage fluid，BALF）中炎性因子及核因子水平。研究结果显示，电焊烟尘颗粒和颗粒可溶性提取物染毒大鼠的 BALF 中有大量中性粒细胞浸润，与对照组相比，差异有统计学意义（$P < 0.001$）；巨噬细胞炎症蛋白 2（MIP-2）、核因子（NF-kB）和前炎症介质转录因子（activatorr factor1，AP-1）水平也高于对照组，差异均有统计学意义（$P < 0.05$）。而用过渡金属螯合剂处理，可消除电焊烟尘颗粒中的可溶性过渡金属，从而抑制大鼠炎症反应的发生、MIP-2 的增加以及核因子向细胞核的转移。该研究提示，电焊烟尘中的可溶性过渡金属可以通过激活氧化还原敏感的 NF-kB 和 AP-1，诱导机体炎症反应的发生。

Antonini 等（2007）将体重为 250 ~ 300 g 的雄性 SD 大鼠暴露于浓度为 15 mg/m³（低剂量组）和 40 mg/m³（高剂量组）的 MMA-SS 烟尘中，每天 3 小时，持续 1、3 或 10 天。最后一次暴露后的 1、4、6、11、14 和 30 天，分别测定 BALF 中的肺损伤和炎症反应指标，并评价颗粒物诱导的巨噬细胞功能和肺清除细菌能力。研究结果显示，电焊烟尘颗粒的主要成分为 Fe、Cr、Ni 和 Mn，中位空气动力学直径为 0.255 μm。在监测的全部时间点（30 天除外），高剂量组大鼠 BALF 中的肺损伤指标包括白蛋白和乳酸脱氢酶（LDH）均高于对照组，差异有统计学意义（$P < 0.05$）。暴露后超过 6 天，高剂量组大鼠开始出现明显的中性粒细胞（PMN）浸润，MIP-2 等其他炎性因子也升高，与对照组相比，差异有统计学意义（$P < 0.05$）。此外，大鼠肺细菌清除能力和巨噬细胞功能也出现明显抑制。该研究表明，短期接触电焊烟尘可以诱发肺损伤并抑制肺清除功能，但机体的炎症反应可能会延迟出现。

（三）酶学改变

Nalan 等纳入 35 名 MMA-SS 烟尘接触工人和 30 名对照工人为研究对象。通过原子吸收分光光度计（atomic absorption spectrophotometer，AAS）测定其血浆 Cr、Mn 和 Cu 的水平，并测定红细胞抗氧化酶的活性和胞膜脂质过氧化水平。研究结果显示，接触工人血浆 Cr、Mn 和 Cu 的浓度均高于对照组，差异有统计学意义（分别为 $P < 0.001$、$P < 0.01$

和 $P < 0.001$）；红细胞抗氧化酶系统包括过氧化氢酶（CAT）和 SOD 的活性高于对照，差异有统计学意义（$P < 0.05$）；而脂质过氧化产物 MDA 水平并未出现明显改变，差异无统计学意义（$P > 0.05$）。此外，电焊烟尘接触时间与抗氧化酶活性呈负相关（CAT：$r=-0.41$，$P < 0.05$；SOD：$r=-0.40$，$P < 0.05$）。该研究提示，工人接触电焊烟尘可诱导机体红细胞抗氧化酶系统的活性升高，发挥抗氧化作用。但长期接触电焊烟尘可能降低抗氧化酶活性，从而造成机体氧化损伤。

Tessier 等（2006）通过体外试验发现电焊烟尘中的 Cr、Mn、Ni 可以激活人肺上皮细胞的丝裂原活化蛋白激酶（mitogen-activated protein kinases，MAPK）。该研究用浓度为 0.2、2、20 和 200μM 的 Cr、Mn 和 Ni 处理人肺上皮细胞，发现细胞内磷酸化水平显著升高。在暴露上述金属 1 小时后，MAPK 中的 ERK1/2、SAPK/JNK、p38 均通过磷酸化激活。其中，六价 Cr 使 p38 磷酸化上调 23 倍，SAPK/JNK 上调 17 倍，ERK1/2 上调 4 倍。Mn 使 SAPK/JNK 和 ERK1/2 磷酸化上调 2 ~ 4 倍，但对 p38 激酶无效。Ni 仅引起 ERK1/2 磷酸化上调 2 倍。该研究表明，电焊烟尘颗粒能够激活肺上皮细胞内的氧化应激信号通路（p38 和 SAPK/JNK）和抗凋亡通路（ERK1/2），而这一过程主要取决于电焊烟尘的金属成分及其诱导的效应。

（四）基因突变

黄笙辉等（2000）比较了电焊烟尘相关肺癌和非职业性肺癌的 K-ras 基因突变情况，并进一步探讨电焊烟尘的致癌机制。该研究收集了 4 例电焊烟尘相关肺癌组织和 8 例非职业性肺癌组织，并提取基因组 DNA，通过巢式聚合酶链式反应（PCR）特异性扩增 K-ras 基因片段后，进行限制性片段长度多态性分析（RFLP）、单链构象多态性分析（SSCP）和 DNA 直接测序分析。研究结果显示，K-ras 基因突变百分比在非职业性肺癌和电焊烟尘相关肺癌组均为 25%；在突变位点方面，电焊烟尘相关肺癌发现在 13 密码子有突变，而非职业性肺癌则以 12 密码子为突变热点；在碱基替换形式方面，电焊烟尘相关肺癌以 G → A 转换为主，而非职业性肺癌则以 G → T 颠换为主。研究结果提示，电焊烟尘相关肺癌与非职业性肺癌有着不同的 K-ras 基因突变位点和碱基替换形式，提示二者的发病机制可能并不相同。由于样本量的限制，电焊烟尘相关肺癌 K-ras 基因的突变暂时看不出特殊规律，还须扩大样本量进行进一步研究。

刘秉慈等（1997）通过免疫组织化学和 PCR-SSCP 法，对 36 名硅尘相关肺癌和 6 名电焊烟尘相关肺癌患者的抑癌基因 p53 第 5、7、8 外显子突变进行研究。该研究以平均保存 13.4 年的工人肺癌组织石蜡块为样本。经 PCR-SSCP 分析显示，共 18 份样品存在异常的电泳条带（20 处突变），占所测样品总数的 42.9%，其中电焊烟尘相关肺癌 3 例。50% 的突变发生于第 8 外显子上（10/20），其中 3 例电焊烟尘相关肺癌均发生第 8 外显子突变。以上发现有别于非职业性肺癌的基因突变谱。在非职业性肺癌中，第 8 外显子的突变频率仅介于 17.5% ~ 23.5%。此外，在不同病理分型的肺癌中，p53 基因的突变频率在尘肺相关肺癌和非职业性肺癌中也存在不同。在非职业性肺癌中，小细胞肺癌 p53 基因的突变率最高（70%），肺腺癌最低（33%）。而本研究得到了相反结果，即肺腺癌 p53 基因的突变率最高，小细胞肺癌最低，分别为 53.9% 和 30.8%。免疫组织化学分析也显示了很高的 p53 突变体蛋白表达发生率（46.9%）。基因突变谱的不同提示硅尘和电焊烟尘中可能具有特异性的致癌物，并存在着与非职业性肺癌不同的致癌机制。

（五）DNA 损伤

Botta 等（2006）利用电感耦合等离子体质谱仪（Inductively coupled plasma-mass spectrometry，ICP-MS）对 30 名电焊工人和 22 名对照血和尿中 Al、Cd、Co、Cr、Ni、Mn、Pb 和 Zn 的浓度进行监测，并通过碱式彗星试验检测研究对象的 DNA 损伤。在工作周开始（BW）时收集全部研究对象的生物样本，并在工作周结束（EW）时收集电焊工人的生物样本进行比较。研究结果显示，电焊工人血样中的 Cd、Co、Cr、Mn、Ni、Pb 和尿样中的 Al、Cd、Co、Cr、Ni、Pb、Zn 均显著高于对照，差异有统计学意义；但电焊工人 EW 与 BW 的金属浓度并无显著差异。与对照相比，电焊工人外周血淋巴细胞 DNA 的 Olive 尾距（OTM）增加，差异无统计学意义；但工人在 EW 时的 OTM 较

BW 时增加，差异有统计学意义。经 Spearman 等级相关分析显示，工人 DNA 损伤水平与血中 Al、Co、Ni 和 Pb 的浓度呈正相关（Al：$r=0.47$，$P=0.03$；Co：$r=0.4784$，$P=0.01$；Ni：$r=0.47$，$P=0.01$；Pb：$r=0.44$，$P=0.02$），与 Mn 的浓度呈负相关（$r=-0.42$，$P=0.02$）；然而工人尿中 Mn 的浓度却与 DNA 损伤水平呈正相关（$r=0.38$，$P=0.04$）。该研究提示，电焊烟尘的职业接触会增加工人淋巴细胞的 DNA 损伤。

周簪荣等（2013）用某电机厂浓度为 100、200、300、400、500 和 0 μg/ml 的电焊烟尘采集物处理 NIH/3T3 细胞。用噻唑蓝（MTT）染色的方法检测染毒 12、24 和 36 小时后的细胞相对存活率，并利用单细胞凝胶电泳检测作用 2、4 和 8 小时后细胞 DNA 损伤情况。研究结果显示，随着染毒时间的延长和染毒剂量的增加，NIH/3T3 细胞的存活率下降，在浓度为 500.00 μg/ml 的颗粒物处理 36 小时后，细胞的存活率仅为 19.02%。各浓度电焊烟尘颗粒物在不同时间诱导的细胞拖尾率和尾部 DNA 含量均高于对照组，差异有统计学意义（$P < 0.05$）。并且随着电焊烟尘颗粒物作用时间的延长和作用浓度的增加，细胞拖尾率增加，尾距增大，细胞尾部 DNA 含量升高。研究提示，电焊烟尘颗粒物可以降低哺乳动物细胞的相对存活率，并导致 NIH/3T3 细胞不同程度的 DNA 损伤。

Popp 等（1991）对 39 名接触 MMA 和 GMA 烟尘（含 Cr 和 Ni）的工人和 18 名与之年龄、性别、吸烟史相匹配的对照工人的外周血淋巴细胞 SCE 频率、DNA 链断裂和 DNA- 蛋白质交联水平进行比较。研究结果显示，与对照组相比，接触工人平均 SCE 频率降低（对照：6.84 SCEs/ 细胞；接触工人：6.15 SCEs/ 细胞），差异有统计学意义（$P < 0.05$）；DNA 洗脱率也降低（两种碱性洗脱过滤方法，PC：对照 0.89，接触工人 0.72；HVLP：对照 3.31，接触工人 2.06），差异均有统计学意义（PC：$P < 0.01$，HVLP：$P < 0.001$）。此外，工人尿 Cr 浓度与 SCE 发生频率和 DNA 洗脱率呈正相关（$r=0.33$，$P < 0.05$）。该研究提示，接触工人长期接触电焊烟尘（尤其是含有六价 Cr 成分的烟尘）能够造成外周血淋巴细胞 SCE 频率升高，机体 DNA- 蛋白质交联水平升高，DNA 单链断裂相对减少，而 DNA 损伤可能进一步诱发

致癌效应。

（六）染色体损伤

Jelmert 等（1994）对 42 名 MMA-SS 烟尘接触工人进行了一项细胞遗传损伤研究。该研究通过职业卫生学调查获得研究对象详细的职业接触史，利用个体采样监测电焊烟尘的环境接触浓度，并收集研究对象的血样和尿样，监测其 Cr 和 Ni 的内暴露剂量。对其中 20 名工人组成的亚组，在接触 MMA-SS 前和接触后 1 ~ 4 个月分别收集生物样本，作为自身对照。另设两组对照，一组严格与工人匹配，另一组放宽纳入标准。研究结果显示，接触工人的染色单体断裂和细胞畸变的发生均增加，与对照组相比，差异有统计学意义。若仅考虑不吸烟人群，这个差距还将进一步扩大。该研究还发现，电焊烟尘累积接触量的增加和不使用呼吸防护用品都会提高工人染色单体断裂水平。此外，工人接触 MMA-SS 烟尘 4 个月便可诱导机体产生明显的染色单体断裂。

Knudsen 等（1992）通过研究发现，接触不锈钢焊条电焊烟尘的工人发生染色体畸变（chromosomal aberrations，CA），包括易位、双微粒体、互换和成环的频率均高于对照组，而接触金属手工电弧焊和钨极氩弧焊烟尘（tungsten inert gas，TIG）的工人发生 SCE 的频率却低于对照。此外，程序外 DNA 合成（UDS）是反映细胞在体外受到化学物质刺激损伤后自身修复能力的一种有效方法，也被证明是检测可溶性化学致癌物的有效手段。该研究发现，在不吸烟人群中，电焊工人淋巴细胞 N- 乙酰 - 氨基芴（NA-AAF）诱导的 UDS 与对照组相比减少，差异有统计学意义，反映了电焊工人淋巴细胞清除和修复外源加合物的能力受损。当然，吸烟和年龄是需要考虑的主要混杂因素。

上述研究显示，工人长期接触电焊烟尘可导致染色体损伤。包括引起外周淋巴细胞染色单体断裂和畸变率升高，也可诱发染色体畸变，这可能与电焊烟尘中 Cr 和 Ni 的暴露有关。

（赵　琳）

主要参考文献

1．王先良．电焊对作业工人健康的影响．国外医学卫生学分册，2003，30（1）：4-8.

2．鲁小民．电焊工尘肺报道．职业卫生与病伤，2002，17（1）：9.

3．李芙英．电焊工的职业危害及预防．职业与健康，2001，17（8）：18-19.

4．沈国安，曾秀诗．电焊条生产性粉尘和电焊烟尘职业性肺损害研究现状．职业卫生与病伤，1996，11（4）：242-244.

5．陈剑虹．焊接卫生与安全．北京：机械工业出版社，1987：11-40.

6．陈丹，邹昌淇．电焊烟尘致肺纤维化作用研究进展．国外医学卫生学分册，1992，（5）：261-263.

7．张伟．电焊作业中的职业危害及防护．安全与健康，2012，（2）：34-35.

8．乔赐彬．焊接职业危害．中国工业医学杂志，1995，8（4）：254-255.

9．黄筜辉，刘秉慈，徐茗，等．石棉及电焊烟尘相关肺癌组织 K-ras 基因突变的研究．卫生研究，2000，29（1）：7-9.

10．石延正，王涛，张新利．浅析电焊作业的职业危害．山东煤炭科技，2013，（4）：299-300.

11．张辉明．金属尘肺．北京：冶金工业出版社，1990，201-213.

12．沈国安，史志澄，王治明，等．职业性肺病，北京：中国医药科技出版社，1999：344-346.

13．Tessier DM，Pascal LE．Activation of MAP kinases by hexavalent chromium，manganese and nickel in human lung epithelial cells．Toxicol Lett，2006，167（2）：114-121.

14．Baker RS，Arlauskas A，Tandon RK，et al．Toxic and genotoxic action of electric-arc welding fumes on cultured mammalian cells．J Appl Toxicol，1986，6（5）：357-362.

15．Hanovcova 1，Chylkova V，Tejral J，et al．Long-term monitoring of the immune reactivity of stainless steel welders．Cent Eur J Public Health，1998，6（1）：51-56.

16．Nuyts GD，Van Vlem E，Thys J，et al．New occupational risk factors for chronic renal failure．The Lancet，1995，346（8966）：7-11.

17．Paris C，Clement-Duchene C，Vignaud JM，et al．Relationships between lung adenocarcinoma and gender，age，smoking and occupational risk factors：A case-case study. The Cancer, 2010, 68 (2): 146-153.

18. Il Je Yu, Kyung Seuk Song, Seung Hee Maeng, et al. Inflammatory and genotoxic responses during 30-day welding-fume exposure period. Toxicol Lett, 2004, 154 (1-2): 105-115.

19. Gil Nam Jeong, Gi Jin Jo, Un Bock Jo, et al. Effects of repeated welding fumes exposure on the histological structure and mucins of nasal respiratory mucosa in rats. Toxicol Lett, 2006, 167 (1): 19-26.

20. Harris RC, Lundin JI, Criswess SR, et al. Effects of parkinsonism on health status in welding exposed workers. Parkinsonism Relat Disord, 2011, 17 (9): 672-676.

21. Hannu T, Piipari R, Tuppurainen M, et al. Occupational asthma caused by stainless steel welding fumes: a clinical study. Eur Respir J, 2007, 29 (1): 85-90.

22. Popp W, Vahrenholz C, Schmieding W, et al. Investigations of the frequency of DNA strand breakage and cross-linking and of sister chromatid exchange in the lymphocytes of electric welders exposed to chromium-and nickel-containing fumes. Int Arch Occup Environ Health, 1991, 63 (2): 115-120.

23. 刘镜愉, 赵金垣, 史志澄. 现代职业病诊疗手册, 北京: 北京医科大学中国协和医科大学联合出版社, 1997: 232-233.

24. 刘美霞, 杨凤, 丁文彬, 等. 2012年上海市工作场所电焊烟尘的定量暴露评估. 环境与职业医学, 2014, 31 (2): 81-87.

25. Antonini JM, Zeidler-Erdely PC, Young SH, et al. Systemic immune cell response in rats after pulmonary exposure to manganese-containing particles collected from welding aerosols. J Immunotoxicol, 2012, 9 (2): 184-192.

26. Zeidler-Erdely PC, Battelli LA, Salmen-Muniz R, et al. Lung Tumor Production and Tissue Metal Distribution After Exposure to Manual Metal ARC–Stainless Steel Welding Fume in A/J and C57BL/6J Mice. J Toxicol Environ Health A, 2011, 74 (11): 728-736.

27. Knudsen LE, Boisen T, Christensen JM, et al. Biomonitoring of genotoxic exposure among stainless steel welders., 1992, 279 (2): 129-143.

28. 赵盛, 任晓敏, 高翔, 等. 电焊工人作业环境及健康状况分析. 中国预防医学杂志, 2013, 14 (1): 78-79.

29. 朱月潜，朱宝立，张恒东. 江苏省电焊工尘肺疾病负担的评价研究. 实用预防医学，2006，13（4）：813-814.

30. 彭文彬. 某集装箱制造公司电焊工尘肺高发原因的调查分析. 职业与健康，2006，22（1）：19-20.

31. Lillienberg L，Zock JP，Kromhout H，et al. A Population-Based Study on Welding Exposures at Work and Respiratory Symptoms. Ann Occup Hyg，2008，52（2）：107-115.

32. Antonini JM，Roberts JR，Schwegler-Berry D，et al. Comparative Microscopic Study of Human and Rat Lungs After Overexposure to Welding Fume. Ann Occup Hyg，2013，57（9）：1167-1179.

33. Heo JD，Oh Jh，Lee K，et al. Gene expression profiling in the lung tissue of cynomolgus monkeys in response to repeated exposure to welding fumes. Arch Toxicol，2010，84（3）：191-203.

34. Quansah R，Jaakkola JJ. Paternal and maternal exposure to welding fumes and metal dusts or fumes and adverse pregnancy outcomes. Int Arch Occup Environ Health，2009，82（4）：529-537.

35. Antonini JM，Leonard SS，Roberts JR，et al. Effect of stainless steel manual metal arc welding fume on free radical production，DNA damage，and apoptosis induction. Mol Cell Biochem，2005，279（1-2）：17-23.

36. Bonde JP. Semen quality and sex hormones among mild steel and stainless steel welders：a cross sectional study. Br J Ind Med，1990，47（8）：508-514.

37. Vallieres E，Pintos J，Lavoue J，et al. Exposure to welding fumes increases lung cancer risk among light smokers but not among heavy smokers：evidence from two case-control studies in Montreal. Cancer Med，2012，1（1）：47-58.

38. Olsen J，Sabroe S，Lajer M，et al. Welding and cancer of the larynx：a case-control study. Eur J Cancer Clin Oncol，1984，20（5）：639-643.

39. Chuang CH，Huang CE，Chen HL，et al. DNA strand breakage and lipid peroxidation after exposure to welding fumes in vivo. Mutagenesis，2010，25（1）：71-76.

40. Milatou-Smith R，Gustavsson A，Sjögren B. Mortality among welders exposed to high and to low levels of hexavalent chromium and followed for more than 20 years. Int J Occup Environ Health，1997，3（2）：128-131.

41. Ibfelt E, Bonde JP, Hansen J. Exposure to metal welding fume particles and risk for cardiovascular disease in Denmark: a prospective cohort study. Occup Environ Med, 2010, 67 (11): 772-777.

42. Imamoglu N, Yerer MB, Donmez-Altuntas H, et al. Erythrocyte antioxidant enzyme activities and lipid peroxidation in the erythrocyte membrane of stainless-steel welders exposed to welding fumes and gases. Int J Hyg Environ Health, 2008, 211 (1-2): 63-68.

43. Stern RM, Hansen K, Madsen AF, et al. In vitro toxicity of welding fumes and their constituents. Environ Res, 1988, 46 (2): 168-180.

44. Jelmert O, Hansteen IL, Langard S. Chromosome damage in lymphocytes of stainless steel welders related to past and current exposure to manual metal arc welding fumes., 1994, 320 (3): 223-233.

45. Sung JH, Choi BG, Maeng SH, et al. Recovery from welding-fume-exposure-induced lung fibrosis and pulmonary function changes in sprague dawley rats. Toxicol Sci, 2004, 82 (2): 608-613.

46. Ali AM, Abdelaziz M, El-Alfy B, et al. Musculoskeletal congenital malformations: do paternal occupational exposures play a role? J Child Orthop, 2014, 8 (4): 313-318.

47. Jarvela M, Kauppi P, Tuomi T, et al. Inflammatory response to acute exposure to welding fumes during the working day. Int J Occup Med Environ Health, 2013, 26 (2): 220-229.

48. Popstojanov R, Antonini JM, Salmen R, et al. Alterations in cardiomyocyte function after pulmonary treatment with stainless steel welding fume in rats. J Toxicol Environ Health, 2014, 77 (12): 705-715.

49. Sriram K, Lin GX, Jefferson AM, et al. Dopaminergic neurotoxicity following pulmonary exposure to manganese-containing welding fumes. Arch Toxicol, 2010, 84 (7): 521-540.

50. Taylor MD, Roberts JR, Leonard SS, et al. Effects of welding fumes of differing composition and solubility on free radical production and acute lung injury and inflammation in rats. Toxicol Sci, 2003, 75 (1): 181-191.

51. Il Je Yu, Kyung Seuk Song, Hee Kyung Chang, et al. Lung fibrosis in sprague-dawley rats, induced by exposure to manual metal arc-stainless steel

welding fumes. Toxicol Sci, 2001, 63 (1): 99-106.

52. d'Errico A, Zajacova J, Cacciatore A, et al. Occupational risk factors for sinonasal inverted papilloma: a case-control study. Occup Environ Med, 2013, 70 (10): 703-708.

53. Aminian O, Eftekhari S, Mazaheri M, et al. Urinary β2 microglobulin in workers exposed to arc welding fumes. Acta Med Iran, 2011, 49 (11): 748-752.

54. Botta C, Iarmarcovai G, Chaspoul F, et al. Assessment of occupational exposure to welding fumes by inductively coupled plasma-mass spectroscopy and by the alkaline comet assay. Environ Mol Mutagen, 2006, 47 (4): 284-295.

55. 周簪荣, 刘艳明, 王玥, 等. 电焊尘颗粒物致 NIH/3T3 细胞遗传物质损伤作用的研究. 中国工业医学杂志, 2013, 26 (3): 195-197.

56. 温立波. 某市 176 例电焊作业人员体检结果分析. 中国医药指南, 2013, 11 (12): 380-381.

57. 刘秉慈, 周培宏, 缪庆等. 接触矽尘及电焊烟尘工人肺癌组织中 p53 基因的初步研究. 中华预防医学杂志, 1997, 31 (3): 153-156.

58. 汪岭, 李成, 李伯灵, 等. 电焊作业对人体血流动力学的影响. 宁夏医学杂志. 1992, 13 (6): 338-341.

59. Nuernberg AM, Boyce PD, Cavallari JM, et al. Urinary 8-Isoprostane and 8-OHdG concentrations in boilermakers with welding exposure. J Occup Environ Med, 2008, 50 (2): 182-189.

60. Li GJ, Zhang LL, Lu L, et al. Occupational exposure to welding fume among welders: alterations of manganese, iron, zinc, copper, and lead in body fluids and the oxidative stress status. J Occup Environ Med, 2004, 46 (3): 241-248.

61. du Plessis L, Laubscher P, Jooste J, et al. Flow cytometric analysis of the oxidative status in human peripheral blood mononuclear cells of workers exposed to welding fumes. J Occup Environ Hyg, 2010, 7 (6): 367-374.

62. Kim JY, Chen JC, Boyce PD, et al. Exposure to welding fumes is associated with acute systemic inflammatory responses. Occup Environ Med, 2005, 62 (3): 157-163.

63. McNeilly JD, Jiménez LA, Clay MF, et al. Soluble transition metals in

welding fumes cause inflammation via activation of NF-κB and AP-1. Toxicol Lett，2005，158（2）：152-157.

64. Antonini JM，Stone S，Roberts JR，et al. Effect of short-term stainless steel welding fume inhalation exposure on lung inflammation，injury，and defense responses in rats. Toxicol Appl Pharmacol，2007，223（3）：234-245.

第六节　有机粉尘

有机粉尘（organic dusts）是指以有机物为主、具有一定生物活性，吸入后能引起一系列反应的粉尘。国际职业卫生委员会定义为：有机粉尘系指在空气中飘浮的有机物颗粒，包括植物、动物和微生物性的颗粒和微滴。农业与工业生产、生物技术与研究，以及室内空气污染都可产生有机粉尘，职业性有机粉尘暴露主要是农作物的收获和加工、木材加工；植物纤维及动物皮毛的纺织和加工；食品生产、药物生产、动物饲养及动物实验等。人类从最早的生产活动狩猎开始就可能有有机粉尘暴露，机械化的生产加工过程大大增加了有机粉尘产生和暴露的严重性，而农业生产是世界人口中从业人员最多的生产活动。因此，有机粉尘暴露是个古老而又涉及人群最广泛的职业危害。有机粉尘主要引起呼吸系统疾病，包括呼吸系统急慢性炎症、慢性阻塞性肺疾病、支气管哮喘、有机粉尘毒性综合征、棉尘病等；还可引起混合性尘肺和肿瘤等，如皮毛性混合性尘肺、木工鼻腔癌及副鼻腔癌。

一、理化性质

有机粉尘按其来源可分为植物、动物和人工合成有机粉尘。植物源性粉尘包括植物的茎、叶、种子、花粉等。动物源性粉尘包括脱落的皮屑、家禽的羽毛、动物的排泄物等。有机粉尘的成分由植物在收割过程以及动物在拔毛、剪毛、加工、收购和贮藏过程中混入的泥沙等无机物和动植物本身的碎屑和环境有机物等物质构成。另外，无论是植物源性或动物源性粉尘，在自然界包括在生产加工中几乎都会受到微生物的污染。例如，木尘中会有嗜热放线菌；棉麻中含有真菌、芽孢、革兰氏阴性菌和嗜热放线菌；茶叶尘常含黑曲霉、灰绿曲霉、烟曲霉、黄曲霉等。动物性粉尘中，乳酪主要是青霉孢子污染，羽毛尘主要是青霉、毛霉及黑曲霉污染。所以有机粉尘暴露主要包括有机粉尘颗粒或片段、无机物、细菌和真菌等微生物及其毒性产物，动物异种蛋白、家禽类排泄物等混合性暴露。其中细菌或真菌及其产生的内毒素、1-3-β-D 葡聚糖、真菌孢子、细菌蛋白酶及动物蛋白等研究较多，是有机粉尘引起呼吸道炎症或呼吸系统疾病的主要病因。

在生产或加工某种有机物质的过程中，有机粉尘能够较长时间飘浮在生产环境的空气中。形状可为索条状、细纺锤状、椭圆状、球形或不规则形。粉尘的重量及粒径大小与其粉尘降落速度及在空气中悬浮时间直接相关，种类相同的粉尘，粉尘粒径越小，则降落速度越慢，在空气中飘浮时间越长；大小相同的粉尘，重量越轻，则降落速度越慢，在空气中飘浮的时间越长。风力和方向对粉尘降落的速度和飘浮时间有一定影响，风向决定粉尘扩散的方向，风力强弱的差别，致使粉尘扩散范围不同。有机粉尘如糖、棉屑和面粉等具有爆炸性，发生爆炸的条件是氧化速度快、分散度高、比表面积大和荷电的粉尘，在生产环境中一旦遇到静电放电火花、摩擦生热、冲击火花和明火，即会发生爆炸。有机粉尘的爆炸浓度：糖为 10.3 mg/m^3，棉屑为 50 g/m^3，面粉为 7 g/m^3。

二、来源、存在与接触机会

有机粉尘的来源主要为工业生产、农业生产及废物处理等。如谷物收割加工、农产品运输储藏、家禽家畜饲养、温室大棚种植、茶叶生产加工、烟草加工、奶制品生产加工、木材砍伐和加工、棉麻丝绸纺织、毛纺或羽毛加工、纸浆和造纸、皮毛加工、动物屠宰和加工、食品调味品制作、榨糖、垃圾堆放处理等。

有机粉尘的种类主要分为植物性粉尘、动物性粉尘和人工合成有机粉尘。

（一）植物性粉尘

在工农业生产过程中处理植物时，由植物本身破碎所形成的粉尘，均属植物性粉尘。

1. 谷物粉尘　小麦、稻谷等在运输过程中由于谷粒间摩擦产生粉尘；麦、稻糠、米糠等在加工过程中产生的粉尘；面粉、玉米面等在加工过程或使用过程中产生的粉尘。

2. 植物纤维尘　棉、亚麻、黄麻、大麻等在原棉和原麻分选；梳棉和梳麻以及纺织过程中产生的粉尘。

3. 木粉尘　柞木尘、桦木尘、椴木尘和松木尘等，主要是在锯、磨、钻、铣、刻和砂磨等加工过程中产生的粉尘。

4. 茶叶粉尘　红茶、绿茶和茶砖尘等，是在茶叶烘干、分、风选和包装等加工过程中产生的粉尘。

5. 蔗渣粉尘　在蔗渣加工使用过程中产生的粉尘。

6. 咖啡粉尘　在咖啡加工、包装时产生的粉尘。

7. 烟草粉尘　烟叶的解包、烘丝、抽梗、卷烟等过程中产生的粉尘。

8. 发霉的植物性粉尘　发霉的干草、发霉的蔗渣、发霉的谷物、发霉的软木等的粉尘。发霉的植物性粉尘由于大量霉菌的污染，其对机体的作用，主要是霉菌所引起的机体的一系列改变。不发霉的植物性粉尘则没有这些改变。因此，两者不能互相代替，不能等同对待，不能在分类中单列为一类，以便引起重视。

（二）动物性粉尘

动物性粉尘是指动物皮毛、羽毛、骨质、蚕丝等加工过程中及动物饲养、屠宰中所产生的粉尘。

1. 皮毛粉尘　生产皮衣、皮帽等生皮、梳毛、磨皮、剪裁、缝制等加工过程中生产的粉尘。羊毛等纺织加工中产生的粉尘。

2. 丝尘　蚕丝的选茧、打绵、选丝和纺织等过程中产生的粉尘。

3. 含动物蛋白、血清蛋白等粉尘　奶制品生产加工、家禽家畜饲养及动物排泄物、垃圾处理、动物屠宰及加工过程中产生的粉尘。

（三）人工合成有机粉尘

1．合成纤维粉尘　化学合成纤维已有数十种，主要有：涤纶（聚酯纤维）、锦纶（聚酰胺纤维）、腈纶（聚丙烯腈纤维）、维纶（聚乙烯醇纤维）、氯纶（聚氯乙烯纤维）等。

2．合成树脂粉尘　有酚醛树脂粉尘、聚氯乙烯树脂粉尘等。

三、吸收、分布、代谢和排泄

有机粉尘可通过呼吸道吸入、消化道吸收及皮肤接触进入机体。有机粉尘如普通粉尘一样随气流进入呼吸道后，通过各种作用阻留于呼吸道表面，刺激气道平滑肌收缩，减少含尘气流进入，增大粉尘截留，同时启动咳嗽和喷嚏反应，排出一部分粉尘。阻留在气道内的粉尘黏附在气道表面的黏液层上，通过纤毛规律性向咽喉部摆动，将黏液层中的粉尘直接排出体外。此外，粉尘还可通过痰液的吞咽进入消化道，后经粪便排出。有机粉尘沉积在呼吸道上皮，数小时后基本被清除。假如尘粒含有霉菌毒素或内毒素，或者呼吸道清除机制受损，那么细胞接尘时间延长，受损的危害性也相应增加。

四、毒性概述

（一）动物实验资料

1．急性毒性

何鹏等（2002）用 Horm 法，随机将 40 只昆明种小鼠（雌雄各半），体重为 18～22 g，分为 8 组，每组 5 只，采用桦木尘水提取液与有机提取液进行急性毒性试验。其中 4 组给予桦木尘水提取液，剂量设为 0.464、1.000、2.150 和 4.640 mg/ml。另外 4 组给予有机提取液，剂量设为 1.00、2.15、4.64 和 10.00 mg/ml。经腹腔注射一次后，连续观察 2 周，计算水提取液和有机提取液的致小鼠急性毒性的半数致死量（LD_{50}）。两种提取液染毒后，观察到小鼠活动减少，随着剂量的增加更加明显，且出现集堆现象，皮毛蓬松，呼吸急促，临死时张口呼吸，口唇发绀。计算得到桦木尘水提取液的 LD_{50}=20.0 g/kg（95%CI：13.7～29.1 g/kg）和桦木尘有机提取液的 LD_{50}=42.2 g/kg（95%CI：

$26.3 \sim 67.6 \text{ g/kg}$），桦木尘水提取液的 LD_{50} 低于有机提取液。

2．亚急性和慢性毒性

胡渝华等选用 50 只体重 $18 \sim 28 \text{ g}$ 的健康昆明种小鼠（雌雄各半）研究了桦木和柳桉木的混合尘对外周 T 淋巴细胞数、免疫器官脾和胸腺的脏器系数以及 T 淋巴细胞功能的影响。小鼠随机分为 5 组，每组 10 只，雌雄各半。设 3 个剂量组（10、5 和 0.5 g/kg），1 个溶剂对照组（30 g/L 淀粉溶液）和 1 个阳性对照组（环磷酰胺 30 mg/kg）。最高剂量组每日染毒两次（间隔 2 小时），其余组每日染毒一次，以 2% 容积灌胃染毒（环磷酰胺为腹腔注射），连续 5 天。第六天称量体重后取样。结果发现，各剂量染毒组小鼠的外周血淋巴细胞 α- 醋酸萘酯酶阳性率（ANAE^{+}）显著性低于溶剂对照组，差异具有统计学意义（$P < 0.01$），且存在剂量 - 反应关系（$r=-0.87$）；最高剂量染毒组小鼠的脾脏器系数和脾细胞总数减少，与溶剂对照组相比较，差异具有统计学意义（$P < 0.05$）。提示桦木和柳桉木的混合尘可引起小鼠外周血 T 淋巴细胞数、脾重量和脾细胞总数下降。

Agarwal 等将聚氯乙烯粉尘通过气管内滴注的方式对 100 只成年雌性 BALB/c 小鼠（$8 \sim 10$ 周龄）进行持续一年的染毒，剂量为 25 毫克 / 只，同时设立 100 只对照。结果发现与对照相比，聚氯乙烯粉尘通过淋巴循环逐步累积到气管、支气管的淋巴结（TBLN）中。在 $60 \sim 270$ 天时，发现 TBLN 的湿重、干重、DNA、RNA 和蛋白质含量增加，同时伴有增殖和网状细胞的增生。270 天之后，在 TBLN 内粉尘聚集的焦点附近和核心处，巨噬细胞的吞噬活性和水解活动明显增强，酸性磷酸酶、脱氧核糖核酸酶、核糖核酸酶和 β- 葡萄糖醛酸酶的活性显著增加。聚氯乙烯粉尘诱导巨噬细胞变性，释放水解酶，引起一定细胞毒性反应和诱导 TBLN 纤维化。超过 365 天之后，肝、肾、脾和血清的组织化学和临床生化指标没有明显改变，也没有在这些组织中检测到聚氯乙烯粉尘颗粒。

3．致突变

何鹏等（2000 年）取适量桦木用电锯锯成木屑后，用粉碎机粉碎成直径小于 100 μm 的颗粒，一份用蒸馏水浸泡，另一份用丙酮浸泡制备成木尘水提取液和有机提取液，进行 BALB/c-3T3 细胞微核和多核诱导试验。选用 BALB/c-3T3 细胞，培养液为含 10% 小牛血清的细胞培养基，培养条件为 37℃，5%CO_2，饱和湿度。培养 24 小时后分别加入不同剂量木尘水提取液（0、3.75、7.50、15.00、30.00 和 60.00 μg/ml）及有机提取液（0、0.06、0.13、0.25、0.50 和 1.00 μg/ml），每个染毒剂量设 3 瓶，同时设阳性对照（0.4 mg/L 丝裂霉素）和阴性对照。进行细胞微核和多核试验求出微核细胞率（包括合并多核）和多核细胞率（包括合并多核）。结果显示，当木尘提取液作用于 BALB/c-3T3 细胞时，榉木尘水提取液和有机提取液的细胞存活率分别为 83.7% ~ 18.9% 和 90.4% ~ 21.3%。经 χ^2 趋势性检验，均存在剂量 - 反应关系。用点斜法计算发现有机提取液毒性大于水提取液。榉木尘提取液诱发 BALB/c-3T3 细胞的微核和多核细胞率均高于各自的溶剂对照组，差异具有统计学意义（$P < 0.01$），并随提取液剂量的增高而有所增高，经 χ^2 趋势性检验，呈明显的剂量 - 反应关系。此外，木尘有机提取液所用剂量范围明显低于水提取液，与对照相比微核和多核细胞率净增高的数值各剂量组却大于水提取液。2 种提取液都是以双核为主，三核及以上者很少见。由于木尘中各种化学成分在水和有机溶剂中溶解性的不同，木尘两种提取液所含成分的种类和浓度有很大不同，因而造成了生物学效应上的差异。

吴萍等（2002）将 170 只昆明种小鼠（22 ~ 30 g）随机分为 17 组，每组 10 只（雌雄各半），经腹腔注射椴木尘水浸出液。木尘染毒组染毒剂量为 7.5、15.0 和 30.0 g/kg；阳性对照组给予环磷酰胺 35 mg/kg；阴性对照组给双蒸水。第 2 次染毒后 6 小时，将小鼠颈椎脱臼处死，取胸骨骨髓，按常规制片、染色，每只动物观察 1000 个嗜多染红细胞（PCE），记录含微核细胞数，计算微核细胞率。第 5 次染毒后 24 小时，迅速取动物肝组织 0.7 g，迅速用动物肝组织制备单细胞悬液，经铺胶、裂解、电泳、中和和染色后在荧光显微镜下观察 DNA 的迁移情况，用目镜测微尺测量彗星的尾长和总长，用尾长 / 总长代表 DNA 链断裂的程度。结果表明，各剂量组染毒小鼠的胸骨骨髓 PCE 细胞的微核细胞率与阴性对照组相比较，差异均有统计学意义（$P < 0.05$），且与染毒剂量之间存在剂量-反应关系（$r=0.78$，$P < 0.01$）。不同剂量染毒组小鼠肝组织 DNA 链断裂程度虽有随剂量的升高而升高的趋势，但与对照组相比，差异无统计学意义（$P > 0.05$）。

赵冰樵等用某厂花梨木尘（硬木）水提取液，进行了小鼠胸骨骨髓嗜多染红细胞（PCE）微核实验。使用昆明种小鼠 60 只，雌雄各半，随机分为低、中、高 3 个剂量组（25、50 和 75 g/kg 组）。阴性对照组给予双蒸水，阳性对照组给予环磷酰胺（CP）（30 mg/kg）。经腹腔注射染毒，染毒 2 次，间隔 24 小时。第 2 次染毒后 6 小时，将小鼠颈椎脱臼处死，取胸骨骨髓进行嗜多染红细胞（PCE）涂片，计算微核率。结果发现，中、高染毒剂量组小鼠 PCE 微核率均高于阴性对照组，差异具有统计学意义（$P < 0.01$）。经相关分析发现，微核率与染毒剂量呈显著正相关（$r=0.98$，$P < 0.01$）。

4．致癌

Mohlashamipur 等对榉木尘的直接致癌性进行了研究，采用雌性 NMRI 鼠，将榉木尘样本在 pH=3 条件下由甲醇提取并进行纯化，使用二氧化硅凝胶柱进行层析，用丙酮作为载体进行致癌实验，在鼠背上剃除约 1 cm×1.5 cm 大小的皮肤，涂用上述提取液，一周染毒两次，每周的总剂量为 2.5、5、7.5 和 10g 等效木尘 / 鼠，共 3 个月，未使用促癌剂。结果发现，对染毒和未染毒小鼠的寿命进行比较，差异无统计学差异（$P > 0.05$）。129 只小鼠作为对照，3 只出现皮肤炎症，但没有肿瘤。188 只染毒组小鼠中 34 只出现不同类型的肿瘤，20 只出现皮肤的癌前病变。34 只所患肿瘤中 21 只为皮肤癌，12 只乳腺癌和 1 只淋巴瘤。与对照组相比，观察到整体致癌效应与剂量有关，且具有统计学意义（$P < 0.05$）。不考虑染毒组乳腺肿瘤和淋巴瘤，两组间皮肤肿瘤的发生率存在统计学差异（$P < 0.05$）。研究认为，榉木尘含有诱变和致癌成分。

（二）流行病学资料

1．横断面研究

Zuskin 等（2000）对 26 名不吸烟的女性茶工和 17 名女性对照进行了刺皮实验及血清总 IgE 水平测定，分别以组胺、不同茶尘浸制液以及霉菌、细菌抗原作皮试，观察皮试之后的立即反应。结果发现，所有茶工对组胺呈现出阳性反应，与对照组相比，差异具有统计学意义（$P < 0.05$）；对各种茶尘浸液的阳性反应也高于对照组，差异具有统计学意义（$P < 0.05$）。27%的茶工血清 IgE 高于正常水平，而对照组仅为 7%，说明茶工中确实存在变态反应。

Ghoih 等报道了印度 Sanand 镇 197 名从事烟叶生产的农业工人的调查结果，将受检者分为脱产接触组和接触组，测定了两组工人尿中尼古丁的含量。大多数农业工人年龄在 21 ~ 50 岁之间，作业工龄为 6 ~ 20 年。结果表明，在 197 名受检工人中有 175 名患有"绿色综合征"，临床症状表现为神经衰弱综合征，如恶心、晕眩、疲乏、衰弱、头疼等；呼吸系统症状患者表现为呼吸困难、气喘、干咳或咳嗽吐痰等。其中有神经衰弱综合征者 96 名，出现呼吸系统症状者 20 名，两类症状兼有 59 名。接触组工人均患有绿色综合征，尿中尼古丁排泄率（平均为 4.87 μg/ml）明显增高，与对照组相比，差异具有统计学意义（$P < 0.01$），说明尼古丁排泄量与绿色综合征的出现显著相关。其中呼吸系统症状患者尿中尼古丁含量为 5.09 μg/ml，神经衰弱综合征患者尿中尼古丁含量为 4.14 μg/ml，两者症状兼有者为 5.0 μg/ml。三者之间差异无统计学意义，但与对照组相比，均有增高，差异具有统计学意义（$P < 0.01$）。同时发现，绿色综合征可出现在烟厂烟草加工工人中，但此病以烟农居多，疾病过程一般较短，系一过性，多在几小时内消退。

罗惠予等采集了某糖厂压榨车间、蔗渣储存仓库、纸厂等环境的粉尘，使用酶联免疫法（enzyme-linked immunosorbent assay，ELISA）检测其中的黄曲霉毒素 B_1（aflatoxin B_1，AFB_1）含量。结果发现，该厂三处环境采集的粉尘中 AFB_1 均显示阳性，分别为（7.2 ± 1.30）μg/kg、（8.0 ± 1.23）μg/kg 和（8.6 ± 1.82）μg/kg，三组差异无统计学意义（$P > 0.05$）。同时，还采集了 181 名生产部门（压榨车间、蔗渣储存仓库、造纸厂）工人及 203 名非生产部门（行政管理、食堂及厂区内超市等）工作人员的血清样本。ELISA 法检测结果提示，生产部门 181 名工人中，102 名出现血清 AFB_1 白蛋白加合物阳性，浓度为（38.51 ± 44.80）

pg/mg albumin；而非生产部门的 203 名工作人员中，仅有 12 名出现血清 AFB_1 白蛋白加合物阳性，浓度为（15.58 ± 6.42）pg/mg albumin，两组差异有统计学意义（$P < 0.05$）。为排除饮食摄入 AFB_1 对结果的干扰，从糖厂内的食堂、居民宿舍采集粮食样本并对其 AFB_1 含量进行检测，结果均未检测到 AFB_1。此外，还回顾性分析了该糖厂近 20 年来肝细胞癌（hepatocellular carcinoma，HCC）病例的发病特点，发现肝细胞癌患者吸入含 AFB_1 的粉尘与糖厂工人发病的比值比 OR=5.24（95%CI：2.7 ～ 9.88）。

2．队列研究

杨跃林等（2000 年）对某木材综合厂进行了回顾性队列研究，选择的接触组为该厂接触木尘者 2362 人（男 1707 人，女 655 人），观察了 35 679 人年，观察期 15 年（1978 年 1 月 1 日至 1992 年 12 月 31日），对照组为本地某煤矿职工 2587 人，观察了 54 040 人年，观察期 21 年（1972 年 1 月 1 日至 1992 年 12 月 31 日），并与当地居民的死亡率进行了比较。队列中全部癌症患者均为 I ～ III 级临床诊断，接触组工人患前 3 位的癌症分别是肺癌（35.1%）、肝癌（18.2%）和食管癌（15.6%）。与对照组比较，接触组全瘤、肺癌、肠癌和食管癌的标化死亡比（SMR）分别为 242.52、74.62、43.78 和 42.82，相对危险度（RR）分别为 1.95、4.08、3.23 和 2.88，均有统计学意义（$P < 0.01$）。与当地居民的死亡率比较，接触组的全癌、肺癌、肠癌和白血病的 SMR 分别为 154.8、218.6、284.8 和 35.27，均有统计学意义（$P < 0.05$ 或 $P < 0.01$），提示木尘接触工人这几种癌症的死亡率高于一般居民。本研究表明，木尘可能与肺癌、肠癌、食管癌、肝癌和白血病发病有一定关系。

杨跃林等（2000 年）用回顾性队列研究方法，选择的接触组为四川某木材综合厂工龄 1 年以上的接触木尘职工 2362 人（男 1707 人，女 655 人），观察期 15 年（1978 年 1 月 1 日至 1992 年 12 月 31 日），观察了 33 679 人年。对照组为当地某煤矿工龄 1 年以上男性职工 2587人，观察期 21 年（1972 年 1 月 1 日至 1992 年 12 月 31 日），观察了 54 040 人年。该厂主要产品有成材、胶合板、纸张等，年耗用原木 17

万立方米，以桦木、冷杉、云杉和云南松等为主要材种。结果显示，与对照组相比，肠癌的 SMR 为 43.78（相对危险度 =4.08，$P < 0.01$），说明木尘暴露者肠癌的危险性高于煤矿职工。与成都市居民比较，接触组肠癌的 SMR 为 272.1（95%CI：136 ~ 487，$P < 0.01$）。按年龄分层，30 ~ 34 岁组的 SMR 最高。提示木尘可能与肠癌有关。

李欣欣等（1999）以皮毛厂 1961 年 1 月 1 日至 1975 年 12 月 31 日入厂的全部职工（包括调离、退休、死亡）为调查对象，观察至 1986 年 12 月 31 日，进行 26 年的回顾性队列研究。对癌瘤死亡采用回顾性队列调查方法；调查现场劳动条件、生产工艺过程，并对上述调查发现的可疑致癌物分别进行测定；收集皮毛积尘、鞣制液及工人尿进行 Ames 试验。队列中职工总人数为 1832 人，总人年数为 40 730.5，癌症的年平均死亡率为 373.18/10 万。因恶性肿瘤死亡 152 人，占全死亡人数的 32.0%。男女全肿瘤死亡的比值为 18 : 1。男性癌瘤死亡率为 419.51/10 万，明显高于天津市居民的癌瘤死亡率（71/10 万）。用天津市居民 1973—1975 年的癌瘤死亡率作参比，SMR=336，差异有统计学意义（$P < 0.05$）。该研究队列的死因别死亡率中，与其他死因相比，全肿瘤死亡数列第一位，恶性肿瘤前三位为胃癌、肺癌、肝癌。恶性肿瘤死亡以裁制和熟皮工种最多，其肿瘤死亡率与天津市居民相比，SMR 分别为 506 和 322，差异有统计学意义（$P < 0.05$）。车间空气毒物测定结果发现，裁制车间铬的浓度最高达 16.00 μg/m³，铬含量分析显示熟制毛皮为 3565 μg/m³，熟毛皮降尘为 6065 μg/m³。各种皮毛和裁制车间降尘中均检出不同浓度的亚硝酸盐。尤以鞣制后的旱獭皮含量最高（16.22 mg/kg）。裁制毛尘、染色毛尘、工人尿的 Ames 试验均为阳性。提示皮毛工的癌症高发可能是由于皮毛尘中的亚硝酸化合物和铬化合物引起的。

3．病例对照研究

Parent 等（1998）为了探索职业环境与胃癌之间的关系，进行了以人群为基础的病例对照研究。病例组为 250 名男性胃癌患者，对照组为排除了患其他癌症的可能的 2289 名男性，其中 533 名对照通过采访获得了详细的工作经历及其他相关资料。在初步调查和文献综述上，选择 16 个职业中 32 种物质进行多变量分析。结果发现，有机粉尘中木尘和粮尘的暴露可能是胃癌的危险因素。

Langevin 等（2013）选择位于美国波士顿地区的几所教学医院确诊的 951 名头颈部鳞状细胞癌（口腔：ICD-9 141.1 ~ 141.5，141.8，141.9，143 ~ 145.2，145.5 ~ 145.9，149.8，149.9；咽：ICD-9 141.0，141.6，145.3，145.4，146，149.0，149.1；喉咽 ICD-9 148；喉：ICD-9161）作为病例组和当地的 1193 名健康人作为对照组。研究 5 种粉尘职业暴露与波士顿地区头颈部鳞状细胞癌之间的关系，包括木尘、混凝土尘、皮革尘、金属粉尘、烟囱烟尘。使用多变量 logistic 回归来评估各种物质的职业暴露与头颈部鳞状细胞癌直接的关系，在调整了年龄、性别、种族、吸烟、饮酒、教育和血清 HPV16L1 病毒蛋白抗体等指标之后，发现各种职业暴露对于头颈部鳞状细胞癌的风险为：木尘（OR=1.2，95%CI：1.0 ~ 1.3），皮革尘（OR=1.5，95%CI：1.2 ~ 1.9），金属粉尘（OR=1.2，95%CI：1.0 ~ 1.4）。

（三）中毒临床表现与防治原则

1. 急性中毒

多数有机粉尘对于呼吸道的影响较为严重，呼吸道症状多。某些粉尘接触后，有明显的急性期，如接触有机粉尘后，往往出现发热、咳嗽、咳痰及支气管哮喘等急性呼吸道症状。听诊可闻及两肺有湿性啰音或喘鸣音，脱尘后上述症状一般可以缓解，继续接触又可发作。有的则无明显症状。从 X 线表现看，急性期早期发作的特点是两肺呈现弥漫分布的粟粒状阴影和局限性淡薄的雾状阴影。一般情况下，脱离接触环境之后，阴影可以消失或消退。

日本学者曾报道一例线香尘肺患者，死前症状突然加剧，主要表现为咳嗽、吐痰、呼吸困难、心悸。两肺呼吸音稍粗、两肺可闻及小水泡音，终因肺源性心脏病而死亡，尸体证实为线香尘肺。

Jyao 报告了一例接触未加热的聚氯乙烯树脂所致的职业性哮喘。特点是接触聚氯乙烯尘后，出现咳嗽、气短等哮喘样症状，一般于上班 2 ~ 3 小时发病，起初是 3 ~ 4 个月发作一次，过段时间后，每天发作，无家族哮喘史。哮喘发作多在凌晨 2 ~ 3 点，周末及假日缓解，不需要任何治疗。支气管激发试验表明，当患者接触聚氯乙烯粉尘（可吸入性粉尘 0.12 mg/m³）20 分钟后开始测试，结果发现吸入后 9 小时，呼气流速峰值出现下降，16 小时达到最低值，比正常基数下降 58%。

2. 慢性中毒

长期接尘或急性症状反复发作之后，大多数患者有慢性病变的症状，在晚期表现为慢性阻塞性肺疾病（COPD），可有较严重的咳嗽、气急、乏力、心慌和发绀等一系列临床症状，并合并肺部感染以及肺结核等。在接触有机粉尘后期通常会出现肺功能的改变，其明显变化为通气功能障碍和严重的弥漫功能受损。主要是由于吸入有机粉尘对呼吸道不断地刺激作用，导致充血、水肿、分泌物增多，呼吸道上皮变性、坏死、脱落和异常增生，以及出现肺泡壁增厚、肺气肿、小叶性肺不张和肺支气管周围纤维组织异常增生等病理性改变，这些病变可以导致肺容量减少。气道阻力增大、肺气体弥漫面积减少，弥漫距离增加，致使肺功能受到不同程度、不同类型的损害。许多病例的血气分析证明，由于弥漫性功能障碍，致使动脉血气分压和血氧饱和度降低。X 线可观察到两肺纹理显著增强，并出现网织状阴影或其他不规则阴影，早期多为 1～2 mm 的结节、网影，以后网影可以增粗，结节增大，网影一般呈弥漫性分布，但以中、下肺野较为显著，当网影增多、增粗时可见蜂窝状并常出现肺气肿。一般在网影出现的同时，可见弥漫分布、浓淡不一、边缘模糊形态不一的斑点状小阴影。

Ruffer 等报告一例纺织工人，工龄 30 年，患棉尘病，肺检可见慢性肉芽肿性肺炎、广泛纤维化，肺组织可见大量棉尘和棉尘小体，小体中心为棉纤维，周围为含铁有机物。Pratt 调查了 49 例纺织工人，发现与非纺织工人相比，其黏液腺增生和杯状细胞化生明显，肺间质纤维化和肉芽肿形成，肺支气管腺体增生，平滑肌增大。

日本学者佐野报道了一例接触谷尘工人的肺叶切除病理检查结果，患者从事小麦磨粉业 15 年。小麦来自加拿大和美国，在生产小麦及麦糠材料时可产生大量粉尘。病理检查时，肉眼见肺组织内 0.5～2.0 mm 的黄色不整齐结节，有的结节为稀松分布的黑色结节。

镜检发现肺泡内充满大量巨噬细胞，巨噬细胞内可见白色异物。并发现由淀粉样异物形成的巨噬细胞肉芽肿及其纤维化，但其纤维化程度较低，大部分为网状纤维，在 1.5 mm 以上的结节内，也可出现少量胶原纤维，有可能是工人粉尘吸入量增加，结节增大并融合时，其纤维化程度进一步加重。

侯光伟等（1997）对 94 名接尘工龄 1 年以上的男性木工进行了呼吸系统症状的调查与肺功能检测，另外在其他车间选取劳动强度相似的，不接触木尘的 310 名男性工人作为对照。结果发现，与对照组相比，接尘组呼吸系统症状的阳性率与慢性支气管炎患病率显著增高，FVC、FEV_1、MMF、V_{50} 与 V_{25} 等肺功能指标的实测值占预计值百分比明显下降，异常率则明显增高。Holness 等对 50 名木工和 49 名对照工人进行的调查，同样发现接触工人咳嗽、咳痰、气短等呼吸系统阳性率与慢性支气管炎患病率明显高于对照组。

3．防治原则

（1）目前我国尚未将有机粉尘引起的疾病列入国家职业病名单。根据国内外研究，其诊断主要依据接触史、X 线胸片的改变，X 线改变主要以网状阴影和点状结节影分布范围进行诊断。但是与一般尘肺不同，有机粉尘尘肺的一般临床症状出现较早，而且改变明显，常常伴有肺功能的改变。因此，对于有机粉尘尘肺的诊断，除了依据 X 线胸片之外，临床症状和肺功能的改变也是必不可少的。

（2）降低生产环境中有机粉尘的浓度、减少工人接触量，如加强通风、加强密封，不能完全密封的作业，可使用吸尘罩。

（3）使用无毒的有机材料代替有毒的有机材料，如合成纤维危害性较小，可使用合成纤维代替棉、亚麻和麻。

（4）加强个人防护，包括高领工作服、长袖套，当有皮肤刺激时，应佩戴长袖手套，对黏膜刺激性粉尘应该佩戴防尘口罩。下班后沐浴。

（5）就业前体检，早期发现患有肺疾患或过敏性疾病或过敏体质的人，不得从事相应有机粉尘作业。定期体检，如出现相应症状和体征，应该尽可能减少接触，调换工种。

（6）对有机材料进行相应的预处理，能够有效地降低有机粉尘的毒性。如采用蒸棉法能够减少棉尘的生物效应；在棉花开包时喷洒一种高度精制的"白油"，能够减少棉尘中的生物活性物质。

五、毒性表现

通过大量调查研究，目前已认识到有机粉尘和无机粉尘作为异物沉积在肺内所引起的异物作用和机械刺激作用是相同的，且可能由于异物性炎症而发展至肺弥漫性纤维化。

（一）动物实验资料

1. 急性毒性

Antognelli 等（2014）分别使用松木和橡木粉尘（50 和 500 µg/ml）分别对人类支气管上皮细胞（BEAS-2B）处理 2 小时和 6 小时。结果发现，随着处理时间和剂量的增加，细胞生存能力下降，存活细胞比例不断下降。与对照组的细胞相比，50 µg/ml 松木尘处理组细胞生存能力下降到 67%（处理 2 小时）和 86%（处理 6 小时），500 µg/ml 松木尘处理组细胞生存能力下降到 77%（处理 2 小时）和 77%（处理 6 小时）。50 µg/ml 橡木尘处理组细胞生存能力降低到 71%（处理 2 小时）和 37%（处理 6 小时），500 µg/ml 橡木尘处理组细胞生存能力降低到 41%（处理 2 小时）和 30%（处理 6 小时）。

Urbain 等（1999）将 29 只健康雄性 Belgian Landrace 猪暴露于具有饲料粉尘（1 ~ 15 mg/m³）和尘埃内毒素（50 ~ 2500 mg/m³）的环境中 6 天。测量白蛋白浓度，乳酸脱氢酶（LDH）活性，鼻腔灌洗细胞组成（NL）和支气管肺泡灌洗（BAL），以及血液和肺泡灌洗液中 CD4⁺ 和 CD8⁺ T 淋巴细胞的百分比。结果发现，暴露不影响 NL 液或血细胞的组成成分。暴露组中支气管肺泡灌洗液中的细胞总数都增加。在粉尘较低浓度（4.4 mg/m³）时就能够引起巨噬细胞计数的增加。CD4⁺ 和 CD8⁺ T 淋巴细胞在血液和肺泡灌洗液中的比例没有发生变化。在所有的暴露组，BAL 液中白蛋白含量增加，而 LDH 活性不受影响。在镜下观察到肺巨噬细胞和淋巴细胞的浸润和水肿。研究认为，吸入饲料粉尘不会引起鼻黏膜的炎症，但是会引起支气管肺炎。

2. 慢性毒性

黄靖雄等选择体重 200 g 的雄性 Wistar 大鼠，取一粮食加工车间降尘，用生理盐水配制成每 1 ml 含 50 mg 粉尘的混悬液（游离 SiO_2 为 2.03%），用气管注入法，每只大鼠共注射 2 ml，每周注射 2 次，每次注射 0.5 ml，对照组注射等量生理盐水，于最后一次染毒后 1、3 个月处死。肉眼观察，染毒组均可见肺表面有局灶性针头大小的白色斑点，余未见异常。光镜检查，染毒 1 个月后以小气道慢性炎症为主要病变，表现为细支气管、终末支气管及呼吸性支气管上皮细胞有脱落、增生，部分可见鳞状化生，部分肺泡壁增厚呈局灶性肉芽肿样病变，少数病灶有纤维化趋势，胶原纤维增生，出现梭形细胞。染毒 3 个月后以支气管慢性炎症为主，小气道病变基本恢复，未见明显的肉芽肿病变及纤维增生灶。对照组仅有轻度的支气管慢性炎症。电镜观察，透射电镜下两组均可见 Ⅱ 型肺泡上皮细胞增生，板层小体增多，肺泡巨噬细胞增多且吞噬有粉尘颗粒和其他异物，染毒 1 个月组可见肺间质中胶原纤维增多，但未见明显的纤维化灶。而对照组未见异常。

杨振平等以 0、100、400 和 800 mg/kg 木尘和博来霉素阳性对照通过气管内注入的方式对 100 只清洁级 Wistar 大鼠进行染毒，观察第 7、15、30 和 60 天的肺组织病理切片并测量胶原纤维面积。结果显示，各剂量染毒组大鼠第 7、15 和 30 天出现肺间质淤血、水肿，间质增宽，有炎症细胞浸润；第 60 天各剂量染毒组大鼠肺组织结构基本正常；各剂量染毒组大鼠胶原纤维面积与阳性对照组比较，差异无统计学意义（$P > 0.05$）。因此认为木尘能引起急性肺组织炎症反应，但不引起肺明显纤维化。

陈洪权等采用来自某粮仓清筛和卸运现场的粉尘对 Wistar 大鼠（雌雄各半）进行气管滴注，该粉尘中游离二氧化硅含量约为 12.4%，有机成分为 62.3%，5 μm 以下粉尘占 62%。结果发现，处理后 3 个月后染毒组大鼠肺组织镜下可见肉芽肿样病变，病灶中含有淋巴细胞、浆细胞、中性粒细胞、单核细胞、尘细胞和多核异物巨细胞，并可见粉尘颗粒。染毒 6 个月后，肺肉芽肿中的淋巴细胞、中性粒细胞、浆细胞等已少见，主要为类上皮细胞、多核异物巨细胞、少量粉尘和增生的纤维组织，肺间质内有纤维组织增生。染毒 12 个月后，纤维组织增生较明显，并排成纤维组织性结节，除了大量网状纤维外，还可见少量胶原纤维，特别是小支气管及支气管。细支气管周围肺泡壁增厚，并可见局限性肺气肿。可以看出，粮谷尘对肺的损害主要表现为间质纤维化，而病变过程的特点可能是先出现间质样的改变，进而表现为肺肉芽肿损害和慢性呼吸道炎症，最后形成纤维化，即间质肺炎、肺肉芽肿和支气管炎、弥漫性肺间质纤维化。虽然很少有像硅沉着病（矽肺）那样的胶原纤维化结节，但是对肺组织损伤较明显。

中国医科大学课题组将烟草分三次通过气管注入（总量为 150 mg）进行成年 Wistar 大鼠染毒（雌雄各半），观察一年半。病理检查发现，纯烟草尘染毒组肺切片可见肺泡壁增厚，肺间质明显增生，粉尘灶多而密集，内有烟草粉尘颗粒，网状纤维增生，有的部位有胶原纤维增生，系支气管因淋巴组织增生，肺淋巴结有多处粉尘灶。车间烟草（游离二氧化硅含量为 12%）染毒组改变与纯烟草染毒组基本相同。研究认为，烟草尘（含硅量为 0.5%）及纯烟草尘均能引起肺组织纤维化，纯烟草含硅量甚低，说明纯烟草尘本身亦具有致纤维化作用，并认为烟草尘的致纤维化是纯烟草和游离二氧化硅等物质共同作用的结果。

陈杰等收集某皮毛厂缮缝、梳毛工序的工作面自然降尘，将粉尘剪碎，研磨备用。将 Wistar 大鼠，体重 180 ~ 220 g，雌雄各半。随机分为生理盐水对照组、石英对照组、梳毛组（游离 SiO_2 含量为 0.6%）、缮缝 1 组（游离 SiO_2 含量为 0.7%）和缮缝 2 组（游离 SiO_2 含量为 17.6%）。大鼠经气管内注入，除石英组为一次染毒 40 mg/ml 外，其他各组均为染毒三次，每次间隔 15 天，第一次 40 mg/ml，后两次各为 30 mg/ml，总染毒剂量为 100 mg。于染毒后 1、3、6 和 12 个月做肺组织病理学检查及全肺胶原含量测定，每组每次 5 ~ 8 只。开胸摘取肺及肺门淋巴结，观察形态改变。组织常规制成 5 μm 厚切片，染色后光镜下观察病理改变。研究发现，早期为间质肺炎样改变和呼吸道炎症，后期为肺间质纤维增生或纤维结节形成。缮缝 1 组及缮缝 2 组表现为肺间质轻度纤维增生，而梳毛组粉尘可引起结节型纤维化灶。此时，肺超微结构改变表现为Ⅰ型肺泡上皮细胞增生，支气管及小血管周围纤维组织增生，梳毛组见有粗大胶原纤维束，而全肺胶原含量也相应增高。表明皮毛粉尘具有一定致纤维化作用，致纤维化作用的强弱与自然降尘中游离 SiO_2 含量有关。

3．致突变

刘玉清等采用体外培养中国仓鼠肺成纤维（CHL）细胞微核试脸方法，对成都市木材综合加工厂混合木尘进行了诱变性研究。分别选用木尘水悬液及木尘有机提取液作为受试物。混合木尘采自成都市木材综合加工厂车间空气除尘器，经 200 目过筛。该木尘为桦木、柳胺木混合尘。结果发现，木尘水悬液及有机提取液的 LD_{50} 分别为 500×10^3 μg/L 和 58×10^3 μg/L。故正式试验时，剂量设计分别为：木尘水悬液组 500、250、125 和 62.5×10^3 μg/L，木尘有机提取液组 58、29、14.5 和 7.25×10^3 μg/L。染毒 24 小时或 2 小时试验中，染毒结束后，细胞需继续培养 22 小时。按常规方法收获细胞，低渗，固定，制片，染色。木尘水悬液及有机提取液两种受试物在 24 小时或 2 小时试验条件下均能诱发 CHL 细胞微核细胞率显著升高，且有明显的剂量 - 反应关系，故木尘水悬液及有机提取液在本试验条件下 CHL 细胞体外微核试验为阳性，表明该混合木尘具诱变性。另外，试验结果还显示，染毒 24 小时条件下，木尘有机提取液诱发微核细胞率比木尘水悬液组明显，表明该混合木尘经有机溶剂提取后诱变性增强。而染毒 2 小时条件下，木尘水悬液及有机提取液诱发微核细胞中均较处理 24 小时有明显增加，也显示木尘悬液和提取液经活化后诱变性增强。

Nelson 等（1993）将山毛榉木粉尘的水、乙醇和甲醇提取液通过鼻腔滴注的方式对雄性 Wistar 大鼠（体重 220 ~ 250 g）进行染毒，粉尘剂量分别为 0、0.5、1.0 和 2.0 g/kg，每隔 24 小时进行染毒，一共 3 次，同时设立对照组。在最后一次染毒后 24 小时，处死大鼠，对大鼠鼻腔组织细胞中的微核和 DNA 加合物进行测定。结果发现，与正常对照组大鼠自发的微核率（1.76±1.2）/1000 个细胞比较，经过乙醇木尘提取液处理之后，大鼠微核频率显著增加并存在剂量 - 反应关系，差异具有统计学意义（$P < 0.01$）。但是，使用甲醇或水的木尘提取液

染毒，未见微核率增加（$P > 0.05$）。使用 ^{32}P 后标记法检测 DNA 加合物，发现鼻腔组织细胞 DNA 加合物产生量在各组之间均无统计学意义（$P > 0.05$）。

4．致癌

国际癌症研究所（IARC）于 1980 年确定了木工鼻腔癌及副鼻腔癌主要是由职业因素引起的，并于 1995 年将木尘归入人类致癌物（1类）。国际劳工组织（ILO）于 1979 年把家具行业引起的鼻窦癌列入职业病名单。

何鹏等（2002）为了探讨桦木尘的致癌性，应用小鼠肺肿瘤短期诱发实验一阶段和两阶段模型检测了桦木尘水提取液和有机提取液。取健康昆明种小鼠 400 只，随机分 8 组，每组 50 只，雌雄各半。动物染毒的剂量是根据 Horn 氏法计算的桦木尘水提取液的 LD_{50}（20.0 g/kg）和有机提取液的 LD_{50}（42.2 g/kg）设计的，最高剂量组为 1/5 LD_{50}，中、低剂量分别为 1/10 LD_{50} 和 1/20 LD_{50}，所有染毒组均为从第 1 周开始腹腔注射，每周 1 次，连续 5 周。染毒结束 1 周后每天喂饲含 0.5% 二丁基羟基甲苯（butylated hydroxytoluene，BHT）的植物油拌软饲料，连续 3 周。结果发现，小鼠肺肿瘤短期诱发两阶段实验中，桦木尘水提取液的 1、2、4 g/kg 这 3 个剂量染毒组诱发的平均肿瘤数和肺肿瘤发生率分别为 0.04、4.08%；0.15、8.33% 和 0.24、14.30%，随着剂量的增加而有所提高，经回归曲线拟合方差分析，存在明显的剂量 - 效应关系，差异具有统计学意义（$P < 0.05$）。其中，4 g/kg 剂量染毒组小鼠平均肿瘤数和肿瘤发生率与对照组和 1 g/kg 剂量染毒组相比，差异具有统计学意义（$P < 0.05$）。桦木尘有机提取液亦引起了肺肿瘤发生率和平均肿瘤数的增加，但各组之间差异无统计学意义（$P > 0.05$）。

（二）流行病学资料

1．横断面研究

佐野报道了一例接触麦尘工人的肺叶切除病理检查结果，患者从事小麦磨粉业 15 年。小麦来自加拿大和美国，在生产小麦及麦糠材料时可产生大量粉尘。病理检查时，肉眼见肺叶上有 0.5 ~ 2.0 mm 的黄色不整齐结节，有的结节为稀松分布的黑色结节。镜检发现肺泡内充满大量巨噬细胞，巨噬细胞内可见白色异物。并发现由淀粉样异物形成的巨噬细胞肉芽肿及其纤维化，但其纤维化程度较低，大部分为网状纤维，在 1.5 mm 以上的结节内，也可出现少量胶原纤维，有可能是工人粉尘吸入量增加，结节增大并融合时，其纤维化程度进一步加重。研究认为，麦尘只有在消化道含有的丰富的酶作用下才能溶解，在肺内只能起到难溶粉尘的异物作用，而逐渐形成结节。

辛业志等（1992）对湖南 1212 名粮谷尘作业工人进行胸部 X 线检查，发现 0+ 期尘肺 50 例，检出率 4.13%；Ⅰ期尘肺 9 例，检出率为 0.7%；未发现Ⅰ期以上尘肺，平均发病工龄为 30.6 年。胸部 X 线表现为肺纹理增多、增粗、扭曲变形，并可见少量密度较少的细小结节影，分布稀疏，未见胸膜改变。谷尘中游离二氧化硅含量为 1.73（榨油糠粉）～ 23.96（进谷）mg/m^3。

楼介治等对 347 名分别从事烟草、皮毛、谷物和木尘作业 1 年以上、无肺通气功能检查禁忌证的在职职工进行了班前、班后肺功能测定，其中从事烟草 105 人（男性 29 人，女性 76 人），皮毛 93 人（男性 49 人，女性 44 人），谷物 111 人、木尘 38 人均为男性。另选劳动强度相似，不接触粉尘的工人 101 名作为对照，其中男工 37 人，女工 64 人。采用日本产 ST-300 型肺通气功能仪，对接尘与对照工人于班前及班后分别测定最大呼气时间容量曲线与流速容量曲线，选其中最优者由仪器自动校正为 37℃饱和水蒸气压时的肺内容量，并打印出各项肺通气功能指标数据。以用力肺活量（FVC）、第一秒时间肺活量（FEV_1）、最大呼气中期流速（MMF）与 50%、25% 肺容量时的瞬时流速（V_{50}、V_{25}）等作为分析指标。以（班前值 – 班后值）/ 班前值 ×100% 作为急性肺通气功能改变率。改变率按降低程度分级，其值小于 5% 或无降低者为无改变；5% 或以上但不足 10% 者为轻度降低；10% 或以上但不足 20% 者为重度改变。结果表明：从事烟草、皮毛、谷物、木尘作业的接尘工人肺通气功能各项指标的平均值，班后测定值多较班前低，其差值具有统计学意义（$P < 0.05$）；与对照组工人相比，不论是接触烟草粉尘工人还是接触皮毛粉尘的工人，其肺通气量各项指标班后与班前差值的平均值多以接尘工人为高，且多具有统计

学意义（$P < 0.05$）；烟草、皮毛、谷物接尘工人肺通气功能各项指标的急性改变率较对照工人明显增高。在此基础上，按照配对设计原则，对调离烟草、皮毛粉尘作业老工人的非通气功能损害程度进行了深入的分析。分别对从事黄麻、烟草、皮毛、谷物、木尘等有机粉尘作业1年以上的工人进行检测，共计1511人（肺通气功能检测方法同前）。其中接触黄麻488人（男性267人，女性211人）、烟草301人（男性134人，女性167人）、皮毛314人（男性212人，女性102人）、谷物214人和木尘94人均为男性。另外在沈阳市、辽阳市、凤城县分别选择不接触粉尘，劳动强度相似的965名工人作为对照，其中沈阳市310人（均为男性）、辽阳市332人（男性207人，女性125人）、凤城县323人（男性159人，女性164人）。以这3地不吸烟对照工人肺通气各项指标的实测值为基础，选用年龄（岁）、身高（cm）、体重（kg）作为自变量，用逐步回归法分别计算出男女工人肺通气功能各项指标的预计值公式。肺通气功能异常率判定标准：FVC、FEV_1 小于预计值80%，MMF、V_{50}、V_{25} 小于70% 为异常。配对条件为：男女分配；吸烟与不吸烟分配；年龄不超过 ±2 岁；身高不超过 ±2 cm；体重不超过 ±2kg。结果显示，与对照组相比，从事黄麻、烟草、皮毛、谷物、木尘作业的工人，不论吸烟与否，其肺通气量各项指标的实测值占预计值 % 显著降低，异常率明显升高。接触烟草粉尘、木尘工人与对照组工人配对比较结果表明，无论是接触烟草粉尘工人，还是接触木尘工人，其 FVC、FEV_1、MMF、V_{50} 等肺通气功能指标的实测值、实测值占预计值 % 均较对照工人明显降低，异常率则显著增高。

侯光伟等（1997）对某厂木型与车间接触木尘工人的哮喘发病情况进行了调查。参照英国医学研究委员会呼吸系统询问提纲，设计调查卡，并详细记录每名工人的职业史、既往史、家族性过敏史等。哮喘患者进一步做肺功能和血液 IgE 的检查。粉尘浓度测定采用滤膜增重法；粉尘中游离 SiO_2 含量分析采用焦磷酸溶解法；粉尘分散度的测定采用滤膜溶解法。结果显示，各采样点木粉尘几何平均浓度波动于 3.4 ～ 23.2 mg/m^3 之间。其中铣床点木尘浓度最高，为 23.2 mg/m^3；无设备区最低，为 3.4 mg/m^3。木尘分散度各采样点 5 μm 以下者占

70.88% ~ 80.00%。木尘中游离 SiO_2 含量较低为 0.19% ~ 0.30%。调查的 94 名男性工人中，检出哮喘患者 4 人，检出率为 4.26%，均为车铣班组工人。这 4 名患者肺通气功能均有明显损害，有 3 名患者血中的 IgE 水平呈现异常。认为这 4 名患者哮喘的发生可能与车床、岗位的工作环境有关，但是否为职业性哮喘，有待进一步从病因学上进行研究和探索。

刘树春等对伊春制材厂接触木尘 1 年以上的 67 名男性木工进行了肺功能测定，设立相应的不接尘的 61 名男性工人作为对照。该厂主要接触红松、白松、柞木、桦木、椴木和杨木等木尘，车间内木尘浓度几何均值为 9.9 mg/m^3，游离 SiO_2 含量为 0.02% ~ 2.2%。结果发现，木尘浓度为 9.2 ~ 11.7 mg/m^3 时，木工的 FVC、FEV_1、FEV_1/FVC 和 MMFR 均明显下降；木尘浓度在 4.5 mg/m^3 时，仅 FEV_1 和 MMFR 显著下降，而 FVC 和 MBC 下降不明显。对木工肺功能损害与接触剂量关系分析结果表明，累积接触剂量为 240 mg 时，木工一生按工作 30 年计算，接尘浓度为 8 mg/m^3，在此浓度下工作，FEV_1、FEV_1/FVC 与对照组相比虽有降低，但是差异无统计学意义 ($P > 0.05$)，只有 MMEF 显著降低。结合我国当时经济条件和防尘技术的可行性，认为木尘（不包括致敏性木尘）最高浓度以 8 mg/m^3 为宜。

杨跃林等 (2001) 用现况调查的方法对某木综厂木尘作业工人（男 1728 人，女 1018 人，平均年龄 32.3 岁，平均工龄 12.7 年）的健康情况进行调查，并与对照组（男 899 人，女 509 人，平均年龄 37.7 岁，平均工龄 18.3 年）进行比较，详细询问了职业史、病史，行内科、外科、五官科的全面体检、胸部 X 线透视、血常规、尿常规和肝功等检查，根据体检结果作出了疾病诊断意见。结果表明，接触组患病率最高的疾病为咽炎和慢性鼻炎，患病率分别为 12.2% 和 9.5%。从性别分布看，男性慢性支气管炎和咽炎的患病率高于女性，差异具有统计学意义 ($P < 0.01$)，而扁桃体炎的患病率则为女性高于男性，差异有统计学意义 ($P < 0.05$)。其他疾病的患病率两性差异无统计学意义 ($P > 0.05$)。吸烟组慢性支气管炎和咽炎的患病率高于不吸烟组，差异有统计学意义 ($P < 0.05$)。其余疾病的患病率吸烟组与不吸烟

组差异无统计学意义（$P > 0.05$）。对照组的慢性鼻炎患病率高于接触组，差异有统计学意义（$P < 0.05$），其原因尚不清楚。接触组鼻中隔黏膜糜烂、鼻副窦炎和过敏性鼻炎的患病率高于对照组，差异有统计学意义（$P < 0.05$）。上述 3 种疾病均与吸烟无关，说明木尘与 3 种疾病有一定关系。研究认为，木尘与鼻中隔黏膜糜烂、鼻副窦炎和过敏性鼻炎有一定关系。

Boysen 等对暴露于松树、雪杉等软木尘的 44 名男性家具工人（平均年龄 48 岁，平均工龄 24 年）和 37 名不接触木尘的男性对照（平均年龄 49 岁）进行了鼻活组织检查。结果显示，与对照组相比，家具工人组有鼻黏膜组织的高度化生改变，差异有统计学意义（$P < 0.05$），4 名接触木尘的工人（9%）有鼻上皮发育异常。

孟凡静等（2002）报告了自 1992 年 1 月至 2000 年 1 月收治的职业接触红刺柏、水杉和黑云杉等混合性木尘致过敏性哮喘 13 例。13 名患者均为男性，年龄 16 ~ 57 岁，既往无支气管哮喘、心脏病、慢性支气管炎，均从事木工作业，接触木尘史 3 个月 ~ 6 年，均以喘憋、呼气性呼吸困难为首发症状而就诊。其中 10 名伴有咳嗽、咳白色黏痰，4 名伴有心悸，8 名伴有胸闷，2 名体温升高，达 38℃ 左右，13 名患者肺部听诊均闻及大量哮鸣音，2 名可闻及湿啰音。13 名患者均给予 β_2 受体激动剂、茶碱类药物、适量糖皮质激素及抗生素等治疗，临床症状均完全消失，出院后嘱患者变换工种并完全脱离原作业环境，6 名患者未再有职业接触木尘史，另 7 名患者均有再次职业接触木尘诱发哮喘发作而入院就诊的病史，经治疗及彻底脱离接触木尘后随访 1 年未再发作。

陈金磊（2012）选择 10 家进行过职业卫生申报的蔺草加工厂，进行粉尘污染情况调查，并查阅企业职业健康档案。在 10 家工厂里选择 200 名在岗工人（男性 92 名，女性 108 名）作为接触组进行问卷调查和体检，接触组工人年龄最大为 56 岁，最小为 25 岁，平均年龄为 39.7 岁，平均在 36.8 岁时开始从事蔺草加工工作，接尘工龄最长为 6.5 年，最短为 0.5 年，平均为 2.3 年。选择与接触组工人年龄、籍贯等相似的上岗前工人 200 名作为对照组（男性 88 名，女性 112 名）。结果发现，拔草、拣草和编织岗位呼吸性粉尘浓度分别为 2.82 ± 0.13 mg/m^3、2.48 ± 0.10 mg/m^3、1.83 ± 0.31 mg/m^3，均高于国家最高容许浓度（0.7 mg/m^3）。接尘组 FEV$_{0.1}$% 小于 80% 的例数多于对照组。两组比较差异有统计学意义（$P < 0.01$），FEV$_{0.1}$% 随接尘工龄增加而降低（$R=-0.499$，$P=0.008$）。吸烟与接尘暴露有协同作用（$F=31.72$，$P < 0.001$）。按中华人民共和国职业卫生标准《工作场所职业病危害作业分级（第 1 部分：生产性粉尘）》（GBZ/T229.1-2010），拔草、拣草、编织岗位的危害为中度危害作业。如果把肺功能异常率控制在 11.1%，以蔺草行业工人平均每天工作 10 小时，从事蔺草加工工作 30 年计算，呼吸性粉尘浓度不得超过 0.4 mg/m^3。

袁建国等（2006）选择 117 名女性接触棉尘的作业人员作为接触组（年龄 37.2 ± 7.5 岁，工龄 15.8 ± 5.1 年），113 名女性非接触粉尘的作业人员（年龄 35.8 ± 7.1 岁，工龄 15.3 ± 4.9 年）作为对照组，采用中华人民共和国国家职业卫生标准《棉尘病诊断标准》（GBZ56—2002）制定的接触棉尘工人呼吸系统症状询问表和肺功能测定方法，对女性作业人员的呼吸系统症状和肺通气功能进行调查。结果显示，胸部紧束感、胸闷、气短症状，接触组均高于对照组；急性肺功能改变（APFC）和慢性肺功能改变（CPFC）检出率，接触组较对照组增高，接尘工龄 > 10 年的差异有统计学意义（$P < 0.05$）。两组 X 线胸片异常指标肺纹理增粗、肺纹理紊乱和胸膜增厚，本次分析结果无明显差异。提示棉尘对呼吸系统功能的损害随着工龄的增长、接触空气棉尘浓度的增高、接触空气棉尘分散度的增高有加重的趋势，且以急性肺功能改变更为明显。

钱汉竹等对安徽省某卷烟厂在职接触烟草尘的工人、退休的烟草工人以及同一地区的在职无烟草尘接触的对照工人的肺功能测定结果进行了分析。在职接触烟草尘工人中男性 186 人，年龄 31.3 ± 6.5 岁，工龄 11.5 ± 6.3 年，女性 136 人，年龄 34.0 ± 7.8，工龄 12.9 ± 4.9；在职不接触烟草尘工人中男性 110 人，年龄 33.0 ± 9.5 岁，工龄 10.6 ± 9.0 年，女性 154 人，年龄 32.7 ± 7.9，工龄 10.8 ± 7.3；退休接触烟草尘的工人 82 人，年龄 60.9 ± 6.5，工龄 34.1 ± 8.0；退休的不接触烟草尘的工人 30 人，年龄 60.9±6.7，工龄 32.1±8.9 年。结果显示，在职接触烟草尘男工的 FVC、女工的 FEV_1 的班后与班前的差值明显大于对照工人的差值，差异有统计学意义（$P < 0.05$），且多项肺功能指标的急性异常改变率也高于对照工人，差异有统计学意义（$P < 0.05$）。两组退休工人肺功能的各项指标改变率则未见统计学意义（$P > 0.05$）。提示烟草尘可引起接触工人肺功能的急性损害，而在退休后不再接触时未发现急性损害。

李晓岚等（2002 年）对 204 名羽毛作业工人（观察组）和 257 名非接尘人员（对照组）做流行病学横断面调查。其中观察组均为从事羽毛加工生产的第一线工人，男 97 人，女 107 人，平均年龄 31.93（18 ~ 59）岁，平均接尘工龄 6.12（0.17 ~ 14）年；对照组均为当地从事服务行业或行政管理的非接尘人员，男 131 人，女 126 人，平均年龄 31.04（17 ~ 54）岁。结果发现，观察组各项呼吸系统症状及体征检出率、羽毛和尘螨抗原皮试阳性率、血清免疫球蛋白平均值均显著高于对照组（χ^2 值 5.68 ~ 75.93）。把观察组按接尘时间分为 < 4 年、4 ~ 5.9 年、6 ~ 7.9 年、> 10 年等 5 个工龄组，用卡方列联表法比较工龄与症状、体征之间的关系，结果发现，咳嗽、咳痰、鼻干鼻塞、胸闷气紧、眼痒流泪、咽充血、沙眼等项均显示出随工龄增加检出率亦显著升高，差异均有统计学意义（$P < 0.01$）。咳嗽、咳痰、鼻干鼻塞、眼结膜充血和皮肤瘙痒的检出率与粉尘浓度之间存在高度正相关（$r=0.643 ~ 0.883$，$P < 0.05$）。提示羽毛加工产生的粉尘可导致机体发生由 IgE 介导的变态反应性疾病，其变应原主要为羽毛和尘螨，并存在一定的剂量 - 反应关系。

Ijadunola 等（2005）对尼日利亚某面粉加工厂的 91 名男性工人（年龄 34.3±8.8 岁，工龄 5.6±3.9 年），20 名工厂内不接触面粉的男性职工作为内对照（年龄 38.9±9.7 岁，工龄 6.1±4.0 年）和 121 当地健康人作为外对照（年龄 36.1±9.6 岁）进行横断面研究。使用结构化问卷、体格检查、肺功能测定和环境粉尘检测收集数据。结果发现，与对照组相比，暴露组工人肺功能指标，包括 FEV_1 和 FVC 降低，差异具有统计学意义（$P < 0.05$）。29% 面粉接触工人的肺通气功能不正

常，而外对照为15%，内对照为10%。研究认为，面粉暴露能够增加肺功能降低的风险，呼吸道疾病的主要模式是气道阻塞。

Liu 等（2014）对辽宁省四个城市（沈阳、新民、朝阳、锦州）在塑料薄膜温室中从事作物种植或家禽养殖的5880名农民进行农民肺的横断面调查。对温室的高度、温度、相对湿度、通风频率、光照持续时间、农药使用情况，以及土壤表面和近地表土壤（10 cm）的温度、相对湿度、pH和微生物情况进行测量；并对农民进行问卷调查、肺功能测定和必要的临床检查。其中，5420名农民回答了调查问卷（92.18%），包括2660名男性（2660/5420，49.08%）和2720名女性（2760/5420，50.92%），平均年龄为44.76±10.66岁。结果发现，5420名温室的农民中5.7%（308/5420）被诊断为农民肺，其中男性（66.55%，205/308）显著多于女性（33.44%，103/308），差异有统计学意义（χ^2=39.93,$P < 0.005$）。308名农民肺患者中,25.32%（78/308）也被诊断出患有慢性阻塞性肺疾病，19.48%（60/308）同时患有哮喘。农民肺患者共同的临床表现包括头晕、头痛、咳嗽、疲乏、发热、胸闷，以及颈部、腰和膝盖疼痛，同时还出现过敏性皮肤病及消化道疾病。使用logistic回归评估农民肺的危险因素，发现农民肺危险因素包括：年龄，进入温室时间间隔短，温室的通风频率少于每4小时一次，温室的面积大于30 m² 但没有通风设施，通风时间少于30分钟，温室高度小于1.8米，温室湿度大于65%，经常接触发霉的材料，温室内居住，洗澡频率，温室内加热燃料，近地表土壤的微生物浓度等。

2. 队列研究

刘振林等对麻纺织厂50名接触黄麻尘工人（男性33人，女性17人）进行肺功能5年追踪观察，接触黄麻尘工龄均在10年以上。调查按照英国医学委员会（MRC）呼吸系统症状询问提纲所制定的调查表格，进行逐条询问调查并做详细记录。肺功能测定采用上海FJD-80型肺量计，共3项指标，即FVC、$FEV_{1.0}$和FEF_{25-75}。5年追踪结果显示，接尘工人肺功能实测值/预计值与接尘工龄均有负相关趋势，在排除年龄影响后，随着接尘工龄的延长，肺功能逐渐下降，说明黄麻尘对肺功能的影响表现为一种慢性进行性改变，存在累计效应。

郭爱芝等（1999 年）对河南、黑龙江两省的两家卷烟厂职工进行烟草尘与女性肺癌的回顾性队列研究。1982 年 1 月 1 日至 1994 年 12 月 31 日期间工资在册的，并且连续工龄在 1 年以上的女性职工均为调查对象。观察期为 13 年。调查内容包括调查对象的一般情况，死亡者的死因；各工种生产环境的烟草尘浓度。两烟厂应查人数为 4144 人，实查人数为 4003 人，贡献人年数 46138 人年，观察期死亡 323 人，其中肺癌死亡 31 人，全部调查失访率为 3.4%。调查结果显示，接触组的肺癌死亡专率显著高于非接触组（OR=2.87，$P < 0.05$），95%CI：1.06 ~ 8.02）。以两卷烟厂 1982—1994 年各生产工艺过程平均烟草尘浓度为分类依据，将接触组按接触烟草尘水平分为两组，分别计算其死亡专率，发现女职工随接触烟草尘水平的增加其肺癌死亡专率有逐渐增加的趋势，认为女性职工肺癌死亡与其接触烟草尘水平可能存在剂量 - 效应关系。提示接触烟草尘可能是女性肺癌死亡的危险因素。对吸烟和接触烟草尘的协同作用进行分析表明，吸烟和接触烟草尘对女性肺癌可能存在协同作用。

袁家牛等对某稻谷加工企业的接尘工人 66 名和对照 83 名进行了 4 年随访。其中接触组男性 42 人（年龄 36.10 ± 9.84 岁），女性 16 人（年龄 32.94 ± 7.61 岁）；对照组男性 50 人（35.24 ± 10.83 岁），女性 21 人（年龄 32.24 ± 5.2 岁）。结果显示，接触组 1991 年急性刺激反应患病率较 1987 年有所降低，这可能与 1991 年车间中谷尘浓度下降有关。但 4 年内接触组的慢性呼吸系统疾患发病率均高于对照组，这与工人较长时间（几何均数 $> 20 \text{ mg/m}^3$）在谷尘环境下工作有关。慢性呼吸系统疾患的患病率和发病率均为男性高于女性，可能与男性吸烟有关。对照组肺功能各指标急性改变异常率 4 年间比较接近，接触组的 V_{50} 和 V_{25} 急性改变异常率均为 1991 年低于 1987 年（但 $P > 0.05$，可能与人数少有关）。接触组肺功能各指标慢性改变值均为 1991 年低于 1987 年，经配对 t 检验，结果显示，$FEV_{1.0}\%$、V_{50} 和 V_{25} 在两组间差异有统计学意义（$P < 0.05$）。肺功能结果符合肺通气功能的阻塞性特征，主要表现为小气道流速下降。由于小气道流速测定可发现小气道早期病变和显示阻塞性通气功能障碍的损害程度，故认为小气道流

速测定可考虑作为接触谷尘工人健康监护的早期检测指标。

　　石晶等（2011）选择某市棉纺织厂的 447 名棉纺工人（男性 213 人，女性 234 人），平均年龄（37.8±10.6）岁，对照组为某丝纺织厂的 472 名丝纺织工人（男性 199 人，女性 273 人），平均年龄（36.6±10.7）岁。从 1981 年开始，分别于 1986 年、1992 年、1996 年、2001 年和 2006 年进行为期 25 年的跟踪调查，以第一秒用力呼气容积（FEV_1）的慢性改变作为肺功能改变的主要指标，采用广义估计方程估计累积棉尘中内毒素暴露对棉纺织工人慢性肺功能改变的影响。结果显示，棉纺织工人内毒素暴露与 FEV_1 降低间存在约 5 年的滞后期，棉纺织工人 5 年滞后累积内毒素暴露量每增加 1000 EU/m^3，可使慢性 FEV_1 每年减少 0.99 ml，差异具有统计学意义（$P < 0.05$），每停止暴露 1 年可以使 FEV_1 恢复 7.12 ml，差异具有统计学意义（$P < 0.05$）。因此认为棉纺织工人的长期棉尘及内毒素暴露会造成肺功能的慢性降低；累积内毒素暴露与工人 FEV_1 降低间存在滞后效应，而近期的累积内毒素暴露与工人 FEV_1 慢性降低间关系不显著。

　　付爽等采用统一调查方案、步骤和问卷，收集 2006 年 8 月至 2009 年 6 月辽宁省沈阳市、新民市、朝阳市和锦州市 4 个地区郊区从事塑料大棚的资料完整的 5420 名（男 2660 名，女 2760 名）农民进行筛检及肺功能检测。发现"大棚肺"患者 308 名，患病率为 5.68%（308/5420），其中男性占 66.55%（205/308），女性占 33.44%（103/308），男性较女性患病率高，差异具有统计学意义（$\chi^2=39.93$，$P < 0.05$）。不吸烟人群中"大棚肺"患病率 [6.08%（214/3518）] 较吸烟人群 [4.94%（94/1902）] 有增高趋势，但无统计学意义（$P > 0.05$）。308 例"大棚肺"患者中，180 名（58.44%）出现发热、寒战，192 名（62.34%）出现咳嗽、咳痰，160 名（51.95%）出现胸闷气急，164 名（53.25%）两下肺可闻及捻发音，153 名（49.68%）肺部有影像学改变，147 名（47.73%）出现肺功能异常，136 名（44.16%）血清 IgE 抗体阳性，轻度"大棚肺"患者为 62.34%（192/308），重度"大棚肺"患者为 38.66%（116/308）。

　　Laakkonen 等（2006）在 1971—1995 年对 3000 万名出生于

1906—1945 年的芬兰人进行了队列研究。鼻癌、喉癌、肺癌和间皮瘤通过芬兰癌症登记处进行登记确认，人群的职业暴露资料来自于人口普查资料。一共观察到呼吸系统癌症 20426 例。分析发现，男性接触木尘对于鼻癌的发生具有低风险 [标准化发病率比（SIR）=1.42，95%CI：0.79 ~ 2.44]。工厂粉尘作业者（主要是粮食加工者）是喉癌的高发人群（SIR=3.55，95%CI：1.30 ~ 7.72）。男性接触木尘对于肺癌的发生属于低风险（SIR=1.11，95%CI：1.04 ~ 1.18）。接触木尘对于女性患间皮瘤属于低风险（SIR=4.57，95%CI：1.25 ~ 11.7）。

3. 病例对照研究

Demers 等对来自 7 个国家的 12 个病例对照研究的数据进行了合并之后再分析，数据合并之后，有 680 名男性病例和 250 名女性病例，2349 名男性对照和 250 名女性对照。使用 Logistic 回归分析患鼻腔鼻窦癌症之间的相对风险。男性鼻腔鼻窦腺癌的发生风险与接触木尘有显著相关（OR=13.5，95%CI：9.0 ~ 20.0），其中木尘接触水平最高时发生鼻腔鼻窦腺癌风险最大（OR=45.5，95%CI：28.3 ~ 72.9）。女性接触木尘的患鼻腔鼻窦腺癌的 OR 为 2.5（95%CI：2.5 ~ 12.3）。随着暴露时间的增加，女性表现出鼻腔鼻窦鳞状细胞癌发病率的增加（OR=2.1，95%CI：0.8 ~ 5.5）。而在男性中，只有接触新鲜木材超过 30 年的工人的鼻腔鼻窦鳞状细胞癌风险才会增加（OR=2.4，95%CI：1.1 ~ 5.0）。研究认为，木尘的长期接触能够增加鼻腔鼻窦癌的发病风险。

Toren 等（1999）选取 321 名于 1926—1970 年出生的哮喘病例和 1459 名来自同一地区的对照，病例组男性 126 人（平均年龄 45.7 岁），女性 195 人（平均年龄 44.1 岁），对照组男性 721 人（年龄 46.1 岁），女性 738 人（46.0 岁）。使用问卷收集职业暴露和吸烟习惯等信息。结果发现，患哮喘风险最高的是接触谷物粉尘（OR=4.2，95%CI：1.6 ~ 10.7）和面粉粉尘（OR=2.8，95%CI：1.1 ~ 7.2）。在男性中，接触面粉尘（OR=3.6，95%CI：1.3 ~ 10.4）、焊接烟雾（OR=2.0，95%CI：1.2 ~ 3.3）、人造矿物纤维（OR=2.3，95%CI：1.2 ~ 4.2）和溶剂（OR=2.1，95%CI：1.3 ~ 3.5），使患哮喘的风险显著增加。而在女性中，接触纸尘（OR=2.6，95%CI：1.5～4.3）和纺纱尘（OR=2.1，95%CI：1.2～3.8），哮喘风险显著增加。使用 logistic 回归模型控制年龄、吸烟、性别和交叉暴露之后，焊接烟雾（OR=2.0，95%CI：3.4～15）、人造矿物纤维（OR=2.6，95%CI：1.4～7.3）和溶剂（OR=2.2，95%CI：2.2～1.2）能够增加患哮喘的风险。

Vallières 等（2015）以在加拿大蒙特利尔地区两个队列为基础进行职业接触木粉和肺癌的病例对照研究。研究队列 1（1979—1986 年）纳入 857 名男性肺癌患者和两套对照系统（533 名该地区男性健康人群和 1349 名男性其他癌症患者）；研究队列 2（1996—2001 年）纳入 736 名男性肺癌患者和 894 该地区男性健康对照，年龄均在 35～75 岁之间。通过问卷、访谈以及专家职业评估的方法，估计研究对象暴露的可能性及暴露水平。将两个研究相结合，共有 18304 个工作岗位，通过分类和评估分析，其中 1906（10.4%）个工作岗位被认为是暴露于木尘，研究人群中最常接触的职业集中在木匠、木材切割职业和木家具制造行业。研究结果显示，大量木尘的暴露能够引起肺癌患病风险的增加（研究队列 1：OR=1.4，95%CI：1.0～2.0；研究队列 2：OR=1.7，95%CI：1.1～2.7）。

六、毒性机制

（一）基因改变

Levan 等（2005）在某农村卫生研究队列中招募 155 名从事种植或养殖的不吸烟男性农民（年龄 21～80 岁），使用问卷收集健康史和职业情况，同时进行肺功能测定、皮肤点刺试验（skin prick test, SPT）和采集血样，其中 97 名不吸烟的男性农民（参与率 62.5%）参与了全部检查项目。使用基因型和单体型分析，发现 CD14 基因 5′侧翼区域 3 个单核苷酸的多态性与肺功能存在显著相关。与 C 等位基因的纯合子（78 名）相比，CD14/-159tt 基因型农民（19 名）出现 FEV_1（P=0.028）和 $FEF_{25\%\sim75\%}$（P=0.05）显著降低。与携带 A 等位基因的纯合子（86 名）相比，CD14/-159gg 基因型农民（19 名）出现 FEV_1（P=0.008）和 $FEF_{25\%\sim75\%}$（P=0.009）显著降低。使用多重回归分析，基因型 CD14/-1619gg 和 CD14/-159tt 与 FEV$_1$ 和 FEF$_{25-75}$ 肺功能指标的下降存在统计学意义，但是没有发现基因型 CD14/–550 和肺功能之间的相关性。分别与 CC 或 AA 基因型相比，CD14/-159t（P=0.013）或 CD14/-1619g（P=0.019）基因型纯合子的哮喘患病率显著升高。没有发现 TLR4/Asp299Gly 和肺功能或喘息之间的相关性。因此，研究认为 CD14 基因多态性是农民气道阻塞的重要决定因素。

Horne 等（2000）将 1993 年 9 月至 1995 年 8 月在某呼吸诊所确诊的 56 名西方红雪松哮喘（western red cedar asthma，WRCA）患者设为病例组，其中 55 名男性，1 名女性，年龄 43.7±9.9 岁，工龄 6.1±7.2 年；将 63 名接触西方红雪松粉尘但没有任何呼吸道疾病的锯木厂工人设为对照组，全为男性，年龄 37.6±10.8 岁，工龄 6.0±7.2 年。研究 DRB1 和 DQB1HLA Ⅱ级等位基因与 DRB1-DQB1 基因型在病例组和对照组中的分布。研究发现，与健康对照相比，红雪松哮喘患者的 HLA DQB1*0603（23.2%，P=0.0484，OR=2.9）和 DQB1*0602 等位基因频率（19.6%，P=0.02，OR=4.9）增加，而 DQB1*0501 等位基因的频率（10.7%，P=0.0213，OR=0.3）降低。DRB1*0401-DQB1*0302 单体型的频率增加（19.6%，P=0.012，OR=10.33），DRB1*0101-DQB1*0501 单体型频率（10.7%，P=0.022，OR=0.25）减少。结果表明，遗传因素如人类白细胞抗原类Ⅱ级抗原可能与红雪松哮喘的敏感性或耐药性发展有关。

Holmila 等（2010）对来自 3 个欧洲国家（丹麦、芬兰和法国）的 358 例鼻和鼻旁窦癌（ICD-7：160，除了 160.1）病例样本进行分析，其中男性 247 名，女性 111 名，年龄为 65.2±12.6 岁，通过电话访谈、职业登记和养老注册完善历史职业暴露和吸烟习惯等资料。研究发现，木尘的暴露与肺腺癌发生具有显著的相关性（OR=12.6，95%CI：5.0～31.6）。tp53 突变可以发生在所有的组织中，整体频率为 77%。与鳞状细胞癌相比，tp53 突变阳性在腺癌更为常见（OR=2.0，95%CI：1.1～3.7）。但 tp53 突变阳性与木粉接触没有显著性相关（OR=1.6，95%CI：0.8～3.1）。调整甲醛暴露的影响之后，tp53 突变风险增加：持续时间（≥24 年，OR=5.1，95%CI：1.5～17.1），平均暴露水平（＞ 2 mg/m³；OR=3.6，95%CI：1.2 ～ 10.8）和累积暴露水平 ［≥ 30 毫克 /（立方米·年），OR=3.5，95%CI：1.2 ～ 10.7］。吸烟不影响 tp53 突变的发生。结果表明，tp53 突变与职业暴露木尘引起的鼻腔鼻窦肿瘤有关。

（二）染色体损伤

何鹏等（2000）采用榉木尘水提取液与有机提取液对 BALB/c-3T3 细胞进行处理，设阳性对照（0.4 mg/L 丝裂霉素）和阴性对照，进行微核和多核效应测试。结果发现，榉木尘 2 种提取液处理后 BALB/c-3T3 细胞的微核和多核细胞率均高于阴性对照组，差异均有统计学意义（$P < 0.01$），并随提取液剂量的增高而有所增高，χ^2 趋势性检验，呈明显的剂量 - 反应关系。研究认为，微核试验检测的是染色体完整性和染色体分离改变，而多核则是由于细胞质不能随细胞核的分裂而分裂或不正常的核分裂所致。推测榉木尘可能通过多种途径对遗传物质造成损伤。

赵冰樵等用某厂花梨木（硬木）尘水提取液，进行了小鼠胸骨骨髓嗜多染红细胞（PCE）微核实验。使用昆明种小鼠 60 只，雌雄各半，随机分为低、中、高 3 个剂量组（25、50 和 75 g/kg）。阴性对照组给予双蒸水，阳性对照组给予环磷酰胺（CP）（30 mg/kg）。经腹腔注射染毒，染毒 2 次，间隔 24 小时。第 2 次染毒后 6 小时，将小鼠颈椎脱臼处死，取胸骨骨髓进行嗜多染红细胞（PCE）涂片，计算微核率。结果发现，中、高剂量染毒组小鼠 PCE 微核率均高于阴性对照组，差异具有统计学意义（$P < 0.01$）。经相关分析发现，微核率与染毒剂量呈显著正相关（r=0.98，$P < 0.01$）。

Rekhadevi 等（2009）收集 60 名男性家具工人和 60 名健康男性对照的血液样本，接触组平均年龄 38 岁，＜ 35 岁 26 人，≥ 35 岁 34 人，平均工龄 11 年；对照组平均年龄 38 岁，＜ 35 岁 22 人，≥ 35 岁 38 人。使用彗星试验、微核试验和染色体畸变试验检测遗传损伤，同时进行口腔上皮脱落细胞微核试验。结果发现，接触组的彗尾长度（14.35 μm）显著长于健康对照（7.08 μm），差异有统计学意义（$P < 0.05$）。暴露组的微核频率（2.83/1000 细胞）显著高于健康对

照（0.40/1000 细胞），差异有统计学意义（$P < 0.05$）。暴露组的染色体畸变频率（7.98）显著高于健康对照（3.15），差异有统计学意义（$P < 0.05$）。同时发现，与对照组相比，暴露组出现更高的平均染色单体断裂（暴露组 4.41 ± 0.76，对照组 1.75 ± 0.60），染色体断裂（暴露组 3.71 ± 0.58，对照组 1.45 ± 0.59），染色单体环（暴露组 3.20 ± 0.63，对照组 1.15 ± 0.40），双着丝片段（暴露组 2.76 ± 0.49，对照组 0.96 ± 0.36）和无着丝粒片段（暴露组 1.86 ± 0.67，对照组 0.98 ± 0.34）。研究认为，木尘的暴露具有遗传毒性，增加患癌症的风险。

卢旭等（2001）采用单细胞凝胶电泳法检查了 107 名烟草作业工人和 41 名非烟草尘暴露的健康成人（对照组）的外周血淋巴细胞 DNA 的损伤。其中接触组年龄 36.65 ± 6.61 岁，工龄 15.80 ± 6.84 年，男性 55 人，女性 52 人；对照组年龄 38.48 ± 11.34 岁，工龄 15.48 ± 9.97 年，男性 24 人，女性 17 人。结果发现，烟草作业工人的彗尾矩（TM）值为（43.43 ± 13.77）μm，高于对照组 [（38.89 ± 8.98）μm]，差异有统计学意义（$P=0.02$）。烟草作业工人中吸烟者 TM 值为（50.02 ± 14.82）μm，高于对照组中的吸烟者 [（39.32 ± 7.12）μm]，差异有统计学意义（$P < 0.01$）。分层分析发现，烟草尘暴露虽然可使吸烟者和非吸烟者的 TM 值均增高，但仅吸烟者的 TM 值与对照组的差异有统计学意义（$P < 0.01$）。同样，吸烟引起的 TM 增高也仅在烟草尘暴露人群中才有统计学意义（$P < 0.001$）。析因分析也发现，烟草职业暴露和吸烟可增加 TM 值（$P=0.025$ 和 $P=0.002$），并且二者有交互作用（$P=0.019$）。

（三）细胞因子

Schaaf 等（2001）对 8 名接触干草尘（hay dust）的农民肺患者（男性 7 人，女性 1 人）和 12 名接触干草的健康农民（男性 9 人，女性 3 人）的进行干草尘接触试验，受试者接触干草尘混合物 2 分钟，记录下接触前后的动脉血气值、体温、血细胞计数、肿瘤坏死因子（TNF）生物活性等指标。结果显示，在接触干草尘 6 ～ 8 小时之后，所有农民肺患者均出现全身性和肺的反应：体温平均升高 1.96℃（1.7 ～ 3.1℃）、白细胞增多 6.73 cell/nl（3 ～ 11.3 cell/nl）、FVC 降低 30% 和 CO 扩散能力下降 15%。4 小时后，患者的 TNF 生物活性从 5 ± 5 pg/ml 增加到 58 ± 15 pg/ml，8 小时达到最高值（79 ± 31 pg/ml），之后逐渐减少，到 50 小时减少到 42 ± 10 hpg/ml。而在健康对照组没有看到 TNF 生物活性的变化。患者与对照之间的 TNF 生物活性在 4、6、8 和 10 小时，差异具有统计学意义（$P < 0.05$）。

Määttä 等（2006）采用鼻内滴注法给予 BALB/c 小鼠桦木和橡树粉尘 0.5 或 50 微克 / 次，每周两次，持续 3 周。同时，采用相同剂量的 TiO_2、PBS 滴注组作为对照组。取小鼠的支气管肺泡灌洗液和肺组织切片，对趋化因子（CCL2-4、CCL8、CCL11-12、CCL17、CCL20、CXCL2/3、CXCL5）和趋化因子受体（CCR1-5、CCR8、CXCR2）进行测量。结果表明，在染毒组支气管肺泡灌洗液中观察到大量炎症细胞，其中桦木染毒组主要引起嗜酸性粒细胞浸润，橡木染毒组则是淋巴细胞和中性粒细胞浸润。橡木尘染毒组还引起大量细胞因子 IL-1β 和 TNF-α 的升高（$P > 0.05$），桦木尘染毒组未见明显升高。与对照组相比，两种木尘的染毒均引起 CCL3、CCL17、CXCL2 趋化因子显著增加，同时橡树粉尘还能诱导 CCL2、CCL4、CCL8、CCL11、CCL12、CCL20、CXCL5 趋化因子显著增加。更高浓度的桦木和橡木尘引起 CCR1、CCR2 和 CCR5 趋化因子受体的显著表达，同时橡树粉尘还能诱导 CCR3、CCR4、CCR8、CXCR2 趋化因子受体显著表达。总 IgE 水平和 IgG2a 没有发现显著性变化。持续的气道暴露于木尘能够诱导小鼠产生促炎细胞因子和趋化因子，可能引起小鼠出现肺部炎症。

Määttä 等（2006）使用 2 种硬木（榉木、柚木）和 2 种软木（云杉、松树）粉尘对小鼠巨噬细胞细胞株 RAW264.7 进行处理，每种木尘处理剂量均为 0（PBS 对照）、10、30、100 和 300μg/ml，处理时间为 2、6、24 和 48 小时。使用实时定量 PCR 和 ELISA 对细胞因子和趋化因子的表达情况进行测定。结果发现，与对照组比较，2 种硬木尘和 2 种软木尘都能诱导 TNF-α 表达和抑制 IL-1β 表达。同样，所有的木粉尘均能引起 CCL2、CCL3、CCL4、CXCL2/3 趋化因子表达增加和抑制 CCL24 表达。研究认为，硬木和软木粉尘能够影响小鼠巨噬细胞细胞株 RAW264.7 的细胞因子和趋化因子表达。

（四）酶学改变

Antognelli 等（2014）使用松树和橡树木尘（浓度为 50 和 500 μg/ml）分别对人类支气管上皮细胞（BEAS-2B）处理 2 小时和 6 小时。结果发现，随着处理时间和剂量的增加，细胞生存能力下降，存活细胞比例不断下降，释放到介质中的乳酸脱氢酶（LDH）不断增加。与未处理组细胞相比，50 μg/ml 松树尘处理组的 LDH 释放增加到 125%（处理 2 小时）和 175%（处理 6 小时），500 μg/ml 松树尘处理组 LDH 释放增加到 200%（处理 2 小时）和 248%（处理 6 小时）。50 μg/ml 橡树尘处理组的 LDH 释放增加到 162%（处理 2 小时）和 203%（处理 6 小时），500 μg/ml 橡树尘处理组则增加到 230%（处理 2 小时）和 296%（处理 6 小时）。

李玉玲等选择黄麻、苎麻和亚麻 3 种麻尘，采用细胞培养技术，探讨了麻尘对家兔肺泡巨噬细胞（AM）的影响。设置空白对照组（仅 199 培养液）、正常对照组（AM 培养液中加 199 培养液 2 ml）、SiO_2 组（200 μg/ml 标准石英的 199 液 2 ml）、石棉组（200 μg/ml 石棉的 199 液 2 ml）、黄麻组、苎麻组和亚麻组。黄麻组设 200 和 1600 μg/ml 两个浓度组；苎麻组和亚麻组各设 1600 μg/ml 浓度组。使用 2,4- 二硝基苯比色法测量乳酸脱氢酶（LDH）活性，使用苯基磷酸二钠法测量磷酸酶（ACP）活性，IgG 和免疫复合物（IC）均为聚乙二醇沉淀法。结果表明，相同浓度（20 μg/ml）的黄麻、石英、石棉对 AM 处理后，LDH、ACP 测定值均明显高于对照组，石英组、石棉组 LDH 活性高于黄麻组，差异有统计学意义（$P < 0.05$）。3 种麻尘对 AM 的作用以较高浓度（1600 μg/ml）处理的结果进行比较，除苎麻组的 ACP 外，其余指标均明显高于对照组。苎麻组的 ACP、IC、IgG 升高程度低于黄麻，差异有统计学意义（$P < 0.01$），也不及亚麻（$P < 0.05$）；黄麻组与亚麻组比较，仅 IC 前者大于后者，差异有统计学意义（$P < 0.05$）。

Pylkkanen 等（2009）使用不同浓度（10、50 和 500 μg/ml）的松木、桦木和橡树木尘对人类支气管上皮细胞（BEAS-2B）处理 0.5、2、6、12 和 24 小时，未经处理的细胞培养相同的时间作为对照，测量

caspase-3 蛋白酶的活性。与对照组相比，细胞暴露于 3 种木尘 2 小时和 6 小时都出现 caspase-3 蛋白酶活性的增加。其中松树木尘（500 μg/ml）在处理 2 小时后 caspase-3 蛋白酶活性达到最大值，为对照组的 8.9 倍；6 小时之后降低到对照组的 3.6 倍。低浓度（50 μg/ml）的松树木尘暴露 6 小时和 24 小时后产生效应为对照组的 1.5 ~ 2.1 倍（为桦树木尘的最低效应），6 小时 500 μg/ml 的处理诱导 caspase-3 蛋白酶活性的变化为对照组的 3.8 倍（为桦树木尘的最高效应）。而橡树木尘处理 2 小时后就能使 caspase-3 蛋白酶活性显著升高。在处理 24 小时后，3 种木尘诱导的 caspase-3 蛋白酶活性的变化都趋于平稳。研究表明，松木、桦木和橡树 3 种木尘能够在人类支气管上皮细胞（BEAS-2B）中激活凋亡（caspase-3 活动）。

（五）氧化应激

何鹏等（2002 年）将昆明种小鼠 200 只，分为 4 组，即水对照组，有机溶剂对照组（二甲亚砜），桦木尘水提取液组（4 g/kg）和桦木尘有机提取液组（桦木尘二甲亚砜提取液组，7.5 g/kg），每组小鼠 50 只，雌雄各半。所有染毒组从第 1 周开始腹腔注射受试物，每周 1 次，连续 5 周。第 6 周休息，第 7 周开始每天喂饲由植物油调制的含二丁基羟基甲苯（BHT）0.5% 的软饲料，连续 3 周。染毒于第 15 周末结束，小鼠脱颈椎处死，取出肺，解剖镜下观察计数肺各叶表面的肿瘤数，将肉眼所见肿瘤逐个取材，4% 多聚甲醛固定，常规石蜡切片，用于 HE 染色复查定性和免疫组织化学染色，余下的肺组织作组织匀浆，用于测定脂质过氧化产物。结果显示，水对照组和有机溶剂对照组均无肿瘤发生；桦木尘水提取液组的肿瘤发生数为 27 个，肿瘤发生率为 36.0%（18/50），平均动物肿瘤数为 0.54（27/50）。其中，乳头状腺瘤占 18.5%（5/27），腺瘤占 81.5%（22/27）；桦木尘有机提取液组的肺肿瘤发生数为 16 个，肿瘤发生率为 27.1%（13/48），平均动物肿瘤数为 0.33（16/48）。其中，乳头状腺瘤占 12.5%（2/16），腺瘤占 81.3%（13/16），混合型腺瘤占 6.3%（1/16）。桦木尘水提取液组和有机提取液组的肿瘤发生数均以腺瘤为主。对小鼠肺组织匀浆脂质过氧化产物的测定发现，所有处理组肺组织中硫代巴比妥酸反应物质

（TBARS）显著高于溶剂对照组。Ref-1 的免疫组织化学染色检测发现，溶剂对照组和染毒的正常肺组织组 Ref-1 免疫组织化学染色反应为阴性，肺乳头状腺瘤表现为强核着色，肺腺瘤则表现为核和胞质着色。结果提示，榉木尘提取物诱发自由基反应，扰乱机体的氧化与抗氧化平衡状态，从而产生相应的链式反应，导致机体功能紊乱可能是榉木尘的毒作用机制。

邓一夫等用从火柴厂采集的软木粉尘（椴木尘）的水浸出液，通过腹腔注射的方式对昆明种小鼠（25～32 g）进行染毒，染毒 6 小时后和染毒 52 小时后分别进行过氧化脂质测定。染毒 6 小时和染毒 52 小时采用的实验方案不同。染毒 6 小时的实验方案为采用 16 只小鼠，随机分为 2 组，雌雄各半，染毒组腹腔注射粉尘水浸出液 0.5 ml/25 g，阴性对照组注射等量双蒸水，6 小时之后分别取血及肝组织，肝组织制备成 10% 匀浆，分别测定血液及肝组织匀浆中的过氧化脂质含量。染毒 52 小时的实验方案为采用 20 只小鼠，雌雄各半，随机分为 2 组，染毒组腹腔注射粉尘水浸出液 0.5 ml/25 g，阴性对照组注射等量双蒸水，给药二次，间隔 24 小时，第二次给药后 28 小时处死，分别取血及肝组织，肝组织制备成 10% 匀浆，分别测定血液及肝组织匀浆中的过氧化脂质含量。结果发现，小鼠染毒后 6 小时体内过氧化脂质水平、血及肝组织中过氧化脂质均高于对照组，其中肝组织中过氧化脂质含量与对照组相比，差异有统计学意义（$P < 0.01$）。染毒 52 小时后，处理组小鼠血及肝组织中过氧化脂质含量较对照组升高，但差异没有统计学意义（$P > 0.05$）。

吴立军等（2000）分别用纯羊毛尘和混羊毛尘悬液对 96 只成年 Wistar 大鼠（雌雄各半）进行气管灌入染毒（每次 40 毫克/只，1 次/周，共 5 次，总量为 200 毫克/只）和经口灌胃（每次 7.6 mg/100 g，2 次/周，持续 14 个月）。结果发现，纯毛尘、混毛尘经气管灌入染毒，均导致大鼠血清中 MDA 含量和 SOD 活性的增多，与对照组相比，差异有统计学意义（$P < 0.01$），表明羊毛尘可以造成机体内脂质过氧化反应的增强，可能为皮毛工癌症高发的原因之一。而经灌胃染毒，血清中 MDA 含量分别较对照组也有升高，但是差异无统计学意义（P

> 0.05)。同样无论是经呼吸道还是消化道两种羊毛染毒，纯毛组与混毛组引起 MDA 水平升高的差异均无统计学意义，提示导致氧化性损伤的外源物主要是羊毛尘本身，而非鞣制过程中的化学添加剂。

Pylkkänen 等（2009）使用不同浓度（10、50 和 500 μg/ml）的松木、桦木和橡树木尘对人类支气管上皮细胞（BEAS-2B）处理 0.5、2、6、12 和 24 小时，未经处理的细胞培养相同的时间作为对照，测量活性氧（ROS）生成的量和 caspase-3 蛋白酶表达。结果发现，3 种木尘的处理明显刺激 BEAS-2B 细胞产生 ROS，松树木尘在 50 μg/ml 处理后 0.5 小时之后达到 ROS 水平最高值。桦树和橡树各浓度均是在 2 小时处理后 ROS 水平达到最高值。研究表明松木、桦木和橡树 3 种木尘能够在培养人类支气管上皮细胞（BEAS-2B）中诱导活性氧的生产。

Rekhadevi 等（2009）收集 60 名男性家具工人和 60 名健康男性对照的血液样本，接触组平均年龄 38 岁，< 35 岁 26 人，≥ 35 岁 34 人，平均工龄 11 年；对照组平均年龄 38 岁，< 35 岁 22 人，≥ 35 岁 38 人，对其抗氧化酶水平进行分析。结果发现，在两组间，血清蛋白水平没有显著性差异。但是与对照组相比，暴露组 SOD 水平降低，差异有统计学意义（$P < 0.05$）。同样发现，与对照组相比，暴露组 GSH-Px 水平降低，差异有统计学意义（$P < 0.05$）。2 组的 CAT 水平未发现统计学差异（$P > 0.05$）。研究表明，木尘的暴露使人体的抗氧化酶水平明显降低。

赵冰樵等使用昆明种小鼠 48 只，雌雄各半，随机分为阴性对照组（给予双蒸水），低、中、高剂量染毒组（12.5，25 和 50 g/kg）。腹腔注射染毒，染毒 5 次，每次间隔 24 小时，第 5 次染毒后 5 小时取小鼠尾血 50 μl，按邻苯三酚自氧化法测定红细胞中 SOD 活性。取肝组织 1 g 制备成 10% 肝匀浆，按硫代巴比妥酸法测定肝匀浆中过氧化脂（LPO）含量。结果发现，各染毒组的 SOD 活性均低于对照组，差异有统计学意义（$P < 0.01$）。经相关分析发现，SOD 活性与染毒剂量呈负相关（$r = -0.88$，$P < 0.01$）。染毒组 LPO 含量均高于对照组，差异有统计学意义（$P < 0.01$）。经相关分析发现，LPO 水平与处理剂量

呈显著正相关（$r=0.90$，$P < 0.01$）。认为这可能与木尘中某些成分诱发机体自由基生成有关。

（六）炎症反应

杨跃林等（2001）用现况调查的方法对某木综厂木尘作业工人（男性 1728 人，女性 1018 人，平均年龄和工龄为 32.3 岁和 12.7 年）的健康情况进行调查，并与对照组（男性 899 人，女性 509 人，平均年龄 37.7 岁，平均工龄 18.3 年）进行比较。该厂主要产品有成材、胶合板、纸张等，年耗用原木 17 万立方米，以桦木、冷杉、云杉、云南松等为主要材种。结果发现，接触组患病率最高的疾病为咽炎（12.2%）和慢性鼻炎（9.5%）。从性别分布看，男性慢性支气管炎和咽炎的患病率显著高于女性（$P < 0.01$），而扁桃体炎的患病率则为女性高于男性（$P < 0.05$）。其他疾病的患病率两性差异无统计学意义。吸烟组慢性支气管炎和咽炎的患病率显著高于不吸烟组（$P < 0.05$），其余疾病的患病率吸烟与不吸烟差异无明显差异。对照组的慢性鼻炎患病率显著高于接触组（$P < 0.05$），其原因尚不清楚。接触组鼻中隔黏膜糜烂、鼻副窦炎和过敏性鼻炎的患病率显著高于对照组（$P < 0.05$）。

钱仲荣等采集长沙市某粮库清谷车间现场粉尘制成 25 mg/ml 混悬液，将 Wistar 大鼠 48 只，体重 210 ~ 260 g，雌雄各半，随机均分为染毒组和对照组。染毒组以气管内注入法，向两肺缓慢注入制备的混悬液 1 ml，隔周重复 1 次。对照组以同样方法注入等量灭菌生理盐水。末次染毒后第 5、15、30、90、120、180、270 和 360 天分别处死两组大鼠各 3 只供检查。结果发现，染毒组前 3 个月炎症反应较剧烈，主要为小灶性肺泡炎、灶性间质性肺炎、异物肉芽肿等，大、中支气管壁脱落肥大细胞增多。3 个月以后肺泡炎明显消散吸收，但逐渐出现少数小的细胞结节，间质轻度纤维组织增生、支气管慢性炎症和小叶中央型肺气肿样病变，6 个月末出现纤维化。本实验还发现 6 个月以后间质炎仍不同程度的存在，270 天出现少量的小细胞结节，360 天时间质少量纤维组织增生。

Caillaud 等（2012）对 139 名农民肺确诊患者的支气管肺泡灌洗

液进行细胞学分析，患者中男性 91 名，女性 48 名，年龄 51±13 岁。其中急性患者 49 名，亚急性患者 49 名，慢性患者 41 名。包括 111 名农民，26 名禽类饲养工人，1 名奶酪工人和 1 名木工。结果发现，所有患者支气管肺泡灌洗液细胞总数为 $594 \pm 401 \times 10^3$ cell/ml，CD_4/CD_8 比值为 3.8 ± 6.1（中位数 2.1）。34% 的患者出现淋巴细胞 CD_8 肺泡炎（CD_4/CD_8 比值 < 1）。CD_4/CD_8 比值在不同形式、不同病因的农民肺，以及不同抗原暴露时间之间是不同的，但男性高于女性（$P=0.02$）。农民肺患者的支气管肺泡灌洗液出现了总细胞数和淋巴细胞计数的升高，中性粒细胞中度增加，嗜酸性粒细胞轻度增加，以及出现肥大细胞增多症。

（徐华东　贾　光）

主要参考文献

1. 任波，高汝钦，朱俐冰. 常见职业病危害因素的识别与防治. 北京：中国海洋大学出版社，2007：91-92.
2. 孙贵范. 职业卫生与职业医学. 7 版. 北京：人民卫生出版社，2012.
3. 牛侨. 职业卫生与职业医学. 2 版. 北京：中国协和医科大学出版社，2007.
4. 辛业志. 有机粉尘与肺疾患. 长沙：中南工业大学出版社，1992：44-46.
5. 侯光伟，楼介治，杨淑芬，等. 接触木尘工人哮喘发病情况的调查. 工业卫生与职业病，1997，23（3）：154-156.
6. 杨跃林，王绵珍，王治明，等. 木尘作业工人的患病情况分析. 中国工业医学杂志，2001，14（5）：297-298.
7. Demers PA，Kogevinas M，Boffetta P，et al. Wood dust and sino-nasal cancer：pooled reanalysis of twelve case-control studies. Am J Ind Med，1995，28（2）：151-166.
8. 郭爱芝，李肖红. 烟草尘与女性肺癌的回顾性队列研究. 中国职业医学，1999，26（4）：52-53.
9. 何鹏，吴德生. 木尘提取液诱发体外培养 BALBA/c-3T3 细胞微核和多核. 中国公共卫生，2000，16（10）：896-897.
10. 杨跃林，王绵珍，王治明，等. 木尘与肝癌关系的队列研究. 现代预防医学，2000，27（4）：463-465．

11. 孟凡静，陈学文，周汉升，等．职业接触木尘致过敏性哮喘 13 例临床分析．中国工业医学杂志，2002，15（4）：223．

12. 吴萍，张杰．椴木尘的遗传毒性初探．中华劳动卫生职业病杂志，2002，20（2）：119-121．

13. 陈金磊．蔺草加工致工人肺功能异常的流行病学研究．宁波：宁波大学，2012．

14. 李欣欣，吴汇川，蒋钟莲，等．皮毛尘所致恶性肿瘤的调查研究．中华劳动卫生职业病杂志，1999，17（4）：229-230．

15. 袁建国，纪福民，毛海泉．棉尘对女工呼吸系统的影响．中国工业医学杂志，2006，19（5）：293-295．

16. 何鹏，吴德生，董奇男．应用小鼠肺肿瘤短期诱发实验检测桦木尘提取液的致癌性．中华劳动卫生职业病杂志，2002，20（2）：116-118．

17. 石晶，Christiani DC，戴和莲，等．棉纺织工人棉尘及内毒素暴露对肺功能慢性影响的研究．环境与健康杂志，2011，28（2）：114-117．

18. 卢旭，朱昌淇，韦拔雄，等．职业性低浓度烟草尘接触对作业工人淋巴细胞 DNA 的损伤．中华劳动卫生职业病杂志，2001，19（5）：351-353．

19. 李晓岚，黄坤．职业性接触羽毛尘对健康影响的研究．现代预防医学，2002，29（5）：735-736．

20. 吴立军，谭佳红．染羊毛尘大鼠血清中 MDA 含量及 SOD 活性的变化．毒理学杂志，2000，14（2）：113-114．

21. Laakkonen A，Kyyrönen P，Kauppinen T，et al．Occupational exposure to eight organic dusts and respiratory cancer among Finns．Occup Environ Med，2006，63（11）：726-733．

22. Urbain B，Mast J，Beerens D，et al．Effects of inhalation of dust and endotoxin on respiratory tracts of pigs．Am J Vet Res，1999，60（9）：1055-1060．

23. Wild P，Dorribo V，Pralong J，et al．0150 Respiratory effects of an exposure to wheat dust among grain workers and farmers：a longitudinal study．Occup Environ Med，2014，71（Suppl1）：A18-A19．

24. Parent MÉ，Siemiatycki J，Fritschi L．Occupational exposures and gastric cancer．Epidemiology，1998，9（1）：48-55．

25. Toren K，Balder B，Brisman J，et al．The risk of asthma in relation to

occupational exposures: a case-control study from a Swedish city. Eur Respir J, 1999, 13 (3): 496-501.

26. Bünger J, Schappler-Scheele B, Hilgers R, et al. A 5-year follow-up study on respiratory disorders and lung function in workers exposed to organic dust from composting plants. Int Arch Occup Environ Health, 2007, 80 (4): 306-312.

27. Rylander R, Carvalheiro MF. Carvalheiro. Airways inflammation among workers in poultry houses. Int Arch Occup Environ Health, 2006, 79 (6): 487-490.

28. Müller T, Jörres RA, Scharrer EM, et al. Acute blood neutrophilia induced by short-term compost dust exposure in previously unexposed healthy individuals. Int Arch Occup Environ Health, 2006, 79 (6): 477-482.

29. Golec M. The effects of long-term occupational exposure to dust from herbs. Int Arch Occup Environ Health, 2006, 79 (2): 169-175.

30. 侯光伟, 楼介治, 杨淑芬, 等. 接触木尘工人呼吸系统症状与肺功能改变的探讨. 中国工业医学杂志, 1998, 11 (3): 154-155.

31. 何鹏, 吕晓华, 吴德生, 等. 榉木尘提取液对小鼠肺组织脂质过氧化及 ref-1 基因表达的影响. 卫生研究, 2002, 31 (4): 217-219.

32. 何鹏, 吴德生. 榉木尘对体外培养细胞微核和多核效应观察. 预防医学情报杂志, 2000, 16 (2): 99-100.

33. Vallières E, Pintos J, Parent ME, et al. Occupational exposure to wood dust and risk of lung cancer in two population-based case-control studies in Montreal, Canada. Environ Health, 2015, 14 (1): 1.

34. Ćalušić AL, Varnai VM, Čavlović AO, et al. Respiratory health and breath condensate acidity in sawmill workers. Int Arch Occup Environ Health, 2013, 86 (7): 815-825.

35. Mohan M, Aprajita NKP. Effect of wood dust on respiratory health status of carpenters. J Clin Diagn Res, 2013, 7 (8): 1589.

36. Langevin SM, McClean MD, Michaud DS, et al. Occupational dust exposure and head and neck squamous cell carcinoma risk in a population-based case-control study conducted in the greater Boston area. Cancer med, 2013, 2 (6): 978-986.

37. Antognelli C, Gambelunghe A, Talesa VN, et al. Reactive oxygen species

induce apoptosis in bronchial epithelial BEAS-2B cells by inhibiting the antiglycation glyoxalase I defence: involvement of superoxide anion, hydrogen peroxide and NF-κB. Apoptosis, 2014, 19 (1): 102-116.

38. Pylkkänen L, Stockmann-Juvala H, Alenius H, et al. Wood dusts induce the production of reactive oxygen species and caspase-3 activity in human bronchial epithelial cells. Toxicology, 2009, 262 (3): 265-270.

39. Määttä J, Haapakoski R, Lehto M, et al. Immunomodulatory effects of oak dust exposure in a murine model of allergic asthma. Toxicol Sci, 2007, 99 (1): 260-266.

40. Ijadunola KT, Erhabor GE, Onayade AA, et al. Pulmonary functions of wheat flour mill workers and controls in Ibadan, Nigeria. Am J of Ind Med, 2005, 48 (4): 308-317.

41. Liu S, Chen D, Fu S, et al. Prevalence and risk factors for farmer's lung in greenhouse farmers: An epidemiological study of 5,880 farmers from Northeast China. Cell Biochem Biophys, 2014, 71 (2): 1-7.

42. Levan TD, Essen SV, Romberger DJ, et al. Polymorphisms in the CD14 gene associated with pulmonary function in farmers. Am J Respir Crit Care Med, 2005, 171 (7): 773-779.

43. Caillaud DM, Vergnon JM, Madroszyk A, et al. Bronchoalveolar lavage in hypersensitivity pneumonitis: a series of 139 patients. Inflamm Allergy Drug Targets, 2012, 11 (1): 15-19.

44. Zuskin E, MustajbegovićJ, Schachter EN, et al. Respiratory function in female workers occupationally exposed to organic dusts in food processing industries. Acta Med Croatica, 2000, 54 (4-5): 183-191.

45. Horne C, Quintana PJ, Keown PA, et al. Distribution of DRB1and DQB1 HLA class Ⅱ alleles in occupational asthma due to western red cedar. Eur Respir J, 2000, 15 (5): 911-914.

46. Schaaf BM, Seitzer U, Pravica V, et al. Tumor necrosis factor-alpha-308 promoter gene polymorphism and increased tumor necrosis factor serum bioactivity in farmer's lung patients. Am J Respir Crit Care Med, 2001,163(2): 379-382.

47. Holmila R, Bornholdt J, Heikkilä P, et al. Mutations in TP53 tumor

suppressor gene in wood dust-related sinonasal cancer. Int J Cancer, 2010, 127 (3): 578-588.

48. Rekhadevi PV, Mahboob M, Rahman MF, et al. Genetic damage in wood dust-exposed workers. Mutagenesis, 2009, 24 (1): 59-65.

49. Määttä J, Lehto M, Leino M, et al. Mechanisms of particle-induced pulmonary inflammation in a mouse model: exposure to wood dust. Toxicol Sci, 2006, 93 (1): 96-104.

50. Määttä J, Luukkonen R, Husgafvel-Pursiainen K, et al. Comparison of hardwood and softwood dust-induced expression of cytokines and chemokines in mouse macrophage RAW264.7 cells. Toxicology, 2006, 218 (1): 13-21.

51. Nelson E, Zhou Z, Carmichael PL, et al. Genotoxic effects of subacute treatments with wood dust extracts on the nasal epithelium of rats: Assessment by the micronucleus and 32P-postlabelling. Arch Toxicol, 1993, 67 (8): 586-589.

第八章

大气颗粒物

一、理化性质

（一）存在状态

颗粒物（particulate matter）和气溶胶（aerosol）是广泛使用的两个紧密关联、但性质不同的概念。气溶胶是指液体或固体微粒均匀地分散在气体中形成的相对稳定的悬浮体系。整个人类赖以生存的大气环境可视为一个宏大的气溶胶体系。大气中的气溶胶以粉尘（dust）、烟（smoke）、雾（fog）、轻雾（mist）、霾（haze）和烟雾（smog）的形式存在。大气中的颗粒物（固态）是气溶胶的一部分，通常是指动力学直径为 0.003 ~ 100 μm 的颗粒态粒子。由于人们重点关心和研究气溶胶体系中各种粒子的来源、组成、迁移转化及其沉降的影响和危害等。因此，通常将气溶胶体系中分散的各种固态粒子称为大气颗粒物。

（二）组成成分

颗粒物的组成十分复杂，而且变动很大。可分为无机和有机两大类。颗粒物的毒性与其化学成分密切相关。颗粒物上还可以吸附细菌、病毒等病原微生物。

颗粒物的无机成分主要指元素及其他无机化合物，如金属、金属氧化物、无机离子等。颗粒物中的硫酸及硫酸盐主要是由二氧化硫气体转化而来，其粒径很小；颗粒物中的硝酸盐主要是以 NH_4NO_3 的形式存在，由 NH_3 和 HNO_3 转化而来；颗粒物中的氯化物在无污染状态下大部分都存在于粗颗粒物中，但是当从液滴中挥发后，就容易附着于细颗粒物上。

颗粒物的有机成分包括碳氢化合物、羟基化合物，含氮、含氧、含硫有机物，有机金属化合物，有机卤素等。颗粒物还可作为其他污染物如 SO_2、NO_2、酸雾和甲醛等的载体，这些有毒物质都可以吸附在颗粒物上进入肺的深部，加重对肺的损害。

（三）按空气动力学分类

在实际工作中常使用空气动力学等效直径来表示大气颗粒物的大小。在气流中，如果所研究的大气颗粒物与一个有单位密度的球形颗粒物的空气动力学效应相同，则这个球形颗粒物的直径就定义为所研究大气颗粒物的直径。几种常用的颗粒物粒径分类：

（1）总悬浮颗粒物（total suspended particles，TSP）：是指悬浮在空气中并停留一定时间的全部颗粒物，其粒径通常在 100μm 以下。

（2）可吸入颗粒物（inhalable particle or respiratory suspended particle，PM_{10}）：是指空气动力学等效直径 ≤ 10 μm 的颗粒物。

（3）细颗粒物（fine particle，$PM_{2.5}$）：是指空气动力学等效直径 < 2.5 μm 的颗粒物，或称可入肺颗粒物。

（4）超细颗粒物（ultrafine particle，$PM_{0.1}$）：是指空气动力学等效直径 ≤ 0.1 μm 的颗粒物。

二、来源、存在与接触机会

大气中的颗粒物可来自自然界的风沙尘土、火山爆发、森林火灾和海水喷溅等，其中沙尘天气是影响我国北方一些地区大气颗粒物浓度的重要季节性因素。

人类的生产和生活活动中使用的各种燃料如煤炭、液化石油气、煤气、天然气和石油的燃烧构成了大气颗粒物的重要来源。钢铁厂、有色金属冶炼厂、水泥厂和石油化工厂等的生产过程也会造成颗粒物的污染。这些来源的颗粒物常含有特殊的有害物质，如铅、氟和砷等。

另外，公路扬尘、建筑扬尘也是我国一些城市大气中颗粒物的重要来源之一。

三、吸收、分布、代谢与排出

颗粒物随气流进入呼吸道后，主要通过撞击、截留、重力沉积、静电沉积、布朗运动而发生沉降。直径 > 1 μm 的颗粒物大部分通过撞击和重力沉降而沉积，沉降率与颗粒物的密度和直径的平方成正比；

直径＜ 0.5 μm 的颗粒物主要通过空气分子的布朗运动沉积于小气道和肺泡壁。

　　人体对吸入的颗粒物具有有效的防御和清除机制。大量颗粒物随气流吸入时通过撞击、截留、重力沉积、静电沉积作用阻留于呼吸道表面。气道平滑肌的异物反应性收缩可使气道截面积缩小，减少含尘气流的进入，较大粉尘被截留，并可启动咳嗽和喷嚏反射，咳出粉尘。呼吸道上皮细胞表面的纤毛和覆盖其上的黏液组成"黏液纤毛系统"。在正常情况下，阻留在气道内的粉尘黏附在气道表面的黏液层上，纤毛向咽喉方向有规律的摆动，将黏液层中的粉尘移出。进入肺泡的颗粒物黏附在肺泡腔表面，被肺泡巨噬细胞吞噬，形成尘细胞。大部分尘细胞通过自身阿米巴样运动及肺泡的舒张转移至纤毛上皮表面，再通过纤毛运动推向气管而被咳出。小部分尘细胞因颗粒物作用受损、坏死、崩解，颗粒物游离后再次被巨噬细胞吞噬，如此循环往复。

　　呼吸系统通过上述作用可使进入呼吸道的绝大部分粉尘在 24 小时内排出。人体通过各种清除功能，可排出进入呼吸道的 97% ～ 99% 的粉尘，只有 1% ～ 3% 的尘粒沉积在体内。如果长期吸入颗粒物可削弱上述各项清除功能，导致颗粒物过量沉积，致肺组织病变，引起呼吸系统各种疾病。

四、毒性概述

（一）动物实验资料

1. 急性毒性

　　邓芙蓉等（2009）于 2006 年 5—7 月在北京市某交通干道旁用 TH-1000 智能大容量 $PM_{2.5}$ 采样器进行 $PM_{2.5}$ 的采集。将采集到的颗粒物用生理盐水制成所需浓度的 $PM_{2.5}$ 悬液。将 SPF 级健康雄性 Wistar 大鼠（体重 280 ～ 310 g）随机分为 4 组，即对照组、低（5 mg/kg）、中（15 mg/kg）和高（30 mg/kg）剂量染毒组。对实验动物采用乙醚麻醉后经咽喉部气管滴注法染毒，滴注体积为 3 ml/kg。于染毒前连续测定 3 天基础心电图，并于染毒 30 分钟、1 小时和 2 小时后再次记录心电图。采用间接免疫荧光化学方法测定大鼠心脏缝隙连接蛋白 Cx43 的分布，采用免疫印迹法（Western blot）测定连接蛋白 Cx43 的表达；光镜下观察大鼠心脏的组织病理学改变。结果发现，染毒 30 分钟后，各剂量染毒组大鼠心律失常发生率均高于基础测量时，染毒 1 小时后对照组恢复正常心律，而各剂量染毒组大鼠仍显示异常心律。与对照组相比，15 和 30 mg/kg 剂量染毒组大鼠心律失常的发生频率显著增加，差异具有统计学意义（$P < 0.05$），染毒 24 小时后各剂量染毒组大鼠均恢复正常心律。Cx43 免疫荧光结果显示，染毒 24 小时后，15 和 30 mg/kg 剂量组大鼠心肌 Cx43 荧光强度显著降低，差异具有统计学意义（$P < 0.01$）；Western blot 测定结果显示，随着染毒剂量的增加，心肌组织 Cx43 表达逐渐减少，15 和 30 mg/kg 剂量染毒组 Cx43 蛋白水平分别为对照组的 57% 和 51%，与对照组相比，差异均有统计学意义（$P < 0.01$）。病理切片结果发现，对照组和各剂量染毒组均可见到心肌横纹，心肌排列正常，横纹清晰，未见明显心肌细胞萎缩变性，亦未见炎细胞浸润。本次研究结果表明，大气中的 $PM_{2.5}$ 可引起健康 Wistar 大鼠心律异常的发生。

卢秀玲等（2011）于 2009 年 8—9 月在西安市某交通干道旁用大流量 Anderson 采样器（GV2630）采集 PM_{10}，将采集到的颗粒物用生理盐水制成所需浓度的 PM_{10} 悬液。选取 24 只 SPF 级健康雄性 Wistar 大鼠（体重 320 ~ 360 g）按体重随机分为 4 组，每组 6 只，即生理盐水对照组和 PM_{10} 低（3.75 mg/kg）、中（7.5 mg/kg）、高（15 mg/kg）剂量染毒组，PM_{10} 悬液采用一次性气管滴注染毒，滴注体积为 3 ml/kg。染毒 24 小时后处死大鼠。测定血液中的超氧化物歧化酶（SOD）活性和丙二醛（MDA）含量，以及心、肺组织中 SOD 活性、MDA 和蛋白羰基（proteincarbonyl）的含量。结果表明，各剂量染毒组大鼠血液中 SOD 活性降低，中、高剂量染毒组与对照组相比，差异有统计学意义（$P < 0.05$）；血液中 MDA 含量升高，高剂量染毒组与对照组相比，差异有统计学意义（$P < 0.05$）；各剂量染毒组大鼠心、肺组织 SOD 活性降低，高剂量染毒组与对照组相比，差异有统计学意义（$P < 0.05$）；肺 MDA 水平升高，中、高剂量染毒组与对照组相比，差异有统计学意义（$P < 0.05$）；大鼠心脏 MDA 水平升高，高剂量组与对

照组相比，差异有统计学意义（$P < 0.05$）；高剂量染毒组大鼠肺蛋白羰基含量升高，与对照组比较，差异有统计学意义（$P < 0.05$）。由此可见，大气可吸入颗粒物能引起大鼠体内氧化和抗氧化系统的失衡，可致氧化性损伤。

Dolores 等（2005）于 2003 年 9 月在巴西圣保罗市中心某交叉路口采集 $PM_{2.5}$，以生理盐水配成颗粒物悬液保存备用。另选取成年雄性 Wistar 大鼠（3 月龄），体重 250 g 左右。随机分为 4 组，分别为生理盐水组（$n=12$）、空白对照组（$n=12$）、低剂量（50 μg/ml）染毒组（$n=12$）、高剂量（100 μg/ml）染毒组（$n=11$）。用 3% 戊巴比妥钠麻醉（30 mg/kg）大鼠后，经气管滴注受试溶液 1 ml。在滴注前及滴注后 30 分钟和 60 分钟，麻醉大鼠后经皮下引导电极连续采集心电信号。结果发现，随时间推移，与对照组相比，各剂量染毒组大鼠心率明显降低，差异有统计学意义（$P < 0.001$）。滴注 60 分钟后，各剂量染毒组大鼠心率变异性差异与对照组相比，差异均有统计学意义（$P < 0.05$）。此研究表明，可吸入颗粒物能够导致大鼠心率变异性的改变。

2. 亚急性毒性

马建新等（2008）采集采暖期北京市某路旁大气中 10 μm 以下颗粒物，用生理盐水制成 25 g/L 的颗粒物悬液备用。选择体重 150 ~ 200 g（平均 171 ± 20 g）雄性 SD 大鼠 24 只，随机分为染毒组和对照组，每组 12 只。染毒组：按 25 mg/kg 剂量，经气管内缓慢注入颗粒物悬液（注入量相当于 1 ml/kg），注入后立即将大鼠直立并旋转，使颗粒物悬液尽量均匀分布。对照组气管内注入等量生理盐水，每周染毒 2 次，连续染毒 4 周。两组大鼠于末次染毒后次日处死，开胸剪取心脏，留取双侧心耳、双心室侧壁及室间隔中部，通过免疫组织化学方法检测酪氨酸羟化酶（tyrosine hydroxylase，TH）染色阳性的交感神经纤维，其密度等于选区面积的神经纤维数目除以总的测试面积。结果发现，染毒组大鼠室间隔和左室侧壁部位交感神经的分布密度明显高于对照组，差异有统计学意义（$P < 0.05$）。此研究表明，10 μm 以下颗粒物具有影响大鼠心脏交感神经分布的作用，主要表现为室间隔和左室侧壁交感神经分布的增多。

甄玲燕等（2013）于 2011 年 11 ~ 12 月在上海市徐汇区某建筑物楼顶采集大气 $PM_{2.5}$。用生理盐水制备成颗粒物悬液备用。选 SPF 级 8 周龄雄性 SH 大鼠 24 只，随机分为 4 组：生理盐水对照组和 $PM_{2.5}$ 低、中、高剂量组（分别为 1.6、8.0、40.0 ml/kg）。以气管滴注法染毒，滴注体积为 1.5 ml/kg 体重，连续染毒 3 天，每次间隔 24 小时。最后一次染毒结束 24 小时后，用水合氯醛（10%，3 ml/kg）麻醉大鼠。采用 SMUP-E 生物信号处理系统监测大鼠血压和心率，波动趋于平稳时，记录血压和心率 30 秒。腹主动脉取血后，测定血浆内皮素 -1（ET-1）、P- 选择素和 D- 二聚体浓度。经统计分析结果显示与对照组相比，$PM_{2.5}$ 各剂量染毒组血压和心率均升高，心率变异性降低，大鼠血浆 ET-1 水平明显升高，差异均有统计学意义（$P < 0.05$）。与对照组及低剂量染毒组比较，中、高剂量染毒组可引起大鼠血浆 P- 选择素和 D- 二聚体水平明显升高，差异均有统计学意义（$P < 0.05$）。由此可见，$PM_{2.5}$ 气管滴注可导致大鼠心脏自主神经功能异常并改变凝血纤溶的平衡。

Jia XF 等（2012）选取雄性 C57BL/6 小鼠 50 只，按体重随机分为 5 组，每组 10 只。分为空白对照组、生理盐水对照组和超细炭黑颗粒 0.05、0.15、0.6 mg/kg 剂量染毒组。小鼠经 5% 三氯乙醛麻醉后，染毒组经气管插管滴入 0.06 ml 超细炭黑悬液，生理盐水组滴入等量生理盐水。滴注后立刻将小鼠放在 37℃ 加热的护垫上，使其在 30 分钟内迅速恢复。每 2 天染毒一次，共 3 次。在第一次染毒前及最后一次染毒后的上午 9：00—12：00 使用 PL3508 生物记录仪连续监测小鼠的心电图。经信号分析及统计推断，0.15 mg/kg 和 0.6 mg/kg 剂量染毒组小鼠自主神经功能明显低于染毒前水平，差异有统计学意义（$P < 0.05$）。说明小鼠气管滴注超细炭黑颗粒可以干扰其正常的心脏自主神经功能。

3. 致突变

白剑英等（2002）在研究不同交通路口大气颗粒物有机提取物致突变性时选取山西省某市有代表性的路口：建设路口、天龙路口、康乐街路口，在下风侧距十字路口 100 米处人行道旁采样；同时设某校操场作为无车辆通行对照点。每天于 8：30—10：00、14：00—15：30、17：30—19：00 进行采样，包括交通高峰期和低谷期，连续采样 3 天，汽车流量用手按计数器法记数。颗粒物中有机物用索氏提取器提取，处理后用二甲基亚砜稀释成 10 g/L、2 g/L、0.4 g/L 的应用液备用。选体重 18 ～ 22 g 昆明种小鼠 70 只，随机分成 14 组，每组 5 只，雌鼠 2 只，雄鼠 3 只。阳性对照组给环磷酰胺 50 mg/kg，阴性对照组给二甲基亚砜 0.1 ml/10 g，4 个采样点分别按 100、20、4 mg/kg 3 个剂量给大鼠染毒，分两次腹腔注射，时间间隔为 24 小时，第二次染毒 6 小时后颈椎脱臼处死小鼠。无菌取脾于小平皿中，制成单细胞悬液。经微核试验每只小鼠记数 1000 个双核细胞。结果可见，3 个交通路口的颗粒物浓度（1.25 mg/m³、0.99 mg/m³、0.79 mg/m³）均高于对照点（0.60 mg/m³），说明机动车尾气在一定程度上增加了大气颗粒物污染程度，并且其增加程度与车流量成一定关系。4 个采样点的大气颗粒物提取物均有明显的诱导微核作用，3 个交通路口各剂量染毒组的微核率均高于对照点相应剂量组的微核率，差异具有统计学意义（$P < 0.05$），说明汽车尾气颗粒物可以增加大气颗粒物的致突变性。

吕元明等（1997）使用大流量空气采样器，以 1 m³/min 的流量采集国产某中型柴油机在发动、待速和加速状态下排出的尾气。经玻璃纤维滤膜阻留采样 20 分钟后，将滤膜干燥恒重后称量。取载有约 200 mg 颗粒物的滤膜，经溶解提取，分离为有机酸（F1）、有机碱（F2）、脂肪烃（F3）、多环芳烃（F4）和极性化合物（F5）5 种组分。选取体重 17 ～ 20g 的 8 周龄清洁级雄性昆明种小鼠，随机分为低、中、高剂量染毒组和 2 个对照组，每组 5 只，以二甲基亚砜（DMSO）为阴性对照，环磷酰胺（CTX）为阳性对照。每个组分的 3 个染毒组分别腹腔注射受试物 20、100、500 mg/kg，阴性对照组腹腔注射 DMSO，阳性对照组腹腔注射 CTX 80 mg/kg，注射量均为 5 ml/kg，24 小时后再注射一次。第 2 次染毒 6 小时后采用颈椎脱臼法处死小鼠，取股骨骨髓做骨髓涂片并染色，每只小鼠 2 张，油镜下每片计数 500 个嗜多染红细胞（PCE），计算微核率（‰）。结果发现，各染毒组的 PCE 细胞微核率均高于阴性对照组，差异有统计学意义

（$P < 0.01$ 或 $P < 0.05$），且在试验剂量范围内，微核率随剂量增加而增加。不同组微核率的发生有明显差别，其中以有机碱、多环芳烃和极性化合物 3 个组致突变性较强。

4. 致畸

孙天佑等（1995）在山西省某电厂下风侧居民区内，冬季用大流量采样器采集大气颗粒物于滤膜上，用二氯甲烷 40℃ 提取 24 小时，然后减压浓缩至干，橄榄油溶解，作为大气颗粒物的有机提取物（受试物）。将 3 月龄昆明种小鼠，按雌雄比例 2 ∶ 1 同笼过夜，次晨发现阴道栓为妊娠"0"天，随机分配到各染毒组及对照组。染毒剂量为 1、10、20 和 40 mg/kg，阴性对照为橄榄油，阳性对照为敌枯双（dikushuang，1 mg/kg）。孕鼠于第 6 天开始腹腔注射不同剂量受试物，共 10 天。其间每隔 3 天称体重 1 次，调整给受试物剂量，于妊娠第 19 天处死，剖腹取胎鼠，记录活胎、死胎和吸收胎数。常规外观检查，然后将近 1/2 胎鼠用 Bouin 液固定，做内脏检查；其余胎鼠用乙醇固定，茜素红染色做骨骼检查。结果发现，提取物对胚胎有一定毒性。4 个剂量染毒组活胎率与对照组比，20 和 40 mg/kg 组显著低于对照组，差异有统计学意义（$P < 0.05$），而非存活着床数（死胎 + 吸收胎）显著高于对照组，差异有统计学意义（$P < 0.05$）。胚胎毒作用随剂量增加而增大，剂量越高，对胚胎早期毒作用越大；提取物对胎鼠生长发育有一定抑制作用。4 个剂量染毒组胎鼠体重、身长、尾长均低于对照组，差异有统计学意义（$P < 0.01$），并有随剂量增加逐步下降的效应关系；染毒剂量达到 20 和 40 mg/kg 时胎鼠畸形率显著高于对照组，差异有统计学意义（$P < 0.01$）。在胎鼠畸形中以骨骼发育异常为主，表现为头部骨骼发育迟缓，致使胎鼠前 / 后囟门或矢状缝显著大于对照组，并出现 14 肋或 13 肋缺失或仅有点状骨化点。外观畸形出现对照组少有的露脑、脚内外翻和卷尾。

5. 致癌

余淑懿等（1993）用 Ander-sen 分级空气采样器收集云南省宣威县肺癌高发区室内空气样品于玻璃纤维滤膜上。采样器将空气颗粒物按粒径大小自动分为五层，各层分别浓缩提取溶于丙酮，保存备用。

由于致癌试验所需样品较多，故将五层提取物样品合并为两个样品（即 $\geq 3.3\ \mu m$ 和 $< 3.3\ \mu m$）。选取雌性昆明种小鼠 280 只，随机分为 7 组，每组 40 只。以二个粒径颗粒萃取物作为启动剂，各设 5 mg 和 10 mg 剂量组，第一周皮肤涂抹（10mg，分 2 次），第二周开始给予非致癌物氟波醇脂（4-O-methyl-12-O-tetradeca-noylphorbol-13-acetate，TPA）作为促癌剂，每周 2 次，每次 2μg。同时设阳性对照组（三甲基胆蒽，3-MC），阴性对照组（丙酮）、TPA 组。试验进行 28 周。记录最早出现肿瘤的时间、皮肤肿瘤数和肿瘤发生率。结果发现，不论剂量为 5 mg 或 10 mg 时，大粒径（ $\geq 3.3\ \mu m$ ）和小粒径（ $< 3.3\ \mu m$ ）颗粒物的皮肤肿瘤发生率均较高，后者与阳性对照组相差无几。诱发皮肤肿瘤的潜伏期多数为 10 周，与阳性对照组相同，促癌剂 TPA 为 20 周，丙酮组未出现肿瘤。结果说明，宣威县室内空气大、小粒径颗粒物均有较强致癌性。

（二）流行病学资料

1．横断面研究

欧洲 29 个城市和美国 20 个城市进行的多城市研究显示，PM_{10} 的短期暴露浓度每增加 10 $\mu g/m^3$（24 小时均值），居民死亡率将分别增加 0.62% 和 0.46%。Zanobetti 等（2009 年）通过研究 2000—2003 年美国 26 个社区的几种疾病的患病率发现，$PM_{2.5}$ 日平均浓度每升高 10 $\mu g/m^3$，冠心病的入院率升高 1.89%，心肌梗死入院率升高 2.25%，先天性心脏病发生率升高 1.85%。Dominici 等（2006）通过分析 1999—2002 年的国家医疗保险数据库发现，$PM_{2.5}$ 日平均浓度每升高 10 $\mu g/m^3$，呼吸系统疾病入院率升高 8.0%，脑血管及外周血管疾病入院率升高 7.1%，缺血性心脏病发生率升高 8.1%，心肌梗死入院率升高 5.5%，心律不齐发生率升高 3.8%。

Amy 等（2008）研究 $PM_{2.5}$ 和血压（Blood pressure，BP）：收缩压（systolic blood pressure，SBP），舒张压（diastolic blood pressure，DBP），平均动脉压（mean arteria pressure，MAP）和脉压（pulse pressure，PP）之间的相关关系。研究样本包括 5112 人，年龄 45 ~ 84 岁，无心血管疾病的动脉粥样硬化基线检查（2000—2002 年）的多

种族研究。环境 $PM_{2.5}$ 数据来自于美国环境保护局监测结果，对于每个研究对象建立一套 $PM_{2.5}$ 暴露方案，在临床检查的前 1 天、前 2 天、前 7 天、前 30 天、前 60 天结合居住地最近监测点监测浓度，确定 $PM_{2.5}$ 暴露浓度。线性回归结果表明，PP 和 SBP 变化与 $PM_{2.5}$ 浓度呈正相关。调整了年龄、性别、种族 / 族裔、收入、教育程度、身体质量指数、糖尿病、吸烟和环境烟草烟雾、乙醇（酒精）摄取、身体活动、药物治疗、大气压和温度后，$PM_{2.5}$ 平均值每增加 10 $\mu g/m^3$，PP 增高 1.12 mmHg [95% 可信区间（CI）：0.28 ~ 1.97]，SBP 增高 0.99 mmHg（95%CI：0.15 ~ 2.13）。由此可见，高 SBP 和 PP 分别与 $PM_{2.5}$ 的环境水平有关。

常桂秋等（2003）选择 1998—2000 年北京市每日大气污染资料及气象资料（来源于北京市环境监测中心）和 1998—2000 年北京市东城、西城、崇文、宣武、朝阳、丰台、海淀、石景山八个区的居民每日死亡资料（来自北京市疾病预防控制中心），以 ICD-9 作为疾病分类标准。疾病变量包括：呼吸系统疾病、心脑血管疾病、慢性阻塞性肺疾病、冠心病和消化系统肿瘤共 5 个变量。运用时间 – 序列分析方法，控制了流感、季节等混杂因素的影响后，对北京市主要大气污染物 CO、SO_2、NOx、TSP（总悬浮颗粒物）、PM_{10} 与居民相应疾病死亡率的相关关系进行了定量评价。以呼吸系统疾病、循环系统疾病、冠心病、慢性阻塞性肺疾病和消化系统肿瘤疾病死亡人数分别为因变量，大气污染物浓度和平均温度、湿度为自变量，进行了泊松回归分析。单变量分析结果表明，除 TSP 对冠心病死亡率的影响无统计学意义外，大气中其他污染物浓度与呼吸系统、心脑血管疾病、慢性阻塞性肺疾病和冠心病死亡率之间的正相关关系均有统计学意义（$P < 0.05$），而多因素泊松回归得到的接触 – 反应关系模型显示，TSP 每增加 100 $\mu g/m^3$，呼吸系统疾病死亡率增加 3.19%，循环系统疾病死亡率增加 0.62%。提示大气污染物浓度的升高会引起相应疾病死亡率的增加。

朱中平等（2014）于 2013 年 4—9 月，根据行政区域及地理分布分层，选取深圳市某区 2 个街道 6 个片区的 22 所幼儿园，抽取 37 个中班，确定为研究对象（纳入条件：4～5岁入园儿童，在深圳居住2年以上，有固定居住场所。排除条件：患有严重慢性疾病儿童）。本次调查了4～5岁儿童1302名，资料完整记录1290名，其中男757人（58.68%），女533人（41.32%）。采用Dustmate手持式环境粉尘仪检测幼儿园教室、操场、玩具室、起居室4类儿童主要活动场所的$PM_{2.5}$水平。结合儿童在幼儿园中各主要活动场所的$PM_{2.5}$监测结果和儿童时间-活动日记，对儿童$PM_{2.5}$暴露平均水平进行计算。采用Achenbach儿童行为量表调查幼儿园中班1290名学龄前儿童行为问题情况。结果表明，被调查地区学龄前儿童在幼儿园中的$PM_{2.5}$个体暴露均值为113 g/m^3，最高值达206 g/m^3。参照《中华人民共和国国家标准环境空气质量标准》（GB3095-2012），被调查地区学龄前儿童$PM_{2.5}$暴露处在较高水平。调查的1290名4～5岁学龄前儿童中，女童行为问题检出率略低于男童，差异无统计学意义（$P > 0.05$）。男童易发生明显的攻击性、违纪、幼稚行为改变，女童则易发生社交退缩、分裂性、忧郁等行为问题。经多元逐步回归分析，男童攻击性、违纪得分和总分与$PM_{2.5}$水平呈正相关（β值分别为0.207、0.161、0.118；$P < 0.05$）；女童抑郁、分裂样、多动得分及总分与$PM_{2.5}$水平呈正相关（β值分别为0.126、0.171、0.150、0.143；$P < 0.05$）。揭示环境$PM_{2.5}$暴露对学龄前儿童行为问题有一定影响。

钱旭君等（2016）收集了2011年1月1日至2014年12月31日宁波市居民死亡监测数据、环境监测资料（包括PM_{10}、$PM_{2.5}$、NO_2、SO_2的日平均浓度）和气象资料（包括日平均气温、日平均相对湿度、日平均气压和日平均风速）。采用时间序列的广义相加模型，在控制时间的长期趋势、季节效应、气象因素及"星期几效应"等混杂因素后，分析2011—2014年宁波市大气颗粒物日均浓度对人群心脑血管疾病死亡的短期效应。研究结果发现，单污染物模型分析显示，宁波市大气颗粒物浓度在滞后2天时对心脑血管疾病死亡的效应最强。PM_{10}和$PM_{2.5}$的移动平均浓度（滞后2～3天和滞后2～4天）每升高10 $\mu g/m^3$，分别造成心脑血管疾病死亡增加0.55%（0.23%～0.87%）和0.53%（0.28%～0.78%）。多污染物模型分析显示，调整了其他污染物后，

PM_{10} 与人群心脑血管疾病死亡增加相关，纳入 $PM_{2.5}$ 后，心脑血管疾病死亡增加 0.58%（0.09% ~ 1.07%），$PM_{2.5}$ 与人群心脑血管疾病死亡增加无关。研究表明，大气颗粒物浓度升高与宁波市人群因心脑血管疾病死亡增加相关。

2. 病例对照

施森等（2013）收集 2007 年 5 月 14 日至 2012 年 4 月 30 日期间在南京军区某医院分娩或终止妊娠的 203 例胎儿畸形孕妇资料，针对胎儿不同畸形类型，在同时期（估计受孕日期相差 < 30 天）的病例资料中，按照 1：2 的比例随机抽取正常活产孕妇作为相应对照组。采用两配对样本 t 检验比较各畸形组与相应对照组妊娠第 1、2、3 个月和 1 ~ 3 个月 PM_{10} 暴露的差异。采用 Logistic 回归分析孕妇年龄、孕次、产次及 PM_{10} 暴露对胎儿心血管畸形的影响。PM_{10} 资料为 2007年 1 月 1 日至 2012 年 4 月 30 日福州市 4 个监测点 PM_{10} 的日均浓度值和月平均值，由福建省环境监测中心站提供。结果根据病例组的纳入和排除标准，纳入分析的畸形病例共 178 例、对照组共 356 例。其中心血管畸形胎儿 72 例，孕妇妊娠 1 ~ 3 个月 PM_{10} 的暴露浓度高于144 例对照组孕妇〔（73.80±11.55）$\mu g/m^3$ 与（70.49±10.83）$\mu g/m^3$，$t=2.066$，$P=0.040$）〕。妊娠 1 ~ 3 个月 PM_{10} 暴露浓度越高，胎儿心血管畸形的危险性越高。暴露浓度每增加 1 个四分位数，胎儿心血管畸形的危险性增加 1.218 倍（OR=2.218，95%CI：1.232 ~ 3.994，$P=0.008$）。纳入孕妇年龄和孕产次的多因素配对 Logistic 回归分析显示，妊娠 1 ~ 3 个月 PM_{10} 暴露浓度与胎儿心血管畸形呈显著正相关（OR=1.106，95%CI：1.035 ~ 1.183，$P=0.003$）。本研究表明，妊娠早期 PM_{10} 暴露对胎儿心血管畸形发生可能存在不良效应。

顾怡勤等（2017）收集了上海市闵行区 2013 年 1 月 1 日至 2014年 12 月 31 日的大气污染及当地居民死亡数据，采用时间分层的病例交叉设计，分析大气颗粒物与居民心脑血管疾病死亡的关系。研究结果发现，研究期间该区 $PM_{2.5}$ 和 PM_{10} 的平均浓度分别为 56 $\mu g/m^3$ 和 76 $\mu g/m^3$。大气 PM_{10}、$PM_{2.5}$ 当日浓度（lag0）对心脑血管疾病日死亡率的影响最大，PM_{10} 当日浓度每升高 10 $\mu g/m^3$，导致的心脑血管疾病死亡率分别增加 0.75%（95%CI：0.05% ~ 1.46%）；$PM_{2.5}$ 当日浓度每升高 10 $\mu g/m^3$，心脑血管疾病死亡率增加 0.87%（95%CI：0.05% ~ 1.69%）。在模型中控制 SO_2 和 NO_2 后，颗粒物的效应有所增强；在控制 CO 和 O_3 之后，颗粒物的效应有所减弱。结果表明，大气颗粒物浓度升高可能导致上海市闵行区居民心脑血管系统疾病死亡增加，且在当日的影响最强。

3. 队列研究

Miller 等（2007）对美国 36 个大城市地区的 65893 名绝经后妇女平均 6 年的追踪研究表明，大气 $PM_{2.5}$ 浓度每增高 10$\mu g/m^3$，心血管事件的风险增加 24%（95%CI：9% ~ 41%），脑血管事件的风险增加 35%（95%CI：8% ~ 68%），心血管疾病死亡的风险增加 76%（95%CI：25% ~ 147%）。

高知义等（2010）选择上海市区男性外勤交通警察 107 名为 $PM_{2.5}$ 高暴露组，年龄 25 ~ 55 岁，平均年龄（39.35±9.31）岁，平均工龄（15.72±9.89）年；另选居住环境较好的男性居民 101 名作为对照组，并且要求无粉尘及污染环境工作史，年龄控制在 25 ~ 55 岁，平均年龄为（38.14±10.42）岁，两组在年龄及年龄构成上的差异无统计学意义（$P > 0.05$）。所有研究对象均随身携带 $PM_{2.5}$ 个体采样器（GilAir–3USA），采样流量设定为 2 L/min，连续 24 小时监测（即自第一天的上午 8：00 到第二天的上午 8：00 为采样时间段），采样器进气口高度约 1.5 m。计算采样器 24 小时吸附的大气细颗粒物重量，然后换算成日均 $PM_{2.5}$ 暴露浓度。第二天对研究对象空腹采静脉血。检测免疫学指标：白细胞计数（WBC）、中性粒细胞计数（NE）、中性粒细胞比率（NE%）、淋巴细胞计数（Ly）、淋巴细胞比率（Ly%）、CD_4^+、CD_8^+、CD_4^+/CD_8^+ 及免疫球蛋白 IgA、IgM、IgG 和 IgE，比较交警和居民细颗粒物暴露及免疫学指标的差异。结果显示，交通警察由于职业原因，长时间暴露于高浓度机动车尾气环境中，是 $PM_{2.5}$ 暴露的高危人群，$PM_{2.5}$ 日平均暴露浓度交警组为（115.4±46.2）$\mu g/m^3$，居民组为（74.9±40.1）$\mu g/m^3$，差异有统计学意义（$P < 0.01$）。交警组和居民组血液中 WBC、NE、NE%、Ly、CD_4^+/CD_8^+ 水平差异无统计

学意义（$P > 0.05$）；而 Ly%、CD_4^+ 和 CD_8^+ 两组比较，差异有统计学意义（$P < 0.01$）。提示长期暴露于高浓度大气细颗粒物可导致血液中某些免疫指标发生改变。

五、毒性表现

（一）动物实验资料

1. 急性毒性

邵国军（2006）于 2005 年 1 月 5 日至 2 月 8 日在兰州地区榆中、西固、生物所、广场、铁路局、秀川等 6 个采样点，采集 2.5 μm 以下的大气颗粒物，每个地点一次采样时间为 2 小时，每点共采样 5 天。用生理盐水配制成的 5 mg/ml 的颗粒物悬液。将 40 只清洁级雄性 Wistar 大鼠 [体重（184 ± 16）g]，随机分为生理盐水对照组、低剂量（1.5 mg/kg）染毒组、中剂量（7.5 mg/kg）染毒组和高剂量（37.5 mg/kg）染毒组，每组 10 只。用乙醚麻醉后，颗粒物悬液预温至 37℃，按 3 ml/kg 经气管注入颗粒物悬液，对照组灌注生理盐水，4 组灌注液体容量相等。24 小时后处死大鼠，并对其血液及支气管肺泡灌洗液（BALF）中细胞白介素 -6（IL-6）、细胞白介素 -8（IL-8）、肿瘤坏死因子（TNF）及内源性抗炎因子（ENA）——可溶性肿瘤坏死因子受体Ⅰ、Ⅱ（sTNFRⅠ、Ⅱ）、免疫球蛋白 A(IgA)、免疫球蛋白 G(IgG)、免疫球蛋白 M（IgM）及补体 C_3、C_4、C_5、C_9 的含量进行检测。结果表明，各剂量染毒组大鼠血清及 BALF 中 IL-6、IL-8、TNF、IgG 与 IgM、补体 C_3、C_4、C_5、C_9 的含量均呈现剂量依赖性升高趋势，IL-6/IL-8 的比值呈现剂量依赖性降低趋势，其中高剂量染毒组大鼠血清及 BALF 中 IL-6、IL-8、TNF、IgG 与 IgM、补体 C_3、C_4、C_5、C_9 的含量与对照组比较显著升高、IL-6/IL-8 的比值降低，差异均有统计学意义（$P < 0.01$）；低、中剂量染毒组大鼠血清和 BALF 中上述指标含量与对照组比较，差异均无统计学意义；sTNFRⅠ、Ⅱ含量除对照组和低剂量染毒组外，其余组均因含量较低而未检出，各剂量染毒组 IgA 含量的变化与对照组比较，差异无统计学意义。由此可见，大气颗粒物 $PM_{2.5}$ 可引起大鼠呼吸系统显著的免疫损伤。

夏萍萍等（2008）于 2006 年 5—7 月在北京市某交通干道旁用 TH-1000 型智能大容量颗粒物采样器采集 $PM_{2.5}$ 于玻璃纤维滤膜上，将吸附 $PM_{2.5}$ 的玻璃纤维滤膜剪成 2 cm×3 cm 大小浸入超纯水中，低温超声振荡 20 分钟，纱布过滤洗脱液，收集 $PM_{2.5}$ 溶液，真空冷冻干燥后于 –20℃ 保存。空白膜的提取方法同上。临用前以生理盐水制成实验所需浓度的 $PM_{2.5}$ 悬液，超声振荡 10 分钟，使混匀。选取 28 只 SPF 级健康雄性 Wistar 大鼠，体重 280 ~ 310 g，实验动物随机分为 4 组，即空白对照组、$PM_{2.5}$ 低（7.5 mg/kg）、中（15 mg/kg）、高（30 mg/kg）剂量染毒组。$PM_{2.5}$ 采用气管滴注法一次染毒，滴注体积为 3 ml/kg。24 小时后处死大鼠，进行支气管肺泡灌洗液（BALF）细胞计数，并对 BALF 中总蛋白（TP）、乳酸脱氢酶（LDH）和炎性因子（IL-6、TNF-α）的水平进行测定。同时观察了不同剂量染毒组大鼠血清中炎性因子（IL-6、TNF-α）和 C- 反应蛋白（CRP）的水平。结果表明，各剂量染毒组大鼠 BALF 白细胞总数、中性粒细胞数、TP 及 TNF-α 水平均较对照组高，差异均有统计学意义（$P < 0.05$）；与对照组比较，各剂量染毒组大鼠血清 IL-6 和 CRP 水平升高，差异均有统计学意义（$P < 0.05$）；与对照组比较，中、高剂量染毒组 TNF-α 水平升高，差异均有统计学意义（均 $P < 0.05$）。结果表明，大气细颗粒物能引起染毒大鼠肺急性损伤和全身炎症。

2．亚急性毒性

杨果（2014）采用 TH-150C 型智能中流量空气总悬浮微粒采样器与 $PM_{2.5}$ 切割器配合在某大学校区采样，将采集的颗粒物用生理盐水配置成不同浓度的颗粒物悬液备用。选取健康成年雄性 Wistar 大鼠 24 只，体重 166 ~ 205 g，随机分为生理盐水对照组、低剂量（2.5 mg/kg）染毒组、中剂量（5.0 mg/kg）染毒组和高剂量（10.0 mg/kg）染毒组，采用气管滴注染毒法，每天以 1 ml/kg 的量气管滴注 $PM_{2.5}$ 悬液一次，连续染毒 3 天，每次间隔 24 小时。最后一次染毒结束 24 小时后处死大鼠，收集左肺组织和右肺的支气管肺泡灌洗液（BALF），观察肺组织的病理学改变，并对 BALF 中免疫细胞分类计数，检测 BALF 中乳酸脱氢酶（LDH）、酸性磷酸酶（ACP）、碱性磷酸酶（AKP）、促炎因子 TNF-α、IL-8，抗炎因子 IL-4、IL-10 水平，以及免疫球蛋白 IgG、IgA、IgM 的含量。肺组织病理学检查结果显示，部分动物肺组织出现炎症反应，肺间质增宽，肺泡腔内分泌物增多，随着染毒剂量的增加，病变程度有加重的趋势；5.0、10.0 mg/kg 剂量染毒组大鼠 BALF 中巨噬细胞百分率显著下降、中性粒细胞百分率显著升高，与对照组比较，差异有统计学意义（$P < 0.05$），BALF 中 AKP 水平显著低于对照组，差异有统计学意义（$P < 0.05$）；各剂量染毒组 BALF 中 TNF-α、IL-4、IL-8、IL-10 含量均无显著变化，免疫球蛋白 IgA、IgG、IgM 含量与对照组比较，差异均无统计学意义（$P > 0.05$）。表明 $PM_{2.5}$ 亚急性染毒可引起大鼠肺实质损伤，导致炎症性病变。

赵晓红等（2003）用 MODEL-120A 型大容量采样器采集采暖期北京市海淀区某路旁大气中的 PM_{10} 颗粒物，将采集到的颗粒物制成不同浓度的颗粒物悬液备用。选取 48 只雄性 SD 大鼠，体重 220 ~ 250 g，随机分为 4 组，每组 12 只。乙醚麻醉后，按 3 ml/kg 经气管注入颗粒物悬液染毒，染毒剂量分别为 1.5、7.5、37.5 mg/kg，对照组为生理盐水。每 2 天染毒 1 次，共染毒 2 次。末次染毒 24 小时后进行实验。每组取 6 只大鼠，制备支气管肺泡灌洗液（BALF）及肺匀浆上清，测定 LDH、ACP、AKP、SOD 和 GSH-Px 活性，NOS 和 MDA 含量；取每组另外的 6 只大鼠，处死取肺，制成肺病理切片，观察肺组织的病理改变及炎性细胞浸润。结果发现，37.5 mg/kg 剂量染毒组大鼠 BALF 中 ACP、AKP 活性升高，与对照组相比，差异有统计学意义（$P < 0.05$）；当染毒剂量大于 7.5 mg/kg 时，BALF 中 GSH-Px 活力降低，MDA 含量升高，与对照组相比，差异有统计学意义（$P < 0.05$ 或 $P < 0.01$），说明 PM_{10} 可诱发肺组织产生脂质过氧化物并消耗抗氧化酶，导致肺损伤；各剂量染毒组大鼠肺匀浆上清液中 MDA 含量与对照组比较，差异无统计学意义，而 GSH-Px 含量在 37.5 mg/kg 剂量组明显下降，与对照组相比，差异有统计学意义（$P < 0.01$）。光镜下观察各剂量染毒组大鼠肺组织病理切片，可见随染毒剂量增加，肺组织中肺泡间隔增厚及纤维增生逐渐加重，肺泡腔逐渐缩小，细支气管管腔内杯状细胞增生程度、肺间质内炎性细胞浸润、尘细胞（巨噬细胞

吞噬颗粒物所形成）数量、细支气管及小血管管壁增厚程度、小血管周围嗜酸性粒细胞数目等都有不同程度加重。

（二）流行病学资料

Pope 等（1995）研究发现，随着空气中 PM_{10} 浓度的升高，居民呼吸道症状时有发生，心肺系统疾病的门诊率、入院率和死亡率亦随之增加，尤其是 PM_{10} 短时间急剧增加的情况下对心肺健康的不利影响更大；空气中 PM_{10} 浓度超过 150 $\mu g/m^3$（24 小时均值）时，儿童呼吸系统疾病入院人数增加 3 倍，成人增加 44%。1987—1994 年全美 20 个大城市发病率、死亡率与空气污染关系的研究表明：大气中 PM_{10} 每增加 10 $\mu g/m^3$，人群总死亡率、心肺疾病死亡率分别升高 0.51%（95%CI：0.07 ~ 0.93）和 0.68%（95%CI：0.2 ~ 1.16）。

杨振华等（2013）选择甘肃省武威市 7 所大、中型医院 2004 年 3 月 1 日至 5 月 31 日的气管炎门诊病例资料，研究期间每日收集武威市气象局提供的气象资料（如气温、相对湿度、大气压等），每日大气污染物（PM_{10}、SO_2、NO_2）检测数据来自武威市环境监测站。采用对数线性模型基础上的半参数广义相加泊松回归模型（GAM），在排除长期趋势、日历效应、气象因素等混杂因素影响的基础上，将每日 PM_{10}、SO_2、NO_2 浓度作为线性变量引入模型，分析大气污染物对气管炎日门诊影响的相对危险度（relative risk，RR）。结果证实，沙尘天气 PM_{10} 与滞后 2 天男、女性气管炎门诊就诊数的联系有统计学意义（$P < 0.05$）；调整其他污染物后，PM_{10} 或 SO_2 对男、女性气管炎门诊 RR 的影响均有所降低，但仍然有统计学意义（$P < 0.05$）；分别调整 SO_2 和（或）PM_{10} 后，NO_2 对男、女性气管炎门诊 RR 的影响无统计学意义。气管炎门诊 RR 值随沙尘天气的强度增大而增大：清洁天＜轻度污染天＜扬沙天＜沙尘暴天。结论表明，沙尘 PM_{10} 可引起暴露居民气管炎门诊就诊数增加。

刘晓丹等（2015）收集由吉林省气象局提供的 2011 年至 2013 年 3—5 月长春市每日地面气象资料；PM_{10}、二氧化氮（NO_2）和二氧化硫（SO_2）3 项大气污染物资料，每小时监测 1 次，选择 24 小时平均值。2011—2013 年 3 月 1 日至 5 月 31 日长春市共出现 10 次沙尘天气过程，其中浮尘天气 2 次，分别发生在 2011 年 5 月 12 和 13 日；扬沙天气 8 次，分别发生在 2012 年 3 月 29 和 30 日、4 月 8 日，以及 2013 年 3 月 26 和 27 日、4 月 13、14 和 22 日，数据来自吉林省气象局。收集长春市 6 家三级甲等医院 2011 年至 2013 年 3—5 月儿童呼吸系统疾病逐日门诊量，采用时间序列分析中的非季节性求和自回归滑动平均模型（ARIMA）分析 2011 年至 2013 年 3—5 月沙尘天气对儿童呼吸系统疾病日门诊量的影响。结果显示，2011 年至 2013 年 3—5 月沙尘天气与非沙尘天气比较，空气日均相对湿度、温度、二氧化硫（SO_2）和二氧化氮（NO_2）水平差异均无统计学意义（$P > 0.05$）；与非沙尘天气比较，沙尘天气时，大气中可吸入颗粒物 PM_{10} 日均浓度明显升高，差异有统计学意义（$P < 0.05$）。沙尘天气对儿童呼吸系统疾病日门诊量的增加有影响，且呈滞后效应。与非沙尘天气比较，发生在沙尘天气滞后第 2 和第 3 天儿童呼吸系统疾病日门诊量大幅增加，差异有统计学意义（$P < 0.05$）。由此可见，沙尘天气与儿童呼吸系统疾病日门诊量增加有关联，且呈滞后效应。

殷永文等（2011）收集 2009 年 1 月 1 日至 2009 年 12 月 31 日上海市 6 所大中型医院呼吸科和儿童呼吸科的逐日门诊病例资料；收集 2009 年 1 月 1 日至 12 月 31 日上海市 PM_{10}、$PM_{2.5}$ 的逐日浓度，数据来自上海市环境监测中心；收集 2009 年 1 月 1 日至 12 月 31 日上海市逐日地面气象资料，包括平均气温、最高气温、最低气温、风速、相对湿度、气压、能见度等 7 项气象因子，资料来自上海市气象局官方网站。运用广义相加泊松回归模型进行统计分析，并进行当日和滞后日的危险度评估。结果发现，在霾发生当日，PM_{10} 日均浓度每增加 50 μg/m^3，呼吸科和儿童呼吸科日均门诊人数分别增加 3% 和 0.5%；$PM_{2.5}$ 日均浓度每增加 34 μg/m^3，呼吸科和儿童呼吸科日均门诊人数分别增加 3.2% 和 1.9%；同时 $PM_{2.5}$、PM_{10} 污染对门诊人数影响的滞后累积效应大于当日效应，且在霾污染暴发第 6 天时累积效应达到最大化。从而推测，上海市霾期间 $PM_{2.5}$、PM_{10} 污染对医院呼吸科和儿童呼吸科日均门诊人数具有一定影响。

陈小聪等（2015）收集 2013 年 7 月至 2014 年 6 月因哮喘发作在

温州某医院儿童呼吸科住院治疗的患儿资料，以及同时期温州空气主要污染物浓度和气象因子数据资料。通过双变量相关性分析法、多元线性逐步回归分析法分析各月哮喘发作住院的患儿例数与各项空气污染物浓度及各气象因子的相关性。结果表明，哮喘发作住院的患儿例数随空气污染物浓度升高呈增加趋势，其中可吸入颗粒物（PM_{10}）浓度与哮喘住院患儿例数（其中单纯哮喘例数）关系密切，呈显著正相关（$P=0.039$、$r=0.601$；$P=0.020$、$r=0.660$）。由此可见，空气中 PM_{10} 浓度升高能诱发儿童哮喘发作，尤其增加儿童单纯哮喘发作的发病率。

白子娜等（2016）收集了石家庄市大气污染资料、气象资料及因下呼吸道感染入院患者的资料，应用 Pearson 相关分析研究大气颗粒物与气象因素的相关性。采用双向病例交叉研究，条件 logistic 回归对数据进行分析，应用单污染物模型，探究各颗粒物浓度对下呼吸道感染住院风险的影响及滞后效应。应用多污染物模型，探究各颗粒物浓度对下呼吸道感染住院风险的影响。在多污染物模型的基础上，采用分层分析控制性别、年龄、合并症及季节等潜在混杂因素，分析大气颗粒物对暴露人群呼吸道感染的影响。研究结果发现，Pearson 相关分析结果显示大气污染物 PM_{10}、$PM_{2.5}$、SO_2、NO_2、CO 之间存在正相关，这些污染物与日均气温及 O_3 呈负相关。在单污染物模型中，当日 $PM_{2.5}$ 浓度及滞后 5 天的 PM_{10} 浓度每增加 $10\ \mu g/m^3$，对应 OR 值分别为 1.010（95%CI：1.005～1.015）、1.006（95%CI：1.003～1.009），即当日 $PM_{2.5}$ 浓度及滞后 5 天的 PM_{10} 浓度每增加 $10\ \mu g/m^3$，下呼吸道感染的住院风险分别增加 1.0%（95%CI：0.5%～1.5%）、0.6%（95%CI：0.3%～0.9%）。在多污染物模型中，$PM_{2.5}$ 仍然会增加下呼吸道感染住院的风险。分层分析结果显示，与女性、≥ 60 岁和有合并症患者相比，$PM_{2.5}$ 暴露会增加男性、< 60 岁和无合并症患者下呼吸道感染住院的风险，且该效应在寒冷季节中更为明显；而与男性、< 60 岁和无合并症者比较，PM_{10} 暴露会增加女性、≥ 60 岁及存在合并症者下呼吸道感染住院的风险，且该效应在寒冷季节中更为明显。结果表明，石家庄市大气颗粒物（PM_{10}/$PM_{2.5}$）浓度的升高可导致下呼吸道感染患者住院增加。

赵梦娇等（2017）收集了 2013—2015 年济南市空气污染数据、气象数据和某综合医院每日呼吸系统就诊人数。通过采用基于 Poisson 分布的广义相加模型的时间序列分析，控制长期趋势、星期几效应、气象因素等混杂因素的影响后，分析济南市大气颗粒物 PM_{10}、$PM_{2.5}$ 日均浓度与居民呼吸系统疾病日就诊人次间的关系。分析结果考虑了滞后效应和其他空气污染物的影响。研究结果发现，大气颗粒物 PM_{10}、$PM_{2.5}$ 与呼吸系统就诊人次数存在关联，差异有统计学意义（$P < 0.05$）。当 PM_{10}、$PM_{2.5}$ 浓度每上升 10 $\mu g/m^3$，当天呼吸系统疾病就诊人次数分别增加 0.36%（95%CI：0.30% ~ 0.43%）和 0.50%（95%CI：0.30% ~ 0.70%）；滞后 6 天的 PM_{10}、$PM_{2.5}$ 浓度的健康效应最强，超额危险度为 0.65%（95%CI：0.58% ~ 0.71%）和 0.54%（95%CI：0.42% ~ 0.67%）；当纳入 NO_2 拟合多污染物模型时，大气颗粒物 PM_{10} 浓度上升 10 $\mu g/m^3$ 时，当天呼吸系统疾病就诊人次数增加 0.83%（95%CI：0.76% ~ 0.91%）。结果表明，济南城区大气颗粒物 PM_{10}、$PM_{2.5}$ 污染与居民呼吸系统疾病就诊人次间存在正相关，NO_2 污染浓度可增加其效应。

六、毒性机制

近年来，许多科学家都致力于探索大气颗粒物对机体的毒性机制，虽然迄今为止确切的损伤机制仍不清楚。但是已有一些假说得到了大量实验数据的支持以及世界各国学者的普遍认同。这些假说从不同的角度解释了颗粒物的毒理学作用机制，其中主要包括过渡金属离子损伤假说、炎性细胞和细胞因子假说、颗粒物物理特性为基础的损伤假说等。这些假说指出可吸入颗粒物对肺组织的损伤主要分为氧化损伤和炎性损伤两大类。

（一）DNA 损伤

许多研究表明，可吸入颗粒物进入机体肺组织后，由于颗粒物本身具有自由基活性，并且颗粒物含有的金属成分、有机成分等也能够诱导细胞产生自由基。这些自由基对肺细胞的氧化性损伤可能是颗粒物导致机体损伤的最初环节和主要原因。

李朋昆等（2010）选择上海市中心城区中不吸烟或戒烟半年以上且家人也不吸烟的 25 ~ 55 岁男性交警 107 名为高暴露组，平均年龄（39.36±9.04）岁，平均工龄（15.55±9.90）年；选择在上海市中心城区室内工作的、无特殊 $PM_{2.5}$ 暴露的不吸烟或戒烟半年以上且家人也不吸烟的 25 ~ 55 岁男性居民 101 名为低暴露组，平均年龄（38.56±10.17）岁。在正常工作日选择一个晴天（前两日也为晴天）使用个体采样器以 2 L/min 流量 24 小时连续监测每位被测量对象的 $PM_{2.5}$ 暴露情况。所得 $PM_{2.5}$ 量转换为 24 小时平均暴露浓度。在暴露测量结束后第三天进行血样采集，抽取每位研究对象静脉血 2 ml，以乙二胺四乙酸二钾（EDTA-2K）抗凝，在抽血后 6 小时内进行淋巴细胞彗星试验。经统计分析后，高暴露组 $PM_{2.5}$ 日平均暴露浓度为（115.40±46.17）$\mu g/m^3$，高于低暴露组的（74.94±40.09）$\mu g/m^3$，差异有统计学意义（$P < 0.01$）。高暴露组淋巴细胞彗尾率（15.20±3.46）% 和 Olive 尾矩 1.25±0.29 高于低暴露组的（10.05±3.45）% 和 0.86±0.22，差异有统计学意义（$P < 0.01$）。多元回归分析显示，DNA 损伤程度随着 $PM_{2.5}$ 日均暴露量增大而增加（OR=1.032，$P < 0.01$）。结果显示，在正常大气暴露下，$PM_{2.5}$ 浓度升高能导致人群 DNA 损伤程度增加。

覃辉艳等（2012）采集珠江三角洲地区受灰霾天气影响严重的广州市灰霾天气颗粒物 $PM_{2.5}$，采集时间为 2008 年 7 月（夏季）和 12 月（冬季），选择当天符合灰霾天气定义（当日气象条件满足肉眼大气能见度低于 10 km，同时空气湿度低于 90%）的天气进行采样，使用大流量环境空气采样器采集。采集所得的滤膜样品经过超声波洗脱和湿法刮擦处理，得到的颗粒物悬液经过真空冷冻干燥法去水，最后得到灰霾天气颗粒物 $PM_{2.5}$ 组分。以人支气管上皮细胞（16-HBE）作为研究对象，分别以 8、16、32、64、128 $\mu g/ml$ 浓度的广州灰霾天气颗粒物 $PM_{2.5}$ 作用于体外培养的 16-HBE 细胞 24、48、72 小时，采用噻唑蓝（MTT）法检测细胞存活率，Annexin V/PI 凋亡检测试剂盒检测其细胞凋亡率，SCGE 法检测细胞的 DNA 损伤程度，8- 羟基脱氧鸟苷（8-OHdG）ELISA 试剂盒检测细胞氧化损伤程度。结果显示，细胞存活率随着染毒浓度的增加和染毒时间的延长而下降，处理 24、48、72

小时后，64、128 μg/ml 浓度组细胞存活率均明显低于对照组，差异有统计学意义（$P < 0.05$），72 小时各处理组细胞存活率均低于 24 小时相应处理组，差异有统计学意义（$P < 0.05$）；细胞总凋亡率随着处理浓度的增加和处理时间的延长而升高，处理 24 小时 64、128 μg/ml 浓度组细胞总凋亡率与对照相比明显增加，差异有统计学意义（$P < 0.05$），处理 48、72 小时 32、64、128 μg/ml 浓度组细胞总凋亡率与对照组比较明显增加，差异有统计学意义（$P < 0.05$）；细胞 DNA 损伤程度随着处理浓度的增加和处理时间的延长而增加，处理 24、48、72 小时后，各处理组细胞 Olive 尾矩均明显高于对照组，差异有统计学意义（$P < 0.05$），处理 48、72 小时各处理组细胞 Olive 尾矩与 24 小时相比均明显增加，差异有统计学意义（$P < 0.05$）；细胞氧化损伤程度随着处理浓度的增加和处理时间的延长而增加，处理 24、48、72 小时后，与对照组相比，各处理时间点 64、128 μg/ml 浓度组细胞 8-OHdG 含量均明显增加，差异有统计学意义（$P < 0.05$），与处理 24 小时相比，72 小时 128 μg/ml 处理组 8-OHdG 含量明显增加，差异有统计学意义（$P < 0.05$）。相关性分析结果显示：细胞总凋亡率与细胞 DNA 损伤之间存在明显正相关 [$r=0.960$（24 小时），$r=0.973$（18 小时），$r=0.981$（72 小时），$P < 0.05$]，细胞 DNA 损伤与 8-OHdG 含量之间存在明显正相关 [$r=0.969$（24 小时），$r=0.893$（48 小时），$r=0.940$（72 小时），$P < 0.05$]，细胞凋亡总凋亡率与 8- 羟基脱氧鸟苷含量之间存在明显正相关 [$r=0.936$（24 小时），$r=0.957$（48 小时），$r=0.885$（72 小时），$P < 0.05$]。由以上结果可以推论，大气污染颗粒物 $PM_{2.5}$ 可刺激机体产生活性氧自由基，使得机体氧化和抗氧化作用失衡，倾向于氧化，过量自由基对 DNA 产生氧化损伤，从而导致 DNA 断裂和诱导细胞凋亡，氧化损伤可能是大气污染颗粒物 $PM_{2.5}$ 引起呼吸道损伤的重要作用机制之一。

李娟等（2014）于 2012 年 12 月 6—25 日在郑州市某区连续采样 20 天，采集 20 份 $PM_{2.5}$ 样品，将采集的颗粒物用生理盐水制成混悬液分装保存于 −20℃ 冰箱备用。实验细胞为人支气管上皮细胞。用 0（溶剂对照组）、12.5、25 μg/ml 的 $PM_{2.5}$ 混悬液处理 BEAS-2B 细胞 4 小时，使用流式细胞仪检测其活性氧（ROS）水平；同样处理 BEAS-2B 细胞 8 小时，用丙二醛试剂盒和超氧化物歧化酶活性测定试剂盒分别检测细胞裂解液中丙二醛（MDA）含量和超氧化物歧化酶（SOD）活性。结果表明，$PM_{2.5}$ 混悬液作用于 BEAS-2B 细胞 4 小时后 12.5、25 μg/ml 处理组平均荧光强度与对照组相比均明显升高，差异有统计学意义（$P < 0.01$），与 12.5 μg/ml 组相比，25 μg/ml 组平均荧光强度明显增高，差异也有统计学意义（$P < 0.01$），表明 $PM_{2.5}$ 可使 BEAS-2B 细胞 ROS 水平升高，且随着染毒剂量的增加 ROS 的水平也有所升高。由此可见 $PM_{2.5}$ 可以引起 BEAS-2B 细胞脂质过氧化损伤。

Lai CH 等（2017）在台北大都市地区招募了来自台北市内湖区和新北市新庄区的 20 ~ 35 岁的 72 名健康学生。所有参与者均为非吸烟者，无疾病。在 2014 年 2 月—6 月期间每两个月收集每位参与者 3 次 $PM_{2.5}$ 样本、血液和尿液样本。所有参与者使用个人监护仪评估其至少 24 小时的 $PM_{2.5}$ 暴露量。参加者参与问卷调查后的第二天早上收集血样和尿样。随访期间，参与者需要完成自我管理的问卷日记。一共收集了 233 个测量值，将其纳入随后的统计分析。尿 8-oxodG 和 N7-MeG 分别作为氧化和甲基化 DNA 损伤的生物标志物。测量血浆超氧化物歧化酶（SOD）和谷胱甘肽过氧化物酶 -1（GPX-1）作为抗氧化剂的生物标志物。尿 1- 羟基芘（1-OHP）作为暴露于多环芳烃（PAHs）的生物标志物。研究结果表明，基线时平均 $PM_{2.5}$ 水平为 37.3 $μg/m^3$。冬季 $PM_{2.5}$ 浓度高于春季和夏季。通过广义估计方程（GEE）调整混杂因素（年龄，取样面积，取样日，取样时温度和湿度）后，$PM_{2.5}$ 暴露组中 N7-MeG 每 $μg/m^3$ 增加了 8.1%（$\beta=0.034$，95%CI：0.001 ~ 0.068），差异有统计学意义。尿 N7-MeG 的平均水平是 8-oxodG 的 1000 倍。8-oxodG 水平与 N7-MeG 横断面和纵向分析中均呈正相关。尿中多环芳烃的生物标志物 1-OHP 的浓度与 DNA 甲基化损伤的生物标志物 8-oxodG 和 N7-MeG 的浓度具有相关性，差异有统计学意义。以上结果均表明，暴露于 $PM_{2.5}$ 会增加 DNA 的甲基化程度，造成 DNA 损伤。

（二）炎性损伤

大量文献报道，颗粒物的刺激会引起机体一系列编码转录因子、炎症相关因子基因转录水平的增高，从而释放炎性因子，造成炎性损伤。

贾玉巧等（2011）采用 MODEL-120A 型大容量采样器和 TSP/PM$_{2.5}$-2 型颗粒物采样器，连续 24 小时分别采集北京市某地 PM$_{10}$ 和 PM$_{2.5}$。将采集的颗粒物用 PBS 制备成颗粒物悬液备用。实验细胞为传代培养的人肺成纤维细胞，用剂量分别为 25、50、100、200 μg/ml 的 PM$_{10}$ 和 PM$_{2.5}$ 混悬液对人肺成纤维细胞处理 24 小时。采用四甲基偶氮唑盐微量酶反应比色法测定细胞毒性；放射免疫法测定炎性因子 TNF-α、IL-6 和 IL-8。结果显示，25、50、100、200 μg/ml PM$_{10}$ 处理人肺成纤维细胞 24 小时后会产生一定的毒性作用，低剂量时刺激细胞增殖，高剂量时抑制细胞增殖，各浓度时细胞存活率分别为 118.80%、120.47%、107.42%、95.97%，25、50、100、200 μg/ml PM$_{2.5}$ 处理 24 小时后亦对人肺成纤维细胞产生一定的毒性作用，亦表现为低剂量时刺激细胞增殖，高剂量时抑制细胞增殖，各浓度处理组细胞存活率分别为 107.81%、101.48%、91.86%、81.35%。PM$_{10}$ 和 PM$_{2.5}$ 在 25 ～ 200 μg/ml 浓度范围内，随着染毒浓度的增加，诱导人肺成纤维细胞产生炎性因子 TNF-α、IL-6 和 IL-8 的浓度升高，且与对照组相比，差异均有统计学意义（$P < 0.05$），说明 PM$_{10}$ 和 PM$_{2.5}$ 在 25 ～ 200 μg/ml 的剂量范围内可对人肺成纤维细胞产生炎性损伤作用，随着浓度的增加，炎性损伤作用亦增强。

杨凌等（2014）在上海市中心城区某建筑物楼顶用 Thermo AndersonG-2.5 大流量采样器连续采集 2012 年 10—12 月的大气 PM$_{2.5}$，将采集的颗粒物用生理盐水制成悬浮液备用。选取 32 只雄性 C57BL/6 小鼠，6 ～ 8 周龄，体重 18 ～ 21 g，随机分为 4 组，即生理盐水对照组、低（1.5 mg/kg）、中（7.5 mg/kg）、高（15 mg/kg）剂量染毒组，每组 8 只。以气管滴注的方式进行 PM$_{2.5}$ 染毒，滴注体积为 1.5 ml/kg，每周 2 次，连续暴露 3 个月。末次暴露 24 小时后，麻醉动物，经气管肺泡灌洗收集 BALF，ELISA 法测定 BALF 中细胞因子 IL-6、IL-17、IL-10 和 TGF-β 的含量。Real-timePCR 法测定肺组织中 Th17 细胞特异性转录因子 ROR-γt 及 Treg 细胞特异性转录因子 Foxp3+mRNA 的相对表达量。经统计分析各剂量染毒组 BALF 中细胞分类计数白细胞总数和中性粒细胞百分比均明显高于对照组，差异有统计学意义（$P < 0.05$），呈剂量 - 效应增加的趋势。中、高剂量染毒组巨噬细胞百分比降低，与对照组相比，差异均有统计学意义（$P < 0.05$）；各剂量染毒组 BALF 中 IL-6 及 TGF-β 含量均明显高于对照组，差异有统计学意义（$P < 0.05$），呈剂量 – 效应增加趋势。IL-17 含量随染毒剂量的增加而降低，中、高剂量染毒组与对照组相比，差异有统计学意义（$P < 0.05$），IL-10 的含量有所降低，中、高剂量染毒组与对照组相比，差异有统计学意义（$P < 0.05$）。肺组织中 Th17 细胞特异性转录因子 ROR-t mRNA 表达量随染毒剂量的增加而升高，而 Treg 细胞特异性转录因子 Foxp3+mRNA 表达量呈现剂量 - 效应降低趋势。综上所述，$PM_{2.5}$ 亚慢性染毒可引起小鼠肺部持续的炎症免疫损伤，导致 Th17/Treg 细胞失衡及相关细胞因子分泌的改变，推进 $PM_{2.5}$ 的机体损伤过程。

Zhang 等（2017）收集了中国台湾的一个大型前瞻性队列 2007—2014 年期间 30 034 名中国台湾人的标准体检数据。参加者接受了一系列医疗检查，包括一般身体检查、人体测量和血液、尿液的生化测试（包括高灵敏度 CRP 测量值）以及问卷调查。经过严格的纳入排除标准，最终纳入 30 034 名参与者的 39 096 项观察结果。从气溶胶光学深度（AOD）数据中以 1×1 km 的高空间分辨率检索地层 $PM_{2.5}$ 浓度，使用时空模型估计每个参与者所在地址的 2 年平均 $PM_{2.5}$ 暴露量。使用一般线性回归模型进行基线数据分析，并使用混合效应线性回归模型进行重复数据分析，调整潜在混杂因素后研究 $PM_{2.5}$ 暴露与 CRP 之间的关联。研究发现，在 30 034 名研究对象的 39 096 个测量值中，调整相关混杂因素后，$PM_{2.5}$ 每增加 5 μg/m^3，CRP 增加 1.31%（95%CI：1.00% ~ 1.63%）。有重复 CRP 测量的研究对象，第一次和最后一次测量之间的差异没有统计学意义（$P=0.337$）。$PM_{2.5}$ 浓度在 2007 年至 2014 年间保持稳定。结果表明，$PM_{2.5}$ 的长期暴露与全身炎症水平升高相关，$PM_{2.5}$ 空气污染与心血管疾病之间存在生物学相关。空气污染减排应成为预防心血管疾病的重要策略。

有关可吸入颗粒物作用机制的研究依然是当前研究的热点问题之一。很多学者从颗粒物的某单一成分研究其对肺组织的损伤机制，还有很多学者从某种肺疾病的角度切入研究重要的炎性因子在组织内的作用机制，但研究整体可吸入颗粒物的毒理作用机制的情况相对较少，若将各种肺疾病机制的研究成果以及各部分与颗粒物毒作用有关联的细胞因子作用机制的成果在全颗粒物水平上得以证实，人们对可吸入颗粒物的健康危害作用的认识将上升到一个新的高度。

（张永明　冯慧敏）

主要参考文献

1. 杨克敌. 环境卫生学. 7 版. 北京：人民卫生出版社，2012.
2. 曹军骥. PM$_{2.5}$ 与环境. 北京：科学出版社，2014.
3. 邓芙蓉，郭新彪，胡婧，等. 气管滴注大气细颗粒物对大鼠心脏的急性毒性及其机制研究. 生态毒理学报，2009，4（1）：57-62.
4. 卢秀玲，张馨如，邓芙蓉，等. 气管滴注大气可吸入颗粒物对大鼠的系统性氧化应激作用. 北京大学学报（医学版），2011，43（3）：352-355.
5. Dolores HRFR, Carolina S, Geraldo LF, et al. PM$_{2.5}$ induces acute electrocardiographic alterations in healthy rats. Environ Res, 2005, 99（2）：262-266.
6. 马建新，李运田，周益锋. 可吸入颗粒物对大鼠心脏交感神经分布的影响. 中国预防医学杂志，2008，9（9）：803-806.
7. 甄玲燕，蒋蓉芳，辛峰，等. 大气细颗粒物对自发性高血压大鼠心血管系统的影响. 环境与职业医学，2013，30（6）：471-474.
8. Jia XF, Hao Y, Guo XB. Ultrafine carbon black disturbs heart rate variability in mice. Toxicol Lett, 2012, 211（3）：274-280.
9. 白剑英，赵五红，杨文敏. 不同交通路口大气颗粒物有机提取物致突变性研究. 山西医科大学学报，2002，33（5）：417-419.
10. 吕元明，训诚，叶舜华. 柴油机排放颗粒物有机组分的致突变试验. 上海实验动物科学，1997，17（4）：210-212.

11. 孙天佑，李亦飞，高华男，等. 某电厂周围大气颗粒物提取物的致畸效应. 癌变·畸变·突变，1995，7（6）：351-354.

12. 余淑懿，关遁源，张冬生，等. 宣威县肺癌高发区室内空气不同粒径颗粒物的致突变性与致癌性. 环境与健康杂志，1993，10（2）：49-52.

13. Katsouyanni K, Touloumi G, Samoli E, et al. Confounding and effect modification in the short-term effects of ambient particles on total mortality: Results from 29 European cities within the APHEA 2 project. Epidemiology, 2001, 12（5）：521-531.

14. Samet J M, Dominici F, Curriero FC, et al. Fine particulate air Pollution and mortality in 20 U.S. cities, 1987—1994. N Engl J Med, 2000, 343（24）：1742-1749.

15. Zanobetti A, Franklin M, Koutrakis P, et al. Fine particulate air pollution and its components in association with cause-specific emergency admissions. Environ Health, 2009, 12（21）：1-12.

16. Dominici F, Peng RD, Michelle L, et al. Fine particulate air pollution and hospital admission for cardiovascular and respiratory diseases. JAMA, 2006, 295（10）：1127-1134.

17. Amy H, Ana V, Diez R, et al. Associations between recent exposure to ambient fine particulate matter and blood pressure in the multi-ethnic study of atherosclerosis（MESA）. Environ Health Perspect, 2008, 4（116）：486-491.

18. 常桂秋，潘小川，谢学琴，等. 北京市大气污染与城区居民死亡率关系的时间序列分析. 卫生研究，2003，32（6）：565-567.

19. 朱中平，杜海荣，管新艳，等. 学龄前儿童 $PM_{2.5}$ 暴露与行为问题的关系研究. 环境与健康杂志，2014，31（7）：592-594.

20. 施森，刘超斌，陈晓秋，等. 大气可吸入颗粒物暴露致胎儿畸形的病例对照研究，中华围产医学杂志，2013，16（4）：200-205.

21. Miller KA, Siscovick DS, Sheppard L, et al. Long-term exposure to air pollution and incidence of cardiovascular events in women. N Engl J Med, 2007, 365（5）：447-458.

22. 高知义，李朋昆，赵金镯，等. 大气细颗粒物暴露对人体免疫指标的影响. 卫生研究，2010，39（1）：50-52.

23. 邵国军. 大气颗粒物 $PM_{2.5}$ 对大鼠呼吸系统免疫损伤机制研究. 兰州：兰州

大学. 2006.

24. 夏萍萍, 郭新彪, 邓芙蓉, 等. 气管滴注大气细颗粒物对大鼠的急性毒性. 环境与健康杂志, 2008, 25 (1): 4-6.

25. 杨果. 大气细颗粒物对大鼠呼吸系统急性损伤及生物标志物研究. 苏州: 苏州大学. 2014.

26. 赵晓红, 刘红, 金昱, 等. 大气可吸入颗粒物对大鼠气道的致炎症作用研究. 中国公共卫生, 2003, 19 (1): 17-19.

27. Pope CA, Bates DV, Raizenne ME. Health effects of particulate air pollution: time for reassessment? Environ Health Perspect, 1995, 103 (5): 472-480.

28. Samet JM, Zeger SL, Dom IN, et al. The national morbidity, and air pollution study. Part Ⅱ: morbidity and mortality from air pollution in the United States. Res Rep Health Eff Inst, 2009, 94 (Pt2): 5-70.

29. 杨振华, 孟紫强, 张全喜. 沙尘天气可吸入颗粒物对气管炎门诊就诊数的影响. 环境与职业医学, 2013, 30 (2): 88-92.

30. 刘晓丹, 申亚利, 徐林燕, 等. 沙尘天气与儿童呼吸系统疾病日门诊量的关联性分析. 吉林大学学报 (医学版), 2015, 41 (1): 190-194.

31. 殷永文, 程金平, 段玉森, 等. 上海市霾期间 $PM_{2.5}$、PM_{10} 污染与呼吸科、儿呼吸科门诊人数的相关分析. 环境科学, 2011, 32 (7): 1894-1898.

32. 陈小聪, 吴红娟, 李锦燕. 温州儿童哮喘发作与空气污染及气象因子的相关性分析. 中国儿童保健杂志, 2015, 23 (1): 11-14.

33. 李朋昆, 高知义, 蒋蓉芳, 等. 细颗粒物暴露对人群 DNA 损伤的影响. 环境与职业医学, 2010, 27 (5): 254-256.

34. 覃辉艳. 大气污染颗粒物 $PM_{2.5}$ 诱导人支气管上皮细胞凋亡及其机制探讨. 南宁: 广西医科大学. 2012.

35. 李娟, 杨维超, 洪丽娟. $PM_{2.5}$ 对 BEAS-2B 细胞脂质过氧化损伤作用. 中国公共卫生, 2014, 30 (11): 1389-1391.

36. 贾玉巧, 赵晓红, 郭新彪. 大气颗粒物 PM_{10} 和 $PM_{2.5}$ 对人肺成纤维细胞及其炎性因子分泌的影响. 环境与健康杂志, 2011, 8 (3): 206-207.

37. 杨凌, 马琼锦, 李莉珊. $PM_{2.5}$ 亚慢性染毒对小鼠肺部炎症及 Th17/Treg 的影响. 卫生研究, 2014, 43 (3): 387-392.

38. 钱旭君, 沈月平, 贺天锋, 等. 宁波市大气颗粒物与人群因心脑血管疾病死亡的时间序列研究. 中华流行病学杂志, 2016, 37 (6): 841-845.

39. 唐靖媛. 重庆市主城区大气颗粒物污染及对儿童呼吸系统的影响研究. 重庆：重庆医科大学，2016.

40. 白子娜，段争. 石家庄市大气颗粒物（$PM_{10}/PM_{2.5}$）对下呼吸道感染住院影响的病例交叉研究. 解放军医学杂志，2016，41（2）：123-129.

41. 赵梦娇，耿兴义，崔亮亮，等. 济南市 2013—2015 年某综合医院呼吸系统疾病就诊人次与大气颗粒物 PM10、PM2.5 关系的时间序列研究. 中华流行病学杂志，2017，38（3）：374-377.

42. 顾怡勤，陈仁杰. 大气颗粒物与上海市闵行区居民心脑血管疾病死亡的病例交叉研究. 环境与职业医学，2017，34（03）：220-223.

43. Lai CH，Huang HB，Chang YC，et al. Exposure to fine particulate matter causes oxidative and methylated DNA damage in young adults：A longitudinal study. Sci Total Environ，2017，598：289-296.

44. Zhang Z，Chang LY，Lau AKH，et al. Satellite-based estimates of long-term exposure to fine particulate matter are associated with C-reactive protein in 30034 Taiwanese adults. Int J Epidemiol，2017，46（4）：1126-1136.

第九章

纳米材料——纳米二氧化钛

纳米二氧化钛（Nano-TiO$_2$，N-TiO$_2$）作为应用最为广泛的工程纳米材料之一，由于其具有优越的白度、着色力、遮盖力、耐热性、化学稳定性以及安全性，被广泛应用于涂料、塑料、橡胶、油墨、纸张、化纤、陶瓷、日化、医药和食品等行业。早在 20 世纪 80 年代，已有国外企业开始生产 N-TiO$_2$ 材料，到 2010 年 N-TiO$_2$ 的全球产量已经达到 5000 吨，价值 1.75 亿美元。预计在 2014—2019 年间，全球 N-TiO$_2$ 市场将以 12.02% 的年复合增长率稳步提升，其中，中国和其他的亚洲国家是主要的需求增长地区。随着 N-TiO$_2$ 生产规模的扩大，应用行业的增加，个体接触 N-TiO$_2$ 颗粒的机会剧增。虽然常规尺寸二氧化钛与传统的二氧化硅或石棉粉尘相比，通常被认为是微溶低毒性（poorly soluble and low toxicity，PSLT）颗粒的代表物质。但是，当物质细分到纳米尺度时，即使化学组成不变，其物理性质也将发生根本的变化，这些变化将使纳米物质呈现出既不同于宏观物质，也不同于单个孤立原子的很多奇特的性质。当纳米粒子进入生物体后，很有可能出现与常规物质不同的生理行为。而近年来关于 N-TiO$_2$ 生物学效应的研究，也引起了大家广泛的关注。

一、理化性质

二氧化钛（TiO$_2$）俗称"钛白粉"，是一种重要的白色无机颜料，分子量为 79.9，沸点 2972℃，熔点 1843℃，相对密度 4.26 g/cm^3（25℃），不溶于水。N-TiO$_2$ 颗粒粒径在 1 ~ 100 nm 之间，分为锐钛矿型和金红石型，外观均为白色疏松粉末。由于纳米微粒具有量子尺寸效应，小尺寸效应，表面效应和量子隧道效应，因此 N-TiO$_2$ 具有许多超过普通钛白粉的优点，屏蔽紫外线作用强，有良好的分散性，而且 N-TiO$_2$ 还具有价廉、无毒、催化性能高、氧化能力强、稳定性好、易于回收等性质，其在实际应用过程中备受青睐。

$N-TiO_2$ 不同的形态与晶型会有不同的性质与应用，金红石型 TiO_2 比锐钛矿型 TiO_2 稳定而致密，有较高的硬度、密度、介电常数及折射率，其遮盖力和着色力也较高。而锐钛矿型 TiO_2 在可见光短波部分的反射率比金红石型 TiO_2 高，带蓝色色调，并且对紫外线的吸收能力比金红石型低，光催化活性比金红石型高。在一定条件下，锐钛矿型 TiO_2 可转化为金红石型 TiO_2。

此外，$N-TiO_2$ 的性质受到粒径、制备过程以及表面改性工艺等因素的影响。如 $N-TiO_2$ 的粒径大小与其抗紫外线能力密切相关，当其粒径等于或小于光波的一半时，对光的反射、散射量最大，屏蔽效果最好。紫外线的波长为 $190 \sim 400$ nm，因此 TiO_2 的粒径不能大于 200 nm，最好不大于 100 nm，但是粒径太小时，由于比表面积大，容易团聚，对分散不利，反而屏蔽紫外线的效果不好。TiO_2 的制备方法很多，总体上分为干法和湿法两大类。湿法制得的金红石型 TiO_2 纳米材料分散性比干法的好，但是晶型不纯，光活性较强；而干法制得的金红石型产物晶型纯度较高，光活性小，但是其分散性差。由于 $N-TiO_2$ 颗粒细小，比表面积大，本身又是极性的，因此在非极性介质中分散性不好，而在极性介质中易团聚。另外，由于 $N-TiO_2$ 光催化活性较强，在一些化妆品、食品、药品等产品中直接使用，会将某些物质氧化分解。因此，在使用过程中常对其进行改性处理，常用的改性方法是在 $N-TiO_2$ 材料表面包覆氧化铝、氧化硅等无机物或有机硅氧烷、硬脂酸等有机物以克服上述问题。在化妆品中，进行无机包裹，可以降低 TiO_2 对紫外线的吸收，同时使微粒表面的晶型发生变化，从而改变其电化学行为。

二、来源、存在与接触机会

$N-TiO_2$ 材料因诸多优异的性能和全新的功能而应用于各个方面。由此带来了大规模商业化和工业化生产，使人们有越来越多的机会接触到纳米级别的颗粒，如在 $N-TiO_2$ 的工业生产过程、在工业中用到的涂料和颜料、在环境治理中用于空气净化、污水处理和抗菌除毒等，日常生活中的陶瓷、防晒化妆品、个人护理产品甚至许多食品加工厂，也开始使用纳米材料作为食品添加剂、食品包装或饮食辅料。这些产品中的纳米材料可以通过呼吸吸入、药物摄取、皮肤接触以及其他途径进入人体。消费者使用了这些产品之后，纳米材料可以进入污水处理系统，然后进入地表水，通过灌溉农田进入食物链。所以，每种接触方式都可能将纳米颗粒摄入到机体内，通过循环系统在体内转运；也可通过食物链进入人体，在体内的某些特定部位富集。

三、吸收、分布、代谢和排泄

纳米颗粒进入人体后的作用和代谢可以总结如图 9-1 所示。实线箭头表示已经得到证实的机体转运过程，虚线箭头表示尚未得到证实的假设。N-TiO$_2$ 的吸收、分布、代谢和排泄受到暴露途径、颗粒大小、聚集状态和表面涂层等各种因素的影响。

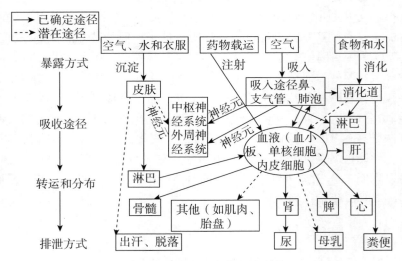

图 9-1　纳米颗粒的毒代动力学

引自：刘晓闻，唐萌. 纳米二氧化钛的毒性研究与安全性展望. 东南大学学报（医学版），2011，30（6）：945-952.

目前研究认为，N-TiO$_2$ 主要是通过呼吸系统、消化系统和皮肤三种途径进入人体不同组织器官（如肺、肝、脾、肾和脑等）。N-TiO$_2$颗粒由于体积较小，很容易随着空气流动扩散到大气中，经过呼吸道吸入是其最有可能进入人体的途径。图 9-2 显示了 TiO$_2$ 颗粒通过呼吸道不同区域的颗粒分布。1 ～ 5 nm 的大多数颗粒在三个区域均有分布，1 ～ 20 nm 的颗粒大多分布于鼻咽区和肺泡区，0.5 ～ 10 μm 的颗粒主要保留在气道和肺泡的上皮表面。因此，颗粒粒径越小，进入肺部的程度就越深。当吸入空气中悬浮的颗粒时，一部分随呼气运动呼出，一部分沉积于呼吸道或肺泡上皮表面，由防御机制负责清除，这是呼吸系统的非特异性防御。当沉积的颗粒数量超过肺泡巨噬细胞的吞噬能力时，就会延长颗粒物与肺上皮细胞的作用时间，这可能是颗粒刺激产生炎症和颗粒物在肺间质中转移的重要因素。

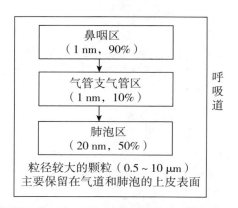

图 9-2 TiO$_2$ 颗粒通过呼吸道不同区域的颗粒分布（箭头表示颗粒向下运动）
引自：Shi H，Magaye R，Castranova V，et al. Titanium dioxide nanoparticles：a review of current toxicological data．Part Fibre Toxicol，2013，10（1）：1-33.

在 Ravenzwaay 等（2009）的研究中，将雄性 Wister 大鼠连续暴露于 20 ～ 30 nm 的 TiO$_2$ 气溶胶 5 天，6 小时 / 天（测量浓度为 88 ± 6.4 mg/m^3 ～ 88×10^4 TiO$_2$ 颗粒 /cm^3）。将气溶胶通过旋风分离器（将 3 mm 的材料分离成头鼻吸入体系），通过重力分析测定吸入气体中的浓度，通过八级个体级联冲击器分离，并使用粒子计数器和扫描迁移率粒度仪测定材料尺寸。二氧化钛的空气动力学直径的中值为 1 ~ 1.2 mm。呼吸性分数在 81.7% ~ 93.1% 之间；对于暴露的颗粒，空气中只有约 10% 的颗粒测量为 < 100 nm，该级的浓度（100 nm）为总重量的 0.5%。在 5 天吸入暴露后，Ti 仅在暴露动物的肺和纵隔淋巴结（每个淋巴结 2.2 mg）中检测到，但是未在肝、肾、脾或具有嗅球的基底脑中检测到。

美国食品药品管理局（FDA）于 1966 年允许 TiO_2 作为着色剂使用，并且规定其添加量不得超过产品重量的 1%。由于 N-TiO_2 具有抗菌、防潮、隔绝氧气等功能，除了在食品包装中广泛应用，还作为牙膏、胶囊、口香糖、药品等多种产品的添加剂，因此，消化道是人群暴露的另一个常见途径。在呼吸过程中，机体可通过呼吸道纤毛和黏液的运动将吸入的纳米颗粒导入到食管，这就构成了间接的消化道接触。

作为机体对抗外界损害因素的第一道屏障，皮肤的通透性并不高，但是很多与之接触的化学物却可以透过皮肤而被机体吸收。研究表明，10 ~ 50 nm 的 N-TiO_2 能够渗透到角质层进入真皮层。9 nm 的 N-TiO_2 可以进入黑色素细胞和成纤维细胞的细胞质中；含有 30 ~ 220 nm TiO_2 的防晒品使用，可导致表皮吸收钛，同时 150 ~ 500 nm 的 TiO_2 颗粒可以通过完整的表皮和消化道，进入血液和肝等器官。纳米颗粒侵入表皮可被巨噬细胞、树突状细胞吞噬；与呼吸道上皮细胞中末端神经一样，表皮中感觉神经末梢也可以摄入纳米颗粒。但是没有足够的证据表明，N-TiO_2 颗粒有能力穿透完整的皮肤进入人体。通过静脉注射或腹腔注射 N-TiO_2，能够在不同的器官如肝、脾、肾、肺、淋巴结和大脑中发现 N-TiO_2。此外，研究发现 N-TiO_2 有可能穿透血脑屏障和胎盘屏障。

N-TiO_2 主要通过肾 / 尿液和胆汁 / 粪便排出体外。机体吸收的很大一部分 N-TiO_2 可以迅速排出体外，但不是所有的颗粒都能够被消除。在连续暴露之后，N-TiO_2 颗粒可能在人体的某些器官内蓄积，主要蓄积的部位为肝，但是随着隔离时间的增加，N-TiO_2 颗粒还是有可能从蓄积的部位完全消除。同时，N-TiO$_2$ 低剂量条件下，容易向不同的部位发生转移，如肺吸入低剂量 N-TiO$_2$ 颗粒可以向肝或肾转移，转移相对缓慢，初始接触的第一周向肺外转移的 N-TiO$_2$ 量不到 1%。相比之下，高剂量的 N-TiO$_2$ 颗粒由于形成团聚体而很难向其他器官转移。

MacNicoll 等在雄性 Sprague-Dawley 大鼠模型中研究了三种 TiO$_2$ 颗粒（锐钛矿型 –40 nm，金红石型 40 ~ 50 nm 和锐钛矿型 –120 nm）的生物分布，口服管饲 2 ~ 96 小时。结果发现，与水处理的大鼠相比，暴露于 5 mg/kg 的 TiO$_2$ 颗粒不会在肾、脾、心或大脑中引起明显的器官积累。此外，口服 TiO$_2$ 不会导致 Ti 向血液或尿液的转运。然而，在所有情况下，研究发现，经口给予的二氧化钛，可经粪便排泄，但粪便样品中金红石型 TiO$_2$ 的回收率远低于其他颗粒。

四、毒性概述

（一）动物实验资料

1. 急性毒性

Wang 等（2007）将 80 只 ICR 小鼠（雌雄各半，体重 19±2 g）随机分为对照组、25 nm 组、80 nm 组和 155 nm 组，经口一次性给予 5 g/kg 剂量的 TiO$_2$，两周之后检测各组小鼠的体重变化、组织病理学改变、血生化指标以及钛在体内分布情况。结果发现，两周内三种粒径的纳米颗粒均没有明显的急性毒性表现，对雌性小鼠造成的毒性效应比雄性小鼠强。病理学检查还发现有肝细胞水肿和肝小叶坏死的现象，而 80 nm 的 TiO$_2$ 主要蓄积在肝中，证实了 N-TiO$_2$ 具有肝毒性。同时还发现，80 nm 组小鼠的肾小管液内有大量蛋白质，155 nm 组还出现肾小球严重肿胀，说明 N-TiO$_2$ 有肾毒性。而脾系数却几乎没有改变，且脾组织没有异常的病理变化。

王天成等将 60 只 CD-ICR 小鼠（18 ~ 22 g），雌雄各半，随机分为对照组、微米二氧化钛（micro-TiO$_2$，M-TiO$_2$，粒径 3 μm）组和 N-TiO$_2$（粒径 80 nm）组，以 5g/kg 剂量分别用 M-TiO$_2$ 和 N-TiO$_2$ 一次性经口灌胃染毒，14 天后处死；观察血清生化指标的变化。结果发现，

N-TiO$_2$ 组小鼠血清乳酸脱氢酶（LDH）活力为（978±226）U/L，明显高于对照组（755±351）U/L 和 M-TiO$_2$ 组（561±145）U/L，差异具有统计学意义（P < 0.05）；M-TiO$_2$ 组小鼠血清天门冬氨酸氨基转移酶（AST）活力为（85±16）U/L，明显低于对照组（114±56）U/L，差异具有统计学意义（P < 0.05），但与 N-TiO$_2$ 组（105±29）U/L 相比，差异无统计学意义（P > 0.05）；N-TiO$_2$ 组小鼠血清尿素氮（BUN）含量为（6.0±0.9）mmol/L，与对照组（5.4±0.9）mmol/L 相比，有明显升高，但与 M-TiO$_2$ 组（5.6±1.0）mmol/L 相比，差异无统计学意义（P > 0.05）；其他生化指标在三组间比较，差异均无统计学意义（P > 0.05）。

张水华等（2009）以 5 g/kg 的剂量分别用 N-TiO$_2$（4 nm）和 M-TiO$_2$（1 μm）一次性经口灌胃染毒 ICR 小鼠，将 60 只实验动物随机分为对照组、N-TiO$_2$ 组和 M-TiO$_2$ 组，每组 20 只，雌雄各半。观察 14 天后处死，比较 N-TiO$_2$ 和 M-TiO$_2$ 对小鼠体重、摄食量、血清生化指标及脏器系数的影响。结果发现，N-TiO$_2$ 对小鼠体重、脏器系数没有明显影响；实验期间，小鼠的摄食量逐渐增加；N-TiO$_2$ 染毒组雌性小鼠天冬氨酸转氨酶（AST）活力明显低于 M-TiO$_2$ 组，差异有统计学意义（P < 0.01），且肌酐（Cr）、尿素氮（BUN）与 M-TiO$_2$ 组、对照组相比，差异亦有统计学意义（P < 0.05）。M-TiO$_2$ 组雌性小鼠肌酸激酶（CK）活力明显高于对照组；N-TiO$_2$ 组雄性小鼠 CK、乳酸脱氢酶（LDH）、α- 羟丁酸脱氢酶（α-HBDH）活力明显高于 M-TiO$_2$ 组，M-TiO$_2$ 组雄性小鼠 LDH、α-HBDH 活力明显低于对照组，N-TiO$_2$ 组雄性小鼠 CK 活力明显高于对照组，差异均有统计学意义（P < 0.05）。

2．亚急性和慢性毒性

王文斌（2014）用雄性 Wistar 大鼠 50 只，随机分为 5 组，每组 10 只，分别为：对照（蒸馏水）组和低（62.5 mg/kg）、中（125 mg/kg）、高（250 mg/kg）剂量 N-TiO$_2$（锐钛矿型，20～60 nm）染毒组及普通粒径 TiO$_2$（锐钛矿型，100～300 nm）染毒（250 mg/kg）组。采用灌胃方式进行染毒，灌胃体积为 1 ml/100 g，每天 1 次，连续染毒 60

天。观察相对较低的染毒剂量和较长的染毒周期对染毒大鼠中枢神经系统的毒性。结果发现，与对照组比较，各染毒组全血和海马中钛含量均显著升高，差异无统计学意义（$P < 0.05$）；高剂量组与普通粒径组比较，全血钛含量显著升高，差异无统计学意义（$P < 0.05$），海马钛含量无显著变化，差异具有统计学意义（$P > 0.05$）。利用 Morris 水迷宫测定大鼠的学习记忆能力，发现定位航行实验中，与对照组比较，高剂量组第 3、4 天逃避潜伏期较高，差异具有统计学意义（$P < 0.05$）；中剂量组第 3 天逃避潜伏期高于对照组，差异具有统计学意义（$P < 0.05$）；中、高剂量组第 3 天总路程高于对照组，差异具有统计学意义（$P < 0.05$）；其余各天各组总路程和逃避潜伏期均无显著变化 $P > 0.05$。高剂量组与普通粒径组比较，第 4 天逃避潜伏期较高，差异具有统计学意义（$P < 0.05$），其余各天各指标均无显著变化，差异无统计学意义（$P > 0.05$）。空间探索实验中，与对照组比较，高剂量组平均穿越次数与周边活动路程均较低，差异具有统计学意义（$P < 0.05$），中剂量组周边活动路程低于对照组，差异具有统计学意义（$P < 0.05$）；其余各组各指标均无显著变化。高剂量组与普通粒径组比较，平均穿越次数较低，差异具有统计学意义（$P < 0.05$）；其余各指标均无显著变化，差异无统计学意义（$P > 0.05$）。病理切片可见，各 N-TiO$_2$ 染毒组大鼠脑皮层和海马神经细胞均出现不同程度的细胞密度降低、核固缩、染色质溶解等现象，且随染毒剂量增大损伤越明显，中、高剂量组海马组织门区还可见液化性坏死。普通粒径组脑皮层和海马组织结构基本正常，仅见轻度损伤，核固缩和染色质溶解现象较轻，颗粒细胞下层也可见液化性坏死。采用 DNA 断裂的原位末端标记法（TUNEL 法）观察大鼠脑皮层和海马组织神经细胞凋亡情况，发现与对照组比较，高剂量组皮层和海马 TUNEL 阳性细胞数均升高，差异具有统计学意义（$P < 0.05$），普通粒径组海马 TUNEL 阳性细胞数与对照组比较也出现升高，差异具有统计学意义（$P < 0.05$）。高剂量组与普通粒径组比较，皮层和海马 TUNEL 阳性细胞数均升高，差异具有统计学意义（$P < 0.05$）。

刘冬生等（2008）选取健康昆明种小鼠 18 只，雌雄各半，体重

20～30 g，随机分为 2 组，即染毒组和对照组。术前尾静脉取血留作对照。染毒组每只植入 TiO_2 薄膜表面修饰聚甲基丙烯酸甲脂（TiO_2/PMMA）的人工晶体一枚，观察术后小鼠的活动、摄食等一般情况。对照组单笼喂养，自由摄食。2 周后测量体量，取血计数血红蛋白、红细胞、白细胞；8 周后处死小鼠，解剖，肉眼观察各脏器有无渗出、水肿、增生等病变，取心、肝、肾等重要脏器，甲醛溶液固定、石蜡包埋、切片、HE 染色，光镜检查。结果术后 2 周内小鼠无死亡，活动和摄食正常，染毒组动物术前、术后体重与对照组之间差异无统计学意义（$P > 0.05$），染毒组动物血红蛋白、红细胞计数、白细胞总数等指标均在正常范围内，与对照组相比，差异无统计学意义（$P > 0.05$）。大体解剖肉眼观察各脏器未见明显病理变化；常规病理切片光镜检查结果显示，小鼠心、肝、肾的细胞形态正常，组织结果无变形、坏死等明显改变。

　　Chen 等（2009）给 ICR 小鼠（20 ± 2 g）注射不同剂量的 N-TiO_2（0、324、648、972、1296、1944、2592 mg/kg），每组 10 只，雌雄各半，观察不同时间点（24 小时、48 小时、7 天和 14 天）对血清生化指标的影响。观察发现，染毒组小鼠表现出相应的急性毒性，如无精打采、厌食、抽搐和嗜睡等症状；血清生化试验发现，天冬氨酸氨基转移酶和丙氨酸氨基转移酶活性上升；组织病理学检查发现，N-TiO_2 在肝、肾和肺中都有沉积，而在脾中的含量最高，对脾的损伤最严重，同时也引起肝细胞坏死、凋亡和肝纤维化、肾小球肿胀等，表明对肝和肾也产生毒性。

　　张水华等（2009）将 60 只 SD 大鼠分为对照组、N-TiO_2 组和 M-TiO_2 组，每组 20 只，雌雄各半。以 1 g/kg 剂量反复经口灌胃 N-TiO_2（4 nm）和 M-TiO_2（1 μm），每天 1 次，连续给予 13 周，染毒结束，测定 N-TiO_2 和 M-TiO_2 对大鼠体重、摄食量、生化、血液学指标和组织病理学等方面的变化。结果发现，灌胃 N-TiO_2 后均无异常征象可见，观察期间也未见动物出现明显毒性反应和死亡。动物的摄食量、体重变化、血液学指标与对照组或 M-TiO_2 组相比，没有显著性改变。生化检查结果显示，N-TiO_2 组雌性大鼠尿素氮（BUN）、肌酐（CREA）明显高于对照组与 M-TiO$_2$ 组，差异有统计学意义。N-TiO$_2$ 组与 M-TiO$_2$ 组雌性大鼠血糖明显低于对照组，差异有统计学意义；N-TiO$_2$ 组雄性大鼠天冬氨酸转氨酶（AST）、肌酐（CREA）高于对照组，总蛋白（TP）、白蛋白（ALB）、肌酐（CREA）明显高于M-TiO$_2$ 组。M-TiO$_2$ 组天冬氨酸转氨酶（AST）、尿素氮（BUN）、肌酐（CREA）明显低于对照组，总蛋白（TP）明显高于对照组，差异有统计学意义。所有动物的组织学病理观察未见明显的改变。

3．致突变

肖国强等（2008）为探讨 N-TiO$_2$ 对肝、肾细胞 DNA 的损伤效应，采用不同浓度（0、0.1、0.2、0.4、0.8 mg/ml）的锐钛矿型 N-TiO$_2$ 颗粒（粒径为 20 ～ 100 nm）对 25 只雄性昆明种小鼠进行尾部静脉注射 1 ml 染毒，每组 5 只，每天染毒 1 次，共染毒 5 天。5 天后用单细胞凝胶电泳技术检测小鼠肝、肾细胞 DNA 损伤程度。结果表明，随着 N-TiO$_2$ 染毒浓度的升高，小鼠肝、肾细胞尾部 DNA 百分率（Tail DNA%）和尾矩（Tail Moment）均呈逐渐升高趋势；对于肝细胞，0.1 mg/ml 组的 Tail DNA% 及 Tail Moment 与对照组相比，差异无统计学意义，但是 ≥ 0.2 mg/ml 组该指标则显著升高；与肝细胞相比，肾细胞 Tail DNA% 及 Tail Moment 变化更为显著，0.1 mg/ml 组即与对照组差异存在统计学意义。以上结果表明，N-TiO$_2$ 染毒可导致小鼠肝、肾细胞 DNA 损伤，且随染毒浓度的增加，损伤逐渐加重，呈一定的剂量 - 效应关系；与肝细胞相比，肾细胞对 N-TiO$_2$ 更为敏感，较低浓度染毒即可造成 DNA 损伤。

Trouiller 等采用原始粒径为 21 nm，溶于水后平均粒径为 160 nm 的 N-TiO$_2$（含 75% 锐钛矿型和 25% 金红石型）对 25 只雄性 C57Bl/6J*pun/pun* 小鼠（4 ～ 5 月龄），每组 5 只进行饮水染毒（浓度为 0、60、120、300 和 600 μg/ml），连续 5 天，每只小鼠的每天饮水量为 3 ～ 7 ml，5 天后采用微核试验和单细胞凝胶电泳技术检测外周血 DNA 损伤情况，采用高效液相色谱—电化学检测法检测肝中 DNA 氧化产物 8- 羟基脱氧鸟苷（8-OHdG）以及骨髓细胞中 γ-H2AX（磷酸化组蛋白 H2AX）的含量。结果显示，与对照组相比，染毒组研究指标均为阳性。

冯本秀等（2011）使用平均粒径 10 nm 的锐钛矿型 N-TiO$_2$，采用不同剂量（0、8、16、32 mg/kg）对 SD 大鼠（雄性，10 周龄）进行腹腔注射，每组 5 只。对大鼠染毒 24 小时后，通过碱性彗星试验观察淋巴细胞 DNA 的损伤情况。结果显示，8 mg/kg 和 16 mg/kg 剂量范围内 N-TiO$_2$ 所致的淋巴细胞 DNA 损伤程度与对照组相比不明显，而剂量为 32 mg/kg 时与对照组相比，差异存在统计学意义（$P < 0.05$）。该研究认为，N-TiO$_2$ 在达到一定剂量下能引起大鼠外周血淋巴细胞 DNA 的损伤。

宋明芬等（2015）将 20 只雌性 ICR 小鼠（6 周龄，体重约 20 g）随机分成对照组和低、中、高 3 个剂量染毒组，每组 5 只大鼠，采用尾静脉注射染毒；各组 N-TiO$_2$（锐钛矿型，平均粒径为 10 nm）染毒剂量分别为 0、100、200、400 mg/kg；染毒后 24 小时处死，碘化钠法提取小鼠肝、肺、肾、骨髓、大脑组织中的 DNA，采用高效液相色谱 -ECD（HPLC-ECD）法测定各组织中的 8- 羟基脱氧鸟苷（8-OHdG），观察 N-TiO$_2$ 对不同组织 DNA 的氧化损伤情况。结果发现，低、中、高 3 个剂量染毒组肝 DNA 水平分别是每 10^6 个脱氧鸟苷（dG）中含 8-OHdG 个数为（1.07 ± 0.11）（1.49 ± 0.13）（1.39 ± 0.18），高于对照组（0.82 ± 0.06），差异有统计学意义（$P < 0.01$）；各染毒组其他脏器组织中 8-OHdG 水平与对照组比较，差异无统计学意义（$P > 0.05$）。认为 N-TiO$_2$ 可导致小鼠肝 DNA 氧化损伤增加，但是未发现肺、肾、骨髓、大脑中的 DNA 氧化损伤。

王云等（2014）探讨 N-TiO$_2$ 灌胃染毒对幼年大鼠骨髓细胞的遗传损伤作用。将 28 只清洁级幼年雄性 SD 大鼠（4 周龄，50 ~ 60 g），按体重以随机数字表法分为 4 组（每组 7 只），每天 1 次灌胃，分别给予 0、10、50、200 mg/kg N-TiO$_2$［锐钛矿型，（75 ± 15）nm］，染毒 30 天后取骨髓细胞涂片，进行微核试验和 γ-H2AX 免疫荧光检测。结果发现，50 mg/kg N-TiO$_2$ 染毒组大鼠的 γ-H2AX 焦点阳性细胞率［（37.4 ± 177；10.0）%］，明显高于对照组［（19.8 ± 177；3.1）%］，差异有统计学意义（$t=-17.59$，$P < 0.01$）。各染毒组大鼠与对照组相

比，骨髓嗜多染红细胞与正染红细胞的比值（PCE/NCE）和嗜多染红细胞微核率无明显变化。

Sycheva 等使用两种粒径（160 nm、33 nm）的 TiO_2 颗粒，采用不同的剂量（0、40、200 和 1000 mg/kg）对雄性 CBAB6F1 小鼠（20 ~ 25 g）进行灌胃处理，每组 6 只，共 7 组，每天灌胃一次，连续 7 天。最后一次处理 24 小时后立即处死，取大脑、肝以及骨髓细胞进行彗星试验，取骨髓、前胃、结肠和睾丸进行多器官的核型分析（poly-organ karyological assay），即包括微核、核突起、异型核、多核细胞、有丝分裂和（或）凋亡指数的分析。结果发现，与对照组相比，160 nm 的 $N-TiO_2$ 颗粒能够引起小鼠骨髓细胞彗星试验指标升高以及微核的升高，而 33 nm 的颗粒能引起骨髓和干细胞的彗星试验指标升高；两种颗粒均能引起前胃和结肠上皮细胞的有丝分裂指数增加，精子双核和多核频率增加，睾丸细胞凋亡增加，而 33 nm 颗粒还能引起前胃细胞凋亡增加。

Sadiq 等将雄性 B6C3F1 小鼠（6 ~ 7 周龄）采用静脉注射的方式分别给予 0、0.5、5.0 和 50 mg/kg 的 $N-TiO_2$（锐钛矿型，2.3 nm），每天一次，连续 3 天，分别在处理前 1 天、处理后 4 天，1、2、4 和 6 周收集血液进行磷脂酰肌醇聚糖 A 类（phosphatidylinositol glycan，PIG-A）基因突变试验，在处理后 4 天进行骨髓微核试验。同时检测 50 mg/kg 剂量组在 4、24 和 48 小时骨髓内钛的含量。所有染毒组每组小鼠数量为 5 只。结果发现，在 $N-TiO_2$ 处理后骨髓钛含量在 4 小时达到峰值，然后逐渐减少。但是，与对照组相比，各染毒组的 PIG-A 的突变频率和微核频率未出现明显升高（$P > 0.05$）。

4. 致癌

国际癌症研究所（IARC）已于 2006 年将 TiO_2 归入 2B 类，为人类可能致癌物，其致癌性评估主要依赖于动物实验结果。

Maltoni 等将 40 只 SD 大鼠（13 周龄）分为 4 组，即生理盐水对照组以及 3 种类型的 TiO_2 组（三氧化二锑包膜、氧化铝包膜以及前两种等量混合），每组 10 只，雌雄各半，皮下注射 1 ml 生理盐水或 1 ml TiO_2 悬液（30 mg/ml）。所有大鼠都观察到自然死亡，对照组和三个染毒组大鼠死亡的时间分别为 136 周、126 周、146 周和 133 周。所有组的大鼠均未发生肿瘤。

Bernard 等对 50 只雄性和 50 只雌性 Fischer344 大鼠（6 周龄）喂以含 0、1.0%、2.0% 和 5.0%TiO$_2$ 的饲料，持续 130 周。结果发现，各组之间肿瘤的发生差异无统计学意义。

Bischoff 等对雄性 Marsh-Buffalo 小鼠（5 ～ 6 月龄）腹腔内注射 0.25 ml 生理盐水或含 25 mg TiO$_2$ 的 0.25 ml 生理盐水，对照组 30 只小鼠，染毒组 32 只小鼠。在染毒后 18 个月处死小鼠，此时对照仍存活 10 只，染毒组 13 只。结果发现，与对照组相比，染毒组小鼠的肿瘤发生率差异无统计学意义。

5. 生殖与发育毒性

王燕等（2011）选择清洁级雄性昆明种小鼠（18 ～ 22 g）40 只，随机分为正常对照组（生理盐水组）和 N-TiO$_2$ 组（低、中、高剂量分别为 10、50、250 mg/kg），小鼠 N-TiO$_2$ 灌胃量为 1 ml，染毒时间为 2 周，每组小鼠 10 只，N-TiO$_2$ 粒径为 20 ～ 30 nm。观察小鼠染毒前后体重变化，进行精子计数、小鼠睾丸病理组织观察、睾丸和附睾乳酸脱氢酶的活力检测。结果显示，N-TiO$_2$ 染毒组小鼠的体重增长率、精子数量、精子活动度显著低于对照组，差异有统计学意义（$P < 0.05$），有随着染毒剂量增加而下降的趋势；各剂量染毒组小鼠的精子畸形率均高于对照组，差异有统计学意义（$P < 0.05$），有随着染毒剂量增加而上升的趋势。睾丸切片镜下观察结果显示，低剂量染毒组间质细胞少量空泡化，中剂量组支持细胞肿大，高剂量染毒组支持细胞肿大且散乱分布，各级生精细胞的分布明显不规则；各染毒组小鼠的睾丸和附睾 LDH 同工酶指标与对照组相比没有差别，但是各剂量染毒组 LDH 的活力随染毒剂量的增加有下降的趋势。

郭利利等（2009）将 45 只 6 周龄雄性 ICR 小鼠随机均分 3 组，染毒组隔日腹腔注射 30 nm N-TiO$_2$（200 mg/kg 或 500 mg/kg），对照组注射等体积生理盐水，共注射 5 次。注射 1 周后，测量心、肝、肾、脾、睾丸和附睾的脏器系数，血清生化指标、睾酮和雌二醇水平；光学显微镜下观察附睾精子数量、成活率、畸形率和睾丸内精子计数；

主要脏器作病理切片和 HE 染色，TUNEL 细胞凋亡检测法检测睾丸生殖细胞凋亡。结果发现，与对照组相比，200 mg/kg N-TiO$_2$ 染毒组上述指标均无明显改变（$P > 0.05$）；500 mg/kg N-TiO$_2$ 染毒组小鼠的心、肝和肾质量系数显著降低，差异有统计学意义（$P < 0.05$）；丙氨酸氨基转移酶（ALT）、丙氨酸氨基转移酶/天门冬氨酸氨基转移酶比值（ALT/AST）、尿素氮（BUN）均显著升高，差异均有统计学意义（$P < 0.05$）；附睾精子数、精子成活率和睾丸内精子计数均显著降低，精子畸形率增高，睾丸生殖细胞凋亡明显增多，差异有统计学意义（P 均 < 0.05）。肝、肾、脾、睾丸和附睾的病理切片观察未见明显改变。

高国栋（2013）用 N-TiO$_2$（10 mg/kg）对雌性 ICR 小鼠（22 ± 2 g）持续灌胃 90 天后，研究了雌性小鼠卵巢的损伤，小鼠被随机分成对照组和染毒组（$n=30$）。90 天后，称重所有的小鼠，并且用乙醚麻醉后处死。通过快速摘除眼球，从眼静脉收集血液样品，记录小鼠体重和卵巢重，用电感耦合等离子质谱（ICP-MS）法测量卵巢组织中的钛、钠、镁、钾、钙、锌和铁含量，进行卵巢的组织病理学评估和电镜检查，并对卵巢的 ROS 水平和 DNA 氧化损伤进行分析。结果发现，与对照组相比，染毒组小鼠卵巢器体比明显下降，即卵巢萎缩；通过元素分析表明，钛在小鼠卵巢中显著累积，同时也发现染毒组钙、钠、钾和锌元素的含量增加，镁、铜和铁元素的含量下降。通过病理学和电镜分析，发现 N-TiO$_2$ 染毒组出现卵巢初级和次级卵泡闭锁，并且诱导卵巢细胞凋亡。与对照组相比，N-TiO$_2$ 染毒组小鼠卵巢 ROS 水平和 8-OHdG 水平显著增加，差异均有统计学意义（$P < 0.05$ 或 $P < 0.01$）。该研究认为，N-TiO$_2$ 颗粒染毒可以导致卵巢发生明显的病变，如引起卵巢萎缩和卵泡闭锁，引起钛在卵巢中积累，金属元素的含量改变，引起卵巢氧化损伤。

薛猛等（2009）将昆明种小鼠的孕鼠（孕 6～17 天）随机分配到高剂量组、中剂量组和低剂量染毒组以及对照组。给予 N-TiO$_2$（< 100 nm）剂量由高到低分别为 2000 mg/kg（13 只）、1000 mg/kg（14 只）、500 mg/kg（13 只），对照组灌服生理盐水（12 只）。于孕第 6～17

天，每天灌胃染毒。临产前剖宫产，检测其体重增加、脏器变化、胚胎重量、胚胎长度、胚胎尾长、死胎、畸胎、吸收胎等指标。比较孕第 6、10、14 和 18 天的体重增加情况，各剂量染毒组孕鼠的增重与对照组均无显著差异。解剖检查显示，各剂量染毒组孕鼠的内脏无明显病理变化。对照组正常孕鼠与各染毒组孕鼠脏器系数的比较均无统计学差异。对照组与染毒组之间的子宫重及胎盘重均无统计学差异。通过称量不同性别胚胎的重量，发现高剂量染毒组中雄性和雌性的胚胎与对照组相比，体重增加具有统计学意义（$P < 0.01$）。高剂量染毒组的死胎率为 6%，中剂量染毒组的死胎率为 6.11%，与对照组相比，差异有统计学差异（$P < 0.05$）。而吸收胎、畸胎以及胎儿的性别等均无统计学差异（$P > 0.05$）。认为该纳米材料对怀孕雌鼠影响不大，但对胚胎可能有一定的毒性作用。

（二）流行病学资料

1．横断面研究　未见相关报道。

2．队列研究　未见相关报道。

3．病例对照研究　未见相关报道。

（三）中毒临床表现与防治原则

1．中毒临床表现　未见相关报道。

2．防治原则

工作场所是职业人群接触 TiO_2 粉尘的主要环境。在整个生产流程中，表面处理、混合、包装以及设备维修是接触 TiO_2 浓度最高的岗位。当前的国家标准和研究数据大多是 TiO_2 总尘的资料，其中的细 / 纳米颗粒分布并不清楚。由于粒径越小，分散度越高，其在空气中飘浮的时间越长，沉降速度越慢，被人体吸收的机会就越多；而且，分散度越高，比表面积就越大，越易参与理化反应，对人体的危害越大。因此，在细 / 纳米 TiO_2 生产车间做好防尘控制至关重要。

当前对于控制工作场所 TiO_2 粉尘的措施主要包括法律措施、技术措施以及卫生保健措施。

（1）法律措施：新中国成立以来，我国政府颁布了一系列防止粉尘危害、保护工人健康的法令和条例，如《工厂防止矽尘危害技术措施办法》《粉尘作业工人医疗预防措施实施办法》等。尤其是 2002 年 5 月 1 日开始实施的《中华人民共和国职业病防治法》，充分体现了预防为主和防治结合的方针，明确了单位、劳动者以及政府各自的责任，为控制粉尘危害提供了法律依据。

对于 N-TiO$_2$ 来说，虽然当前没有明确的容许浓度国家标准，但有总尘标准（10 mg/m^3），首先要保证工作场所符合这个标准。

（2）技术措施：用工程技术措施控制或消除 TiO$_2$ 粉尘是预防其危害的最根本的措施。改革工艺流程，革新生产设备，是消除其危害的主要途径，如遥控操纵、隔室监控等，避免工人接触 TiO$_2$ 粉尘。

密闭抽风除尘，如采用密闭尘源和局部抽风相结合，防止粉尘外溢。抽出的含尘空气要经过滤装置后排入大气，其中过滤装置能有效去除纳米级 TiO$_2$ 颗粒，例如过滤装置中配有高效颗粒过滤网可去除 99.97% 粒径为 300 nm 的颗粒物，而小于 200 nm 的颗粒物也可以收集于过滤网中。

对于逸散沉积下来的 N-TiO$_2$ 颗粒物，可以使用高效空气过滤器（HEPA）或湿式作业方式进行清除。优先选用带肥皂水或清洁剂的湿式清理方法，同时还应合理选择抹布。空气干燥及受污染抹布的重复利用可导致颗粒物的再次扩散。可利用湿式或静电微纤维清除物体表面颗粒物，尽量减少颗粒物扩散到空中。

（3）卫生保健措施：

1）接尘工人健康检查：根据《粉尘作业工人医疗预防措施办法》规定，从事粉尘作业工人必须进行就业前和定期健康检查，脱离粉尘作业后还应做脱尘作业检查。虽然常规态 TiO$_2$ 粉尘被定义为 PSLT 的代表物质，流行病学研究并未发现其与肺癌死亡率之间存在显著性联系，但是对于 N-TiO$_2$，其性质可能有显著的不同，对人体的健康危害也不清楚。因此，接触 N-TiO$_2$ 的工人还要做好定期体检工作，以便早发现可疑危害，早期治疗。

2）常规培训及个人防护：用人单位要对工人进行常规培训，说明从事 N-TiO$_2$ 生产工作的潜在危害，如何做好防护工作等。工人在现场工作时要佩戴防尘护具作为辅助防护措施，如呼吸器、手套等。有研究显示，纳米颗粒可以穿透皮肤进入人体，因此在做好呼吸途径防护的同时，皮肤方面的防护也不可少。

在呼吸器或面罩的选择上，美国国家职业安全卫生研究所（NIOSH）给出了部分建议。工人佩戴呼吸罩时，需要对其工作的能力进行评价，定期对全体员工进行培训，周期性环境监测以及呼吸器适应性检查及维护、检查和储存。

我国在控制粉尘危害方面，结合国情做了很多行之有效的工作，在取得丰富经验的基础上，将上述防、降尘措施概括为"革、水、密、风、护、管、教、查"八字方针，这对控制 $N-TiO_2$ 粉尘危害具有重大指导意义。

五、毒性表现

（一）动物实验资料

1. 急性毒性

Warheit 等（2006）用 TiO_2 纳米棒（锐钛矿型，200 nm × 35 nm）、小粒径 $N-TiO_2$（锐钛矿型，10 nm）和大粒径 TiO_2（金红石型，300 nm）对雄性 SD 大鼠（8 周龄，240 ~ 255 g）进行支气管滴注，每种颗粒物分为 1 和 5 mg/kg 剂量染毒组，另外设置空白对照组，在染毒 24 小时、1 周、1 个月、3 个月后进行支气管肺泡灌洗液分析，每个剂量染毒组的每个时间点设置 5 只大鼠。结果发现，与阴性对照组相比，5 mg/kg TiO_2 纳米棒组支气管肺泡灌洗液中的 LDH 在染毒 24 小时显著增加，差异具有统计学意义（$P < 0.05$）。其余各组未见支气管肺泡灌洗液总蛋白质水平、LDH 和中性粒细胞百分比之间存在明显改变。虽然小粒径 $N-TiO_2$ 与大粒径 TiO_2 的粒径差异较大，纳米棒的比表面积是大粒径 TiO_2 的 4 倍，小粒径 $N-TiO_2$ 的比表面积是大粒径 TiO_2 的 30 倍，但是未见这三种 TiO_2 对肺部影响的统计学差异。

Renwiek 等用 125 μg 或 500 μg 等重量 29 nm 的 $N-TiO_2$ 颗粒和 250 nm 的 TiO_2 颗粒对雄性 Wistar 大鼠（370 ~ 470 g）分别气管内滴注 24 小时后，同时设置空白对照组，对支气管肺泡灌洗液中细胞总数、巨噬细胞吞噬和趋化功能、γ- 谷氨酰转肽酶活力、乳酸脱氢酶活力和总蛋白含量进行测定分析。结果表明，与对照组相比，除肺泡巨噬细胞吞噬百分率相同外，其余各项毒性指标与 250 nm 高剂量组相比，差异均有统计学意义（$P < 0.05$），而微米二氧化钛颗粒组与对照差异无统计学意义（$P > 0.05$）。

Höhr 等研究了 2 种粒径（20 ~ 30 nm、180 nm）和 2 种表面特性（亲水性、疏水性）TiO_2 对雌性 Wistar 大鼠的急性炎症和细胞毒性作用，气管滴注量分别为 1 毫克 / 只和 6 毫克 / 只，同时设置空白对照，试验大鼠共 9 组，每组 5 只。注入试验结束后 16 小时，将大鼠麻醉，用 PBS 缓冲液灌洗肺，检测支气管肺泡灌洗液中总细胞数、不同细胞的数量，碱性磷酸酶（ALP）、乳酸脱氢酶（LDH）、N- 乙酰 -β- 氨基葡糖苷酶（NAG）、髓过氧化物酶（MPO）活性、总蛋白质、巨噬细胞炎性蛋白 -2（MIP-2）、肿瘤坏死因子 -α（TNF-α）和单细胞趋化蛋白 -1（MCP-1）水平的变化。结果发现，与对照组和 180 nm 染毒组相比，低剂量、亲水性 TiO_2 染毒组支气管肺泡灌洗液中的总细胞数增加；与亲水性染毒组相比，疏水性染毒组细胞数量减少，但仅在 TiO_2 染毒组之间比较具有统计学意义（$P < 0.05$），与对照组相比无统计学意义（$P > 0.05$）；高剂量时，各组支气管肺泡灌洗液中细胞数量增加，但是各组之间差异无统计学意义（$P > 0.05$）；与对照组相比，所有实验组均表现为多形核粒细胞的增加和巨噬细胞的减少，其中中性粒细胞增加程度最高，达到总细胞数的 60%；亲水性和疏水性染毒组中特异性酶（ALP、LDH、NAGD）水平差异无统计学意义（$P > 0.05$）。

2. 亚急性和慢性毒性

常旭红等使用不同剂量的 N-TiO_2（< 21 nm，80% 锐钛矿型和 20% 金红石型）对 40 只雄性 SD 大鼠（体重 200 ~ 220 g）进行气管滴注，随机分为 5 组：分别为 0.9% NaCl 组，N-TiO_2 0.5 mg/kg 组，N-TiO_2 4 mg/kg 组，N-TiO_2 32mg/kg 组，M-TiO_2（1000 ~ 2000 nm）32 mg/kg 组，每周 2 次，连续 4 周，染毒结束后，检测大鼠血常规、肺组织氧化应激指标和 C- 反应蛋白（CRP）表达情况，观察肺组织病理学和超微结构改变。结果表明，与 0.9% NaCl 组相比，N-TiO_2 32 mg/kg 组血中性粒细胞计数（NEUT）增加；与 M-TiO_2 32 mg/kg 组

比较，N-TiO$_2$ 0.5 mg/kg 组血嗜碱性粒细胞计数（BASO）升高，N-TiO$_2$ 32 mg/kg 组 NEUT 升高，N-TiO$_2$ 4 mg/kg 组血小板分布宽度（PDW）降低，N-TiO$_2$ 4 mg/kg 和 32 mg/kg 组平均血小板体积（MPV）和大型血小板比率（P-LCR）均降低，差异均有统计学意义（$P < 0.05$）。与 0.9% NaCl 组比较，不同剂量 N-TiO$_2$ 组 SOD 活性均降低，N-TiO$_2$ 0.5 mg/kg 组和 N-TiO$_2$ 32 mg/kg 组 CAT 活性降低，差异具有统计学意义（$P < 0.05$）；与 M-TiO$_2$ 组比较，N-TiO$_2$ 0.5mg/kg 组和纳米 32mg/kg 组 SOD 和 GSH 水平降低，不同剂量染毒组 CAT 水平均降低，差异具有统计学意义（$P < 0.05$）；其他组别氧化应激指标差异均未发现存在统计学意义（$P > 0.05$）；肺组织匀浆中 CRP 检测结果显示，各组别之间差异没有统计学意义（$P > 0.05$）；N-TiO$_2$ 引起肺组织中 SOD、GSH 和 CAT 水平降低，差异具有统计学意义（$P < 0.05$）。组织病理学结果显示，随着 N-TiO$_2$ 染毒剂量增加，肺泡扩张不良、闭塞比例增加，肺内吞噬棕黄色颗粒的巨噬细胞数量增加，肺泡间隔内淋巴细胞和纤维细胞增多；超微结构发现，N-TiO$_2$ 主要引起 II 型肺泡上皮细胞结构改变。

Bermudez 等（2004）分别将 6 周龄的雌性 F344 大鼠、B3C3F1 小鼠和 SYR 仓鼠置于 N-TiO$_2$ 颗粒（粒径 21 nm）的染毒室中，每种动物 25 只，每天 6 小时，每周染毒 5 天，连续染毒 13 周，染毒结束后立即处死 5 只实验动物，其余实验动物置于清洁空气中恢复，并分别于恢复期的第 4 周、第 13 周、第 26 周和第 52 周处死动物，其中仓鼠恢复至 49 周，染毒浓度分别为高（10 mg/m^3）、中（2 mg/m^3）、低（0.5 mg/m^3）3 个浓度。处死动物之后，即检测 N-TiO$_2$ 的蓄积量和肺灌洗液中的细胞量、LDH 活性及总蛋白的变化，并行病理组织学检查。结果发现，N-TiO$_2$ 在 3 种动物肺中的蓄积呈剂量依赖性，在染毒结束时，小鼠和大鼠具有相同的肺蓄积量，而仓鼠蓄积量高于大鼠和小鼠，差异具有统计学意义（$P < 0.05$）；同时在恢复期，3 种动物的肺蓄积量逐渐减少；在染毒末期，高剂量染毒组 TiO$_2$ 在 3 种动物的蓄积量分别为 57%、45%、3%。高剂量组中，小鼠和大鼠肺清除率降低，且肺灌洗液中巨噬细胞、中性粒细胞数量增加；大鼠的肺灌洗液中性粒细

胞增加程度高于小鼠，而巨噬细胞的增加程度显著低于小鼠，差异均具有统计学意义（$P < 0.05$）。与对照组相比，仓鼠肺灌洗液中的细胞数量和炎症分子未发生显著变化（$P > 0.05$）。高剂量组中，大鼠的肺上皮细胞和成纤维细胞发生增殖，且随着染毒时间的延长更加明显，但这些病理变化在仓鼠和小鼠中并未发现。

Oberdörster 等研究了两种不同大小（20 nm、250 nm）的锐钛矿型 TiO_2 颗粒对肺的损伤作用，将雄性 Fischer 大鼠（177 ± 22 g）置于两种浓度相当的 TiO_2 染毒室（23.5 ± 2.9 g/m^3、22.3 ± 4.2 mg/m^3）中，每组 64 只，每天染毒 6 小时，每周 5 天，连续染毒 12 周。在染毒过程中，分别于第 4 周、第 8 周和第 12 周以及染毒实验结束后的第 29 周、第 62 周时，每组处死 6 只大鼠。分析支气管肺泡灌洗液中的巨噬细胞、多形核粒细胞、淋巴细胞数量，溶酶体酶、细胞酯酶活性和总蛋白质含量，并利用光学显微镜和电子显微镜检查肺上皮细胞和间质细胞的病理变化。结果发现，两种类型的 TiO_2 在呼吸道中的沉积量相当；染毒实验结束后直至 1 年时间内，两种 TiO_2 在肺泡中的残留量差异无统计学意义；20 nm TiO_2 在肺中残留时间延长，近 5 倍于 250 nm 的残留时间，且主要位于肺间质。同时，20 nm 组使得 Ⅱ 型肺泡上皮细胞大量增殖，肺间质出现纤维化，肺泡巨噬细胞明显受到损伤；同时发现 N-TiO_2 材料表面积与肺泡区出现大量的炎性多形核粒细胞相关。

Zhang 等对雌性 CD-1 小鼠模型鼻滴注四种金红石型 TiO_2 颗粒（1 mm、50 nm、10 ~ 40 nm 和 10 ~ 50 nm），将小鼠每隔一天滴注约 500 mg 的 TiO_2 颗粒，持续 30 天，每只小鼠总剂量为 7.5 mg。暴露后发现大脑皮质和海马表现为，锥体细胞出现椭圆浅色染核和清除核仁，损伤的神经元与缩小的细胞体以及细胞核固缩（染色质在细胞核中不可逆缩合），还发现细胞核和细胞膜之间的间隙扩大。暴露于亲水性颗粒之后，这些变化更为明显。该研究还发现了暴露动物的亚脑区域中单胺神经递质水平出现干扰。

3. 致突变

Lindberg 等（2012）研究了 N-TiO_2（80 nm，74% 锐钛矿型和 26% 金红石型）对雄性 C57BL/6J 小鼠（9 ~ 11 周）吸入染毒，连续

5 天，每天 4 小时吸入不同浓度的 N-TiO$_2$ 颗粒（0.8、7.2 和 28.5 mg/m^3），同时设置空白对照组，每组 6 只小鼠。最后一次染毒后，立即收集支气管肺泡灌洗液，检测各种炎症细胞，同时收集 Ⅱ 型肺泡上皮细胞和 Clara 细胞，使用彗星实验评估 DNA 损伤情况；染毒 48 小时后，收集外周血进行微核试验。结果发现，与对照组相比，只有最高剂量染毒组，支气管肺泡灌洗液中性粒细胞明显升高，而所有剂量染毒组均未发现明显的肺上皮细胞 DNA 损伤和外周血微核率的升高，差异无统计学意义（$P > 0.05$）。

4. 生殖与发育毒性

范轶欧等（2007）比较了雄性 Wistar 大鼠吸入 N-TiO$_2$ 与 M-TiO$_2$ 对其生精功能的影响。将 45 只雄性 Wistar 大鼠（180 ~ 220 g）随机分为 5 组，分别为 N-TiO$_2$ 100 mg/m^3 和 300 mg/m^3 组，M-TiO$_2$ 100 mg/m^3 和 300 mg/m^3 组和对照组。动物隔天在装有风扇扬尘的静式染毒柜中吸入染毒 2 小时，对照组不扬尘，只吸入空气。65 天后，测定附睾尾精子数量、活动度和畸形率，睾丸组织中乳酸脱氢酶同工酶 -C4（LDH-C4）、琥珀酸脱氢酶（SDH）、超氧化物歧化酶（SOD）的活性、丙二醛（MDA）含量和血清中 MDA、SOD 及 8- 羟基脱氧鸟苷（8-OHdG）水平。结果发现，N-TiO$_2$ 致大鼠精子数量下降、LDH-C4 活力下降和 8-OHdG 水平增加程度显著高于同剂量 M-TiO$_2$ 组，差异有统计学意义（$P < 0.05$）；N-TiO$_2$ 可致大鼠精子活动度、睾丸组织 SDH 和 SOD 活力下降，精子畸形率和 MDA 生成量升高，差异有统计学意义（$P < 0.05$），但与同剂量 M-TiO$_2$ 组比较无显著性差异（$P > 0.05$）。研究认为，M-TiO$_2$ 和 N-TiO$_2$ 对雄性大鼠生精功能影响存在差异，N-TiO$_2$ 致生殖损伤能力强于同剂量水平的 M-TiO$_2$。

5. 致癌

Thyssen 等对 50 只雄性和 50 只雌性 SD 大鼠（8 周龄）进行吸入试验，TiO$_2$ 浓度为 0 或 15.95 mg/m^3，每天 6 小时，每周 5 天，连续 12 周，在 140 周时处死小鼠。对照组雄性和雌性大鼠平均存活时间分别为 116 周和 113 周，染毒组雄性和雌性大鼠平均存活时间分别为 114 周和 120 周。染毒结束时，对照组还有 39 只雄性和 44 雌性大鼠存活，染毒组还有 45 只雄性和 45 雌性大鼠存活。与对照组相比，染毒组大鼠的体重以及各组的肿瘤发生率差异无统计学意义。

Heinrich 等对 80 只雌性 Crl：NMRI BR 小鼠进行 N-TiO$_2$ 吸入染毒，每天 8 小时，每星期 5 天，持续 13.5 个月，前 4 个月 N-TiO$_2$ 浓度为 7.2 mg/m^3，之后 4 个月浓度为 14.8 mg/m^3，再之后 5.5 个月浓度为 9.4 mg/m^3。最后 9.5 个月暴露清洁空气，同时设置 80 只一直处于清洁空气中的小鼠作为对照组。结果发现，17 个月之后，染毒组小鼠的死亡率达到 50%，而对照组死亡率为 20%，差异具有统计学意义（$P < 0.05$）。之后 2 个月，染毒组小鼠的肺腺瘤和恶性腺癌的发生率分别为 11.3%、2.5%，而对照组分别为 25%、15.4%，差异均具有统计学意义（$P < 0.05$）。但是，两组小鼠之间肺癌总的发生率差异无统计学意义（$P > 0.05$）。

（二）流行病学资料

1. 横断面研究

Pelclova 等（2017）对捷克共和国某工厂的 20 名 TiO$_2$ 接触工人和 19 名对照进行了 1 次横断面调查，研究对象均为男性。监测车间环境中颗粒的粒径分布，结果显示纳米颗粒所占比例 > 90%。此外，车间环境中颗粒的数量浓度和重量浓度有着较为显著的时空差异。测定研究对象班前及班后的肺功能，收集其呼出冷凝气，测定 pH、NO 及反映氧化损伤的各项指标。研究结果显示，除暴露风险为 4 级的岗位外，工人班前呼出冷凝气中的丙二醛（MDA）、8- 羟化脱氧鸟苷（8-OHdG）、8- 异前列腺素、白三烯等检测指标均高于对照组；而工人班后各项呼出冷凝气的指标又高于班前测定值，尽管除壬烯（HNE）外（$P < 0.05$），班前与班后的各项差异并无统计学意义（$P > 0.05$）；工人班前及班后的呼出冷凝气 pH 均低于对照组，呼出冷凝气 NO 均高于对照组，差异均有统计学意义（$P < 0.05$）。此外，肺功能检测（包括 FEV$_1$% 和 FVC%）并未发现异常。研究提示，工人长期暴露于 TiO$_2$ 气溶胶，尤其是纳米级 TiO$_2$ 颗粒可能会引起呼吸系统的慢性损伤及氧化应激。

Ichihara 等（2016）对上海某 TiO$_2$ 生产企业的 16 名加工和处理

TiO_2 颗粒的男性工人进行了一项横断面研究，检测工人的肺功能和心率变异性，并进行了个体实时浓度监测。该研究发现，肺功能各指标与 TiO_2 暴露浓度之间无显著联系，但协方差分析显示，暴露于直径 < 300 nm 的颗粒可能会对工人的 HRV 产生影响。研究认为，暴露于粒径较小的 TiO_2 颗粒可能会对人体的自主神经系统产生的影响。

安惠萍（2017）调查了某硫酸法钛白粉生产企业接触 TiO_2 粉尘的工人 114 名，平均年龄为（38.4±9.2）岁，平均工龄为（11.3±9.3）年，其中男性工人 87 人。另外选取不接触 TiO_2 的后勤岗位 162 名工人作为对照组，平均年龄（39.6±10.2）岁，平均工龄为（12.5±9.2）年，其中男性员工 109 人（占 67.3%）。接触 TiO_2 的工人限制性肺通气功能障碍检出率为 9.6%，混合性肺通气功能障碍检出率为 10.5%，高血压检出率 28.1%，慢性鼻炎的检出率为 50.9%，均高于对照组，差异有统计学意义（$P < 0.05$）。接触 TiO_2 的工人不同工龄段高血压检出率的增加与接触 TiO_2 粉尘无统计学相关（$P > 0.05$）。接触 TiO_2 的工人慢性咽炎的检出率为 82.5%，与对照组（82.1%）比较，差异无统计学意义（$P > 0.05$）。

2. 队列研究

Fryzek 等对美国 4 家工厂的 4241 名 TiO_2 接触工人进行了 1 次回顾性队列研究。该研究对工人的 TiO_2 接触情况进行了详细的分类和评价。根据工厂所在地区总人口死亡率计算工人各死因标准化死亡比（SMR），分析 TiO_2 接触与肺癌的关系。并通过 Cox 比例风险回归模型，计算疾病的相对危险度（RR），分析 RR 随接触增加的变化趋势。研究结果显示，随着生产技术的改进和防护措施的应用，TiO_2 接触水平逐年降低。接触工人全死因死亡数明显低于总人口预期死亡数，SMR=0.80（95%CI：0.80～0.90），而呼吸系统恶性肿瘤的实际死亡数与预期死亡数差异无统计学意义，SMR=1.00（95%CI：0.80～1.30）。即使是 TiO_2 接触水平最高的制粉和包装岗位工人的全死因死亡数也明显低于总人口预期死亡数，SMR=0.70（95%CI：0.60～0.90），呼吸系统恶性肿瘤的实际死亡数与预期死亡数差异无统计学意义（$P > 0.05$），SMR=0.90（95%CI：0.40～1.60）。此外，呼吸系统疾病的 SMR 均没有随工龄延长而升高的趋势，内部分析也未发现 RR 随 TiO_2 接触增加而升高的趋势。该研究认为，TiO_2 接触工人因肺癌或其他原因造成的实际死亡数与所在地区总人口相同甚至更低。

　　Boffetta 等对欧洲 6 个国家 11 家 TiO_2 生产工厂的 15 017 名接触工人进行了 1 次大规模的回顾性队列研究，总计观察 37 1067 人年。该研究对不同工厂、生产工艺和岗位的工人接触 TiO_2 的情况进行了评估；收集研究对象的吸烟史，计算年龄调整吸烟率；根据世界卫生组织提供的各国总人口死亡率，采用泊松分布计算各国接触工人的标准化死亡比（SMR），并通过固定效应模型对各国数据进行合并。此外，利用 Cox 比例风险回归分析 RR 是否随剂量变化出现线性改变。研究结果显示，随访期间共有 2652 名工人死亡，其中男性 2619 名，女性工人因死亡人数较少，不列入进一步分析。合并后各国男性接触工人全死因死亡数低于总人口预期死亡数，SMR=0.87（95%CI：0.83～0.90），非恶性呼吸系统疾病的实际死亡数也低于预期死亡数，但差异无统计学意义，SMR=0.88（95%CI：0.77～1.02）。值得注意的是，接触工人肺癌的实际死亡数显著高于预期，SMR=1.23（95%CI：1.10～1.38），然而由于各国肺癌 SMR 之间存在不同质性，用随机效应模型调整后的 SMR=1.19（95%CI：0.96～1.48），差异无统计学意义。Boffetta 等认为，SMR 较高的原因可能与接触的错分、个体吸烟信息不全和其他致癌因素（如石棉）的接触有关，而非 TiO_2 的致癌效应所致。内部分析也未发现 TiO_2 接触的剂量 - 效应关系。该研究认为，TiO_2 接触不能引起工人肺癌发生风险的升高。

　　为进一步了解 TiO_2 接触导致的健康效应，Ellis 等（2010 年）在 Chen 等（2009）研究的基础上又开展了 2 次回顾性队列研究。2 次研究分别纳入美国 3 家杜邦 TiO_2 生产工厂的 TiO_2 接触工人 5054 名和 3607 名，大部分死亡工人有明确的死因记录。其中，第 1 次研究期间共有 1475 名工人死亡，3 家工厂合并的全死因（SMR=0.81，95%CI：0.77～0.85）、呼吸系统癌症（SMR=0.90，95%CI：0.76～1.06）、良性呼吸系统疾病（SMR=0.72，95%CI：0.59～0.86）和心血管系统疾病（SMR=0.82，95%CI：0.75～0.89）的实际死亡数均低于美国总人口预期死亡数，呼吸系统其他癌症（除喉癌和肺癌外的其他呼吸器官癌症）除外（SMR=2.49，95%CI：0.62 ~ 6.46）。作者认为该组结果并不稳定，因为患呼吸系统其他癌症的患者仅有 3 名，所得结果不能表明 TiO_2 接触可引起呼吸系统其他癌症的发病风险升高。第 2 次研究期间，共有 833 名工人死亡，其中 2 家 TiO_2 生产工厂合并的全死因、所有恶性肿瘤、良性呼吸系统疾病和心血管疾病的死亡数均等于或低于总人口预期死亡数；而另 1 家工厂由于投产早，采用的生产工艺污染重，工人接触时间长，上述指标的实际死亡数多高于总人口预期死亡数。此外，接触工人合并的各死因死亡数大多等于或高于以同公司其他工人为对照的预期死亡数。综合 2 次队列研究的结果，作者认为，TiO_2 接触与呼吸系统健康效应间不存在显著关联。

Zen 等应用定组设计的研究方法，评价可吸入性 TiO_2 对工人心肺功能的影响。研究纳入 7 名 TiO_2 成品车间的操作工人，均为男性，年龄 29 ~ 48 岁。车间环境监测结果显示，粒径＜ 1 μm、1 ~ 10 μm 以及 > 10 μm 的颗粒所占比重分别为 16.0%、69.5% 和 14.5%。对所选 7 名个体连续 29 天测定班前后肺功能、血压、心律变异性（Heart rate variability，HRV）等指标。利用混合效应模型调整年龄、工龄、体质指数、吸烟等变量。结果表明，TiO_2 浓度每升高 1 mg/m^3，工人 MVV、PEF、MMEF 和 MEF75% 等肺功能指标分别降低 3.737、0.331、0.131、0.151 和 0.244 L/s；此外，TiO_2 颗粒接触与工人 HRV 的降低显著相关。研究提示，TiO_2 颗粒的职业暴露可引起接触工人以小气道功能降低为主的个体肺功能减退和心脏自主神经功能的改变，尤其是纳米级 TiO_2 颗粒可能会对接触人群的心肺功能造成损伤。

3．病例对照研究

Chen 等（2009）为探究 TiO_2 接触造成的健康风险进行了回顾性巢式病例对照研究。该研究将美国杜邦公司 2 家 TiO_2 生产工厂中 2477 名男性白人纳入队列，其中接触组 1576 人，对照组 901 人。通过随访收集研究对象慢性呼吸性疾病的发生及肺癌死亡情况，计算标准化发病比和标准化死亡比（SMR）；采用胸部 X 线检查获得在岗工人肺部影像学资料；通过非条件 Logistic 回归分析 TiO_2 接触时间、累积接触剂量、时间加权平均浓度与健康效应的剂量 - 反应关系，并计算比值比（OR）及其90%可信区间（CI）。研究结果显示，接触组工人的肺癌发生风险低于对照组人群，与全美白种人相比，SMR=0.52（90%CI：0.38 ~ 0.82），与同公司非接触工人相比，SMR=0.59（90%CI：0.41 ~ 1.00）。在调整了年龄和其他化学物质接触等因素后，TiO_2 接触与肺癌和其他慢性呼吸性疾病的发生均无显著关联，且未观察到剂量 - 反应关系。胸部 X 线检查结果显示，TiO_2 接触并未造成工人肺纤维化。研究结果提示，TiO_2 接触不会显著增加工人肺癌、慢性呼吸性疾病、胸膜病变和肺纤维化的发生风险。

Boffetta 等为评价 TiO_2 接触与肺癌的关系，于 1979—1985 年在加拿大蒙特利尔进行了病例对照研究。该研究选取年龄为 35 ~ 70 岁的肺癌患者 857 人作为病例组，另设社区人群对照组 533 人，癌症患者对照组 1349 人（肺癌患者除外）和多重对照组 1066 人（包括社区人群和其他癌症患者各 533 人，后续统计分析以该组为对照），均为男性。通过问卷调查收集研究对象的基本人口学信息、生活方式和详细的职业史资料，并对 TiO_2 接触水平进行评价。研究结果显示，病例组和多重对照组分别有 33 和 43 人曾接触 TiO_2。在调整了年龄、社会经济状况、家庭收入、种族、报告者、吸烟史和石棉接触等混杂因素后，发现 TiO_2 并未使接触人群的肺癌发生风险显著增加（OR=0.90，95%CI：0.50 ~ 1.50），并且该结论的得出与对照组选择无关。此外，随着 TiO_2 接触频率、水平的增加或时间的延长，肺癌的发生风险未出现升高趋势。该研究认为，尽管较低的接触率及接触的错误分类可能导致假阴性结果的出现，但研究依然提示，TiO_2 接触与肺癌发生风险的升高无关。

Ramanakumar 等（2008）对 Boffetta 等的病例对照研究进行了扩展。在原有病例组的基础上新增肺癌患者 1236 人，在原有社区人群和癌症对照的基础上增加社区人群对照 1512 人。新增研究对象于 1996—2001 年收集，包括女性，年龄范围扩展到 35 ~ 75 岁。该研究通过问卷调查收集研究对象的相关信息及职业史资料，对不同工种的 TiO_2 接触情况进行分级。采用非条件 Logistic 回归模型，对研究对象的年龄、学历、家庭收入、报告者、吸烟史和其他职业有害因素（包括石棉、硅和铬的化合物）接触等变量进行调整后，计算 OR 及其95%CI。研究明确定义吸烟和戒烟等变量并纳入分析。结果显示，在新增人群中，无论男性或女性，TiO_2 接触与肺癌的发生并无显著关联，其中男性 OR=1.00（95%CI：0.70 ~ 2.10），女性 OR=0.50（95%CI：0.10 ~ 3.40），2 次研究的合并 OR=1.00（95%CI：0.80 ~ 1.50），研究提示，TiO_2 接触不能引起肺癌发生风险升高。

六、毒性机制

（一）基因改变

赵小瑜等将 36 只健康雄性 Wistar 大鼠（体重 180 ~ 220 g），随机分为 3 组，每组 12 只。采用非暴露式气管注入法进行染毒，分别给予 50 nm 和 120 nm TiO_2，剂量均为 2 g/kg 体重，对照组给予等体积的蒸馏水，一日内连续气管注入达到染毒剂量。运用单细胞凝胶电泳试验（SCGE），检测染毒后大鼠肝、肾、肺、大脑皮质、海马组织细胞 OTM 值的变化。结果发现，染毒组大鼠肝、肾、肺、大脑皮质和海马细胞的 OTM 均高于对照组，差异有统计学意义（$P < 0.05$）。50 nm TiO_2 染毒组大鼠的肾、海马细胞的 OTM 值高于 120 nm TiO_2 染毒组，差异有统计学意义（$P < 0.05$）；染毒组大鼠肝、肺、大脑皮质细胞的 OTM 值有所增加，但无统计学意义（$P > 0.05$）。采用聚合酶链式反应（PCR）方法，检测染毒后，大鼠肝、肾、肺、大脑皮质、海马组织细胞内 DNA 损伤诱生蛋白 45α（GADD45α）基因 mRNA 表达水平的变化。结果发现，与对照组相比，2 个染毒组大鼠肝、肾、肺、大脑皮质和海马细胞中 GADD45α 基因 mRNA 表达水平均显著升高，差异有统计学意义（$P < 0.05$）。但是上述脏器中的这些指标，50 nm TiO_2 染毒与 120 nm TiO_2 染毒组之间差异无统计学意义（$P > 0.05$）。

孟金萍等（2009）探讨了 N-TiO_2 对人胚肺（HPF）细胞差异表达基因相关通路的影响，采用半致死浓度（0.437 mg/ml）的 10 nm TiO_2 处理体外培养的人胚肺细胞 24 小时，提取 RNA，应用基因芯片技术筛选差异表达基因，分析 N-TiO_2 对基因通路的影响。结果表明，

N-TiO$_2$ 处理后，导致 514 条肺中表达的基因发生差异表达，对这 514 条基因进行了 KEGG 通路和 BioCarta 通路分析。N-TiO$_2$ 处理人胚肺细胞可能产生以下生物学效应：

（1）众多位于细胞外区域和细胞膜上的基因（特别是细胞膜受体基因）差异表达，对外界环境胁迫产生应激反应；

（2）与炎症相关的细胞因子基因表达大量改变，调控细胞的炎症反应；

（3）钙离子通路的膜受体基因差异表达，导致大量钙离子内流，调控钙离子信号传导；

（4）某些基因的差异表达（如 OCLN 下调），降低了细胞紧密连接力；

（5）与造血细胞增殖和分化相关的基因差异表达，刺激产生大量白细胞以抵抗感染。

Cui 等（2012）用锐钛矿型 N-TiO$_2$（6.9 nm）对 ICR 小鼠（22±2 g）连续灌胃 60 天，共设 3 个剂量剂量组（5、10 和 50 mg/kg）和 1 个对照组，每组 5 只。使用 qRT-PCR 检测肝细胞的 SOD、CAT、GSH-Px、MT、HSP70、CYPA、P53、GST 和 TF 基因表达水平。研究发现，对照组相比，5 mg/kg 剂量染毒组这 9 种基因表达未发生明显变化（$P > 0.05$）。而 10 和 50 mg/kg 剂量染毒组与对照组相比发生改变，差异有统计学意义（$P < 0.05$），其中 SOD、CAT、GSH-Px、P53 和 TF 基因表达水平均表现为下降。

（二）染色体损伤

Virgilio 等（2010）使用不同浓度（0、0.5、1、5 和 10 μg/ml 的 20 nm N-TiO$_2$ 颗粒处理中国仓鼠卵巢细胞（CHO-K1），24 小时后，使用姐妹染色单体交换（SCE）试验和微核（MN）试验检测染色体损伤情况。结果发现，1 和 5 μg/ml N-TiO$_2$ 处理组的 SCE 发生率高于对照组，差异具有统计学意义（$P < 0.05$）；0.5 和 1 μg/ml N-TiO$_2$ 处理组 MN 发生率高于对照组，差异具有统计学意义（$P < 0.05$）；其他更高剂量组由于细胞毒性较大，未观察到明显的中期细胞。

Hackenberg 等使用不同浓度（0、0.008、0.080、0.800、8.000 和

80.000 μg/ml）的 15 ~ 30 nm 处理组颗粒（锐钛矿型）对人支气管上皮细胞（A431）处理 6 小时之后，使用彗星试验和微核试验检测其遗传毒性。结果发现，彗星试验中，0.800、8.000 和 80.000 μg/ml 处理 6 小时后，细胞 Olive tail moment（OTM）和 tail DNA 均高于对照组，差异有统计学意义（$P < 0.05$），而其他剂量组也出现了升高，但差异无统计学意义（$P > 0.05$）。微核试验中，0.800、8.000 和 80.000 μg/ml 染毒 6 小时后微核率分别为 14.67‰、15.67‰ 和 16.00‰，均显著高于对照组（9.33‰），差异具有统计学意义（$P < 0.05$）。

Valdiglesias 等（2013）使用 25 nm 两种类型的 N-TiO$_2$ 颗粒（S：100% 锐钛矿型，表面积 200 ~ 220 m^2/g；D：80% 锐钛矿型，20% 金红石型，表面积 35 ~ 45 m^2/g）对人类 SHSY5Y 神经元细胞进行处理，共设置 80、120 和 150 μg/ml 3 个剂量组，同时设置阴性对照，处理 3 小时和 6 小时后使用微核试验、γH2AX 试验和彗星试验研究其遗传毒性。结果发现，微核试验中，处理 3 小时后各剂量组与对照组相比，微核率差异无统计学意义（$P > 0.05$）；而在染毒 6 小时后，发现微核形成存在剂量依赖性（S：$r=0.662$，$P < 0.01$；D：$r=0.684$，$P < 0.01$）。DNA 损伤有许多不同的形式，其中 DNA 双链断裂（DNA double stranded breaks，DSBs）被认为是 DNA 最严重的损伤。细胞在 DSBs 发生后，产生一系列的应激反应，其中一个主要的反应就是毛细血管共济失调突变基因（ataxia telangiectasia mutated，ATM）起始的信号级联反应，它使细胞周期停顿直到损伤修复。H2AX 是这一信号级联反应中的一个主要成员，它能被 ATM 磷酸化（称为 γH2AX，或 ganunaH2AX），并在随后的损伤修复过程中发挥着重要的作用。与对照组相比，各剂量处理组均未发现 γH2AX 表达的增加。在彗星试验中，与对照组相比，各剂量处理组 3 小时和 6 小时之后彗星试验各指标均出现了增加，同时发现存在剂量 - 反应关系（3 小时：$r=0.478$，$P < 0.01$；6 小时：$r=0.454$，$P < 0.01$）。

（三）细胞因子

付艳云等（2014）研究 N-TiO$_2$（粒径 21 nm）对 SD 大鼠自然杀伤细胞（NK）活性和相关细胞因子的影响。将 40 只雄性 SD 大鼠

（体重 180 ~ 220 g）随机分为 0.5、4.0 和 32.0 mg/kg 3 个 N-TiO$_2$ 处理组，对照组（生理盐水）和 M-TiO$_2$（粒径 1 ~ 3 μm）染毒组（32.0 mg/kg）。采用支气管滴注染毒，每周 2 次，实验持续 28 天。分别采用流式细胞仪分析外周血 NK 细胞数目，乳酸脱氢酶释放法检测脾 NK 细胞活性，液相芯片技术测定血清细胞因子 IL-2 和 IFN-γ 含量。结果发现，随着 N-TiO$_2$ 处理剂量的增加，脾 NK 细胞活性逐渐增加，高剂量 N-TiO$_2$ 处理组 NK 细胞活性与对照组和 M-TiO$_2$ 组相比，差异均具有统计学意义（$P < 0.05$）。微米 TiO$_2$ 组与对照组相比，脾 NK 细胞活性无明显变化（$P > 0.05$）。各剂量处理组外周血 NK 细胞数目及血清细胞因子 IL-2、IFN-γ 的变化，与对照组相比，差异均无统计学意义（$P > 0.05$）。研究认为，在该实验剂量范围内，N-TiO$_2$ 可刺激机体产生免疫应答，增加脾 NK 细胞活性，但 NK 细胞活性及相关细胞因子的长期变化及潜在的机制仍需要进一步探讨。

李艳芬等（2008）将 5、21、50 nm 粒径的 N-TiO$_2$ 以 50.0 mg/kg 给 24 只雄性 SD 大鼠（180 ~ 210 g）经气管一次性滴注染毒，随机分为对照组、5 nm 组、21 nm 组和 50 nm 组，每组 6 只，雌雄各半。7 天后处死并分离大鼠肺巨噬细胞（pulmonary alveolar macrophage，PAM），采用中性红吞噬实验方法测定 PAM 的吞噬功能，4- 氨基安替比林比色法检测酸性磷酸酶（ACP），放射免疫方法测定肿瘤坏死因子 -α（TNF-α）、白介素 -1β（IL-1β）、白介素 -6（IL-6）和白介素 -8（IL-8），采用硝酸还原酶法测定一氧化氮（NO）。结果发现，不同粒径的 N-TiO$_2$ 的暴露均可增强大鼠 PAM 的吞噬功能，且 50 nm N-TiO$_2$ 染毒组大鼠 PAM 的吞噬能力高于 5nm N-TiO$_2$ 染毒组，差异具有统计学意义（$P < 0.05$）。N-TiO$_2$ 对大鼠 PAM 和 IL-8 的影响不明显。21 nm、50 nm N-TiO$_2$ 组大鼠 PAM 的 NO 合成释放量高于对照组，差异具有统计学意义（$P < 0.05$）。50 nm N-TiO$_2$ 组大鼠 PAM 的 TNF-α 分泌量明显高于 5 nm、21 nm N-TiO$_2$ 染毒组，差异具有统计学意义（$P < 0.05$），而 5 nm、21 nm N-TiO$_2$ 组 PAM 的 IL-1β 分泌量低于对照组，差异具有统计学意义（$P < 0.05$），IL-6 分泌量低于 50 nm N-TiO$_2$ 组和对照组，差异具有统计学意义（$P < 0.05$）。N-TiO$_2$

比表面积与大鼠 PAM 的吞噬功能间有直线相关关系，而与其他效应间未显示有相关性。

Ma 等（2009）用不同剂量的 5 nm 锐钛矿型 N-TiO$_2$ 对 ICR 小鼠（20±2 g）腹腔注射，70 只小鼠分为对照组和 6 个剂量染毒组（5、10、50、100 和 150 mg/kg）。14 天后，发现与对照组相比，100 和 150 mg/kg 剂量染毒组小鼠肝血管产生明显肿胀，弥散性嗜碱性变和局灶性缺血性变等一系列病变，电子显微镜下可观察到肝细胞内线粒体的肿胀和空泡化，以及肝细胞的凋亡。通过 RT-PCR 和 ELISA 分析，证实高剂量 N-TiO$_2$ 可提高与炎症有关的 NF-κB、巨噬细胞抑制因子（MIF），促炎细胞因子如 TNF-α、IL-1β、IL-6、C 反应蛋白（CRP）和抗炎细胞因子 IL-4、IL-10 等基因及蛋白质表达水平，差异均有统计学意义（$P < 0.05$）。

Ze 等用 2.5、5.0、10.0 mg/kg 的 N-TiO$_2$（5 nm）鼻腔滴注雄性 ICR 小鼠（24±2 g）90 天，发现脑部出现严重的胶质细胞增生和出血，产生 ROS、丙二醛（MDA）、羰基（Carbonyl）和 8- 羟基脱氧鸟苷（8-OHdG）的氧化损伤。进一步研究表明，N-TiO$_2$ 激活了脑中氧化应激相关因子 p38 蛋白（p38）、C-Jun 氨基酸激酶（c-Jun）、核转录因子 -κB（NF-κB）、核红细胞相关因子 -2（Nrf-2）和血红素氧化酶 -1（HO-1）的表达，调控 p38 蛋白激酶和 Nrf-2 信号转导通路，由此造成脂质、蛋白质和核酸过氧化。

Grassian 等（2007）利用动式吸入法研究 2 ~ 5 nm 的 N-TiO$_2$ 对雄性 C57B1/6 小鼠（22 ~ 26 g，6 周龄）的肺急性和亚急性炎症反应。在急性毒性试验中，分为高、低剂量染毒组（浓度分别为 7.22 mg/m^3、0.77 mg/m^3），同时设置对照组，每组 6 只，将小鼠置于染毒室中接触 4 小时，然后立即处死小鼠，检测支气管肺泡灌洗液中各指标的变化，同时对肺进行病理组织学检查。亚急性研究时，N-TiO$_2$ 颗粒的浓度为（8.88±1.98）mg/m^3，将 24 只小鼠每天置于染毒室 4 小时，分别在染毒后 0、1、2 和 3 周处死，每组 6 只。结果发现，急性毒性试验时，与对照组相比，高剂量染毒组 BALF 中巨噬细胞的数量显著增加，且巨噬细胞的暗场照片中可见大量纳米颗粒；然而 BALF 中中性粒细胞的数量、总蛋白质、LDH 活性和肺病理组织变化的结果未显示炎症过程的发生。亚急性试验时，整个实验中，染毒组小鼠与对照组小鼠行为表现相近，且染毒组小鼠体重有所增加，同时 BALF 肺泡巨噬细胞的数量在染毒实验结束及其后的第 1 周、第 2 周均有所增加，具有统计学意义，且在巨噬细胞暗场照片中可见纳米颗粒的存在，但是在第 3 周时 BALF 中巨噬细胞数量并未增加；同时，与对照组相比，中性粒细胞数量、淋巴细胞数量、总蛋白质增加，差异具有统计学意义（$P < 0.05$）。IFN-γ、IL-6 和 IL-1β 水平在各染毒时间段的变化无统计学意义（$P > 0.05$），肺也未发现病理变化。同时实验结果显示，小鼠在染毒实验结束后第 3 周各炎症反应指标均恢复正常。

Rehn 等（2003）研究了 p25（20 nm，亲水性）和 t805（20 nm，疏水性）两种市售 N-TiO$_2$ 对雌性 Wistar 大鼠（180 ~ 220 g）肺的炎性反应，分为 0.15 mg/ 只、0.3 mg/ 只、0.6 mg/ 只和 1.2 mg/ 只 4 个剂量组以及对照组，每组 30 只大鼠；于注入的第 3 天、第 21 天、第 90 天处死大鼠，并检测 BALF 中的炎性细胞、总蛋白质、纤维蛋白变化情况。结果发现，两种 N-TiO$_2$ 的染毒组大鼠 BALF 中炎性细胞短期内均有增加，且呈剂量依赖关系，90 天之后，染毒组和对照组之间差异无统计学意义；大鼠接触两种 N-TiO$_2$ 3 天之后，均出现了 BALF 中巨噬细胞量增加，呈剂量依赖关系，且 p25 染毒组更加明显，21 天之后除了高剂量组（1.2 mg/ 只）仍有轻微增加外，其他各染毒组 BALF 中巨噬细胞量均与对照组相近，而 90 天后各染毒组 BALF 中巨噬细胞数量均与对照组相近；大鼠接触 3 天之后，BALF 中中性粒细胞均增加，呈剂量依赖性，且 t805 高剂量实验组中的中性粒细胞量最多，之后与对照组相比，除了 p25 的两个剂量组（0.6 mg/ 只、1.2 mg/ 只）的中性粒细胞和 t805 高剂量组（每只 1.2 mg）的中性粒细胞仍有轻微增加外（$P < 0.05$），其他剂量组无统计学意义（$P > 0.05$）；大鼠接触 p25 的两个剂量组（每只 0.6 mg、每只 1.2 mg）和 t805 的高剂量组（每只 1.2 mg）3 天之后，总蛋白质的量显著升高，之后与对照组相比，除了 t805 高剂量组外，其他剂量组均逐渐恢复正常；第 21 天，仅有 p25 两个剂量组（每只 0.6 mg、每只 1.2 mg）和 T805 两个剂量组（每只 0.15 mg、每只 0.30 mg）的 BALF 中 TNF-α 量发生升高，差异有统计学意义（$P < 0.05$），而在第 3 天和第 90 天时，各剂量组 TNF-α 的量变化均无统计学意义（$P > 0.05$）；与对照组相比，各实验组 BALF 中纤维蛋白第 3 天均有增加，但无统计学意义（$P > 0.05$）；各染毒组的磷脂酰胆碱酯酶在第 3 天显著增加，呈剂量依赖性，在第 21 天、90 天时即恢复至对照组相近的水平。

何娉婷等（2011）采用水热合成法制备了 N-TiO₂ 溶胶，探讨了该溶胶对雄性 ICR 小鼠（18 ～ 22 g）肺的毒性效应。注射器穿刺气管染毒组和对照组分别注入相应剂量（1 mg/kg 和 100 mg/kg N-TiO₂ 溶胶和相同体积的生理盐水）。分别于染毒后 1、7、14 和 28 天颈椎脱臼法处死小鼠，每个时间点 8 只小鼠，检测 BALF 中各指标的变化，同时对肺进行病理组织学检查。结果表明，所得溶胶中 N-TiO₂ 粒子均为梭形锐钛矿型，粒子的平均宽度约为 15 nm、平均长度约为 60 nm。N-TiO₂ 100 mg/kg 组白细胞数目最多，在染毒初期（1 天和 7 天）与生理盐水对照组和 1 mg/kg 组相比，差异具有统计学意义（$P < 0.05$），28 天时，低剂量染毒组 BALF 中 MDA 含量恢复，相比对照组无显著差异（$P > 0.05$）；高剂量染毒组 BALF 中 LDH 活性在滴注后 1 天内最高，在染毒 1 ～ 2 周内变化最明显，且至 28 天仍未恢复至对照组水平（$P < 0.05$），显示了持续毒性，说明高剂量注射 N-TiO₂ 溶胶对肺的损伤较大。高剂量 1 天组、7 天组和 14 天组 BALF 中 MDA 含量明显高于对照组，28 天组与对照组比无明显差异（$P > 0.05$）。BALF 中 MDA 含量测试结果说明，高剂量组在染毒前期（前 2 周内）脂质过氧化明显。总蛋白质含量测试结果显示，肺部毛细血管的屏障作用在染毒早期有所下降，但是，随着时间的延长，该功能逐渐修复。对照组小鼠肺泡结构正常，无明显炎症变化。相比于对照组，染毒组小鼠肺部均有明显炎症反应，高剂量组小鼠肺部改变更明显。高剂量组染毒后 1 天小鼠肺部组织即出现肺泡间质变厚；染毒后 7 天，大量肺泡融合成肺大泡、肺泡间质变厚；染毒后 14 天，出现呼吸性细支气管上皮脱落的现象，并且管腔内和肺间质中出现炎细胞；染毒后 28 天，肺泡结构已恢复正常，但肺间质内仍有尘细胞存在。各剂量组内，随染毒时间的延长，肺部炎症反应逐渐减轻，至 28 天时已恢复良好，各组小鼠肺部均无坏死改变。

（四）酶学改变

魏红英等（2014）采用不同粒径（5、10 和 40 nm）和浓度（0、0.125、0.25、0.5、1.0、2.0、4.0、8.0、16.0 mg/L）的 $N\text{-}TiO_2$（5、10 nm 颗粒的晶型为锐钛矿，40 nm 颗粒的晶型为金红石）处理 A549 细胞 24 小时，用四甲基偶氮唑盐（MTT）法和细胞计数法观察 $N\text{-}TiO_2$ 对细胞增殖的影响；用流式细胞术检测 $N\text{-}TiO_2$ 对细胞凋亡的影响；用蛋白质免疫印记法（Western Blot）测定 $N\text{-}TiO_2$ 对细胞外调节蛋白激酶（extracellular-receptor kinase，ERK）的影响。并采用 ERK 特异性抑制剂 PD98059（20 μmol/L）对细胞进行预处理 30 分钟后，MTT 法观察 ERK 抑制剂对低浓度 $N\text{-}TiO_2$（0.5 mg/L）调节细胞增殖的影响。结果发现，不同粒径的 $N\text{-}TiO_2$ 均表现出较低浓度（$\leq$ 4 mg/L）促进细胞增殖，较高浓度（$\geq$ 8 mg/L）抑制细胞活力的作用，而更高浓度 $N\text{-}TiO_2$（16 mg/L）可引起细胞凋亡的发生。进一步研究发现，低浓度纳米 TiO_2（0.5 mg/L）可引起细胞磷酸化 ERK 表达增强，而较高浓度 $N\text{-}TiO_2$（16 mg/L）对细胞 ERK 表达无明显影响。ERK 抑制剂 PD98059 可明显抑制低浓度 $N\text{-}TiO_2$（0.5 mg/L）的促细胞增殖作用。

刘青等（2009）给 40 只昆明种小鼠一次性腹腔注射不同剂量的 $N\text{-}TiO_2$ 颗粒（20 ～ 40 nm）溶液，每组 10 只，随机分为 $M\text{-}TiO_2$ 低、中、高剂量组（剂量分别 120.7、24.38、4.876 mg/kg）和对照组。14 天后测定小鼠脑、肺组织中的超氧化物歧化酶（SOD）和还原型谷胱甘肽过氧化物酶（GSH-Px）、过氧化氢酶（CAT）的活性及丙二醛（MDA）的浓度，并测定肝中天门冬氨酸氨基转移酶（AST）及谷氨酸 - 丙酮酸转氨酶（ALT）的活性。结果发现，给予 $N\text{-}TiO_2$ 14 天后，小鼠肺组织中 SOD 的活性与对照组相比呈上升趋势，其中，中、高剂量染毒组中 SOD 活性明显激活，差异具有统计学意义（$P < 0.05$）。$N\text{-}TiO_2$ 颗粒 3 个剂量组的小鼠脑组织中 SOD 的活性表现为抑制，显著低于对照组（$P < 0.01$），小鼠脑组织中的 GSH-Px 的活性也呈下降趋势，其中 $N\text{-}TiO_2$ 低剂量组的活性抑制较显著，差异具有统计学意义

（$P < 0.05$），而脑组织中 CAT 活性的变化不明显。与对照组相比，给予 N-TiO$_2$ 后，小鼠脑组织中 MDA 浓度呈下降趋势，肺中呈现上升趋势，但差异无统计学意义。

（五）氧化应激

牛林红等（2015）观察 50 nm 和 120 nm 金红石型 TiO$_2$ 对小鼠抗氧化能力的损伤作用。将 48 只健康雄性昆明种小鼠（体重 17 ~ 22 g）随机分为对照组（四蒸水）、50 nm TiO$_2$ 组（5 g/kg）、120 nm TiO$_2$ 组（5 g/kg），灌胃染毒 7 天，测定血清、肝、肾、大脑皮质、海马组织中丙二醛（malondialdehyde，MDA）含量、超氧化物歧化酶（superoxide dismutase，SOD）和谷胱甘肽过氧化物酶（GSH-Px）活性。结果发现，50 nm TiO$_2$ 和 120 nm TiO$_2$ 染毒后，各组织 MDA 含量除 120 nm TiO$_2$ 组大脑皮质外，均明显高于对照组，差异有统计学意义（$P < 0.05$）；SOD 活性除 120 nm TiO$_2$ 组血清外，均明显低于对照组，差异有统计学意义（$P < 0.05$）；而各组织 GSH-Px 活性均明显低于对照组，差异有统计学意义（$P < 0.05$）；50 nm N-TiO$_2$ 组肝、肾、海马中的 GSH-Px 活性、大脑皮质和海马组织中的 SOD 活性明显低于 120 nm TiO$_2$ 组，差异有统计学意义（$P < 0.05$）。研究认为，50 nm TiO$_2$ 和 120 nm TiO$_2$ 经口急性染毒后可使小鼠肝、肾、大脑皮质和海马细胞中 MDA 含量增加、SOD 和 GSH-Px 活性降低，使小鼠抗氧化能力受损。

王云等（2014）比较研究 N-TiO$_2$ 灌胃染毒对幼年和成年大鼠肝、肾组织抗氧化性能及组织中元素含量的影响。将 24 只 4 周龄（幼年，50 ~ 60 g）和 24 只 9 周龄（成年，250 ~ 300 g）清洁级雄性 SD 大鼠，按体重用随机数字表法分为 8 组（每组 6 只），每天 1 次灌胃，分别给予 0、10、50、200 mg/kg N-TiO$_2$ [（75±15）nm，锐钛矿型]，染毒 30 天后取肝、肾组织进行抗氧化性能指标和元素含量的检测。结果发现，与对照组相比，200 mg/kg N-TiO$_2$ 染毒幼年大鼠的肝组织中总超氧化物歧化酶（total superoxide dismutase，T-SOD）活力和肾组织中还原型谷胱甘肽（reduced glutathione，GSH）/氧化型谷胱甘肽（oxidized glutathione，GSSG）比率升高，差异有统计学意义（$P < 0.05$），肝组织中 Mo、Co、Mn、P 元素含量和肾组织中

Rb、Na 元素含量降低，差异有统计学意义（$P < 0.05$）。200 mg/kg 纳米 TiO_2 染毒组成年大鼠的肝组织中 GSH/GSSG 比率和 Rb 元素含量升高，差异有统计学意义（$P < 0.05$），Na 元素含量降低，差异有统计学意义（$P < 0.05$）。

应贤平等采用直径 5 nm 锐钛矿型 $N\text{-}TiO_2$ 颗粒和直径 < 10 nm、长度 40 nm 金红石型 $N\text{-}TiO_2$ 颗粒为研究材料，选择细胞质和线粒体部位 ROS 特异荧光探针二氯荧光素二乙酸酯（DCFH-DA）及双氢罗丹明 123（DHR123），用流式细胞仪测定 10、20、40 μg/ml 不同晶型和粒径的 $N\text{-}TiO_2$ 颗粒在人 II 型肺泡上皮细胞（A549）细胞作用不同时间所产生的荧光强度。并在 5 ~ 160 μg/ml 浓度下，用中性红方法测定两种 $N\text{-}TiO_2$ 颗粒的细胞毒性。结果发现，锐钛矿型 $N\text{-}TiO_2$ 颗粒和金红石型 $N\text{-}TiO_2$ 颗粒诱导细胞质和线粒体内 ROS 结果基本相同，处理 5 分钟就可检测到 ROS，一直持续到 2 小时，而高剂量处理组诱发 ROS 产生量高于低剂量处理组。锐钛矿型 $N\text{-}TiO_2$ 颗粒产生 ROS 峰值在 30 分钟，而金红石型 $N\text{-}TiO_2$ 颗粒产生 ROS 峰值在 60 分钟。用流式细胞仪检测 ROS 实验中意外出现纳米颗粒峰，峰值高低与纳米颗粒诱导 ROS 荧光强度反应一致，表明 ROS 反应与染毒剂量成正比关系，可在同一检测中得到证明。

（徐华东　赵　琳）

主要参考文献

1. 陈春英. 二氧化钛纳米材料生物效应与安全应用. 北京：科学出版社，2010.
2. 唐仕川，常兵. 工业纳米材料职业健康与安全. 北京：科学出版社，2015.
3. 刘慧婷. 纳米二氧化钛引发小鼠肝损伤及其分子机制的研究. 苏州：苏州大学，2014.
4. 高国栋. 纳米二氧化钛暴露致小鼠生殖毒性及其基因表达的变化. 苏州：苏州大学，2013.
5. 王文斌. 纳米二氧化钛对大鼠中枢神经系统的影响及作用机制探讨. 济南：山东大学，2014.
6. IARC. Working Group on the Evaluation of Carcinogenic Risks to Humans.

Carbon black，titanium dioxide，and talc // International Agency for Research on Cancer，2010.

7. Hougaard KS，Jackson P，Jensen KA，et al. Effects of prenatal exposure to surface-coated nanosized titanium dioxide（UV-Titan）. A study in mice. Part Fibre Toxicol，2010，7（7）：1414.

8. Kyjovska ZO，Boisen AMZ，Jackson P，et al. Daily sperm production：Application in studies of prenatal exposure to nanoparticles in mice. Reprod Toxicol，2013，36（2）：88-97.

9. 何娉婷，陶杰，薛建军，等. 梭形纳米二氧化钛溶胶对小鼠肺脏及小鼠巨噬细胞的毒性研究. 化学与生物工程，2011，28（1）：53-58.

10. 张水华，梅其炳，杨琛懋，等. 纳米和微米二氧化钛急性经口毒性的比较. 中华劳动卫生职业病杂志，2009，27（6）：355-356.

11. Chen J，Dong X，Zhao J，et al. In vivo acute toxicity of titanium dioxide nanoparticles to mice after intraperitioneal injection. J of Appl Toxicol，2009，29（4）：330-337.

12. 刘青，薛秀玲，叶静，等. 纳米二氧化钛对小鼠肺、脑和肝组织的影响. 华侨大学学报（自然科学版），2009，30（2）：179-182.

13. Cui Y，Liu H，Ze Y，et al. Gene expression in liver injury caused by long-term exposure to titanium dioxide nanoparticles in mice. Toxicol Sci，2012，128（1）：171-185.

14. Gao G，Ze Y，Bing L，et al. Ovarian dysfunction and gene-expressed characteristics of female mice caused by long-term exposure to titanium dioxide nanoparticles. J Hazard Mater，2012，243（4）：19-27.

15. Cui Y，Gong X，Duan Y，et al. Hepatocyte apoptosis and its molecular mechanisms in mice caused by titanium dioxide nanoparticles. J Hazard Mater，2010，183（1-3）：874-880.

16. Ma L，Zhao J，Wang J，et al. The acute liver injury in mice caused by nano-anatase TiO$_2$. Nanoscale Res Lett，2009，4（11）：1275-1285.

17. 薛猛，朱融融，孙晓宇，等. 纳米二氧化钛的发育毒性研究. 材料导报，2009，23（4）：103-105.

18. 肖国强，徐晓宇，蔡文君，等. 纳米 TiO$_2$ 对小鼠肝、肾细胞 DNA 的损伤. 生态毒理学报，2008，3（6）：590-595.

19. Hwang YJ，Jeung YS，Seo MH，et al. Asian dust and titanium dioxide

particles-induced inflammation and oxidative DNA damage in C57BL/6 mice. Inhal Toxicol，2010，22（13）：1127-1133.

20．Wang J，Zhou G，Chen C，et al. Acute toxicity and biodistribution of different sized titanium dioxide particles in mice after oral administration. Toxicol Lett，2007，168（2）：176-185.

21．Warheit DB，Webb TR，Sayes CM，et al. Pulmonary instillation studies with nanoscale TiO_2 rods and dots in rats：Toxicity is not dependent upon particle size and surface area. Toxicol Sci，2006，91（1）：227-236.

22．张金洋. 纳米氧化锌和二氧化钛的毒性效应及致毒机制探讨. 上海：上海交通大学，2012.

23．冯本秀，徐海娟，杨敏，等. 纳米二氧化钛对大鼠淋巴细胞 DNA 损伤的影响. 职业与健康，2011，27（13）：1489-1491.

24．范轶欧，金一和，刘冰，等. 吸入纳米和微米二氧化钛颗粒对雄性大鼠精子及其功能的影响. 预防医学论坛，2007，13（2）：137-140.

25．Grassian VH，O'Shaughnessy PT，Adamcakova-Dodd A，et al. Inhalation exposure study of titanium dioxide nanoparticles with a primary particle size of 2 to 5nm. Environ Health Perspect，2007，115（3）：397-402.

26．Rehn B，Seiler F，Rehn S，et al. Investigations on the inflammatory and genotoxic lung effects of two types of titanium dioxide：untreated and surface treated. Toxicol Appl Pharmacol，2003，189（2）：84-95.

27．Bermudez E，Mangum JB，Wong BA，et al. Pulmonary responses of mice，rats，and hamsters to subchronic inhalation of ultrafine titanium dioxide particles. Toxicol Sci，2004，77（2）：347-357.

28．刘冬生，翁景宁. TiO_2/PMMA 人工晶状体的制备及动物安全性评价. 国际眼科杂志，2008，8（8）：1533-1535.

29．Virgilio ALD，Reigosa M，Arnal PM，et al. Comparative study of the cytotoxic and genotoxic effects of titanium oxide and aluminium oxide nanoparticles in Chinese hamster ovary（CHO-K1）cells. J Hazard Mater，2010，177（1-3）：711-718.

30．Shukla RK，Sharma V，Pandey AK，et al. ROS-mediated genotoxicity induced by titanium dioxide nanoparticles in human epidermal cells. Toxicol In Vitro，2011，25（1）：231-241.

31．Valdiglesias V，Costa C，Sharma V，et al. Comparative study on effects of two different types of titanium dioxide nanoparticles on human neuronal cells. Food Chem Toxicol, 2013, 57 (6): 352-361.

32. Tao C, Jian Y, Yan L. Genotoxicity of titanium dioxide nanoparticles. J Food Drug Anal, 2014, 22 (1): 95-104.

33. Lindberg HK, Falck CM, Catalán J, et al. Genotoxicity of inhaled nanosized TiO$_2$ in mice. Mutat Res, 2012, 745 (s1-2): 58-64.

34. 王燕, 王宇, 葛少钦, 等. 纳米二氧化钛对雄性小鼠生殖的影响. 环境与健康杂志, 2011, 28 (3): 262-264.

35. 郭利利, 刘晓慧, 秦定霞, 等. 纳米二氧化钛对雄性小鼠生殖系统的影响. 中华男科学杂志, 2009, 6 (6): 517-522.

36. 孟金萍, 孙淑华, 王艳蓉, 等. 纳米二氧化钛暴露人胚肺细胞差异表达基因相关通路. 生态毒理学报, 2009, 4 (4): 482-487.

37. Ramanakumar AV, Parent ME, Latreille B, et al. Risk of lung cancer following exposure to carbon black, titanium dioxide and talc: results from two case-control studies in Montreal. Int J Cancer, 2008, 122 (1): 183-189.

38. Ellis ED, Watkins JP, Tankersley WG, et al. Mortality among titanium dioxide workers at three DuPont plants. J Occup Environ Med, 2010, 52 (3): 303-309.

39. Ellis ED, Watkins JP, Tankersley WG, et al. Occupational exposure and mortality among workers at three titanium dioxide plants. Am J Ind Med, 2013, 56 (3): 282-291.

40. Zhen S, Qian Q, Jia G, et al. A panel study for cardiopulmonary effects produced by occupational exposure to inhalable titanium dioxide. J Occup Environ Med, 2012, 54 (11): 1389-1394.

41. 宋明芬, 王玉文, 王翀, 等. 纳米二氧化钛致小鼠肝组织 DNA 氧化损伤的研究. 环境与职业医学, 2015, 32 (4): 358-361.

42. 牛林红, 董会台, 杨丽莉, 等. 不同粒径纳米二氧化钛对小鼠抗氧化能力的损伤作用. 河北医科大学学报, 2015, 36 (2): 184-187.

43. 魏红英, 郭新彪, 许珺辉, 等. 较低浓度纳米二氧化钛颗粒对细胞增殖的影响及其机制研究. 环境与职业医学, 2014, 31 (5): 352-357.

44. 王云, 陈章健, 巴特, 等. 纳米二氧化钛对幼年和成年大鼠肝、肾组织抗氧化功能及元素含量的影响. 北京大学学报 (医学版), 2014 (3): 395-399.

45. 付艳云，张艳秋，马书梅，等. 纳米二氧化钛对大鼠 NK 细胞活性和相关细胞因子的影响. 癌变·畸变·突变，2014，46（3）：161-164.

46. 王云，陈章健，巴特，等. 纳米二氧化钛短期经口染毒对幼年大鼠骨髓细胞的遗传损伤作用. 中华预防医学杂志，2014，48（9）：815-818.

47. 李艳芬，刘冉，梁戈玉，等. 纳米二氧化钛经气管染毒对大鼠肺巨噬细胞免疫功能的影响. 环境与职业医学，2008，25（2）：156-158.

48. 刘晓闻，唐萌. 纳米二氧化钛的毒性研究与安全性展望. 东南大学学报（医学版），2011，30（6）：945-952.

49. Chang X，Zhang Y，Tang M，et al. Health effects of exposure to nano-TiO$_2$：a meta-analysis of experimental studies. Nanoscale Res Lett，2013，8（1）：51.

50. Ichihara S，Li W，Omura S，et al. Exposure assessment and heart rate variability monitoring in workers handling titanium dioxide particles：a pilot study. J Nanopart Res，2016，18（3）：1.

51. Pelclova D，Zdimal V，Kacer P，et al. Markers of lipid oxidative damage in the exhaled breath condensate of nano TiO$_2$ production workers. Nanotoxicology，2017，11（1）：52-63.

52. 安惠萍. 职业性接触二氧化钛粉尘对呼吸系统和血压的影响. 职业卫生与应急救援，2017（1）：16-18.

53. 周莉芳，张美辨，张敏. 钛及其化合物粉尘职业暴露及肺部健康效应研究进展. 浙江预防医学，2016，28（7）：690-694.

54. Van RB，Landsiedel R，Fabian E，et al. Comparing fate and effects of three particles of different surface properties：nano-TiO$_2$，pigmentary TiO$_2$ and quartz. Toxicol Lett，2009，186（3）：152-159.

55. Kermanizadeh A，Balharry D，Wallin H，et al. Nanomaterial translocation——the biokinetics，tissue accumulation，toxicity and fate of materials in secondary organs——a review. Criti Rev Toxicol，2015，45（10）：837.

第二部分 致呼吸系统损伤的外源化合物

第十章

金属与类金属

第一节 镉及其化合物

一、理化性质

镉（cadmium，Cd）是一种富有延展性的银白色金属或粉末，位于元素周期表 5 族 ⅡB 类，加热至 80℃变脆，遇潮湿空气失去光泽。不溶于水，溶于氢氧化铵、硝酸和热硫酸。加热的镉烟雾在空气中很快转化为氧化镉气溶胶。

二、来源、存在与接触机会

在自然界，镉通常与氧、氯、硫等元素形成无机化合物，以硫化镉形式储存于锌矿、铅锌矿和铜铅锌矿中，矿石中镉的含量可达 0.1 ~ 0.2 mg/kg，海水中镉的浓度范围为 < 5 ~ 100 ng/L。一般人群接触镉的途径主要是通过摄入被镉化合物污染的食物、饮用水和吸入空气，调查表明，美国非吸烟者膳食镉摄入量的几何均值为 18.9 μg/d，其他国家为 0.1 ~ 0.4 μg/kg，中国成年男子膳食镉的日摄入量达 75.6 μg/d。大气中镉浓度与工业污染源的距离和人口密度相关。资料表明，1980—1988 年，北欧偏远地区空气中镉浓度为 0.1ng/m³，农村 0.1 ~ 0.5 ng/m³，城市 1 ~ 10 ng/m³，工业区 1 ~ 20ng/m³，污染源附近可达 100 ng/m³。另一个接触镉的途径来源于烟草，主要是烟叶易富集镉，每支香烟中镉含量约 1.7 μg，吸烟时约 10% 的镉被吸入人体。

镉在工业上用途广泛，如锡、锌、铅的冶炼、镉电镀、制备镍镉电池或银镉电池、制作镉黄颜料、制造合金和焊条、制造原子反应堆控制棒等。Sorahan 等用个体采样方式调查 1947—2000 年英国镍镉电池工厂空气中镉浓度，1969—1973 年期间浓度最高（0.88 ~ 3.99 mg/m³），1989—1992 年浓度最低（0.024 ~ 0.12 mg/m³）。我国 1986—1992 年镍镉电池工厂空气中镉浓度 0.1 ~ 32.8 mg/m³。职业人群镉暴露的主要途径是吸入。

三、吸收、分布、代谢与排泄

镉及其化合物多从呼吸道和胃肠道进入机体。呼吸道一般以气溶胶的形式吸入，吸收率与镉的粒子大小和水溶性有关，氯化镉、醋酸镉、硫酸镉的水溶性较强，迅速由肺泡吸收，吸入的镉有 10% ~ 50% 滞留在肺泡。镉在胃肠道的吸收率较低，人消化道吸收镉约 5%，当缺乏铁、钙、蛋白质等营养成分时，可增加镉在胃肠道的吸收，锌与镉竞争可抑制镉的吸收。镉经皮吸收极微，可溶性镉经皮渗透率约1.8%（5 小时）。一般认为经呼吸道急慢性吸入的镉主要引起肺部损害，而镉经其他途径进入人体并经血液循环系统转运，也能造成肺的损害。经肺泡和肠道吸收的镉 90% 在红细胞内，与血浆蛋白和红细胞内的金属硫蛋白（MT）结合，生成镉 - 金属硫蛋白（Cd-MT）分布到全身组织器官。肾和肝是主要蓄积的器官，储留量占体内总镉的一半以上，其中肾镉占 30% ~ 50%，肝镉占 10% ~ 30%，肺、胰、甲状腺、睾丸、唾液腺、毛发中也有镉蓄积。

从呼吸道吸入的镉主要经肾由尿排出，排出量随年龄增加，从胃肠道吸收的镉大部分从粪便排出，20% 从尿排出。镉在体内的半衰期很长，肾皮质镉的半衰期为 10 ~ 25 年，肝镉的半衰期约为 7 年。

四、毒性概述

（一）动物实验资料

1. 急性毒性

氯化镉（$CdCl_2$）经口染毒对小鼠的 LD_{50} 范围为 9.9 ~ 94.1 mg/kg。

氯化镉对 SD 大鼠（150 ± 10 g）急性腹腔注射的 LD_{100} 为 26 mg/kg，LD_{50} 为 18.37 mg/kg，最大耐受剂量为 11.54 mg/kg。染毒后大、小鼠出现精神萎靡、呼吸急促、蜷曲、不食。

氯化镉对猫的最小催吐剂量为 4 mg/kg。除呕吐外，还可出现腹痛、腹泻、抽搐和反应丧失等体征。病理检查可见卡他性和溃疡性胃肠炎、黏膜充血，以及硬脑膜下出血等病变。大鼠 1 次皮下注射氯化镉 10 mg/kg 时可造成神经系统受损，主要是位于半月状神经节和脊神经的感觉神经节，出现神经节细胞周围出血，部分神经节细胞核固缩或裂解、胞质溶解等病理改变。

2．亚急性与慢性毒性

大鼠在氧化镉 $0.0018 \sim 0.002$ mg/L 浓度下吸入染毒，每天 1 小时，共 $2 \sim 3$ 个月，可发生条件反射可逆性改变。大鼠吸入氧化镉粉尘 $0.015 \sim 0.2$ mg/L，每天 2 小时，共 6 个月，发生贫血。经饮水染毒 2 月龄雄性 Wistar 大鼠，设 50、100、200 ppm 镉染毒组和对照组，每组 18 只，第 1、3、6 个月时各处死每组中的 6 只。染毒期间无大鼠死亡，发现镉染毒能延缓大鼠体重的增长、且有剂量 - 效应关系，这种延缓作用在染毒头 3 个月的 100 ppm 和 200 ppm 染毒组尤为明显，与对照组体重差异在 3 个月时达到最大。肾、睾丸及前列腺等脏体比与对照组相比，随着染毒时间的延长呈逐渐降低，差异有统计学意义（$P < 0.05$）。

3．致突变

镉是一种很弱的致突变剂，氯化镉体外可诱发培养的中国仓鼠肺成纤维细胞（V79 细胞）染色体畸变。5、10 和 20 μmol/kg 氯化镉腹腔注射可使大鼠肝细胞 G0/G1 期细胞显著减少，5 μmol/kg 氯化镉可使 S 期和 G2/M 期细胞轻微增多，细胞增殖指数（PI）也有所增高，大鼠肝细胞 DNA 相对含量（DNARC）显著下降，DNA 损伤率较对照组显著增高。

4．生殖与发育毒性

用 10、20、40 μmol/L 氯化镉染毒雄性 SD 大鼠，发现氯化镉可引起大鼠睾丸损伤，生精小管之间的毛细血管内皮细胞核匀质化，固缩，线粒体嵴消失。

韦凌娅等（2007，2008）应用计算机辅助精子分析（computer assisted sperm analysis，CASA）技术研究氯化镉（$CdCl_2$）染毒对大鼠成熟精子运动能力的影响，作者用扩散法收集大鼠附睾尾成熟精子制成精子悬液，分 8 组，每组 6 个平行样，氯化镉处理浓度分别为 0、0.5、1.0、2.0、4.0、8.0、16.0、32.0 mg/L，分别处理 0.5、1.0、2.0、4.0 小时后用 CASA 仪测定反映大鼠精子运动能力及运动方式的各项参数。结果发现，0.5 mg/L 氯化镉处理 0.5 小时后，平均路径速度（VAP，μm/s）、精子曲线运动速度（VCL，μm/s）、直线运动速度（VSL，μm/s）、直线性（LIN，%）和精子头侧摆幅度（ALH，pan）等参数与对照组比较均降低，差异有统计学意义（$P < 0.05$），已出现明显的精子运动功能损伤。1.0 ~ 32.0 mg/L 的处理范围内鞭打频率（BCF，Hz）、前向性（STR，%）与平均路径速度（VAP，μm/s）值等随着处理浓度的增加有降低的趋势（$r=-0.348$，$P < 0.05$）。结果表明随着体外 $CdCl_2$ 处理浓度的增加和时间的延长，精子运动能力下降，呈现剂量 - 效应和时间 - 效应关系。

另外，动物实验的结果也得到了类似的结论，将 40 只健康雄性 SD 大鼠分成 4 组，剂量分别为 0（生理盐水）和 0.1、0.2、0.4 mg/kg，腹腔注射染毒，每周染毒 5 天（次），共染毒 8 周。结果发现，各剂量染毒组大鼠的精子活率差异无统计学意义（$P > 0.05$）。0.4 mg/kg 染毒组大鼠的快速运动精子、中速运动精子、低速运动精子百分比等指标均低于对照组大鼠的指标值，差异有统计学意义（$P < 0.05$）。0.4 mg/kg 染毒组的平均路径速度（VAP，μm/s）、精子曲线运动速度（VCL，μm/s）和直线运动速度（VSL，μm/s）与对照组比较均降低，差异也有统计学意义（$P < 0.05$）。0.4 mg/kg 染毒组大鼠精子的鞭打频率（BCF，Hz）与直线性（LIN，%）与对照组比较均降低，差异有统计学意义（$P < 0.05$）。但前向性（STR，%）、精子头侧摆幅度（ALH，pan）、精子头长宽比（ELON，%）等反映运动能力及方式的参数指标在各组之间的差异无统计学意义（$P > 0.05$）。研究结果表明，0.4 mg/kg 氯化镉染毒 8 周可以引起精子活率降低，精子运动能力下降，运动方式的改变等，而剂量在 0.1 和 0.2 mg/kg 时却没有引起有统计学意义的差异，作者认为，氯化镉对精子细胞的毒性作用大小与剂量关系密切，即只有当睾丸或附睾组织中的镉达到足够的浓度，影响到睾丸中精子的发生及附睾中精子的存活时，精子细胞的运动变化时才能表现出来。

2 月龄雄性 Wistar 大鼠喂饲含镉 50、100、200 ppm 的饮水染毒，并设对照组。3 个月后，染毒组大鼠血清睾酮（testosteron）水平高于对照组，差异有统计学意义（$P < 0.05$）。随着镉染毒剂量的增高，各剂量染毒组大鼠前列腺腹叶和背侧叶中镉的含量均高于对照组，差异有统计学意义（$P < 0.05$），而锌在前列腺两叶中的含量呈现明显降低的趋势。

5．致癌

Waalkes 和 Rehm 用含 0、25、50、100 及 200 ppm 的氯化镉饲料喂养雄性 Wister 大鼠 77 周，在 200 ppm 染毒组出现了白血病和睾丸癌。随后 Waalkes 通过饮用水途径染毒 Noble 大鼠，结果出现几只大鼠发生肾肿瘤。并发现经口给予的氯化镉可以诱发肾和前列腺增生性病变。而 Loser 用含 0、1、3、10、50 ppm 氯化镉饲料连续 2 年喂养 Wister 小鼠，结果发现，实验组小鼠的肿瘤发生率和肿瘤种类数均没有明显增加（$P > 0.05$）。

（二）流行病学资料

黄丽华等（2014）对湖北省某重金属污染区产妇和新生儿砷、镉、铅暴露进行流行病学调查，发现产妇携带 3 种金属硫蛋白基因位点突变型者（MT-2Ars28366003、MT-2Ars10636、MT1A-rs11076161）血中砷、镉、铅水平均高于野生型 / 杂合型的产妇，差异有统计学意义（$P < 0.05$），而且新生儿也有同样的结果，提示金属硫蛋白多态性会影响产妇血和脐带血中砷、镉、铅的水平。单因素分析表明，脐带血镉浓度高的新生儿组，其身长和胸围均小于脐带血镉浓度低新生儿组，说明脐带血镉水平会影响新生儿的身长、胸围。经多因素分析未发现宫内镉暴露对新生儿生长发育有影响。而 Maria Kippler 等（2012 年）对 1616 名新生儿的研究发现，产妇尿镉水平（> 1.5 μg/L 组）和新生儿出生身长、头围呈负相关（r=-0.14 ～ -0.57，$P < 0.05$）。

Wimonrat 等（2007）对 224 个居住在镉污染区域的成年人进行了流行病学调查研究。结果显示，该人群的尿镉水平远超过正常水平；尿生物标志物检测结果显示，只有 n- 乙酰葡糖胺酶与尿镉水平成正相关（女性 r=0.43，男性 r=0.47，$P < 0.05$），并且建议用 β_2- 微球蛋白（β_2-MG）和 n- 乙酰葡糖胺酶（NAG）联合尿镉含量用于监测高镉暴露和慢性病高发人群的肾毒性。

王任群等（2005）对我国居住在镉污染区 20 年以上的 161 名居民和非污染区 42 名居民进行流行病学调查发现，镉能引起肾小管的不可逆损伤。通常认为镉所致肾损伤是不可逆的，而且目前还没有治疗镉致肾损伤的有效方法。

（三）中毒临床表现与防治原则

短期大量吸入镉化合物烟雾可引起发热、咳嗽、咯血、胸痛、呼吸困难、胸闷等类似于金属烟雾热的症状，潜伏期最短 45 分钟，最长 9 小时，大多数在 6 ～ 8 小时发病，可进一步发展成肺炎、肺水肿，严重者可因呼吸衰竭而死亡。急性暴露镉化合物临床检查白细胞及中性粒细胞增多，两肺呼吸音粗糙，伴有干、湿性啰音，胸部 X 线检查表现为肺纹理增多、增粗，延伸或边缘模糊，符合急性化学性气管 - 支气管炎表现。急性镉中毒时，血镉增高可作为过量接触镉的佐证，但血镉浓度与镉的吸收量之间的定量关系尚未证实。

长期吸入镉粉尘或烟雾可引起慢性鼻炎、咽喉炎、嗅觉减退或丧失；鼻黏膜溃疡和萎缩，纤维素性肺浆膜炎；慢性支气管炎、肺气肿和纤维化等。对镉中毒患者死亡后尸解发现，肺组织大片肉质化、纤维化，部分支气管上皮鳞状上皮化生，残存肺间质高度扩张充血。电镜下见肺组织有大量高密度颗粒沉积，大量溶酶体及吞噬颗粒。镉引起的肺癌没有特异性的临床症状，可出现慢性咳嗽、咯血、胸闷、气急、发热、胸痛、声音嘶哑、食欲及体重下降等表现。镉职业接触史和接触镉浓度的高低和时间的长短是关键，实验室检查尿镉水平增加。

目前尚缺乏安全有效的驱镉药物，急性和慢性镉中毒均以对症支持治疗为主。根据我国职业卫生标准，工作场所有害因素职业接触限值中对化学有害物质的规定，镉及其化合物的时间加权平均容许浓度为 0.01 mg/m³，短时间接触容许浓度为 0.02 mg/m³。

一般人群镉的防治原则应减少环境中镉污染，严格控制镉源、加强对工业镉三废的治理。冶炼和使用镉及其化合物的生产场所应安装排除镉烟尘的装置，设备密闭化。镀镉金属板在高温切割和焊接时，必须在通风良好的环境进行，操作时戴防毒面具。做好就业前和定期健康体检，定期测定尿镉和尿中低分子量蛋白质。一旦发现镉中毒患者应及时调离镉作业。镉及其化合物作业的职业禁忌证有慢性肾小管 - 间质性肾病、慢性阻塞性肺疾病、支气管哮喘、慢性间质性肺病、原发性骨质疏松症等。

五、毒性表现

（一）动物实验资料

猫吸入 4 ～ 18 mg/m³ 氧化镉烟雾 12 小时，出现流涎、呼吸加速、食欲减退，24 小时内产生肺水肿。Stosic 等（2010 年）用腹腔注射 1 mg/kg 氯化镉无菌溶液染毒 10 ～ 12 周龄 DA 大鼠（雌雄各半），检测到肺内镉含量明显比对照组增高，雌性大鼠肺内镉含量高于雄性，差异有统计学意义（$P < 0.01$），而两种性别大鼠的肺绝对重量无统计学差异。显微镜下可见肺组织的肺间隔增宽，肺间隔毛细血管扩张淤血，Ⅱ型肺泡上皮细胞受损，炎细胞浸润并伴有纤维组织增生，出现肺纤维化。肺匀浆中肿瘤坏死因子（TNF）含量雄性高于雌性，而白细胞介素 -6（IL-6）则是雌性略高于雄性，雄性大鼠肺内白细胞浸润尤其是中性粒细胞高于雌性，以上结果均有统计学意义（$P < 0.05$）。

常云峰等（2012）用体重 180 ～ 200 g 的健康 SD 大鼠 50 只（雌雄各半），分成腹腔注射染毒组和雾化吸入染毒组。吸入染毒组分别给予 1、2、5 mg/ml 浓度镉溶液 6 ml 雾化吸入，对照组为 6 ml 生理盐水，每天雾化吸入 2 小时，每周 5 天；注射组给予 0.6、1.2、3 mg/kg 浓度镉溶液腹腔注射，对照组注射生理盐水 1 ml，每周 5 天，染毒 68 天后处死。雾化吸入染毒和腹腔注射染毒均可引起肺部损伤，可见不同程度肺部炎症及肺组织水肿，肺间隔成纤维细胞增生伴细胞外基质分泌增加，有的可见肺组织灶性出血。经呼吸道雾化吸入染毒组大鼠的肺部改变较明显，大鼠多死于肺部炎症、水肿、肺间隔纤维组织增生、纤维化。而腹腔注射染毒组大鼠肺部改变较轻，多死于肝、肾损害。

雌雄昆明种小鼠皮下注射氯化镉水溶液 1 年，每周 1 次，分 1.0、0.5、0.25 mg/kg 染毒组和对照组。在染毒 1 年及停止染毒半年后，高、中、低三个剂量染毒组均出现慢性肺部炎症表现，如泡性肺气肿，肺泡严重扩张、血管充血，结缔组织增生、炎性细胞浸润。1 年实验后在 0.5 mg/kg 染毒组雌鼠及 1.0 mg/kg 染毒组雄鼠中各出现 1 只发生细支气管乳头状腺癌。

Takenaka 等（1983）将雄性 Wistar 大鼠持续暴露于浓度为 0、12.5、25、50 $\mu g/m^3$ 的氯化镉气溶胶中 18 个月（每周 7 天，每天 23 小时），终止暴露后并继续喂养 13 个月。结果发现，50 $\mu g/m^3$ 染毒组大鼠肺镉含量为 10.4 $\mu g/g$ 湿重，肝镉含量和肺镉含量相当，肾镉含量是肺、肝的 3 倍。第一只肺表皮样癌出现于 25 $\mu g/m^3$ 染毒组大鼠，该鼠死于实验开始后 20 个月。50 $\mu g/m^3$ 染毒组大鼠中，71.4% 大鼠（25/35）诱发出原发性肺癌；25 $\mu g/m^3$ 染毒组和 12.5 $\mu g/m^3$ 染毒组大鼠原发性肺癌发生率分别为 52.6%（20/38）和 15.4%（6/39），对照组未发现任何肺肿瘤。并且氯化镉气溶胶浓度与肺腺癌之间存在明显的剂量 - 反应关系，这是首次证实氯化镉气溶胶与肺肿瘤之间存在正相关关系。此外，该实验中还观察到部分大鼠肺癌转移到局部淋巴结和肾。

（二）流行病学资料

1. 队列调查

蔺心芳等（1996）选择某冶炼厂镉作业工人 35 人，工龄 3 ～ 31 年，平均 18 年（接触组），另选 111 名健康男工（对照组），两组平均年龄、身高、体重及体表面积相当。接触组作业场所空气中氧化镉浓度为 1.81 ～ 0.203 mg/m^3，均值 0.186 mg/m^3（24 个点 120 个样品）。检测两组工人肺活量（VC）、第一秒用力呼气量（$FEV_{1.0}$）、最大通气量（MVV）、最大呼气中段流速（$FEF_{25\% \sim 75\%}$）及最大呼气末段流速（$FEF_{75\% \sim 85\%}$）。以对照组工人肺功能结果推算出肺功能的预计值，以实测值占预计值的百分比进行统计分析。结果表明，接触组肺通气功能实测值均低于预计值，其中 VC、$FEV_{1.0}$、MVV 下降，与对照组比较，差异有统计学意义（$P < 0.05$），镉接触组个人肺通气功能指标的异常率也明显高于对照组，差异有统计学意义（$P < 0.05$）。提示慢性镉接触主要引起以肺通气功能障碍为主的肺损害。

2．横断面调查和研究

Kazantzis 等（1992）调查了 17 家使用镉的工厂，将镉接触的程度分为高、中、低 3 个接触组，调查结果表明，3 个接触组存在明显的肺癌超额死亡率，肺癌死亡数为 277 人（其中低接触组为 12 人、中接触组为 41 人、高接触组为 224 人），镉接触与肺癌发生存在剂量 - 反应关系。

Nawrot 等（2006）于 1985 年 9 月 1 日到 1989 年 9 月 7 日在高镉接触区（土壤镉浓度 3 mg/kg）和低镉接触区（土壤镉浓度＜ 1 mg/kg），随机选取 994 名居民（高镉接触区 521 名，低镉接触区 473 名）作为调查对象（其中男性 471，女性 523 人）。随访时间 1985 年 9 月至 2004 年 6 月 30 日，共计 16 681 人年。随访期间共发生 50 例恶性肿瘤和 20 例良性肿瘤患者，其中，肺癌患者 18 人，肺瘤患者 1 人。高镉接触区肺部肿瘤发生率明显高于低镉接触区 [1.80/（1000 人年）对 0.38/（1000 人年），P=0.016]，高镉接触区肺部肿瘤的人群归因危险度（AR）为 67%（95%CI：33% ~ 101%）。年龄每增加 10 岁，发生肺癌的比值比（OR）为 1.64，发生全部肿瘤的 OR 为 1.63，吸烟者的 OR 为 4.39，非吸烟者的 OR 为 1.39。

卓家同等用回顾性队列调查方法，调查某锌品厂职工 14 年间发生的恶性肿瘤，发现镉作业工人恶性肿瘤死亡率较高，全癌、肺癌和肝癌的标化死亡比（SMR）分别为 141、278 和 360，其中肝癌的死亡率超高在统计学上有显著性意义。

3．病例对照研究

孙克敏等（1998）采用 1∶1 配对病例对照研究喉癌发生与金属元素的关系，选择 19 例原发性喉癌患者为病例组，对照组（19 例）选自同医院同科室同时期住院的非肿瘤患者，与喉癌患者同性别、同民族，年龄相差不超过 5 岁，居住地相近或相同。用电感耦合等离子体源发射光谱法测定血清中 17 种元素含量。多元回归分析表明，病例组血清中镉、锌升高与喉癌发生呈正相关（$r=0.707$，$P < 0.05$）。在喉癌研究中，吸烟被认为是主要危害因素，而镉是香烟烟雾中主要的金属污染物，提示吸烟致喉癌的机制中镉可能起一定作用。

1987 年，国际癌症研究所（IARC）将镉及其化合物归入 2A 类，人类可疑致癌物；1993 年修订归入 1 类，人类致癌物，可致肺癌。

六、毒性机制

（一）炎性反应

曹友军等（1994 年）对雌性 SD 大鼠经气管注入氯化镉溶液 24 小时，染毒剂量分别为 0.5、0.1、0.02、0.004、0.0008 mg/kg，共 5 个剂量染毒组，染毒体积为 0.15 ml/100 g，对照组大鼠气管注入等量生理盐水，测定肺泡巨噬细胞（AM）Fc 受体数的改变。结果发现，0.5、0.1、0.02、0.004 mg/kg 4 个镉染毒组大鼠 AM Fc 受体数量均下降，并表现出剂量 - 效应关系，0.004 mg/kg 染毒组大鼠的 AM Fc 受体阳性率开始降低，0.1 和 0.5 mg/kg 剂量染毒组的 AM Fc 受体阳性率分别比对照组降低了 72% 和 88%，差异有统计学意义（$P < 0.05$）。作者在同一试验中观察了 0.5、0.02、0.004 mg/kg 3 个剂量染毒组大鼠 AM 超微结构的变化情况，电镜观察发现，3 个剂量染毒组大鼠均出现 AM 线粒体膜性结构明显受损，膜破损、嵴断裂变淡，甚至溶解、空泡化。溶酶体数量减少，其他细胞器也发生明显的退行性变。

常云峰等（2012）按 6、12 和 30 mg/6 ml 剂量镉溶液雾化吸入染毒雄性 SD 大鼠，每周 5 天，每天 2 小时，对照组雾化吸入等量蒸馏水，染毒 68 天后对存活大鼠处死。高浓度染毒组 3 天后 83.3%（5/6）大鼠死亡，中浓度染毒组 17 天后半数动物死亡。解剖发现肺部出现炎症及纤维组织增生，喉头及气管内大量白色泡沫痰，双肺紫褐色花斑样改变。用 10 mmol/L $CdCl_2$ 培养体外培养的 II 型肺泡上皮细胞（A549），分别于 24 小时、48 小时、72 小时去除培养基，对照采用无菌水处理，观察处理后的 II 型肺泡上皮细胞形态学改变，发现细胞由原来的扁平多边形变为梭形，细胞间隙变大，提示镉可能破坏细胞之间的连接及诱导 II 型肺泡上皮细胞发生转化。继续用 q-PCR 方法检测 0 小时、24 小时、48 小时、72 小时 II 型肺泡上皮细胞 a-SMA（a- 平和肌动蛋白）mRNA、E-cadhering（E- 钙黏蛋白，E-cad）mRNA 表达，处理组大鼠 II 型肺泡上皮细胞间质细胞标志物 a-SMA mRNA 阳性表达，肺间隔部分成纤维细胞有上皮细胞标志物 E-cad mRNA 的阳性表达。用 Western blot 方法检测上述处理的 II 型肺泡上皮细胞，处理组大鼠 II 型肺泡上皮细胞的特异标志物 E-cad 表达下调，表达量从 0 小时的 0.537 下降到 72 小时的 0.146，随镉处理的时间延长表达量下降；而间质细胞特异标志物 a-SMA 上调，表达量从 0 小时的 0.544 增加到 72 小时的 0.837，随镉处理的时间延长而表达量增加，提示 II 型肺泡上皮细胞在受到镉刺激后通过上皮细胞 - 间充质细胞转化（epithelial-mesemchymal transition，EMT）为肺成纤维细胞。EMT 机制是胚胎发育、肿瘤转移、组织损伤过程中的成纤维细胞产生的重要机制，有可能是镉致肺纤维化发病机制的一个重要方面。

镉是与炎症相关的外源性化学物，镉引起肺组织损伤通常伴随炎症细胞渗出，这种渗出通过细胞因子介导。Jessica 等（2012）分别用 5、50 μmol/L 硫酸镉处理人支气管上皮细胞系（Calu-3）24 小时，发现 Calu-3 能够分泌 IL-6 和 IL-8，并迅速达到高峰，镉通过核因子 -κB（nuclearfactor-κB，NF-κB）依赖的通路诱导 IL-6 分泌，通过 Erk1/2 信号通路诱导 IL-6 分泌，提示这两种促炎介质在肺部炎症中起着重要作用。

（二）氧化损伤

Manca 等（1991，1994）用 $CdCl_2$ 腹腔注射染毒 12 周龄雄性 LE 大鼠，浓度分别为 25、125、500、1250 μg/kg，对照组注射生理盐水 0.9 ml/kg，24 小时后处死，用总硫代巴比妥酸法测定器官中脂质过氧化产物，观察到肝、肾、脑、肺、心脏等多脏器存在脂质过氧化反应产物，以肺、脑中增加尤为显著，各染毒剂量组与对照组相比，差异均有统计学意义（$P < 0.05$）。作者又用 25、500 μg/kg 两种浓度 $CdCl_2$ 腹腔注射染毒 LE 大鼠，每组 5 只，分别在染毒后 2、6、12、24、72 小时处死，观察到肺、脑组织中脂质过氧化物含量随时间延

长而增加，而在心、肝、肾、睾丸等器官未见这种趋势。低剂量组（25 μg/kg）在注射后 2 小时即引起肺组织的脂质过氧化产物增加，含量是对照组的 177%，72 小时后增加到 290%。高剂量组（500 μg/kg）在注射 2 小时后肺组织中碱性磷酸酶（ALP）快速降低至对照组的 66%，同时 γ-谷氨酰转肽酶（GGT）显著增高，GGT 增高正是肺损害的代偿性表现，表明脂质过氧化是肺组织对镉的早期反应。其后在研究肺中脂质过氧化产物与肺总蛋白（肺炎的指标）关系时发现，脂质过氧化物与肺总蛋白呈明显的非线性剂量关系，并与镉浓度相关，进一步揭示急性镉性肺炎与脂质过氧化之间可能存在因果关系。

（三）致肺癌机制

喻道军等（2012）用 30 μmol/L 氯化镉无血清培养液处理转化人胚肾 293 细胞，处理 4 小时后测 JNK（c-jun 氨基末端激酶）和 c-jun 基因 mRNA 水平，10 小时后测 bax 基因和 mRNA 水平；处理 48 小时后测细胞凋亡水平。另设 2 组分别添加 2 nmol/L siRNA-Bax、0.8 nmol/L siRNA-JNK 进行基因沉默干预实验。结果显示，30 μmol/L 氯化镉可诱导 293 细胞凋亡率增加，同时伴有 bax、JNK、c-jun 基因高表达，siRNA-Baxs 和 iRNA-JNK 均抑制 bax 基因高表达，同时使细胞凋亡率降低，siRNA-JNK 还能抑制 JNK 基因表达并降低 c-jun 蛋白转录活性，说明在镉诱导 293 细胞凋亡过程中，bax、JNK、c-jun 基因起到关键性作用，镉可能通过影响细胞内 Ca^{2+} 和（或）ROS 代谢等因素导致线粒体损伤，或激活 JNK 通过上调 c-jun 转录活性，促使下游凋亡相关基因，导致细胞凋亡。

蛋白质翻译延伸因子的异常表达与多种肿瘤如胰腺癌、乳腺癌、肺癌、前列腺癌等的发生有关。雷毅雄等发现并鉴定了一个新的鼠属镉应答原癌基因 TEF-1δ，大鼠经不同浓度氯化镉（高剂量 1.225 mg/kg、中剂量 0.612 mg/kg、低剂量 0.306 mg/kg）腹腔注射染毒 14 周，每周注射 5 次，用荧光定量 PCR（FQ-PCR）检测大鼠肺组织中翻译延伸因子 TEF-1δ 的表达产物，高、中、低剂量染毒组 TEF-1δ 的拷贝数相对值分别为 0.82、0.40、0.24，与对照组 TEF-1δ 的拷贝数相对值（0.10）相比，差异均有统计学意义（$P < 0.05$），提示 TEF-1δ 的表达

水平随着镉的暴露水平的增加而升高，具有明显的剂量依赖关系，血中 TEF-1δ 浓度与肺镉含量也有正相关关系（$r=0.634$，$P=0.00$）。

俞萍等（1999）用常规噻唑蓝法观察氯化镉对中国仓鼠肺成纤维细胞（CHLF）缝隙连接通信功能的影响，氯化镉染毒 24 和 12 小时对 CHLF 的半数抑制浓度（IC_{50}）分别为 20.8 μmol/L 和 0.15 μmol/L，在不产生明显细胞毒性的浓度下氯化镉即可抑制 CHLF 的缝隙连接通信功能，低剂量组的抑制高峰在 2 ～ 6 小时，有剂量 - 时间 - 效应关系。低剂量组受抑的 CHLF 有恢复倾向，一旦出现明显的细胞毒性，抑制不可逆。提示 CHLF 功能抑制可能在镉化合物致癌过程中起了一定作用，对跨膜信号传递通路的干扰等非遗传毒性作用可能是慢性镉暴露致癌的主要机制。

（汪庆庆　王民生　常元勋）

主要参考文献

1. 江泉观，纪云晶，常元勋. 环境化学毒物防治手册. 北京：化学工业出版社，2004：33-35.

2. Jelena S，Ivana M，SandraB，et al.Gender differences in pulmonary inflammation following systemic cadmium administration in rats.Bioand Environ Sci，2010，23：(4) 293-299.

3. 喻道军，徐兆发. 镉致 293 细胞凋亡过程中 JNK 信号传导通路与 Bax 基因关系研究. 现代预防医学，2012，39（8）：1976-1977.

4. Manca D，Ricard AC，Tra HV，et al. Relation between lipid peroxidation and inflammation in the pulmonary toxicity of cadmium. Arch Toxicol，1994，68（6）：364-369.

5. Zeng X，Jin T，Zhou Y，et al. Changes of serum sex hormone levels and MT mRNA expression in rats orally exposed to cadmium. Toxicology，2003，186（1）：109-118.

6. 曹友军，王沭沂，方企圣. 镉对大鼠肺泡巨噬细胞 Fc 受体和超微结构影响的研究. 中国公共卫生学报，1994，13（1）：38-40.

7. 俞萍，唐玲芳，冯致英. 镉对中国仓鼠成纤维细胞活力和缝隙连接通讯功能的影响. 中华劳动卫生职业病杂志，1999，17（6）：342-345.

8. 金泰廙，雷立健，常秀丽. 镉接触健康效应危险度评价. 中华劳动卫生职业病杂志，2006，24（1）：1-2.

9. Chang TF，Wen JF，Cai JF，et al. An investigation and pathological analysis of two fatal cases of cadmium poisoning. Forensic Sci Int，2012，220（1-3）：e5-e8.

10. 孙克敏，肖立峰，周彬，等. 喉癌患者血清微量元素的研究. 中国眼耳喉科杂志，1998，3（3）：94-96.

11. Jessica R，Smitha M，Fatemat H，et al. Curcumin regulates airway epithelial cell cytokine responses to the pollutant cadmium. Biochem Biophys Res Commun，2012，417（1）：256-261.

12. Wimonrat T，Muneko N，Ryumond H，et al.Monitoring of cadmium toxicity in a Thai population with high-level environmental exposure. Toxicol Lett，2007，169（3）：185-195.

13. 王任群，赵肃，邱玉鹏，等. 环境镉接触人群肾小管功能损害的研究. 现代预防医学杂志，2005，32（12）：1587-1588.

14. Emi D，Tomotaro D，Hiroyasu S，et al.Acute lethal toxicity，hyperkalemia associated with renal injury and hepatic damage after intravenous administration of Cadmium Nitrate in rats.Jour of Occup Health，2007，49（1）：17-24.

15. 韦凌娅，吕中明，王民生. 计算机辅助精子分析系统在大鼠精子运动能力测定中的应用. 环境与职业学杂志，2007，24（6）：596-598.

16. 韦凌娅，吕中明，石根勇，等. 低剂量氯化镉亚慢性染毒对大鼠精子运动功能的影响. 现代预防医学杂志，2008，35（18）：3585-3587；3596.

17. Manca D1，Ricard AC，Trottier B，et al. Studies on lipid peroxidation in rat tissues following administration of low and moderate doses of cadmium chloride. Toxicology，1991，67：303-323.

18. 蔺心芳，陈淑珍，黄成. 镉作业工人肺通气功能测定. 中国公共卫生学报. 1996，15（1）：40-41.

19. 黄丽华，王君，张云，等. 镉暴露与金属硫蛋白 MT-2A 基因多态性和新生儿出生头围的关系. 环境卫生学杂志，2014，4（2）：105-109.

20. Nawrot T，Plusquin M，Hogervorst J，et al. Environmental exposure to cadmium and risk of cancer：a prospective population-based study. Lanc Oncol，2006，7（2）：119-126.

第二节　镍及其化合物

一、理化性质

镍（nickel，Ni）是银白色金属，具有耐高温、耐腐蚀、耐强碱等特性。氧化镍（NiO）为绿色粉末，不溶于水和碱溶液，溶于酸和氨水，加热至 400℃生成三氧化二镍（Ni_2O_3）。Ni_2O_3 为黑色粉末，溶于酸和氨水。氧化镍（NiO）、三氧化二镍（Ni_2O_3）和氢氧化镍 [Ni（OH）$_2$] 都属于不溶性镍化合物。硝酸镍（$NiNO_3$）为青绿色晶体，无水硫酸镍为黄绿色晶体，均溶于水、氢氧化铵和乙醇。硝酸镍（$NiNO_3$）、硫酸镍（$NiSO_4$）、氯化镍（$NiCl_2$）都属于可溶性镍化合物。

二、来源、存在与接触机会

镍占陨石重量的 5%～50%。加拿大、俄罗斯和澳大利亚等国均分布有重要的镍矿床，印度尼西亚和古巴也分布镍矿床，我国甘肃省金昌地区以镍都闻名。镍在自然界中多与硫、氧、锑、砷和（或）二氧化硅以化合物的形式存在于矿石中。镍的工业用途非常广泛，可用于生产镍镉电池、镍合金不锈钢，制造计算机元器件等，金属镍粉还可作为催化剂，医学上镍还用作外科和牙科修补填充物。接触镍的机会最多的是工业生产中，如镍矿石冶炼、电镀镍等。镍的硫化矿或氧化矿经焙烧、熔炼成硫化镍，再经电解制得金属镍，整个生产过程都接触镍及其化合物的粉尘或烟雾。

三、吸收、分布、代谢与排泄

可溶性镍化合物可经消化道、呼吸道等途径侵入机体。金属镍粉等不溶性化合物不易被消化道或皮肤吸收。经呼吸道吸入的不溶性镍化合物沉积在肺组织和淋巴结中可长达数年之久。镍还是人体必需微量元素之一，食物中镍化合物经消化道吸收，成人每天摄入镍约600 μg。镍进入体内主要与血液中白蛋白结合，分布在组织器官，其中主要分布在肺和肾等靶器官。镍可经粪便、汗液和尿液排出体外，食入的镍化合物 90% 从粪便中排出，10% 经肾从尿液排出。吸入的镍化合物 60% 经肾从尿液排出，还有部分通过汗液排出，唾液也可排出。

四、毒性概述

（一）动物实验资料

1. 急性毒性

镍化合物毒性与其溶解度、侵入途径和剂量等因素有关。可溶性镍化合物易被吸收，其毒性大于金属镍及不溶性镍化合物。镍盐（硫酸镍、硝酸镍）狗经口 LD_{50} 为 500 mg/kg，大鼠经口 LD_{50} 为 2000 mg/kg。金属镍粉狗经口耐受量 $1000 \sim 3000$ mg/kg，此剂量对狗无任何其他不良反应。镍盐狗经静脉注入 LD_{50} 为 $10 \sim 20$ mg/kg，兔经皮下注射 LD_{50} 为 $7 \sim 8$ mg/kg。

2. 慢性毒性

家兔每天饮用含硫化镍 0.54 mg/kg 的水，5 个月后出现心肌和肝损害现象。每天喂饲家兔氯化镍 500 μg，5 个月后发现肝糖原增加 26.4%，肌糖原增加 14.7%。

3. 生殖与发育毒性

刘一亚等（2007）用健康性成熟雄性 Wister 大鼠 40 只，随机分成 3 个染毒组和 1 个对照组，用不同浓度（1.25、2.5、5 mg/kg）硫酸镍溶液腹腔注射（每天 1 次，连续 30 天），第 31 天处死大鼠迅速摘取右侧睾丸，观察硫酸镍对大鼠睾丸组织各倍体细胞数的影响。结果发现，5 mg/kg 染毒组睾丸组织二倍体（主要是 G_0/G_1 期精原细胞、细线前期精母细胞，少量次级精母细胞，支持细胞和少量的间质细胞等体细胞）细胞百分比（12.80%±1.58%）明显下降，与对照组（14.40%±0.71%）比较有显著性差异（$P < 0.05$）；同时，观察硫酸镍对大鼠睾丸组织细胞周期的影响，发现 5 mg/kg 染毒组睾丸组织 S 期细胞数百分比（11.61%±1.44%）明显减少，与对照组（13.50%±1.53%）比较，差异有统计学意义（$P < 0.05$）。

王学习等（2003）选用健康成熟雌性 Wistar 大鼠 40 只，随机分成 3 个染毒组和 1 个对照组，用不同浓度（1.25、2.5、5 mg/kg）硫酸镍溶液腹腔注射染毒（0.2 ml/100 g，每天 1 次，连续 21 天），最后一次染毒结束次日心脏采血放免法测雌二醇（E_2）、黄体酮（P），同时摘取卵巢、子宫，试剂盒法测卵巢 NOS 酶活力、NO 含量，原子吸收法测卵巢、子宫镍含量。试验结果，硫酸镍对性激素的影响：2.5 mg/kg 剂量染毒组大鼠血清 E_2 含量（71.84±14.72 ng/L）比对照组血清 E_2 含量（81.87±7.95 ng/L）下降，差异有统计学意义（$P < 0.05$），血清 P 含量（22.04±7.08 μg/L）比对照组血清 P 含量（27.34±4.71 μg/L）下降，差异有统计学意义（$P < 0.05$）。5 mg/kg 剂量染毒组大鼠血清 E_2 含量（60.51±16.74 ng/L）比对照组下降，差异有统计学意义（$P < 0.01$），血清 P 含量（19.78±6.33 μg/L）比对照组下降，差异有统计学意义（$P < 0.01$）。硫酸镍对卵巢 NOS 酶活力、NO 含量影响：2.5 mg/kg 剂量染毒组大鼠卵巢 NOS 酶活力（5.18±1.34 U/mg prot）比对照组卵巢 NOS 酶活力（3.68±1.32 U/mg prot）增加，差异有统计学意义（$P < 0.05$），卵巢 NO 含量（37.98±9.34 nmol/g 组织）比对照组卵巢 NO 含量（28.87±9.86 nmol/g 组织）增加，差异有统计学意义（$P < 0.05$）；5 mg/kg 剂量染毒组大鼠卵巢 NOS 酶活力（7.42±2.47 U/mg prot）比对照组增加，差异有统计学意义（$P < 0.01$），卵巢 NO 含量（41.07±11.46 nmol/g 组织）比对照组增加，差异有统计学意义（$P < 0.05$）。1.25 mg/kg 剂量染毒组大鼠子宫、卵巢镍含量（0.361±0.136 μg/g、0.384±0.201 μg/g）比对照组大鼠子宫、卵巢镍含量（0.202±0.097 μg/g、0.223±0.094 μg/g）增加，差异有统计学意义（$P < 0.05$）；2.5 mg/kg 剂量染毒组大鼠子宫、卵巢镍含量（0.579±0.207 μg/g、0.699±0.284 μg/g）和 5 mg/kg 剂量染毒组大鼠子宫、卵巢镍含量（0.878±0.236 μg/g、0.905±0.203 μg/g）与对照组相比均增加，差异也有统计学意义（$P < 0.01$）。

4．致癌

Oller 等（2008）将雌雄 Wistar 大鼠分成 3 个染毒组（每组 50 只），观察吸入不同浓度金属镍粉后肿瘤发病情况。第 1 组吸入金属镍粉浓度为 0.1 mg/m^3，连续 24 个月（每天 6 小时，每周 5 天），随后观察 6 个月；第 2 组吸入金属镍粉浓度 0.4 mg/m³，雌性大鼠连续吸入 19 个月（每天 6 小时，每周 5 天），观察 11 个月，雄性大鼠连续吸入 24 个月（每天 6 小时，每周 5 天），观察 6 个月；第 3 组吸入金属镍粉浓度 1.0 mg/m³，雌性和雄性大鼠分别连续吸入 14 个月和 12 个月（每天 6 小时，每周 5 天）。实验结果表明，第 3 组雄性大鼠患肾上腺嗜铬细胞瘤最多（42%，21/50），第 2 组雌性大鼠患肾上腺嗜铬细胞瘤次之（10%，5/49）；第 3 组雌性大鼠患肾上腺瘤的最多（13%，7/54），第 2 组雄性大鼠患肾上腺瘤的次之（6%，3/50）。

（二）流行病学资料

横断面研究

甘肃省金昌地区妇幼卫生保健站一项调查显示：被调查的 18 ～ 50 岁女性 540 人中，有 69 人在 32 ～ 39 岁时出现了闭经，占 12.8%，平均闭经年龄（35.2 岁）早于我国妇女平均绝经年龄（45 ～ 52 岁）8 ～ 10 年，早于发达国家妇女平均绝经年龄（48 ～ 54 岁）15 ～ 17 年。体检还发现该人群阴道上皮脱落细胞角化，发镍 12.35 μg/g，尿镍 15.47 μg/L，明显高于我国山西、广东、南京地区正常妇女的发镍含量，且排除该人群因子宫发育不良、卵巢病变、精神紧张导致下丘脑性、产后感染弥散性血管内凝血（disseminated or diffuse intravascular coagulation，DIC）引发垂体性等疾病引起的闭经。

Anttila 等（1998）回顾性调查了芬兰铜镍冶炼厂和镍精炼厂工人 1388 名（男性 1339 名，女性 49 名），其中工作时段在 1960—1985 年间的工人 1155 名，占调查总人数的 83%。发现长期接触镍化合物的工人有患胃癌的风险 [标化发生率（SIR）=4.98，95%CI：1.62 ～ 11.6]。

（三）中毒临床表现与防治原则

镍化合物可直接刺激和灼伤皮肤 / 黏膜，引起呼吸系统急慢性炎症、哮喘，甚至肺癌。

1. 急性中毒

镍及其化合物直接刺激和灼伤呼吸道黏膜，可抑制体内 ATP 酶等多种酶类，使血管通透性增加，巨噬细胞及淋巴细胞浸润增多，引起呼吸道炎症，肺水肿、肺出血等。

2．慢性中毒

据报道，镍冶炼厂工人长期吸入镍粉尘，镍电镀车间工人长期吸入可溶性镍化合物气体，引起肥大性鼻炎、鼻窦炎，甚至致鼻中隔穿孔，其中常见支气管炎和肺纤维变性等慢性呼吸道疾病。长期接触镍盐或镍粉的工人多表现为咳嗽、咳痰、胸闷等呼吸道症状，吸入金属镍粉和镍盐 6 个月后可出现弥漫性肺纤维化、肺门淋巴结肿大等尘肺病样病变。直接刺激和灼伤鼻黏膜，引起鼻炎、副鼻窦炎、鼻中隔溃疡，甚至穿孔等病变。

3．致敏作用

镍可诱发速发型变态反应，过敏者可出现支气管过敏性哮喘或肺嗜酸粒细胞增多症。

4．致癌作用

镍诱发的鼻癌多数是鳞状上皮细胞癌，或多发性腺癌，高于一般人群的 37 ～ 196 倍。多见于单侧鼻腔外侧壁、鼻底及鼻中隔，也有双侧发病者。检查可见鼻腔内有肿物，表面不平呈暗红色，或呈类息肉样改变，触之易出血。活检时肿瘤组织质地偏脆。起初肿瘤发展缓慢，晚期肿瘤发生广泛转移，多累及眼部、上颌窦、筛窦或前颅底，出现Ⅱ、Ⅲ、Ⅳ、Ⅴ、Ⅵ等颅神经及眼部受累及的症状。肺癌以低分化鳞状上皮细胞型多见。早期侵犯支气管黏膜，并逐渐向支气管腔内增殖，引起支气管狭窄，导致肺不张、肺炎或肺脓肿，受侵犯的支气管黏膜出现坏死、溃疡和出血。肺癌的临床表现取决于肺癌发生的部位和转移生长的扩散及其效应。患者常出现疲劳、活动能力减退、持续性咳嗽、呼吸困难、食欲减退和体重减低等临床表现。

5．防治原则

改革和消除落后的生产工艺，镍冶炼等生产工艺应实现自动化、机械化、密闭化；湿法清扫减少工作场所空气中镍粉尘浓度；作业环境加强通风；接触镍化合物的镍冶炼等操作工应加强呼吸道防护。长期从事镍作业的工人应每年体检一次，检查内容包括新近疾病史、症状检查、体检和对工人完成特殊任务所需要呼吸防护设备的使用能力的重新评估。对镍冶炼厂有高接触风险的工人需要接受定期表皮脱落细胞学检查、鼻镜检查、鼻窦 X 线检查、鼻黏膜活组织检查。采取有效的控烟措施，减少非职业暴露人群肺癌的患病机会。

美国政府和工业卫生学家协会（ACGIH）规定：工作场所空气中金属镍时间加权平均阈限值（TLV-TWA）为 1.5 mg/m³，可溶性镍化合物 TLV-TWA 为 0.1 mg/m³，不可溶性镍化合物 TLV-TWA 为 0.2 mg/m³。我国《工作场所有害因素职业接触限值第 1 部分：化学有害因素》（GBZ2.1-2007）中规定：镍及其无机化合物、金属镍与难溶性镍化合物在工作场所空气中时间加权平均容许浓度（PC-TWA）均为 1 mg/m³，可溶性镍化合物 PC-TWA 为 0.5 mg/m³。

五、毒性表现

（一）动物实验资料

Dunnick 等（1988）用 F344 大鼠和 B6C3F1 小鼠，分别给大、小鼠吸入 0.8 ~ 13.3 mg/m³ 硫酸镍、0.4 ~ 7.3 mg/m³ 硫化镍和 0.9 ~ 23.6 mg/m³ 氧化镍，每天 6 小时，每周 5 天，连续 2 周。结果表明：大鼠吸入硫酸镍浓度为 13.3 mg/m³ 和小鼠吸入硫酸镍 1.6 mg/m³ 出现死亡；小鼠吸入硫化镍 7.3 mg/m³ 出现死亡，未见大鼠死亡；吸入氧化镍的大鼠和小鼠均没有死亡。吸入氧化镍 23.6 mg/m³ 的大、小鼠肺部均出现损伤，此外吸入 4 mg/m³ 硫酸镍和 4 mg/m³ 硫化镍的大鼠和小鼠均出现肺和鼻腔损伤。

Dunnick 等（1995）分别给雌雄 F344 大鼠吸入不同浓度（0.125、0.25 和 0.5 mg/m³）的硫酸镍（$NiSO_4 \cdot 6H_2O$）；不同浓度（0.15 和 1.0 mg/m³）的硫化镍；不同浓度（0.62、1.25 和 2.5 mg/m³）的氧化镍，每天 6 小时，每周 5 天，为期 2 年。结果发现，高浓度的硫酸镍、硫化镍和氧化镍均可诱发染毒大鼠肺癌，其中高浓度（1.0 mg/m³）硫化镍诱发染毒大鼠肺癌发生率（18.87%）和高浓度（2.5 mg/m³）氧化镍诱发染毒大鼠肺癌发生率（8.49%）明显高于高浓度（0.5 mg/m³）硫酸镍诱发染毒大鼠肺癌发生率（3.74%）。

陈家塈等（2003）分别用不同浓度的可溶性镍化合物 [$NiCl_2$、$NiSO_4$、$Ni(CH_3COO)_2$]，以及结晶型硫化镍处理人支气管上皮细胞

（16HBE），发现经可溶性镍化合物 [$NiCl_2$、$NiSO_4$、$Ni(CH_3COO)_2$] 处理 12 次后的 16HBE 第 75 代细胞发生恶性转化；经结晶型硫化镍处理 6 次后的 16HBE 第 35 代细胞发生恶性转化。然后将转化细胞都接种在 BALB/C 裸鼠颈背部皮下，3 周后接种部位出现直径约 10 nm 的肿块，病理检查证实都为低分化鳞状上皮细胞癌。

吕嘉春等（2003）用相当 1 cm^2 培养皿含 2.0 μg 的硫化镍溶液先后处理正常的人气管上皮细胞 6 次，第 35 代细胞发生恶性转化，转化细胞接种于 BALB/C 裸鼠颈背皮下，3 周后形成了低分化鳞状上皮细胞癌，多次清洗传代处理成瘤组织，检测其镍含量为每克干肺组织 21.0 μg。

（二）流行病学资料

1．横断面研究

20 世纪 30 年代，英国、美国、挪威等国使用加拿大安大略省提供的粗镍进行镍精炼，这些国家的冶炼工人肺癌患者数剧增。例如英国威尔士镍精炼厂，1920 年入厂的工人中死于呼吸道癌的人数是全国平均数的 300 ～ 700 倍。镍作业工人肺癌发病是一般人群的 2.6 ～ 16 倍。有充分证据证明，镍冶炼职业接触硫酸镍、硫化镍和氧化镍的混合物的工人易患肺癌（IRAC，1987）。镍化合物致肺癌的危险度，主要归因于长期接触可溶性镍浓度 > 1 mg/m^3、不溶性镍浓度 > 10 mg/m^3。镍致肺癌的平均潜伏期为 25 年（1 ～ 33 年）。

Anttila 等（1998）回顾性调查了芬兰铜镍冶炼厂和镍精炼厂至少接触镍 3 个月以上的工人 1388 名（男性 1339 名，女性 49 名），其中工作时段在 1960—1985 年间的工人 1155 名，占调查总人数的 83%。调查发现，冶炼厂工人职业性接触不溶性镍化合物 20 年以上的肺癌发病率增加，且有统计学意义（$P < 0.05$）；镍精炼厂工人接触硫酸镍浓度低于 0.5 mg/m^3、且接触低浓度的其他镍化合物工人鼻癌发病率增加 [标化发生率（SIR）=41.1，95%CI：4.97 ～ 148]。

2．队列研究

刚葆琪等（1994 年）对我国镍矿和镍加工厂的工人进行肺癌队列研究，观察组为 4 家镍生产加工企业工人共 3991 名，观察 62218 人年，对照组为 4 家非镍生产企业工人 1993 人，观察 31882 人年。调查发现，镍接触工龄平均为 18.5 年，平均死亡年龄 53.2 岁，较全国肺癌死亡年龄提前 6.3 岁。观察组人群全死因数、全肿瘤死亡率未见增加，而男性肺癌危险度增加，镍矿男性肺癌标化死亡比（SMR）为 229.9，镍精炼厂男性肺癌 SMR 为 451.1，钢厂男性肺癌 SMR 为 189.9，与同时期全国男性肺癌死亡专率比较，镍矿和镍精炼厂的男性肺癌 SMR 有统计学意义。

国际癌症研究所（IARC）1990 年的调查资料证实，镍冶炼工人肺癌与鼻癌的发病率增高，硫化镍采矿工人和高镍含量合金的制造工人肺癌发病率增多。IARC 将镍化合物归入 1 类，人类致癌物，可致肺癌。

六、毒性机制

张敬等（2009）采用不同浓度（5、10、15 $\mu g/ml$）三氧化二镍（Ni_2O_3）分别处理人胚成纤维细胞（WI-38）24、48 和 72 小时，观察氧化损伤相关基因硫氧还蛋白（TRX）、缺氧诱导因子 -1（HIF-1）和血管内皮生长因子（VEGF）的表达。Ni_2O_3 处理 24 小时后各剂量处理组 VEGF mRNA 表达 [（0.76±0.04）（0.78±0.06）（0.69±0.01）（log cDNA/log β-actin）] 均比对照组（0.58±0.02）上升，差异有统计学意义（$P < 0.05$），在处理的 48 ～ 72 小时之间均处于较高水平。Ni_2O_3 处理 72 小时后各剂量处理组 TRX mRNA 表达 [（0.36±0.15）（0.31±0.07）（0.31±0.02）] 均比对照组（1.06±0.09）下降，差异均有统计学意义（$P < 0.05$）。Ni_2O_3 处理 48 小时后 5 和 10 $\mu g/ml$ 剂量处理组 HIF-1 mRNA 表达水平 [（1.01±0.04）和（0.82±0.12）显著高于对照组（0.47±0.02），差异均有统计学意义（$P < 0.05$），各剂量处理组 72 小时均开始下降。

张敬等（2007）研究不溶性镍化合物（Ni_3S_2、Ni_2O_3）和可溶性镍化合物（$NiSO_4$）对细胞 DNA 的损伤作用。用不同浓度的 Ni_3S_2、Ni_2O_3、$NiSO_4$ 处理人胚肺成纤维细胞，通过单细胞凝胶电泳（SCGE）技术检测细胞 DNA 损伤（彗星尾矩）程度。10 $\mu g/ml$ 的 Ni_3S_2 和

Ni_2O_3 致 HLFDNA 重度损伤（Ⅲ级）分别高达 89% 和 93%；HLF 细胞彗星尾矩分别为 189.23±0.62 μm，133.09±1.17 μm；浓度为 155.0 μg/ml 和 464 μg/ml 的 $NiSO_4$ 致 HLF DNA 重度损伤（Ⅲ级）分别为 35% 和 93%；HLF 细胞彗星尾矩分别为 62.20±0.42 μm、412.49±2.46 μm。由此可见，3 种镍化合物都可以引起细胞 DNA 损伤。Ni_3S_2、Ni_2O_3 致 DNA 的损伤程度大于 $NiSO_4$。

Kawanishi 等（2001）给予 Wistar 大鼠气管内滴入 Ni_3S_2，发现大鼠肺细胞内 8- 羟基脱氧鸟苷（8-OHdG）含量增加，表明 Ni_3S_2 对 DNA 产生了氧化损伤作用。细胞内 Ni^{2+} 能与核内染色体组蛋白成分的特定氨基酸序列结合，形成具有氧化活性的 Ni^{2+}- 肽复合物直接或间接引起 DNA 损伤，这种损伤如不能被细胞碱基切除修复系统正确修复，就会导致 DNA 单链断裂，损伤 NDA。

Nunes 等（2010）用 Ni^{2+} 作用于组蛋白 H2B（94-125），观察到 pH 为 5 时，Ni^{2+} 与组蛋白 H2B（94-125）发生络合反应，形成的镍 - 肽复合物发生扭曲变形；pH 为 8 时，形成的镍 - 肽复合物发生二维结构的改变，Ni^{2+} 与肽蛋白的结合使肽的结构扭曲变形。

张敬等（2007）用不同浓度（5、10 和 15 μg/ml）的 Ni_2O_3 分别处理人胚肺成纤维细胞株（WI-38）不同的时段（24、48 和 72 小时），用反转录 - 多聚酶链式反应（RT-PCR）检测硫氧还蛋白（TRX）、缺氧诱导因子 -1（HIF-1）和血管内皮生长因子（VEGF）mRNA 表达。结果表明，各剂量处理组 48 小时后 TRX mRNA 的表达均降低，以 15 μg/ml 剂量处理组降低最明显；72 小时后 TRX mRNA 表达进一步降低。各剂量处理组 HIF-1mRNA 的表达均呈上升趋势，以 5 μg/ml 和 10 μg/ml 剂量处理组 48 小时后表达明显升高，以 5 μg/ml 表达升高最为明显，72 小时后表达均开始下降。各剂量处理组 VEGF mRNA 表达在 24 小时均显著上升，48 和 72 小时表达均维持在较高水平。

高婷等（2010）用不同浓度的 Ni_3S_2 处理人肺癌 A549 细胞，观察其对人肺癌 A549 细胞内钙激活蛋白 43（Cap43）、缺氧诱导因子 -1α（HIF-1α）的影响，24 小时后用间接免疫荧光法观察细胞内 Cap43 与 HIF-1α 蛋白的表达变化，发现随着 Ni_3S_2 浓度的增加，人肺癌 A549

细胞内 Cap43 蛋白表达量和 HIF-1α 蛋白表达量均增加。

王婷等（2008）研究硫化镍对人支气管上皮细胞内核因子 -κB（NF-κB）的影响，用不同浓度（0.05、0.5 和 5 μmol/l）的硫化镍溶液，分别处理人支气管上皮细胞（16HBE）4、8、12 和 36 小时，用 RT-PCR 法检测 16HBE 内 NF-κB 的变化，发现硫化镍能激活 16HBE 细胞 NF-κB 的表达，并存在剂量 - 效应关系，随着硫化镍浓度升高，NF-κB 的表达随之增强，硫化镍各剂量组处理 12 小时 NF-κB 达到高峰。其中，硫化镍 0.5 μmol/L 和 5 μmol/L 处理剂量组 16HBE 细胞中的 NF-κB 呈高表达。

王婷等（2008）研究硫化镍对磷酸化 p^{38MAPK} 的表达影响，用不同浓度（0.5、1.0、2.0、4.0 和 5.0 μmol/L）的硫化镍溶液分别处理 16HBE 细胞，用 Western blot 方法检测磷酸化 p^{38MAPK} 的表达。结果显示，硫化镍能明显激活磷酸化 p^{38MAPK} 的表达，硫化镍浓度越高，磷酸化 p^{38MAPK} 的表达值越高，存在剂量 - 效应关系。

徐增光（2012）研究氯化镍对肺癌细胞侵袭能力的影响，用不同浓度（0.5、1.0、1.5、2.0、2.5 mmol/L）的水溶性氯化镍处理人非小细胞肺癌细胞株 A549 和 H1299。结果发现，随着氯化镍浓度的增加，穿过基质膜的癌细胞数量明显增加，其中氯化镍浓度为 2 mmol/L 时侵袭性癌细胞数量达到峰值。再用 2 mmol/L 浓度氯化镍分别刺激上述两种癌细胞株 48 小时，用 ELISA 检测癌细胞分泌物 IL-8 和 TGF-β 的表达，用 Western Blot 法分析癌细胞内基础金属蛋白酶 2（MMP2）和基础金属蛋白酶 9（MMP9）的表达水平改变。结果显示，两种癌细胞分泌物 IL-8 和 TGF-β 都显著升高，MMP2 和 MMP9 表达显著增强。

（张晓玲　王民生　常元勋）

主要参考文献

1. 闪淳昌. 职业卫生与安全百科全书. 第 3 卷. 4 版. 北京：中国劳动社会保障出版社，2000：63.25-63.26.
2. 何凤生. 中华职业医学. 北京：人民卫生出版社，1999：261-263.

3. Salnikow K, Costa M. Epigenetic mechanisms of nickel carcinogenesis. Environ Pathol Toxicol Oncol, 2000, 19（3）：307-318.

4. 纪卫东, 吴中亮, 陈家堃, 等. 结晶型 NiS 诱发人支气管上皮细胞系恶性转化. 癌变·畸变·突变, 2002, 14（1）：15-18.

5. 吕嘉春, 宾晓农, 纪卫东, 等. 镍、铬等金属与非职业暴露人群肺癌的关系. 中国公共卫生, 2003, 19（5）：513-515.

6. 陈家堃, 吕嘉春, 宾晓农, 等. 镍化合物对培养人支气管上皮细胞的致癌性研究. 环境与职业医学, 2003, 20（6）：392-395.

7. 张敬, 张军, 石红军. 镍化合物对人胚肺成纤维细胞 DNA 的损伤. 环境与健康, 2007, 24（4）：204-207.

8. 王婷, 朱玉真, 段舞云, 等. 硫化镍对 NF-κB 基因表达的影响. 毒理学杂志, 2008, 22（6）：435-436.

9. 高婷, 吴敏, 李超, 等. 不同浓度不溶性镍化物与人肺癌 A549 细胞内 Cap43、HIF-1α 关系的研究. 中国医科大学学报, 2010, 39（10）：848-849.

10. Nunes AM, Zavitsanos K, Del Conte R, et al. The possible role of 94-125 peptide fragment of histone H2B in nickel-induced carcinogenesis.Inorg Chem, 2010, 49（12）：5658-5668.

11. 刚葆琪, 那常筠, 陈力, 等. 镍工肺癌病因学研究. 中华劳动卫生职业病杂志, 1994, 12（1）：8-11.

12. 徐增光. 镍对肺癌细胞发展中侵袭能力的影响及其相关机制研究, 武汉：华中科技大学, 2012.

13. 傅逸根, 胡欣, 俞苏霞. 食品中镍限量卫生标准研究. 浙江省医学科学院学报, 1999, 3（37）：9-11.

14. Anttila A, Pukkala E, AitioA, et al. Update of cancer incidence among workers at a copper/nickel smelter and nickel refinery. Intern Arc of Occup and Enviro Health, 1998,（4）：245-250.

15. Dunnick JK, Benson JM, Hobbs CH, et al. Comparative toxicity of nickel oxide, nickel sulfate hexahydrate, and nickel subsulfide after 12 days of inhalation exposure to F344/N rats and B6C3F1 mice. Toxicology, 1988,（2）：145-156.

16. Benson JM, Henderson RF, McClellan RO, et al. Comparative acute toxicity of four nickel compounds to F344 rat lung. Fundam App Toxi, 1986,（2）：340-347.

17. 刘一亚，孙应彪，王俊玲，等．硫酸镍对大鼠生殖细胞的影响．毒理学杂志，2007，21（1）：53-54.

18. 王学习，硫酸镍对雌性大鼠卵巢的毒性作用及其机制．中国工业医学杂志，2003，16（3）167-168.

19. 张敬，孟繁萍，张军，等．氧化损伤基因表达在镍致细胞转化中的作用．中国公共卫生，2009，25（1）：61-63.

第三节　铍及其化合物

一、理化性质

铍（beryllium，Be）是一种银灰色轻金属，原子量小而毒性潜能高。铍的熔点 1283℃，沸点 2970℃，密度 1.85 g/cm^3，铍离子半径 0.031 nm，比其他金属小得多。

二、来源、存在与接触机会

环境中的铍主要来源于自然因素和人为因素，环境因素包括矿石的风化、森林火灾等自然活动，人类因素包括铍的开采、冶炼、铍合金的制造和使用。

铍被广泛用于电子、航天、军事领域。铍主要以粉尘、烟雾、蒸气形式经呼吸道吸入。英国的一项研究表明，人群对铍的平均每日摄入量估计为少于 15 μg/d。美国环境保护署（USEPA）估计人群每日消耗量约为 420 ng，大部分来自食物（120ng/d）和饮用水（300ng/d）。美国非职业暴露人群的铍摄入主要来源于饮用水，每日摄入量约为 1 μg/d（假定平均浓度为 0.5 μg/L，饮用水消耗约为 2 L/d）。20 世纪 80 年代，USEPA 估算食物中铍的每日摄入量约为 0.12 μg/d（基于每克食品中约含铍 0.1 ng，一个成人每天消耗的食物量约为 1200 g）。其他研究估算的食物来源的铍每日摄入量为 5～100 μg。环境空气或吸烟等途径吸入的铍是人群铍暴露的次要途径。假定空气中铍暴露平均浓度少于 0.03 ng/（$m^3 \cdot d$），那么美国一个成人吸入途径的每日摄入量约为 0.6 ng 或更少，而此估算的吸入量可能还高于人群居住点附近铍污染的实际值。

三、吸收、分布、代谢与排泄

吸入是职业人群摄取铍的主要途径，大气中的铍是以颗粒物的形式存在。铍进入人体后，难溶的氧化铍主要贮存在肺部，可引起肺炎或肺水肿。铍及其化合物在体内并不进行生物转化，但是可溶性铍化合物在肺中可以转换成难溶的形式。吸入后，铍分布在淋巴结和骨骼等处，铍可与血浆蛋白作用，生成蛋白质复合物，引起脏器或组织的病变。吸入的铍从人体组织中排泄出去的速度极其缓慢，可长达数年，甚至数十年，主要是通过肾由尿排出。而吸入后未吸收的铍主要经粪排出。经口摄入的铍，大部分经肠道由粪排出，< 1% 经尿排出。

四、毒性概述

（一）动物实验资料

1．急性毒性

胡子南等（1990）采用 Wistar 大鼠和封闭群小鼠进行硫酸铍经口急性毒性试验。采用的硫酸铍为国产化学试剂，水不溶物 < 0.1%。染毒方式为消化道染毒。将硫酸铍配成水溶液，供动物自由饮用或灌胃（一次或多次）。结果表明，Wistar 大鼠经口染毒硫酸铍，LD_{50} 为 95 mg/kg（雄性）和 101 mg/kg（雌性）；封闭群小鼠经口染毒硫酸铍，LD_{50} 为 98.5 mg/kg（雄性）和 104 mg/kg（雌性）。

Venugopal 等（1977 年）采用大鼠和豚鼠进行硫酸铍急性吸入试验，结果表明，大鼠吸入 4 小时硫酸铍的 LC_{50} 为 0.15 mg/m³；大鼠吸入 4 小时磷酸铍的 LC_{50} 为 0.86 mg/m³；豚鼠吸入 4 小时磷酸铍的 LC_{50} 为 4.02 mg/m³，而豚鼠经鼻吸入 1 小时硫酸铍的 LD_{50} 为 4.05 mg/m³。

2．慢性毒性

在一项测试铍矿石致癌性的研究中，Wagner 将 12 只雄性松鼠猴，60 只雄性 CR-CD 大鼠，30 只雄性 GA 大鼠和 48 只雄性金黄色叙利亚仓鼠暴露于 0 或 15 mg/m³ 铍矿石，6 小时 / 天，5 天 / 周，共 17 个月

（大鼠和仓鼠）或 23 个月（猴）。染毒结束之后，测定动物肺组织中游离二氧化硅的含量。染毒大鼠肺组织中游离二氧化硅的水平比对照组高 30 ～ 100 倍。研究观察到猴子的死亡率增加 11%，大鼠的死亡率增加 13%，仓鼠的死亡率增加 25%。

3．致突变

大多数研究发现，氯化铍、硝酸铍、硫酸铍和氧化铍不诱导细菌基因突变，但也有一些特殊的例子。对于硫酸铍，Ames 试验、大肠埃希菌聚合酶 A 试验和大肠埃希菌 WP2UVR A 试验都是阴性，但是枯草芽孢杆菌回复突变试验（Kada，1980）和大肠埃希菌回复突变试验（Diluvio，1990）结果为阳性。硝酸铍在枯草芽孢杆菌回复突变试验中也是阳性。

4．生殖与发育毒性

Morgareidge 等（1975）给 8 ～ 12 月龄的比格犬经口喂饲硫酸铍，雄性和雌性比格犬被连续喂饲含有 1 ppm 硫酸铍的饲料 143 周，或者含 5、50 ppm 硫酸铍的饲料 172 周，在实验期间内，根据发情期允许动物交配和多次受孕，受孕后和哺乳期的雌性犬被继续喂食受孕之前的饲料（含 1、5 或 50 ppm 硫酸铍）。结果表明，含铍饲料并没有影响比格犬的生殖或发育终点，如受孕次数，子代数量，成活子代数量和子代体重等；而且对子代存活率也没有显著性影响。

5．致癌

Tapp 等（1966）对 6 周龄的雌性兔和雄性兔（未说明品系）各 6 只，在骨髓内注射一次 20 mg 硅酸铍粉末，正常饲料喂饲 15 ～ 20 个月之后，其中 4 只实验兔（33%）发生骨肉瘤（未说明性别）。

（二）流行病学资料

1．队列研究

Savitz（1989）将发生异常妊娠结局的产妇及配偶作为病例组，包括 2096 名发生死胎的孕妇，363 名早产的孕妇和 218 名发育迟滞胎儿的孕妇，将他们与 9941 名正常妊娠的产妇及配偶（对照组）进行比较，比较的指标是配偶是否从事过涉铍工作（未调查具体铍暴露信息）。结果发现，在 2096 名发生死胎的孕妇的配偶中，有 127 名从事涉铍工作，校正后的 OR 为 1.0（95%CI：0.7 ~ 1.3）；363 名早产孕妇的配偶中，有 23 名从事涉铍工作，校正后的 OR 为 1.0（95%CI：0.5 ~ 2.2）；218 名发育迟滞胎儿孕妇的配偶中，有 16 名从事涉铍工作，校正后的 OR 为 0.9（95%CI：0.5 ~ 1.7）。研究的结论是，配偶从事涉铍工作与孕妇发生死胎、早产和胎儿发育迟滞没有相关性（$P > 0.05$）。

2．队列研究

Wagoner 进行过一项有 3055 名成年白人男性参与的队列研究，研究对象在 1942—1967 年间从事铍开采、加工和制造设施工作，受访对象平均涉铍工作时间为 7.2 个月。队列被随访到 1975 年。观察期间总死亡人数为 875 人，对照人群信息来自 1965—1967 年间全美国白人男性死亡的统计资料。结果表明，接触铍的工人的总死亡率并没有比美国普通成年白人男性的死亡率显著性增高。但是心脏疾病（SMR=1.13）和非肿瘤性呼吸道疾病（不含流感和肺炎）（SMR=1.65）显著性增加。

（三）中毒临床表现与防治原则

1．急性中毒

吸入铍对人体损伤的主要靶器官是肺，急性铍中毒的初期表现为全身酸痛、疲乏无力、头晕、头疼、咽痛，可伴有心悸和低热。轻度和中度中毒时，可产生化学性肺炎，有明显气短和咳嗽，常有血痰，伴有胸痛，体温高达 39℃左右。

2．肺癌

铍及其化合物可诱发的肺癌主要表现为咳嗽、胸痛、胸闷气急、咯血（见于 50% 的肺癌）、喘鸣、体重下降及发热等临床表现。

3．防治原则

对铍作业人员均应进行就业前及每 2 年一次的定期体检。生产作业时，做好防护措施，穿戴好工作服、防护鞋、防护帽、眼镜、口罩、手套等。

由于铍是剧毒轻金属，容易飘逸到空气中，所以，铍生产过程应采用密闭化、机械化生产，减少操作工人直接接触的机会。

含铍的废水、废气等一定要经过严格的净化处理后才能排放，以防污染环境。

凡罹患上呼吸道炎症、慢性肺部疾患、慢性肝疾患、心脏疾患、皮肤破损者，均不宜从事铍作业。

Richeldi 等（1993）发现 HLA-DPBI 谷氨酸 69 等位基因与发生慢性被病的被暴露者高度相关，33 例慢性铍病患者中 32 例有这种等位基因，而 44 例无慢性铍病的被暴露者中仅有 30% 有这种等位基因。这种标志物虽不特异，但强烈支持遗传因素作为本病易感性的确定因素，能用来筛查具有敏感性而需加强监视的那些工人。

五、毒性表现

（一）动物实验资料

1. 肺癌

Reeves（1967）给 150 只 6 周龄 SD 大鼠（雌雄各半），每周 5 天，每天 7 小时吸入 34.25 $\mu g/m^3$ 硫酸铍颗粒物，在染毒第 9 个月时首次观察到染毒组大鼠发生肺癌，而到第 13 个月时，所有染毒大鼠均发生肺癌，且所有肺癌均为肺泡腺癌，而对照组 28 只大鼠（雌雄各半）均未发生肺癌。

Schepers（1957）给 270 只 Wistar 大鼠（雌雄各半）吸入 35.8 $\mu g/m^3$ 的硫酸铍颗粒或不做处理（对照），每周 5.5 天，共 6 个月。然后正常饲养 18 个月，131 只大鼠中 51 只发生了肺癌，而对照组（0/139）未发生肺癌。

Vorwald（1968）还报告，给 16 只 18 月龄雄性恒河猴吸入 35 $\mu g/m^3$ 的硫酸铍颗粒，染毒时间超过 7 年，每只猴累积染毒 4070 小时（未说明每日染毒情况）。结果，4 只猴在实验开始的 2 个月内死于急性肺炎，8 只在实验过程中产生肺部肿瘤（包括腺瘤、腺癌和鳞癌）。

2. 铍病模型

有研究采用健康雄性短毛种豚鼠 30 只，体重 400 ~ 500 g，随机分为两组，染毒组 24 只，对照组 6 只。采用气管内单次注入染毒法，于豚鼠胸骨上方做正中切开，暴露气管，用注射器在气管软骨环间隙处穿刺入气管内。染毒组动物缓慢推注 10 g/L 氧化铍混悬液 1 ml，缝合切口。对照动物以同样的方法向气管内注入 1 ml 无菌生理盐水。肺组织显微镜病理观察发现，染毒组豚鼠的早期肺部病变，以支气管及肺部炎症改变为主，表现为广泛的炎性细胞浸润和间质水肿。后期则以结节性肉芽肿病变明显。病理观察发现，染毒后 2 周豚鼠肺部即可发生结节性肉芽肿病变。在电镜下观察到染毒后 12 周豚鼠肺泡间隔增宽，肺间质胶原增生，说明慢性铍病属间质性肺病。

（二）流行病学资料

1. 急性铍病

1933 年，德国学者 Weber 首次报告急性铍病，这是在短期内吸入高浓度铍或其化合物后出现的急性呼吸道炎性病变，急性铍病有明显的鼻咽部干痛、剧咳、胸骨后不适等呼吸道刺激症状，亦可引起咽喉炎、喉气管支气管炎。严重者可出现肺水肿、呼吸衰竭或其他脏器损害。但是急、慢性铍病的常见症状均无特异性。我国的急性铍病曾发生近 100 例，绝大部分是在投产初期（1962 年前）和出现事故抢修时发生的，现早已基本控制。

病例：我国最早从事铍冶炼的某研究院，当时试验厂房及设备条件均较差，且缺乏防护。工作人员每天下班时面部及衣服上均有一层白灰，周围墙壁上有较厚的氧化铁粉尘，在试验规模已下降时测定室内空气中铍浓度仍达 100 ~ 1000 μg/m³，有的人一天工作长达 17 ~ 18 小时，仅戴纱布口罩。生产人员不足 100 人，先后曾有 10 余人因急性中毒住进医院（正式诊断为急性铍病者 5 例）。

［引自：刘海滨. 我国铍病概况和启示. 工业卫生与职业病，1996，22（4）：252-255.］

2. 慢性铍病

美国学者 Hardy 于 1946 年首次报告慢性铍病。铍吸入所致慢性损害的主要靶器官是肺，肺部 X 线片示中下两肺区纹理增多，扭曲变形，伴有网状阴影，并在一个以上肺区出现细砂样绒结节阴影，严重者两肺广泛纤维化，肺野收缩使肺门或叶间裂移位。新中国成立以来，我国共发生慢性铍病数十例，2000 年，主要的铍冶炼厂职工慢性铍病患病率约 1%。

Kreiss 对 136 名使用氧化铍粉末制造氧化铍陶瓷的工人进行了横断面研究。估算这些工人的每日暴露量，测定他们血液样本中的铍。136 名受试者中有 5 名经过肺活检被诊断为慢性铍病。这项研究最终确定了最低观察到有害作用水平（LOAEL）为 0.55 mg/m³，调整职业暴露（即 5 天 /7 天）后 LOAEL 为 0.20 mg/m³。

病例：男性，1961 年生，1985 年 2 月至 1988 年 3 月在某铍冶炼厂成品库工作，包装、搬运氧化铍、铍铜合金等产品时，粉尘飞扬，仅戴纱布口罩。1988 年 3 月，转某厂为铅冶炼工。1992 年 3 月起活动时气促，伴干咳、间有痰、胸痛、乏力；10 月体检 X 线胸片发现有不规则小结节状阴影。1993 年 2 月住院检查诊断为慢性铍病。

[引自：刘海滨 . 我国铍病概况和启示 . 工业卫生与职业病，1996，22（4）：252-255.]

3. 肺癌

Sanderson 等（2001）进行肺癌与铍暴露巢式病例对照研究，选取某个铍作业车间男性工人为研究对象，搜集了该车间 1947 年起的工业卫生监测数据，以经过病理诊断核实的 142 名肺癌患者为病例组，按 1∶5 匹配出 710 名对照组工人，匹配因素包括年龄和种族。结果发现，病例组估计的铍平均暴露水平为 10.2 μg/m³，显著性高于对照组的 6.5 μg/m³，差异有统计学意义（$P=0.004$）。

六、毒性机制

（一）刺激性

张朝晖等（2012）将 30 只 6 周龄雄性昆明种小鼠随机分为 3 组，染毒组腹腔注射两种剂量的硫酸铍（1、2 mg/kg），对照组注射等量生理盐水，隔日一次，染毒 2 周。观察主要脏器的病理组织学变化并测定脏器系数。结果与对照组比较，染毒组小鼠肝、肺脏器系数差异有统计学意义（$P < 0.05$）；对照组肺、肝病理学组织检查未见异常。低剂量染毒组小鼠肺组织可见淤血、出血、支气管扩张出血，肺泡腔内有少量炎性渗出物、支气管周围炎、间质性肺炎、小叶性肺炎等；高剂量染毒组小鼠肺组织可见支气管扩张出血，支气管腔内有大量炎性

渗出物，支气管周围肺泡扩张，间质性肺炎、小叶性肺炎、融合性小叶性肺炎；低剂量染毒组小鼠肝细胞水肿，可见点状坏死和小灶性坏死。结论是小鼠腹腔注射本试验剂量的硫酸铍后主要引起肺组织非特异性肺炎。

美国 Ridenour 和 Preuss（1991）通过对多名急性铍病患者的病理和流行病学研究，发现致死性铍病是典型的继发于严重的刺激物直接侵袭下呼吸道和肺泡膜所致的非特异性肺炎，轻症急性铍病患者有鼻咽部干痛、剧咳、胸骨不适等呼吸道刺激症状，胸部 X 线片可有肺纹理增强、扭曲及紊乱改变。重症急性铍病患者表现气短、咳嗽、咳痰、咯血、发热、肺部可闻及湿性啰音。胸部 X 线片可见肺野内弥漫云絮状或大片状阴影，有时可出现肺水肿，呼吸衰竭，病理表现为上呼吸道和肺部出血性渗出。所有这些临床表现和影像检查均符合化学性肺炎的特征。因此，现在普遍认为急性铍病主要是由高浓度的铍及其化合物直接刺激呼吸道而致的化学性肺炎、化学性气管炎和支气管炎。

（二）细胞因子

张晓宇等（2008）采用一次性非暴露式气管注入法染毒大鼠建立铍病模型。将 66 只健康雄性 SD 大鼠，体重 190 ～ 220 g，随机分为 3 组：

（1）模型组：24 只，采用一次性非暴露式气管注入法染毒。乙醚轻度麻醉大鼠，暴露气管，注入氧化铍 5 ml（浓度为 10 mg/ml）悬浊液，染毒时将氧化铍（用无菌生理盐水）配成混悬液并高压灭菌。

（2）生理盐水对照组：24 只，注入等量的无菌生理盐水。

（3）空白对照组：18 只，不给予任何处理。

3 组动物分别于气管灌注后第 20、40、60 天时，10% 水合氯醛（30 mg/kg）腹腔注射麻醉，心脏抽血处死大鼠，迅速开胸取出完整肺组织。取右下叶同一部位的肺组织（约 200 mg）迅速置于 -80℃ 冰箱冻存作匀浆用。左肺进行支气管肺泡灌洗，行气管插管，用注射器吸取冰冷 PBS 缓冲液 3 ml，通过气管导管以较小的压力将 PBS 缓慢注入肺内，轻轻按摩肺，回抽灌洗液，如此反复 3 次，直至灌洗液总量达 5 ml。将所得灌洗液离心（1000 r/min 离心 10 min），将上清收集于

5 ml 离心管中，–80℃冻存。用 ELISA 法测定 BALF 和肺组织匀浆中 TNF-α 的水平。采用免疫组织化学法测定肺组织 NF-κB 的表达。结果发现，模型组大鼠肺组织匀浆及 BALF 中 TNF-α 水平、肺组织中 NF-κB 的表达较生理盐水对照组明显升高，差异有统计学意义（$P < 0.01$）。结论提示，TNF-α 和 NF-κB 相互作用，在铍病的发病机制中起着重要作用。

（三）铍致 DNA 损伤

1．DNA 交联

交联是细胞受损后在显微镜下看到的染色体畸变的分子基础，包括 DNA 链交联和 DNA- 蛋白质交联。会影响细胞的功能和 DNA 复制。戴乾圜等（1999）用碱洗脱法检测化合物在小鼠白血病细胞 L1210 培养液中引起的 DNA 股间交联和 DNA- 蛋白质之间的交联产物。受试的氯化铍用多氯联苯激活的鼠肝 S9 成分培育活化。用稀碱处理使 DNA 双股解开，再用 1000 rad 的 ^{60}Co γ 射线照射使 DNA 发生碎裂。DNA 股间交联和 DNA- 蛋白质交联产物，在经过 1.25 μm 孔径滤膜时残留于滤膜之上。根据校正曲线，DNA 借荧光定量。相对交联率 R 按下式计算：

$$R= [(R1–R2)/R1] \times 100\%$$

其中，R1 是滤膜上的 DNA 交联产物残留量，R2 是对照细胞培养液在滤膜上的残留量。

结果表明，氯化铍可引起 DNA 股间交联和 DNA- 蛋白质之间的交联。碱洗脱法可测出 DNA 分子中极小比例的损伤（~ 10^6 个碱基中产生 1 个损伤），解链后的单链 DNA 随洗脱液流过滤膜时 DNA 膜上存留率与 DNA 长度存在剂量 - 效应关系。

2.DNA 断裂

王光俊等（2009）用不同浓度的硫酸铍（0.2、2、20、100、200 μmol/L）处理体外培养的人胚肺成纤维细胞（HEL-I），将消化好的细胞悬液分别接种到 50 ml 培养瓶中，37℃，5%CO_2，培养 24 小时，然后分别加入终浓度为 0.2、2、20、100、200 μmol/L 的硫酸铍溶液。继续培养 24 小时后。终止染毒，小心吸去含受试物的培养液，用

0.25% 胰蛋白酶消化，离心收集细胞。按照单细胞凝胶电泳（SCGE）的常规方法经铺胶、裂解、电泳、中和及染色后在荧光显微镜下观察（以上步骤应在黄色灯光或暗室条件下进行，以免额外 DNA 损伤），荧光显微镜下使用 590 nm 的绿色激发光进行观察，损伤的细胞 DNA 呈现由圆形、致密橘红色核心（慧头）和朝向阳极的尾端 DNA 碎片（彗尾）构成彗星。每份样本随机拍摄 40 个 DNA 受损细胞，运用 CASP 软件计算彗星细胞的尾长、尾部 DNA 百分含量、尾矩和 OLive 尾矩。结果发现，随着硫酸铍浓度的增加，HEL-I 细胞的存活率呈下降趋势，硫酸铍浓度为 100 μmol/L 和 200 μmol/L 时，存活细胞数低于空白对照组，差异有统计学意义（$P < 0.05$）；在 2 ~ 100 μmol/L 浓度范围内，硫酸铍均可诱发 HELI 细胞出现 DNA 断裂和微核率升高，差异有统计学意义（$P < 0.05$）。

（卞　倩　孙　宏　王民生）

主要参考文献

1. Levy PS，Roth HD，Deubner DC，et al．Exposure to beryllium and occurrence of lung cancer：findings from a cox proportional hazards analysis of data from a retrospective cohort mortality study．J Occup Environ Med，2009，51（4）：480-486．

2. Levy PS，Roth HD，Deubner DC，et al．Exposure to beryllium and occurrence of lung cancer：a reexamination of findings from a nested case-control study．J Occup Environ Med，2007，49（1）：96-101．

3. Hollins DM，McKinley MA，Williams，et al．Beryllium and lung cancer：a weight of evidence evaluation of the toxicological and epidemiological literature．Crit Rev Toxicol，2009，39（Suppl.1）：1-32．

4. Sanderson WT，Ward EM，Steenland K，et al．Lung cancer case-control study of beryllium workers．Am J Ind Med，2001，39（2）：133-144．

5. Levy PS，Roth HD，Hwang PM，et al．Beryllium and lung cancer：a reanalysis of a niosh cohort mortality study．Inhal Toxicol，2002，14（10）：1003-1015．

6. Patricia DM，Arthur SR，John ET，et al．Chronic beryllium disease and cancer

risk estimates with uncertainty for beryllium released to the air from the rocky flats plant. Environ Health Perspect, 1999, 107 (9): 731-744.

7. Gregory LF, Mark DH, Fletcher FH, et al. Animal models of beryllium-induced lung disease. Environ Health Perspect, 1996, 104 (suppl5): 973-979.

8. Finch GL, Nikula KJ, Hoover MD, et al. Dose-response relationships between inhaled beryllium metal and lung toxicity in C3H mice. Toxicol Sci,1998,42(1): 36-48.

9. Comhair SA, Lewis MJ, Bhathena PR, et al. Increased glutathione and glutathione peroxidase in lungs of individuals with chronic beryllium disease. Am J Respir Critl Care Med, 1999, 159 (6): 1824-1829.

10. Boffetta P, Fryzek JP, Mandel JS. Occupational exposure to beryllium and cancer risk: a review of the epidemiologic evidence. Crit Rev Toxicol. 2012, 42 (2): 107-118.

11. IARC (2012). Beryllium and beryllium compounds. IARC Monogr Eval Carcinog Risks Hum, 2012, 100C: 95-120.

12. 中华人民共和国国家标准（GBZ230-2010）. 职业性接触毒物危害程度分级.

13. 张晓宇，刘志宏，骆蓉，等. 氧化铍致大鼠肺细胞 DNA 链的断裂损伤 DNA. 中华劳动卫生职业病杂志，2008，26（3）: 174-176.

14. 王光俊，刘志宏，安晓丹，等. 硫酸铍对人胚肺成纤维细胞的细胞毒性和遗传毒性. 癌变·畸变·突变，2009，21（3）: 222-225.

15. 刘海滨. 我国铍病概况和启示. 工业卫生与职业病，1996，22（4）: 252-255.

16. 刘海滨，姚剑君. 铍病发病机制和诊断的研究进展. 工业卫生和职业病，1997，23（4）: 241-244.

17. Annyce Mayer, Nabeel Hamzeh. Beryllium and other metal-induced lung disease. Curr Opin Pulm Med. 2015, 21 (2): 178-84

18. Venugopal B, Luckey TD. Metal toxicity in mammals.2: Chemical toxicity of metals and metalloids. New York, NY: Plenum Press. 1977.

第四节　铬及其化合物

一、理化性质

铬（chromium，Cr）是银灰色坚硬而脆的金属，耐高温与抗腐蚀。不溶于水，空气中不被氧化，溶于盐酸、硫酸和强碱，与硝酸不起作用。铬酸酐（CrO_3）为暗棕色晶体，溶于水、乙醇和无机酸。重铬酸钾为橙红色带亮光的针状晶体或三斜晶体，溶于水，不溶于乙醇。铬酸铅有三种不同的晶体：黄色的不稳定的斜方晶体、橘黄色稳定的单斜晶体（又称"铬黄"），以及橘红色四方晶体。六价铬化合物如铬酸酐三氧化铬（CrO_3）、重铬酸盐均有很强的氧化性。

二、来源、存在与接触机会

铬在自然界中以铬铁矿石形式存在，一种广泛分布在地球表面的铬铁矿石为铬酸亚铁（$FeOCr_2O_3$）。铬矿石中三氧化二铬（Cr_2O_3）含量在 40% 以上者具有工业使用价值，主要分布在土耳其、俄罗斯、印度和菲律宾，以及南非等国家。铬化合物多以 Cr^{3+} 和 Cr^{6+} 存在。铬及其化合物在工业上用途极为广泛，金属铬用于生产不锈钢铬铁合金，铬酸用于电镀，铬酸铅常用作色料，用于生产油漆，重铬酸盐用于鞣皮、用作固色剂等。铬及其化合物的主要接触途径是工业生产和使用，如铬铁矿的开采、粉碎和精选，由铬铁矿制造重铬酸盐，用铬铁矿作为耐火材料砌筑工业炉，铬酸铅和铬酸锌生产中接触铬酸盐粉尘或烟尘，电镀或汽车零部件金属表面处理电镀铬接触铬酸雾，焊接不锈钢制品接触铬金属烟尘。

三、吸收、分布、代谢与排泄

铬化合物可通过呼吸道、消化道和皮肤侵入机体。难溶性或不溶性铬化合物吸入后多沉积在肺组织，主要通过吞噬作用或胞饮作用进入细胞，在细胞内缓慢溶解释放。Cr^{3+} 是最稳定的氧化态，是生物体内常见的，不易通过细胞膜，在胃肠道内吸收率约 1%，在皮肤表面与蛋白质结合形成稳定的络合物，不易损伤皮肤引起皮炎或皮肤溃疡，不易经皮肤吸收。生产和使用过程中接触的六价铬化合物均可以通过吸入进入机体，在接触铬酸盐的工人肺组织中发现一定数量的水溶性、酸溶性和不溶于水的铬化合物。Cr^{6+}易通过细胞膜，在消化道内吸收率为 3% ~ 6%，并可经皮肤吸收，尤其是破损的皮肤。铬化合物进入体内，Cr^{3+}与血清转铁蛋白结合，Cr^{6+}进入血液后在红细胞内与血红蛋白结合，且在红细胞内 Cr^{6+} 被维生素 C、谷胱甘肽等还原为 Cr^{3+}。铬化合物主要分布在肺、肝和肾等靶器官。经消化道侵入机体的六价铬化合物约 80% 经肾从尿液排出，其余的从粪便、乳汁、汗液中排出。铬还可通过肾小球滤过，由肾小管重吸收。

四、毒性概述

（一）动物实验资料

1. 急性、亚急性毒性

狗经口灌入重铬酸钾 6.48 mg/kg，引起死亡。小鼠非肠道染毒的致死剂量，氯化铬为 0.8 g/kg；乙酸铬为 2.29 g/kg。张阳等（2006）选用昆明种小鼠和 Wistar 大鼠分别用不同剂量（1、2.15、4.64、10 g/kg）葡萄糖酸铬一次性灌胃染毒，观察 2 周，观察期间未见动物出现异常表现和死亡。

家兔腹腔注射铬化合物（相当于铬 2 mg/kg），连续染毒 3 周后，大脑皮质神经元变性，染色质溶解及神经元细胞核改变。染毒 6 周后，大脑皮质变性，视神经细胞胶质增生，脑膜充血。

崔波等（2009）选择 SD 大鼠 30 只（雌雄各半），随机分成 2 个染毒组和 1 个对照组，用不同剂量 [6 g/kg（以铬含量计）、12 g/kg（以铬含量计）]、蛋氨酸螯合铬（一种有机 Cr^{3+} 螯合物）灌胃（每天 1 次，连续 7 天）。结果发现，各染毒组动物都出现轻度精神抑郁，动作减缓，2 ~ 3 小时后都能正常进食和饮水，均无死亡。实验结束处死动物，检查其肺、心、肝、肾等脏器，以及生殖和消化等器官都没有发现肉眼可见的病变。

崔波等（2009）选择 SD 大鼠 60 只（雌雄各半），随机分成2个染毒组和1个对照组，用不同剂量 [300 μg/kg（以铬含量计）、400 μg/kg（以铬含量计）] 蛋氨酸螯合铬（一种有机 Cr^{3+} 螯合物）饲喂，每天3次，连续30天。实验结果表明，喂食蛋氨酸螯合铬的2个染毒组大鼠体重平均增重（64.38±3.95 g、70.01±2.98 g）比对照组体重平均增重（56.85±2.27 g），差异有统计学意义（$P < 0.05$）；2个染毒组大鼠体脂平均湿重（8.41±0.17 g 和 8.15±0.10/g）比对照组（9.06±0.24/g）下降，差异有统计学意义（$P < 0.05$）。2个染毒组大鼠血糖（5.04±0.83 mmol/L、5.01±0.62mmol/L）比对照组（5.86±0.43 mmol/L）下降，差异有统计学意义（$P < 0.05$）；总胆固醇（1.28±0.06 mmol/L、1.31±0.03 mmol/L）比对照组（1.43±0.04 mmol/L）下降，差异有统计学意义（$P < 0.05$）；三酰甘油（1.32±0.12 mmol/L、1.53±0.17 mmol/L）比对照组（1.65±0.05 mmol/L）下降，差异有统计学意义（$P < 0.05$）。已知蛋氨酸螯合铬对血糖、胆固醇和三酰甘油（甘油三酯）水平具有调节作用。

2. 慢性毒性

大鼠气管滴注重铬酸钾 7 mg/kg，每隔 3 ~ 4 周染毒一次，连续 6 ~ 7 个月，大鼠各系统和器官均受到损害，肺部炎症和硬化改变尤为明显。

Silvio De Flora 等（2006）用重铬酸钠对雄性 BDF1 小鼠和 Swiss 小鼠进行长期染毒微核实验。一组小鼠饮用重铬酸钠剂量 500 mg/L 的饮用水，连续饮用 210 天；另一组按 17.7 mg/kg 体重进行灌胃，实验结果显示，未发现小鼠骨髓和外周血红细胞微核率增加。

3. 致突变

重铬酸钾（0.1 ~ 0.5 μg/kg）可使培养的鼠胚胎细胞产生染色体畸变。铬酸钾和重铬酸钾可引起枯草杆菌及大肠埃希菌突变，鼠伤寒沙门菌产生移码型突变。

李丁等（2001）用不同剂量（10.27、13.83、20.74、41.48 mg/kg）的铬酸钙对昆明种小鼠（10 只 / 组）灌胃，每天 1 次，连续 6 天，观察小鼠外周血中 MDA 和嗜多染红细胞（PCE）微核率的变化。实验结果，随着六价铬化合物剂量的增加，小鼠外周血中 MDA 含量呈上升趋势，其中，剂量最大组（41.48 mg/kg）小鼠外周血中 MDA 最高（8.64±1.29 nmol/ml），且外周血嗜多染红细胞微核（MN）率增高，最高达 4.1‰，均呈剂量 - 反应关系，与对照组比较，差异均有统计学意义（$P < 0.05$）。

张阳等（2006）选用昆明种小鼠 50 只，雌雄各半，3 个染毒组分别用不同剂量（1.25 g/kg、2.5 g/kg、5 g/kg）葡萄糖酸铬灌胃，每天 1 次，连续 5 天，阴性对照组用等量蒸馏水灌胃，每天 1 次，连续 5 天，阳性对照组间隔 24 小时腹腔注射环磷酰胺（60 mg/kg）2 次，各组均在末次灌胃或注射后 6 小时处死动物，观察骨髓嗜多染红细胞微核细胞数。结果显示，各剂量染毒组小鼠骨髓嗜多染红细胞微核细胞率（2.4‰、2.0‰、2.3‰），与阴性对照组（2.1‰）比较，差异无统计学意义（$P > 0.05$），阳性对照组微核细胞率 17.7‰。再用 25 只雄性昆明种小鼠，3 个染毒组用上述相同剂量葡萄糖酸铬灌胃，每天 1 次，连续 5 天，阴性对照组用等量蒸馏水灌胃，阳性对照组腹腔注射环磷酰胺（40 mg/kg），每天 1 次，连续 5 天，各组均在末次灌胃或注射后 6 小时处死动物，观察睾丸第 1 次减数分裂精母细胞染色体畸变类型和精母细胞畸变率。结果显示，各剂量染毒组小鼠睾丸初级精母细胞染色体畸变细胞率（2.4%、2.2%、2.4%），与阴性对照组细胞畸变率（2.2%）比较，差异无统计学意义（$P > 0.05$）。阳性对照组细胞畸变率（12%）与阴性对照组（2.2%）比较，差异有统计学意义（$P < 0.05$）。

4. 生殖与发育毒性

小鼠孕后 7～9 天，腹腔注射三氯化铬 19.52 mg/kg，于孕第 18 天处死，发现胎鼠骨骼和内脏发生明显畸形。

张阳等（2006）选用雄性昆明种小鼠 25 只，3 个染毒组分别用不同剂量（1.25 g/kg、2.5 g/kg、5 g/kg）葡萄糖酸铬灌胃，每天 1 次，连续 5 天，阴性对照组用蒸馏水灌胃，阳性对照组间隔 24 小时腹腔注射环磷酰胺（40 mg/kg）2 次，各组均在首次染毒后第 35 天处死小鼠，观察其精子畸形率。实验结果显示，各剂量染毒组小鼠精子畸形率（2.06%、1.94%、1.98%），与阴性对照组（2.0%）比较，差异无统计学意义（$P > 0.05$）。阳性对照组精子畸形率 4.46%，差异有统计学意义（$P < 0.05$）。

5. 致癌

国家毒理学计划（NTP，2008）给 F344 大鼠分别喂饲不同剂量（14.3、57.3、172、516 mg/L）的重铬酸钠水溶液，观察大鼠消化道肿瘤的发病情况。研究结果表明，雌性和雄性大鼠口腔黏膜鳞状上皮细胞癌和舌癌在最高剂量（516 mg/L）染毒组发癌率均增加，分别为 22%（11/50）、14%（7/49），与对照组比较，差异均有统计学意义（$P < 0.05$）。给 B6C3F 小鼠分别饮用不同剂量（14.3、28.6、85.7、257.4 mg/L）的重铬酸钠水溶液，观察动物消化道肿瘤的发病情况。研究结果显示，雌性和雄性小鼠肠癌发生率增加，其中，85.7 mg/L 和 257.4 mg/L 2 个剂量染毒组中，雌性小鼠肠癌发生率分别为 34%（17/50）和 44%（22/50），雄性小鼠肠癌发生率分别为 14%（7/50）和 40%（20/50），与对照组比较，差异均有统计学意义（$P < 0.05$）。

（二）流行病学资料

Gambelunghe 等（2003）选择 19 名职业性接触铬化合物的镀铬厂工人为接触组，分别选择不接触铬化合物的 18 名医院护工、20 名大学职员为对照组，观察职业性接触铬化合物的工人尿中铬含量、红细胞和淋巴细胞中铬化合物水平。研究发现，接触组工人尿中铬含量、外周血中铬化合物水平均明显高于对照组；碱性单细胞微量凝胶电泳（彗星试验）结果显示，接触组工人外周血淋巴细胞彗尾长度（DNA 迁移距离）和尾矩均增加，与对照组相比，差异有统计学意义（$P < 0.05$）。但外周血淋巴细胞凋亡百分比在接触组与对照组之间差异无统计学意义（$P > 0.05$）。

（三）中毒临床表现与防治原则

1. 急性中毒

多由六价铬（Cr^{6+}）化合物引起。口服铬酸盐或重铬酸盐 0.5 ~ 1 g 即可死亡。口服 5 g 以上，12 小时可出现症状，主要表现为消化道症状，严重者因产生高铁血红蛋白而引起发绀、呼吸困难、心率加快，并伴头痛、头晕、烦躁不安，甚至血压下降、休克。2 ~ 3 天后出现痉挛、惊厥及癫痫样发作等神经系统症状。尿中出现蛋白、白细胞、管型，甚至出现急性肾衰竭。六价铬化合物在细胞内还原成三价铬（Cr^{3+}），其氧化活性增加，使肝细胞谷胱甘肽减少，致肝细胞膜结构破坏。六价铬化合物直接引起肾近曲小管坏死，出现尿蛋白、颗粒管型，无尿等急性肾衰竭症状和体征。吸入浓度为 0.1 mg/m³ 的重铬酸盐烟雾，或吸入浓度为 20 ～ 30 mg/m³ 的铬酸雾可引起鼻炎、支气管炎，出现咽干、咳嗽、呼吸困难、发绀、肺部湿啰音等急性中毒表现。

2．过敏反应

六价铬化合物具有强烈的刺激性和致敏性，空气中高浓度的铬酸盐烟尘和铬酸雾可引起眼结膜炎，出现畏光、流泪等症状。电镀工人接触部位多见于手背、面颈部，皮肤出现针头大小的丘疹或湿疹样改变，瘙痒感，破溃后形成溃疡，感染后形成直径为 2 ～ 8 mm 的圆形溃疡，边缘隆起，底部有渗出物。一般为 1 ～ 2 个，无疼痛感，愈合缓慢。六价铬化合物可引起支气管哮喘，属于Ⅰ型变态反应。吸入铬酸雾 / 铬酸盐尘 4 ～ 8 小时后可诱发支气管哮喘，再次接触时仍可发生。接触铬酸盐粉尘的工人出现哮喘发作。

此外，六价铬化合物不易与蛋白质结合，而是透过皮肤进入体内，被还原为三价铬后与蛋白质结合形成抗原，引起变应性接触性皮炎。若灼伤面积超过 10%，可因急性循环衰竭，肝、肾衰竭，凝血功能障碍和血管内溶血而导致死亡。

3．慢性中毒

皮肤长期接触六价铬化合物，接触部位出现红斑、水肿、丘疹，严重者出现水疱、糜烂等改变。长期接触铬化合物还可引起肾及血液系统改变，出现低分子蛋白尿，红细胞增多、白细胞减少、单核细胞及嗜酸性细胞增多等。长期接触铬化合物的工人还出现黄疸、肝功能异常和肝大。长期吸入铬酸雾等六价铬化合物可引起鼻炎、鼻中隔穿孔和慢性支气管炎。

我国对 8 种外源化学物与职业肿瘤发病关系的调查研究发现，铬酸盐所致肺癌的最短潜伏期为 2.2 年，最长潜伏期为 24.8 年，平均15.6 年。铬酸盐工人肺癌病死率为一般人口的 5 ～ 25 倍。男性铬酸盐生产工人肺癌平均死亡年龄 55.4 岁，对照人群为 63.9 岁，提前了 8.5 年。我国职业性肿瘤诊断标准规定，从事铬酸盐制造累计接触工龄 1 年以上（含 1 年），潜隐期 4 年以上（含 4 年），出现诊断明确的原发性肺癌，即可诊断为铬酸盐制造业工人职业肺癌。

4. 防治原则

作业工人在作业时应做到呼吸防护、佩戴防护手套及防护镜。若患有过敏性疾病、慢性肺疾病、鼻内疾病、皮肤病及心血管疾病，则不能够从事铬作业。定期体检。一旦发生铬中毒，立即对症治疗。误服铬化合物立即洗胃，服用牛奶等保护胃黏膜。灌服活性炭 30 ～ 50 g 导泻，可用硫代硫酸钠等解毒药加速其排出。呕吐、腹泻严重者用注意维持水和电解质平衡，防止休克。皮肤灼伤时应立即清洗创面，交替使用抗生素软膏和地塞米松软膏。吸入中毒者要迅速转移至空气新鲜处。立即吸氧。对于哮喘患者立即给予解痉药物及糖皮质激素。长期不能缓解者，应脱离铬作业岗位。中毒多见于六价铬化合物的职业性接触。

改革或消除落后的生产工艺，铬冶炼、铬染料和颜料制造工艺应实现机械化、自动化、密闭化，采取湿法清扫减少工作场所空气中铬酸盐粉尘浓度。铬加工作业场所加强通风，控制铬酸雾浓度处于较低水平。操作人员加强呼吸防护，佩戴能捕集粒径为 0.5 μm 颗粒物、且效率在 99% 以上的面罩。

长期接触铬化合物的生产工人应每年体检一次，检查内容重点询问咳嗽、咳痰、胸痛、呼吸困难等呼吸系统症状，耳鼻喉疾病史及相关症状。体格检查包括内科常规检查、鼻及咽部常规检查。实验室检查包括血常规、尿常规、血清 ALT、尿 β_2- 微球蛋白、胸部 X 射线摄片、肺功能等项目。检查还包括定期进行痰细胞学检查，发现异常者立即采取相应措施，防止肺癌发生。

美国政府和工业卫生学家协会（ACGIH）规定：工作场所空气中铬酸盐的时间加权平均阈限值（TLV-TWA）为 0.001 mg/m³；铬铁矿石加工业铬酸盐阈限值 0.05 mg/m³；金属及三价铬化合物阈限值 0.5 mg/m³；水溶性六价铬化合物阈限值 0.05 mg/m³，不溶性铬化合物阈限值

0.01 mg/m³。铬酸锌盐类（按 Cr 计）阈限值 0.01 mg/m³。铬酸铅（按 Cr 计）阈限值 0.012 mg/m³。美国规定水中铬容许浓度为 0.05 mg/L。我国《工作场所有害因素职业接触限值第 1 部分：化学有害因素》（GBZ2.1-2007）中规定：工作场所空气中三氧化铬、铬酸盐、重铬酸盐的时间加权平均容许浓度（PC-TWA）均为 0.05 mg/m³。

五、毒性表现

（一）动物实验资料

Furst 等（1976）报道用 25 只新生雄性 Swiss 小鼠肌内注射铬酸铅（每个月一次，每只小鼠每次 3 mg），持续 4 个月，观察 25 个月，发现 3 只小鼠发生了肺泡癌。

Maltoni 等（1976，1982）报道用 13 周龄的 SD 大鼠雌、雄各 40 只（随机分为两组），一次性皮下注射铬黄和铬橙（碱式铬酸铅）（每只大鼠 3 mg），观察 150 周后，注射铬黄组有 26 只大鼠，注射铬橙组有 27 只大鼠都出现了横纹肌肉瘤和皮肤纤维肉瘤。

Levy 等（1986）报道用 8～10 周龄的 PS 大鼠雌、雄各 50 只，支气管内植入铬酸铅 2 mg，25 只受试大鼠出现支气管癌（24 只鳞状细胞癌、1 只肺腺癌）。Levy 等（1986）还报道给予大鼠支气管内滴注铬酸锌和铬酸锶，均诱发大鼠发生支气管癌。

Adachi 等（1987）给予小鼠吸入三氧化铬粉尘，诱发小鼠鼻乳头状瘤。

Glaser 等（1986）给予大鼠吸入重铬酸钠或支气管内滴注重铬酸钠均致大鼠肺癌。

（二）流行病学资料

1. 临床报告

（1）鼻癌：铬酸盐诱发的鼻癌多数是鳞状上皮细胞癌，或多发性腺癌。多见于单侧鼻腔外侧壁、鼻底及鼻中隔，也有双侧发病者。约 10% 癌症患者发生腮腺区及颌下淋巴结转移。起初肿瘤发展缓慢，晚期肿瘤发生广泛转移，多累及眼部、上颌窦、筛窦或前颅底，出现Ⅱ、Ⅲ、Ⅳ、Ⅴ、Ⅵ等颅神经及眼部受累及的症状。检查可见鼻腔内有肿物，表面不平呈暗红色，或呈类息肉样改变，触之易出血。活检时肿瘤组织质地偏脆。

Sata 等（2003）报道 1 例男性工人有铬酸盐接触史 13 年，该工人退休 11 年后发现左侧鼻腔鳞状上皮细胞癌，经动脉内给药治疗肿瘤得到遏制，两年后在原发肿瘤的同一部位又发现恶性腺癌，通过肿瘤标本的微卫星稳定性检测，研究认为两次肿瘤细胞类型均与长期接触铬酸盐有关。

（2）肺癌：20 世纪 80 年代我国流行病学调查发现，从事铬酸盐生产的工人肺癌高发，发病率高达 82.08/10 万，而对照组为 22.79/10 万。

吴炜（2014）报道某表面处理有限公司电镀车间 1 名女工，47 岁，接触铬酸盐 4 年 9 个月，平均日接触约 9 小时。2011 年因咳嗽 2 个月就诊，CT 发现肺部占位，医院病理诊断：右中下肺鳞状上皮细胞癌（低分化型）。2013 年经职业病诊断机构诊断为"铬酸盐致职业性肺癌"。

2．横断面调查（SMR）

美国的 Enterline 调查研究发现，从事铬酸盐加工的生产工人肺癌高发，他在 1941—1960 年间对 1937—1940 年间从事铬酸盐加工的 1200 名工人进行随访调查，发现 69 人患肺癌，相对危险性度（RR）为 9.43（95%CI：7.34～11.93）。

日本的 Satoh 等在 1918—1978 年间跟踪随访调查 1918—1975 年间从事铬酸盐加工的 896 名工人，肺癌患者 26 人，相对危险性度（RR）为 9.5（95%CI：6.20～13.92）。

英国的 Davies（1981）随访调查 1931—1981 年间从事铬酸锌、铬酸铅颜料加工的 1152 名男性工人，发现接触高浓度铬酸锌的 12 名工人患肺癌，RR 为 4.0（95%CI：2.1～7.0）。

3．队列研究

刘少军等（1993）调查上海某电筒厂铬电镀工人肺癌死亡率。160 名工人在 1940 年 1 月 1 日至 1979 年 12 月 31 日期间接触或曾接触过铬酸雾，且接触时间 1 年以上的作为接触组，1112 名从未接触铬酸雾的作为非接触组即对照组，观察至 1988 年 8 月 1 日。统计分析显示：

接触组全病因标化死亡率（SMR）（7.03‰）略高于对照组（4.78‰），肺癌 SMR（418.82/10 万）是对照组（108.04/10 万）的近 4 倍，接触组死于肺癌的构成比远高于对照组。接触铬酸雾致肺癌死亡的相对危险度（RR）为 2.726。

国际癌症研究所（IRAC，1990）将六价铬化合物归入 1 类，人类致癌物，可致肺癌和鼻癌。

六、毒性机制

（一）基因突变

Ewis 等检测到长期接触六价铬工人的肺癌标本癌基因 ras 由于点突变而被激活。用六价铬处理人肺成纤维细胞的实验研究，发现癌基因 Bcl-w 和 Bcl-xL 水平升高。六价铬处理重组 HepG2 细胞发现癌基因 c-Fos，c-Jun 增多，提示癌基因被激活。

贾光等（1998）研究重铬酸钾对抑癌基因 p53 及其下游抑癌基因 p21（WAF1）在多阶段致癌中的作用，取指数生长期的人胚肺细胞（HEC），将细胞接种于 150 ml 培养瓶中培养 24 小时，处于指数生长期的细胞，分别加入不同浓度（0、0.625、1.25、2.50 和 5.0 μmol/L）的重铬酸钾（$K_2Cr_2O_7$）MEM 培养液，处理 24 小时，采用 Northern 杂交技术，观察重铬酸钾对 HEC 内 p53 及 WAF1（p21）的表达，重铬酸钾对 p53 表达的影响呈双向作用，0 ~ 1.25 μmol/L 浓度的重铬酸钾可抑制 p53 的表达，1.25 μmol/L 的重铬酸钾抑制作用最强，随着重铬酸钾浓度的增加，p53 表达呈上升趋势，5.0 μmol/L 浓度组 p53 表达明显高于 2.50 μmol/L 浓度组。WAF1（p21）的变化趋势与 p53 相一致，1.25 μmol/L 浓度组 WAF1（p21）表达出现明显抑制现象，而随着重铬酸钾剂量的增加，WAF1（p21）的表达呈上升趋势，p53 及 WAF1 的低表达可能是低剂量的重铬酸钾在致癌早期刺激细胞增殖，p53 及 WAF1 的过度表达终止细胞增殖，修复受损的 DNA。

Hirose 等（2002）对 28 名接触铬酸盐而患肺癌者，以及对 26 名未接触铬酸盐患肺癌者，肺癌组织中微卫星不稳定性进行检测。研究发现，38 名肺癌患者肺癌组织出现微卫星不稳定性，其中，接触铬酸盐患肺癌者肺癌组织出现微卫星不稳定性占 78.9%，未接触铬酸盐患肺癌者肺癌组织出现微卫星不稳定性占 15.4%。由此可见，接触铬酸盐患肺癌者肺癌组织微卫星不稳定性发生率明显高于未接触铬酸盐患肺癌者。

（二）DNA 基因损伤

熊开容等（2003）应用依赖随机化末端连接物聚合酶链反应（PCR，RDPCR）技术研究重铬酸钾对大鼠肺 p53 基因 DNA 的损伤作用，选用健康雄性 SD 大鼠，实验组大鼠分别用不同剂量（10、20、40 和 80 mg/kg）的重铬酸钾一次腹腔注射，3 小时后处死大鼠取出肺，20 和 40 mg/kg 剂量组均检测出肺组织 p53 基因外显子 7 的损伤，10 mg/kg 剂量组未检测出 DNA 损伤，可能是剂量较小组没有引起 DNA 损伤，80 mg/kg 剂量组也未检测出 DNA 损伤，可能是剂量较大组引起的 DNA 损伤非常严重，产生的片段较小，影响了 DNA 扩增。

张遵真等（1997）用 Eagle'S MEM 做基本培养基，以常规传代进行中国仓鼠肺成纤维细胞（V79 细胞）培养，当细胞处于对数生长期时，用不同剂量（0.031、0.062、0.125、0.25、0.5 和 1.5 mmol/L）的重铬酸钾溶液处理 V79 细胞，2 小时后观察 DNA 损伤程度，结果发现，各剂量组均出现拖尾细胞和彗星现象，且呈明显的剂量 - 反应关系，即随着重铬酸钾剂量的增加，拖尾细胞数和平均尾长均增加。出现 DNA 断裂有统计学意义的最低剂量为 0.062 mmol/L。1.5 mmol/L 最高剂量组 100% 的受试 V79 细胞出现拖尾现象，平均尾长为 88.8 ± 18.2 μm。

（三）氧化损伤

王家骏等（1998）用体重 200 ～ 240 g 的成年雄性 Wistar 大鼠（每组 10 只）进行实验，观察铬酸钾的毒性作用。第 1 阶段按不同剂量（5、10、15、20 mg/kg）每天腹腔注射 1 次，连续 6 天；第 2 阶段大鼠按 20 mg/kg 每天腹腔注射 1 次，连续注射不同天数（1、2、3、4、5、6、7 天）。实验结果显示，铬化合物剂量增加，大鼠肾组织中丙二醛（MDA）含量增加，其中，20 mg/kg 剂量组大鼠肾组织中丙二醛含量最高（16.76 ± 1.83 nmol/ml），而超氧化物歧化酶（SOD）和谷胱甘肽过氧化酶（GSH-Px）活性均下降，分别为 109.23 ± 18.70 和 35.06 ± 3.89 NU/ml 活力单位，与对照组比较，差异均有统计学意义（$P < 0.05$）。六价铬化合物刺激机体大量产生氧自由基（ROS），SOD 活力受到抑制，体内清除氧自由基的能力下降，肾组织脂质过氧化。第 2 阶段实验大鼠肾组织中 MDA 含量前 3 天呈上升趋势，第 3 天最高（17.17 ± 2.43 nmol/ml），第 4、5 天下降，第 6 天又上升达到 17.75 ± 1.87 nmol/ml，六价铬化合物刺激大鼠体内的脂质过氧化，大量产生氧自由基，体内清除自由基能力从代偿到失代偿，清除能力下降。

（张晓玲　王民生　常元勋）

主要参考文献

1．闪淳昌．职业卫生与安全百科全书．4 版．北京：中国劳动社会保障出版社，2000：63.9-10.

2．张遵真，衡正昌．用单细胞凝胶电泳技术检测铬和砷化物的 DNA 损伤作用．中华预防医学杂志，1997，31（6）：365-366.

3．贾光，刘世杰，吕有勇，等．Cr（Ⅵ）对人胚肺细胞 p53 抑癌基因 p21（WAF1）表达的影响．中华劳动卫生职业病杂志，1998，16（4）：201-203.

4．何凤生．中华职业医学．北京：人民卫生出版社，1999：256-257.

5．Hirose T，Kondo K，Takahashi Y，et al．Frequent microsatellite instability in lung cancer from chromate-exposed workers．Mol Carcinog，2002，33（3）：172-180.

6．Sato H，Murai K，Kanda T，et al．Association of chromium exposure with multiple primary cancers in the nasal cavity．Auris Nasus Larynx，2003，30（1）：93-96.

7．熊开容，张治位，衡正昌．应用依赖随机化末端连接物聚合酶链反应技术研究重铬酸钾对大鼠肺 p53 基因 DNA 损伤．卫生研究，2003，32（3）：189-190.

8．魏大成．铬暴露与多发性原发性鼻腔癌的关系．国外医学·医学地理分册，2003，24（2）：69.

9. Russo P, Catassi A, Cesario A, et al. Molecular mechanisms of hexavalent chromium-induced apoptosis in human bronchoalveolar cells. Am J Respir Cell Mol Biol, 2005, 33 (6): 589-600.

10. 易超, 于素芳. 六价铬化合物致肺癌机制的研究进展. 中国公共卫生, 2006, 22 (4): 497-498.

11. 武红叶, 曾明. 六价铬致癌机制的研究进展. 癌变·畸变·突变, 2006, (6): 491-495.

12. Nickens KP, Patierno SR, Ceryak S.Chromium genotoxicity: A double-edged sword. Chem Biol Interact, 2010, 188 (2): 276-288.

13. 吴炜. 铬酸盐致职业性肺癌 1 例病例诊断分析. 工企医刊, 2014, 27 (4): 948-949.

14. 王家骏, 叶丽杰, 孙文娟. 铬致大鼠肾组织脂质过氧化作用. 卫生毒理学杂志, 1998, 12 (4): 261-262.

15. 李丁, 李勤, 安静. 六价铬对小鼠诱变作用与脂质过氧化关系. 环境与健康杂志, 2001, 11 (6): 362-363.

16. Silvio De Flora, Iltcheva M, Roumen M. Oral chromium (Ⅵ) does not affect the frequency of micronuclei in hematopoietic cells of adult mice and of transplacentally exposed fetuses.Mutation Research/Genetic Toxicol Environ Mutage, 2006, (1-2): 38-47.

17. Gambelunghe A, Piccinini R, Ambrogi M. Primary DNA damage in chrome-plating workers. Toxicology, 2003, (2-3): 187-192.

18. 崔波, 耿忠城, 王秀娜, 等. 蛋氨酸螯合铬对大鼠毒性及理化指标的影响. 黑龙江八一农垦大学学报, 2009, 21 (5): 30-32.

19. 朱建华, 王莉莉. 不同价态铬的毒性及其对人体影响. 环境与开发, 1997, 12 (3): 46-48.

20. 张阳, 张宏绪. 葡萄糖酸铬的急性毒性及遗传毒性研究. 世界元素医学, 2006, 13 (4): 25-27.

21. 刘少军, 顾祖维, 任道凤, 等. 铬电镀工人肺癌死亡率初探, 职业医学, 1993, 20 (2): 80-82.

第五节　钴及其化合物

一、理化性质

钴（cobalt，Co）属于有色金属，质地坚硬，呈银灰色稍带红色，具有强磁性，易溶于稀酸中，在溶液中或熔融时不与碱起作用，加热时可同卤素结合。

二、来源、存在与接触机会

在钴矿的开采、冶炼、铸造，钴的各种合金制造和加工过程，可接触钴尘、钴烟或钴的氧化物烟尘。钴的氧化物可作为陶瓷制品脱色剂、颜料以及搪瓷釉料，有机化学工业使用钴化合物作为催化剂、干燥剂以及用于碳水化合物的水合、脱硫、氧化、还原等。上述行业的工作人员均可能接触钴及其化合物。^{60}Co 是 γ 射线的射线源，用于地质勘探、生物和癌症的放射治疗。

三、吸收、分布、代谢与排泄

钴可经呼吸道、胃肠道和皮肤进入机体。胃肠道吸收部位主要在空肠，在肠黏膜上与转铁蛋白结合，其中一部分进入血液与血浆中 α-球蛋白结合，随血液迅速分布到全身。血液中的钴主要分布于红细胞内。钴在体内的含量恒定，多余的钴与组胺形成复合物通过粪便、尿、汗排出体外。由呼吸道吸入的金属钴粉尘和钴盐存留于肺中，清除缓慢，其生物半衰期可长达 5～15 年。

四、毒性概述

（一）动物实验资料

1．亚急性毒性

将断乳 1 周的 40 只雄性 ICR 小鼠随机分成 4 组，每组 10 只。染毒组小鼠每天腹腔内分别注射剂量为 0.82、1.64 和 3.28 mg/kg 氯化钴（$CoCl_2$）；对照组腹腔注射灭菌双蒸水。分别于注射后第 4 天和 1、2、

3 周从小鼠眼球采血测定血清中钴离子含量。结果显示，随着注射剂量的增加，小鼠血清中钴离子含量相应增加，染毒组之间比较，差异有统计学意义（$P < 0.05$）；染毒后第 1、2、3 周分别测量血液生化指标，结果显示，低、中剂量染毒组天冬氨酸氨基转移酶（AST）、丙氨酸氨基转移酶（ALT）、血尿素氮（BUN）、肌酐（Cr）、肌酸激酶（CK）活性正常，高剂量染毒组 AST、ALT、CK 较对照组升高，差异有统计学意义（$P < 0.05$）。病理切片及电镜观察显示：各染毒组小鼠的心、肝出现细胞坏死、凋亡等病理性改变，但肾无明显变化。

2．慢性毒性

将 30 只雄性 SD 大鼠随机分成 3 组，即对照组、低浓度三氧化二钴染毒组（0.1 mg/m³）和高浓度三氧化二钴染毒组（0.7 mg/m³）。大鼠每周吸入染毒 5 次，每次 3 小时，持续 3 个月。结果发现，2 个染毒组大鼠血清胆固醇、三酰甘油（甘油三酯）含量和丙氨酸氨基转移酶活性与对照组比较，差异无统计学意义；而高浓度染毒组大鼠可见贫血现象。

3．致突变

Nishioka（1975）采用枯草杆菌重组试验发现，用氯化钴浓度为 0.05 mol/L 处理时，结果为阴性。而 Kanematsu 等（1980 年）采用 H17（Rec-，arg-，try-）菌株做重组试验，在氯化钴相同浓度下（0.05 mol/L）结果为阳性。

Amacher 等（1980）用氯化钴（5.69 ~ 57.11 μg/ml）处理 L5178/TK+ 小鼠淋巴瘤细胞，并未诱发出抗三氟胸腺嘧啶核苷（TFT）突变体。有报道，氯化钴（0.2 mmol/L）可使中国仓鼠肺成纤维细胞（V79）次黄嘌呤鸟嘌呤磷酸核糖转换酶（HGPRT）位点突变频率轻微增高。Morita 等的研究显示，用氯化钴（2×10^{-4} ~ 3×10^{-4} μg/ml）对小鼠 FM3A 细胞处理 48 小时，在 HGPRT 位点发生了突变。

4．生殖与发育毒性

梁虹等用不同浓度（3.0 mg/kg 和 6.0 mg/kg）的氯化钴对 21 天龄的雌性 ICR 小鼠进行腹腔注射染毒，对照组则腹腔注射生理盐水，每组各 10 只动物，连续染毒 3 天。采用卵母细胞体外培养和体外受精的方法进行检测。结果显示，氯化钴降低体内（0 小时）第一极体释放率和卵母细胞存活率，差异有统计学意义（$P < 0.01$），降低卵母细胞（24 小时）的体外受精率（IVF），差异有统计学意义（$P < 0.01$），且有剂量依赖性。随着体外培养时间的延长，2 个剂量处理组的第一极体释放率与各自 0 小时相比，差异有统计学意义（$P < 0.05$），3.0 mg/kg 染毒组 48 小时的 IVF 率与 24 小时相比，差异有统计学意义（$P < 0.05$），2 个剂量染毒组的 IVF 率在 48 小时和 72 小时与对照组相比，差异均有显著性（$P < 0.05$，$P < 0.01$）。实验结果说明，氯化钴能够抑制卵母细胞的体内成熟，降低卵母细胞的体外受精能力，具有明显的生殖毒性。

5．致癌

Behl 等（2015）做了金属钴的慢性吸入毒性试验。金属钴染毒组动物的吸入浓度分别为 0、1.25、2.5 和 5 mg/m^3，每个染毒组都分别用 B6C3F1 小鼠和 Fischer344 大鼠进行实验，每组 100 只动物，雌雄各半，每天染毒 6 小时，每周 5 天，持续 105 周。结果发现，不同剂量染毒组雄性大鼠胰腺癌的发生率分别为 2/50、2/50、10/48、9/49，睾丸癌的发生率分别为 1/50、0/50、2/50、12/50。不同剂量染毒组雌性大鼠单核细胞白血病的发生率分别为 16/50、29/50、28/50、27/50。

（二）流行病学资料

1．队列研究

Gennart 等（1993）对接触含铁、铬、镍和钴金属粉生产工人进行研究，接触组为 26 名男性工人，对照组为 25 名男性工人，接触组工人与对照组工人在年龄和吸烟情况进行匹配。作业环境空气中钴浓度超过污染排放物临界值（ACGIH-TLV）（5 μg/m^3），但铬和镍的浓度低于阈限值，检测了接触组和对照组工人的血液淋巴细胞姐妹染色单体交换（SCE）率、血清中肿瘤标志物——癌胚抗原（CEA）和组织多肽抗原（TPA）水平。结果表明，接触组的 SCE 水平显著高于对照组，差异有统计学意义（$P < 0.05$），接触组的 CEA 和 TPA 平均值亦轻微高于对照组，但差别无统计学意义（$P > 0.05$）。

在工业区和非工业区随机选择正常孕妇各 30 人，采集分娩前母血和分娩时脐带血，测定母血和脐血中钴和肿瘤坏死因子-α（TNF-α）、血管内皮生长因子（VEGF）的浓度。结果发现，工业区孕妇母血和脐血钴的浓度均高于非工业区，差异有统计学意义（$P < 0.01$）。工业区孕妇母血和脐血 TNF-α 水平也高于非工业区，差异有统计学意义（$P < 0.05$），工业区孕妇脐血 VEGF 水平低于非工业区，差异有统计学意义（$P < 0.05$）。孕期暴露于环境中高浓度的钴，可影响母体和胎儿 TNF-α 和 VEGF 的分泌，导致 TNF-α 表达增加、VEGF 生成减少。

2. 横断面调查

Hogstedt 等（1990）于 1951—1982 年对瑞典一硬金属制造厂的 3163 名男性工人进行随访调查。工人职业暴露钴至少 1 年以上，同时还会接触其他金属如钨等。按钴接触量分为 4 组：$< 2 \ \mu g/m^3$、$1 \sim 5 \ \mu g/m^3$、$10 \sim 30 \ \mu g/m^3$、$60 \sim 11\ 000 \ \mu g/m^3$。观察期间工人 80 岁以前死亡的人数有 292 名，标化死亡比（SMR）为 0.96（95%CI：$0.85 \sim 1.07$），其中 73 名工人死于肿瘤，SMR 为 1.05（95%CI：$0.82 \sim 1.32$）。因肿瘤死亡者中有 17 例死于肺癌，SMR 为 1.34（95%CI：$0.77 \sim 2.13$）。高剂量暴露组和低剂量暴露组的 SMR 值差异没有统计学意义（$P > 0.05$）。工作 10 年以上的工人肺癌死亡人数增多，SMR 为 2.78（95%CI：$1.11 \sim 5.72$）。

（三）中毒临床表现与防治原则

接触钴作业的工人可出现呼吸系统症状表现，胸闷、咳嗽；黏膜刺激症状表现，鼻痒、眼结膜充血和咽痛；皮肤瘙痒等症状。长期接触可能致肺癌，接触钴所致肺癌患者，常见表现，咳嗽、咯血、喘鸣、体重下降、发热等。

口服大量钴化物时，应给予洗胃、导泻。皮肤接触者脱去污染的衣着，用大量流动清水冲洗。误吸应迅速脱离现场至空气新鲜处。保持呼吸道通畅。

对于生产和使用钴及其化合物的企业，应尽量减低工作场所空气中钴的浓度，加强通风、排风设置、正确使用个人防护用品，以防止体表直接接触和呼吸道吸入。加强职业性危害知识培训和健康教育，提高防范意识，防止误吸、误食。生产和使用钴及其化合物的企业不得随便排放含钴废水和废气，防止污染水源和空气。不得用含钴废水灌溉农田、防止污染农作物和食物。

五、毒性表现

（一）动物实验资料

1．急性毒性

40 只雄性 SD 大鼠随机分为染毒组和对照组。染毒组一次气管注入 50 mg 三氧化二钴（Co_2O_3）悬液，对照组大鼠注入 1 ml 生理盐水。在染毒后 2 个月和 4 个月，两组动物每次各处死 10 只。结果发现，染毒组大鼠全肺胶原含量增高，肺脏器系数增大。染毒 2 个月后肺病理检查可见轻度纤维增生；染毒 4 个月后肺可进一步出现细胞排列紧密，呈明显结节状。

2．慢性毒性与致癌

陈国生等（1990）设立对照组、低浓度组（0.1 mg/m³）和高浓度组（0.7 mg/m³）对雄性 SD 大鼠进行三氧化二钴染毒，每组 10 只大鼠。大鼠每周吸入染毒 5 次，每次 3 小时，持续 3 个月。高浓度染毒组大鼠在染毒 3 个月后血清铜蓝蛋白和唾液酸含量以及肺脏器系数明显大于对照组，差异有统计学意义（$P < 0.05$），但全肺胶原含量与对照组比较，差异无统计学意义（$P > 0.05$）。低浓度染毒组大鼠肺病理学检查发现，两染毒组大鼠可见肺泡壁上皮细胞灶性增生、脱落，但未见吞噬颗粒的肺巨噬细胞，也未见尘粒；高浓度染毒组大鼠还可见肺小血管周围淋巴细胞增生，呈套管状，小支气管上皮轻度脱落，管腔有炎性分泌物。

Behl 等（2015）分别用 B6C3F1 小鼠和 Fischer344 大鼠进行金属钴的慢性吸入致癌试验，每组 100 只动物，雌雄各半，每天 6 小时，每周 5 天，持续 105 周。金属钴染毒组吸入浓度分别为 0、1.25、2.5 和 5 mg/m³。结果发现，染毒组小鼠肺癌的发生率随剂量依赖性升高，不同剂量组雄性小鼠肺癌的发生率分别为 11/50、14/50、19/50、28/50；雌性小鼠肺癌的发生率分别为 4/50、7/50、13/50、18/50。不同剂量组雄性大鼠肺癌的发生率分别为 1/50、4/50、4/50、7/50；雌性大鼠肺癌的发生率分别为 0/50、3/50、16/50、16/50。

（二）流行病学资料

1. 横断面调查

Kusaka 等对一硬质合金生产厂的 703 名员工，包括 583 名男性和 120 名女性进行了身体检查。单因素分析结果显示，年龄 ≥ 40 岁组男性工人哮喘症状的患病率为 14.1%（37/262），显著高于年龄 < 40 岁组（6.4%，20/311），差异具有统计学意义（$P < 0.05$）。

2. 队列研究

邹世渠等（1995）对 4 家硬质合金生产厂及 2 家工具研磨厂的 1237 名单纯接触硬质合金粉尘工人作为接触组及 502 名对照工人作为对照组进行调查。结果表明，接触组铜蓝蛋白活性平均为 318.3 ± 68.6 U（min·ml），对照组为 237.2 ± 40.2（U/min·ml）；接触组尿钴含量为 0.632 ± 0.259 μmol/L，对照组为 0.141 ± 0.051 μmol/L。肺功能检查显示，接触组各项通气功能指标均显著低于对照组，差异有统计学意义（$P < 0.01$）。X 线胸片检查发现 8 例尘肺，患病率为 0.65%，发病平均接触工龄为 25.2 年。

六、毒性机制

（一）氧化应激

用 0、50、100、200、300 μmol/L $CoCl_2$ 处理人肺上皮细胞（H460）18 小时，细胞存活率呈剂量依赖性降低。而细胞死亡主要是 $CoCl_2$ 诱导细胞 DNA 双链断裂进而诱发凋亡引起。通过 Western blotting 检测 DNA 双链损伤标致蛋白 γ-H2AX 和凋亡标志蛋白聚腺苷二磷酸 - 核糖聚合酶（poly ADP-ribose polymerase，PARP）和半胱氨酸天冬氨酸蛋白酶 3/7（caspases3/7）的表达情况，γ-H2AX、PARP 和 caspases3/7 的表达呈剂量依赖性升高。在检测细胞内活性氧（ROS）水平时，发现随着 $CoCl_2$ 剂量升高，ROS 水平也逐渐升高。用乙酰半胱氨酸（NAC）预处理细胞后可以降低 $CoCl_2$ 所致细胞内的 ROS 水平升高，γ-H2AX、PARP 和 caspases3/7 的表达与单独 $CoCl_2$ 处理组相比均明显降低，差异有统计学意义（$P < 0.05$）。结果说明，$CoCl_2$ 处理细胞后

可以使细胞内 ROS 水平升高，从而引起细胞 DNA 损伤，DNA 修复受阻进而诱发细胞凋亡。用 0 ~ 15 μg/ml 纳米钴处理人肺癌细胞（A549）12 小时，细胞内 ROS 和 8- 羟基脱氧鸟苷（8-OHdG）水平随剂量依赖性升高。彗星试验结果表明，随着纳米钴的剂量升高，DNA 损伤加重。免疫荧光实验同样发现随着纳米钴的剂量升高，核内 γ-H2AX 表达水平升高。而用过氧化氢酶（CAT）或 NAC 预处理细胞后则可以降低纳米钴引起的细胞内 ROS 水平升高，且阻滞 γ-H2AX 表达水平升高，从而使 DNA 损伤减轻。

（二）DNA 损伤

用钴 0、0.3、0.6、1.2、1.5、2.0、2.5、3.0 和 6.0 μg/ml 分别处理人淋巴细胞 15 分钟，通过彗星试验分析 DNA 损伤情况。结果发现，钴可以诱导细胞 DNA 发生断裂，但没有明显的剂量依赖性。再用钴 6.0 μg/ml 分别处理人淋巴细胞 15 分钟和 1、2、4、6、14、24、48、72 小时后，发现钴诱导 DNA 损伤呈时间依赖性升高。用甲基甲磺酸酯（MMS）2.2 或 5.5 μg/ml 预处理人淋巴细胞 2 小时，然后加入或不加入 1.2 μg/ml 钴继续培养细胞 2 小时，结果发现，1.2 μg/ml 钴单独处理时并不能有效诱导 DNA 损伤，但 MMS 预处理细胞后钴可以明显加重 MMS 诱导的 DNA 损伤。由此提示，钴可以直接诱导 DNA 损伤，或加重其他物质诱导的 DNA 损伤。用 0.1 ~ 1000 μmol/L 钴诱导噬菌体 DNA 损伤检测包含锌指结构的损伤修复蛋白甲酰胺基嘧啶 -DNA 转葡糖激酶（formamidopyrimidine-DNA glycosylase，Fpg）的 DNA 结合活性。结果发现，钴浓度 > 10 μmol/L 时可以诱导菌体 DNA 损伤，而 Fgp 蛋白的 DNA 结合活性在 1 mmol/L 时开始出现降低。再用 0 ~ 500 μmol/L 钴处理经紫外线 C（Ultraviolet C，UVC）诱导损伤的寡核苷酸连，检测包含锌指结构的损伤修复蛋白色素性干皮症 A 群（xerodermapigmentosumgene groupA，XPA）蛋白与 DNA 结合的活性。结果显示，在钴浓度为 50 μmol/L 时 XPA 蛋白与 DNA 结合的活性开始降低，到达 200 μmol/L 时完全抑制 XPA 蛋白与 DNA 结合。因此，钴抑制损伤修复蛋白 DNA 结合活性可能是其加重其他物质诱导的 DNA 损伤的原因之一。钴诱导 DNA 损伤且阻止 DNA 损伤修复，可能是钴诱导癌症发生的重要机制。

（凌　敏　王民生　白　瑾　常元勋）

主要参考文献

1. Nishioka H. Mutagenic activities of metal compounds in bacteria. Mut Res，1975，31（3）：185-189.

2. Kanematsu N，Hara M，Kada T，et al. Rec assay and mutagenicity studies on metal compounds. Mut Res，1980，77（2）：109-116.

3. Amacher DE，Paillet SC. Induction of trifluorothymidine-resistant mutants by metal ions in L5178Y/TK+/- cells. Mut Res，1980，78（3）：279-288.

4. 陈国生，吁荣珍，李玉虎. 三氧化二钴亚慢性吸入毒性研究. 毒理学杂志，1990，4（1）：227-229.

5. Gennart JP，Baleux C，Verellen-Dumoulin C，et al. Increased sister chromatid exchanges and tumor markers in workers exposed to elemental chromium-，cobalt- and nickel-containing dusts. Mut Res，1993，299（1）：55-61.

6. Hogstedt C，Alexandersson R. Mortality among hard-metal workers. Arb Halsa，1990，21（1）：1-26.

7. 张忠义，刚葆琪. 钴及其化合物的生物学作用. 工业卫生与职业病，1995，21（2）：121-125.

8. 刘雪莉. 金属的致癌作用. 国外医学卫生学分册，1979，（5）：280-282.

9. 彭帆，黄勇，刘鸿涛. 钴毒性的临床反应. 国外医学·医学地理分册. 2001，22（1）：7-8.

10. 石艳荣，邱慧英，杨晓棠. 工业区与非工业区孕妇及胎儿血浆 TNF-α 和 VEGF 的比较. 环境与健康杂志，2015，（5）：401-404.

11. 张晓玲，刘剑，黄弘. 钴离子与人体健康和微生物的关系. 国际口腔医学杂志，2008，35（1）：9-31.

12. Lynch C，Ruff V，Reynolds M. Co-exposure to nickel and cobalt chloride enhances cytotoxicity and oxidative stress in human lung epithelial cells. Toxicol Appl Pharm，2012，258（3）：367-375.

13. 刘钊，李宝平，徐应军. 硬金属肺病（钨、钛、钴等）的研究进展. 职业与健康，2014，30（22）：3326-3328.

14. Wan R，Mo Y，Feng L，et al. DNA damage caused by metal nanoparticles：involvement of oxidative stress and activation of ATM. Chem Res Toxicol，2012，25（7）：1402-1411.

15. Asmuss M，Mullenders LH，Eker A，et al. Differential effects of toxic metal compounds on the activities of Fpg and XPA，two zinc finger proteins involved in DNA repair. Carcinogenesis，2000，21（11）：2097-2104.

16. De Boeck M，Lison D，Kirsch-Volders M. Evaluation of the in vitro direct and indirect genotoxic effects of cobalt compounds using the alkaline comet assay. Influence of interdonor and interexperimental variability. Carcinogenesis，1998，19（11）：2021-2029.

17. Behl M，Stout MD，Herbert RA，et al.Comparative toxicity and carcinogenicity of soluble and insoluble cobalt compounds. Toxicology，2015，3（333）：195-205.

18. 邹世渠，邹彤彤，马伏生，等. 硬质合金粉尘致肺纤维化作用的流行病学调查. 中华预防医学杂志，1995，29（2）：70-72.

第六节　钒及其化合物

一、理化性质

钒（vanadium，V）为灰色相对柔软的金属，原子量 50.94，熔点 1890℃。钒不溶于水，易溶于硝酸、硫酸和氢氟酸。在常温下不与水和空气反应，温度达 675℃时，可被迅速氧化。常见的钒化合物有三氧化二钒（V_2O_3）、五氧化二钒（V_2O_5）、偏钒酸铵（NH_4VO_3）和三氯化钒（VCl_3）。

二、来源、存在与接触机会

钒广泛分布于地壳中，已知的含钒矿物超过 65 种，如绿硫钒矿 [V（S_2）$_2$]、钒铅矿 [$PbCl_2$· $3Pb_3$（VO_4）$_2$]、硫钒铜矿（$3Cu_2S$ · V_2S_5）、钒云母 [$2K_2O$ · $2Al_2O_3$·（Mg,Fe）$0.3V_2O_5$· $10SiO_2$· $4H_2O$] 等。钒在煤中含量可达 20 ～ 30 mg/kg，在石油含量可达 100 ～ 1400 mg/

kg。钒在植物内的平均含量为 1 mg/kg，在海藻中超过 10 mg/kg，并且这一含量可能随着近年来钒相关工业的发展而进一步提高。

Yang J 等（2017）对中国 31 个省、自治区和直辖市的土壤污染状况进行调查，结果显示，各省土壤钒浓度范围在 0.48 ~ 1854 mg/kg 之间，平均浓度 87.36 mg/kg，其中，云南省土壤钒浓度最高，海南省土壤钒浓度最低。加拿大和中国对土壤含钒量的指引值均为 130 mg/kg，以此标准衡量，8.5% 的样品含钒量超出此指引值，0.5% 的样品含钒量超过此指引值的 3 倍。

钒属稀有难熔金属，被发现于 1801 年，1830 年首次分离。1896 年被发现可明显改善钢的性能，随后炼钒工业迅速发展，每年消耗的钒中，75% ~ 85% 用于合金钢制造，此行业工人接触 V_2O_5 的浓度为 0.2 ~ 7.0 mg/m³，主要通过呼吸道吸入含钒或 V_2O_5 的粉尘、烟雾或蒸气。煤和燃料油（钒在油类可挥发部分被蒸馏后仍可在重油部分残留）燃烧可形成 V_2O_5，遇水生成矾酸，对皮肤、黏膜有强烈的刺激作用。燃烧重油的发电机、锅炉、汽轮机等都可产生 V_2O_5 尘烬；清扫锅炉时接触粉尘浓度可达 50 ~ 100 mg/m³（粉尘中钒主要以 V_2O_5 和 V_2O_3 存在，粉尘含钒量可达 6.1% ~ 12.75%）。此外，V_2O_5 和 NH_4VO_3 是化工生产重要的催化剂，约占钒总消耗量的 3%，此类生产中，工人接触钒的浓度为 0.5 ~ 4.0 mg/m³。钒的化合物还可用做纺织品的媒染剂，如硫酸氧钒（$VOSO_4$）、NH_4VO_3 和 V_2O_3。钒的氧化物和偏钒酸盐可作为生产油墨、墨汁的原料；V_2O_5 和 NH_4VO_3 可做陶瓷釉料，$VOSO_4$ 可做玻璃的着色剂。

蘑菇、海鲜、黑胡椒、欧芹、茴香、种子、谷物、菠菜（含钒量 0.05 ~ 1.8 μg/g）等是人饮食中钒的主要来源，每人每天可摄入 10 ~ 160 μg 钒元素，其中 1% ~ 10% 的钒可通过胃肠吸收入血。燃烧炉烟气的飘尘中含有钒 5% ~ 17%（主要为 V_2O_5 和 V_2O_3），故城市和工业区居民体内的含钒量明显高于农牧区居民。

金属钒曾用于治疗梅毒，偏钒酸盐曾用于治疗结核、贫血、神经衰弱、风湿病等，均有中毒病例报道。近年来，越来越多的研究证实，钒的各类化合物及配合物可调节 B、T 淋巴细胞内的炎症相关信号通路，进而抑制炎性反应，在治疗自身免疫病或癌症辅助化疗中，可减少顺铂（CDDP）治疗中正常细胞产生的活性氧和活性氮损伤，延长癌症患者的顺铂化疗时间窗，进而增加癌症患者的生存时间。因此，在今后的医疗领域，人与钒化合物的接触可能会越来越多。

三、吸收、分布、代谢与排泄

钒是动物和人所必需的微量元素，可影响含硫氨基酸、辅酶 A、硫辛酸、胆固醇、胆碱、脂类、单胺氧化酶的代谢，还可影响造血功能、红细胞成熟，或抑止龋齿的发生。钒在人体内总量约 30 mg，容易与血清蛋白，特别是脂蛋白结合，被吸收的钒主要经血清转运并广泛分布于机体组织中，主要贮存于骨中，其次为肝、肌肉和肾，亦可见于内分泌腺和性腺。

李书隆等研究一次性腹腔注射 V_2O_5（5 mg/kg）后钒在雌性大鼠体内的分布。采用健康成年雌性 Wistar 大鼠，体重 200 ~ 240 g。实验共分为三组，即未染毒的对照组、染毒后 4 小时组和 24 小时组。每组 3 ~ 4 只。实验组染毒剂量均为 5 mg/kg，一次性腹腔注射，对照组仅给予的等量生理盐水。到达指定时间节点后，股动脉放血处死动物，取不同脏器组织，立即测试或置低温冰箱（−30℃）备用。采用 JP-2 型示波极谱仪扫描后用标准曲线法计算各个组织器官的钒含量。结果显示，对照组大鼠体内各组织均含有一定量的钒，其中含量最高的前 4 位依次是卵巢、子宫、肾和肺（浓度分别为：0.17、0.15、0.08 和 0.08 μg/g），含量最低的 2 位依次是血和肝（浓度分别为 0.004 和 0.03 μg/g）。染毒后 4 小时，各组织器官内钒浓度均显著升高，其中肾、肝和骨中增长最明显，分别上升 106.5、56.0 和 35.8 倍，脑、肺、子宫增长倍数最低，分别上升 1.0、6.3 和 8.3 倍，绝对浓度由高至低依次为：肾、卵巢、肝、骨、子宫、肺、心肌、脾、脑和血（钒浓度分别为 2.81、1.71、1.47、1.40、0.58、0.57、0.44、0.11、0.04）。相比染毒后 4 小时，染毒后 24 小时除脾、血和脑内钒含量分别上升 31.8%、25.0% 和 9.1% 外，其他各组织、器官内钒含量均下降，其中下降比例最大的前 4 位依次是肾、子宫、卵巢和肝，钒含量分别下降

60.8%、33.6%、33.0% 和 17.5%。

Conklin 等采用含 0.3 mg/kg V_2O_5 的生理盐水对 4 只 70 日龄的雌性 Fischer 大鼠（体重 150 g）灌胃染毒，每只大鼠在不锈钢笼中分开饲养，收集尿、便，灌胃后 3 日处死大鼠，检测尿、便及体内钒含量，结果显示，仅 2.6%±1.6% 的钒经过胃肠道吸收，吸收的部分中，分别有 4.5%、4.0%、3.3% 和 25% 分布在肝、肾、血液和骨中。吸收的钒主要经尿液排出，约为经粪便排出量的 2 倍。

Mitchell 等将 20 只 10 周龄的雄性 Fisher 344 大鼠（体重 200～250 g）分成两组，分别使用经鼻吸入染毒装置进行染毒，两组分别使用超纯水制备的气溶胶（对照组）和由 40 nm NH_4VO_3 的超纯水混悬液制备的含钒 2 mg/m³ 的气溶胶染毒，每次持续 8 小时，连续进行 4 天，在每一次染毒结束时和最后一次染毒结束后 24 小时每组分别处死 2 只大鼠，剖检取肺进行钒含量测定。结果显示，肺内钒含量随染毒持续天数增加而显著增长（r^2=0.94，$P < 0.05$）。其中，相比第一天，第二天染毒结束后肺内钒含量增长 44%，随后两天，每次染毒结束时肺内钒含量较之前一日增长约 10%，相比最后一次染毒结束，最后一次染毒结束后 24 小时肺内钒浓度下降 39%（从 26.9 µg/g 到 16.5 µg/g）。

Rhoads 等采用 70 日龄的雌性 Fischer 大鼠经气管滴注五氧化二钒悬浊液（40 µg/ 只）染毒 14 天，记录肺内钒含量，结果显示，染毒后 11 分钟，72% 的钒被吸收，剩余的 28% 在接下来的两天内吸收。染毒后 14 天，有 40% 的钒经尿或粪便排出体外，大鼠体内有 40% 残余，其中有 30% 在骨中（总染毒量的 12%）。

四、毒性概述

（一）动物实验资料

1. 急性毒性

钒化合物对动物具有中度至高度毒性（表 10-1）。钒的毒性一般随钒的化合价数增加而增加，五价钒毒性最强，且溶解度最大。毒性还可因毒物侵入途径而不同，动物实验表明，一般是注射＞呼吸道＞

口服。静脉注射时急性中毒剂量为 1 ~ 190 mg/kg。动物中家兔和豚鼠对钒的毒性最敏感。

表10-1　各种钒化合物对动物的LD_{50}（皮下注射，mg/kg）

化合物	大鼠	小鼠
三氯化钒（VCl_3）	30	—
五氧化二钒（V_2O_5）	—	87.5 ~ 117.5
偏钒酸铵（NH_4VO_3）	20 ~ 30	25 ~ 30
原钒酸钠（Na_3VO_4）	50 ~ 60	50 ~ 100
焦钒酸钠（$Na_2V_2O_7$）	40 ~ 50	50 ~ 100
四聚钒酸钠（$Na_4V_4O_{11}$）	30 ~ 40	25 ~ 50
六聚钒酸钠（$Na_4V_6O_{17}$）	40 ~ 50	100 ~ 150
硫酸氧钒 [$VO_2(SO_4)_3$]	158 ~ 190	125 ~ 150
亚钒酸钠（$Na_2V_2O_5$）	10 ~ 20	100 ~ 150

孙素玲等（2011）为了考察 NH_4VO_3 对小鼠血清和肝转氨酶活力的影响，将 50 只昆明种 KM 小鼠（体重 23±3g）随机分为 5 组，每组雌雄各半，对照组应用双重蒸馏水，4 个染毒组饮用 NH_4VO_3 剂量分别为 5、10、15 和 20 mg/kg/d 的双蒸水溶液，连续染毒 14 天后取血和肝样品，测定血清和肝中谷丙转氨酶（ALT）和谷草转氨酶（AST）活力。实验结果表明：染毒组小鼠血清中 ALT 和 AST 活力随着 NH_4VO_3 剂量的增加而升高，肝中 ALT 和 AST 活力随着 NH_4VO_3 剂量的增加而降低；与对照组相比，剂量 5 mg/kg/d 组小鼠血清和肝的 ALT 和 AST 活力差异无统计学意义（$P > 0.05$），剂量 10、15 和 20 mg/kg/d 各组小鼠血清和肝 ALT 和 AST 的活力差异具有统计学意义（$P < 0.01$）。研究结果提示，NH_4VO_3 在 10 ~ 20 mg/kg/d 剂量范围内可损伤小鼠肝细胞。

孙素玲等（2012）为研究钒对大鼠肝微粒体氧化酶活性的影响，将 70 只清洁级 Wistar 大鼠（体重 250 ~ 300 g）随机分为 7 组，每组 10 只，雌雄各半，每组大鼠每天分别给予 NaVO$_3$ 剂量为 0（对照组）和 1.25、2.5、5、10、20、40 mg/kg 的蒸馏水，持续染毒 20天，将大鼠断头处死，放血后迅速取肝制备肝线粒体、微粒体。按照 GSH-Px 和 CAT 活力试剂盒说明书操作，使用 SPSS11.0 单因素方差分析和 LSD 多重比较分析数据。结果显示，对照组 GSH-Px 活力为 340.69±25.69 nmol/mg/min，与之相比，2.5、5、10、20、40 mg/kg 染毒剂量组 GSH-Px 活力降低 [分别为：288.44±12.56，$P < 0.05$；249.49±19.43，$P < 0.01$；159.77±31.83，$P < 0.01$；91.55±17.62，$P < 0.01$；87.23±14.82，$P < 0.01$（单位：nmol/mg/min）]，差异均有统计学意义。对照组 CAT 活力为 3.543±0.139 nmol/mg/min，与之相比，5、10、20、40 mg/kg 染毒剂量组 CAT 活力降低 [分别为：2.683±0.579，$P < 0.01$；2.543±0.719，$P < 0.01$；2.469±0.602，$P < 0.01$；2.122±0.118，$P < 0.01$（单位：nmol/（mg·min)]，差异均有统计学意义。且各组间的 GSH-Px 和 CAT 活力改变均随染毒剂量增大而增大，呈现出剂量 - 效应关系。

易浪波等（2012）采用 21 天静态换水暴露法对日本青鳉鱼进行染毒，探讨钒酸钠（NaVO$_3$）对日本青鳉鱼肝抗氧化酶活力的影响。研究选用第三代 6 月龄的健康日本青鳉成鱼，体长 24.3±0.91 mm，体重 0.28±0.011 g。根据 NaVO$_3$ 对日本青鳉成鱼的急性 LC$_{50}$（2.73 mg/L）资料，设置 NaVO$_3$ 剂量分别为 0（对照）、0.01、0.02、0.04、0.08、0.15 和 0.30 mg/L 的染毒组，每组设 3 个平行缸，每缸 18 尾。染毒前选择大小均匀的日本青鳉称重后，随机投放至各缸中染毒。染毒实验在 6 L 的玻璃缸（20 cm×15 cm×20 cm）中进行，染毒溶液的体积为 4 L。染毒持续时间为 21 天。分别在染毒前及染毒第 7、14 和 21 天，从每个染毒组随机抽取 4 尾鱼，用去离子水充分洗净后，再用医用纱布擦干；称量体重后打开腹腔，迅速取出肝，置于 1.5 ml 离心管内称重，立即放入 –70℃ 低温冰箱保存。制备匀浆后，采用考马斯亮蓝法对蛋白质含量进行测定，采用黄嘌呤氧化酶法进行 SOD 活力的测定，采用紫外分光光度法进行 CAT 活力的测定。研究结果显示，染毒 7 天时，NaVO$_3$ 浓度 0.30 mg/L 组日本青鳉的体重明显高于对照组，差异有统计学意义（$P < 0.05$）；染毒 14 天时，NaVO$_3$ 浓度为 0.04 和 0.08 mg/L 组日本青鳉的体重明显高于对照组，差异有统计学意义（$P < 0.05$）；染毒 21 天时，NaVO$_3$ 浓度 0.01、0.02 和 0.04 mg/L 组日本青鳉的体重明显高于对照组，差异有统计学意义（$P < 0.05$）。表明高浓度 NaVO$_3$ 短时间染毒以及低浓度 NaVO$_3$ 长期染毒均可使日本青鳉体重升高。染毒 7 天时，NaVO$_3$ 浓度 0.08、0.15 和 0.30 mg/L 组日本青鳉肝重量明显低于对照组，差异有统计学意义（$P < 0.05$），日本青鳉的肝系数也显著低于对照组，差异有统计学意义（$P < 0.05$）；暴露 14 天和 21 天时，NaVO$_3$ 浓度 0.04、0.08、0.15 和 0.30 mg/L 染毒组的日本青鳉肝系数显著低于对照组，差异有统计学意义（$P < 0.05$）。日本青鳉肝 SOD 活力的测定结果显示，在剂量 - 效应关系方面，随着 NaVO$_3$ 染毒浓度的升高，日本青鳉肝 SOD 活力均呈先升高后下降的趋势。染毒 7 天时，NaVO$_3$ 浓度 0.01、0.02 和 0.04 mg/L 组日本青鳉肝 SOD 活力均显著高于对照组，NaVO$_3$ 浓度 0.30 mg/L 组日本青鳉肝 SOD 活力显著低于对照组，下降了 15.52%，差异均有统计学意义（$P < 0.05$）；染毒 14 天时，NaVO$_3$ 浓度 0.02 mg/L 组日本青鳉肝 SOD 活力明显高于对照组，差异有统计学意义（$P < 0.05$），NaVO$_3$ 浓度为 0.08、0.15 和 0.30 mg/L 染毒组日本青鳉肝 SOD 活力均显著低于对照组，差异有统计学意义（$P < 0.05$）；染毒 21 天时，NaVO$_3$ 浓度 0.04、0.08、0.15 和 0.30 mg/L 组日本青鳉肝 SOD 活力均低于对照组，差异有统计学意义（$P < 0.05$），其中，NaVO$_3$ 浓度 0.30 mg/L 组日本青鳉肝 SOD 活力达最小值，与对照组相比下降了约 50%。随着 NaVO$_3$ 染毒时间的延长，日本青鳉肝 SOD 活力均呈下降趋势，呈现时间 - 效应关系。

2. 慢性毒性

孙立萍等（2015）采用饮水染毒方法对雄性 SD 大鼠染毒，观察亚慢性染毒 NaVO$_3$ 对大鼠脑生长发育及海马、大脑皮质、纹状体的细胞凋亡的影响。将 49 只 21 日龄健康雄性 SD 大鼠，体重（66±10）g，随机分为对照组（n=12）及低（n=12）、中（n=12）、高（n=13）染钒组（NaVO$_3$ 浓度：0、0.5、1.0、2.0 mg/ml）。连续饮水染毒 3 个月后，取脑测脏器系数，并观察海马、皮质和纹状体组织学变化。流式细胞仪检测海马、皮质和纹状体的细胞凋亡率。研究结果显示，低钒组（0.466±0.077）、中钒组（0.470±0.058）、高钒组（0.712±0.262）的大鼠脑脏器系数高于对照组（0.392±0.023），差异有统计学意义（$P < 0.05$），且高钒组高于中、低钒组，差异有统计学意义（$P < 0.05$）。HE 染色显示，染钒组海马、皮质、纹状体均出现组织疏松、水肿和毛细血管扩张，部分可见神经细胞嗜酸性变，神经元凋亡及噬神经现象。比较海马组织的早期凋亡率和总凋亡率发现，高染钒组（14.30%，15.00%）和中染钒组（7.45%，7.55%）高于对照组（1.65%，1.75%），且高染钒组高于低染钒组（4.10%，4.10%），差异有统计学意义（$P < 0.01$）；在纹状体组织中，中染钒组（9.50%，9.80%）、高染钒组（13.55%，14.65%）的早期凋亡率和总凋亡率高于对照组（2.15%，2.35%），差异有统计学意义（$P < 0.01$）；比较皮质组织的早期凋亡率和总凋亡率发现，高染钒组（16.75%，17.40%）和中染钒组（9.50%，9.80%）的早期凋亡率和总凋亡率高于对照组（3.15%，3.15%），高钒组高于低钒组（8.30%，8.55%），差异有统计学意义（$P < 0.01$），中染钒组（0.45%）、高染钒组（0.50%）的晚期凋亡率高于对照组，差异有统计学意义（$P < 0.01$）。该研究提示，亚慢性染钒可导致海马、大脑皮质、纹状体神经细胞凋亡，影响大鼠脑生长发育。

3. 致突变

施荣山等选用分析纯 V_2O_5（含量不少于99%）进行了鼠伤寒沙门菌回变试验（Ames 试验）、大肠埃希菌回变试验、小鼠显性致死试验、微核试验、枯草杆菌重组试验和姐妹染色单体互换试验。实验结果显示：在大肠埃希菌回变试验中，检测碱基置换突变型菌株 WP1、WP1A 和 CM891，相比对照组，加与不加 S9 均可见回变数增高，差异具有统计学意义；在微核试验中，分别采用 0、0.25、1、4 mg/kg V_2O_5 染毒，阴性对照组微核率为 4.22‰，实验组各组与对照组之间经 q 检验，差异均具有统计学意义（$P < 0.05$），其中 0、0.25、1 mg/kg 所诱发的微核率随剂量增高而增高，剂量 - 反应关系明确，4 mg/kg 相比 1 mg/kg 组，微核率差异无统计学意义；在枯草杆菌重组试验中，V_2O_5

在 5、10、50 mg/ml 浓度时结果均为阴性，当剂量增至 100 mg/ml 时，H17 与 M45 菌株抑菌带长度之差为 5.5 mm，判断为（++），具有致突变性；在 Ames 试验、小鼠显性致死试验及姐妹染色单体互换试验中检测结果均为阴性。

Kanematsu 等用枯草杆菌重组试验测试了 127 种金属化合物对 DNA 的损伤能力，其中三种钒化合物（$VOCl_2$、V_2O_5、NH_4VO_3）均呈弱阳性。

Arlauskas 等用改良的 Ames 法对 NH_4VO_3 进行研究，发现 NH_4VO_3 对沙门菌（TA_{1535}）诱变作用阳性。

4．生殖发育毒性

李红霞等选用 5 只 25 ~ 30 日龄的雄性 Wistar 大鼠，体重 30 ~ 50 g，以颈椎脱臼法处死后取出双侧睾丸，剥离被膜和血管后，粗略切割曲细精管，在切割后的组织中加入 0.25% 胰蛋白酶溶液，37℃ 水浴振荡（75 次 / 分），消化 15 分钟后，将消化液用孔径为 100 μm 的尼龙网过滤，将残留在尼龙网上的细胞团块冲洗后，用含 1% 小牛血清的 DMEM 液制成细胞悬液。在 24 孔细胞培养板上，每孔加 2 ml 细胞悬液，置 37℃ 的 CO_2 培养箱中培养 20 小时，更换无血清的 DMEM 液后，分别用 V_2O_5 浓度为 0（空白对照组）、0.0625、0.125、0.25、0.50 和 1.00 mmol/L 的试剂染毒，每组做 4 个平行样本。分别于培养后 4、12、24 和 48 小时更换培养液，计数更换液中的生精细胞脱落数。结果显示，倒置显微镜下观察，加入 V_2O_5 前，培养板上各孔细胞生长良好，加入 V_2O_5 4 小时后，高浓度组培养液中出现悬浮细胞，12 小时后，0.125 mmol/L 浓度及以上各组的培养液中悬浮细胞明显多于对照组，差异有统计学意义（浓度 0.125 至 1.00 mmol/L 组生精细胞脱落数分别比对照增加 24.65%、58.60%、68.84% 和 103.72%，$P < 0.05$），加 V_2O_5 24 小时后，细胞增殖速度减慢，并观察到 0.50 mmol/L 及以上各剂量组的细胞大量崩解死亡。

张天宝等采用体外着床后全胚胎培养方法，观察 V_2O_5 对大鼠胚胎生长发育的影响。试验选用成年 Wistar 大鼠，雌鼠体重 200 ~ 250 g，雄鼠 250 ~ 300 g。将雌雄大鼠合笼交配，每个胚胎在查见阴道栓之日起计第 0 天，于第 9 日 16：00 时进行胚胎移植和体外培养，采用同种雄性大鼠即刻离心制备的血清，经过滤除菌和 56℃ 30 min 水浴灭活处理制备培养基，共获取胚胎 39 个，分别用含 V_2O_5 浓度为 0（对照组）、1.25、2.5、5.0 mg/L 的溶液处理，各组胚胎数分别为 10、10、9、10 个，观察各组卵黄囊生长、胚胎发育存活情况。试验结果显示，相比对照组，1.25 mg/L 组胚胎发育的脑部异常、体节减少、前肢发育不全、轴向旋转异常和神经管未闭的发生率，以及评价胚胎发育形态的 Brown 评分，差异无统计学意义（$P > 0.05$），2.5 和 5.0 mg/L 组胚胎的体节减少、前肢发育不全、轴向旋转异常和神经管未闭的发生率显著升高，差异有统计学意义（$P < 0.05$）；头部畸形发生率差异无统计学意义；Brown 评分显著降低，差异有统计学意义（$P < 0.05$）。

5．致癌

Kanisawa 等选用 200 只 20 ~ 22 日龄的白色初离乳的 Swiss 小鼠随机分成两组，每组 100 只，雌雄各半，对照组小鼠自离乳后开始饮用仅含必需痕量金属（锰 10 μg/ml，铬 1 μg/ml，钴 1 μg/ml，铜 5 μg/ml，锌 50 μg/ml 和钼 1 μg/ml）的水，持续整个生命周期，染毒组小鼠自离乳后给予额外增加 5 μg/ml 氧钒根离子的饮用水，持续整个生命周期，同时饲养环境采取多种措施避免外来微量元素干扰。解剖死亡小鼠，将异常组织及肝、心、脾、肺和肾切片染色后进行显微镜检，统计两组小鼠各部位癌前病变、良性肿瘤及恶性肿瘤的数量，采用卡方检验和 t 检验分析比较数据。结果显示，染毒组与对照组在癌前病变、良性肿瘤、恶性肿瘤发生率、发生部位分布的差异均无统计学意义（$P > 0.05$）。

Schoreder 研究钒对 Long-Evens 大鼠的致癌作用，选取初离乳 20 ~ 22 天大鼠 219 只，分为空白对照组和染毒组，给空白对照组大鼠（雄鼠 52 只，雌鼠 54 只）含锌、镁、铜、三价铬、钴和钼的可溶性盐的饮用水，以及含 60% 黑麦粉、30% 脱脂奶粉、9% 玉米油和 1%NaCl 的饲料；给染毒组（雄鼠 52 只，雌鼠 61 只）额外添加 5 ppm 硫酸氧钒的饮水和含钒 3.2 μg/g 的饲料，持续整个生命周期。每月称量体重，并对中途死亡或存活至 315 日龄的大鼠进行剖检，统计肿瘤发生率。结果显示，相比对照组，染毒组大鼠体重差异无统计学意义（$P > 0.05$），染毒组大鼠肿瘤发生率差异无统计学意义（$P > 0.05$）。

（二）流行病学资料

1. 横断面研究

袁中文等对某铁合金厂钒铁车间接触 V_2O_5 的工人进行流行病学调查，接触组为接触 V_2O_5 烟、尘岗位工人 74 名，年龄 26 ～ 58 岁，平均年龄 40.12 岁，专业工龄 4 ～ 26 年，平均 16.8 年。选同一地区机械厂不接尘、毒工人为对照组，两组均为男性。近 5 年车间空气中 V_2O_5 含量在 1.2 ～ 18 mg/m^3，大多在 6 ～ 7 mg/m^3。工人有防护面罩、手套等劳动防护用品。调查结果显示，接触 V_2O_5 的作业工人报告存在咳嗽、咳痰、气短、神经衰弱的比例明显高于对照组，差异具有统计学意义（$P < 0.05$），报告鼻黏膜充血或糜烂及肺部有干性啰音的比例也明显高于对照组。V_2O_5 作业工人尿钒含量显著高于对照组，而血清铜蓝蛋白、免疫球蛋白 IgG、毛发胱氨酸显著低于对照组，差异具有统计学意义（$P < 0.01$），免疫球蛋白 IgM 和指甲胱氨酸同对照组相比也显著降低，差异具有统计学意义（$P < 0.05$）。观察组的收缩压及舒张压、血清胆固醇和免疫球蛋白与对照组相比，无统计学差异（$P > 0.05$）。

李红等（2013）采用横断面研究方法，分析了钒职业接触人群早期主观症状表现特点，探讨钒与主观症状表现的剂量 - 反应关系。该研究将研究对象分为接触组（1177 名钒作业 ≥ 1 年工人）和对照组（1052 名无钒接触史工人），分析钒接触对职业接触人群主观症状影响。研究结果显示，接触组与对照组皮肤黏膜刺激症状检出率分别为 30.6% 和 4.8%，呼吸系统症状检出率分别为 5.0% 和 1.3%，神经系统症状检出率分别为 10.5% 和 7.5%，心血管系统症状检出率分别为 3.5% 和 1.4%，2 组比较，差异均有统计学意义（$P < 0.05$）；皮肤黏膜刺激症状检出率与累计接钒量存在剂量 - 反应关系（趋势检验 $\chi^2 = 9.006$，$P < 0.01$）。该研究结果提示，接钒工人主观症状主要表现为皮肤黏膜刺激症状和神经系统、呼吸系统、心血管系统症状，且皮肤黏膜刺激症状检出率与累计接钒量存在剂量 - 反应关系。

2．队列研究

Wolf 等（2015）为研究大气可吸入颗粒物（PM_{10}）和细颗粒物（$PM_{2.5}$）中各组分（V、S、K、Cu、Fe、Ni、Zn、Si）接触同心血管疾病风险间的关联，对芬兰、瑞典、德国和意大利的 11 个慢性病队列进行了数据合并分析，研究的 15 年间（1992—2007 年），剔除曾患有心血管疾病的个体和资料不完整的个体后，11 个队列共观察 100 166 人，总计 1 154 386 人年（人均 11.5 人年），共观察到 5157 例心血管事件。通过在每个队列所在区域布置 20 个采样点测量 3 次，每次持续 14 天，来建立各个区域的年接触水平和变化趋势评估模型，结合地势、交通、土地使用和居住密度为每个区域内的 8 种物质含量分别建立预测模型，并估计成员的接触水平。采用 Cox 比例风险回归模型，分析扣除个体加入队列时间、性别、婚姻状况、教育水平、职业、吸烟史和区域经济水平后，分析 PM_{10} 和 $PM_{2.5}$ 中钒等元素接触对心血管事件风险的影响。结果显示，PM_{10} 接触是心血管事件的危险因素，风险比为（HR）=1.12（95%CI：1.01 ~ 1.25），不能认为 $PM_{2.5}$ 接触可引起心血管患病风险增加，不能认为 PM_{10} 与 $PM_{2.5}$ 中钒的接触引起心血管患病风险增加（HR=1.10，95%CI：0.94 ~ 1.30，HR=1.21，95%CI：0.84 ~ 1.75）。

3．病例对照研究

Jiang 等（2016）针对 2012 年 10 月至 2014 年 4 月间武汉、鄂州和麻城的健康新生儿队列（Healthy baby cohort，HBC）中新生儿是否低出生体重和产前母亲尿钒浓度之间关联进行了巢氏病例对照研究。单胎出生体重不足 2500 g 的新生儿被定义为低出生体重儿，该新生儿的母亲被纳入病例组，采用 1 ：3 匹配选取对照，为每一个病例组产妇在相同医院匹配 3 个年龄相同、且生育新生儿为同性别正常体重新生儿的产妇作为对照。最终有 204 名病例和 612 名匹配的对照纳入研究。在每名产妇分娩前采集尿样（27 ~ 42 孕周，平均 39 孕周），采集后的尿样在 -20℃中冻存。分析前将尿样在室温下融解，在 3%（v/v）HNO_3 中硝化，并在 40℃下超声消化，使用电感耦合等离子体质谱法测定尿中钒浓度（检出限 0.002 μg/L）。将用肌酐校正的钒浓度由高到低排列后等分成三个等级，同孕周、文化程度、是否初产妇以及孕前 BMI 作为预测变量，将新生儿是否低出生体重作为因变量，采用条件 Logisitic 回归分析。结果显示，病例组产妇尿钒水平 1.27 μg/L（3.04 μg/g 肌酐）显著高于对照组的 1.22 μg/L（1.93 μg/g 肌酐），差异有统计学意义（$P < 0.01$）。将用肌酐校正的钒浓度由高到低排列后等分成三个等级，控制其他因素影响后可见，相比于尿中钒浓度等级最低产妇，尿中中和高钒浓度产妇生育低出生体重儿的 OR 分别为 1.69（95%CI：0.92 ~ 3.10）和 2.23（95%CI：1.23 ~ 4.05），呈现出剂量-反应关系的趋势。

（三）中毒临床表现与防治原则

金属钒不易吸收，故毒性很低；但部分钒的化合物因其容易吸收而对人有中度毒性和刺激性；其毒性大致随原子价的增加和溶解度增大而呈现增加的趋势，如五价钒的毒性为三价钒的 3 ~ 5 倍。食物中锌含量增高可加重钒的毒性，维生素 C 则能降低钒的毒性，可能由于维生素 C 可使五价钒还原为低价钒所致。钒化合物的毒性亦因侵入途径不同而有差别，注射毒性最强，其次为呼吸道，经口最低，皮肤吸收很少。最常见的五价钒化合物为 V_2O_5，本节拟以其为例介绍钒化合物的临床毒性，主要是呼吸道和眼的刺激症状，并有一定致敏作用。

1. 急性中毒

吸入浓度为 0.3 ~ 1.0 mg/m³ 的 V_2O_5 粉尘 8 小时可引起咳嗽，接触 10 mg/m³ 的 V_2O_5 粉尘可引起急性中毒。轻度中毒类似上呼吸道感染，接触后半小时至数小时可出现眼、鼻、咽刺激症状，6 ~ 12 小时后出现干咳、胸痛、乏力，偶可腹泻，停止接触后 2 ~ 3 天症状消失；及时检测尿钒，可见排出增加。正常人尿钒浓度多不超过 0.006 μmol/L（0.3 μg/24 h），尿钒的生物监测限值为 0.05 μmol/L（2.5 μg/L）。

严重者除出现上述改变外，尚有头痛、恶心、心悸、出汗、伴有腹痛、腹泻、呕吐、双手震颤、墨绿色苔、瘙痒性皮疹或湿疹等全身症状及呼吸困难、持续性哮喘等肺部表现，胸部 X 射线摄片检查可见肺纹理增强或两肺出现斑片状不规则阴影。

2．慢性中毒

接触钒化合物烟尘数月至数年，可出现头晕、乏力、失眠、耳鸣、恶心、食欲缺乏，并有慢性结膜炎、慢性咽炎、慢性鼻炎等表现，如眼结膜充血、咽充血、鼻塞、鼻干、鼻出血、嗅觉减退、鼻黏膜糜烂溃疡等，少数可有鼻中隔穿孔。长期接触者尚可发生慢性支气管炎、支气管扩张，而出现持续性咳嗽、胸闷、气短、胸痛，有时可咯血；胸部 X 线摄片检查可见肺纹理增重；肺功能检查可见最大呼气中段流量（MMEF）下降，或有最大呼气流量 - 容积曲线（MEFV）低于正常；及时检测可见尿钒超过 0.60 μmol/L（30 μg/L）。过敏者接触高浓度钒烟尘时可诱发哮喘，停止接触数日症状可逐渐消失。

3．诊断要点

（1）急性中毒：过量接触钒化合物病史有重要提示意义；若为职业性接触，及时测定工作现场空气中钒浓度，对诊断有很大帮助。墨绿色舌苔为钒接触的特征性表现，可作为钒接触的证据，此可能系 V_2O_5 被还原成 V_2O_3，并在口腔淀粉酶和细菌作用下生成绿色钒盐所致，结合刺激症状为主的临床症状及尿钒超过 1.2 μmol/L（60 μg/L），不难做出急性中毒诊断。但应注意排除上呼吸道感染、流行性感冒、其他刺激性气体中毒等其他病因。

（2）慢性中毒：原则与急性中毒同，由于其临床表现的特异性差，使诊断的难度明显加大。尿钒增加仅能提示近期有过量钒接触，而不能根据尿钒高低判断有无钒中毒；停止钒化合物接触后症状明显改善，多提示病情与钒接触有密切关系。

血钒的测定方法目前仍欠规范，测定结果相差悬殊，目前尚难用于临床；发钒的临床价值亦待确定。有人报道指甲的胱氨酸含量与尿钒有一定相关，当尿钒达到 0.4 ~ 0.60 μmol/L（20 ~ 30 μg/L）时，指甲中胱氨酸含量减低，但其临床价值仍有待探讨。

4．急救与治疗

（1）急性中毒：患者应立即脱离钒接触；口服者应充分洗胃，并灌服活性炭（30 ~ 50 g）；积极对症支持处理，如给予镇咳止喘药、支气管扩张药、抗生素、糖皮质激素，补足血容量，维持电解质平衡等。一般无需排钒治疗，但依地酸钙钠、二巯丁二酸、大量维生素 C，以及使用氯化铵酸化尿液等均有一定排钒作用。

（2）慢性中毒：无特效疗法，亦以对症支持治疗为主；由于目前确诊慢性钒中毒尚有一定困难，故一旦发现有类似慢性钒中毒表现者，应尽快停止钒化合物接触或调离钒作业岗位，以防损伤加重。

五、毒性表现

（一）动物实验资料

1. 急性毒性

Knecht 等开展了一项关于食蟹猴呼吸道 V_2O_5 烟尘染毒后肺部功能变化的研究。将 16 只成年雄性食蟹猴分成 2 组，每组 8 只，分别全身暴露于浓度为 0.5 和 5.0 mg/m^3 的 V_2O_5 气溶胶下染毒，气溶胶的质量中值空气动力学直径（MMAD）为 0.6 μm，每隔 1 周染毒 1 次，每次染毒持续 1 周。在暴露前为每只猴确定肺功能和肺多形核白细胞基线值，在每次暴露后 1 天进行综合肺功能检查，测试气道和肺实质的功能变化，之后通过细胞学分析支气管肺泡灌洗（BAL）从下呼吸道回收的呼吸道细胞，评估肺部炎症。将肺功能和染毒后 BAL 获得细胞的分析结果与在 V_2O_5 暴露之前为每只猴确定的基线值进行比较。结果显示，5.0 mg/m^3 急性 V_2O_5 粉尘吸入后，在中央和外周气道中均产生显著的气流限制，伴随着通过 BAL 从肺中回收的总细胞计数的显著增加，但未检测到任何的器质性改变。其中，多形核白细胞（PMN）的绝对数量和相对百分比的显著增加最为明显。0.5 mg/m^3 组未观察到上述指标的改变。这些发现表明，涉及 PMN 的肺部炎症变化可能在急性吸入 V_2O_5 粉尘后发生气流流量限制中发挥重要作用。

2. 慢性毒性

安庭士等选取 44 只雌性 Wistar 大鼠（体重 110～150 g），研究吸入不同浓度 V_2O_5 烟尘（粒径 0.001～0.33 μm）后的中毒表现，将 44 只大鼠分为 4 组，分别在含 V_2O_5 浓度为 0（对照组，12 只）、0.017±0.002 mg/m^3（低剂量组，10 只）、0.06±0.01 mg/m^3（中剂量组，12 只）和 4.5±0.1 mg/m^3（高剂量组，10 只）的动式染毒柜中染

毒，每天染毒 4 小时，每周染毒 6 天，持续 5 个月，期间定时称量动物的体重，观察结束后处死动物，计算肺脏器系数，取动物肺进行组织和病理检查。结果显示，相比对照组大鼠，高剂量组体重增长缓慢，在 3～4 个月间体重不增反降，与对照组相比，差异有统计学意义（$P < 0.05$），中、低剂量组体重与对照组差异无统计学意义（$P > 0.05$）。与对照组肺脏器系数（0.53 ± 0.03）相比，高浓度组肺脏器系数（0.65 ± 0.06）增大，差异有统计学意义（$P < 0.05$），中、低浓度组差异无统计学意义。病理观察肉眼可见高浓度组大鼠全肺表面有大头针大小棕黑色小点，分布均匀，不突出表面，肺边缘较钝，部分大鼠可见灶性紫红色突变或灰白色气肿区，中、低剂量组和对照组未见类似改变。镜检可见，高浓度组大鼠肺明显充血、灶性出血、支气管旁淋巴结反应性增生。支气管内可见炎性细胞和脱落上皮细胞。管周炎性细胞浸润，呼吸性细支气管开口处炎性细胞反应，并见大量异物吞噬细胞、淋巴细胞、炎性细胞、组织细胞聚集，致使肺泡隔增厚。部分大鼠除上述改变外，尚见代偿性肺气肿、局灶性间质性肺炎。中浓度组改变与高浓度组类似，但范围与严重程度较轻，低浓度组与对照组相比无明显差异。

3. 致癌

美国国立卫生研究院（National Institutes of Health，NIH）为考察小鼠呼吸道 V_2O_5 暴露与呼吸道肿瘤的关系，将 6～7 周龄的雌、雄性 $B_6C_3F_1$ 小鼠各 200 只分成 4 个染毒剂量组，每组雌雄各半，分别在动态染毒柜中染毒，浓度分别为 0（对照）、1、2、4 mg/m^3 的 V_2O_5 气溶胶，每周染毒 5 天，每天染毒 6 小时 12 分，持续 104 周，剖检统计各组小鼠良、恶性肿瘤发生率、肺泡和支气管腺瘤发生率以及肺泡和支气管畸形增生发生率。结果显示，相比对照组小鼠，各个剂量组雌、雄小鼠的良、恶性肿瘤发病率均显著提高，差异有统计学意义（$P < 0.05$）。其中，暴露在 2 mg/m^3 的 V_2O_5 气溶胶的雄性小鼠和暴露在 1、2、4 mg/m^3 剂量组的雌性小鼠的肺泡和支气管腺瘤发生率（分别为 52%、34%、46% 和 38%）相比对照组显著增加（雄、雌性对照组肺泡和支气管腺瘤发生率分别为 24% 和 2%，$P < 0.05$）。病理学观

察可见，各个剂量组雌、雄性小鼠肺泡和细支气管的畸形增生发生率相比对照组小鼠均显著提高，差异有统计学意义（$P < 0.05$）。

2006 年，IARC 依据 V_2O_5 对小鼠的致肺癌作用，将 V_2O_5 定为 2B 类，对人类可能致癌物。2009 年，美国政府工业卫生会议（ACGIH）将 V_2O_5 列入 A3 类（对动物致癌性明确，对人致癌性尚未明确）致癌物。

（二）流行病学资料

1．横断面研究

朱陶等（2010 年）通过收集分析钒作业工人的健康体检资料，从人群流行病学调查的角度探索了钒化合物的多系统损害效应的表现特征。选取某钢铁企业钒制品厂 V_2O_5 生产车间的工人作为钒接触组，选取同一企业冷轧厂的工人作为对照组。共纳入研究对象 266 例，其中接触组 148 例，对照组 118 例。研究对象均为男性，抽样法为简单随机抽样法。对照所在厂除了不接触钒外，其他职业因素与接触组所在厂基本相同。接触组年龄为（35.4 ± 7.5）岁，对照组年龄为（35.2 ± 6.8）岁；工龄方面，接触组为（12.7 ± 7.0）年，对照组为（11.3 ± 5.7）年。根据《工作场所空气中有害物质监测的采样规范》（GBZ159-2004）对 V_2O_5 生产车间布点采样。所有样品均采用火焰原子吸收光谱法见（GBZ/T160.10-2004）进行测定，结果显示：V_2O_5 生产车间在研究 3 年内测量的平均钒浓度均超标，对照组工作场所未检测到钒烟尘。职业健康体检资料收集包括 70 项常见症状和 16 项体征资料，按检出率由高到低排序后，位居前 7 位的症状为：鼻痒、流涕、喷嚏、眼发痒、流泪、鼻塞和皮肤瘙痒；位居前 7 位的体征为：结膜充血、咽充血、眼睑结石、皮疹、鼻黏膜充血、扁桃体肿大和鼻甲肥大。接钒组的上述各项症状和体征检出率均高于对照组，差异具有统计学意义（$P < 0.05$）。将所有症状和体征按系统进行归类，接触组的呼吸道症候群检出率位居前第一位，检出率高达 78.4%，与对照组相比，检出率差异具有统计学意义（$P < 0.05$）。

2．队列研究

周清等为研究职业性接触含钒粉尘对工人肺功能的影响，选取上海某冶炼厂 80 名接触钒的工人作为接触组（男性，23 ～ 53 岁，平均年龄 31 岁，平均接尘 8.7 年），选取年龄、身高、体重和吸烟状况接近的无钒职业接触的 28 名工人作为对照组（男性，23 ～ 50 岁，平均年龄 33 岁），其中接触组按照接触钒尘浓度不同，又分为低接触组（熔化、浸出工段，空气中 V_2O_5 浓度 0.09 ～ 0.24 mg/m^3）、中接触组（粉碎、司窑、干球磨工段，空气中 V_2O_5 浓度 0.35 ～ 0.99 mg/m^3）和高接触组（混料、湿球磨、包装工段，V_2O_5 浓度 5.46 ～ 25.3 mg/m^3）。测量工人用力肺活量（FVC）、第一秒用力呼气容积（FEV_1）、一秒率（$FEV_1/FVC\%$）和最大呼气中段流速（MMEF）。肺功能共检查两次，第一次在停工 5 天后检查，第一次检查 9 个月后进行复查，每次检查肺功能前向受试者交代注意事项并示范，每人重复 2 ～ 3 次，采用王美琳等所做的中等强度体力劳动的健康男性工人的预测肺功能随年龄、身高和体重变化的回归方程，计算接触钒工人肺功能实测值占预计值百分比。结果显示，两次体检中，各浓度组的 MMEF 均低于对照组，差异有统计学意义（$P < 0.05$），且随着钒尘接触浓度增加，MMEF 显现出下降的趋势，但即使高接触组，MMEF 占预计值百分比（MMEF%）也高于 80%，接触组的 FVC、FEV_1 和 FEV_1/FVC 与对照组差异无显著意义。提示工作场所吸入钒化合物主要引起小气道通气功能受限，表现为 MMEF 的下降。

六、毒性机制

（一）氧化应激机制

魏腾达等（2015）对作业工人钒接触与外周血氧化应激水平之间关联进行了研究。采用整群抽样的方法纳入 86 例接钒工人（接触组），65 例对照工人，自制调查问卷收集人口学基本信息及职业接触资料，接触组工人平均年龄（39.3±6.9）岁，平均工龄（13.9±9.6）年，对照组平均年龄（37.4±8.0）岁，平均工龄（15.9±7.7）年，两组年龄、工龄、性别、文化程度和吸烟情况的分布差异均无统计学意义。采用试剂盒法检测目标人群外周血血清样本中的超氧化物歧化酶（T-SOD）、丙二醛（MDA）、诱导型一氧化氮合酶（iNOS）水平，比较接钒工人和对照工人血清氧化应激水平的差异，采用方差分析和协方差分析比较两组血清氧化应激水平的差异。研究结果显示，接触组工人血清中 MDA 含量（9.34±4.58 nmol/ml）显著高于对照组工人（5.75±3.40 nmol/ml），差异有统计学意义（$P < 0.05$），接触组总超氧化物歧化酶（T-SOD）活性（71.46±16.27 U/ml）低于对照组工人（71.46±16.27 U/ml），差异有统计学意义（$P < 0.05$），接触组工人锰超氧化物歧化酶（Mn-SOD）活性（38.52±17.0 U/ml），低于对照组工人（49.26±17.71 U/ml），差异有统计学意义（$P < 0.05$），相比对照组工人，接触组铜锌超氧化物歧化酶（CuZn-SOD）活性无明显变化。该研究提示，钒接触可能会影响作业工人的脂质过氧化，显著降低机体的抗氧化水平。

（二）基因调控

Ingram 等（2007）研究 V_2O_5 处理后 24 小时内不同节点，正常成人肺成纤维细胞的基因表达变化情况，采用实时 - 聚合酶链式反应（RT-PCR）定量测量各基因的表达情况，显著性水平为 0.05，相比对照组，钒作用后 24 小时内，表达水平改变超过对照组同一基因表达水平两倍的基因被当做表达改变基因。结果显示，V_2O_5 暴露后，有超过 1400 个基因的表达发生改变（使用美国昂飞公司人类基因组芯片 Affymetrix Human Genome U133A2.0Array 测定），涉及调控趋化反应、免疫应答、细胞信号、泛素循环、细胞周期、DNA 修复、核运输、RNA 修饰和细胞凋亡的各种基因。例如，其中表达被逐步诱导上调的有 IL-8 和 IL-6 基因（急性炎症反应），PBEF1 和 CX3CR1 基因（炎症反应），STC1 基因（细胞代谢），GDF15 基因（生长抑制），KLF7 和 JUN 基因（转录调节）等；表达被逐步抑制的基因有：GAS1 基因（生长抑制和凋亡），BTG1 和 BTG2 基因（生长抑制），TRAF4 基因（免疫 / 炎症），VCAM1 基因（细胞黏附）和 MARCKS 基因（细胞信号传导）等；表达先升高后降低的有 DUSP6、LYST、CD44 和 SPRED2 基因（细胞信号传导），GATA6（转录调节）和 NEDD9 基因（细胞黏附）等；双相诱导基因有 EGR1 和 EGR3 基因（转录调节），BMP2 基因（细胞分化），CCNT2 基因（细胞循环调节），GBP1 基因（抗病毒活动）和 SLC2A3 基因（代谢相关）等。研究提示，五氧化二钒经呼吸道暴露与肺部细胞接触后可能通过调节一系列代谢、炎症和信号传导基因引起肺部组织功能或结构上的改变。

（栾先国　周　迪）

主要参考文献

1．杨晓改，李逸，刘会雪，等．钒化合物药用研究前景展望．中国科学：化学，2017，（2）：144-154.

2．易浪波，马陶武，彭清静．钒酸钠对日本青鳉肝抗氧化酶活力的影响．环境与健康杂志，2012，（3）：225-228.

3．孙立萍，王克跃，李红．亚慢性钒染毒对大鼠脑生长发育及细胞凋亡的影响．环境与职业医学，2015，（12）：1166-1170.

4．孙立萍，王克跃，李红．偏钒酸钠对大鼠学习记忆及纹状体神经细胞凋亡影响．中国职业医学，2015，（5）：516-520.

5．魏腾达，李顺品，刘云兴，等．钒作业工人的氧化应激水平研究．四川大学学报（医学版），2015，（6）：856-859.

6．严高剑，叶振锋，柴栋，等．二氢杨梅素及其氧钒配合物与DNA的相互作用研究．化学试剂，2017，（4）：409-412+420.

7．孙立萍，王克跃，李红．亚慢性钒染毒大鼠海马细胞凋亡及学习记忆的改变．毒理学杂志，2015，（5）：344-347.

8．田旭岩，应鹏，陆家政，等．3种新型氧钒配合物的抗肿瘤活性作用评价．广东药学院学报，2015，（2）：247-252.

9．封承勇，周鼎伦，李英，等．钒职业危害效应研究．中华预防医学会第十八次全国职业病学术交流大会，福建厦门．2009.

10．邹兴彬，徐元清．钒作业人员的健康状况调查分析．四川冶金，2014，（3）：68-72.

11．孙素玲，周源，刘森，等．偏钒酸铵对小鼠血清和肝转氨酶活力的影响．生态毒理学报，2011，（4）：445-448.

12．朱陶，李健，封承勇，等．钒作业工人的症状体征分析．川北医学院学报，2010，（6）：513-515.

13．李红，何克平，封承勇，等．钒职业接触人群主观症状调查研究．中国职业医学，2013，（3）：261-262.

14．封承勇，周鼎伦，兰亚佳，等．偏钒酸钠对大鼠神经行为功能的影响．现代预防医学, 2012, (23): 6118-6119+6122.

15. 孙素玲, 周建, 周源, 等. 钒对小鼠肝微粒体代谢酶的影响. 毒理学杂志, 2012, (5): 397-399+390.

16. Imtiaz M, Rizwan MS, Xiong S, et al. Vanadium, recent advancements and research prospects: A review. Environ Int, 2015, 80: 79-88.

17. Wolf K, Stafoggia M, Cesaroni G, et al. Long-term Exposure to Particulate Matter Constituents and the Incidence of Coronary Events in 11 European Cohorts. Epidemiology, 2015, 26 (4): 565-574.

18. Jiang MM, Li Y, Zhang B, et al. A nested case-control study of prenatal vanadium exposure and low birthweight. Hum Reprod, 2016, 31 (9): 2135-2141.

19. Fortoul TI, Rojas-Lemus M, Rodriguez-Lara V, et al. Overview of environmental and occupational vanadium exposure and associated health outcomes: an article based on a presentation at the 8th International Symposium on Vanadium Chemistry, Biological Chemistry, and Toxicology, Washington DC, August 15-18, 2012. J Immunotoxicol, 2014, 11 (1): 13-18.

20. Tsave O, Petanidis S, Kioseoglou E, et al. Role of vanadium in cellular and molecular immunology: association with immune-related inflammation and pharmacotoxicology mechanisms. Oxid Med Cell Longev, 2016, 2016: 4013639.

21. Korbecki J, Baranowska-Bosiacka I, Gutowska I, et al. Cyclooxygenase-1 as the main source of proinflammatory factors after sodium orthovanadate treatment. Biol Trace Elem Res, 2015, 163 (1-2): 103-111.

22. Deng Y, Cui H, Peng X, et al. Changes of IgA + cells and cytokines in the cecal tonsil of broilers fed on diets supplemented with vanadium. Biol Trace Elem Res, 2012, 147 (1-3): 149-155.

23. Ingram JL, Antao-Menezes A, Turpin EA, et al. Genomic analysis of human lung fibroblasts exposed to vanadium pentoxide to identify candidate genes for occupational bronchitis. Respir Res, 2007, 8: 34.

24. Costa Pessoa J. Thirty years through vanadium chemistry. J Inorg Biochem,

2015，147：4-24.

25．Yang J，Teng Y，Wu J，et al．Current status and associated human health risk of vanadium in soil in China．Chemosphere，2017，171：635-643.

第七节　铝及其化合物

一、理化性质

铝（aluminum，Al）为银白色轻金属。易溶于稀硫酸、稀硝酸、盐酸、氢氧化钠和氢氧化钾溶液，不溶于水，在潮湿空气中能形成一层防止金属腐蚀的氧化膜。

二、来源、存在与接触机会

铝在自然界中分布广泛，在地壳中的含量仅次于氧和硅，是地壳中含量最丰富的金属元素。自然界中无单质铝存在，含铝的矿物达250种之多，有开采价值的铝矿为铝土矿、明矾石、高岭土、霞石等。铝及其合金以其轻型结构特征广泛用于航空、航天、船舶及电器制造工业。氧化铝可用于生产耐火材料、陶瓷、磨料、催化剂载体、填料等。氢氧化铝在临床上用作抗酸和胃黏膜保护药。铝接触主要见于，食物中天然存在的铝，铝制炊具和餐具使用中迁移出的铝，含铝药物的服用，水净化及明矾加工食品的食用和疫苗铝佐剂的使用。铝矿开采时产生的大量铝尘、生产和加工铝制品时产生的生产性铝尘，制造铝合金和电解氧化铝时产生的大量铝烟尘和蒸气等。

三、吸收、分布、代谢与排泄

铝可经口、鼻腔、皮肤进入机体，日常生活中铝的摄入主要来自食物和饮水。经呼吸道进入的铝尘可以直接进入肺泡，溶解后以液体形式转入肺的血液中或与肺组织结合，并长期在肺和肺门淋巴结中蓄积，也可经鼻腔顶部的嗅觉神经元通过血脑屏障进入脑，并主要积蓄在大脑皮质和海马区。经胃肠道吸收的铝较少，主要在十二指肠，铝的吸收受 pH 影响较大，pH 越小越容易吸收，有机酸如柠檬酸等能促进铝的吸收，肠道内的铝以离子形式与白蛋白结合被吸收进入血液，在血液中易于磷酸盐离子结合，形成难溶性的磷酸铝，使得磷酸盐缺乏，严重影响磷代谢。进入机体的铝随血液循环可到达肝、肾、肺、肾上腺和骨骼。经呼吸道吸收的铝，主要经肾由尿排出，少量在肺泡巨噬细胞细胞作用下，被转送到周围的卫星淋巴结，从肺排出。

四、毒性概述

（一）动物实验资料

1. 急性毒性

雄性昆明种小鼠结晶氯化铝经口 LD_{50} 为 3033 mg/kg。雄性 SD 大鼠氯化铝经口染毒（4000 mg/kg），24 小时后，大鼠出现嗜睡、厌食、食欲缺乏，甚至出现死亡。中毒死亡动物解剖结果显示，肝小叶中央区的坏死，并有骨骼病变和神经损害病变。

2. 亚急性与亚慢性毒性

雄性 SD 大鼠腹腔注射 $AlCl_3$（5、10 mg/kg）2 个月，采用跳台法进行神经行为能力测试，石墨炉原子吸收光谱法测定脑组织铝含量，同时采用原位末端标记法检测细胞凋亡，RT-PCR 法检测凋亡相关基因 bcl-2 mRNA 的表达。结果表明，与对照组相比，大鼠脑组织铝含量在 5 mg/kg 和 10 mg/kg 两个染毒组都显著升高，差异有统计学意义；在 10 mg/kg 染毒组大鼠第 1 次错误的次数和第 2 次错误的次数增多，潜伏期延长，说明铝导致学习记忆力下降；形态学异常以细胞核变形、染色质浓缩、线粒体肿胀、嵴消失、内质网脱颗粒和突触前后膜融合为主。10 mg/kg 染毒组大鼠大脑组织细胞凋亡，抑凋亡基因 bcl-2 mRNA 表达增多。

清洁级雄性 Wistar 大鼠灌胃给予葡萄糖酸铝（Al^{3+}，200 mg/kg），1 次 / 天，每周 5 天，连续 20 周，建立慢性铝过负荷大鼠模型。采用生化方法检测大鼠血浆丙氨酸氨基转移酶（ALT）、天门冬氨酸氨基转移酶（AST）、碱性磷酸酶（ALP）、谷氨酰转肽酶（GGT），以及肝超氧化物歧化酶（SOD）活性和丙二醛（MDA）含量，同时采用等离子体原子发射光谱分光光度仪检测肝组织 Al^{3+} 含量，采用 HE 染色观察大鼠肝组织病理形态变化。结果显示，慢性铝过负荷致大鼠肝组织铝含量明显增高，肝细胞出现明显空泡变性、颗粒变性和点状坏死，血浆 ALT 和 AST 浓度有增高的趋势，ALT 和 GGT 水平显著升高，肝组织 SOD 活性明显降低和 MDA 含量明显增加，差异均有统计学意义（均 $P < 0.01$）。提示慢性铝过负荷可致大鼠肝损伤，其机制可能与铝促进氧化应激有关。

Yang Yang 等（2016）将 26 只成年雄性 Wistar 大鼠均分为对照组和染毒组。染毒组大鼠灌胃 1 ml/100 g 葡萄糖酸铝溶液，对照组大鼠灌胃等体积的葡萄糖酸钠溶液，两组均每天灌胃一次，一周灌胃 5 天。染毒 20 周后，用 HE 染色法观察大鼠肝组织的病理变化，检测各组大鼠体内 Al 金属的含量以及肝 SOD 和血清 MDA 水平。HE 染色结果显示，大鼠肝细胞出现空泡变性、颗粒变性、点状坏死。与对照组相比，染毒组肝 SOD 水平下降、血清 MDA 水平升高的差异均有统计学意义（$P < 0.01$）。提示 Al 过负荷暴露会导致肝损伤，使机体氧化应激体系紊乱。

Fernandes 等（2017）将雌雄各半的 40 只 6 ~ 8 周龄的瑞士小鼠按性别配对均分为 5 组：3 组不同浓度的 Al 染毒组（分别经口灌入 49、98 和 161 mg/kg $AlCl_3$）、阳性对照组（腹腔注射 50 mg/kg 环磷酰胺）和阴性对照组（经口灌入等体积的蒸馏水），通过组织病理学评价来检测 Al 摄入对各器官组织产生的细胞毒性作用。组织病理学结果发现，161 mg/kg 染毒组小鼠主要表现为胃单核细胞炎性浸润和血管扩张，肝细胞出现含铁血黄素以及空泡变性。98 mg/kg 染毒组主要表现为肝的炎性细胞浸润和坏死、窦状小管出血，以及肝细胞肿胀，另外肾也出现了损伤，表现为肾小球和间质出血，炎性浸润和细胞肿胀。49 mg/kg 染毒组小鼠主要是肝的损伤，表现为肝小叶充血和空泡变性。

3．致突变

对雌性 Wistar 大鼠按 1000 mg/kg 进行纳米氧化铝颗粒气管滴注染毒 72 小时。结果显示，与对照组相比，染毒大鼠骨髓嗜多染红细胞微核数目显著增多，差异有统计学意义（$P < 0.05$）。

在人外周血淋巴细胞周期的 G1、G1/S、S 和 G2 期均分别用 5、10、15 和 25 mg/ml 氯化铝处理，结果显示，与对照组相比，每一个细胞周期处理组的微核数和姐妹染色单体交换率升高，差异均有统计学意义（$P < 0.05$），并出现染色体断裂、核内再复制、多倍体及细胞凋亡现象，且细胞在 G0/G1 期最敏感。

4．生殖与发育毒性

将雄性昆明种小鼠分别以氯化铝 50、75 和 100 mg/kg 腹腔注射，连续 2 天，间隔 1 天，持续 2 周。结果显示，与对照组相比，3 个染毒组小鼠睾丸系数均减小，差异有统计学意义（$P < 0.05$），且睾丸系数随着染毒剂量的升高而降低。精子核荧光染色试验中 3 个染毒组小鼠未成熟精子率均高于对照组，差异有统计学意义（$P < 0.01$），且未成熟精子率随着染毒剂量的升高而升高。

雄性新西兰白兔以氯化铝（34 mg/kg，1/25 LD_{50}）经口灌胃染毒16 周后出现性冲动反应时间延长；与对照组相比，染毒组兔射精量、精子浓度、总精子数均减少，差异均有统计学意义（$P < 0.05$）；染毒组兔精子中铝离子含量增加、坏死精子和异常精子数增多，差异均有统计学意义（$P < 0.05$）。

清洁级雄性 SD 大鼠，分别用 0、300、400 和 500 μmol/L 氯化铝处理睾丸支持细胞 24 小时后，采取 MTT 法检测细胞活性，RT-PCR法检测 ABP mRNA 的表达水平。结果显示，随着氯化铝处理剂量的增大，ABP mRNA 的表达下降，高剂量组与对照组相比，ABP mRNA 的表达差异具有统计学意义（$P < 0.05$）。该实验提示，氯化铝对体外培养的睾丸支持细胞具有毒性作用，抑制 ABP mRNA 的表达。

5．致癌

马国云等（1993）对雄性 Wistar 大鼠气管内一次注入染毒（硅酸铝粉尘颗粒，25 毫克 / 只），正常对照组注入等量生理盐水，染毒 3、6、9、12、18 个月后分批处死大鼠解剖。病理结果显示，大鼠肺部尘灶附近出现纤维细胞增生，并随着染毒时间延长而增多，部分肺泡间隔增宽。染毒 9 个月时第一只大鼠出现肺肿瘤，最终的肺肿瘤检出率为 15.8%，与正常对照组相比，差异无统计学意义（$P > 0.05$）。

国际癌症研究所（IARC）将铝归入 2B 类，人类可能致癌物。

（二）流行病学资料

1. 队列调查

牛侨等（2010）对某铝厂进行职业流行病学调查，选取 32 名铝厂电解工为铝接触组，工人年龄 25 ~ 45 岁，平均年龄（35.16±2.95）岁，接触铝 16 年，选取 34 名面粉厂的扛包工为对照组，两组的年龄、性别等一般情况均具有可比性。收集工人晨尿，采用石墨炉原子吸收光谱法测定尿铝的含量；采用 Ewing DJ 推荐的自主神经功能测试组合评价铝接触对作业工人心血管自主神经功能的影响；采用神经电生理的方法研究铝作业工人大脑功能和外周运动神经功能的改变。结果发现，经肌酐校正，接触组与对照组的尿铝含量分别为（40.08±9.36）μg/mg 肌酐和（26.84±8.93）μg/mg 肌酐，接触组显著高于对照组，差异有统计学意义（$P < 0.01$）。自主神经功能测试发现接触组工人的 $R_{max:min}$ 低于对照组，两组差异有统计学意义（$P < 0.05$），说明铝主要影响副交感神经的调节功能；脑电图显示接触组工人慢波异常增多，低波幅。外周神经的改变为左正中神经、右尺神经和左桡神经的传导速度，接触组工人显著低于对照组，两组差异有统计学意义（$P < 0.05$），提示铝对外周运动神经也有影响。

郭贵文等（1998）采用 WHO 推荐的神经行为测试组合，对 103 名男性铝作业工人（平均年龄 37.1±8.9 岁，平均工龄 16.6±8.4 年）及 64 名男性工人（平均年龄 39.8±9.1 岁，平均工龄 17.5±9.6 年）作为对照组进行职业流行病学调查。结果显示，接触组尿铝平均含量为 176.5 μmol/mol 肌酐（41.8 ~ 523.8 μmol/mol 肌酐），对照组工人的尿铝平均含量为 82.6 μmol/mol 肌酐（13.6 ~ 332.6 μmol/mol 肌酐），接触组工人的尿铝水平明显高于对照组，差异有统计学意义（$P < 0.01$）。高工龄组（> 10 年）工人紧张、忧郁、愤怒、疲劳和困惑情感得分高于对照组，手提转捷度、数字译码和目标追踪得分显著降低，差异均有统计学意义（$P < 0.05$）。低工龄组（≤ 10 年）工人除目标追踪得分降低外未发现其他异常。提示铝接触工龄是铝引起神经行为功能异常的重要影响因素之一。

周泽文等（2015）从广西某大型铝厂选取 110 名男性铝作业工人（平均年龄 40.38±8.78 岁，平均工龄 11.42±2.71 年）为接触组，并从铝厂下属的服务公司中以接触组的年龄和文化程度构成匹配选取 110 名工人（平均年龄 41.92±9.13 岁，平均工龄 10.51±3.08 年）设为对照组。采用世界卫生组织推荐的神经行为核心测试方法对工人的心理情感和神经行为进行测试，利用简易智力状态量表（MMSE）评估认知功能，并检查自主神经功能改变。同时监测作业环境和工人血清、尿液样本中铝含量。结果显示，配料、电解和铸造 3 个车间空气中铝的平均浓度分别为（6.45±1.23）（7.02±1.45）和（6.95±1.86）mg/m^3，明显高于对照组环境铝浓度（0.36±0.15 mg/m^3，$F=7.463$，$P < 0.001$），也高于工作场所空气中铝最高容许浓度（4 mg/m^3）；接触组工人的血清和尿液铝含量亦均显著高于对照组，差异有统计学意义（$P < 0.05$）；情感状态问卷调查结果显示，接触组"困惑-迷茫"和"紧张-焦虑"得分值均明显高于对照组，差异有统计学意义（$P < 0.05$），而其余指标的差异无统计学意义（$P > 0.05$）；神经行为功能检测发现，简单反应时、数字译码、正确打点数和打点总数均显著低于对照组，差异有统计学意义（$P < 0.05$），而其余指标的差异无统计学意义（$P > 0.05$）；接触组 MMSE 评分总分及地点定向、语言即刻记忆、注意和计算、短程记忆、言语表达的评分及最大与最小 R=R 间隔比值（$R_{max}：R_{min}$）均明显低于对照组，差异有统计学意义（$P < 0.05$）；工龄 > 10 年工人在地点定向、语言即刻记忆、注意和计算、短程记忆、语言理解和言语表达方面的分值均明显低于工龄 < 5 年受试者，差异有统计学意义（$P < 0.05$）。提示职业性铝接触可以引起作业工人出现明显的心理状态、神经运动速度、准确性、协调能力及副交感神经调节功能的改变。

褚连富等（1996）采用回顾性队列研究方法，对某电解铝厂 989 名男性作业工人进行了 10 年死因流行病学调查。接触人群为铝电解车间工人，对照人群为 2242 名具有可比性的水泥、机械、动力机修工厂工人。研究结果表明，铝电解车间工人的恶性肿瘤发病率较高，其全癌、胃癌和上消化道癌的死亡率超出对照人群。标化相对危险度

（SRR）分别为 1.61、2.13 和 2.67（P 值均 < 0.05）。但铝电解工人肿瘤危险度的升高是由铝及其化合物暴露引起，还是由电解车间产生的其他有害化学物质引起，或是铝与其他有害物质联合暴露共同作用引起尚需做进一步研究。

2. 病例对照研究

张玉凌等（2007）采用 1 ∶ 1 配对病例对照研究对阿尔茨海默病（Alzheimer's disease，AD）可能病因进行探讨，本次调查对象均选自江西南昌和九江地区城乡养老机构 60 岁以上老人，共选择经临床确诊的 AD 患者 129 人，以性别、年龄（±3 岁）、文化程度作为配对条件选择健康对照 129 人，最终匹配有男性 67 对，女性 62 对，病例组平均年龄为 79.73±8.75 岁，对照组平均年龄为 78.44±10.30 岁。收集相关的资料进行条件 Logistic 回归分析。研究结果显示，使用铝制餐具和炊具是 AD 的危险因素，OR 值为 2.454（95%CI：1.277 ～ 5.268）。

Salib 等（1996）对由 198 名 AD 患者组成的病例组及由 164 名其他的痴呆患者及 176 名非痴呆的对象组成的对照组人群进行病例对照研究发现，AD 患者 11.1% 曾有铝接触的职业史，对照中 11.5% 有铝接触的职业史，两者的 OR 值为 0.98（95%CI：0.53 ～ 1.75）。直接接触铝烟尘的工人患 AD 的风险比同厂中其他工人并不明显增高，两者的 OR 值为 1.19，（95%CI：0.64 ～ 4.18）。

（三）中毒临床表现与防治原则

Kirschbaum 等报道 8 名肾衰竭患者口服铝制剂（枸橼酸盐口服液和氢氧化铝）引起急性中毒，临床表现为精神错乱、谵妄、肌肉痉挛、癫痫样发作、昏迷、死亡。

Hughes 等对透析性脑病（dialysis enlephalopathy，DE）患者进行研究后发现，铝致人类慢性神经毒性早期表现为语言障碍、肌肉痉挛、长期透析者有运动功能不全综合征和多灶性大发作，接着出现精神异常，脑电图测定显示有运动混乱症，常伴有贫血、骨软化症表现。

五、毒性表现

（一）动物实验资料

1. 急性毒性

马继轩（2014）用纳米氧化铝悬液对雄性 Wistar 大鼠染毒，将纳米氧化铝悬液 14、70 和 350 mg/kg 分别进行单次气管滴注，对照组气管内滴注生理盐水。染毒 3 天后取支气管肺泡灌洗液（bronchoalveolar lavage fluid，BALF）和肺部组织，检测某些生化指标和白细胞计数分类，并观察肺部病理变化。结果显示，中、高剂量染毒组总蛋白（TP）含量较对照组明显增加，差异有统计学意义（$P < 0.05$）。与对照组相比，3 个剂量染毒组 BALF 乳酸脱氢酶（LDH）、碱性磷酸酶（AKP）和酸性磷酸酶（ACP）活性均明显升高，差异有统计学意义（$P < 0.05$）。BALF 白细胞分类计数结果显示，与对照组相比，中、高剂量染毒组白细胞总数和中性粒细胞的比例明显升高，巨噬细胞比例明显下降，差异均有统计学意义（$P < 0.05$）。病理结果显示，14 mg/kg 染毒组大鼠中出现了肺泡毛细血管扩张，少量出血，支气管细胞周围有少量炎性细胞浸润，部分肺泡腔受压；70 mg/kg 染毒组大鼠部分肺泡腔中有水肿液，同时有纤维素的渗出，间质有炎性细胞浸润。肺泡上皮细胞脱落，出现代偿性肺气肿，部分肺泡受压；高剂量染毒组中间质细胞炎性浸润，部分肺泡腔有粉红色液状物，部分肺泡受压，出现肺不张。

2. 慢性毒性

王之贤等采用自制染毒柜对雄性 Wistar 大鼠染毒，染毒柜内铝尘的平均浓度为 26 400 粒子 / 立方厘米，每次染毒 4 ～ 6 小时，一周 6 次，连续染毒 12 个月后处死解剖，光镜下观察可见肺泡腔中有含尘巨噬细胞，成纤维细胞增多，并有数量不等的胶原纤维。电镜观察结果显示，Ⅱ型肺泡上皮细胞增多，微绒毛融合或消失，线粒体肿胀，板层体空泡化。肺泡毛细血管内皮细胞出现明显的肿胀，导致管腔狭窄。肺泡壁成纤维细胞、胶原纤维及浆细胞聚集形成细胞性结节。

周倩等将雌性 Wistar 大鼠分别经气管一次注入粒径分别为 1、5、

10、15 μm 铝尘混悬液 50 mg/ml，观察 9 个月后处死解剖。结果显示，粒径为 1、5 μm 铝尘组大鼠肺湿重、肺干重和全肺胶原蛋白含量明显高于粒径为 10、15 μm 铝尘组和对照组，差异有统计学意义（$P < 0.05$）。光镜下结果显示，主要病变为肺结节、肺泡壁肥厚和肺气肿，且粒径为 1、5 μm 铝尘组引起的肺结节纤维化程度和范围、肺泡壁纤维化和细支气管周围纤维化的变化明显重于粒径为 10、15 μm 铝尘组。粒径为 1、5 μm 铝尘组可引起肺Ⅲ级或Ⅳ级结节纤维化，而粒径为 10、15 μm 铝尘组只引起Ⅱ级以下结节纤维化，提示粒径 5 μm 以下的铝尘致纤维化作用强，而粒径 10μm 以上的铝尘致纤维化作用较弱。

（二）流行病学资料

1．横断面研究

彭娟娟等（2006）对某磨料磨具工厂职业接触铝尘尘肺工人进行流行病学调查。结果显示，车间各工种测定点粉尘浓度均远远超过国家卫生标准（4 mg/m³）。筛砂工种平均浓度最高，分档工种次之。筛砂车间空气中氧化铝粉尘平均浓度为 169.17 mg/m³。184 名受检职工中铝尘肺患者 75 人，患病率为 40.76%，75 名铝尘肺患者中，男性 19 名（25.33%），女性 56 名（74.67%）；铝尘肺患者中Ⅰ期 28 人（37.33%），Ⅱ期 27 人（36.00%），Ⅲ期 20 人（26.67%）；发病工龄 3 ~ 17 年，平均工龄（10.33±4.10）年。X 线胸片表现以弥漫性不规则小阴影和以不规则影为主的两者混合小阴影为主，小阴影可融合成团块阴影；患者不同程度出现纵隔和肺门淋巴结肿大、钙化，胸膜增厚、粘连，预后较差，已死亡 9 人，大部分患者在脱离粉尘作业多年后才得到诊断。

Kongerud 等（1990）通过对 1805 名男性铝电镀工人的横断面研究发现，工人接尘工龄超过 10 年者职业性哮喘的患病率为 15%，工龄小于 5 年为 8%。对接尘工龄与职业性哮喘的发病率和气道阻塞发病情况分别进行相关分析，得出接尘工龄是职业性哮喘发生的危险因素（OR=3.4，95%CI：2.1 ~ 5.8）；气道阻塞也与接尘工龄有关（OR=2.6，95%CI：1.7 ~ 3.9）。接触铝尘还可以导致哮喘的发作和加重，并有肺功能损害。

Jederlinic 等（1990）对铝矿生产氧化铝研磨料的 9 名男性工人进行了调查，他们平均接尘 25 年。结果显示，工人中发生呼吸道疾病者增多，其中有 3 名出现了严重的肺部症状。肺功能分析显示平均用力肺活量减小至预测值的 67%，肺扩散容量减小为预测值的 51%，通过对肺组织进行活检，发现有蜂窝样间质纤维化，未见硅结节和石棉小体。实验分析可见氧化铝和铝的颗粒，以及少量硅尘和石棉纤维，提示肺部的病变可能与铝尘有关。

Eklund 等对铝电镀工人支气管肺泡灌洗液（BALF）进行分析发现，BALF 中铝离子浓度和纤维蛋白原含量明显增加。并在一位患有类肉瘤性肉芽肿的工人的 BALF 中发现铝尘颗粒，该工人接触铝粉 8 年，其肉芽肿性肺疾病是否是构成铝尘导致肺纤维化（铝尘肺）的早期阶段，有待对接触铝尘工人的 BALF 和肉芽肿进行更深入的研究。

2. 队列研究

白云等（1995）采用回顾性队列研究方法对某铝业公司职工癌症死亡率进行调查。接触组为 1978 年 1 月 1 日工资册中生产一线职工 2127 人，观察时间为 1978 年 1 月 1 日至 1993 年 1 月 1 日，共 16 年。对照组包括 485 名同期内生活和经济条件接近的同厂非生产一线职工和该公司所在区的居民全死因调查资料。计算肺癌标化死亡率，并用间接法计算出标化死亡比（standard mortality ratio，SMR）。结果发现，接触组肺癌死亡率为 29.25/10 万，明显高于对照组同厂职工（标化死亡率为 7.35/10 万）和所在地区居民对照组全死因资料（标化死亡率为 7.51/10 万），SMR 分别为 3.98 和 3.89。

高崧等（1999）以宁夏某电解铝厂 1986 年 1 月 1 日工龄满 1 年以上的在册职工 4691 人（男性 3598 人，女性 1093 人）为研究对象，统计 10 年（1986—1995 年）观察期内研究对象各死因死亡人数，以宁夏 1990—1992 年恶性肿瘤死亡率及人口死亡抽样调查研究作为对照。计算观察队列的预期死亡数，用间接法计算出标化死亡比（SMR）及相对比例死亡比（proportional mortality ratio，PMR）。结果显示，肺癌实际死亡人数（19 人）明显高于预期死亡数（10.0 人），差异有统计学意义（$P < 0.01$），SMR 为 190。肺癌的癌症比例死亡比 PMR（33.9%）明显高于预期值（19.6%），差异有统计学意义（$P < 0.05$），PMR 为 171。

3．病例对照研究

未见相关报道。

（三）中毒临床表现与防治原则

铝尘肺是由于职业性长期接触铝粉或铝化合物粉尘引起的一种尘肺，工人在生产环境和工作过程中，长期吸入的铝粉或含氧化铝的粉尘，长时间滞留于体内，沉积在肺组织，从而导致肺纤维化。我国已于 1987 年将铝尘肺列入职业病名单。根据我国职业卫生标准，工作场所有害因素职业接触限值中对化学有害物质的规定，铝尘的限值采用的时间加权平均容许浓度，其中铝金属、铝合金粉尘的 PC-TWA 为 3 mg/m³，氧化铝粉尘的 PC-TWA 为 4 mg/m³。

铝尘肺患者尸检结果显示，肺体积缩小，重量正常或下降，肺表面灰黑色，质硬，切面可见分布全肺的灰黑色纤维块和纤维条索纤维延伸穿过小叶间隔到达胸膜，沿支气管和血管到达肺门。肺门淋巴结色素沉着、质硬、轻度增大。铝尘肺病理形态主要是弥漫性的肺间质纤维化。肺泡壁增厚，其间有细胞浸润和纤维组织增生。部分肺泡腔内含有大量游离的含尘或不含尘巨噬细胞。肺门淋巴结可见大量黑色粉尘沉着和胶原纤维增生。铝尘肺通常发病较晚，一般在接尘 10 ~ 32 年后发病。患者早期症状较轻，主要表现为咳嗽、气短、胸痛、心悸、乏力等症状。肺部早期无体征，晚期可并发自发性气胸和呼吸衰竭。X 线胸片可见较细的不规则形小阴影，多出现在两肺中下区。其特征是比较均匀、广泛弥漫性小阴影，直径为 1 ~ 2 mm。

Kraus 等（2000）在对某胶粉生产工业长期接触铝粉尘的工人进行个案研究，研究对象为一名 40 岁男性模压工，在高铝尘暴露的铝厂工作 14 年，调查包括基本健康状况、职业史、肺功能检查、胸部 X 射线和 HRCT 检查。结果显示，该研究对象多年前即出现运动型气短，肺功能分析显示，肺活量减小至预测值的 57.5%，肺扩散容量限制为正常值的 76%，X 线胸片显示，肺无明显特异性改变，HRCT 结果显示，小的小叶中心型结节和轻微小叶间隔增厚。

防治铝尘肺的主要措施是脱离粉尘作业环境。同时还需要做好工作防护，合理的做好对环境的保护，远离粉尘的环境，合理的提高肺功能，积极锻炼身体，不要吃辛辣的食物，忌烟酒，保证睡眠。改善环境卫生，做好个人劳动保护，消除及避免烟雾、粉尘和刺激性气体对呼吸道的影响。

六、毒性机制

1. 炎症反应

雄性 Wistar 大鼠经气管滴注纳米氧化铝悬液 14、70 和 350 mg/kg，对照组气管滴注生理盐水。染毒 3 天和 28 天后取肺组织和支气管肺泡灌洗液（bronchoalveolar lavage fluid，BALF），检测 BALF 中白细胞分类计数，肺组织染色后光镜下观察肺病理变化。病理结果显示，染毒 3 天后，各剂量染毒组病理结果与对照组相比，均出现了间质炎性细胞的浸润，中、高剂量染毒组病理改变明显，部分肺泡腔受压，形成了代偿性肺气肿；染毒 28 天后，各剂量染毒组与对照组相比，肺组织同样还有炎性细胞的浸润。提示纳米氧化铝对肺部组织产生了急性炎症损伤。3 个染毒组 BALF 中白细胞分类计数结果显示，染毒 3 天后，中性粒细胞比例增高，并且在染毒 28 天后，比例仍然有显著增加。可能的原因是纳米氧化铝颗粒进入肺泡腔，造成肺泡上皮细胞和毛细血管上皮细胞的损伤，从而使巨噬细胞活化，导致中性粒细胞的大量渗出。中性粒细胞浸润是导致肺部组织损伤发生、发展的重要原因，是肺泡炎症的标志。而造成肺组织炎症反应持续到 28 天，可能是一次性大剂量染毒后，纳米氧化铝颗粒削弱了巨噬细胞的移动能力，从而导致纳米颗粒在肺组织中局部聚集，持续造成肺部炎症损伤。

郭松超等（1992）将氧化铝粉尘加入到 Wistar 大鼠肺泡巨噬细胞悬液中，浓度为 0.1 g/ml，对照组加入等量生理盐水，37℃培养 6、12、24、48 小时后电镜下观察，并测定巨噬细胞酶的活性。电镜观察结果显示，处理 6 小时后，巨噬细胞伪足消失，胞质周边出现大小不等空泡，外带溶酶体增多，颗粒增大。处理 12 小时后，巨噬细胞胞质内可见巨大空泡及边缘锐利颗粒，次级溶酶体趋于形成。处理 24 小时后，巨噬细胞萎缩变圆，结构紊乱，溶酶体减少，核浓缩。处理 48 小时后，巨噬细胞胞质呈网状，可见残留粗大溶酶体，细胞膜缺损，细胞呈崩解状态。酶测定结果显示，培养液中酸性磷酸酶水平显著升高，与对照组相比，差异有统计学意义（$P < 0.01$）。细培养液中乳酸脱氢酶水平显著升高，与对照组相比，差异有统计学意义（$P < 0.01$）。提示肺泡巨噬细胞膜结构对氧化铝粉尘的细胞毒作用非常敏感，且随着染毒时间的延长而逐渐加重。

研究发现，巨噬细胞在吞噬病原体时会发射荧光，且荧光强度与吞噬能力成正比。童裳亮（1990）用三氯化铝处理小鼠巨噬细胞 J774，浓度分别为 0.1、1、10、100 ppm，各处理组样品加入 0.5 ml 巨噬细胞和 0.5 ml 寄生酵母悬液，对照组加入等量的磷酸盐缓冲液。供巨噬细胞吞噬并触发其发射荧光的病原体为寄生酵母。处理 0、1、4、6 小时分别测定荧光强度。结果显示，处理时间 4 小时以内，10 ppm 以下的三氯化铝对巨噬细胞荧光强度无明显影响。但 100 ppm 的三氯化铝在刚加入细胞培养液时，就使得巨噬细胞的荧光强度降至对照水平。提示 100 ppm 氯化铝能严重损害巨噬细胞的吞噬机能。

陈莉等（1991）用不同晶型（α型和γ型）的氧化铝粉尘对豚鼠肺巨噬细胞进行处理，粉尘浓度为 100 μg/ml，处理 1、3、5、7、20 小时后在扫描电镜下观察细胞形态，并于 1、5 小时经染色计数各组细胞存活率。结果显示，α型氧化铝组处理 1、5 小时细胞存活率分别为 91.5% 和 60.0%，γ型氧化铝组处理 1、5 小时细胞存活率分别为 91.5% 和 48.0%。电镜下γ型氧化铝组处理 1 小时后，巨噬细胞表面出现隆起小泡，而α型氧化铝组则在处理 7 小时才出现此类改变。γ型氧化铝组处理 5 小时后，已失去正常细胞群的均匀性，仅见个别细胞吞噬粉尘，α型氧化铝组则在处理 7 小时后仍见部分细胞活跃，吞噬粉尘粒子。提示不同晶型氧化铝对巨噬细胞损伤有差异，γ型氧化铝对肺巨噬细胞的损害作用强于α型氧化铝。

覃晓洁等检测了高铝暴露区 61 名健康成人居民血清白细胞介素 -6（IL-6）和 C 反应蛋白（CRP）等指标，并与 63 名非高铝暴露区健康成人进行比较。结果显示，与非高铝暴露区居民比较，高铝暴露区居民血清 Al、IL-6、CRP 水平升高，相关性分析显示，IL-6、CRP 与血 Al 水平呈正相关（$r=0.690$、0.850，$P < 0.01$）。提示铝致机体损伤机制可能与铝导致的机体炎症反应有关。

健康 3 月龄 SPF 级 ICR 小鼠 40 只，雌雄各半，随机均分为 5 组：除空白对照组和溶剂对照组（鼻腔滴注生理盐水）外，采用鼻腔滴注方式分别染毒 13 nm 粒径 Al_2O_3 组（50 mg/kg）、50 nm 粒径 Al_2O_3 组（50 mg/kg）、μm 粒径 Al_2O_3 组（50 mg/kg Al_2O_3）。根据小鼠体重滴注 25 ～ 35 μL/d，染毒 1 个月。用酶联免疫吸附试验方法检测小鼠血清中 IL-1β、IL-6、TNF-α 的含量。实验结果显示，小鼠血清 IL-1β、IL-6 含量各个染毒组均高于空白对照组和溶剂对照组，而且染毒组粒径越小其含量增高的越多；TNF-α 含量两个纳米粒径 Al_2O_3 染毒组均高于空白对照组和溶剂对照组，说明粒径越细，炎症反应越严重。同时也提示，纳米氧化铝颗粒对机体的致病机制可能与其产生的炎症反应有关。

2．氧化应激

马继轩（2014）用纳米氧化铝悬液对雄性 Wistar 大鼠采用气管灌注法，按 0.2 ml/100 g 进行一次滴注染毒，浓度分别为 14、70 和 350 mg/kg，对照组滴注等量生理盐水。分别在染毒第 3 天和第 28 天分批处死大鼠，解剖取肺组织，采用标准比色法检测肺组织中丙二醛（MDA）的含量及超氧化物歧化酶（SOD）、过氧化氢酶（CAT）和谷胱甘肽过氧化氢酶（GSH-Px）的活性。结果显示，染毒 3 天后，70 和 350 mg/kg 染毒组大鼠肺组织中 MDA 含量明显增加，SOD 活性显著降低，与对照组相比，差异均有统计学意义（$P < 0.05$）；350 mg/kg 染毒组大鼠肺组织中 GSH-Px 活性显著降低，差异有统计学意义（$P < 0.05$）。染毒 28 天后，与对照组相比，350 mg/kg 染毒组大鼠肺组织中 MDA 含量显著增加，SOD 活性显著降低，差异有统计学意义（$P < 0.05$），GSH-Px 活性显著降低，差异有统计学意义（$P < 0.05$）。与对照组相比，染毒后 3 天和 28 天后各组大鼠肺组织中过氧化氢酶（CAT）活性差异均无统计学意义（$P > 0.05$）。提示纳米氧化铝可致大鼠肺部氧化损伤。

郭智勇等（2001）选择某铝厂电解车间健康男性工人 65 名为接触组，对照组为从事服务行业的无职业有害因素接触史的健康男性 52 名，两组年龄、工龄及吸烟、饮酒率均等相匹配。接触组按工龄又分为高工龄组（＞5 年）和低工龄组（≤5 年）。检测血清中谷胱甘肽过氧化物酶（GSH-Px）活性、丙二醛（MDA）含量及红细胞中超氧化物歧化酶（SOD）的活性。结果显示，与对照组相比，接触组血清中 GSH-Px 活性显著降低，MDA 含量明显升高，差异有统计学意义（$P < 0.01$）。高工龄组血清中 GSH-Px 活性明显低于低工龄组，差异有统计学意义（$P < 0.05$），MDA 含量明显高于低工龄组，差异有统计学意义（$P < 0.05$）。与低工龄组相比，高工龄组工人红细胞中 SOD 的活性有下降的趋势，但差异无统计学意义（$P > 0.05$）。提示铝接触可导致 GSH-Px 消耗增加，氧化产物 MDA 增多，使机体脂质过氧化作用增强。

取 3 月龄健康 SPF 级 ICR 小鼠 54 只，雌雄各半，分为 9 组。除空白对照组（不染毒）和溶剂对照组（鼻腔滴注生理盐水）外，采用鼻腔滴注方式分别染毒 μm 粒径氧化铝（50 mg/kg）、13 nm 粒径 Al_2O_3 低浓度（25 mg/kg）、13 nm 粒径 Al_2O_3 中浓度（50 mg/kg）、13 nm 粒径 Al_2O_3 高浓度（75 mg/kg）、50 nm 粒径 Al_2O_3 低浓度（25 mg/kg）、50 nm 粒径 Al_2O_3 中浓度（50 mg/kg）、50 nm 粒径 Al_2O_3 高浓度（75 mg/kg）。连续 30 天，25 ～ 35 μL/d。WST-1 法测定小鼠脾和胸腺内超氧化物歧化酶（SOD）的含量；TBA 法检测小鼠脾和胸腺内丙二醛（MDA）的含量；DTNB 法测定小鼠脾和胸腺内谷胱甘肽（GSH）的含量。实验结果显示，与对照组比较，7 个染毒组小鼠脾组织匀浆中 MDA 含量显著增高，差异具有统计学意义（$P < 0.05$）；胸腺组织匀浆中 MDA 的含量仅纳米粒径 Al_2O_3 组显著增高，差异具有统计学意义（$P < 0.05$）；所有染毒组小鼠胸腺、脾匀浆中 GSH 的含量、SOD 的活性都显著降低，差异具有统计学意义（$P < 0.05$）。而且在相同粒径染毒组中，高剂量组胸腺组织中丙二醛的含量高于低剂量组，且差异具有统计学意义（$P < 0.05$）；相同粒径氧化铝染毒组 SOD 的活性

随着剂量的增加而增高。提示高浓度纳米氧化铝可致小鼠氧化性损伤。

（明迪尧　陈　娟　马文军）

主要参考文献

1. 江泉观，纪云晶，常元勋. 环境化学毒物防治手册. 北京：化学工业出版社，2004：33-35.
2. 陈建军，杨双喜，杨庆荣，等. 铝对人类健康的影响及相关食品安全问题研究进展. 中国卫生检验杂志，2007，17（7）：1326-1329.
3. 王劲. 铝的生物学作用研究概况. 卫生研究，2002，31（4）：320-322.
4. 常元勋. 金属毒理学. 北京：北京大学医学出版社，2008：236-240
5. 郑玉新，梁友信. 职业性接触铝的神经毒性研究. 国外医学卫生学分册，1995，22（4）：198-201.
6. 牛侨，张勤丽，牛丕业，等. 铝的神经毒性研究. 全国生化 / 工业与卫生毒理学学术会议论文集，2010.
7. 韦小敏. 铝的神经毒性研究进展. 医学文选，1999，18（3）：473-475.
8. Balasubramanyam A，Sailaja N，Mahboob M，et al. In vivo genotoxicity assessment of aluminium oxide nanomaterials in rat peripheral blood cells using the comet assay and micronucleus test. Mutagenesis，2009，24（3）：245-251.
9. Banasik A，Lankoff A，Piskulak A，et al. Aluminum-induced micronuclei and apoptosis in human peripheral-blood lymphocytes treated during different phases of the cell cycle. Environ Toxic，2005，20（4）：402-406.
10. Lima PDL，Leite DS，Vasconcellos MC，et al. Genotoxic effects of aluminum chloride in cultured human lymphocytes treated in different phases of cell cycle. Food Chem Toxic，2007，45（7）：1154-1159.
11. 崔慧慧，白晓琴，李莉，等. 三氯化铝暴露致雄性小鼠生殖细胞的遗传毒性. 环境与健康杂志，2009，26（1）：68-70.
12. Yousef MI，El-Morsy A，Hassan MS. Aluminium-induced deterioration in reproductive performance and seminal plasma biochemistry of male rabbits：protective role of ascorbic acid. Toxicology，2005，215（1）：97-107.
13. Yousef MI，Kamel KI，El-Guendi MI，et al. An in vitro study on reproductive toxicity of aluminium chloride on rabbit sperm：the protective role of some

antioxidants. Toxicology，2007，239（3）：213-223.

14．马国云，姜蕙馨．吸入硅酸铝纤维对大鼠肺部影响的病理观察．中华劳动卫生职业病杂志，1993，11（1）：9-12.

15．郭贵文，马惠荣，王新世，等．职业性铝接触对作业工人心理及行为功能的影响．中华预防医学杂志，1998，32（5）：292-294.

16．褚连富，孙培莲．铝电解工人恶性肿瘤流行病学研究．中华劳动卫生职业病杂志，1996，14（6）：347-350.

17．张玉凌，黄河浪，周义生．阿尔茨海默病相关因素 1：1 配对病例-对照研究．中国慢性病预防与控制，2007，15（4）：328-330.

18．Salib E，Hillier V．A case-control study of Alzheimer's disease and aluminium occupation．Brit Jour Psych，1996，168（2）：244-249.

19．马继轩，陈艳，苏德奇，等．纳米氧化铝致大鼠肺部急性损伤研究．新疆医科大学学报，2014，37（7）：846-852.

20．陈莉，富博．不同晶型氧化铝对肺巨噬细胞表面形态的影响．中华劳动卫生职业病杂志，1991，9（2）：78-81.

21．彭娟娟，陈良，周泽深，等．某厂磨料磨具作业铝尘肺流行病学调查．中国职业医学，2006，3（1）：24-26.

22．Kongerud J，Grønnesby JK，Magnus P．Respiratory symptoms and lung function of aluminum potroom workers．Scan Jour Work Environ Health，1990，（16）4：270-277.

23．Jederlinic PJ，Abraham JL，Churg A，et al．Pulmonary fibrosis in aluminum oxide workers．Am Rev Respir Dis，1990，142（5）：1179-1184.

24．白云，李克俊．铝冶炼行业职工癌症流行病学调查研究．河南肿瘤学杂志，1995，8（1）：22-23.

25．高崧，李伟．电解铝厂职工恶性肿瘤死亡状况回顾性队列研究．职业医学，1999，26（1）：6-7.

26．Kraus T，Schaller KH，Angerer J，et al．Aluminium dust-induced lung disease in the pyro-powder-producing industry：detection by high-resolution computed tomography．Int Arch Occup Environ Health，2000，73（1）：61-64.

27．马继轩．纳米氧化铝导致的肺部损伤研究．乌鲁木齐：新疆医科大学，2014.

28．郭松超，吴开国．氧化铝对大鼠肺泡巨噬细胞膜性结构的作用．中华劳动卫生职业病杂志，1992，10（4）：220-220.

29. 童裳亮. 铝、锌、铜、镉离子对小鼠巨噬细胞吞噬活性的影响. 中国免疫学杂志，1990，6（4）：219.

30. 郭智勇，朱启星. 铝接触对工人脂质过氧化水平的影响. 中华劳动卫生职业病杂志，2001，19（6）：433-435.

31. 雷文娟，何琴，余丽娟，等. 慢性铝过负荷对大鼠的肝损伤作用. 中国老年学杂志，2013，1（13）：105-107.

32. Yang Yang, Wang Hong, Guo Yuanxin, et al. Metal ion imbalance-related oxidative stress is involved in the mechanisms of liver injury in a rat model of chronic aluminum exposure. Biolo trace elem resea，2016，173（1）：126-131.

33. Fernandes PLN, Mesquita ML, Cristinne AFD, et al. Evaluation of in vivo and in vitro toxicological and genotoxic potential of aluminum chloride. Chemosphere，2017，175（2）：130-137.

34. 王程程，陈筠，欧超燕，等. 铝对大鼠睾丸支持细胞雄激素结合蛋白mRNA 表达的影响. 武汉大学学报（医学版），2015，36（4）：517-519.

35. 周泽文，庞雅琴，漆光紫，等. 职业性铝接触对作业工人心理、神经行为、认知及自主神经功能的影响. 上海交通大学学报（医学版），2015，35（2）：242-247.

36. 覃晓洁，吴标良，王民登. 高铝暴露对胰岛素分泌功能及部分炎症因子的影响. 中国医药导报，2015，12（15）：67-70.

37. 李欢. 纳米氧化铝颗粒对小鼠免疫系统调节的影响. 太原：山西医科大学，2015.

第八节　锑及其化合物

一、理化性质

锑（stibium，Sb）是一种有毒的化学元素，银白色有光泽、硬而脆的金属（常制成棒、块、粉等多种形状），有鳞片状晶体结构。在潮湿空气中逐渐失去光泽，遇强热则燃烧成白色锑的氧化物。易溶于王水，溶于浓硫酸。在自然界中主要存在于硫化物矿物辉锑矿（Sb_2S_3）中。

二、来源、存在与接触机会

锑在地壳中的丰度估计为 0.2/100 万 ～ 0.5/100 万，与之接近的是铊（0.5/100 万）和银（0.07/100 万）。尽管这种元素并不丰富，但它依然在超过 100 种矿物中存在。虽然自然界中会有一些锑单质存在，但多数锑依然存在于它最主要的矿石 - 辉锑矿（主要成分 Sb_2S_3）中。人体每日可有微量的锑摄入。锑的主要接触机会为锑矿的冶炼，在焙烧、熔炼过程中可产生大量金属锑、硫化锑和氧化锑粉尘、烟雾，可被吸入或经消化道进入体内，引起中毒。锑在工业上主要用于制造合金；锑白（Sb_2O_3）常用作阻燃剂、颜料；电子工业常使用金属锑和三氯化锑作为原材料。在生产、加工、使用过程中均有机会接触锑的粉尘及烟雾。这些含锑化合物最终被抛弃到环境中造成锑的污染，锑污染问题已受到一些国家和国际组织的关注，锑及其化合物已被美国国家环保局（1979 年）及欧盟列为优先污染物。

三、吸收、分布、代谢与排放

锑及其化合物主要以粉尘或蒸气状态经呼吸道吸入，也可经消化道进入体内。吸收入血液后，三价锑主要存在于红细胞内，少量存在于血浆，血清锑仅为血细胞锑含量的 15% ～ 26%，并以心、肺、肝中含量最高，脾最低。五价锑主要存在于血浆内，在脾内有浓缩倾向。经呼吸道进入体内的锑主要见于肺，其次为脾、肾、心、肝和胰腺等。1 个月后，肺内锑逐渐转移至淋巴结及其他器官，以甲状腺含量最高，其次为肾上腺、肝、脾和肾等。锑的排出缓慢，可在体内蓄积。五价锑主要经肾由尿排出，三价锑则经肠道经粪便排出。接触锑的女工的乳汁、胎盘和羊水内均含有锑。

四、毒性概述

（一）动物实验资料

1. 急性毒性

黄丽春等（1996）选取健康京白 2 号小鼠 112 只，体重 20 ～ 28 g，随机将小鼠分为 7 组，每组 10 只，经腹腔注射染毒；剩余小鼠随机分为 7 组，每组 6 只，经口灌胃染毒。两种给药途径的小鼠，各取一组为对照组，其余 6 组为实验组。准确称取一定量的三氧化二锑，加适量聚山梨酯 80（吐温 80）及清鱼肝油、蒸馏水制成不同浓度的乳剂，腹腔注射药物经高压灭菌。经腹腔注射的染毒剂量分别为 53、87、138、200、300、450 mg/kg，每只小鼠按 0.1 ml/10 g 注入。经口灌胃染毒组剂量分别为 1060、1600、2400、3560、5200、7800 mg/kg。对照组给予清鱼肝油、聚山梨酯 80、蒸馏水制成的乳剂，分别经腹腔注射及经口灌胃给药。一次染毒 1 周后，观察结果。结果显示，两种途径染毒的小鼠，均出现群集卧伏、少动、被毛蓬松、萎靡、明显腹式呼吸、频率加快。经腹腔注射的低剂量染毒组小鼠在给药后 48 ～ 72 小时内出现死亡，高剂量染毒组在 6 小时后出现小鼠死亡；未死亡的小鼠，低剂量染毒组在 48 小时、高剂量染毒组在 4 天后逐渐恢复活动、觅食、饮水。经口灌胃的高剂量染毒组小鼠在染毒后 3 小时内出现死亡；未死亡小鼠在第 4 天后逐渐恢复正常活动。对照组小鼠未发现异常及死亡。按冠氏法计算，三氧化二锑对小鼠急性毒性一次腹腔给药的半数致死量（LD_{50}）为 137.00 mg/kg，经口灌胃染毒的 LD_{50} 为 2786.76 mg/kg。

2. 亚急性毒性

通常情况下，无机锑毒性大于有机锑，Sb（Ⅲ）毒性大于 Sb（Ⅴ）。但 Takayanagi（2001 年）研究发现，将真鲷鱼暴露于一定剂量三氯化锑、五氯化锑和 6- 羟基锑酸钾 96 小时后，其半数致死浓度（LC_{50}）分别为 12.4、0.93、6.9 mg/L，表明 Sb（Ⅴ）对真鲷鱼的急性毒性比 Sb（Ⅲ）更大。

Yang（2014 年）报道 Sb（Ⅲ）对日本淡水沼泽虾的 24 小时、48 小时、96 小时的 LC_{50} 分别为 7.457、3.747、6.894 mg/L。而 Lin 等研究显示，Sb（Ⅲ）对罗非鱼幼鱼的 LC_{50} 为 18.9 mg/L。

3. 慢性毒性

Poon 等（1998）研究了三价锑的慢性毒性，选取 190 只健康 SD 大鼠，雌雄各半，体重 127 ～ 136 g。在饮用水中添加三价可溶性锑盐酒石酸锑钾，浓度分别为 0.5、5、50、500 mg/L。0.5、5、50 mg/L 剂量染毒组各随机分配 30 只大鼠，雌雄各半；500 mg/L 剂量染毒组和对照组各分配大鼠 50 只，雌雄各半。大鼠自由饮用上述浓度的饮用水，对照组给予自来水。每周测量大鼠体重，记录耗水量和食物的摄入量。13 周后，对照组及 500 mg/L 剂量染毒组各留下 10 只大鼠，雌雄各半，实验组停止染毒，进行 4 周的恢复。其余的大鼠用戊巴比妥钠麻醉，经腹主动脉取血，进行血生化分析。处死大鼠，取各组织器官进行锑含量分析，并制备相应的病理切片，观察组织器官变化。结果显示，500 mg/L 剂量染毒组的雌雄大鼠均表现出饮水减少，体重增加缓慢。经过 4 周的恢复期后，大鼠饮水和体重恢复正常。经过 13 周的染毒，500 mg/L 剂量染毒组有 1 只大鼠出现肝硬化，3 只大鼠出现血尿。当锑的浓度达到 5 mg/L 时，能引起雌性大鼠血液葡萄糖含量显著下降，与对照组相比，差异有统计学意义（$P < 0.05$）。500 mg/L 剂量染毒组雄性大鼠血液中红细胞数和血小板数减少，平均红细胞体积增大，与对照组相比，差异有统计学意义（$P < 0.05$）。进入大鼠体内的锑在各组织中的含量分布顺序为红细胞＞脾、肝＞肾＞脑、脂肪＞血清，同时观察到甲状腺、肝、胸腺、脾和脑下垂体有轻微组织结构变化。

4．致突变

熊旭等将 90 尾泥鳅分别暴露于 0、10、20、30、40 mg/L 三氯化锑及乙醇（0.2%）溶液 96 小时，每组 15 尾，每 24 小时换染毒液 1 次，每 5 尾饲养于 1 个盛有 5 升染毒液的玻璃缸内。分别在 24、48、72、96 小时，于每组选取 1 尾泥鳅，断尾取血并制成血涂片，甲醇固定，Giemsa 染色；每张血涂片在显微镜下随机观察 5000 个红细胞，并统计微核细胞数，计算微核率（微核细胞率＝微核细胞数 / 细胞总数 ×1000‰）。结果显示，溶剂对照组与空白对照组泥鳅的微核率间比较，差异均无统计学意义（$P > 0.05$）。与溶剂对照组比较，三氯化锑暴露组泥鳅外周血红细胞的微核率均上升，除 10 mg/L 三氯化锑暴露 24 小时组外，差异均有统计学意义（$P < 0.05$）；且随着三氯化锑暴露浓度的升高和暴露时间的延长，泥鳅血红细胞的微核数均呈明显

上升趋势，具有明显的剂量 - 效应和时间 - 效应关系，差异有统计学意义（$P < 0.05$）。

5. 生殖与发育毒性

Miranda 等（2006）将 2 只未孕雌性 Wistar 大鼠与 1 只雄性 Wistar 大鼠合笼过夜，以阴道精子涂片验证雌性大鼠是否怀孕。以此方法选取孕雌性大鼠 100 只，随机分为 0、75、150、300 mg/kg 葡甲胺锑染毒组及 1 个对照组，每组 20 只。经背部皮下注射方式染毒，连续染毒 20 天，每天 1 次。在第 21 天进行剖宫产手术，记录着床数、活胎数、死胎数和吸收胎数。称量存活子鼠体重。每组选存活子鼠数量的 1/3 以 Bouin 固定液固定，进行软组织检查。剩余的子鼠以茜素红染色，进行骨架评价。结果显示，在所选剂量水平没有观察到葡甲胺锑对母鼠的影响，最低剂量染毒组也未观察到对子鼠的影响。但在最高剂量染毒组，胚胎致死率增高，子鼠体重减轻，与对照组相比，差异有统计学意义（$P < 0.05$），并且增加了一些软组织和骨骼的病变。

6. 致癌

Watt 等将雌性 F344 大鼠以自由吸入方式暴露于 4.2 mg/m³ 三氧化二锑 1 年，并进行为期 15 个月的后续观察。结果发现，雌鼠肺肿瘤的发生率为 62%（21/34）。

国际癌症研究所（IARC）2014 年将锑及其化合物归入致癌数据库。

（二）流行病学资料

1. 横断面研究

梁梅等（2009）对某主要生产 Sb_2O_3 粉（纯度 ≥ 99.8%）的金属化工厂工人进行体检时发现，198 名工人中有 53 名工人在接触 Sb_2O_3 粉尘 3 ~ 5 天后出现不同程度的皮损，皮损主要以局部皮肤粟粒样大小丘疹为主，丘疹多为圆形或类圆形。患者往往伴有不同程度的剧痒，多数患者因剧痒而不断搔抓，导致皮损的部位出现抓痕、溃疡、苔藓样变，有的呈湿疹样改变。丘疹主要分布在四肢、头颈、胸腹、腋窝等暴露、多汗和皮肤皱褶处，而且丘疹多发生于夏、秋季，以 4 ~ 10 月较多，一旦丘疹出现，工人自觉奇痒，严重影响夜间睡眠，有些工人因不能忍受皮炎所致的剧痒，半夜起床用热水烫洗或用火烤，以此达到暂时缓解瘙痒的目的。丘疹具有接触性皮炎的性质，脱离岗位 3 ~ 6 天后缓解，但再接触又可重新出现。53 名出现丘疹的工人中，血常规检查可见多形核白细胞减少，淋巴细胞相对增多，嗜酸性粒细胞增多。皮肤病理检查示主要病变部位在表皮，表皮细胞内、外水肿，真皮层仅有轻度水肿，大量嗜酸性粒细胞、淋巴细胞浸润，毛细血管充血、扩张，符合迟发型变态反应的表现。经专家会诊以上患者均被诊断为 Sb_2O_3 粉尘所致职业性接触性皮炎。

2．队列研究

梁维君等（1997）选取某锑冶炼厂男性工人 102 名为锑接触组，均为该冶炼厂反射炉和焙烧炉工段的工人，平均年龄 33 岁（19 ~ 53 岁），平均工龄 11.5 年（2 ~ 19 年）；对照组为某机械厂工人 54 名，平均年龄 32 岁（19 ~ 47 岁），平均工龄 12.4 年（3 ~ 20 年）。首先进行现场职业卫生学调查，了解工艺流程、锑尘浓度和防护情况。采用调查表的形式，详细询问受检者的一般情况、工种、接尘工龄和既往史等，并现场收集工人头发和一次性尿液。测定尿锑、发锑、尿蛋白含量及尿 γ- 谷氨酰转肽酶（γ-GT）活力。结果显示，几个主要作业点锑尘几何平均浓度为（6.23±5.82）mg/m^3；接触组工人尿锑（122.1±50.3）μg/g、发锑（65.1±29.3）μg/g 含量明显高于对照组尿锑（16.3±9.2）μg/g、发锑（6.8±4.3）μg/g，差异有统计学意义（$P < 0.01$）；接触锑尘工人尿蛋白含量（122.3±46.2）μg/g 较对照组（89.4±23.1）μg/g 高，两组差异有统计学意义（$P < 0.05$），对不同接触锑工龄的工人尿蛋白含量进行分析，可见随接触锑工龄增加，尿蛋白含量亦有逐渐增高的趋势，尿蛋白含量与接触锑工龄呈显著正相关（$r=0.2944$，$P < 0.01$）；接触锑工人尿 γ-GT 活力（60.1±23.5）U/g 高于对照组工人（51.6±18.8）U/g，差异有统计学意义（$P < 0.05$）。

3．病例对照研究

林元等（2014）选择 2010 年 3 月至 2011 年 12 月在福建省某妇幼保健院进行产前检查并最终分娩或引产的孕妇作为研究对象。病例组的纳入标准：在妇幼保健院超声心动图检查显示胎儿患有先天性心脏病的孕妇。先天性心脏病引产儿经孕妇及其家属同意后行心脏局部解剖确诊，活产儿经新生儿超声心动图检查确诊。对照组纳入标准：怀孕年龄与病例组孕妇相差不超过 1 岁、怀孕孕周与病例组孕妇相差不超过 3 周的孕妇；经超声心动图检查及专科医师评估未发现胎儿先天畸形；出生后新生儿随访至半年未发现任何先天畸形。病例组及对照组采用共同排除标准，所有孕妇及家属需了解本项目，愿意配合本课题调查研究，并签署知情同意书。使用消毒不锈钢剪刀于调查日采集孕妇脑后枕部区域靠近发根部位的头发，长 5 ~ 10 cm，重约 2 g，封存，送交中国科学院上海营养所检测。由本课题统一培训的专业调查员对纳入本研究的孕妇进行问卷调查，内容包括居住环境、不良孕史、饮食习惯等。经检测，锑元素在病例组孕妇头发中的含量高于对照组孕妇，配对秩和检验结果有统计学意义（$P < 0.05$）。单因素 Logistic 回归分析和多因素 Logistic 回归分析结果均表明，孕妇发锑含量高的子代发生先天性心脏病的风险增加，孕妇发锑含量升高是子代发生先天性心脏病的可能危险因素。

Shanawany 等（2017）选取埃及 25 名工作于聚酯加工厂的作业工人为三氧化二锑接触组，均为该工厂聚酯聚合作业工段的工人，平均年龄 47.22 岁（26 ~ 56 岁），其中 68% 工龄超过 30 年；以年龄作为匹配因素选择对照，对照组无锑暴露。所有研究对象均无任何摄入含锑药物或暴露于有遗传毒性物质的历史，且不患有任何可能引起遗传异常的疾病。试验目的为探究尿锑水平和 DNA 损伤之间的关联性。尿锑水平的测定：测量病例组尿锑水平作为生物暴露指标。采集 50 ml 尿液，其中 10 ml 送交阿拉伯科学研究和技术中心检测，尿锑水平使用电感耦合等离子体发射光谱仪（ICP-OES）测定。DNA 损伤水平的定量测定：以标准方法自全血提取 DNA，所有样品都在 –20℃ 条件下保存，直到分析。DNA 损伤水平以暴露组相对于对照组的 AP 位点增加数目来衡量。结果显示，暴露组中 22 名工人尿锑水平为 10 ~ 19 μg/L（平均 13±4 μg/L），3 名工人尿锑水平在检出限以下；对照组工人尿锑水平在检出限以下。DNA 损伤数目在暴露组中平均水平为 26.88 ± 10.92 AP sites/1×10^5 bp，明显高于对照组（17.22 ± 11.39 AP sites/1×10^5 bp）（$t=3.061$，$P=0.004$）。DNA 损伤数目与尿锑水平有明显的相关关系（$r=0.873$，$P < 0.001$）。结果表明，职业暴露于三氧化二锑可能对暴露者有遗传影响。用多重回归分析估计工龄和吸烟混杂因素对尿锑水平的影响。统计分析表明，尿锑水平与吸烟无明显统计学相关，尿锑水平与工龄也无明显相关关系。

（三）中毒临床表现与防治原则（典型案例）

某石粉厂由于加工金属锑意外引起 18 例急性中毒，患者均为女性，年龄 18 ~ 48 岁。接触锑的时间 4 ~ 10 小时不等。接触锑粉尘早期即出现流泪、眼刺痛、流涕、喷嚏、咽异物感等刺激症状，但表现较轻，一般不引起工作者的注意。持续工作 4 ~ 10 小时后，即出现明显的全身症状如乏力、头晕、头痛、头沉重感、发冷、发热等。呼吸道刺激症状如咽痛、咳嗽、咳痰、咯血、胸闷、气短等。消化道症状如上腹胀满、食欲缺乏、恶心、呕吐、腹痛、腹泻或便秘。重者可出现顽固性呕吐，呕吐物呈黏液血性。有 6 例患者皮肤出现丘疹或丘疹脓疱，分布于面颊部、鼻孔周围、颈部和会阴部。10 例患者（占55%）有肝大、压痛；其程度与中毒症状的轻重平行，恢复较快，中毒 8 ~ 10 天后肝明显缩小至正常，压痛消失。2 例各在接触第 4 天和第 14 天后出现肢端发麻，蚁走感，四肢厥冷，并且神经检查有手套和袜套样感觉减退，恢复较快，住院治疗 1 ~ 2 周后，即恢复正常。全部患者均进行血清丙氨酸氨基转移酶测定，其中 2 例增高。血常规检查大致正常，仅 3 例白细胞总数增高。尿常规检查全部正常。尿中锑含量测定（接触后第 5 ~ 8 天）全部病例均为阳性，其含量为10 ~ 50 μg/L 不等，平均 30 μg/L。尿锑含量高低与症状不相平行。9例进行心电图检查，其中 1 例表现为 QT 时间延长，1 例室性期前收缩，1 例窦性心动过缓，其余均正常。12 例进行肺部 X 线间接摄影，其中仅 1 例出现肺纹理增重。治疗观察：轻症者给以对症处理，如静脉注射高渗葡萄糖、维生素 C 等，一般 4 ~ 5 天即愈。重者住院治疗，给予二巯丙醇肌内注射 10 mg，每天 4 次，共两天，此后每天肌内注射 100 mg，持续 1 周。少数病例用 5% 二巯基丙磺酸钠，5 ml 肌内注射，每天 1 次，共 4 天。一般症状在一周内即消失。

防治原则：工程控制，合理的工艺设施，防止粉尘沉积、设置密闭系统，防火防爆，与强氧化剂、酸、食品和饲料分开存放。工人注意个人防护，不得在工作时进食、饮水或吸烟。加强工人职业健康监护和作业场所职业危害因素监测。一般职业性锑中毒不严重，脱离接触并进行对症治疗即可痊愈。由于注射引起的锑中毒，用二巯丁二钠排锑有效。

五、毒性表现

（一）动物实验资料

郭松超等（1990）选取健康雄性大鼠 72 只，体重 180 ~ 200 g，随机分为对照组、三氧化二锑（Sb_2O_3）组、二氧化硅（SiO_2）组。Sb_2O_3 和 SiO_2 均研磨成直径小于 5 μm 的颗粒，用生理盐水各配成浓度为 30 mg/ml 的悬液。气管注入染尘法，连续 4 次染尘，每次每只注入粉尘悬液 1 ml，对照组注入等量生理盐水。每次染尘后一个半月，各组分别处死一批大鼠，累积染尘量 120 毫克 / 只。结果显示，Sb_2O_3 组第一次染尘后，大鼠两肺下叶表面呈不均匀暗灰色，可见芝麻大小点状分布。随染尘次数增加，点状物明显增多，并趋于融合。实验结束时，大鼠两肺表面可见大片灰白色分布，质稍硬，切面呈结节状凸起。病理切片：第一次染尘后，大鼠肺组织内可见黑色素沉着，肺泡正常结构破坏；第二次染尘后，可见有尘细胞灶形成，主要成分为含尘吞噬细胞及黑色素沉积，以小血管为中心；第三次染尘后，肺组织内可见多个尘细胞结节，主要成分为尘细胞，其间可见成纤维细胞，结节中心小血管壁增厚；第四次染尘后，可见明显细胞 - 纤维性结节，其间可见成纤维细胞，肺组织严重破坏。第四次染尘后 Sb_2O_3 组肺干重增加，与对照组相比，差异有统计学意义（$P < 0.01$）。四次肺干重测定值呈缓慢上升趋势。第四次染尘后，Sb_2O_3 组全肺胶原蛋白量虽仍低于 SiO_2 组，但显著高于对照组，差异有统计学意义（$P < 0.05$）。提示长期反复吸入 Sb_2O_3 粉尘，可引起肺组织一定程度的纤维化病变。

辛业志等（1981）选择 1.5kg 左右家兔 40 只，分两组：Sb_2O_3 组 28 只，对照组 12 只。染尘室内锑尘浓度波动在 50 ~ 120 mg/m³，每日染尘 4 小时，染尘 10 天。动物在染尘前、后的 1、3、6、9、12 个月内进行胸部 X 线摄片，并取出动物肺进行石蜡常规切片后，采用 HE 及 Gomori 染色，观察病理改变。病理所见，家兔吸入锑尘 1 个月时，肺表面可见散在性灰白色粟粒样病灶，分布均匀、质软，偶见周边部肺气肿。肺门淋巴结稍大，呈淡灰色。病理学检查可见肺部圆形、类圆形、不规则形分布均匀的粉尘 - 细胞性病灶。病灶主要由粉尘、巨噬细胞、尘细胞及少量粒细胞组成，粉尘呈浅棕色，在暗视野下闪光。肺泡腔内可见少数尘细胞溶解变性，部分粉尘呈游离状态。细胞 - 粉尘灶多分布在细支气管、小血管周围及肺泡腔中，肺泡间隔增厚，其中可见巨噬细胞、尘细胞、粉尘和少量粒细胞。肺毛细血管充血。嗜银染色未见网状纤维增生，淋巴结中仅见少量淡棕色粉尘及尘细胞，有的聚集，有的分散存在，亦未见网状纤维增生。吸入锑尘 3 ~ 6 个月时，肺表面仍见灰白色粟粒大小的病灶，分布均匀，质软。镜检，可见粉尘 - 细胞灶。细胞灶内主要为锑尘、巨噬细胞、尘细胞组成。病灶中心部的尘细胞大多变性坏死，粉尘呈游离状态。病灶周围可见少量梭形细胞，肺泡间隔部分增厚。Gomori 嗜银染色时，发现细胞性病灶内有网状纤维轻度增生。未见胶原纤维。小支气管和血管周围可见淋巴滤泡细胞增生。染尘 9 ~ 12 个月时，肺表面灰白色粟粒大小病灶的数量明显减少。病理学检查可见粉尘 - 细胞性病灶不典型，无论是粉尘或细胞成分的数量，均明显减少，分布稀疏，呈消散状。肺泡间隔偶见增厚，Gomori 染色时，发现增厚的肺泡间隔内有网状纤维轻度增生，但大多数肺泡结构均已恢复正常，粉尘大部分自净。未见胶原纤维增生。染尘 1 ~ 12 个月时，肺门淋巴结均未见网状纤维增生。仅见粉尘、巨噬细胞、尘细胞聚集。家兔染尘前肺野均清晰，肺纹理正常。染尘后 2 个月时，肺纹理明显增强者 12 只（占 46%）主要表现为两肺中、下野中带纹理增多、增粗，边缘较模糊，纹理中断及扭曲变形者少见。未见网织阴影，其中 6 只（23%）在增强的纹理间可见小点状淡薄阴影，其大小均 1 ~ 2 mm，边缘不甚清楚，均匀分布于两中、下肺野，大小一致。上肺野正常，肺门大小及结构均辨认不清，相当于肺门区密度未见明显增高。6 只动物停止粉尘吸入 3 个月后肺野逐渐清晰，点状阴影吸收，肺纹理恢复正常。6 只家兔中途死亡，未观察到病变转归。14 只家兔在同样的实验条件下，肺野、肺纹理等在吸尘后，均未见异常 X 线改变。

（二）流行病学资料

Potkonjak 等（1983）对某锑冶炼厂的 51 名男性接尘（粉尘中含游离 SiO_2 0.82%、Sb_2O_3 38.73% ~ 88.6%、Sb_2O_5 2.11% ~ 7.82%）工人在 25 年内分别进行了 2 ~ 3 次检查。X 线征象发现，锑尘肺的特征为弥漫性密集分布的圆形或不规则多边形点状浊斑，直径通常小于 1 mm，在肺的中部区域特别密集。这种胸部 X 线表现描述为散布的微砂样颗粒。"p"型或针头样病变是最常见的单纯性尘肺的特征。偶尔发现微小结节型单纯性尘肺（"q"型），直径在 1 ~ 3 mm 之间，通常呈不规则形。未发现直径大于 3 mm 的浊斑和融合的大块纤维化。此外还发现肺门阴影增大、密度增高和上下肺的肺气肿改变。这些冶炼工的 X 线变化与锑矿工不同。锑矿工接触含 25.2% ~ 76.2% 游离 SiO_2 的粉尘，发生典型的硅沉着病（矽肺）。冶炼工在接触 Sb_2O_3 粉尘 9 年内未见尘肺病变，而矿工在接尘 2.5 年后就发生典型硅沉着病（矽肺）。肺功能检查发现 17.6% 的患者有阻塞性改变，气道阻力异常者占 26.3%，小气道阻塞者占 16.7%，经一氧化碳吸入法检查未得到弥散功能紊乱的证据。31.0% 的工人表现为肺泡换气不均匀。并发症中慢性气管炎占 37.3%，慢性肺气肿占 34.5%，非活动性结核占 18.2%，胸膜粘连占 27.3%。未发现恶性病变。

李小萍等（2007）选择某 Sb_2O_3 生产厂接触锑粉尘的 39 名男包装工为接触组，平均年龄（37.64±6.73）岁，平均接尘工龄（1.82±1.37）年；另选同厂不接触锑粉尘的 21 名行政后勤人员为对照组，其中男 10 人，女 11 人，平均年龄（32.47±9.55）岁。对上述工人进行体格检查及 X 线胸片拍摄。结果发现，锑尘接触组工人中咳嗽、咳痰、慢性咽炎、X 线胸片异常的发生率明显高于对照组，差异有统计学意义（$P < 0.05$）。X 线胸片检查发现锑尘接触组有 15 名工人出现异常，主要表现为肺门影增大，密度增高，结构紊乱，肺纹理增多紊乱，其中 9 人有 s 或 p 影改变，有 3 例小阴影总体密集度达 1 级，病变范围分布达 4 ~ 5 个肺区，被诊断为 I 期 Sb_2O_3 尘肺，另有

4 例肺小阴影密集度为 0/1 级，病变范围分布达 2 个肺区以上，被诊断为无尘肺（0⁺）。

六、毒性机制

（一）炎性反应

葛宪民等（2007）对 2 例已确诊为 I 期 Sb_2O_3 尘肺的包装工人的肺组织进行光镜和电镜观察。结果发现，在光镜下可见肺泡壁和肺间质有慢性增生性炎症改变，以成纤维细胞和纤维细胞弥漫增生为主；在增生性细胞病灶和微小纤维结节中可见折光性金属粉尘样颗粒沉着，其肺间质伴有慢性纤维细胞增生性炎症，并有轻度纤维化和增生性细胞病灶形成；支气管黏膜可见慢性炎症改变，黏膜下纤维组织增生。电镜下可见 I 型肺泡上皮细胞减少；II 型肺泡上皮细胞增生；肺泡巨噬细胞增生，其胞质内含有许多溶酶体和大小不一、形状不规则、电子密度高的异噬体颗粒；肺间质内可见明显的成纤维细胞及胶原纤维增生。本试验表明，Sb_2O_3 粉尘可导致 I 型肺泡上皮细胞减少，II 型肺泡上皮细胞、肺泡巨噬细胞增生，肺间质为主的慢性纤维细胞增生性炎症及轻度纤维化和增生性细胞病灶形成。

（二）细胞因子

刘瑛等（2008）选取长期居住在贵州省黔南州某县锑矿区 10 ~ 30 年的当地居民和矿区工作者，依照国家诊断标准确诊为慢性锑中毒患者男性 17 例，女性 21 例，年龄 18 ~ 58 岁共 38 名为慢性锑中毒组。选取邻近地区未接触锑人群，男性 18 例，女性 15 例，年龄 19 ~ 53 岁，排除近期（1 个月内）有发热、感染、自身免疫性疾病和活动性疾病者，共 33 例为对照组。抽取研究对象静脉血 10 ml，主要检测白细胞介素 -2（IL-2）、白细胞介素 -8（IL-8）、肿瘤坏死因子 -α（TNF-α）和丙二醛（MDA）含量及超氧化物歧化酶（SOD）、谷胱甘肽过氧化物酶（GSH-Px）活性。经统计分析发现，慢性锑中毒患者血清 IL-2、IL-8 和 TNF-α 水平均显著高于对照组，差异有统计学意义（$P < 0.01$）；慢性锑中毒患者 SOD 和 GSH-Px 活性较对照组明显降低，MDA 水平增高，差异有统计学意义（$P < 0.01$）；慢性锑中毒

组 IL-2、IL-8 和 TNF-α 含量与 SOD、GSH-Px 之间存在负相关性（$P < 0.01$），与 MDA 间存在正相关性（$P < 0.01$），慢性锑中毒患者的 IL-2、IL-8 和 TNF-α 含量随细胞抗氧化能力的降低而升高。推测锑可能通过刺激多种细胞因子的释放对机体造成损伤。

（三）DNA 损伤、交联

何继亮等选取锑冶炼厂工人 16 名（吸烟 9 人，不吸烟 7 人），锑尘肺患者 8 例（吸烟 3 人，不吸烟 5 人），对照组 16 人（吸烟 8 人，不吸烟 8 人）为健康献血员，无接触毒物史。为了排除吸烟因素对染色体畸变的影响，被检对象和对照组又分成吸烟组与不吸烟组。以染色体畸变实验对每个受检者计数 50 个中期外周血淋巴细胞，统计数量畸变数和结构畸变数。结构畸变中的一次畸变系指染色体断片、染色单体断裂、染色体断裂、裂隙和缺失等。二次畸变包括环状、易位、双着丝点染色体等。结果显示，锑作业工人和锑尘肺患者发生的染色体结构畸变主要是一次畸变，数量畸变主要是四倍体。9 名吸烟的锑作业工人的染色体结构畸变率和数量畸变率分别高达 12.66% 和 2.44%，高于吸烟对照组的结构畸变率（2.5%）和数量畸变率（0.25%）。7 名不吸烟锑作业工人的染色体结构畸变率为 8.57%，数量畸变率为 2%，不但高于不吸烟对照组的结构畸变率（0.75%）和数量畸变率（0.25%），而且也高于吸烟对照组。8 名锑尘肺患者的结构畸变率为 13.25%，数量畸变为 0.75%，高于吸烟对照组。锑作业工人吸烟组染色体畸变率明显高于吸烟对照组，差异具有统计学意义（$P < 0.01$）。锑作业工人不吸烟组的染色体畸变率既高于不吸烟对照组，也高于吸烟对照组，差异具有统计学意义（$P < 0.01$），说明接触锑工人染色体受到了损伤。

（张永明　阎腾龙）

主要参考文献

1. 江泉观，纪云晶，常元勋. 环境化学毒物防治手册. 北京：化学工业出版社，2003：39-40.

2．Council of European Uion．Council directive 98/83/EC of 3 November 1998 on the quality of water intended for human consumption.Official Journal L330，1998.

3．夏元洵．化学物质毒性全书．上海：上海科学技术文献出版社，1991：107-108.

4．黄丽春．石重光．陈家玉．三氧化二锑小鼠急性毒性实验研究．职业卫生与病伤，1996，11（3）：170-171.

5．Takayanagi K．Acute toxicity of waterborne Se（Ⅳ），Se（Ⅵ），Sb（Ⅲ），and Sb（Ⅴ）on red seabream（Pargus major）．Bull Environ Contam Toxicol，2001，(4) 66：808-813.

6．Yang JL．Comparative acute toxicity of gallium（Ⅲ），antimony（Ⅲ），indium（Ⅲ），cadmium（Ⅱ），and copper（Ⅱ）on freshwater swamp shrimp（Macrobrachium nipponense）．Biol Res，2014，47（1）：13.

7．Poon R，Chu I．Lecavalier P．Effects of antimony on rats following 90-day exposure via drinking water．Food Chem Toxicol，1998，36（1）：21-35.

8．熊旭．刘燕群．叶超．等．三氯化锑对泥鳅的毒性效应．环境与健康杂志，2014，31（6）：534-535.

9．Miranda ES，Miekeley N．De-Carvalho．et al．Developmental toxicity of meglumine antimoniate and transplacental transfer of antimony in the rat．Reprod Toxicol，2006，21（3）：292-300.

10．Beyersmann D．Hartwig A．Carcinogenic metal compounds：recent insight into molecular and cellular mechanisms．Arch Toxicol，2008，82（8）：493-512.

11．Deutsche Forschungsgemeinschaft（DFG）．Antimony and its inorganic compounds（inhalable fraction）．In：Helmut Greim．The MAK collection for occupational health and safety．Part I：MAK value documentations．Weinheim：Wiley-VCH，2007：1-73.

12．梁梅．朱林平．三氧化二锑致职业性接触性皮炎 53 例报告．中国职业医学，2009，36（1）：52-53.

13．梁维君．安飞云．卢四清．等．锑接触工人尿 γ- 谷氨酰转肽酶活力的变化及意义．中华劳动卫生职业病杂志，1997，15（1）：26-27.

14．林元．陈小玲．林晓文．等．锑元素与先天性心脏病关系的病例对照研究．中国工程科学，2014，16（5）：73-77.

15．郭松超．吴开国．氧化锑致肺纤维化的实验研究．职业医学，1990，17
（119）：203-204.
16．辛业志．何滔．周旭．等．工业锑尘对肺脏致纤维化作用的初步探讨．山
西医药杂志，1981，10（1）：6-9.
17．Potkonjak V，Vishnjich V．Antimoniosis：a particular form of pneumoconiosis．
Ⅱ．Experimental investigation．Int Arch Occup Environ Health，1983，51（4）：
299-303.
18．李小萍．葛宪民．秦少珍．等．三氧化二锑尘肺临床动态观察研究．中国
职业医学，2007，34（6）：465-467.
19．葛宪民．李小萍．王力珩．等．三氧化二锑包装工肺活检组织光镜和电镜
分析．中国职业医学，2007，8（34）：298-299.
20．刘瑛．李溥．黄月娜．等．慢性锑中毒患者细胞因子水平与抗氧化能力相
关分析．右江医学，2008，36（3）：247-249.
21．Shanawany SE，Foda N，Hashad DI，et al．The potential DNA toxic changes
among workers exposed to antimony trioxide．Environmental Science &
Pollution Research International，2017，24（3）：1-7.

第九节　锡及其化合物

一、理化性质

锡（stannum，Sn）是人类最早发现的元素之一，具有银白色光泽，不溶于水，易燃，可形成爆炸性蒸气 - 粉尘混合物。在有湿气存在下，粉末发生氧化。在空气中锡的表面生成二氧化锡保护膜而稳定，加热条件下氧化反应加快；锡与卤素加热时反应生成四卤化锡；也能与硫反应。锡对水稳定，能缓慢溶于稀酸，较快溶于浓酸中，锡能溶于强碱性溶液，在氯化铁、氯化锌等盐类的酸性溶液中会被腐蚀。

锡在不同的温度下，有 3 种不同的形态。在 13.2 ~ 161℃的温度范围内，锡的性质最稳定，叫做"白锡"；如果温度升高到 160℃以上，白锡就会变成一碰就碎的"脆锡"；当温度低到 –13.2℃以下时，它就会由银白色逐渐转变成一种煤灰状的粉，叫"灰锡"。白锡、脆锡、灰

锡是锡的三种同素异形体。

二、来源、存在与接触机会

锡是大名鼎鼎的"五金"——金、银、铜、铁、锡之一。早在远古时代,人们便发现并使用锡了。在我国的一些古墓中,便常挖掘到一些锡壶、锡烛台之类的锡器。自然界中,锡主要来源于锡石（SnO_2）,其次是黝锡石（$Cu_2S \cdot FeS \cdot SnS_2$）,矿石中常伴有各种有色金属和萤石,土壤和植物中锡的含量甚微。

锡矿开采和冶炼工人主要接触二氧化锡和锡的硫化物,制造或使用下列含锡化合物可使从业人员有较多接触锡的机会:

（1）镀锡的马口铁和锡箔,主要用于食品包装,后者亦用于电器工业。

（2）含锡合金,如焊锡,锡青铜、巴氏合金、铅锡轴承合金、铅字合金,以及特种含锡合金,如用做核燃料包覆材料的锆基合金,用于航空、造船、原子能、化工、医疗器械等工业的钛基合金等。

（3）用作超导材料的各种含锡化合物,如二氧化锡、二氯化锡、四氯化锡及有机锡化物等,主要用作瓷釉原料、白布印染还原剂、丝织物媒染剂、塑料的热稳定剂（二羟基锡）、杀菌剂和杀虫剂（三羟基锡）等。

一般情况下很少发生环境性锡中毒;如用镀锡罐头盛放食物或用锡纸包装食品,可使该种食品中锡含量明显增加,食物的酸度愈强,含锡量亦愈大,则易引起锡中毒。

三、吸收、分布、代谢与排放

正常人体中含锡约 17 mg。锡进入人体有三个途径:
（1）通过饮食及饮水经消化道进入;
（2）通过呼吸道将游离态的锡吸入机体;
（3）从皮肤及眼结膜等处进入机体。

无机锡化合物经消化道吸收很少（小于5%）,吸收率受其氧化状态影响。有机锡化合物一般可通过呼吸道、消化道和皮肤黏膜进入机体。

进入人体后的锡主要分布于脑、肾、心脏、肝、肺、脾、胃膜、胆囊、胸腺、网膜、睾丸、卵巢、肌肉骨骼等处。以锡盐注入动物体内，锡在全身广泛分布，当其浓度逐渐下降时，肝和脾中却相对地增加，可能以胶体状态转运。

经口摄入无机锡主要经尿排出，通过胆汁分泌并经粪便排出的比例小于 15%。对大鼠和羊的研究表明，经口和腹腔注射有机锡化合物，均有部分锡经尿排出，也有部分经粪便排出。有机锡排出的途径、速度和量与化合物去烷基速度、剂量、给予途径和理化性质有关。

四、毒性概述

金属锡无毒，大多数无机锡化合物属于低毒或微毒类。有机锡化合物多数有毒，毒性与连接在锡原子上的原子基团的种类、数量有关。

（一）动物实验资料

1. 急性毒性

张宝东等（1994）选取体长 5.43 ± 0.46 cm，体重 4.97 ± 0.54 g 的健康鲤鱼，在水族箱中驯养 1 周。在系列白瓷桶中各加入 50 L 曝气自来水，按下列浓度系列加入三丁基氯化锡（TBTC）：0.00、1.99、2.51、3.16、3.98、5.01、6.31 μg/L。静置 1 小时后，每个浓度的桶中各放入 10 条鲤鱼，随时记录鱼的变化情况及死亡数。经两次平行实验后，TBTC 对鲤鱼的 96 小时半数致死浓度为 3.15 μg/L，48 小时半数致死浓度为 4.13 μg/L。

Antes 等（2013）选取银鲶鱼幼鱼在水族箱驯养一周后，将体重 12.24 ± 0.18 g，体长 11.07 ± 0.11 cm 的幼鱼随机加入到 30 升的水箱中，按下列浓度系列加入三苯基锡：0.00、4.40 ± 0.61、5.95 ± 0.33、6.76 ± 0.72、9.43 ± 0.52、11.57 ± 0.64、13.81 ± 0.77 μg/L。每个浓度做三次，每个水箱中放入 5 条幼鱼，每个水箱中 20% 的水用先前设置的三苯基锡浓度的水代替，记录幼鱼在暴露三苯基锡 12、24、48、72 和 96 小时后的死亡率，结果显示，三苯基锡对银鲶鱼幼鱼的 72 小时半数致死浓度为 12.81 μg/L，96 小时半数致死浓度为 9.73 μg/L。

刘振中等（2008）探讨了三甲基氯化锡（TMT）对大鼠和小鼠的急性毒性。选取 20 只 SD 大鼠，雌雄各半，体重 180 ～ 220 g，将雌雄大鼠分别按体重随机分成 5 组，每组 4 只。分别灌胃给予 4.64、10.0、21.5、46.4、100.0 mg/kg 的 TMT。染毒后观察 14 天，采用霍恩氏法计算半数致死量（LD_{50}）。结果显示，4.64 和 10.0 mg/kg 剂量染毒组大鼠无明显异常反应。21.5 mg/kg 剂量染毒组大鼠出现活动减少、头部震颤、口鼻见血性分泌物、全身抽搐等症状，第 5 天全部大鼠死亡。46.4 mg/kg 剂量染毒组大鼠更早出现活动减少、头部剧烈震颤、俯卧、眼角口鼻有大量血性分泌物等症状，染毒 48 小时后全部大鼠死亡。100 mg/kg 剂量染毒组大鼠染毒后即卧倒，2 ～ 24 小时内全部大鼠死亡，死亡大鼠眼角口鼻有大量血性分泌物，个别大鼠阴道出血。TMT 对雌雄 SD 大鼠经口途径 LD_{50} 均为 14.70 mg/kg。另选 18 ～ 25 g 昆明种小鼠，测定其经口 LD_{50}。将雌雄小鼠按体重随机分为 4 组，每组 4 只。分别灌胃给予 1.0、2.15、4.64、10.0 mg/kg 的 TMT。染毒后观察 14 天，用霍恩氏法计算 LD_{50}。小鼠经腹腔注射 LD_{50} 实验在实验分组、染毒剂量和观察指标上与经口染毒一致。结果两种染毒途径的中毒表现基本一致。1.0 和 2.15 mg/kg 剂量染毒组小鼠染毒后活动减少，但 2 小时后恢复正常。4.64 mg/kg 剂量染毒组小鼠染毒后活动减少、全身震颤、剧烈抽搐、伴叩齿和尖叫等，个别小鼠死亡。10.0 mg/kg 剂量染毒组小鼠染毒后不活动、四肢瘫软、俯卧、呼吸浅慢，12 小时内全部死亡。TMT 对雌性小鼠经口途径 LD_{50} 为 4.64 mg/kg，经腹腔途径 LD_{50} 为 3.16 mg/kg；TMT 对雄性小鼠经口途径 LD_{50} 为 3.16 mg/kg，经腹腔途径 LD_{50} 为 3.83 mg/kg。TMT 的急性毒性因动物种类、品系的不同而有较大的差异。

Ekuta 等（1998）用 TMT 对 16 周龄雄性 AKR/J 小鼠、Ball/cByJ 小鼠、C57B1/6J 小鼠和 DBA/2J 小鼠进行一次腹腔注射染毒，结果发现，AKR/J 小鼠的最小毒性剂量为 1.8 mg/kg，而 Ball/cByJ 小鼠、C57B1/6J 小鼠和 DBA/2J 小鼠的最小毒性剂量为 2.3 mg/kg。

Brown 等曾报道 TMT 对叙利亚仓鼠、沙土鼠和猕猴的一次灌胃染毒致死剂量为 3 mg/kg。

2. 亚慢性毒性

孙杰等（2015）选取健康雌雄根田鼠各 16 只，随机分为 4 组（雌性 2 组、雄性 2 组），每组 8 只，其中 2 组为实验组即雄性染毒组和雌性染毒组；2 组为对照组即雄性对照组和雌性对照组。染毒组使用 1 g/ml 三丁基锡（TBT）按 5 μl/g 每 3 天 1 次进行灌胃；对照组使用等剂量生理盐水做相同处理。染毒持续 45 天。记录根田鼠体重，并计算其摄食量和饮水量（供给 - 剩余）；摄食、饮水和运动的持续时间和频次用录像记录。结果显示，雄性根田鼠的摄食频次和时间及饮水频次和时间仅在每次染毒后有限的几个时间点（21、24、36 天）上显著高于对照组，差异有统计学意义（$P < 0.05$）；对雌性根田鼠摄食和饮水的频次和时间的影响不明显。TBT 染毒雄性根田鼠后仅在第 3 天时其运动时间显著高于对照组，差异有统计学意义（$P < 0.05$）；静止时间显著低于对照组，差异有统计学意义（$P < 0.05$），而随着染毒时间的延长，两组之间差异再无意义。与对照组相比，TBT 染毒对雌雄根田鼠摄食量、饮水量和体重的影响均不明显。本实验表明，环境浓度的 TBT 对成年根田鼠的体重没有明显影响，但对其摄食相关行为有部分影响。

Yu Ang 等（2013）选取体重为 25 ~ 35 g 的褐菖鲉 120 条，每 30 条放入装有 60 L 过滤海水的水池中驯养 1 周，3 个实验组 TBT 浓度分别为 10、100、1000 ng/L，另以乙醇为溶剂对照组。含有不同浓度 TBT 的海水每半天更换一次，以新鲜的蛤喂养褐菖鲉，直至染毒结束前 3 天。50 天染毒期间 10、100、1000 ng/L 剂量染毒组分别有 1 条、2 条、6 条鱼死亡。染毒结束后，每组随机抽取褐菖鲉处死，取脑，进行脑中总锡含量分析，其余褐菖鲉进行掠夺性行为测试。结果发现，100 和 1000 ng/L 剂量染毒组的褐菖鲉显示的掠夺性行为数量明显低于对照组，差异有统计学意义（$P < 0.05$）；褐菖鲉脑中锡含量呈剂量依赖性增加，100 和 1000 ng/L 剂量染毒组褐菖鲉脑中锡含量明显高于对照组，差异有统计学意义（$P < 0.05$）。相关研究表明，长期的 TBT 染毒可能抑制褐菖鲉大脑多巴胺受体的表达，从而影响其掠夺行为。

3. 致突变

付宝荣等（2007）选取体重 25 g 左右的健康 ICR 小鼠，颈脱臼处死后，取出小鼠股骨，制备小鼠骨髓细胞备用。将制得的细胞分装于 9 个 5 ml 离心管中，用 RPMI1640 培养液将体积加至 2.5 ml，然后于每管中加入受试物，使一丁基锡（MBT）、二丁基锡（DBT）的最终浓度在骨髓细胞中为 1×10^{-10}、1×10^{-11}、1×10^{-12} g/L，同时设单蒸水为空白对照，DMSO 为阴性对照，甲基磺酸甲酯（100 μg/ml）为阳性对照。处理 1.5 小时后进行彗星实验，用 CASP（comet assay software project）图像分析软件测定尾长、尾部 DNA 含量。结果显示，在 1×10^{-10}、1×10^{-11} g/L 剂量下，MBT 和 DBT 均可引起骨髓细胞尾长增长，尾部 DNA 含量增高，与阴性对照组比较，差异有统计学意义（$P < 0.05$），随着剂量的增加，DNA 损伤也更严重，存在明显的剂量 - 效应关系。在同样实验条件下检测 TBT 对小鼠骨髓细胞 DNA 损伤作用，通过数据比较，在同样的受试物浓度即 1×10^{-10}、1×10^{-11}、1×10^{-12} g/L 下，丁基锡类化合物对小鼠骨髓细胞的毒性依次为 TBT > DBT > MBT。有报道也证实 TBT 诱导 SD 大鼠发生 DNA 损伤的细胞数与 TBT 剂量呈正相关。

Martinović 等（2016）以来自博卡科托尔斯卡湾（位于亚得里亚海——编辑注）的贻贝作为研究对象，使其在装有 50 L 海水的水族箱驯养 2 周后，取 150 个健康的贻贝标本并将其分为 5 组，使其放置在有 20 L 海水的水族箱中，驯化后，将三丁基锡（TBT）在二甲基亚砜（DMSO）中稀释 10 倍，然后添加到水族箱中获得 10、100 和 1000 μg/L 的终浓度。使用来自采样点的海水的水族箱作为阴性对照。将苯并芘溶解在 DMSO 中并加入到水族箱中获得 50 μg/L 的终浓度作为阳性对照。在处理 24、48、72 和 96 小时后，从每个水族箱中取出 6 个标本，从标本中收集 60 μl 血，进行淋巴细胞彗星实验，使用 TI%（尾部强度 %）作为 DNA 损伤的量度。结果显示，暴露 24 小时后，暴露于 10 μg/L TBT 组和暴露于 1000 μg/L TBT 组中观察到 DNA 损伤显著增加。48 小时后在暴露于 TBT 的所有组中均观察到 DNA 损伤的增加。96 小时后，与对照相比，暴露于 10 和 100 μg/L TBT 组的 DNA 损伤水平显著较高，差异具有统计学意义（$P < 0.05$）。因此，暴露于 TBT 会造成 DNA 的损伤，且与暴露浓度和时间存在紧密的联系。

Gabbianelli 等（2006）以亚得里亚海的毛蚶为研究对象，使其在有 500 L 海水的水塘中驯养 2 周后，取健康的毛蚶，在黄色的灯光下，打开壳后取血得红细胞，使其分别在浓度为 10 μmol/L 的三丁基氯化锡（TBTC）、二丁基氯化锡（DBTC）和一丁基氯化锡（MBTC）的溶液中孵育 30 分钟，以等浓度的乙醇为对照组，进行彗星实验，以尾长及尾部 DNA 含量来评价有机锡化合物对 DNA 的损伤作用。结果表明，有机锡化合物引起了明显的 DNA 损伤，TBTC、DBTC、MBTC 组彗尾长度及尾部 DNA 含量明显高于对照组，差异有统计学意义（$P < 0.05$）。

有报道也证实 TBTC 和 DBTC 能引起虹鳟鱼有核红细胞的核 DNA 损伤，表现为彗尾长度、密度和出现时间的改变，其中 TBTC 更易引起 DNA 损伤。

4. 生殖与发育毒性

宋祥福等（2005）探讨二月桂酸二丁基锡（DBTD）对雄性大鼠生殖系统的影响，选取健康成年雄性 Wistar 大鼠 28 只，体重（260 ± 10）g，观察 1 周后随机分为 4 组，即 0、5、10、20 mg/g 剂量染毒组，每组各 7 只大鼠。按染毒剂量用色拉油配制成不同浓度的 DBTD 溶液灌胃，灌胃量为 1 ml/200 g 体重，对照组给予等量的色拉油，每周染毒 5 天，连续染毒 5 周，末次染毒 48 小时后处死动物，剪开阴囊，取出睾丸、附睾，备用。准确称取部分睾丸，加 9 倍的生理盐水用超声组织匀浆器在冰水浴中制成 1 : 10 睾丸匀浆，离心后取上清液备用。应用相应试剂盒测上清液中酸性磷酸酶（ACP）、乳酸脱氢酶（LDH）、一氧化氮合酶（NOS）的活性及一氧化氮（NO）的含量。结果显示，随着染毒剂量的增加，各剂量染毒组大鼠睾丸及附睾重量有下降趋势，睾丸中锡含量有升高趋势，但与对照组相比，差异无统计学意义（$P > 0.05$）；各剂量染毒组大鼠睾丸组织中 LDH 活性降低、NO 含量升高，与对照组比较，差异均有统计学意义（$P < 0.05$）；10、20 mg/kg 剂量染毒组大鼠睾丸组织中 ACP 活性降低、NOS 活性

增高与对照组比较，差异均有统计学意义（$P < 0.05$）。本实验说明，DBTD 具有睾丸毒性，能干扰雄性大鼠睾丸组织中酶的活性。

宋建军等（2017）探讨三丁基锡（TBT）对雌性小鼠生殖系统的影响，选取雌性昆明种小鼠（20 日龄）40 只，适应 1 周后随机分成 4 组，对照组（0）、低剂量组（0.2 μg/kg）、中剂量组（2 μg/kg）、高剂量组（20 μg/kg），每组 10 只，单只饲养。所用 TBT 的浓度为 180 μg/ml，染毒方式为经口，对试验组动物进行不间断连续染毒。称量并记录小鼠体重，每 3 天 1 次，记录各组小鼠的体重。45 天后小鼠的染毒过程结束。以断头法处死小鼠，取出卵巢、输卵管和子宫等生殖器官，通过固定、流水冲洗、脱水、包埋、切片、染色、镜检等过程，观察 TBT 处理组小鼠雌性生殖系统的组织学变化。结果显示，TBT 暴露小鼠的卵巢中各期卵泡数量发生变化，初级卵泡数量有减少趋势，成熟卵泡数量明显减少，卵泡组织结构变化不明显；输卵管壁变厚，浆膜、黏膜变化较明显，输卵管内环肌细胞排列疏松；子宫壁各层结构均有不同程度变化，黏膜变化尤其明显，子宫壁随 TBT 暴露剂量的增加而增厚。该实验表明，TBT 暴露影响雌性小鼠生殖系统的组织结构且呈现剂量效应。

Minoru 等（2001）发现给孕 Wistar 大鼠口饲 5、25、125 mg/L 的 TBTC，出生后的子鼠肛门与生殖器之间的距离增加，并存在剂量 - 效应关系；125 mg/L 剂量染毒组子鼠数目、体重及存活率下降，雌性子鼠的生长也受到抑制，与低剂量染毒组相比，差异有统计学意义（$P < 0.05$），雌性幼鼠阴道张开延迟，动情周期削弱，表明 TBTC 可能会引起雌性新出生大鼠的雄性化。

吴粒铰等（2017）通过显微注射的方式探究三苯基锡（TPT）、过氧化物酶体增殖体激活受体 γ（PPARγ）的激动剂罗格列酮（Rosi）和抑制剂 T0070907（$C_{12}H_8ClN_3O_3$）对热带爪蟾胚胎的发育毒性。本实验中，对照组胚胎均注射浓度为 10% 的 DMSO 溶液，处理组胚胎注射各化合物不同浓度溶液，剂量为 1 ~ 5 ng TPT、20 ~ 80 ng Rosi、5 ~ 20 ng T0070907，将 3 种化合物注入 S1-S2 期的胚胎后，胚胎的存活率显著下降，其中 5 ng TPT、80 ng Rosi 和 10 ng T0070907 注射组存活率分别为 46.9%、42.7% 和 54.2%。胚胎的体长也受到不同程度的影响，5 ng TPT、80 ng Rosi 和 20 ng T0070907 注射组与对照相比，体长分别减少了 27%、22% 和 57%。3 种化合物还引起了多样的畸形效应，尤其是头部变小及眼睛畸形。说明 PPARγ 在热带爪蟾早期胚胎的发育特别是头、眼发育中扮演非常重要的角色。TPT 与相近剂量 T0070907 引起的畸形非常相似，说明 TPT 的致畸机制可能与 PPARγ 存在某种关系。另一方面，利用整胚原位杂交检测了注射 TPT 后 S20 及 S25 期胚胎的头、眼部标志基因的空间表达，结果表明，bf1、en2、krox20 及 pax6 的表达信号均随 TPT 剂量增大而逐渐变弱且区域变小，定量 PCR 进一步验证了 TPT 能在神经胚及早期尾牙期之前影响胚胎头、眼标志基因的表达。研究结果表明，TPT 的内暴露对脊椎动物胚胎具有较强的致畸效应和神经毒性。

5．致癌

国际癌症研究所（IARC）2014 年未将锡及其化合物列入人类致癌物数据库。

（二）流行病学资料

赖关朝（1999）选取 17 名接触 TMT 的工人为接触组，其中男 16 人，女 1 人，年龄 20 ~ 34 岁，平均年龄 26.5 岁，接触 TMT 时间为 4 ~ 42 个月，平均接触时间 20 个月；对照组为未接触过有机锡及任何化学物的健康体检者，男 16 人，女 1 人，年龄 20 ~ 35 岁，平均年龄 27.1 岁。接触组工人和对照组工人都抽取静脉血，分离血清于 $-20\,^\circ\mathrm{C}$ 保存备用。测定四碘甲状腺原氨酸（甲状腺素，T4）、三碘甲状腺原氨酸（T3）、反三碘甲状腺原氨酸（rT3）和促甲状腺激素（TSH）含量，并计算 T3/rT3 比值。结果显示，TMT 接触组工人 T3 水平显著低于对照组，差异有统计学意义（$P < 0.01$），而 rT3 水平则显著高于对照组，差异有统计学意义（$P < 0.01$），T4 和 TSH 水平与对照组相比，差异无统计学意义。随着接触 TMT 时间的延长，T3 和 T4 逐渐降低，而 rT3 则逐渐升高，T3/rT3 比值降低更显著。但 TSH 水平在不同接触时间之间未见明显变化。表明 TMT 对甲状腺激素的分泌、代谢等过程可能有影响。

（三）中毒临床表现与防治原则（典型案例）

胡建辉等（2010）确认一起窗帘生产企业 TMT 中毒事故，2009年 5 月 7 日，该公司混合车间和制粒车间分别有 1 名员工（工龄 8 ～ 13 个月）出现轻重不等的食欲差、头晕、呕吐、四肢无力等症状，前往当地医院住院治疗，血钾分别为 1.9 和 2.6 mmol/L，住院时间均为 3 天，出院诊断为低钾血症。6 月 25 日，又有 1 名制粒车间的员工出现症状，当日就转入 ICU 病房，入院诊断为低钾血症，血清钾浓度小于 1.5 mmol/L，上肢肌力 1 级，不能行走，心电图部分 ST 及 T 波改变，头部 CT 显示脑白质密度降低。经补钾等对症治疗，8 天后症状好转，血清钾浓度恢复正常而出院。2009 年 6 月 28 日，当地市疾病预防控制中心对发生中毒的混合车间 29 人进行应急职业健康检查，其中 3 人为低钾血症，血清钾浓度分别为 2.7、3.1 和 3.2 mmol/L，其他员工所检项目未见异常。7 月 1 日复查，3 人血清钾浓度恢复正常。省职业病防治院对该厂进行调查发现，"安定剂 1535" 和塑料粒中检出 TMT，其中塑料粒中 TMT 浓度为 24.9 mg/kg，按照配方比例推算稳定剂中 TMT 浓度为 1245.0 mg/kg；制粒车间和混合车间空气中均检出 TMT，其中制粒车间 TMT 浓度最高达 0.57 mg/m³，混合车间投料 TMT 浓度最高达 0.29 mg/m³；34 名接触工人尿液中均测出 TMT，范围为 0.025 ～ 0.550 mg/L。本次中毒事故提示有机锡稳定剂中 TMT 水平是引起中毒的主要原因。

防治措施：采用综合性预防措施，要求生产工艺合理，生产过程应密闭，工作场所有较好的通风排气设备，工作服和手套等不宜采用棉织品，应采用塑料或合成纤维如绵纶等材料。加强工人健康监护及职业场所危害因素检测。急性中毒早期应强调卧床休息，密切观察。给予对症治疗及支持治疗。

五、毒性表现

（一）动物实验资料

韦树娇（2012）在锡冶炼生产性粉尘致大鼠肺组织损伤的实验研究中，选取 SPF 级 SD 大鼠，体重 180 ～ 220 g，随机分成生理盐水组（阴性对照组）、标准石英组（阳性对照组）、粗炼车间粉尘组及精炼车间粉尘组，每组 4 ~ 6 只，雌雄各半。采用气管内注入法一次性进行染尘，各组染尘剂量均为 50 毫克 / 只。在染尘后第 30 天和第 90 天分批称量大鼠体重，处死后取全肺并称全肺湿重，计算肺的脏器系数，观察肺组织病理切片。结果显示，大鼠肺脏器系数比较：染尘后第 30 天，粗炼车间粉尘组与阴性对照组和阳性对照组之间的差异均有统计学意义（$P < 0.05$），精炼车间粉尘组与阴性对照组之间的差异有统计学意义（$P < 0.05$），而与阳性对照组之间的差异无统计学意义（$P > 0.05$）；第 90 天，粗炼车间粉尘组与阴性对照组之间的差异无统计学意义（$P > 0.05$），而与阳性对照组之间的差异有统计学意义（$P < 0.05$），精炼车间粉尘组与阴性对照组和阳性对照组之间的差异均有统计学意义（$P < 0.05$）。肺组织病理观察：肉眼观察，染尘后 30 天时，粗炼车间粉尘组大鼠两肺呈淡红色，表面可见散在针头大小的中心为暗黑色、周围灰白色斑点，精炼车间粉尘组大鼠两肺可见散在中心为灰黑色、周围灰白色斑点，形状不规则；染尘后 90 天时，粗炼车间粉尘组部分大鼠肺组织呈灰白色实变状，表面可见散在灰白色斑点，质地较韧，精炼车间粉尘组部分大鼠肺组织表面呈灰黑色实变状，尚有灰白色斑点。镜下观察，粗炼车间粉尘组和精炼车间粉尘组大鼠肺组织均可见散在粉尘颗粒沉着和尘灶形成，多位于细支气管、终末支气管、肺泡管周围，尘灶内可见巨噬细胞、成纤维细胞、中性粒细胞和淋巴细胞反应，均发生炎症反应。染尘后第 90 天时，粗炼车间粉尘组大鼠可见有尘 - 炎性肉芽肿形成。

Mitra 等（2014）选取 4 周龄雄性 Wistar 大鼠 18 只，随机分为对照组、TBTC 1 mg/kg 剂量染毒组和 TBTC 5 mg/kg 剂量染毒组，每组 6 只。以玉米油为溶剂配置不同浓度的 TBTC 应用液，以 1 ml/kg 灌胃大鼠，对照组灌胃玉米油。连续灌胃 30 天，每隔 3 天称量大鼠体重。30 天后，处死大鼠，取全肺并称重，计算肺脏器系数，取 100 mg 肺组织，制备组织匀浆，离心取上清，进行活性氧水平测定。并制备肺组织病理切片，以半定量尺度表示组织学改变（0 代表没有改变，1 代表轻微改变，2 代表中度改变，3 代表重度改变，4 代表极重度改变，

5 代表最重度改变）。结果显示，TBTC 染毒 30 天，大鼠体重增长缓慢。对照组大鼠平均增重 150 g，而 1 mg/kg 剂量染毒组大鼠平均增重 135 g，5 mg/kg 剂量染毒组大鼠平均增重 70 g，高剂量染毒组大鼠体重增重变化与对照组相比，差异有统计学意义（$P < 0.01$），说明高剂量的 TBTC 暴露，抑制了大鼠体重的增加。肺的脏器系数比没有明显变化，1 mg/kg 剂量染毒组大鼠肺组织活性氧水平明显增高，与对照组相比，差异有统计学意义（$P < 0.05$）。病理切片观察，支气管出现破损，黏膜及纤维软骨收缩，1 mg/kg 剂量染毒组大鼠肺组织学半定量评分为 2.83，5 mg/kg 剂量组大鼠肺组织学半定量评分为 3.33，两组得分与对照组相比，差异均有统计学意义（$P < 0.01$）。

（二）流行病学资料

李小萍等（2013）对某锡冶炼厂 9 例尘肺病患者进行统计分析发现，9 例尘肺病患者均为男性，诊断尘肺病时的年龄最大 51 岁，最小 33 岁，平均发病年龄（39.0±5.1）岁，工龄最长 18 年，最短 9 年，平均发病工龄为（15.7±3.0）年。大多数患者有咳嗽、咳少量白色泡沫痰等症状，肺功能检查除 1 例患者有限制型肺通气功能轻度障碍外，其余 8 例患者肺通气功能均正常。X 线胸片特征：表现最显著的改变是肺门密度增高，肺门金属样斑块影，肺野内见广泛分布高密度、边缘清楚锐利的圆形小阴影，小阴影形态 2 例以 q/q 影、7 例以 q/p 影为主，总体密度集 1 级，分布范围达 2 ～ 4 个肺区，无合并肺结核病例。

王锐等（1994）对某厂 117 例锡尘肺患者进行统计分析发现，接锡尘发病工龄最短为 7 年，最长为 35 年，平均为 18.6 年，其中小于 10 年 5 例（4.5%）；11 ～ 15 年 23 例（19.7%）；16 ～ 20 年 30 例（25.6%）；21 ～ 25 年 35 例（29.9%）；26 ～ 30 年 19 例（16.2%）；30 年以上 5 例（4.2%）。锡尘肺临床症状轻微，主诉多为胸痛、咳嗽、劳动中气促。X 线主要改变以肺门密度增高，肺门金属样块影，全肺斑点状高密度的类圆形小阴影为主要表现。小阴影形态多为类圆形，密度高，边缘清楚，形态多样，有斑点状、针尖状、花瓣状、串珠状等。一般早期以"p"阴影为主，随着密集度增高，"q"阴影逐渐占据优势，可达到金属样密度，细看这种类圆影是由数个小斑点影组合而成，呈多核状，形似梅花或雪花状，直径 3 ~ 5 mm，分布以双肺中下肺区中内带居多，肺尖部也可见到。由于密度高，在肺和横膈、心影、肺门重和部都可清楚看到这种小阴影。未见有小阴影融合趋势，虽然有的密集度达到三级，小阴影互相重叠，但边缘仍很清楚；有的病例类圆形和不规则影并存。锡尘肺合并症很少，本组有 21 例年龄在 55 岁以上者有轻度肺气肿征，仅见一例合并结核，也已硬结。

钟金球（2001 年）对肺锡末沉着症的 25 年回顾性研究中：

（1）肺锡末沉着症组：选择冶炼厂从事冶炼作业单纯接触二氧化锡或其烟雾，并在 1970 年前已诊断为肺锡末沉着症的患者作为观察对象。其中 I 期（原诊为非典型肺锡末沉着症）20 例，平均初诊年龄为 42.07 岁；II 期（原诊为典型肺锡末沉着症）8 例，平均初诊年龄为 43.51 岁；

（2）硅沉着病（矽肺）组：在该冶炼厂兄弟单位内用配对法选择 1970 年前已诊断为硅沉着病（矽肺），其工龄，年龄与肺锡末沉着症组相仿、性别相同的患者 27 例，其中 I 期 19 人，平均初诊年龄为 45.2 岁；II 期 8 人，平均初诊年龄为 40.58 岁；

（3）正常对照组选择冶炼厂无接触任何生产性粉尘，年龄、工龄相仿、性别相同的职工，编号后，按 1：2 随机抽取 56 人作为正常对照组。

收集调查对象的基本资料及 X 线胸片阅读，经统计分析发现：

（1）肺锡末沉着症患者的主要自觉症状表现为咳嗽、咳痰、胸痛等，如果遇阴雨天则症状有所加重，其结果与一些研究基本相同，其症状阳性率与硅沉着病（矽肺）患者相近，但硅沉着病（矽肺）组患者的症状一般都较为严重。肺锡末沉着症呼吸系统症状的阳性率大部分比正常组人群的阳性率明显高，差异有统计学意义（$P < 0.05$），这说明肺锡末沉着症对工人有一定的健康损害；

（2）肺锡末沉着症的 X 线胸片有其特殊性，最初两肺野可见密度高而边缘锐利的斑点阴影，特别是 II 期（典型肺锡末沉着症）患者的 X 线胸片，但经 25 年的观察，无融合现象，部分患者经 5 ~ 10 年后其个别肺区斑点阴影开始变为淡薄、密集度下降或变为密度不均，并逐渐向肺门转移而成金属样块状阴影，即"自净"现象，25 年间自净例数占总观察例数的 50%，无晋期表现。

而硅沉着病（矽肺）组患者 X 线胸片可见两肺野有类圆形或不规则阴影，肺门纹理变化较大，普遍增多增粗，阴影可融合变大、晋期，晋期占总观察例数的 59.25%。因此说二者的发展是截然不同的，肺锡末沉着症可以"自净"，其发展是良好的，无恶化现象，与一些学者的研究相吻合，而硅沉着病（矽肺）则有所发展。从总死亡率及呼吸系统疾病死亡率来看，肺锡末沉着症组与硅沉着病（矽肺）组患者差异无统计学意义（$P > 0.05$），而总死亡率肺锡末沉着症组高于正常组（$P < 0.05$），呼吸系统疾病死亡率肺锡末沉着症组与正常组差异无统计学意义（$P > 0.05$），三组间平均死亡年龄差异亦无统计学差异。因此说明，肺锡末沉着症对工人健康的损害是存在的，但比较轻，与正常组接近。

Cole 等报道了 10 例炉膛镀锡工锡尘肺病的情况。10 例患者 X 线片显示肺门无纤维化不透明阴影。临床上一个显著的特征是在有严重影像学检查异常的情况下，会出现相对呼吸功能不全。上述情况与 Robertson 等（1995）的研究一致。然而，其中有 3 例患者伴有肺部其他病变。其中 7 号患者尸检时发现有蜂窝肺，这种病理条件在 Dundon 等的研究中也曾出现；8 号患者尸检时发现，除锡尘肺外还伴有单纯尘肺，可能是由于经常清理炉膛灰而引起的单纯性尘肺；9 号病例最终发展为肺癌。Cole 等认为，在缺乏局部排气通风的情况下，使用氯离子产生的烟气是诱发锡尘肺的致病因素。

六、毒性机制

（一）蛋白质改变

窖蛋白 -1（caveolin-1）是胞膜窖（Caveolae）的重要结构蛋白质，对 Caveolae 的形成及细胞内的多种信号传导均起到重要作用。华海蓉等（2009）通过免疫组织化学方法检测 caveolin-1 在正常肺组织、云锡矿工肺癌及其他地区肺癌组织中的表达，探讨其在肺癌中的作用。收集正常肺组织 15 例、云锡矿工肺癌组织 40 例及其他地区肺癌组织

40 例。标本经甲醛溶液固定，常规石蜡包埋，连续切片备用。经免疫组织化学检测，caveolin-1 在云锡肺癌组织中及其他地区肺癌组织中的表达阳性率分别为 65.0%、57.5%，两组肺癌组织与正常肺组织之间表达的阳性率，差异均有统计学意义（$P < 0.01$）；caveolin-1 在云锡矿工肺癌组织及其他地区肺癌组织中的表达强度比较，差异亦有统计学意义（$P < 0.05$）。Caveolae 是位于细胞膜上的内陷，与细胞选择性的摄取各种分子有关，而 caveolin-1 是 Caveolae 最重要的标志性蛋白，细胞表达 caveolin-1 是形成 Caveolae 结构所必不可少的，其在云锡矿工肺癌中呈高表达，是否会增强细胞对矿粉的摄入而进一步促进云锡肺癌的发生，有待于进一步研究。

（二）基因改变

金克炜等（1998）探讨云锡矿工肺癌发病机制，用原位分子杂交的方法，检测 20 例云锡矿工肺癌（M 组）、20 例其他地区非矿工肺癌（NM 组）以及 10 例死于非肺部疾病患者的尸解肺组织（C 组）中 N-ras、c-myc 及 c-fos 癌基因的过表达情况。结果显示，癌基因过表达出现率：M 组 N-ras 55%（11/20）、c-myc 50%（10/20）、c-fos 25%（5/20）；NM 组 N-ras 80%（16/20）、c-myc 55%（11/20）、c-fos 60%（12/20）；C 组 3 个癌基因过表达率均仅为 10%（1/10）。M 和 NM 两组 N-ras、c-myc 基因的表达与对照组相比，差异有统计学意义（$P < 0.05$）；NM 组 c-fos 基因的表达与 M 组和 C 组相比，差异均有统计学意义（$P < 0.05$）。表明 N-ras、c-myc 的过表达与肺癌的发生有关；c-fos 与矿工肺癌发生的关系不明显而与非矿工肺癌的发生有关。在 N-ras、c-myc 及 c-fos 中有 2 种或 3 种癌基因同时表达的，M 组分别为 45%、20%；NM 组分别为 75%、25%。癌旁增生上皮中发现有阳性反应。说明肺癌的发生可能与 2 种或 2 种以上癌基因过表达有关。矿工与其他人群肺癌的发生机制可能有不同之处。

（三）细胞因子

周莉等（2006）选取云锡矿井井下采掘作业面沉积尘，经玛瑙研钵研磨，200 目筛过筛。人支气管上皮细胞（BEAS-2B）以 LHC-8 无血清培养液在 37℃、5%CO_2、饱和湿度的培养箱中培养，每周传代 1

次。在对数生长期制成 10^5/ml 的细胞悬液，以每孔 100μl 的体积接种于 96 孔板，并设置加入培养液的空白对照，于 CO_2 细胞培养箱内培养 48 小时后，每孔加入不同浓度的锡矿粉尘，使终浓度分别为 500、250、125、62.5、31.25 μg/ml，每个剂量设 5 个平行孔，于 CO_2 细胞培养箱内共孵育 24 小时。处理结束后进行 MTT 实验，结果显示，锡矿粉尘对体外培养的 BEAS-2B 细胞具有细胞毒性作用，可抑制其增殖活性。随受试物浓度增加，细胞增殖活性不断下降。按作图法求得 IC_{50} 值约为 837.0 μg/ml。继续进行细胞转化试验、血清抗性实验和倍增时间测定、锚着独立性生长实验。结果第 20 代 200 μg/ml、50 μg/ml 剂量处理组及对照组细胞的血清抗性实验中，在有血清的条件下，各组细胞的生长均受到抑制，未表现出血清抗性。第 25 代细胞中，50 μg/ml 剂量处理组及正常对照组细胞的生长仍然受到血清抑制，差异有统计学意义（$P < 0.05$），而 200 μg/ml 剂量处理组细胞接种效率提高，差异有统计学意义（$P < 0.05$），抗血清促分化能力提高，差异有统计学意义（$P < 0.05$），倍增时间增长，表明此时细胞对环境的选择性和依赖性降低，符合转化细胞的增殖动力学特性。第 20 代各组细胞均不能在软琼脂上形成克隆，第 30 代时可见细胞以数十个左右聚集成团，但生长缓慢，不能进一步形成较大的克隆，提示其在软琼脂中的三维生长能力尚不是很强。至第 40 代时，200 μg/ml 及 50 μg/ml 剂量处理组细胞均能在软琼脂上形成克隆，其克隆形成率明显高于对照组，差异有统计学意义（$P < 0.01$），此时形成的细胞集落呈明显的立体三维空间生长状态，从软琼脂上分离的单个集落细胞经体外扩增培养后建立了可长期传代的恶性转化细胞。结果证实云锡矿粉能体外诱发人支气管上皮细胞恶性转化。

（张永明　龙昌茂）

主要参考文献

1. 江泉观，纪云晶，常元勋. 环境化学毒物防治手册. 北京：化学工业出版社，2003：12-14.

2．苗健．微量元素与相关疾病．郑州：河南医科大学出版社，1998：152-153.

3．吴茂江．锡元素与人体健康．微量元素与健康研究，2013，30（2）：66-67.

4．夏元洵．化学物质毒性全书．上海：上海科学技术文献出版社，1991：104.

5．张霞，刘文杰．锡的毒性及测定．卫生研究，2002，31（4）：322-324.

6．张宝东，张毓琪，陈叙龙．氯化三丁基锡对鲤鱼的急性毒性．交通环保，1994，16（1）：18-19.

7．Antes FG，Becker AG，Parodi TV，et al．Toxicity of triphenyltin hydroxide to fish．Arch Environ Con To，2013，65（4）：733-741.

8．刘振中，赖关朝，王海兰，等．三甲基氯化锡对大鼠、小鼠和兔急性毒性及血清离子的影响．中国职业医学，2008，35（3）：197-199.

9．Ekuta JE，Hikal AH，Matthews JC．Toxicokinetics of trimethyltin in four inbred strains of mice．Toxicol Lett，1998，95（1）：41-46.

10．孙杰，孙平，尹玉伟，等．环境浓度三丁基锡对根田鼠体重及摄食相关行为的影响．畜牧与饲料科学，2015，36（4）：4-10.

11．Yu A，Wang X，Zuo Z，et al．Tributyltin exposure influences predatory behavior neurotransmitter content and receptor expression in Sebastiscus marmoratus．Aquat Toxicol，2013，128（129）：158-162.

12．付宝荣，曹向宇，惠秀娟，等．一丁基锡和二丁基锡致小鼠骨髓细胞 DNA 损伤．中国公共卫生，2007，23（6）：721-722.

13．惠秀娟，曹向宇，张朝红，等．三丁基锡和三苯基锡对小鼠骨髓细胞 DNA 损伤．中国公共卫生，2005，21（9）：71-72.

14．Liu HG，Wang Y，Lian L．Tributyltin induces DNA damageas well as oxidative damage in rats．Environ Toxicol，2006，21（2）：166-171.

15．Martinović R，Kolarević S，Kračunkolarević M，et al．Comparative assessment of cardiac activity and DNA damage in haemocytes of the Mediterranean mussel Mytilus galloprovincialis in exposure to tributyltin chloride．Environ Toxicol Pharmacol，2016，47：165-174.

16．Gabbianelli R，Moretti M，Carpenè E，et al．Effect of different organotins on DNA of mollusk（Scapharca inaequivalis）erythrocytes assessed by the comet assay．Sci Total Enviro，2006，367（1）：163-169.

17．Luca T，Donatella F，Massimo M．DNA damage in duced by or ganotins on trout-nucleated erythrocytes．Appl Organomet Chem，2001，15（7）：575-

580.

18．宋祥福，李铁骥，于光艳，等．二月桂酸二丁基锡（DBTD）对雄性大鼠睾丸组织中酶活性的影响．中国比较医学杂志，2005，15（5）：285-287．

19．宋建军，孙平，任琳娜，等．三丁基锡暴露对雌性昆明小鼠生殖系统组织结构的影响．畜牧与饲料科学，2017，38（1）：1-5．

20．Minoru O，Rika O，Kazuhiko K，et al．Two-genenation reproductive toxicity study of tributyltin chloride in femalerats．Toxicol Environ Chem，2001，63（2）：127-144．

21．吴粒铰，朱静敏，胡玲玲，等．三苯基锡对热带爪蟾胚胎的早期发育毒性．华东师范大学学报（自然科学版），2017，（2）：107-115．

22．赖关朝．有机锡对甲状腺激素水平影响的初步探讨．中国职业医学，1999，26（6）：27-28．

23．胡建辉，郭智屏，赖关朝，等．1起塑料窗帘生产企业三甲基氯化锡中毒事故调查．中国职业医学，2010，37（3）：257-258．

24．韦树娇．锡冶炼生产性粉尘致大鼠肺组织损伤的实验研究．南宁：广西医科大学，2012．

25．Mitra S，Gera R，Shashi V，et al．Comparative toxicity of low dose tributyltin chloride on serum，liver，lung and kidney following subchronic exposure．Food Chem Toxicol，2014，2（64）：335-343．

26．李小萍，麦志丹，梁启荣，等．锡冶炼工粉尘职业危害调查．中国工业医学杂志，201326（4）：246-249．

27．王锐．锡尘肺（附117例分析）．工业卫生与职业病，1994，20（6）：338-341．

28．钟金球．肺锡末沉着症25年回顾．职业与健康，2001，17（4）：9-11．

29．Robertson AJ，Whitaker PH．Radiological changes in pneumoconiosis due to tin oxide．J Fac Radiol，1995，6（4）224-233．

30．华海蓉，金克炜，阮永华，等．云锡矿工肺癌及其他地区肺癌窖蛋白-1表达变化．中国职业医学，2009，36（3）：187-189．

31．金克炜，曾敬，高倩，等．云锡矿工肺癌N-ras、c-myc和c-fos原位杂交检测．中华劳动卫生职业病杂志，1998，16（5）：285-287．

32．周莉，金克炜，张天宝．云锡矿粉诱导永生化人支气管上皮细胞BEAS-2B恶性转化．癌变·畸变·突变，2006，18（5）：367-369．

第十节 砷及其化合物

一、理化性质

砷(As)位于周期表中第四周期，第Ⅴ主族，处于金属与非金属过渡的区域，因此，砷的物理性质、化学性质与主族元素的性质有很大差异，既具有金属性又具有非金属性，通常情况下把砷看作类金属元素。根据其结构有黄砷、黑砷和灰砷三种同素异形体，其中以灰砷最为常见，质脆而硬，具有金属光泽，并善于传热和导电，熔点为817℃，加热到613℃便可不经液态直接升华成为蒸气，砷蒸气具有一股难闻的大蒜臭味。

单质砷无毒性，砷化合物均有不同程度的毒性，三价砷的毒性约为五价砷的60倍，在生物体内砷的价数可以互相转化。游离的砷性质相当活泼，在空气中加热至约200℃时即有荧光出现，加热至400℃时，会有一种带蓝色的火焰燃烧，并形成白色的氧化砷烟，有独特恶臭。金属砷在加热情况下亦与大多数金属和非金属发生反应。砷不溶于水，溶于硝酸和王水，也能溶解于强碱，生成砷酸盐。

二、来源、存在与接触机会

砷是构成地壳的元素之一，其丰度为1.7~1.8 mg/kg。砷在自然界中广泛存在于岩石、土壤和水环境中，并多以含砷矿石的形式存在。各地由于成土母岩的种类不同，土壤砷含量差别很大，一般含有有机质较高的页岩所形成的土壤含砷量较高，可达13 mg/kg，位于火山地区的土壤砷含量高于其他地区。当地下水流经含砷的岩层时，大量的砷溶解于水中，致使水中的砷含量增加，如在砷矿区附近的地下水中砷含量可高达10 mg/L，如该地下水被开发利用作为生活饮用水水源，人群可通过饮水的方式摄入砷。不同地区的煤炭含砷量不同，我国西南某地煤炭含砷量为876~8300 mg/kg，若在无排烟、抽风装置的室内敞开式燃烧高砷煤取暖、做饭或烘烤粮食、蔬菜，致使室内空气、粮食、蔬菜中砷含量升高，当地居民可以吸入含有较高浓度砷的燃煤烟气或摄入含砷的粮食、蔬菜。在由砷引起的生物地球化学性疾病中，常见的就是饮水型和燃煤污染型的砷中毒。

20 世纪 50 年代以来，我国砷矿的开采日益扩大，砷化物广泛应用于工业、农业、畜牧业、医药卫生及食品加工业等行业。在工业生产中，As_2O_3 被广泛应用于白银冶炼、颜料、玻璃制造等方面；在农业生产中，砷化物主要应用于杀虫剂、除草剂、防腐剂中，例如砷酸铅、砷酸钙用于防治果树、棉花的虫害；砷化物在畜牧业中主要用于保护鸟类羽毛、兽皮，以及促进幼畜生长的添加剂；在医药卫生方面，As_2O_3 应用于白血病及其他肿瘤的治疗；同时，砷化物也被广泛地应用在色素及食品添加剂中。砷和含砷金属的开采、冶炼，用砷或砷化物作为原材料制成的玻璃、颜料、药物、纸张，以及煤的燃烧过程中都可产生含砷的废水、废气和废渣，从而造成环境的污染。

三、吸收、分布、代谢与排放

砷化合物可经呼吸道、消化道或皮肤进入体内，职业性中毒主要由呼吸道吸入所致。非职业性接触主要来源于含砷的井水，敞灶燃烧含砷煤以及砷污染的食品。摄入体内的砷首先进入血液，其中 95%～99% 的砷迅速与红细胞中的血红蛋白结合，随血流分布和贮存于全身各组织器官，并沉积于肝、肌肉、骨、皮肤、指甲和毛发。到目前为止，砷在机体内的代谢主要存在两种假设，一种是砷的经典途径，认为五价无机砷（iAs^{5+}）进入体内被谷胱甘肽（glutathione，GSH）还原成三价无机砷（iAs^{3+}），从甲基供体 S- 腺苷蛋氨酸（S-adenosyl methionione，SAM）获得甲基，iAs^{3+} 被氧化甲基化生成五价一甲基胂（pentavalent mon-omethylated arsenic，MMA^{5+}），MMA^{5+} 被还原成三价一甲基胂（MMA^{3+}），MMA^{3+} 进一步被氧化甲基化生成五价二甲基胂（pentavalent dimethylarsine，DMA^{5+}），DMA^{5+} 又在 GSH 的作用下还原生成最终产物三价二甲基胂（DMA^{3+}）。另一种新的砷代谢模式学说认为，iAs 进入机体后，先由 iAs^{5+} 还原 iAs^{3+}，iAs^{3+} 与某些蛋白质结合，生成砷 - 蛋白复合物，或者与 GSH 结合，生成三谷胱甘肽砷复合物（arsine triglutathione，ATG），然后发生甲基化作用，两个代谢终产物分别为 MMA^{5+} 和 DMA^{5+}。这两种代谢途径都涉及砷甲基化，其甲基供体 SAM 均需通过一碳单位代谢生成并且都需要消耗谷胱甘肽。人体内的砷主要是通过肾由尿排出，也可通过粪便、毛发、乳汁等排出一定量的砷。

四、毒性概述

（一）动物实验资料

1. 急性毒性

董丹丹等将 170 只 8 周龄健康封闭群清洁级雌性昆明种小鼠按体重随机分为 5 组，分别为对照（蒸馏水）组（10 只）和 2.5、5、10、20 mg/kg 亚砷酸钠染毒组（各 40 只）。采用一次性灌胃方式进行染毒，染毒容量为 10 ml/kg。染毒后 6、12、24、48 小时（对照组染毒12 小时），采用二硫双硝基苯甲酸（DTNB）法测定全血中谷胱甘肽（GSH）含量；采用 Beutler 改良法测定肝中 GSH 含量；采用 Western Blot 法检测肝中 γ- 谷氨酰半胱氨酸合成酶（γ-GCS）、谷胱甘肽还原酶（GR）和谷胱甘肽转移酶（GST）的蛋白表达。研究结果发现，各染毒组小鼠体重与对照组比较，差异均无统计学意义（$P > 0.05$）。与对照组比较，仅 10 mg/kg 组染毒 24 小时小鼠肝组织系数明显下降，差异有统计学意义（$P < 0.05$）；其余各组与对照组相比，差异均无统计学意义（$P > 0.05$）。与对照组相比较，2.5 mg/kg 组染毒 12、24、48 小时和 5 mg/kg 组染毒 24、48 小时及 10、20 mg/kg 组染毒 6、12、24、48 小时小鼠全血 GSH 含量均显著升高，差异均有统计学意义（$P < 0.05$）。且随着亚砷酸钠染毒剂量的升高，小鼠全血 GSH 含量整体呈上升趋势。10 mg/kg 组与对照组相比，染毒 6～48 小时后小鼠肝谷胱甘肽半胱氨酸合成酶（γ-glutamylcysteine synthetase，γ-GCS）、谷胱甘肽还原酶（glutathione reductase，GR）和谷胱甘肽 -S- 转移酶，GST）的蛋白表达水平均增加，差异均有统计学意义（$P < 0.05$）。且随着亚砷酸钠染毒时间的延长，小鼠肝 γ-GCSm、GR 和 GST 的蛋白表达水平均呈升高趋势。

2．慢性毒性

（1）肝毒性：詹洁等选取体重为 180 ～ 200 g 的雄性 SD 大鼠 75 只，分为 5 组，分别为空白对照组（A 组）、砷染毒模型组（B 组）、扶正化瘀胶囊预防组（C 组）、丹芍化纤胶囊低剂量预防组（D 组）和丹芍化纤胶囊高剂量预防组（E 组）。各组大鼠自由饮水，其中 A 组饮用自来水，B ～ E 组饮用含亚砷酸钠 100 mg/L 的水；同时，C 组大鼠给予扶正化瘀胶囊（0.8 g/kg），D 组给予丹芍化纤胶囊（0.5 g/kg），E 组给予丹芍化纤胶囊（1.0 g/kg）。各组分别以灌胃的方式染毒，2 次 / 天，5 天 / 周，共染毒 16 周。染毒结束后麻醉处死大鼠，留取血液，常规制备血清并于 –80℃ 条件下保存；取部分肝组织用甲醛溶液固定，HE 及 Masson 染色法观察肝组织病理改变；剩余肝组织在 –80℃ 条件下保存。全自动生化分析仪测定大鼠血清丙氨酸氨基转移酶（ALT）及天冬氨酸氨基转移酶（AST）的活性。制备肝组织匀浆，ELISA 法测定肝匀浆透明质酸（HA）活性。结果表明，B 组血清中的 ALT、AST 的活性，肝匀浆 HA 水平均高于 A 组，差异具有统计学意义（$P < 0.01$）；C 组、D 组、E 组显著高于 B 组，差异具有统计学意义（$P < 0.01$）。B 组大鼠肝细胞可见水样变性、气球样变性，汇管区见炎症细胞浸润，部分肝细胞坏死，可见汇管区纤维组织增生，纤维条索形成。Masson 染色及纤维化半定量结果显示 B 组大鼠肝组织胶原纤维显著增生、宽大，延伸分布于肝小叶内，C 组、D 组、E 组肝病变及肝纤维化程度显著轻于 B 组。

Singh 等（2010）选择体重为 120 ～ 180 g 的健康雄性 Wistar 大鼠 20 只，适应性喂养后分成 4 个组，每组 5 只，分别给予实验动物 1 ml 生理盐水、4 mg/100 g 亚砷酸钠、4 mg/100 g 亚砷酸钠 +L- 抗坏血酸（维生素 C）、L- 抗坏血酸，以灌胃的方式连续染毒 30 天，研究亚砷酸钠所致肝损伤作用及 L- 抗坏血酸对肝损伤的保护作用。电镜检查结果显示，与对照组相比，亚砷酸钠染毒组大鼠肝线粒体均发现有明显的膜损伤、形态学变化以及线粒体肿胀，而 L- 抗坏血酸组和亚砷酸钠 +L- 抗坏血酸组大鼠肝线粒体则均为呈正常的线粒体嵴形态和电子密度。

（2）肾毒性：选取清洁级健康 Wistar 大鼠 70 只，随机分为 7 组，每组 10 只，雌雄各半，分别为对照组、iAs^{3+}（三价砷，arsenate）低剂量染毒组（亚砷酸钠染毒剂量 2.2 mg/kg）、iAs^{3+} 中剂量染毒组（亚砷酸钠染毒剂量 6.7 mg/kg）、iAs^{3+} 高剂量染毒组（亚砷酸钠染毒剂量 20.0 mg/kg），iAs^{5+}（五价砷，arsenite）低剂量染毒组（砷酸钠染毒剂量 2.2 mg/kg）、iAs^{5+} 中剂量染毒组（砷酸钠染毒剂量 6.7 mg/kg）、iAs^{5+} 高剂量染毒组（砷酸钠染毒剂量 20.0 mg/kg）；动物于染毒 90 天后被处死，迅速摘取动物肾于 –80℃冷冻保存；采用相关试剂盒法检测并分析还原型谷胱甘肽（GSH）含量、谷胱甘肽-S-转移酶（GST）的活力，同时做肾病理学检查。病理结果显示，iAs^{5+} 各剂量染毒组大鼠肾小管上皮细胞产生的凋亡效应强于同剂量 iAs^{3+} 染毒组，iAs^{5+} 高剂量染毒大鼠肾上皮部分细胞核消失。iAs^{5+} 低、中、高剂量染毒组大鼠肾小管上皮细胞内质网扩张呈泡状，而 iAs^{3+} 染毒组变化无明显规律。与对照组相比较，iAs^{3+} 低、中、高剂量染毒组大鼠肾 GSH 含量、GST 活力均随染毒剂量升高而升高，iAs^{5+} 低、中、高剂量组大鼠肾 GSH 含量、GST 活力均随剂量升高而降低，差异均有统计学意义（$P < 0.05$）。iAs^{5+} 染毒对大鼠肾小管上皮细胞的凋亡效应强于 iAs^{3+}，iAs^{5+} 高剂量染毒组可引起部分细胞核消失，对细胞的凋亡效应强于其他各组。iAs^{5+} 各剂量染毒组雄性大鼠肾 GSH 含量高于 iAs^{3+} 组，差异均有统计学意义（$P < 0.05$）。

净锦飞等选择断乳 21 天雄性 SD 大鼠，按体重随机分为 3 组，分别为对照组、低剂量染毒组和高剂量染毒组，在动物房中置于安静、温暖（20℃）、避强光的环境中适应 72 小时。按照大鼠饮水量用去离子水配制不同浓度的 $NaAsO_2$ 溶液，使低剂量染毒组和高剂量染毒组大鼠砷摄入量分别为 5.5 和 8.2 mg/kg，对照组无限制自由饮用去离子水，染毒周期为 90 天，研究亚慢性砷暴露对大鼠肾结构和功能的影响。研究结果发现，与对照组相比，低、高剂量染毒组大鼠的肾体积明显变小，颜色变深，触之质地变硬。生化分析结果显示，与对照组相比，高、低剂量染毒组大鼠血清中的尿素氮（blood urea nitrogen，BUN）和葡萄糖（glucose，GLU）水平增加，差异均有统计学意义

（$P < 0.05$）。肌酐（creatinine，CR）、尿酸（uric acid，UA）含量无显著改变。电镜镜检发现，与对照组相比，高、低剂量染毒组大鼠肾小管均存在空泡样变，同时还发现肾小管微绒毛存在部分损伤，且损伤程度随剂量的增加而加重，但未发现各组大鼠肾小球内皮细胞和足细胞超微结构异常；高、低剂量染毒组大鼠肾系膜细胞出现增生，在高剂量染毒组还发现系膜细胞渗入基底膜，致使基底膜增厚。同时，高剂量染毒组肾发生炎性细胞浸润和水肿。

（3）免疫毒性：许智鸿等选取了 20 只体重 115 ～ 140 g 的健康雄性昆明种大鼠，将大鼠随机分为对照组和亚砷酸钠低浓度染毒组（LD_{50} 的 1/40，0.125 mg/ml）、亚砷酸钠中浓度染毒组（LD_{50} 的 1/20，0.25 mg/ml）和亚砷酸钠高浓度染毒组（LD_{50} 的 1/10，0.5 mg/ml）。灌胃染毒 12 周，观察大鼠的一般情况和体重变化；取肝、脾等组织行 HE 染色制备切片，观察组织形态学变化；中性红法测定光密度值（OD）检测腹腔巨噬细胞吞噬功能；流式细胞仪检测 T 淋巴细胞亚群，研究慢性砷染毒对大鼠肝、脾组织和免疫细胞功能的影响。结果发现，高浓度染毒组大鼠个别出现姿势和行为异常；高、中、低浓度染毒组大鼠与对照组大鼠体重比较，有不同程度的下降，其中高浓度染毒组体重下降尤为明显，差异有统计学意义（$P < 0.05$）；高、中、低浓度染毒组大鼠肝、脾组织切片均可见不同程度的炎性细胞浸润；高浓度染毒组大鼠腹腔巨噬细胞吞噬中性红实验 OD 值明显低于对照组，差异有统计学意义（$P < 0.05$）；低浓度染毒组大鼠外周血 CD_4^+/CD_8^+ T 细胞比值高于对照组，差异有统计学意义（$P < 0.05$），高浓度染毒组 CD_4^+/CD_8^+ 比值低于对照组，差异有统计学意义（$P < 0.05$）。

（4）内分泌干扰作用：郭志伟等选取 200 只 SD 大鼠按雄性、雌性随机分为 5 组（对照组，0.05、0.1、0.2 和 0.4 μg/ml 染毒组），每组雌雄大鼠各 20 只，适应性饲养 1 周后，经饮水给予 As_2O_3 染毒，分别于 110 天和 194 天后采用放射免疫法测定血清激素水平。研究发现，SD 大鼠饲养 110 天后与对照组相比，各剂量染毒组雌性大鼠甲状腺素（T4）含量均降低，差异均有统计学意义（$P < 0.05$）；与对照组相比，各剂量染毒组雌性大鼠皮质醇（Cort）含量均升高，差异均有统计学

意义（$P < 0.05$）。饲养 194 天后，与对照组相比，各剂量染毒组雄性大鼠甲状腺素（T4）水平均升高，差异均有统计学意义（$P < 0.05$）；与对照组相比，0.2 μg/ml 染毒组雌性大鼠三碘甲状腺原氨酸（T3）含量升高，差异有统计学意义（$P < 0.05$）。

（5）氧化损伤：葛龙等将 30 只体重为 1800 ～ 2200 g 成年健康清洁级雄性新西兰家兔随机分为 5 组，分别为对照组、0.075 mg/kg组（1/100 LD_{50}）、0.150 mg/kg 组（1/50 LD_{50}）、0.375 mg/kg 组（1/20 LD_{50}）和 0.750 mg/kg 组（1/10 LD_{50}），每组 6 只。采用自由饮水方式进行亚砷酸钠染毒，连续 12 周后检测家兔皮肤组织中 8- 羟基脱氧鸟苷（8-OHdG）含量、过氧化氢酶（CAT）、髓过氧化物酶（MPO）及血红素氧合酶 -1（HO-1）活力。结果发现，与对照组相比，0.150、0.375、0.750 mg/kg 染毒组家兔皮肤组织内 CAT 和 HO-1 活力均较低，0.750 mg/kg 染毒组家兔皮肤组织内 8-OHdG 含量较高，差异均有统计学意义（$P < 0.05$）。

（6）对心血管系统的影响：胡蓓蓓等选择体重为 1800 ～ 2200 g健康雄性新西兰兔 42 只，随机分为对照组和 6 个染毒组，6 个染毒组砷酸钠的染毒剂量分别为 0.021（1 组）、0.042（2 组）、0.084（3 组）、0.168（4 组）、0.337（5 组）和 0.674（6 组）mg/（kg·d），实验动物自由进食，自由饮水染毒，连续染毒 3 个月。实验结束后麻醉处死动物，采集动物血液、尿液以及各器官组织样本，利用石墨炉原子吸收法测定血、尿、心脏和肝总砷含量，全自动血细胞分析仪检测血细胞（WBC、RBC 和 PCT）指标的变化；全自动生化分析仪测定血清肝功能，包括总胆红素（total bilirubin，TBIL）、直接胆红素（direction bilirubin，DBIL）和 AST 等、血脂（TG、TC 和 HDL）及心肌酶（CK、LDH、HBDH）指标的变化，酶联免疫吸附双抗体夹心法（ELISA）测定血清中 ROS、内皮素 1（ET-1）、sP- 选择素及血管性假血友病因子（vWF）的含量。结果发现，各染毒组的血砷和尿砷平均值均高于对照组，差异有统计学意义（$P < 0.05$）；各染毒组血清中 ROS 水平均高于对照组，5 组和 6 组与对照组相比，差异有统计学意义（$P < 0.05$）；各染毒组血液中 WBC、LY、TBIL、IBIL、HBDH 等水平均高于对照

组，差异有统计学意义（$P < 0.05$）；与对照组相比，除 1 组以外，各染毒组血清 ET-1、sP- 选择素含量均高于对照组，差异有统计学意义（$P < 0.05$）。各染毒组的 vWF 水平均高于对照组，但差异无统计学意义（$P > 0.05$）。

（7）神经系统毒性：李玉飞等将 48 只 3 ~ 4 月龄体重 150 ~ 180 g 的清洁级 SD 大鼠随机分为对照组和染毒组，每组 24 只，雌雄各半，将 As_2O_3 用蒸馏水配制成浓度为 100 mg/L 的水溶液供染毒组大鼠自由饮用。对照组大鼠自由饮用蒸馏水，两组均用普通饲料喂养。连续喂养 4 个月后取大脑海马组织进行 Nissl 染色，分别在光学显微镜和电子显微镜下观察，研究慢性砷中毒对大鼠海马 CA3 结构的影响。结果显示，在光学显微镜下，对照组海马 CA3 区锥体细胞密集规律，胞体呈锥体形，界线清晰，胞质内尼氏体丰富；染毒组海马 CA3 区锥体细胞稀疏，排列欠规律，胞体形态不规则，胞质内尼氏体减少或消失，着色浅淡。染毒组海马 CA3 区锥体细胞 [（40.28±4.85）个 / 视野] 比对照组 [（58.30±7.63）个 / 视野] 明显减少，差异有统计学意义（$P < 0.01$）。电镜下，对照组的神经元形态规则，胞膜清晰，细胞器丰富，结构完整；神经胶质细胞核膜界线清晰，核内染色质均匀；突触结构清晰，突触前成分中可见较多的圆形突触小泡。染毒组神经元胞体轻度水肿，胞膜边界不清晰，核膜皱褶增多，核染色质浓缩、聚集于核膜附近，胞质密度降低，细胞器减少，线粒体肿胀，部分透明成空泡；神经胶质细胞水肿；突触结构模糊，分界不清，突触小泡数量减少。

3. 致突变

汪希兰等模拟燃煤污染型砷中毒病区居民接触砷的主要途径，以贵州省燃煤污染型地方性砷中毒某病区的高砷煤烘烤玉米粉为主要原料加工制备含砷饲料，选择健康断乳 Wistar 大鼠 40 只，随机分为 4 组，每组 10 只，雌雄各半，分别给予 25、50 和 100 mg/kg 的含砷饲料和标准饲料喂饲 3 个月。实验结束后，采用微核实验、彗星实验和精子畸形实验分别检测大鼠骨髓嗜多染红细胞微核率、肝细胞 DNA 彗星尾长和精子畸形率。结果发现，随着染砷剂量增加，大鼠骨髓嗜多染红细胞微核率、肝细胞 DNA 尾长和精子畸形率呈上升趋势，50 mg/kg 和 100 mg/kg 染毒组大鼠的骨髓嗜多染红细胞微核率和精子畸形率均明显高于对照组，差异有统计学意义（$P < 0.05$），3 个染毒组大鼠的肝细胞 DNA 彗星尾长均明显高于对照组，差异均有统计学意义（$P < 0.05$）。

张敏等选取 60 只 3 周龄健康纯种 Wistar 大鼠，雌雄各半，雌性体重为 50 ~ 60 g，雄性体重为 40 ~ 50 g，随机分为对照组、低剂量染毒组和高剂量染毒组，分别自由饮用自来水、含 AS_2O_3 10 mg/L 和 40 mg/L 的水溶液，喂养 6 个月后，处死大鼠，取新鲜的肾组织进行单细胞凝胶电泳试验（single cell gel electrophoresis，SCGE），探讨慢性染砷对大鼠肾细胞 DNA 的影响。结果显示，与对照组比较，低、高剂量染毒组大鼠肾细胞 DNA 拖尾率分别为 14.9% 和 58.0%，明显高于对照组（8.5%），差异有统计学意义（$P < 0.01$）。

4. 生殖与发育毒性

何志全等选择 24 只体重为 190 ~ 210 g 的清洁级雌性 SD 大鼠，随机分为 3 组，对照组（9 mg/LNaCl）、中剂量染毒组（0.75 mg/kg As_2O_3）和高剂量染毒组（1.5 mg/kg As_2O_3），通过浓度换算，按大鼠体重 1 ml/100 g 给予灌胃，每天灌胃染毒 1 次，持续 8 周完成孕前染毒。采用"一代一窝"繁殖试验技术按雌雄大鼠 2∶1 同笼，次日检查有阴门栓或精子确定为受孕 0.5 天。孕第 17.5 天，颈椎脱臼处死孕鼠，将其固定、消毒、解剖，沿子宫系膜剪下子宫，置于冰盘上取出胎鼠，取胎鼠位于中肾外缘呈长椭圆状的睾丸，固定，碱性磷酸酶染色法鉴定睾丸前精原细胞，透射电镜观察前精原细胞的超微结构。观察结果显示，对照组睾丸组织前精原细胞呈椭圆形，细胞膜清晰，细胞体积大，核大呈圆形、椭圆形；胞质较少，胞质内细胞器仅见线粒体和粗面内质网，线粒体呈圆形或长椭圆形，与胞质间的边界清晰，线粒体嵴完整平行排列，线粒体内颗粒分布，电子密度比细胞质高；0.75 mg/kg 染毒组前精原细胞形态无明显变化，胞核染色质凝缩成团块，胞质也凝缩，胞质内见线粒体稍肿大；少数线粒体电子密度减低，个别线粒体嵴减少，未发现线粒体破裂，且与胞质间的界限尚清晰；

1.5 mg/kg 染毒组前精原细胞核染色质进一步凝缩成致密团块，胞质内大量线粒体肿胀，体积增大，线粒体颗粒分布减少，电子密度降低，呈空泡状坏死，线粒体嵴断裂并减少，个别线粒体破裂，基质中线粒体颗粒分布减少，与胞质间的分界模糊不清，粗面内质网明显减少。

南楠等将 50 只体重为 80 ~ 110 g 的 4 周龄雄性 SD 大鼠随机分为对照组、单纯染砷组（4 mg/kg NaAsO$_2$）、砷加低锌组（4 mg/kg NaAsO$_2$+8 mg/kg ZnSO$_4$）、砷加中锌组（4 mg/kg NaAsO$_2$+20 mg/kg ZnSO$_4$）、砷加高锌组（4 mg/kg NaAsO$_2$+50 mg/kg ZnSO$_4$），连续灌胃 60 天后，摘取大鼠睾丸进行苏木精 - 伊红（HE）染色，观察睾丸组织形态学变化，放射免疫法测血清睾酮含量，利用检测试剂盒检测睾丸组织中丙二醛（MDA）含量和乳酸脱氢酶（LDH）、超氧化物歧化酶（SOD）活性。睾丸组织的 HE 染色结果显示，单纯染砷组大鼠睾丸组织中生精细胞数量减少，结构排列疏松，管腔增大，成熟精子减少；砷加低锌组可看到生精细胞数量较少，管腔中有脱落的细胞和精子，成熟精子数量减少，砷加中锌和高锌组各级生精细胞数量较单纯染砷组有所增加，形态结构也较正常，可见到许多成熟精子。对照组、单纯染砷组、砷加低、中、高锌组血清睾酮水平分别为 6.89、5.07、11.92、16.32 和 10.24 ng/ml，其中单纯染砷组血清睾酮水平显著低于对照组，差异具有统计学意义（$P < 0.05$），砷加低、中、高锌组血清中睾酮水平均显著高于对照组和单纯染砷组，差异具有统计学意义（$P < 0.05$）。

林元等选择 30 ~ 40 日龄雌性 SD 大鼠 32 只，按体重随机分为对照组和低、中、高剂量染毒组，每组 8 只，分别自由饮用含亚砷酸钠（NaAsO$_2$）浓度为 0、37.5、75 和 150 mg/L 的蒸馏水 6 周，与成年雄性 SD 大鼠合笼后，受孕雌鼠继续饮用原浓度 NaAsO$_2$ 水溶液 2 周，孕 16 天剖腹取胎鼠，记录雌鼠体重变化、流产、吸收胎数及胚胎生长发育情况；运用连续性切片、苏木素 - 伊红（HE）染色法光镜下观察胎鼠心脏形态结构。研究结果发现，染毒前对照组和低、中、高剂量染毒组雌鼠体重分别为 120.38±30.32、118.23±30.51、118.26±29.76 和 118.79±29.15 g，雌鼠组间体重差异无统计学意义（$P > 0.05$），中、高剂量染毒组各有 2 只孕鼠流产。低、中、高剂量染毒组胎鼠重量分别为 0.58、0.51 和 0.50 g，均显著低于对照组（0.63 g），差异有统计学意义（$P < 0.05$），低、中、高剂量染毒组胎盘重量分别为 0.33、0.30 和 0.28 g，均显著低于对照组（0.35 g），差异有统计学意义（$P < 0.05$），低、中、高剂量染毒组吸收胎发生率分别为 10.19%、12.94% 和 16.44%，均显著高于对照组（2.68%），差异有统计学意义（$P < 0.05$）。低、中、高剂量染毒组可见胎鼠心脏畸形，包括室间隔缺损、房间隔缺损和法洛三联征，对照组、低、中、高剂量染毒组先天性心脏病发病率依次为 0%、4.2%、22.2% 和 33.3%，中、高剂量组与对照组比较，差异均有统计学意义（$P < 0.05$）。

戴研平等将 40 只体重为 160～200 g 健康清洁雄性 SD 大鼠随机分为 4 组，每组 10 只，分别为对照组和 2.4、12、60 mg/L 亚砷酸钠染毒组，采用自由饮水方式连续饮用含亚砷酸钠饮水 6 个月。采用 TUNEL 细胞凋亡染色法测定大鼠附睾上皮细胞的凋亡情况，测定精子顶体完整率和精子畸形率。研究结果发现，与对照组比较，2.4、12、60 mg/L 亚砷酸钠染毒组大鼠附睾管的细胞凋亡灰度值分别为 152.69、138.96 和 124.68，均显著低于对照组（170.69），差异均有统计学意义（$P < 0.05$）；12、60 mg/L 砷染毒组大鼠精子顶体完整率分别为 85.10% 和 78.30%，低于对照组（90.60%），差异有统计学意义（$P < 0.05$）；12、60 mg/L 亚砷酸钠染毒组大鼠精子畸形率为 24.38% 和 29.92%，高于对照组（20.46%），差异均有统计学意义（$P < 0.05$）。

李明艳等将体重约为 200 g 的新出生 SPF 级雄性 SD 大鼠随机分为对照（自来水）组和砷（75 mg/L 亚砷酸钠）染毒组，每组 12 只。从受孕第 0 天至子鼠生后 21 天（PND21），孕鼠采用自由饮水方式进行染毒；自 PND22（断乳后）～PND42，子鼠采用自由饮水方式继续染毒。采用 Morris 水迷宫实验测试 PND21 和 PND42 子鼠的空间学习记忆能力。结果表明，训练第 4 天，染毒组 PND21 和 PND42 子鼠逃避平均潜伏期分别为 22.53 和 22.04 秒，显著长于对照组（9.87 秒和 11.41 秒），差异均有统计学意义（$P < 0.05$）；与对照组相比，染毒组 PND42 子鼠的首次到达平台时间平均为 10.88 秒，显著高于对照组

（4.55 秒）（P < 0.05）；染毒组子鼠目标象限时间平均为 40.58 秒、穿台次数平均为 6.6 次，明显少于对照组（60.36 秒和 11.80 次），差异均有统计学意义（P < 0.05）。

张聪等选用体重为 22.3 ~ 26.4 g 的 1 月龄健康昆明种小鼠 64 只，在标准动物房内饲养后随机分为对照组和 3 个不同剂量 As_2O_3 染毒组，对照组小鼠饮用灭菌自来水，染毒组小鼠分别饮用含 1、2 和 4 ppm As_2O_3 灭菌水溶液，染毒时间 2 个月。测定小鼠脑中砷含量，HE 染色观察小脑组织形态学变化，检测小鼠学习记忆能力和小脑运动性学习记忆能力。实验期间各组小鼠一般情况下良好，从第 36 天开始，与对照组和 1 ppm 染毒组相比，4 ppm 染毒组小鼠体重增幅减慢。染毒 2 个月末 2 ppm 染毒组小鼠体重增幅减慢。测定结果显示，对照组和 1、2、4 ppm 染毒组小鼠小脑组织砷的蓄积浓度分别为 4.95、19.48、23.69 和 30.06 ng/g，与对照组相比，各染毒组小鼠小脑组织的砷浓度显著增高，差异有统计学意义（P < 0.01）。组织形态学变化表现为染毒组小鼠小脑组织分子层胞质染色不均匀，纤维分布不均匀，胞质淡染，偶见细胞皱缩。浦肯野细胞层胞质染色淡，纤维变大且不均匀，胞核皱缩，细胞数量减少。Morris 水迷宫结果发现，小鼠染毒 60 天后，与对照组相比，2 ppm 和 4 ppm 染毒组小鼠的逃避潜伏期延长，差异有统计学意义（P < 0.05），且随着染毒剂量的增加而增长。

李明艳等选择体重约为 200 g 的无特定病原体 SPF 级 SD 大鼠，雌雄按 1：1 合笼，孕鼠随机分为对照组、染毒组，从受孕第 0 天开始以自由饮用自来水、含 75 mg/L $NaAsO_2$ 自来水溶液，连续染毒至子鼠出生后第 21 天。观察子鼠生理发育及神经行为反射指标的变化。结果发现，砷染毒组出生后第 6 天（PND6）子鼠的负屈性反射阳性率为 73.5%，低于对照组子鼠的负屈性反射阳性率（95%），差异有统计学意义（P < 0.01）。染毒组子鼠出生后第 13 天（PND13）和出生后第 14 天（PND14）的前肢悬挂时间分别为 6.37 秒和 7.39 秒，明显短于对照组 PND13 和 PND14 的前肢悬挂时间（8.82 秒和 10.01 秒），差异有统计学意义（P < 0.05）。

5. 致癌

Rossman 等选择 3 周龄雌性 SK1-*hr*BR 裸鼠 40 只，随机分为 4 组，对照组 5 只，单纯砷染毒组 5 只（砷染毒组），单纯紫外线 (UVR) 照射组 15 只（紫外照射组），砷与 UVR 联合染毒组 15 只（联合染毒组）。砷染毒组自小鼠出生后 21 天开始通过饮水的方式给予 10 mg/L 的亚砷酸钠溶液，持续 29 周；紫外照射组自出生后第 4 周开始接受每周 3 次剂量为 1.7 kJ/m^2 的紫外线（85%UVB，< 1%UVB，4%UVA 及可见光等）照射，持续至 29 周；联合染毒组小鼠自出生后 21 天开始通过饮水方式给予 10 mg/L 亚砷酸钠溶液 3 周后，从第 4 周开始与紫外照射组同时接受每周 3 次剂量为 1.7 kJ/m^2 的紫外线（85%UVB，< 1%UVB，4%UVA 及可见光等）照射，持续至 29 周。记录每周小鼠消耗的水量，每隔 5 周测定各组小鼠的体重，同时观察小鼠皮肤肉眼可见肿瘤的发生情况。结果显示，对照组和砷染毒组在整个实验过程中均未出现皮肤肿瘤，联合染毒组于染毒 8 周后出现第一个皮肤肿瘤，紫外染毒组在染毒 12 周时发现第一个肉眼可见的皮肤肿瘤。实验结束时，紫外照射组皮肤肿瘤的发生总数为 53 个，其中鳞状上皮细胞癌 40 个，角质形成细胞的表皮内肿瘤 10 个，纤维肉瘤 1 个，乳头状瘤 2 个；联合染毒组皮肤肿瘤的发生总数为 127 个，其中鳞状上皮细胞癌 102 个，角质形成细胞的表皮内肿瘤 16 个，纤维肉瘤 1 个，乳头状瘤 4 个，组织增生 4 个，两组肿瘤发生显著高于对照组，差异有统计学意义（$P < 0.01$）。虽然染毒至 26 周时，紫外照射组和联合染毒组所有小鼠均发现皮肤癌，但联合染毒组皮肤癌出现的时间更早，数量更多，联合染毒组 19 周时即引发组内全部鼠的皮肤癌，紫外照射组 25 周时引发组内全部鼠的皮肤癌，在染毒后第 18 周和第 26 周，联合染毒组小鼠发生皮肤癌的数量分别为紫外照射组小鼠的 5.3 倍和 2.4 倍，差异有统计学意义（$P < 0.05$）。

Arnold 等将 60 只 5 周龄 F344 大鼠随机分为 5 个组（每组 12 只，雌雄各半），分别自由摄取二甲基肿酸（DMA^V）含量分别为 0、2、10、40、100 ppm 的饮水 2 年，研究 DMA^V 对大鼠肿瘤发生的影响。研究结果显示，100 ppm 染毒组雌性大鼠膀胱恶性移行细胞肿瘤（包括膀胱乳头状瘤和膀胱癌）发生率为 17%，与 0 ppm 组雌性大鼠膀胱癌恶性移行细胞肿瘤的发生率（0%）相比，差异有统计学意义（$P < 0.01$），而雄性大鼠肿瘤发生率与 0 ppm 组相比差异无统计学意义（$P > 0.05$）。

Yamamoto 等将 100 只 5 周龄雄性 F344/DuCr 大鼠随机分为 5 组，每组 20 只，1 组为对照组，2～5 组为不同剂量 DMA^V 染毒组。5 组大鼠经饮水分别给予 5 种致癌启动剂 [包括二乙基亚硝胺、N-甲基-N-亚硝、1，2-二甲基肼、N-丁基-N-（4-羟丁基）亚硝胺、N-双（2-羟丙基）亚硝胺]，2 周后分别自由摄取含 0、50、100、200 和 400 ppm DMA^V 的饮水 6～30 周，研究 DMA^V 的致癌性。结果发现，所有 DMA^V 染毒组均有膀胱乳头状瘤和移行细胞癌发生，其中膀胱移行细胞癌发生情况分别为 1/20（5%）、10/20（50%）、11/19（60%）、12/20（60%）、13/20（65%），与对照组相比较，DMA^V 染毒组膀胱移行细胞癌发生率与对照组比较，差异均有统计学意义（$P < 0.01$）。肝肿瘤发生情况分别为 0/20、2/20（10%）、2/19（10%）、17/20（85%）、13/20（65%），200 和 400 ppm 染毒组肝肿瘤发生率与对照组比较的差异有统计学意义（$P < 0.05$）。肾肿瘤发生情况分别为 5/20（25%）、3/20（15%）、6/19（30%）、13/20（65%）、13/20（65%），各染毒组肾肿瘤发生率与对照组比较，差异无统计学意义（$P > 0.05$）。

（二）流行病学资料

1. 横断面研究

2015 年，吴赵明等在山西省山阴县选择长期生活并慢性饮水砷接触的 383 名村民作为研究对象，其中饮水砷浓度 < 0.01 mg/L 的 92 人为对照组（A 组），其中男性 50 人，女性 42 人，平均年龄 59.5±10.8 岁；饮水砷浓度 0.01～0.05 mg/L（B 组）、0.05～0.1 mg/L（C 组）、0.1～0.2 mg/L（D 组）、> 0.2 mg/L（E 组）为 4 个接触组，接触组各组人数分别为 82 人、72 人、51 人和 86 人，其中男性分别为 58 人、45 人、29 人和 47 人，女性分别为 24 人、27 人、22 人和 39 人，平均年龄分别为 58.1±11.6 岁、61.4±11.5 岁、57.1±13.9 岁和 57.6±12.9 岁。采用问卷调查研究对象的一般人口学资料，用氢化物原子荧光光度法（GB/T5750.6-2006）测定其饮水中砷的含量；用常规检测方法测量人群的身高、体重、血压、血清胆固醇和三酰甘油（甘油三酯）水平以及心电图变化；高血压诊断标准以 2013 年国际高血压指南为准，即以不同日测量人体收缩压 ≥ 140 mmHg 和（或）舒张压 ≥ 90 mmHg 为高血压。结果显示，接触组平均饮水砷含量（0.1065 ± 0.0605 mg/L）显著高于对照组饮水砷含量（0.0031 ± 0.0018 mg/L），差异有统计学意义（$P < 0.05$）。随着水砷浓度的升高，A ~ E 组高血压检出率分别为 44.56%、43.90%、55.56%、64.71% 和 73.26%，随着水砷浓度的升高有明显增高的趋势（趋势 χ^2=19.71，$P < 0.05$）。A ~ E 组血清胆固醇含量分别为 5.14、5.34、5.63、5.82 和 5.99 mmol/L，三酰甘油（甘油三酯）含量分别为 1.84、1.85、2.10、2.29 和 2.21 mmol/L，随着水砷浓度的增加，血清胆固醇和三酰甘油（甘油三酯）含量逐渐升高，差异有统计学意义（F 值分别为 7.40 和 3.85，$P < 0.05$），且饮水砷浓度与血清胆固醇和三酰甘油（甘油三酯）的水平呈显著的正相关（r=0.281，$P < 0.01$；r=0.188，$P < 0.01$）。A ~ E 组心电图异常检出率分别为 17.86%、30.00%、26.47%、34.72% 和 40.54%，心电图异常检出率有随着饮水砷浓度的增加有增高的趋势（趋势 χ^2=34.43，$P < 0.05$），异常心电图主要表现为窦性心动过速、Q-T 间期延长、ST 段异常改变和 T 波低平。

　　安建博等选择西安地区某县长期饮用高砷水的 5 个自然村为 5 个调查点，共调查 1520 人，其中男性 763 人，女性 757 人，年龄 3 ~ 81 岁（平均 41.8 岁），对其饮用水中的砷含量进行检测；同时选择该地饮用水中砷含量合格的 2 个自然村作为对照组，对照组调查 631 人，其中男性 322 人，女性 309 人，年龄 5 ~ 82 岁（平均 40.6 岁），结合当地人群的皮肤病变情况分析饮用水砷含量与皮肤病变的关系。调查发现接触组皮肤病变主要表现为皲裂、脱色斑、角化、色素沉着 4 种体征，主要位于躯干、四肢等部位，其中轻度中毒 27 例（32.53%），中度中毒 37 例（44.58%），重度中毒 19 例（22.89%）。

　　陈黎媛等以贵州省兴仁县燃煤型砷中毒病区当地村民中 207 例砷中毒者为病例组（包括病区非患者 46 例、轻度中毒组 46 例、中度中毒组 60 例、重度中毒组 55 例），在非砷接触村选择 64 名健康村民作为对照组。采集接触组和对照组的外周血，应用甲基化特异性PCR（MSP）法检测其hOGG1基因甲基化水平，化学法检测血清超氧化物歧化酶（SOD）、谷胱甘肽过氧化物酶（GSH-Px）活力、丙二醛（MDA）含量，尿8-羟基脱氧鸟嘌呤（8-OHdG）含量；依据甲基化状态将上述接触组和对照组分为hOGG1基因甲基化组（34例）和hOGG1基因非甲基化组（237例），分析其hOGG1基因DNA甲基化及氧化应激与砷中毒的关系。结果显示，病区非患者、轻、中、重度砷中毒组砷暴露者外周血中hOGG1基因甲基化阳性率分别为4.35、13.04、15.00和29.09，显著高于对照组人群外周血中hOGG1基因甲基化阳性率1.56，且hOGG1基因甲基化阳性率有随着砷中毒程度的加重而增加，差异有统计学意义（$P < 0.05$）；hOGG1基因甲基化组患者的血清SOD〔（85±25）kU/L〕、GSH-Px〔（70±26）kU/L〕活力、尿8-OHdG含量〔（22.5±6.8）μg/L〕均显著低于非甲基化组〔118±41、171±56和（28±6.5）μg/L〕，差异有统计学意义（$P < 0.05$），hOGG1基因甲基化组与非甲基化组血清MDA含量无显著性差异（$P > 0.05$）。

钱戌春等以新疆奎屯地区由于饮用地下高砷井水（水砷含量0.3～0.8 mg/L）而引起的地方性慢性砷中毒患者317人，其中男性189人，女性118人；年龄最小5岁，最大76岁；10岁以内16人，11～30岁89人，30岁以上212人，分析慢性砷中毒皮肤病变发病情况。该研究将皮肤色素异常根据病情轻重分为三度：轻度表现为弥散性淡褐色色素斑点，同时出现点状淡白色脱色斑点；中度为褐色色素斑夹杂着色素脱失斑，交错成网眼状，广泛分布于胸腹部；重度表现为色素加深，呈深褐色，夹杂的色素脱失斑增大增多，呈萎缩状，常同时并发褐色角化斑（丘）疹。研究结果显示，新疆奎屯地区慢性砷中毒患者发生皮肤色素异常277例（87.38%），角化病变226例（70.66%），癌变5例（1.58%）；轻度、中度和重度色素异常分别为166（59.93%）、91（32.85%）和20（7.22%）人；发生皮肤角化的266例患者根据皮损形态不同发生的点状角化、鸡眼状角化、疣状角化、角化斑疹和皮角样角化分别为115（50.98%）、63（27.88%）、47（20.79%）、28（12.39%）和3（1.32%）例；全部患者中有5人发生了癌变，其中 1 例活检为高度分化鳞状上皮细胞癌，其余 4 例属于表浅色素型基底细胞癌。

武晓燕等对某环境砷污染区发生的 312 名成人（男性 122 人，女性 190 人）轻度慢性砷中毒患者 8 年前后病情进行了比较，以研究慢性砷中毒皮肤损伤状况和皮肤损伤的发展情况。研究结果显示，经过 8 年的病情发展变化，该地区 312 名慢性砷中毒患者中有 135(43.27%) 人皮肤损伤加重，其中 1 人发展成为皮肤癌，有 50 （16.03%）例皮肤损伤好转。

2．队列研究

陈卫红等将广西大厂地区（3 个锡矿）和栗木锡矿 1972—1974 年在册且工作 1 年以上的 7837 名工人（男性 6542 人，女性 1259 人）建立研究队列，以全国城市居民年龄别死亡率为参照，标化死亡比（SMR）作为统计指标，研究锡矿混合性粉尘（含砷）接触对锡矿作业工人健康的影响。结果至 1994 年底，该队列共计 165 156.7 人年，死亡 1094 人，死亡率为 6.6‰。影响锡矿工人健康的主要疾病按累积死亡率从高到低排序分别是肿瘤（5.3%）、脑血管疾病（2.4%）、心血管系统疾病（1.9%）和呼吸系统疾病（1.7%），由这 4 种疾病引起的死亡占总数的 80.7%；恶性肿瘤以肺癌和肝癌最多，分别占总死亡数的 12.6% 和 10.9%；该队列全死因标化死亡比 SMR=0.94（95%CI：0.88 ~ 0.99），鼻咽癌、肝癌、肺癌、白血病、尘肺和脑血管疾病的 SMR 分别为 3.41、1.97、2.49、2.31、33.89 和 1.15。该队列中接尘工人 4629 （59.1%）名，SMR=1.01 高于非接尘工人（SMR=0.79），与非接尘工人相比，接尘工人恶性肿瘤（RR=1.76，$P < 0.01$）、肝癌（RR=1.62，$P < 0.05$）、肺癌（RR=3.55，$P < 0.01$）、呼吸系统疾病（RR=23.45，$P < 0.01$）和心血管系统疾病（RR=1.75，$P < 0.01$）死亡率升高。

Marshall 等（2007）通过生态型研究比较智利北部高暴露 Ⅱ 区（1958—1970 年饮水中砷含量约为 800 μg/L，2000 年该地区人口数为 477 332 人）和低暴露 Ⅴ 区（2000 年该地区人口数为 1 508 749）的膀胱癌死亡情况，研究高砷饮水与膀胱癌发病的关系。结果显示，高暴露 II 区 1983—1997 年男性膀胱癌死亡的相对危险度（RR）为 6.1（95%CI：4.0 ～ 9.4），女性膀胱癌死亡的 RR 为 13.8（95%CI：7.7 ～ 24.5），均低于低暴露 V 区，差异有统计学意义（$P < 0.05$）。

3. 病例对照研究

智利北部地区的一项病例对照研究选择发生于 2007—2010 年按照国际疾病分类（第 10 版）的要求经病理学和放射学方法诊断的、年龄 > 25 岁、曾经生活在高砷饮水地区的（1958—1970 年 13 年间饮水砷含量平均 860 μg/L）122 例上尿路肿瘤患者（男性 66 人，女性 56 人）为病例组，病例组年龄分布为 < 50 岁组 19 人，50 ～ 59 岁组 28 人，60 ～ 69 岁组 39 人，≥ 70 岁 36 人，其中 76 例肾盂癌患者、24 例输尿管癌患者及其他类型的上尿路肿瘤患者 22 例；按照年龄（与病例相差不超过 5 岁）和性别匹配 640 人（男性 209 人，女性 431 人）由智利选民登记中选择正常人群组成对照组，对照组年龄分布为 < 50 岁组 46 人，50 ～ 59 岁组 132 人，60 ～ 69 岁组 193 人，≥ 70 岁 269 人，研究高砷饮水和上尿路肿瘤的关系。研究结果表明，平均经水摄入砷量为 400 μg/d、400 ～ 1000 μg/d 和 > 1000 μg/d 人群中，患肾盂癌和输尿管癌的校正比值比（OR）值分别为 1.00、5.71（95%CI：1.65 ～ 19.82）和 11.09（95%CI：3.60 ～ 34.16）。

刘建等于 2010 年 12 月在山西省山阴县饮水型砷中毒病区抽取家庭中有砷中毒引起的皮肤病变者共 48 人作为病例组，病例组年龄为 51.29 ± 11.52 岁，其中男性 27 人，女性 21 人；以无砷中毒皮肤病变者 45 人作为对照组，对照组年龄为 51.89 ± 20.57 岁，其中男性 16 人，女性 29 人。采集病例组和对照组口腔黏膜细胞，提取 DNA。采用 PCR- 限制性片段长度多态性（PCRRELP）法对髓过氧化物酶（MPO）基因（-463G/A）位点进行基因分型，研究 MPO（-463G/A）位点的多态性与饮水型砷中毒皮肤病变的发病风险的关系。结果砷中毒组和对照组 MPO（-463G/A）位点 GA 和 GG 基因型的分布频率间比较，差异无统计学意义（$P > 0.05$）。调整性别、年龄等因素后未发现 MPO（-463G/A）位点的多态性与饮水型砷中毒皮肤病变的发病风险有关联（$OR_{adj}=1.539$，95%CI：0.648 ～ 3.655）。该研究未发现 MPO（-463G/A）

位点的多态性与饮水型砷中毒皮肤病变的发病风险存在关联。

魏雪灵等选择 2009 年 10 月至 2010 年 7 月以新发并诊断的 240 例女性乳腺癌患者为病例组，同时期同医院体检的 246 例年龄频数匹配作为对照组，病例组平均年龄为 50.1±11.7 岁，对照组平均年龄为 51.6±12.0 岁，对两组人群进行问卷调查、尿样和血样收集。尿砷浓度采用电感耦合等离子体质谱（ICP-MS）检测；MTHFR rs1801133 和 MTR rs1805087 基因型采用基质辅助激光解吸/电离飞行时间质谱法，在 Sequenom 平台检测，研究砷及 MTHFR rs1801133 和 MTR rs1805087 基因多态性与乳腺癌发生风险的关系。结果发现，经尿肌酐调整后，病例组尿砷的中位数、上四分位数（P_{25}）、下四分位数（P_{75}）分别是 44.6、31.6 和 78.0 μg/g；对照组分别为 46.4、33.0 和 71.9 μg/g，两组尿砷含量相比较，差异无统计学意义（$P > 0.05$）。以 MTHFR rs1801133 位点野生基因型 CC 为参照，CT、TT 及 CT/TT 与乳腺癌风险 OR 值分别为 0.78(95%CI：0.53 ~ 1.16)、0.76(95%CI：0.40 ~ 1.44) 和 0.78（95%CI：0.54 ~ 1.12）。以 MTR rs1805087 位点野生型 AA 为参照，GA、GG 及 GA/GG 与乳腺癌风险 OR 值分别为 1.03（95%CI：0.65 ~ 1.64）和 1.28(95%CI：0.34 ~ 4.86)、1.05(95%CI：0.67 ~ 1.64)，MTHFR rs1801133 和 MTR rs1805087 在病例组和对照组中基因型分布差异无统计学意义（$P > 0.05$）、MTHFR rs1801133 和 MTR rs1805087 与砷对乳腺癌发生风险不存在交互作用。在研究人群中，未发现尿砷与乳腺癌风险有关联，MTHFR rs1801133 和 MTR rs1805087 位点对该关联的影响也无统计学意义（$P > 0.05$）。

一项进行高砷饮水与人群皮肤病变关系的研究按照《地方性砷中毒诊断标准》（WS/T211-2001）在山西省山阴县抽取 192 例地方性砷病患者作为病例组，当地 117 名健康成人为对照组。结果发现，按照不同的水砷暴露水平（≤ 10、~ 50、> 50 μg/L），以 ≤ 10 μg/L 组作为参考值进行分级分析，掌跖角化发病风险的比值比（OR）分别为 1.00，1.36（95%CI：0.63 ~ 2.95）、3.99（95%CI：2.16 ~ 7.35）；色素沉着发病风险的比值比（OR）分别为 1.00、1.61（95%CI：0.67 ~ 3.84)、2.96（95%CI：1.47 ~ 5.96）；色素脱失发病风险的比值比（OR）

1.00 ～ 1.74（95%CI：0.84 ～ 3.57）和 6.92（95%CI：3.79 ～ 12.66）。进一步对水砷暴露水平与皮肤病变严重程度进行 Spearman 等级相关检验发现，水砷暴露水平与掌跖角化、色素沉着、色素脱失和总病情的严重程度之间存在正相关关系，r 值分别为 0.272、0.205、0.401 和 0.482（$P < 0.05$）。该项研究说明，山西省山阴县饮用高砷水的居民随着水砷暴露水平的增加，皮肤病变严重程度增加。

朱红叶等选择饮水型砷暴露病区村民 125 人为接触组，其饮用水源井水中平均砷含量为 158.3 μg/L，男性 71 人，女性 54 人，平均年龄 38.3 岁；同处一个乡的邻村 48 名村民为对照组，对照组井水中砷含量不超标（< 10 μg/L），男性 26 人，女性 22 人，平均年龄 42.5 岁，研究饮水型砷暴露与人群皮肤损害的关系。该研究发现，砷接触组发生皮肤损害人数为 57（45.6%）人，对照组发生皮肤损害人数为 6（12.5%）人，两组皮肤损害的发生率差异有统计学意义（$P < 0.05$）。

（三）中毒临床表现与防治原则

1．急性中毒

湖南某市某化工集团公司分公司 2000 年 12 月 28 日发生一起 9 例急性砷中毒。公司的主要产品为过磷酸钙和复合肥，生产过程中需要用硫铁矿生产硫酸，2000 年 12 月 23 日发现泡沫塔、电除雾器阻塞严重，现场组织相关人员进行清洗，同时将取出电除雾器内的堵塞物和 23 日起进的硫铁矿送中心化验室检验，结果粉末堵塞物检出含砷 61.32%，硫铁矿中含砷量为 10.43%。12 月 25 日参加检修的 15 名工人先后出现身体不适，其中 9 名（全部为男性，年龄 18 ～ 54 岁，其中电工 3 名，操作工 3 名，原料工 3 名）有明显的面部水肿、胸闷、恶心、疲倦；在公司医务室对症治疗 3 天，效果不佳，临床表现加重。于 28 日将 15 名参加检修的工人送当地疾病预防控制中心中毒所体检。30 日其中 9 例诊断为急性砷中毒，年龄 18 ～ 54 岁，其中电工 3 名，操作工 3 名，原料工 3 名，9 例患者均有头痛、头晕、胸闷、四肢无力、疲劳、恶心、皮肤瘙痒、失眠、记忆力减退等；6 例面部、睑、鼻和口唇周围出现红色斑丘疹；2 例两眼睑红肿，结合膜、咽部充血；2 例上下唇黏膜轻度糜烂；2 例头颈部有散在的丘疹，呼吸、脉搏、体温、血压未发现异常。实验室检查肝、肾功能，心电图，腹部 B 超，血常规，大、小便常规，均未见异常；尿砷 0.804 ~ 3.35 μmol/L，发砷为 59.85 ~ 230.49 nmol/g（湖南地区正常参考值 3.5 μg/g，46.55 nmol/g），诊断为急性轻度砷中毒。

2．慢性中毒

慢性暴露下，砷对周围血管损害明显，胡宇等报道，地砷病区雷诺征检出率明显高于对照，中毒患者甲周微循环有明显异常改变，雷诺征检出率与对照相比，差异有统计学意义（$P < 0.05$）。任先云等随访内蒙古某村 2 例于 1996 年即通过彩色多普勒血流显像技术发现胫前动脉、胫后动脉、足背动脉增生、增厚，管径狭窄，足背动脉几乎闭塞、反向峰值消失的砷中毒病例，至 2007 年为止，其中一例出现脚趾坏疽，但未向脚掌发展，综合医院诊断为血栓闭塞性脉管炎（祖国医学称为"脱骨疽"或"十指零落"）。

任先云等于 2007 年对呼和浩特市砷病区饮用富砷水的 15 例砷中毒患者和 15 名健康村民（对照）的末梢血管进行检查，采用触诊法检测足背动脉搏动，采用东芝 0350A 彩色超声波检查仪检查下肢腘动脉、胫后动脉和足背动脉。结果显示，患者组检出足背动脉搏动减弱 3 例，对照组未检出。所有检查对象两下肢 3 支动脉血管内壁光滑，走向平直无明显异常，接触组左下肢足背动脉管径减小，与对照组相比，差异有统计学意义（$P < 0.05$），每搏血流量、每分流量均显著少于对照，差异有统计学意义（$P < 0.05$）。

砷的这种慢性毒作用多引起足背动脉和末梢血管闭塞性血栓血管炎及闭塞性动脉硬化症，进而导致脚趾发黑、坏死，这种病理表现在中国台湾地区高砷地区尤为典型，因而普遍将中国台湾地区高砷地区发生的这种地方性流行性末梢血管病变称为"乌脚病"。20 世纪初中国台湾地区即有乌脚病的报道，到 20 世纪 50 年代，平均每年约有 50 例新增病例。据中国台湾地区乌脚病防治中心资料显示，截至 1991 年 6 月底，在中国台湾地区西南沿海地区发生有案可查的"乌脚病"患者共计 2306 例。乌脚病发病初期患者因末梢血管病变导致四肢坏疽，尤以下肢为甚，随着病情的进展，患部开始腐烂，形成溃疡坏死，终至脱落或截肢。乌脚病发病地区因浅井水太咸，自清末民国初年就挖出 165 ~ 198 米（俗称地河井）的深井作为主要饮用水水源，深井水中砷的含量为 0.01 ~ 1.8 ppm，大多在 0.4 ~ 0.6 ppm 之间。此外，经过对乌脚病病因的流行病学、动物试验和病理学研究，多数学者认为乌脚病病因除饮水中含砷量高有关外，也与当地居民的劳动生产方式及水体中腐殖酸有关。吕锋洲等提取中国台湾地区乌脚病区井水中荧光物质（腐殖酸）对小鼠静脉注射染毒，发现经 22 ~ 32 天连续注射染毒后，8 只小鼠出现跛行、脚趾变黑、四肢肿大、溃烂和坏疽，症状与乌脚病相似。中国台湾地区患病区居民长期赤脚工作，其中患病者以盐民患病最多、渔民次之、农民最少，与三者赤脚接触水体中腐殖酸的机会成正相关，提示砷与环境因素联合作用可能是导致"乌脚病"的原因。

除职业接触外，砷通常经过饮水经消化道吸收进入人体内，世界卫生组织对饮水中砷含量限制进行了严格的规定，要求饮水中的砷不能超过 10 μg/L。然而，Kim 等人通过纳入 124 例平均年龄（7.12±13.32）岁的皮肤黑色素瘤患者（男性 53 例，女性 71 例），表明虽然这些患者饮用水中砷的含量小于 5 μg/L，但由于长期饮用，这些患者尿中总砷和有机胂含量均较一般人群高，提示长期低剂量的砷暴露也可增加皮肤癌的风险。

2005 年 5 月，某医院皮肤科接诊 1 例 38 岁男性患者，该患者为治疗银屑病，曾服用过含有四硫化四砷的中药治疗近 20 年，因掌跖、胸部、背部丘疹伴瘙痒 2 年就诊。就诊 2 年前于掌跖部出现淡黄色质硬斑块；胸背部及耳旁等多处出现大小不等的黑褐色斑块，伴有瘙痒，无痛感，未进行治疗。就诊前 1 年左右，皮损逐渐增多，部分破溃，并有渗出。无其他系统疾病史。体格检查：系统检查无异常；浅表淋巴结无增大。皮肤科检查：掌跖对称分布多发性淡黄色角化增生性斑块，呈鸡眼样外观，质硬，表面粗糙，对称分布，融合成片；胸背部及耳郭散在大小不等的黑褐色斑块，界限清楚，边缘隆起，最大斑块约 5.5 cm×5.0 cm，部分斑块中央破溃、糜烂、渗出；颈部、肩部弥漫分布黑褐色斑片，其间散在分布色素脱失斑；双下肢可见暗红色斑块，上覆鳞屑。实验室及辅助检查：血、尿常规，胸部 X 线片，心电图，腹部 B 超均正常，尿砷正常。躯干部黑褐色斑病理检查：表皮角化过度，基底细胞向真皮内呈条索状或不规则增生，真皮浅层少量淋巴细胞浸润，可见噬黑素细胞及黑素颗粒。右侧胸部溃疡处病理检查：肿瘤细胞聚集成大小不等的团块，瘤体由基底样细胞组成，细胞形态一致，胞核大，胞质少，呈嗜碱性；肿瘤周边细胞排列成栅栏状，瘤体与周围组织间有裂隙。诊断：砷角化病；基底细胞癌。

叶枫等对云南某地区 1973—1989 年间曾饮用过被含砷农药污染的井水（5 ～ 16 年不等）的某家族进行调查。共调查该家族曾饮用过含砷井水的成员 15 人，截至调查时期为止，砷暴露的 15 人已停止接触砷 25 年，但该水井中砷含量仍然为 0.624 mg/L，是世界卫生组织推荐最高限量（0.01 mg/L）的 62.4 倍。砷暴露人群发砷、尿砷含量分别为 4.2 mg/kg、60.9 μg/L。砷暴露的年长的两位男性分别于 1994 年与 2009 年死于皮肤癌和脑出血，另有 1 人外出打工因而未能参与调查，对余下 12 例砷暴露者进行健康体检及流行病学调查，均表现为典型的皮肤三联征（皮肤色素沉着、色素脱失、掌跖角化），其中皮肤中度病变患者 2 例（掌跖部皮肤有较多或较大的明显的丘疹样角化物或以躯干非暴露部位为主的皮肤呈灰色或有较多的深浅不同的棕褐色点状色素沉着或以躯干非暴露部位为主的较多皮肤点状色素脱失斑），皮肤重度病变患者 10 例（掌跖部皮肤有广泛的斑块状、条索状等不同形态角化物或在掌跖部、手 / 足背部见多个较大的疣状物伴表面皲裂、溃疡和出血或以躯干非暴露部位为主的皮肤成灰黑色或有广泛密集的棕褐色斑点状色素沉着，或有较多的深棕黑色、黑色直径在 1cm 左右色素沉着斑块或以躯干非暴露部位为主的广泛和密集的皮肤色素脱失斑）。光镜下对暴露者皮肤溃烂处病理切片检查结果显示，3 例为基底细胞癌、3 例为鳞状上皮细胞癌、2 例同时存在基底细胞癌和鳞状上皮细胞癌。

防治原则：

针对饮水型砷中毒的预防措施：改换水源，饮水除砷，限制高砷煤炭的开采使用，改良炉灶以减少室内空气砷污染。

针对接触砷的职业人群：在采矿、冶炼及农药制造过程中，生产设备应采取密闭、通风等技术措施，减少工人对含砷粉尘的接触。在维修设备和应用砷化合物过程中，要加强个人防护。

对于中国台湾等高砷地区，应当改变劳作习惯，工作时注重对足部的保护，尤其减少足部皮肤与富砷水体及富腐殖酸水体的接触。

针对职业和生活接触砷及其化合物人群，在医学检查时应注意加强对呼吸系统和皮肤的检查，以便早期发现肺癌和皮肤癌的发生。

砷中毒的治疗原则：患者发生末梢神经炎，可选用维生素 B_1、肌苷、三磷腺苷（ATP）、辅酶 A 等制剂以缓解神经症状；给予营养支持药物，增加优质蛋白质、多种维生素等营养素摄入，以提高机体抗病能力；皮肤有损害者可选用 5% 二巯丙醇油膏涂抹可缓解；选用二巯基丙磺酸钠或 10% 硫代硫酸钠排出体内的砷；尽量早期发现、处理由砷引起的皮肤癌。

五、毒性表现

（一）动物实验资料

1．肺损伤

李晗君等将体重为 18～21 g 的 8 周龄雄性 C57BL/6N 小鼠按体重匹配分为对照组和染毒组，染毒组小鼠自由饮用亚砷酸钠浓度为 10 μg/ml 的蒸馏水，对照组自由饮用蒸馏水，持续 6 个月。结果发现，染毒组小鼠各组织器官都有明显的砷蓄积，以肾、肺和肝的含量较高，分别达到 563.9±222.5、458.6±191.0 和 279.8±81.2 ng/g，提示饮水摄入砷可在肺内蓄积。

苏鑫等选择体重为 250～270 g 无特定病原体级健康成年雄性 Wistar 大鼠，随机分为对照组和低、中、高剂量染毒组，每组 8 只，对照组大鼠予饮用超纯水，3 个剂量染毒组大鼠予饮用含浓度分别为 10、100 和 1000 μg/L 亚砷酸钠的超纯水，连续染毒 4 周后处死，进行肺组织病理学检查，并采用酶联免疫吸附实验测定大鼠支气管肺泡灌洗液（BALF）中白细胞介素（IL）IL-1β、IL-6、IL-10 和 β- 半乳糖苷酶（β-Gal）的水平。研究结果发现，低、中和高剂量染毒组大鼠肺组织均出现肺损伤的早期炎症性病理改变，白细胞总数明显增加；随着染毒剂量的增加，逐渐出现肺泡间隔增宽、蛋白性水肿液渗出和大量白细胞浸润等改变。中、高剂量染毒组大鼠 BALF 中 IL-1β、IL-6 和 β-Gal 水平均高于对照组，差异有统计学意义（$P < 0.05$），低、中和高剂量染毒组大鼠 BALF 中 IL-10 水平均低于对照组，差异有统计学意义（$P < 0.05$）。大鼠 BALF 中 β-Gal 水平与 IL-1β、IL-6 水平均呈正相关，相关系数（r）分别为 0.691 和 0.410（$P < 0.05$）。结果表明，亚砷酸钠经饮水染毒可导致雄性大鼠发生炎症性肺损伤。

Kinoshita 等选择 14 周突变体 Ogg1$^{+/+}$ 型小鼠雌雄各 22 只，随机分为 2 组（每组雌雄各半）；Ogg1$^{-/-}$ 型小鼠雌雄各 20 只，随机分为 2 组（每组雌雄各半），分别自由摄取二甲基胂酸（DMA^V）浓度为 0、200 ppm 的饮水 72 周，研究二甲基胂酸（DMA^V）致肺肿瘤作用。结果显示，Ogg1$^{-/-}$ 型 DMA^V 染毒组小鼠肺腺瘤和肺腺癌的发生率分别为 20% 和 30%，与对照组相比较，差异有统计学意义（$P < 0.01$），而 Ogg1$^{+/+}$ 型 DMA^V 染毒组和对照组的肺肿瘤发生率之间差异无统计学意义（$P > 0.05$）。

2．肺癌

赵桂芬等应用含砷量不同的几种矿尘对 3 月龄 Wistar 大鼠（200 ~ 300 g）进行气管内灌注，观察其致癌效应。实验共分 5 组，分别为正常饲养组（空白对照组）40 只、生理盐水组（溶剂对照组）128 只、低砷矿石（砷含量 < 1%）染毒组、中砷矿石（砷含量 1% ~ 3%）和高砷矿石染毒组（砷含量 > 3%）。采用含砷量不同的氧化矿粉碎研磨至粒径小于 5 μm 的粒子数占 95% 以上，用生理盐水配成 20 mg/ml 悬浊液消毒混匀后，使用乙醚轻度麻醉大鼠进行气管滴注 0.3 ml（含 6 mg 矿尘），每周一次，持续 15 周。对各组大鼠均进行终身观察，大鼠取全肺用甲醛溶液固定石蜡包埋后经 HE 染色并在光镜下行病理检查。结果显示，高砷矿石染毒组大鼠死亡最多，灌尘结束时平均存活率仅有 76.2%，中、低剂量组存活率分别为 100% 和 95%。光镜下对气管和肺病理组织学检查可见矿尘颗粒含于肺泡吞噬细胞中或沉积于肺间质伴有炎性反应，肺间质纤维组织增生或形成灶状纤维瘢痕（中、高剂量染毒组比例更高），多数染毒组实验大鼠出现不同程度的肺内感染、支气管黏液 - 脓性分泌物潴留和内腔扩张、黏液细胞增生、上皮鳞状化生同时伴所属小叶肺泡黏液潴留和脓性感染。对各染毒组肺泡上皮细胞化生情况（以胞核大小不等、排列紊乱、失去极性为不典型化生）、癌变情况进行比较。结果显示，相比空白对照组（不典型化生、鳞癌、腺癌、纤维肉瘤中晚期发生例数 / 总发生例数分别为 0、0/0、0/0、0/0），溶剂对照组和低、中、高砷矿石染毒组的不典型化生、鳞癌、腺癌、纤维肉瘤中晚期发生例数 / 总发生例数分别为（溶剂对照组：1、0/1、0/0、0/0；低剂量砷矿石染毒组：1、0/1、0/0、0/0；中剂量砷矿石染毒组：1、0/0、3/3、0/0；高剂量砷矿石染毒组：3、1/1、2/2、0/0）随砷染毒量的增加，致肺癌能力表现出增强的趋势。此外，该实验提示，含砷矿尘经气管滴注对大鼠的致癌过程可能为矿尘引发周围炎症和上皮增生 - 化生开始，经不典型化生和较小的早期癌灶逐渐发展到较大的中晚期肺癌。

　　Cui 等将 120 只 5 周龄雄性 A/J 小鼠随机分成 4 组，每组 30 只，分别自由饮用含有砷酸钠浓度为 0、1、10、100 ppm 的饮水 18 个月，研究砷酸钠的致肺部肿瘤的作用。在喂养到 10 个月时 4 个剂量组的实验动物开始死亡，实验结束时对照组和 3 个剂量染毒组小鼠存活数分别为 19、14、16 和 30 只（实验小鼠死亡原因虽然不明，但可能与小鼠皮肤损伤有关，100 ppm 剂量实验小鼠无皮肤损伤）。研究结果显示，对照组和 3 个剂量染毒组小鼠发生肺部肿瘤（肉眼可见直径 > 4 mm 的肿瘤）数分别为 47.4%（9/19）、76.9%（10/13）、73.3%（11/15）、63.3%（19/30），其中中度分化肺部肿瘤为 10.5%（2/19）、7.7%（1/13）、26.6%（4/15）、10%（3/30），低度分化肺部肿瘤为 36.8%（7/19）、69.2%（9/13）、46.7%（7/15）、53.3%（16/30）。

（二）流行病学资料

1．横断面研究

　　孙兰英等选择远离砷污染区 12 km 以外的 96 人为对照组，对照组为无高砷煤接触史且无心肺疾患的健康人，平均年龄 49±2 岁；接触组 98 例选自受高砷煤污染区，男性 51 人，女性 47 人，除外其他慢性心肺疾病，平均年龄 51±2 岁。采用日本 MINATO 公司 Autospiropal 型肺功能仪，检测用力呼气容量（FVC）、1 秒量（FEV1.0）、3 秒量（FEV3.0）、肺活量（VC）、呼出 25%VC 时的流速（MEF75）、呼出 50%VC 时的流速（MEF50）、用力呼气中期流速（FEF25 ～ 75）、最高呼气流速（PEF）、最高吸气流速（PIF）、潮气量（TV）及每分最大通气量（MVV），研究高砷煤污染对人群肺功能的影响。研究结果发现，接触组肺功能检查异常率为 82.2%，其中接触组 FVC、FEV1.0、PEF、FEF25 ～ 75、MEF50、MEF25、VC、MVV 等 8 项反映限制性通气功能的指标平均值分别 0.33071 L、0.37943 L、0.67986 L/s、0.51990 L/s、0.57029 L/s、0.53814 L/s、0.25900 L 和 0.38171 L，高于对照组 FVC、FEV1.0、PEF、FEF25 ～ 75、MEF50、MEF25、VC、MVV 的平均值（0.23889 L、0.25911 L、0.54267 L/s、0.36578 L/s、0.38422 L/s、0.39633 L/s、0.16578 L 和 0.17289 L），差异有统计学意义（$P < 0.01$）。

Marshall 等（2007 年）比较了 1958—1970 年间智利北部高砷暴露区（Ⅱ区）（该地区当地居民饮用饮水含砷量约为 90 μg/L）和非砷暴露区（Ⅴ区）的肺癌死亡情况，该研究收集Ⅱ区和Ⅴ区 30 岁及以上死于肺癌的人群死亡登记表，共收集 9644 例，其中Ⅱ区男性 2700 例，女性 706 例，Ⅴ区男性 4519 例，女性 1719 例，研究高砷饮水致肺癌的风险。分析研究结果显示，Ⅱ区 1983—1997 年肺癌死亡的相对危险度（RR）逐年增大，观察组男性肺癌死亡从 1983—1985 年 RR 值 2.72（95%CI：2.29 ～ 3.23）增加到 1992—1994 年 RR 值 3.61（95%CI：3.13 ～ 4.16）；观察组女性肺癌死亡从 1983—1985 年 RR 值 1.77（95%CI：1.23 ～ 2.63）增加到 1989—1991 年 RR 值 3.26（95%CI：2.50 ～ 4.23），且差异具有统计学意义（$P < 0.05$）。

2. 队列研究

于石成等选取 1992—1994 年云南锡业公司（YTC）所有接触含砷粉尘的男性工人作为研究对象，考察不同水平的累积砷暴露量下肺癌的发病差异。队列的纳入标准为：（1）年龄 40 周岁；（2）至少 10 年井下作业史、冶炼史或二者相加满 10 年者。每年 1 月 1 日作为进入队列的起始时间。以（1）死亡；（2）离开 YTC；（3）研究结束，即 1994

年 12 月 31 日；其中最早发生事件对应的时间为退出队列时间。研究于 1992—1994 年 3 年期间，共观察了 7354 人，筛检出肺癌 164 例，平均年龄 64 岁，非病例组平均年龄 55 岁，样本均衡性 t 检验，两组差异有统计学意义（$P < 0.001$），故所有的分析均作年龄调整；全死因死亡 216 人，其中肺癌 61 例。用 Poisson 回归模型分析，考虑因素间相乘模式作用，未发现吸烟与粉尘、砷暴露之间有交互作用。与砷累积暴露量最低的四分位数相比，调整粉尘、年龄和氡暴露前，后面几个砷累积暴露四分位数水平的患者患肺癌的相对危险度（RR）依次为 3.791、4.851 和 5.653，差异有统计学意义（$P < 0.05$）。调整粉尘、年龄和氡暴露后，后面几个砷累积暴露四分位数水平的患者患肺癌的相对危险度（RR）依次为 1.984、2.187 和 2.422，显示出发病风险随暴露剂量升高的趋势，但无统计学意义，考虑可能是选取低剂量暴露作为对照而并未选择非砷暴露人群做对照导致的统计效能下降所致。

李达胜等对贵州省兴仁县雨樟镇（原交乐乡）22 个行政村的全部居民：共 6507 户，28 926 人进行砷暴露与恶性肿瘤发病的前瞻性队列研究。当地由于经济文化落后、阴雨天气较多，村民常用无烟囱的地炉或土灶烧煤炊事、烘烤粮食及取暖，加上当地煤含砷量相对较高，截至 2001 年，当地因燃烧高砷煤所致室内及粮食内砷污染导致的砷中毒超过 2100 例。研究于 1991 年对调查点进行了砷中毒情况的普查，并登记所有砷中毒患者，通过对每户燃煤方式、燃用高砷煤情况进行调查估计砷暴露水平，为每户建立户卡并于每年年底询问各村村委会居民死亡情况，核查死亡登记记录并入户询问死者亲属，对无砷中毒皮肤损害表现记录者参照砷中毒皮肤损害表现照片或参照近期患者表现确认死前有无砷中毒表现。死亡原因按照 ICD-9 进行分类编码，仅将同时具有县级或以上医疗机构疾病诊断或死亡证明，且死前表现出砷中毒皮肤损害的纳入砷中毒组，否则纳入非砷中毒组（对照组）。对全镇人员随访至 2001 年，结果显示，病区内砷中毒组恶性肿瘤死亡率相对危险度（RR）为 9.13（$P < 0.001$），归因危险度（PAR）为 89.04%。其中男性砷中毒组恶性肿瘤死亡率为 281.41/10 万人年，RR 为 10.61（$P < 0.001$），PAR 为 90.57%，女性砷中毒组恶性肿瘤死亡

率为 114.54/10 万人年，RR 为 6.53（$P < 0.001$），PAR 为 84.69%。砷中毒组男性恶性肿瘤死亡率显著高于砷中毒组女性，差异有统计学意义（$P < 0.001$）。砷中毒患者癌症死亡年龄平均为 46.6 岁（17 ~ 78 岁），自出现皮肤损害到癌症死亡最短时间为 0.6 年，最长 25 年，内脏癌（肝、肺、胃、直肠）平均 7.2 年，皮肤癌 14.6 年。其中砷中毒患者各类恶性肿瘤的死亡率前三位依次为肺癌 109.81/10 万人年、肝癌 86.93/10 万人年和皮肤癌 70.92/10 万人年，均高于非砷暴露组所有类型的恶性肿瘤死亡率之和（26.53/10 万人年）。总砷摄入量与癌症累计死亡率呈现明确剂量 - 反应关系（$r=0.710$，$P < 0.05$）

Guo 等以中国台湾地区环境卫生研究所组织的人口普查资料为基础进行了肺癌和饮水砷水平关系的研究。从普查资料测定的中国台湾地区西南沿海 10 个乡镇（包括有乌脚病流行的 5 个乡镇）138 个村庄的生活饮用水中砷的含量将研究对象分为 6 个组，分别为 0.05、0.05 ~ 0.08、0.09 ~ 0.16、0.17 ~ 0.32、0.33 ~ 0.64 和 > 0.64 mg/L，研究地区居民人口数 235 000，每一个村庄的居民都分为 0 ~ 29、30 ~ 49、50 ~ 69、≥ 70 岁 4 个年龄段，对生活在该地区且 1971 年 1 月 1 日至 1990 年 12 月 31 日期间在农村发生死亡者的死亡证明书进行核查，确定了 20 年间有 673 名男性和 405 名女性肺癌死亡病例，对以上资料采用多元回归模型，以村为单位评价饮水砷含量与肺癌死亡率的关系。调查分析结果显示，调整年龄后，饮水砷在 0.64 mg/L 以上时与肺癌的死亡率增加显著相关，差异有统计学意义（$P < 0.05$），在低于该水平时，各组之间肺癌死亡率未见明显差异。回归模型显示，饮水砷含量每增加 1 mg/L，男性肺癌死亡率增加 27.54/10 万人年，女性肺癌死亡率增加 18.93/10 万人年。

余利贞等对广西大厂地区 3 个锡矿和栗木锡矿 1972 年 1 月 1 日到 1974 年 12 月 31 日工作 1 年以上在册的 7849 名（男 6546 人，女 1303 人）职工（包括调离、退休和死亡）进行了队列研究，收集整理以往生产环境监测资料，同时对矿山工作环境进行了检测，检测项目包括总粉尘浓度、粉尘中砷含量等，以探讨锡矿肺癌高发的病因。该队列追踪至 1989 年底，肺癌占恶性肿瘤死因的第一位（31.64%），与全国居民肺癌死亡率相比较，标化死亡比（SMR）为一般居民的 3.72 倍（95%CI：3.0 ~ 4.6）（$P < 0.01$），肺癌死者年龄范围 31 ~ 74 岁，平均 58.2 岁。生产环境监测结果显示，大厂 3 个锡矿地区可吸入砷含量为 10.2 ~ 38.3 $\mu g/m^3$，栗木锡矿空气中砷含量为 0.5 ~ 1.2 $\mu g/m^3$，大厂地区 3 个锡矿职工肺癌死亡率为 58.61/10 万，高于栗木锡矿职工肺癌死亡率（33.72/10 万）（$P < 0.05$）。广西大厂地区 3 个锡矿职工肺癌的 SMR 分别是 4.13、4.83 和 5.94，栗木锡矿职工为 1.69，差异具有统计学意义。

梁秀芬等对内蒙古呼和浩特土默特地区 3 个自然村居民恶性肿瘤死亡状况进行回顾性分析，以了解恶性肿瘤死亡率与饮水砷浓度的关系。该研究选择 1917 年 1 月 1 日至 1974 年 12 月 31 日出生，于 1975 年 1 月 1 日仍健在的 2140 名居民组成队列，按接触饮水砷浓度不同分为 < 0.05 mg/L 组（A 组）、0.05 ~ 0.50 mg/L 组（B 组）和 ≥ 0.50 mg/L 组（C 组），A、B 和 C 组人数分别为 578（男 363，女 215）、1349（男 755，女 594）和 213（男 132，女 81）人。研究结果显示 C 组恶性肿瘤死亡率为 983.84/10 万人年，居所有死因的首位，显著高于 A 组（61.25/10 万人年）和 B 组（64.23/10 万人年）（$P < 0.05$）；B 组肺癌（死亡率为 21.62/10 万人年）和 C 组肺癌（死亡率为 529.76/10 万人年）中均排在各组恶性肿瘤死亡率的首位，且 C 组肺癌死亡率显著高于 A 组和 B 组，差异均有统计学意义（$P < 0.05$）。

3．病例对照研究

Steinmaus 等（2014）于 2007—2010 年间在智利北部进行早期饮水砷暴露后发生的癌症病例进行评估基础上，以研究中发现的 254 名肺癌患者为病例组，同时选择性别和年龄相匹配的 598 人作为对照组。病例组按照饮水砷接触情况不同分为孕期和（或）儿童期接触组和仅成年期接触组 2 个组。孕期和（或）儿童期接触组肺癌病例总数 139 人，其中男性 99 人，女性 40 人，< 50 岁 14 人，50 ~ 59 岁 64 人，≥ 60 岁 61 人；对照组 286 例，其中男性 185 人，女性 101 人，< 50 岁 46 人，50 ~ 59 岁 112 人，≥ 60 岁 128 人。成年期接触组肺癌病例 115 人，其中男性 77 人，女性 38 人，< 70 岁 42 人，70 ~ 80

岁 53 人，≥ 80 岁 20 人；对照组 332 人，其中男性 227 人，女性 105 人，＜ 70 岁 124 人，70 ~ 80 岁 157 人，≥ 80 岁 51 人，该研究分析孕期或儿童期砷暴露后对成年期肺癌发生的影响。研究结果显示，在校正了年龄、性别和吸烟等因素后，孕期和（或）儿童期接触组水砷浓度为 ≤ 110、110 ~ 800、> 800 μg/L 时发生肺癌风险的 OR 值分别为 1.00、1.88（95%CI：0.96 ~ 3.71）和 5.24（95%CI：3.05 ~ 9.00）（$P < 0.01$）。成年期接触组发生肺癌风险的 OR 值分别为 1.00、0.95（95%CI：0.46 ~ 1.97）和 1.32（95%CI：0.75 ~ 2.34）。

Ferreccio 等（2013）采用病例对照研究的方法分析 1994—1996 年智利北部饮用水砷暴露与肺癌发生的关系，将 151 例经活检确诊肺癌患者确定为病例组，其中男性 108 人，女性 43 人，平均年龄 61 岁；按性别、年龄（年龄相差不超过 5 岁）匹配当地其他癌症患者或非肺癌患者 419 人组成对照组（167 名为其他癌症患者，242 名为非癌症患者），男性 255 人，女性 164 人，平均年龄 64 岁。该研究根据病例组和对照组饮水砷浓度不同分为 0 ~ 0.01、0.01 ~ 0.029、0.03 ~ 0.049、0.05 ~ 0.199、0.20 ~ 0.40 mg/L 5 个组，病例组人数分别为 6、9、7、52 和 77 人，对照组人数分别为 70、68、24、130 和 127 人。研究结果显示，在调整年龄和性别后，饮水砷浓度为 0 ~ 0.01、0.01 ~ 0.029、0.03 ~ 0.049、0.05 ~ 0.199、0.20 ~ 0.40 mg/L 发生肺癌风险的 OR 值分别为 1、1.7（95%CI：0.5 ~ 5.1）、3.9（95%CI：1.2 ~ 13.4）、5.5（95%CI：2.2 ~ 13.5）、9.0（95%CI：3.6 ~ 22.0），与饮水砷浓度为 0.00 ~ 0.01 mg/L 组相比，0.03 ~ 0.049、0.05 ~ 0.19 和 0.20 ~ 0.40 mg/L 组肺癌发生的 OR 值有统计学意义（$P < 0.05$）。

4. 病例报告

研究表明，高砷地区、砷暴露人群中的肺癌发生率明显升高，砷暴露可能是肺癌发生的高危因素。Chen 等随访 1394 例平均年龄为（35.0 ± 16.6）岁的砷中毒患者 12.5 年发现，男性砷中毒人群归因于肺癌死亡的标准化死亡比（SMR）达 2.84（95%CI：1.51 ~ 4.86），明显高于肝癌和膀胱癌等的发生率，差异具有统计学意义（$P < 0.05$）。

考希宾等于 1996 年给 1 位 48 岁男性体检时，在其头皮和胸壁皮肤发现 2 个结节状物。经组织病理学检测显示其为具有清晰边缘的分化性鳞状上皮细胞癌，同时该患者可观察到色素沉着、角化过度、角化不全等体征。经过详细的临床检查和病史询问，发现其体表包括头皮、躯干、下肢和手遍布色素沉着斑及过度角化斑，且已有 7 年的时间，该患者生活在高砷地区。通过检测患者指甲和头发中的砷含量，研究发现，该患者指甲砷含量为 2890 μg/kg（正常范围 430 ～ 1080 μg/kg），头发砷含量为 1039 μg/kg（正常范围 80 ～ 250 μg/kg）。经检测患者饮用水中砷含量为 0.483 μg/L，远远高出我国生活饮用水水质卫生标准砷含量的允许界限（0.01 μg/L）。通过该患者指甲、头发和其饮用水中的砷含量确定该患者为慢性砷中毒患者。其后 3 年中，该患者 6 处皮肤色素沉着斑破损处发生恶性转化，通过外科手术予以广泛切除治疗。1999 年 2 月，在该患者肺左上叶发现一单生小结节（CT 扫描显示为一个恶性肿瘤），通过外科手术切除肺左上叶，病理学检测证实为肺腺癌。

六、毒性机制

（一）氧化损伤

董娟娟等以 0、10、20 和 30 mmol/L 的亚砷酸钠（$NaAsO_2$）溶液处理人胚肺成纤维（HELF）细胞 24、48 和 72 小时，观察细胞形态学变化，检测 $NaAsO_2$ 溶液对 HELF 细胞增殖活力和超氧化物歧化酶（SOD）、谷胱甘肽过氧化物酶（GSH-Px）活性及丙二醛（MDA）含量的影响。分别以 0 mmol/L 的 $NaAsO_2$ 溶液处理组为对照组，10、20 和 30 mmol/L 的 $NaAsO_2$ 溶液组为不同剂量处理组。结果显示，与对照组相比，3 种不同剂量 $NaAsO_2$ 溶液处理组在处理 24、48、72 小时后细胞抑制率随处理时间延长而升高，10 mmol/L 的 $NaAsO_2$ 溶液处理组在处理 24、48、72 小时后细胞抑制率分别为 1.45%、10.14% 和 13.02%；20 mmol/L 的 $NaAsO_2$ 溶液处理组在处理 24、48、72 小时后细胞抑制率分别为 24.79%、32.56%、32.22%；30 mmol/L 的 $NaAsO_2$ 溶液处理组在处理 24、48、72 小时后细胞抑制率分别为 28.06%、46.24%、48.50%，差异均有统计学意义（$P < 0.05$）。HELF 细胞抑

制率与 $NaAsO_2$ 溶液浓度呈正相关（$r=0.934$，$P < 0.05$）。HELF 细胞抑制率与 $NaAsO_2$ 作用时间和浓度的交互作用也呈正相关（$r=0.963$，$P < 0.05$）。SOD 和 GSH-Px 活性均随 $NaAsO_2$ 溶液处理剂量升高而降低，随处理时间延长而降低，各剂量组与对照组相比，差异有统计学意义（$P < 0.01$）。与对照组相比，3 种不同剂量 $NaAsO_2$ 溶液处理组 MDA 含量随 $NaAsO_2$ 溶液处理剂量升高而升高，作用时间 24 小时时，10、20 和 30 mmol/L 的 $NaAsO_2$ 溶液处理组的 MDA 含量分别为 45.723 ± 3.020、322.740 ± 3.480 和 362.610 ± 4.350；作用时间 48 小时时，10、20 和 30 mmol/L 的 $NaAsO_2$ 溶液处理组的 MDA 含量分别为 587.150 ± 22.600、625.750 ± 7.078 和 807.040 ± 17.894；作用时间 72 小时时，10、20 和 30 mmol/L 的 $NaAsO_2$ 溶液处理组的 MDA 含量分别为 778.423 ± 26.300、890.070 ± 12.095 和 1073.350 ± 110.176。随处理时间延长而升高，差异有统计学意义（$P < 0.01$）。研究提示，$NaAsO_2$ 溶液可降低 HELF 细胞增殖活力，降低 HELF 细胞 SOD 和 GSH-Px 活性，抗氧化作用减弱，使氧化代谢产物 MDA 含量升高。

刘星等体外培养永生化人支气管上皮（HBE）细胞，加入终浓度为 0～50 000 mmol/L 的亚砷酸钠溶液处理 24 小时，测定细胞活性；加入终浓度为 0～6 mmol/L 的亚砷酸钠溶液处理 24 小时，测定活性氧（ROS）、丙二醛（MDA）含量和超氧化物歧化酶（SOD）活力及细胞 DNA 链断裂情况。结果显示，与对照组比较，两种不同浓度的亚砷酸钠处理组 HBE 细胞内 ROS、MDA 含量和 Olive 尾矩均显著升高，细胞存活率和 SOD 活力均显著下降，差异均有统计学意义（$P < 0.05$）；且随着亚砷酸钠处理浓度的升高，HBE 细胞内 MDA、ROS 含量和 Olive 尾矩均呈明显的上升趋势，差异均有统计学意义（$P < 0.05$），细胞存活率和 SOD 活力均呈明显的下降趋势，差异均有统计学意义（$P < 0.05$）。研究结果提示，亚砷酸钠可以诱导 HBE 细胞氧化损伤。

（二）生物转化

闫婷等采取整群抽样方法选取砒霜厂工人 43 名男性作为接触组，23 名男性作为对照组，入选标准为接触组年龄 18～60 岁、无明显疾病、在砒霜厂工作 3 个月以上；对照组年龄 18～60 岁、周围 50 km

没有砒霜厂及可能导致机体砷负荷明显升高的其他污染源、没有明确的砷接触史、无明显疾病，在当地居住 1 年以上。采用实时荧光定量法检测砒霜厂工人外周血淋巴细胞 bcl-2 基因，氢化物发生原子吸收分光光度法检测尿中各形态砷化合物和总砷含量，并计算一级甲基化指数（MMA/As，即甲基胂酸与未甲基化砷的比例）和二级甲基化指数（DMA/MMA，即二甲基胂酸与一甲基胂酸的比例）。结果显示，接触组工人尿中无机砷、甲基胂酸（MMA）、二甲基胂酸（DMA）均高于对照人群，差异均有统计学意义（$P < 0.05$）；接触组工人一级甲基化指数略高于对照人群，但差异无统计学意义（$P > 0.05$）；接触组工人二级甲基化指数低于对照人群，差异有统计学意义（$P < 0.05$）；职业接触工人外周血淋巴细胞 bcl-2 基因相对表达高于对照人群，差异有统计学意义（$P < 0.05$）；尿中总砷与 bcl-2 相对表达量成正相关（$r=0.272$，$P < 0.05$），MMA 与 bcl-2 相对表达量成正相关（$r=0.252$，$P < 0.05$），DMA 与 bcl-2 相对表达量成正相关（$r=0.280$，$P < 0.05$）；尿中砷二甲基化率与 bcl-2 基因相对表达量成负相关（$r=-0.424$，$P < 0.05$）。研究提示，砷接触可能是导致工人外周血淋巴细胞 bcl-2 基因表达升高的原因，并和甲基化过程密切相关。

尹仕伟等以 0、2.5、5、10 和 20 mmol/L DMA 处理人胚肺成纤维细胞（HELF）细胞 48 小时后，检测 HELF 细胞生长、DNA 损伤、细胞凋亡、JNK 磷酸化水平；并用 20 mmol/L JNK 抑制剂 SP600125 预处理 30 分钟后，再用 DMA 处理 HELF 细胞 48 小时，观察上述指标变化情况。结果显示，与对照组相比，HELF 细胞相对增长率在浓度 5、10 和 20 mmol/L 时分别为 79.9%、51.2% 和 19.8%，均明显低于对照组（100%），差异有统计学意义（$P < 0.05$），细胞的生长明显受到抑制；2.5、5、10 和 20 mmol/L DMA 引起 HELF 细胞 g-H2AX 表达水平明显增强，差异有统计学意义（$P < 0.05$），并具有一定剂量 - 效应关系（经直线相关分析，$r=0.982$，$P < 0.05$）；5、10 和 20 mmol/L DMA 引起 HELF 细胞断裂，caspase-3 表达水平明显增强，差异有统计学意义（$P < 0.05$），呈一定剂量 - 效应关系（经直线相关分析，$r=0.945$，$P < 0.05$）；5、10 和 20 mmol/L DMA 处理 HELF 细胞 48 小时后，

JNK 磷酸化的表达水平明显增加，差异有统计学意义（$P < 0.05$），呈现一定剂量 - 效应关系（经直线相关分析，$r=0.988$，$P < 0.05$）。与对照组相比，JNK 抑制剂 SP600125 能降低 10、20 mmol/L DMA 的生长抑制作用，使细胞相对增值率增加，差异有统计学意义（$P < 0.05$）；JNK 抑制剂 SP600125 可明显降低 DMA 所致 HELF 细胞对 DNA 损伤和诱导的凋亡作用，使细胞 γ-H2AX 表达水平和 caspase-3 水平显著降低，差异有统计学意义（$P < 0.05$）。研究提示，DMA 可引起 HELF 细胞 DNA 损伤和凋亡；在此过程中 JNK 信号通路激活起到正调控作用。

（三）炎症反应

王春虾等选取 32 只无特定病原体 SFP 级健康雄性 SD 大鼠随机分为 4 组，分别为对照组（超纯水）和低（10 μg/L）、中（100 μg/L）、高（1000 μg/L）剂量 $NaAsO_2$ 溶液染毒组，染毒 28 天后全部处死。采用在体全肺灌洗法收集支气管肺泡灌洗液（BALF）并对其炎症细胞进行计数；ELISA 法测定 BALF 中细胞因子：NADPH 氧化酶活性以及活性氧（reactive oxygen species，ROS）、肿瘤坏死因子 -α（tumor necrosis factor-α，TNF-α）和白细胞介素 -6（Interleukin-6，IL-6）的含量。结果显示，$NaAsO_2$ 染毒后 28 天大鼠肺组织病理切片显示，中、高剂量染毒组肺组织出现肺泡排列紊乱、肺泡间隔增宽，其间有大量炎症细胞浸润，损伤程度随染毒剂量的增加而加重；结果显示，与对照组比较，三种不同剂量的 $NaAsO_2$ 染毒组大鼠 BLAF 中 NADPH 氧化酶活性、ROS、TNF-α、IL-6 的含量均增高，且中、高剂量 $NaAsO_2$ 染毒组的 ROS、TNF-α 水平显著高于对照组及低剂量组，差异有统计学意义（$P < 0.05$）；高剂量 $NaAsO_2$ 染毒组 IL-6 的含量显著高于对照组，差异有统计学意义（$P < 0.05$）。研究提示，砷可以导致大鼠肺炎症损伤，损伤机制可能与 ROS 增多引起 TNF-α、IL-6 升高有关。

（四）细胞因子

Shah 等（2017）用 0 μmol/L（对照组）、4 μmol/L 和 8 μmol/L 的 As_2O_3 溶液处理人角化上皮细胞 HaCaT 细胞系 24 小时，通过实时定量聚合酶链反应（RT-PCR）测量处理后 p62 mRNA 的表达水平，通过蛋白质免疫印迹法（Western Blotting）测定处理后细胞内 p62 蛋白和

Nrf2 蛋白的表达量。结果显示，相比对照组，As_2O_3 处理使 HaCaT 细胞内 p62 蛋白、Nrf2 蛋白浓度显著升高。p62 是自噬中的选择性酶和关键蛋白质，是胚胎形态学发育和癌症转移早期的关键调控分子，高表达水平的 p62 已被证实可以导致包括肺癌、乳腺癌、皮肤黑色素瘤的发生。并在 Shah 的前期实验中证实，可通过稳定致癌基因转录因子 Twist1，Twist1 进而抑制上皮细胞钙黏蛋白（E-cadherin）介导的细胞间黏附促进上皮细胞间质转化（epithelial-mesenchymal transition，EMT），最终促进人皮肤癌细胞的增殖分化和迁移。为了进一步验证分子改变与细胞增殖、细胞凋亡、病理变化改变之间的联系，Shah 等同时使用了分别加入了溶酶体抑制剂巴弗洛霉素 A1（bafilomycin A1，BafA1）的对照组和处理组，以及通过病毒转染法，分别使用核转染试剂盒（Amaxa Nucleofector）和慢病毒载体（lentiviral vectors）将分别与 Nrf2 基因和 p62 基因 mRNA 互补的 siRNA 或 shRNA 转染进入 HaCaT 细胞，通过与对应基因的 mRNA 互补结合成双链，进而沉默对应基因的方法，先后构建抑制 Nrf2 基因表达和抑制 p62 基因表达的基因敲低（gene knockdown，或称"基因敲减"）模型，对上述细胞模型进行溶剂对照实验和 As_2O_3 处理实验。BafA1 可以抑制溶酶体活性进而抑制自噬，加入 BafA1 可以观察抑制自噬后 p62 的 mRNA 表达水平和 p62 蛋白水平变化，结果显示，在添加了 BafA1 的 As_2O_3 处理组中，依然观察到 p62 的 mRNA 表达水平和 p62 蛋白水平显著增加。提示 p62 的产生是非自噬依赖的。而 Nrf2 敲低细胞溶剂对照组和 As_2O_3 处理组结果显示，相比未敲低 Nrf2 的对照组 /As_2O_3 处理组，敲低组的 p62 表达显著下降。相比 As_2O_3 处理组，p62 敲低处理组的核因子活化 B 细胞 κ 轻链增强子（nuclear factor kappa-light-chain-enhancer of activated B cells，NF-κB）、Bcl-2 和 Bcl-XL 基因表达均显著下降，As_2O_3 处理介导的基因 NQO1、GCLC 和 HO-1 表达显著下降，而 IL-8 的表达无明显差异，提示 p62 敲低可特异性抑制 NF-κB 介导的信号通路。此外，p62 敲低的溶剂对照组细胞增殖、凋亡与非敲低的对照组无明显差异，同对照组相比，p62 敲低的处理组细胞增殖未显现变化，而细胞凋亡水平相比未敲低 p62 的处理组相比，显著下降。上述系列实验提示，As$_2$O$_3$ 处理后可通过上调 p62 激活 NF-κB 通路，调控细胞增殖、迁移与凋亡。为了进一步验证这一机制，Shah 等用浓度分别为 0（对照组）、0.5、5 ppm 的含 As$_2$O$_3$ 水对裸鼠（4 周龄，n=3）进行了为期 6 个月的体内实验。通过对小鼠腰部皮肤的免疫组织化学定量测量 p62 的表达量。结果显示，相比对照组，处理组小鼠上皮细胞表达 p62 显著增加，提示体内实验中 As$_2$O$_3$ 可能同样通过 p62 介导的信号通路产生毒性。

（五）表观遗传调控

近年来越来越多的研究发现，表观调控机制在砷引发的癌症过程中发挥着重要作用。砷暴露可引起基因启动子区 DNA 甲基化水平、组蛋白修饰模式发生显著变化。这些对表观遗传的改变与砷诱导的多种疾病的发生、发展有关。

1．DNA 甲基化改变

Simone 等在体外给予人肺腺癌细胞 A549 细胞系 0.00、0.08、0.4 和 2.0 μmol/L 的亚砷酸钠处理 8 周，模拟砷致肺癌模型，提取全基因组 DNA 后，采用 MeDIP-chip 及通路分析等生物信息学方法分析各组的基因甲基化差异。结果显示，共有 216 个基因甲基化水平出现明显变化，其中 94 个基因的甲基化水平改变呈现明显的剂量 - 反应关系，可导致包括基因调节基因同位序列 B5（homeobox B5，HOXB5）和调控细胞周期与信号转导的蛋白质酪氨酸磷酸酶非受体型 9（protein tyrosine phosphatase，nonreceptor type9，PTPN9）在内的基因高甲基化，使肿瘤抑制蛋白 p53 基因（p53）低甲基化。其中 43 个与 p53 基因相关的转录因子（GATA2、FOS 等）基因出现甲基化改变，提示 p53 甲基化改变导致的转录调控网络变化参与了砷致肺癌的发生。

Mass 等分别用 0.08 ~ 2 μmol/L 的亚砷酸钠、30 ~ 300 μmol/L 的砷酸钠和 2 ~ 2000 μmol/L 的二甲基胂酸处理人肺腺癌细胞 A549 细胞系持续 2 周，通过定量 PCR/Hpa Ⅱ 限制位点法分析 p53 启动子区共 341 个碱基对的甲基化状态，采用 CpG 甲基化酶（Methylase SssI）测定全基因组 5- 甲基胞嘧啶水平。结果显示，对照组（n=42）每个启动子平均出现 0.21 个甲基化位点，亚砷酸钠处理组甲基化率与处理浓度正相关（$r=0.89$，$P < 0.05$），2 μmol/L 处理组甲基化率相比对照组增加 7 倍，显示出明确剂量 - 反应关系，砷酸钠处理组甲基化率与处理浓度正相关（$r=0.86$，$P < 0.05$），最高剂量组（300 μmol/L 处理组）甲基化率增加超过 37 倍，部分 p53 基因启动子区域甚至所有胞嘧啶位点均发生甲基化，显示出明确剂量 - 反应关系，二甲基胂酸处理组 p53 启动子区域甲基化水平未见改变。此外，SssI 法测定 2 μmol/L 亚砷酸钠处理组的全基因组 DNA 甲基化水平相比对照下降 39.4%，差异有统计学意义（$P < 0.05$）。

Intarasunanont 等对 55 例砷暴露组新生儿和 16 例非砷暴露组新生儿 p53 基因甲基化水平同母体暴露间关联进行分析，发现母体砷暴露可以显著增加新生儿 p53 启动子区域 DNA 甲基化，差异有统计学意义（$P < 0.05$）。

Jensen 等采用 2 ～ 10 μmol/L 亚砷酸钠染毒分别处理正常人尿道上皮细胞（UROtsa）、恶性转化的人尿道上皮细胞（URO-ASSC）和正常人前列腺细胞（PWPE-1）中抑癌基因 DBC1、乳腺癌高表达基因 FAM83A、锌指家族 ZSCAN12 和 C1q 和肿瘤坏死因子相关蛋白 [-4（C1QTNF4）] 4 个基因启动子区发生高甲基化。

Bailey 等用 3 ～ 10 μmol/L $NaAsO_2$、Na_3AsO_4 诱导叙利亚仓鼠胚胎细胞（SHE），发现 SHE 出现恶性转化，癌基因 c-Myc 和 c-Ha-ras 启动子区发生低甲基化。

杨婷婷等在贵州省兴仁县交乐乡燃煤污染型砷中毒病区，选择了 123 例砷中毒患者作为病例组，选择距病区约 13 km 的非砷暴露村居民 47 名作为对照组。收集研究对象皮肤组织，通过高效液相色谱和甲基化特异性 PCR 检测所有研究对象外周血基因组 DNA 甲基化和谷胱甘肽 -S- 转移酶 P1（glutathione S-transferase pi-1，GSTP1）基因甲基化水平；采用实时荧光定量 PCR 检测砷中毒患者外周血 GSTP1 mRNA 转录水平；采用免疫组织化学法检测 GSTP1 蛋白在皮肤组织中的表达。结果显示，砷中毒组全基因组 DNA 甲基化水平（13.36%±6.32%）较对照组人群（19.70%±7.23%）降低，差异有统计学意义（$t=5.285$，$P < 0.01$）。砷中毒患者 GSTP1 基因 DNA 高

甲基化，与对照组人群相比较，差异有统计学意义（$P < 0.01$），且砷中毒患者 GSTP1 mRNA 转录和蛋白质表达水平显著下调，差异有统计学意义（$P < 0.01$）。GSTP1 是体内生物转化最重要的 II 相代谢酶之一，是细胞抗损伤、抗癌变的主要解毒系统。此结果提示，GSTP1 基因的高甲基化引起的细胞抗癌变功能下降可能是砷暴露引起恶性肿瘤的途径之一。

韩雪等采用病例对照研究，参照地方性砷中毒诊断标准（WS/2T11-001）选择 105 例燃煤污染型砷中毒患者作为病例组，按临床分度标准将其分为轻、中、重度中毒 3 组，分别为 35 例、44 例和 26 例；105 例中 44 例自愿手术者按皮肤病理诊断分为皮肤癌变组和非癌变组，分别为 17 例和 27 例。另选择相邻非砷污染地区、生活习惯相似、年龄性别配比均衡、且体检合格的 103 名居民作为对照组。应用 Ag-DDC 法检测尿砷、发砷含量；应用多重 PCR 和甲基化特异性 PCR 分析 p15 基因启动区甲基化状况，荧光定量 PCR 检测 p15 基因转录表达情况。结果显示，砷中毒患者尿砷、发砷含量均显著高于对照组，差异有统计学意义（$P < 0.01$）。病例组 p15 基因启动区甲基化阳性率显著高于对照组，差异有统计学意义（$P < 0.01$）；对照组、轻、中、重度中毒组间 p15 基因甲基化阳性率逐渐增加（$\chi^2=12.82$，$P < 0.05$）；皮肤癌变组 p15 基因甲基化阳性率显著高于皮肤非癌变组，差异有统计学意义（$P < 0.01$）。p15 基因启动区甲基化阳性率随发砷含量的增加而增高，甲基化阳性率的差异有统计学意义（$\chi^2=4.28$，$P < 0.05$）；随着发砷含量的增高，与对照组相比，p15 基因表达显著降低，差异有统计学意义（$r=-0.37$，$P < 0.05$）。研究提示，燃煤砷污染可导致人体肿瘤抑制基因 p15 启动区高甲基化和表达降低，可能是砷中毒发生、发展的重要原因。

2. 组蛋白甲基化

李成贵等以贵州省兴仁县燃煤型砷中毒病区雨樟镇（原交乐乡）115 例砷暴露者为砷暴露组，同时选择相邻的非病区上坝田村 53 名居民作为对照组，采集观察对象发样、外周血，提取血细胞组蛋白；微波消解 - 电感耦合等离子体质谱法（ICP-MS）测定发样中砷元素的含量；ELISA 法检测外周血细胞组蛋白 H4 第 20 位赖氨酸（H4K20）一、二、三甲基化（H4K20 me1、me2、me3）修饰水平。结果显示，与对照组发砷 [中位数（M，四分位数）：0.12（0.08 ~ 0.18）μg/g] 比较，砷暴露组发砷 [M（四分位数）：0.30（0.19 ~ 0.46）μg/g] 含量明显升高（$F=11.968$，$P < 0.05$）。砷暴露组 H4K20me1、me2、me3 修饰水平检测结果，与对照组（0.44±0.14、0.99±0.41、1.06±0.33）比较，砷暴露组外周血的 H4K20 me1 修饰水平（0.60±0.29）升高（$F=2.513$，$P < 0.05$）、H4K20 me2 修饰水平（0.75±0.26）降低（$F=4.707$，$P < 0.05$）、H4K20 me3 修饰水平（1.20±0.62）未见改变（$F=0.582$，$P > 0.05$）。且观察到观察对象 H4K20 me1 修饰水平与发砷含量呈正相关（$r=0.214$，$P < 0.05$），H4K20 me2 修饰水平与其呈负相关关系（$r=-0.224$，$P < 0.05$）；H4K20 me1 修饰水平与 DNA 损伤水平（Tail DNA%、Olivetailmoment）均呈正相关关系（$r=0.383$、0.380，P 均< 0.05），H4K20 me2 修饰水平与其均呈负相关关系（$r=-0.290$、-0.298，$P < 0.05$）。结合前人研究中证实的结论：H4K20 me1/me2 在招募修复因子参与 DNA 损伤修复过程中发挥重要作用，其修饰水平与细胞 DNA 损伤敏感性及修复过程密切相关，可以得出砷能够通过改变组蛋白 H4K20 me1 和 H4K20 me2 水平，干扰 DNA 损伤修复过程，进而间接导致 DNA 损伤累积最终导致癌症。

3. 组蛋白乙酰化

Jensen 等用 1 μmol/As^{3+} 和 20 nmol/$LMMA^{3+}$ 诱导 UROtsa 细胞 52 周，结果显示，UROtsa 细胞在 As^{3+} 和 $LMMA^{3+}$ 诱导下分别变为 URO-ASSC 和 URO-MSC 细胞系。通过 ChIP 微阵列杂交技术检测 13 000 个基因启动子区域的 H3 乙酰化水平。结果显示，相比 UROtsa 细胞，URO-ASSC 和 URO-MSC 细胞系分别有 53 个和 56 个基因启动子区域组蛋白 H3 乙酰化水平发生了改变，其中，包括抑癌基因 DBC1、乳腺癌高表达基因 FAM83A、锌指家族 ZSCAN12 和 C1q 和肿瘤坏死因子相关蛋白 -4（C1QTNF4）4 个基因在内，共有 17 个基因在两组同时观察到启动子区域 H3 乙酰化水平改变。将 URO-MSC 细胞接种到联合免疫缺陷小鼠后，可观察到小鼠接种部位肿瘤发生率显著升高。

William 等用 0.3 ～ 10.0 μmol/L 的 MMA^{3+} 和 As^{3+} 分别诱导 UROtsa 细胞，依处理时间不同再分为 24 小时、7 天两个亚组，采用质谱法测定 H4K16 乙酰化水平。结果显示，24 小时、7 天两个亚组细胞 MMA^{3+} 和 As^{3+} 水平与细胞中 H4K16 乙酰化水平呈负相关，处理时间、剂量与乙酰化水平之间均表现出剂量 - 反应关系，差异有统计学意义（$P < 0.05$）。

4．组蛋白磷酸化

Paul 等用 NaAsO$_2$（0 ～ 25 μmol）处理永生化的人 HaCaT 角化上皮细胞 24 小时，通过 Northern Blot 和 Western Blot 分别检测抗氧化基因（heme oxygenase-1，HO-1）mRNA 表达和蛋白质水平，通过染色质免疫共沉淀技术（ChIP）特异地观察磷酸化组蛋白 H3S10、Nrf2、RNA 聚合酶 Ⅱ 及 HO-1 基因转录起始区（TSS）和抗氧化反应元件的增强子 ARE E1/E2。结果显示，在处理后 4 小时即可检测到全基因组组蛋白 H3S10 磷酸化水平显著升高。ChIP 可见，处理组 HO-1 的 TSS 区组蛋白磷酸化水平增高，Nrf2 结合到 ARE 增强子 E1 和 E2，招募 RNA 聚合酶 Ⅱ 到 HO-1 的 TSS 区域，促进 HO-1 的转录。HO-1mRNA 和蛋白质表达随 NaAsO$_2$ 浓度增加和处理时间延长而增高，呈现剂量 - 反应关系，从侧面印证了这一猜想。

Li 等用 400 μmol/L 的 NaAsO$_2$ 处理人胚肺早期传代 WI-38 二倍体成纤维细胞（early passage WI-38human diploid fibroblast cells），通过 Northern Blot 法分析原癌基因 c-fos 和 c-jun 的表达水平，采用 Western Bolt 法用兔多克隆抗体检测组蛋白 H3S10 水平和磷酸化 H3S10 水平，结果显示，处理 60 分钟后，即可检测到 NaAsO$_2$ 处理组细胞内原癌基因 c-fos 和原癌基因 c-Jun 的组蛋白 H3S10 磷酸化水平、乙酰化水平和 mRNA 表达水平均显著增加，差异均有统计学意义（$P < 0.05$）。

（周　迪　王　丽　常元勋）

主要参考文献

1．Burns FJ. Arsenite is a cocarcinogen with solar ultraviolet radiation for mouse skin：an animal model for arsenic carcinogenesis.Toxicol Appl Pharm，2001，176（1）：64-71.

2．Qiang L，Zhao B，Ming M，et al．Regulation of cell proliferation and migration by p62 through stabilization of Twist 1．P Natl Acad Sci USA，2014，111（10）：9241-9246.

3．Shah P，Trinh E，Qiang L，et al．Arsenic induces p62 expression to form a positive feedback loop with Nrf2 in human epidermal keratinocytes：implications for preventing arsenic-induced skin cancer．Molecules，2017，22（2）：194.

4．Sharma S，Vingarzan R，Barrie LA，et al．Concentrations of dimethyl sulfide in the Strait of Georgia and its impact on the atmospheric sulfur budget of the Canadian West Coast．J Geophys Res-atmos，2003，108（D15）：1269.

5．Steinmaus C，Ferreccio C，Acevedo J，et al．Increased lung and bladder cancer incidence in adults after in utero and early-life arsenic exposure.Cancer Epidem Biomar，2014，23（8）：1529-1538.

6．Singh S，Rana SV．Ascorbic acid improves mitochondrial function in liver of arsenic-treated rat．Toxicol Ind Health，2010，26：265-272.

7．Marshall G，Ferreccio C，Yuan Y et al．Fifty-year study of lung and bladder cancer mortality in Chile related to arsenic in drinking water．J Natl Cancer Inst，2007，99（12）：920-928.

8．Ferreccio C，Smith AH，Durán V，et al．Case-control study of arsenic in drinking water and kidney cancer in uniquely exposed Northern Chile．Am J Epidemiol，2013，178（5）：813-818.

9．Steinmaus C，Ferreccio C，Increased lung and bladder cancer incidence in adults after in utero and early-life arsenic exposure.Cancer Epidem Biomar，2014，23：1529-1538.

第十一章

氯及其化合物（氯气）

一、理化性质

氯气（chlorine，Cl_2）为双原子分子，分子量为 70.905，氯原子最外层有 7 个电子，两个氯原子共用一个电子对达到稳定结构。氯的沸点为 –34.04℃，熔点为 –101.00℃，在常温常压下为黄绿色辛辣有刺激性的窒息性气体。液氯的密度为 1.898 g/L，在水中的溶解度为 0.7 g/100 ml，易溶于有机溶剂。氯气密度大于空气密度，为 2.84 kg/m³，蒸气压 4800 mmHg（20℃）。氯化学性质稳定，在有水或潮湿的环境下，能够腐蚀塑料、橡胶、涂料以及多种金属。

二、来源、存在和接触机会

自然界中氯气的来源尚不十分清楚。一些学者认为氯气是海洋上空紫外线与空气中的氯化钠气溶胶发生反应产生。此外，火山喷发能够产生少量氯气。由二氧化氮和氯化物形成的亚硝酰氯也能分解成游离的氯气和一氧化氮。

氯气是非常常见的化学原料，被广泛应用于饮用水和污水消毒处理、造纸制浆业，用于生产次氯酸钠、三氯化铝、三氯化铁、漂白粉、溴素、三氯化磷等无机化工产品，还用于生产有机氯化物，如氯乙酸、环氧氯丙烷、一氯代苯等。氯气通常经加压处理以液体形式密闭储存运输，氯气暴露主要来源于储存和运输过程中的事故泄露，其次来源于生产过程，学校化学实验以及游泳池清洁操作中的事故性排放，向次氯酸盐漂白剂中加入酸性清洁剂，也可导致释放出氯气。

三、吸收、代谢和排泄

氯气能够经消化道吸收、呼吸道吸入、皮肤和眼接触进入机体。由于氯气和次氯酸是非常强的氧化剂，在生物机体中能与有机分子迅速发生反应产生多种氯化物，这种反应使得对氯的药代动力学的研究变得困难，也难以将氯产生的效应与氯化物和氯的代谢物分开。摄入的氯大部分会以氯离子的形式经肾由尿和粪便排出。

四、毒性概述

（一）动物试验资料

1. 急性毒性

选用雄性斯普拉格 - 杜勒鼠（200 ～ 300 g）和雄性 CF-1 小鼠（22 ～ 28 g）进行急性动物实验，置于动态染毒柜中，暴露于 368 ～ 2900 mg/m³（127 ～ 1000 ppm），每个染毒组分别暴露 1、4、15、60、240 和 960 分钟。每个剂量染毒组 5 只大鼠和 5 只小鼠。结果表明，雄性大鼠 LC_{50} 为 293 ppm（吸入 1 小时），雄性小鼠 LC_{50} 为 137 ppm（吸入 1 小时）。雄性大鼠 LT_{50}（半数致死时间）为 53 分钟（吸入浓度 2900 mg/m³），雄性小鼠 LT_{50} 为 28 分钟（吸入浓度 2900 mg/m³）；尸检发现大鼠和小鼠主要病理变化是肺水肿和出血。

雄性斯普拉格 - 杜勒鼠（200 ～ 250 g）置于玻璃染毒罩中，设置染毒组（500 或 600 ppm 接近于事故中人体暴露的浓度）和对照组（0 ppm），每组 2 只，染毒 30 分钟，然后将大鼠放置于室内空气中，在暴露结束后的 20 小时起，连续监测 6 小时，取冠状动脉窦血液，测定血氧饱和度、血乳酸和肌酸酐含量。结果显示，与对照组相比，500 ppm 染毒组大鼠冠状动脉窦血液中乳酸和肌酸酐的含量升高，差异均有统计学意义（$P < 0.05$），提示大鼠心脏厌氧代谢活跃。超声心电图显示，与对照组相比，500 ppm 染毒组大鼠射血分数（EF）升高，左心室收缩末期容积（LV ESV）显著减少，二尖瓣舒张速度早期与晚期的比值（E/A）减少，早期二尖瓣舒张速率与三尖瓣舒张速率比值显著升高（E/E'），差别均有统计学意义（$P < 0.05$），提示舒张功能受损。与对照组相比，等容收缩期左心室内压力上升的最大速率（dp/dt）显著下降，提示总收缩障碍。与对照组相比，等容收缩期左心室内压力上升的最小速率（dp/dt）显著减少，提示舒张功能障碍。将大鼠暴露于 600 ppm（模仿事故中人暴露的浓度）30 分钟，2 小时后，

进行超声心动图检查，大鼠出现两室心衰和死亡。为暴露氯气后的大鼠提供增加 40% 氧气，结果发现，能够显著改善氧饱和度，在暴露后20 小时时，与对照组相比，600 ppm 染毒组大鼠心率显著降低，差异有统计学意义（$P < 0.05$）；左室舒张功能障碍的指标比 E/A、E/E' 未发生改变。实验表明，氯气对于产生心脏毒性和潜在致死性起到独立明显的作用。

2．亚急性与慢性毒性

Barrow 等选用 Fischer344 大鼠（雌雄各 10 只），置于动态染毒柜中，使其吸入氯气 0、2.9、8.7、26 mg/m³（0、1、3、9 ppm），每天 6 小时，每周 5 天，连续 6 周。观察大鼠的生存、死亡、组织病理和生物化学改变。实验结果发现，26 mg/m³（9 ppm）染毒组的雌性大鼠出现死亡, 8.7 和 26 mg/m³（3 和 9 ppm）染毒组大鼠出现结膜充血、流泪、流涕等刺激症状。26 mg/m³（9 ppm）染毒组大鼠肾小管出现轻型退行性变化，伴有尿素氮升高。8.7 和 26 mg/m³（3 和 9 ppm）染毒组大鼠，除肝细胞退行性变化外，γ- 谷酰胺转酞酶、碱性磷酸酶、丙氨酸氨基转移酶等多种血清酶升高。

有研究者利用 Fischer344/N 大鼠和 B6C3F1 小鼠进行为期两年的慢性毒性试验，大鼠、小鼠雌雄各 70 只，饮水加氯，设置 0、70、140 和 275 ppm 剂量染毒组，染毒 104 周后观察动物的生存、死亡状况，测量动物体重、脑重，观察血生化和组织病理学改变。试验确定了未观察到损害作用剂量（NOAEL）为 275 ppm ［雄性大鼠为 13.6 mg/（kg·d），雌性大鼠为 14.4 mg/（kg·d）］作为慢性经口摄入的参考剂量（RfD）值。不同性别、不同种系的动物，均出现体重减轻，饮水摄入量减少。第 66 周，高剂量染毒组的雄性小鼠脑重量减轻明显；而 104 周时未观察到脑量重减轻，可能是由于低体重或饮水摄入量减少所致。在第 14 周和 66 周，大鼠和小鼠体重、器官重量和体重器官比值未见明显异常，未见血液生化和组织病理改变。试验结束时，所有试验动物只有轻微的体重减轻。

3．致癌

Wolf 等（1995）用氯气对 B6C3F1 小鼠和 Fischer344 大鼠染毒两

年以确定慢性毒性和致癌性。实验动物置于动式染毒柜中，设置氯气浓度为 0.4、1.0 和 2.5 ppm 染毒组，并设置对照组（0 ppm），每个剂量染毒组、每种品系、雌鼠、雄鼠各 70 只，每个染毒组每天染毒 6 小时（雌性、雄性小鼠和雄性大鼠每周染毒 5 天，雌性大鼠每周染毒 3 天），整个染毒过程持续 2 年。在染毒第 12 个月时，每剂量染毒组取雌、雄大鼠各 10 只进行尸检。试验结束后，对所有动物进行尸检，对染毒组、对照组大鼠的所有器官组织，以及所选择的靶器官（鼻腔）进行病理组织学检查发现，不论性别、种系和暴露浓度，暴露产生的独立性的损伤只局限于鼻部。氯气导致的损伤在上鼻道最为明显，包括呼吸和嗅觉上皮变性、鼻中隔穿孔、黏膜炎症表现、呼吸上皮细胞增生，鳞状上皮化生和杯状细胞肥大增生，移行上皮细胞分泌化生。呼吸、移行和嗅觉上皮还主要表现为细胞内嗜酸性物质的急剧增加，一些动物鼻前庭鳞状上皮也出现这种现象；鼻部的损伤程度与暴露氯气的浓度有关。不同种系、不同剂量染毒组的大鼠各器官肿瘤的发生率并没有显著差异（$P > 0.05$），提示吸入氯气对于大鼠和小鼠来说是一种上呼吸道毒物，而非致癌物。

4．生殖与发育毒性

选用 Long Evans（4～6 周龄，200～250 g）大鼠，去离子水加氯，经口饲喂，设置 1.0、2.0、5.0 mg/kg 剂量染毒组，并设对照组（0 mg/kg），雌性大鼠每组 24 只，雄性大鼠每组 12 只，雄性大鼠染毒从交配前 56 天开始，直至交配期（10 天）结束，染毒 66 天；雌性大鼠染毒从交配前 14 天开始，经交配期、怀孕期和生产期直至子鼠断奶后第 21 天，染毒 76 天。结果发现，染毒组与对照组成年雌性和雄性大鼠死亡率无差别。与对照组相比，子鼠的存活率、体重、身长差别无统计学差异（$P > 0.05$）；子鼠眼睛睁开平均时间、雌性子鼠阴道平均开放时间等发育指标无统计学差异（$P > 0.05$）；与对照组相比，成年雄性大鼠活动精子百分率、精子前向运动速率、异常精子百分率差别无统计学意义（$P > 0.05$）；染毒组与对照组成年雌性大鼠和雄性大鼠生殖器官重量差别无统计学意义（$P > 0.05$）、生殖系统未见组织病理学改变。

（二）流行病学资料

1．横断面研究

2013 年 4 月 5 日，韩国龟尾市一工厂发生氯气泄漏，211 人中毒[包括 209 名非住院患者（暴露氯气浓度 3 ～ 15 ppm）和 2 名住院患者（暴露氯气浓度 ≥ 15 ppm）]，已知性别的 205 名患者中，男性 151名，女性 54 名，30 ～ 40 岁患者占 37.4%，≤ 29 岁患者占 29.6%。2名住院患者表现出急性哮喘样症状（咳嗽、呼吸困难），肺功能测试显示限制性和结合型肺通气不足，并被诊断为氯气引起的反应性气道功能障碍综合征（RADS）。对 211 名患者临床特征进行分析显示，暴露于高浓度氯气（3 ～ 15 ppm）的患者，头痛（42.4%）为最常见的症状，其次是眼部刺激（30.5%）、咽痛（30.0%）、咳嗽（29.6%）、恶心（27.6%）和头晕（27.3%）。

2．队列研究

Ferris 等将位于美国新罕布什尔州（New Hampshire）工厂的 271名男性工人作为研究对象，年龄 25 ～ 60 岁，其中 147 名工人来自制浆工厂，主要接触氯气、二氧化硫，作为接触组；来自制纸工厂的124 名工人作为对照组。对上述研究对象进行 10 年的追踪调查，研究271 名工人的死亡以及死亡模式。结果发现，与对照组相比，接触组的死亡率、死因别死亡率之间无显著差异，死亡模式与美国民众整体的死亡模式一致。两组研究对象的肺功能测试结果（FEV_1、FVC 等指标）没有显著差别，两组研究对象呼吸道症状或慢性非特异性呼吸道疾病的患病率相等，但低于当地成年男性平均水平，可能是由于健康工人效应所致。

一项长期接触低浓度氯气对嗅觉影响的研究中，研究人员根据氯气接触情况设置接触组、脱离组和对照组，接触组研究对象来自上海某化工厂和常州某化工厂氯碱车间在职接触氯气者共 355 人（男性 262 人，平均年龄 36.40±10.07 岁，女性 93 人，平均年龄37.87±10.50 岁）。其中上海某化工厂氯气平均浓度为 3.67 mg/m^3；常州某化工厂氯气平均 2.78 mg/m^3。脱离组为上述两厂中曾有接触氯气职业史，调查时已调离者共 46 人（男性 40 人，平均年龄 44.15±8.73

岁，女性 6 人，平均年龄 39.21±3.34 岁）。对照组由常州服装厂及上海唱片厂盒带车间工人组成，共 179 人（男性 67 人，平均年龄 37.87±10.50 岁，女性 112 人，平均年龄 33.4±16.57 岁）。接触组在年龄、吸烟方面与对照组均衡性良好，而脱离组年龄显著高于对照组，差别有统计学意义（$P < 0.05$）。调查包括问卷调查、嗅阈检测和嗅敏度检测，问卷调查内容包括一般情况、职业史、吸烟与饮酒史等项目；嗅阈检测为受试者对此嗅素的认知阈值（以沪产茉莉香精按照 10^0、10^{-1}、10^{-2} mg/m³ 等比稀释后置于广口瓶，测定时由低浓度开始，直至嗅出何种气味，为受试者对此嗅素的阈值）；嗅敏度检测参照 Joyner 改良的 Proety 方法（以苯酚溶于液状石蜡配成 10 种递减的浓度为测嗅剂，再设 2 瓶液状石蜡为空白对照，嘱受试者随意取各瓶嗅闻，回答是或否有气味），嗅敏度评分＝正确嗅出含气味的瓶数 – 对照错估数。研究结果显示，接触组男女工人均嗅阈增高、嗅敏度降低，并在三组呈相同趋势，即嗅阈为脱离组＞接触组＞对照组，嗅敏度为脱离组＜接触组＜对照组。男工脱离组及接触组嗅阈显著高于对照组，差别有统计学意义（$P < 0.05$），男工及女工嗅敏度在脱离组及接触组均显著低于对照组，差别有统计学意义（$P < 0.05$）。接触组与脱离组之间两项指标均无显著性差异。长期接触低浓度氯气对工人嗅觉有影响，表现为嗅阈增高、嗅敏度降低，且脱离接触后依然存在，嗅敏度与接触工龄呈密切负相关。

（三）中毒临床表现与防治原则

氯气中毒临床表现主要取决于暴露的浓度和时间，短时间暴露高浓度氯气的临床表现以呼吸道症状和黏膜刺激症状为主，严重的肺水肿伴呼吸循环功能衰竭会导致死亡。

1．急性中毒

（1）刺激反应：出现一过性眼和上呼吸道黏膜刺激症状，眼红、流泪、呛咳，体检可见眼结膜、鼻黏膜和咽部充血。肺部无阳性体征或偶有散在的干性啰音，一般在 24 小时内消退，胸部 X 线表现为肺纹理增多、增粗，边缘不清，多以两下肺为明显。

（2）轻度中毒：主要表现为支气管炎和支气管周围炎，有咳嗽、少量咳痰、胸闷等。双肺可有散在的干、湿性啰音或哮鸣音，胸部 X 线可见下肺野有纹理增多、增粗、延伸、边缘模糊。

（3）中度中毒：主要表现为支气管肺炎、间质性肺水肿或局限性肺泡性水肿或哮喘样发作。阵发性呛咳、咳痰、气急、胸闷明显，有时咳粉红色泡沫痰或痰中带血，伴有头痛、乏力、胃肠道反应和轻度发绀。两肺可有干、湿性啰音或弥漫性哮鸣音。X 线可见散在或广泛的网状阴影，肺野透光度降低，有时可见单个或多个局限性密度增高的阴影，哮喘样发作者胸部 X 线可无异常发现。

（4）重度中毒：出现咳嗽，咳大量白色或粉红色泡沫痰，明显的呼吸困难，胸部紧缩感，明显发绀，双肺满布湿啰音，严重者发绀甚至窒息；意识改变，昏迷，休克；可出现中枢性呼吸抑制以及猝死；或者出现严重的并发症，如气胸或纵隔气肿。胸部 X 线显示肺内片状密度增高阴影，广泛分布于两肺野。血气分析示血氧分压极度低下。经积极治疗 10 天左右体征可消失，30 天后肺部病变可基本吸收，胸部 X 线检查可见大片均匀密度增高阴影，或见分布两肺的密度不一的片状模糊阴影，少数呈蝶翼状，符合弥漫性肺炎或肺泡性肺水肿表现。

2. 慢性中毒

长期接触一定浓度的氯气易发生慢性结膜炎、上呼吸道炎、口腔炎、鼻黏膜溃疡、嗅觉减退、牙齿酸蚀、支气管炎、哮喘、肺气肿及慢性阻塞性肺疾病；皮肤容易发生痤疮样皮疹，甚至疱疹，被称为"氯痤疮"。

临床治疗大多数是对症支持治疗。吸入氯气导致的轻、中度中毒，可以进行氧疗，维持动脉氧分压在 60 mmHg 以上。同时使用支气管扩张剂沙丁胺醇和 1% 利多卡因起镇静和止咳作用，缓解呼吸道症状。对于重度中毒的患者，积极使用利多卡因和碳酸氢钠以缓解支气管痉挛。严重的支气管痉挛可使用糖皮质激素。对于出现喉痉挛和呼吸窘迫的患者应及早行气管插管，出现呼吸衰竭时行正压通气。

3. 防治原则

在氯气的生产、装卸、运输、储存、使用过程，尽量做到密闭化、管道化、自动化；设备、管道应定期检查、维修、更新，加强通风；

氯气作业人员作业时应配备防毒面具，并有标志清楚的安全通道。

4．氯气中毒的防治要点

（1）严格遵守安全操作规程，防止跑、冒、滴、漏，保持管道负压。

（2）含氯废气需经石灰净化处理再排放，也可设氨水储槽和喷雾器，在跑氯时中和氯气。

（3）检修时或现场抢救时必须佩戴防毒面具。

（4）进行预防性体格检查。

五、毒性表现

（一）动物试验资料

1．急性毒性

将 64 只雄性斯普拉格 - 杜勒鼠（225 ~ 250 g）随机分为染毒组（56 只）和对照组（8 只），将染毒组大鼠置于仅鼻部暴露动态染毒的装置中，暴露于氯气 1500 ppm，5 秒钟；对照组大鼠吸入压缩空气。在暴露前 2 周以及暴露结束后的第 1、2、3、7、14、30、90 天每次取 2 只大鼠吸入乙酰胆碱（MCh）检测气道高反应性，评估肺阻力（resistance of lung），并进行病理学检查，观察上述指标随时间变化情况；另取 16 只大鼠，暴露于 1500 ppm 氯气，5 秒钟，仅用于进行支气管肺泡灌洗液（BALF）分析。实验结果显示，染毒组大鼠功能性改变包括肺阻力增加和气道高反应性，该两项变化平均持续到暴露后的第 3 天和 7 天，个别动物可以持续到 30 天和 90 天。暴露后第 3 天，肺阻力急剧升高，比基线水平高 $110 \pm 16\%$；与基线水平相比，在暴露后的 7 天内，导致肺阻力比基线水平增加 $0.2 \, cmH_2O/$（$ml \cdot s$）时所需的乙酰胆碱浓度显著降低，差别有统计学意义（$P < 0.05$），提示气道高反应性。染毒组大鼠出现上皮细胞坏死、分离，平滑肌细胞增多，上皮细胞再生，黏液细胞增生，BALF 中性粒细胞数量升高等病理学改变；以上异常表现消失或缓解的平均时间为暴露后 90 天。此外，在暴露氯气后第 1、2、3、7、14、30、90 天大鼠肺阻力和支气管肺泡灌洗液中性粒细胞数量均有显著相关性（$r=0.98$，$P < 0.0001$），提示功能性和病理性变化之间有关联。暴露于氯气后，大鼠肺上皮细胞形态

发生最明显异常的时间（1～3天）与肺功能出现最大改变的时间一致。本实验提示，急性高浓度氯气暴露会导致肺功能性和病理性异常，大多数动物会在不定的时间内出现缓解，然而这些变化会在一些动物中持续存在，肺功能异常可能与呼吸道上皮损伤有关。

选取 35 只新西兰家兔，体重（2.61±0.33）kg，雌雄不限，随机分为整体对照组（8 只）、整体染毒组（8 只）、离体肺对照组（9 只）、离体肺处理组（10 只）。离体肺处理组中 10 只离体兔肺在稳定后吸入氯气（50×10^{-4} mg/m³，20 分钟），在回流压力恒定的条件下，测定灌流压力、气道压力、潮气量、肺重量等变化。整体染毒组中 8 只家兔自气管插管吸入氯气（50×10^{-4} mg/m³，20 分钟），检测肺动脉压力、呼吸频率、气道压力、潮气量等的变化。实验结束时均测定肺湿/干重比值。结果显示，离体肺氯气处理组控制回流压力与灌流液流速（133 ml/min）不变，处理后灌流压力即有缓慢而持续的升高；处理开始 10 分钟离体肺氯气处理组肺重量有一过性的降低，后开始持续增高，处理后 60 分钟肺重量显著大于离体肺对照组，差异有统计学意义（$P < 0.05$），并出现肺水肿；与离体肺对照组相比，离体肺氯气处理组继灌流压力显著升高，潮气量减少，灌流液血球压积值显著增高，差异有统计学意义（$P < 0.05$）。整体染毒组的家兔染毒后肺动脉压力缓慢升高，但没有剧烈的改变；呼吸频率加快，气道内压力波动幅度加大，潮气量减少；染毒后 60 分钟出现明显的肺水肿。实验表明，高浓度氯气染毒可导致家兔肺动脉/灌流压力升高及肺水肿，但肺动脉/灌流压力的改变并不是导致肺水肿的主要原因。氯气染毒后引起动物的呼吸频率加快、气道内压增大，潮气量减少。

雄性 Wistar 大鼠 20 只（150～200 g），随机分为 1 个对照组和 3 个染毒组，置于动式染毒柜中，氯气吸入 1 小时，吸入浓度分别为 0、1、10、30 mg/m³。用光镜、酶组织化学及透射电镜观察大鼠鼻腔嗅觉黏膜变化。结果提示，光镜下可见 10、30 mg/m³ 染毒组大鼠鼻中隔呼吸上皮杯状细胞增多，PAs 阳性物质增多，并导致嗅上皮碱性磷酸酶（AKP）活性减低；透射电镜观察到 10、30 mg/m³ 染毒组大鼠鼻腔细胞线粒体肿胀、嵴模糊、核染色质固缩、核膜灶性扩张、滑面内质网扩张呈空泡状，存在一定的剂量 - 效应关系。

2．亚急性与慢性毒性

雄性 Wistar 大鼠 40 只（260 ~ 330 g），氯气染毒组分为高剂量染毒组（11.92 ± 1.13 mg/m³）、中剂量染毒组（6.89 ± 2.12 mg/m³）、低剂量染毒组（0.97 ± 0.76 mg/m³）和对照组（0 mg/m³），置于有机玻璃染毒柜中，每天染毒 4 小时，每周 5 天，染毒 4 周。实验结束后取染毒组和对照组大鼠气管、支气管和肺，HE 及 PAS 染色，观察大鼠体重、肺重、肺体积以及组织病理学改变。结果显示，染毒 4 周时，与对照组相比，高浓度染毒组大鼠体重降低，肺重增加，肺体积增加，差别均有统计学意义（$P < 0.05$）；病理组织学分析结果显示，染毒 4 周后，高剂量染毒组大鼠呼吸道黏膜上皮细胞出现坏死和鳞状上皮化生；中剂量染毒组大鼠气管及支气管黏膜出现增生、分泌亢进，黏膜下腺增生及炎性细胞浸润等，肺实质未见损害。

选用 Fischer 344 大鼠雌雄各 10 只，分别吸入氯气浓度为 0、2.9、8.7、26 mg/m³（0、1、3、9 ppm），每天 6 小时，每周 5 天，连续 6 周。结果发现，26 mg/m³（9 ppm）剂量染毒组大鼠出现上呼吸道和下呼吸道的刺激症状。病理发现鼻甲处出现多病灶黏液脓性感染，鼻上皮细胞坏死性溶解；气管、支气管、呼吸性细支气管和肺泡管出血、炎症和肺泡上皮增生，肺泡囊中的肺泡巨噬细胞增多，连接肺泡管的肺泡上皮细胞局灶性坏死、增生、出血，并伴有间质性肺炎和肺不张。2.9 和 8.7 mg/m³（1 和 3 ppm）剂量染毒组的大鼠，出现局部鼻甲灶状脓性炎症为主的上呼吸道损伤，气管上皮细胞黏膜下层出现炎症反应。

Kim SH 等（2014）利用 6 周龄雌性 BALB/c 小鼠进行整体动物实验，将小鼠分为 4 组：对照组，染毒组吸入氯气（0.0001 ppm，8 小时 / 天，5 次 / 周，4 周，6 只），吸入氯气和卵蛋白激发联合组（OVA，75 μg；0.0001 ppm，8 小时 / 天，5 次 / 周，4 周，6 只），卵蛋白激发组（OVA，75 μg）。结果显示，与对照组相比，染毒组气道反应性升高。用 RT-PCR 分析肺组织匀浆和支气管肺泡灌洗液中 IL-1β、IL-33、TSLP（胸腺基质淋巴生成素）、IL-4、IL-5 和 IL-13 等因子 mRNA 的表达。结果显示，与 OVA 组相比，OVA/Cl 联合组 IL-33 表达水平升高，差别有统计学意义（$P < 0.05$）。用 ELISA 分析支气管肺泡灌洗液中白细胞介素 IL-1β、IL-4、IL-5、IL-6、IL-10、IL-13、IL-17 和 TNF-α（肿瘤坏死因子 -α）、IFN-γ（干扰素）。结果显示，OVA/Cl 联合组大鼠的支气管肺泡灌洗液中的 IL-5 高于 OVA 组，差别有统计学意义（$P < 0.05$）；OVA/Cl 联合组大鼠支气管肺泡灌洗液中 IL-1β 水平高于对照组和 OVA 组，差别有统计学意义（$P < 0.05$）。OVA/Cl 联合组 IL-13、IL-17 水平增加，与 OVA 相比，差别无统计学意义（$P > 0.05$）。提示慢性暴露于氯气刺激 Th2 因子的表达从而加剧过敏性炎症和气道高反应性。

此外，该研究除整体动物实验外，还利用人肺腺癌细胞株（A549）、小鼠肺上皮细胞（MLE12）以及小鼠肺巨噬细胞（AMJ2-C11）进行体外试验，进一步测定细胞对低剂量氯气的反应。A549（human epithelial lung carcinoma cells，American Type Culture Collection，MD，USA；CRL-185）利用 0.001% 和 0.003% 的次氯酸钠处理 24 小时和 48 小时，并设对照组，用于免疫印迹法测定胸腺基质淋巴生成素（TSLP）的表达。结果发现，用氯处理后，ISLP 表达增加。AMJ2-C11（mouse macrophage cells，ATCC；CRL-2456）利用含 0.0001% 和 0.005% 次氯酸钠的无血清培养基培养，并设对照组，用 RT-PCR 测定 IL-1β、caspase-1（半胱氨酸天冬氨酸酶 1）和 IL-18mRNA 和蛋白质表达，结果显示，AMJ2-C11 中 IL-1β mRNA 和蛋白质水平的表达显著增加；用蛋白质免疫印迹法检测 IL-1β、caspase-1 和 IL-18 等因子表达。结果显示，与对照组相比，暴露于低剂量的氯，以上因子均出现升高，提示巨噬细胞在氯诱导后出现明显的炎症活化。MLE12（mouse lung epithelial cells，ATCC；CRL-2110）利用 0.001% 次氯酸钠处理 96 小时，并设对照组，用 RT-PCR 检测 IL-33 mRNA 的表达。结果显示，用次氯酸钠处理后，IL-33 表达增加，提示氯能诱导 IL-33 表达，扩大炎症反应。以上结果提示，暴露于氯气能活化巨噬细胞中与炎症通道有关的主要分子，致上皮危险信号 IL-33 和胸腺基质淋巴生成素（TSLP）的表达增加。长期低剂量暴露氯气能够加剧 Th2 因子（IL-1β、IL-4、IL-5 等）介导的炎症反应，通过激活炎性危险信号通路导致气道高反应性。

（二）流行病学资料

1. 横断面研究

研究人员对氯气泄漏事故点 1 英里（约 1.61 km—编辑注）处的居民，进行了一项横断面调查，研究开始于事故发生后的 8 ~ 10 个月，对研究对象进行肺功能检查，并通过自填式问卷收集呼吸系统症状方面的资料，并将定量的检查和定性的描述结果进行比较。将 FEV_1\ FVC 比值低于预测正常下限值，定义为肺功能异常。$FEV1/FVC$ 比值低于正常下限值被认为患有阻塞性通气障碍肺通气不足，阻塞的严重性分为轻度 $FEV_1 > 80\%$，中度为 $50\% < FEV_1 < 80\%$，严重为 $30\% < FEV_1 < 50\%$，极其严重为 $FEV_1 < 30\%$ 预测值。FEV_1 和 FVC 小于正常下限值，而 FEV_1/FVC 比值大于正常下限值被认为有限制性通气障碍。共有 259 人参加健康筛查，53 名儿童，平均年龄 11（1 ~ 16）岁，206 名成人，平均年龄 50（18 ~ 89）岁。其中 220 人（85%）的肺功能正常，67%（147 人）肺功能异常，50%（110 人）自述有新发的呼吸道症状。29%（65 人）肺功能异常，但是无呼吸道症状。调查问卷的敏感性和特异性分别为 55.8% 和 61.6%。持续咳嗽（41%）和气促（39%）是主要的自述症状。急性氯气暴露 8 ~ 10 个月后，自述有呼吸道症状的患者数量少于肺功能检测结果异常的人数。由于自填式问卷的敏感性和特异性较低，依靠自述自填问卷不足以客观地评估暴露于氯气后人群的呼吸系统健康问题。

2. 队列研究

Neghab 等（2016）进行的一项回顾性队列研究，研究时间为 2012 年，选取氯碱车间作业的 54 名工作人员（平均年龄 34.83 岁）作为接触组，未暴露于氯气的办公室人员 38 名（平均年龄 36.10 岁）作为对照组。所有研究对象在研究开始前健康状况良好，不患有呼吸系统疾患，无胸腔手术或外伤史，接触组和对照组在年龄、性别、文化程度、吸烟史、工作经历等方面均衡可比。用气敏传感管测定车间中的氯气浓度，呼吸系统症状用标准问卷进行收集，在实验开始前和结束时对研究对象进行呼吸功能测定。研究结果显示，接触组接触的平均车间中氯气浓度为 0.27 ± 0.05 ppm，接触组的呼吸系统症状的发生率要高于对照组，差异有统计学意义（$P < 0.05$）。接触组的呼吸功能指标 FEV_1 值（$P=0.031$）、FEV_1/FVC 比值（$P=0.003$）和 PEF 值（$P=0.05$）低于对照组，差别有统计学意义（$P < 0.05$）。研究结果提示，长期暴露于低浓度氯气能够导致呼吸功能指标 FEV_1 值、FEV_1/FVC 比值和 PEF 值降低，并能增加呼吸道症状的患病率。

选在职接触氯气且接触工龄在 1 年上的工人 376 名，其中男性 277 人，平均年龄 36.71 ± 10.21 岁，女性 99 人，平均年龄 34.74 ± 6.75 岁作为接触组；选无有毒、无有害因素接触的某厂工人 189 人作为对照组，其中男性 69 名，平均年龄 38.70 ± 10.99 岁，女性 120 名，平均年龄 33.42 ± 6.76 岁。两组对象除氯气工作环境外，在吸烟、饮酒方面均衡可比。对接触组和对照组进行问卷调查，调查内容包括生产环境监测、作业人员健康状况调查。结果显示，接触组男性咳嗽、气急、角膜上皮脱落、鼻黏膜干燥、鼻黏膜苍白；其中心电图异常检出率高于对照组，差别有统计学意义（$P < 0.05$）；接触组女性鼻黏膜苍白，其中嗅觉减退检出率高于对照组，差别有统计学意义（$P < 0.05$）。肺功能检测表明，接触组女性 VC%（肺活量占预期值的百分比）、FVC%（用力肺活量占预期值的得百分比）明显降低，与对照组相比，差别有统计学意义（$P < 0.05$）。多因素分析显示，长期接触氯气对 FEV_1/FVC 比值（1 秒钟用力呼气量占预期值的百分比 / 用力肺活量占预期值的百分比）有重要影响，提示长期接触低浓度氯气对工人肺功能有损害。

研究人员选取某市氯碱厂电解、氯氢、包装工段的女职工，经详细询问职业史、既往病史，并全面进行体格检查后，选择无心、肺、胸廓器质性疾患，无上呼吸道感染症状和无吸烟史者共 65 名女工作为接触组，接触组对象工作形式为四班三倒，每班工作 8 小时。电解、氯氢、包装工段的氯气平均浓度分别为（1.30 ± 1.11）mg/m^3、（0.93 ± 0.51）mg/m^3 和（1.08 ± 0.18）mg/m^3。另选取不接触尘、毒危害，并排除上述疾患的某服装厂 50 名女工为对照组。接触组与对照组在年龄、身高、体重、工龄差异无统计学意义。测定用力肺活量（FVC）、第 1 秒时间肺活量（FEV_1）、1 秒时间肺活量占用力肺活量的百分比（FEV_1/FVC%）、最大呼气中期流速（MMF）、最大通气量（MVV）、50% 肺活量最大呼气流速（V_{50}%）、肺活量最大呼气流速（V_{25}%）和呼气流速身高校正之比（V_{25}/Ht）等 8 项指标。接触组的 FEV_1/FVC%、V_{50}%、V_{25}%、V_{25}/Ht_4 值均低于对照组，差别有统计学意义（$P < 0.05$）。表明长期接触低浓度氯气可造成肺功能损害，主要引起小气道功能异常，通气障碍类型属阻塞性通气功能障碍。

3. 病例对照研究

2005 年 1 月 6 日，一辆满载氯气的火车途径美国南卡罗来纳州 Graniteville 城中心附近的棉纺织厂时，发生火车脱轨事件，造成约 54 915 kg 氯气泄漏。根据当时该地的气象条件、地形和氯气化学特性估计，事发 4 小时后，事发点 2 km 半径范围内，氯气浓度约为 900 ppm（距地面 1.5 m 处）。Kathleen 等（2013）以事发处棉纺织厂的 1807 名工人为研究对象，用以研究棉纺厂工人暴露氯气后的持久效应，以肺功能变化情况作为判断依据。用呼吸量测定法评价肺功能，测量指标为 FVC（用力肺活量）、FEV_1（1 秒用力呼气量）和 FEV1/FVC。测量资料来源于当地公共卫生监测。呼吸量测定法评价在 2001 年 1 月—2006 年 6 月实施，即事故发生前 48 个月和事故发生后 18 个月。结果显示，在发生事故的 2005 年，工人的 FEV_1 与 2004 年相比明显下降（约 4.2%，$P=0.019$）；事故发生后的第二年，FVC 有所上升，但是人群的 FEV_1/FVC 随时间变化继续下降；FVC 的变化以发生事故的 2005 年最为明显。表明高浓度氯气暴露后肺功能迅速下降。

六、毒性机制

（一）氧化应激

雄性 A/J 大鼠（23 ~ 27 g）置于仅鼻部暴露的动态染毒装置中，设置氯气的浓度分别为 100、200、400、800 ppm 染毒组和对照组（0 ppm），吸入染毒 5 分钟，实验结束后，处死大鼠，用生理盐水灌洗鼠肺，分析支气管肺泡灌洗液；分离鼠肺，制备肺匀浆和肺蛋白提取物；用甲醛溶液固定大鼠肺，制作石蜡切片，苏木精 - 伊红染色。

3-硝基酪氨酸（3-NT）酶联免疫分析法通过检测3-NT测定肺组织和支气管肺泡灌洗液中蛋白质硝化，间接测定大鼠肺中的活性氮自由基。结果显示，对照组未检测到3-NT。电镜观察，100 ppm染毒组大鼠有少量的支气管上皮细胞3-NT免疫染色阳性；800 ppm染毒组大鼠有较多支气管上皮细胞染色阳性，且主要局限于上皮细胞的上端边界。各染毒组大鼠支气管肺泡灌洗液中肺上皮细胞和巨噬细胞中也检测到3-NT。用蛋白质免疫印迹法测定大鼠肺组织蛋白质提取物中诱导型一氧化碳合酶（iNOS），与对照组相比，100和800 ppm染毒组大鼠肺匀浆中iNOS水平高于对照组，但是无明显的剂量依存关系。肺组织蛋白质提取物用2,4-二硝基苯腙预处理，蛋白质中的羰基基团转变成二硝基苯腙（DNP），OxyBlot法通过测定二硝基苯腙间接测定羰基基团，进行蛋白质氧化检测，评估氧化应激，灰度扫描结果显示，与对照组相比，各染毒组大鼠肺组织出现羰基化，暴露于氯气后肺组织中DNP水平升高，蛋白质DNP的数量和密度随着染毒剂量升高而升高，提示氧化应激存在剂量-反应关系。

用H441细胞（人克拉拉细胞）进行细胞试验。使H441细胞暴露于氯气100 ppm（15 min）。该暴露浓度和暴露持续时间与报道证实的氯气泄漏事故中的暴露浓度和暴露持续时间相似。结果显示，氯气暴露降低了寡霉素的含量和细胞净氧气消耗量（OCR），其中寡霉素与ATP的形成有关，表明线粒体最大耗氧速率和生物学能量储备能力降低。此外，氯气暴露增加了H441细胞线粒体中超氧化物的产生。表明线粒体损伤在氧化应激中扮演重要的角色。

（二）炎性反应

用30只雄性C57BL/6J大鼠（10周龄）进行整体动物实验，使大鼠暴露于氯气60 ppm（1小时），并设置对照组，分别在暴露后的3、24、48小时各取5只大鼠处死，通过离心分离获得含肺上皮细胞、淋巴细胞、白细胞等细胞的支气管肺泡灌洗液（BALF），BALF细胞离心后制作成涂片，干燥24小时，甲醇固定，Gimsa染色。分离后剩余的BALF细胞进行溶解，通过RT-PCR和免疫印迹检测BALF细胞中的RNA，以测定白细胞介素-1b（IL-1b）、巨噬细胞活化因子、前列腺素合成酶、诱导型一氧化氮合酶（iNOS）、一氧化氮合酶（NOS）等各类炎症因子的表达情况。BALF 细胞离心涂片进行白细胞分类计数。结果显示，与对照组相比，染毒组在暴露氯气后各时间点（3、24、48 小时），BALF 中性粒细胞显著升高，差别均有统计学意义（$P < 0.05$）。RT-PCR 和免疫印迹法检测证实，一般炎症因子标志物 IL-1b、巨噬细胞活化因子的转录在 24 和 48 小时出现升高，而前列腺素合成酶在 3、24、48 小时所有时段均出现升高；以上数据提示，在此暴露氯气模型中存在典型的巨噬细胞活化过程。

（赵梦娇　阎腾龙）

主要参考文献

1. National Toxicology Program. Toxicology and carcinogenesis studies of dibromoacetonitrile（CAS No. 3252-43-5）in F344/N rats and B6C3F1 mice（drinking water studies）.Natl Toxicol Program Tech Rep Ser，2010，（544）：1-193.

2. Wolf DC，Morgan KT，Gross EA，et al. Two-year inhalation exposure of female and male B6C3F1 mice and F344 rats to chlorine gas induces lesions confined to the nose. Fundam Appl Toxicol，1995，24（1）：111-131.

3. Kim JA，Yoon SY，Cho SY，et al. Acute health effects of accidental chlorine gas exposure. Ann of Occup Environ Med，2014，26（1）：29-38.

4. Massa CB，Scott P，Abramova E，et al. Acute chlorine gas exposure produces transient inflammation and a progressive alteration in surfactant composition with accompanying mechanical disfunction. Toxicol Appl Pharmacol，2014，278（1）：53-64.

5. Zaky A，Bradley WE，Lazrak A，et al. Chlorine inhalation −induced myocardial depression and failure. Physiol Repor，2015，3（1）：1-9.

6. Demnati R，Fraser R，Ghezzo H，et al. Time-course of functional and pathological changes after a single high acute inhalation of chlorine in rats. Eur Respir J，1998，11：922-928.

7. 关晓旭，李寅增，史志澄. 大鼠吸入氯气亚急性毒性的病理学观察. 中华劳动卫生职业病杂志，1992，10（3）：173-175.

8. 王维，蒋学之，陈丽琏. 氯气对大鼠嗅觉黏膜毒性的酶组织化学的影响. 卫生毒理学杂志，1995，9（4）：211-216.

9. Neghab M，Amiri F，Soleimani E，et al. The effect of exposure to low levels of chlorine gas on the pulmonary function and symptoms in a chloralkali unit. J Res Health Sci，2016，16（1）：41-45.

10. Martin JG，Campbell HR，Iijima H，et al. Chlorine-induced Injury to the Airways in Mice. Am J Respir Crit Care Med，2003，168：568-574.

11. Shama A，Aftab A，Tara BH，et al. Sarcoendoplasmic reticulum Ca^{2+} ATPase. a critical target in chlorine inhalation–induced cardiotoxicity. Am J Respir Cell Mol Biol，2015，52（4）：492-502.

12. Kathleen AC，Debjani C，Pallavi B，et al. Respiratory symptoms and lung function 8 ～ 10 months after community exposure to chlorine gas：a public health intervention and cross-sectional analysis. BMC Public Health，2013，13：945.

13. 张洪伟，曾泽戎，宋俊峰，等. 急性氯气染毒对家兔肺血流动力学及呼吸功能的影响. 中国病理生理杂志，2002，18（5）：510-513.

14. Yadav AK，Bracher A，Doran SF，et al. Mechanisms and modification of chlorine-induced lung injury in animals. PATS，2010，7（4）：278-283.

15. 光在省. 长期接触低浓度氯气对作业女工肺通气功能的影响. 环境与职业医学，2003，20（3）：249-250.

16. 王维，蒋学之，黄慧，等. 长期接触低浓度氯气对工人嗅功能的影响. 中国工业医学杂志，1991，4（3）：22-24.

17. 王维，蒋学之，任引津. 氯气作业工人健康效应及肺通气功能的研究. 疾病控制杂志，2000，4（4）：330-332.

18. Kim SH，Park DE，Lee HS.et al. Chronic low dose chlorine exposure aggravates allergic inflammation and airway hyperresponsiveness and activates inflammasome pathway. PLoS One，2014，9（9）：2-9.

19. 沐雨. 如何预防氯气中毒. 化工管理，2014，（7）：99-101.

20. Carlisle M，Lam A，Svendsen ER，et al. Chlorine-induced cardiopulmonary injury. Annals of the New York Academy of Sciences，2016，1374（1）：159-167.

21. Clark KA，Karmaus WJ，Mohr LC，et al. Lung function before and after a large chlorine gas release in graniteville，South Carolina，USA. Annals of the American Thoracic Society，2015，13（3）：356-363.

第十二章

硫及其化合物

第一节　硫化氢

一、理化性质

硫化氢（hydrogen sulfide，H_2S），低浓度时有臭鸡蛋气味，剧毒。易溶于醇类、甘油、汽油、煤油、二硫化碳，能溶于水，水溶液为氢硫酸。硫化氢为易燃危化品，与空气混合能形成爆炸性混合物，遇明火、高热能引起燃烧爆炸。硫化氢燃烧时产生蓝色火焰，并产生有毒的 SO_2 气体。除了在氧气或空气中，硫化氢也能在氯气和氟气中燃烧。

二、来源、存在与接触机会

采矿和从矿石中提炼铜、镍、钴等过程以及煤的低温焦化，含硫石油的开采和提炼，橡胶、鞣革、硫化染料、造纸、颜料、菜腌渍、甜菜制糖等工业中都有硫化氢产生；开挖和整治沼泽地、沟渠、水井、下水道和清除垃圾、污物、粪便等作业，以及分析化学实验室工作者都有接触硫化氢的机会；天然气、矿泉水、火山喷气和矿下积水，也常伴有硫化氢存在。由于硫化氢可溶于水及油中，有时可随水或油流至远离发生源处，引起意外中毒事故。

三、吸收、分布、代谢与排放

硫化氢可通过皮肤、呼吸道和消化道黏膜吸收，其中呼吸道是主要的吸收途径。从动物吸入研究结果表明，硫化氢可广泛分布于全身，主要是脑、肝、肾、胰腺和小肠。硫化氢进入机体后无蓄积作用，大部分解离成 HS^-，少量解离成 S^{2-} 形式，少部分仍以硫化氢存在。硫化氢通过两种途径代谢：

（1）在血液中，在血红素类化合物氧化下变为多硫化合物，再经肝中硫化物氧化酶的氧化生成硫代硫酸盐，最后在肝、肾中被亚硫酸盐氧化酶催化和谷胱甘肽激发下氧化生成硫酸盐，由肾经尿排出。

（2）少部分在硫醇 -S- 转甲基酶作用下，硫化氢甲基化而生成低毒甲硫醇和甲硫醚。一部分以游离的硫化氢从呼吸道排出。大部分在体内转化后，以硫酸盐或硫代硫酸盐形式在 24 小时内经尿排出。

四、毒性概述

（一）动物实验资料

1. 急性毒性

取体重 280 ~ 300 g 健康成年雄性 Wistar 大鼠进行实验，实验前禁食 12 小时，自由饮水。将大鼠用 2% 戊巴比妥钠（56 mg/kg）麻醉后固定于 37℃恒温台上，气管插管保持呼吸道顺畅。左颈静脉插管用来补充液体或药物注射。将一塑料气囊从食管插入胃中测定胃内压，气囊另一端连接压力换能器。股动脉插管并连接到同样的压力换能器以检测血压。两个换能器通过 Bio Amp 生物信号放大系统将信号放大后传入 A.Powerlab 系统记录。气囊中注入生理盐水使胃内基础压力维持在 25 mmHg 左右。大鼠自发胃收缩活动稳定 1 个小时后，正式开始实验。实验分 2 组：①腹腔注射生理盐水作为对照组；②腹腔注射硫化氢的供体 NaHS 组（5.6 mg/kg）。以加药前 3 分钟的平均胃内压为基础值，取加药后第 1 分钟、第 2 分钟、第 5 分钟、第 10 分钟平均胃内压为效应值。以效应值与基础值的比值 R 作为硫化氢对胃运动影响的指标（R 值为 1 说明没有变化）。腹腔注射 NaHS（5.6 mg/kg）后，大鼠血压立即降低，并且在 2 分钟内降到最低，然后逐渐恢复到正常水平。在给药后 2 分钟，大鼠血压由加药前的 126 ± 2 mmHg 降到 119 ± 6 mmHg（$P < 0.05$，$n=7$）。胃内压在给药后降低并在 2 分钟降到最低，然后在 10 分钟内逐渐恢复到正常状态。在第 2 分钟时，R 值由 1 减小到 0.8964 ± 0.0386（$P < 0.05$，$n=7$）。

将体重为 180 ~ 220 g 的 Wistar 大鼠（雌雄不限）分组暴露于

MT3-84 动式吸入染毒装置中，硫化氢浓度分别为 100、200 ppm，对照组吸入正常空气。3 小时后观察大鼠中毒表现，100 ppm 硫化氢染毒组的大鼠出现眼的轻微刺激症状和不安，停止吸入后有嗜睡现象；200 ppm 硫化氢染毒组的大鼠在暴露后 10 ～ 15 分钟出现躁动不安；对照组未出现异常表现。

2．亚急性毒性

Solnyshkova 等（2002 年）将 200 ～ 250 g 的雄性大白鼠随机分为 3 组（对照组和染毒第 1、2 组），每组 30 只，对照组和染毒组大鼠都是饲养在具有相同条件的生态缸中，均为标准饲养。染毒第 1、2 组每天给予混有硫化氢的气体染毒，硫化氢浓度为 10 ppm，硫化氢浓度通过 J-813 气体分析仪（Passport）测量，染毒时间为 1 小时 / 天，染毒第 1、2 组分别染毒 2 周、1 个月，对照组除不进行染毒外，其他条件与染毒组相同。染毒结束后立即用戊巴比妥钠（40 mg/kg）麻醉，手术取脑，用含 70% 乙醇、20% 甲醛溶液（福尔马林）和 10% 冰醋酸的固定液固定至少 6 小时，光学显微镜下观察大脑半球的感觉运动皮质；用 2.5% 戊二醛进行心脏灌注，将 25.9×10^4 Bq/g ^{3}H- 亮氨酸（蛋白质合成标志物）注入大鼠腹膜下，电子显微镜下观察结果。光学显微镜观察结果显示：染毒组未见大鼠神经细胞和大脑皮质纤维有病理变化，对照组未见异常。电子显微镜观察结果显示：染毒第 1 组神经细胞核内观察到弯曲轮廓，内质网内出现了很多固定核糖体，放射性核素方法表明大鼠大脑皮质神经细胞蛋白质合成活化，染毒第 2 组大鼠大脑皮质有髓神经纤维的超微结构出现扇形的松动和脱髓鞘，对照组未见异常。

3．致突变

体外培养人肺成纤维细胞。实验组用 NaHS 作为硫化氢供体，NaHS 剂量为 10、50、75 μmol/L，加入培养液，对照组除不进行硫化氢处理外，其余与实验组相同。处理后计算微核率。结果显示，实验组单核及双核细胞各自的微核率均比对照组高，在 10 μmol/L 浓度下差异无统计学意义（$P > 0.05$），在 50、75 μmol/L 浓度下差异有统计学意义（$P < 0.05$），总微核率比对照组高，在各浓度下差异均有统计

学意义（$P < 0.05$）。

4．生殖与发育毒性

10 周龄雌雄 SD 大鼠在交配前 2 周吸入 0、10、30 或 80 ppm 的硫化氢，6 小时 / 天，7 天 / 周，每个浓度下雌雄大鼠各 12 只，在交配期间继续染毒 2 周，在交配完成日至完成后第 19 天继续染毒。在产子后第 5 ～ 18 天母鼠及子鼠继续染毒硫化氢，雄性大鼠连续染毒 70 天。对照组除不进行硫化氢染毒外，其余条件与实验组相同。结果观察 F0 代大鼠的一般情况及 F1 代子鼠在第 13、17、21 和 60±2 天的运动活力、第 22±1 和 62±3 天的被动回避行为、第 60±2 天的观察功能、第 21 和 62±3 天的听觉功能、第 23±2 和 61±2 天的神经病理。结果显示，染毒组与对照组 F0 代大鼠均没有死亡或出现不良体征，与对照组比较，雄性大鼠在染毒剂量为 80 ppm 时染毒第一周饲料消耗量出现显著降低，差异有统计学意义（$P < 0.05$）。3 个染毒组雌性大鼠的产子数、活的子鼠数、平均妊娠时间与对照组比较，差异无统计学意义（$P > 0.05$），染毒组子鼠的生长、发育及行为学与对照组比较，差异无统计学意义（$P > 0.05$）。

王仁杰等（2007）研究了硫化氢对日本对虾幼体生长和变态发育的影响，实验在某市对虾养殖场进行。实验所用日本对虾各期幼体为该厂育苗过程中培育的幼体。每次实验均选择活泼健康、规格一致的幼体进行。实验所用海水为经沉淀、过滤和消毒的自然海水，盐度为 32.5%，pH 为 8.0，水温通过水浴控制在 26±0.5℃。实验期间不充气，每 6 小时全换水 1 次。实验期间投喂单胞藻、轮虫和卤虫幼体等对虾幼体饵料，并及时吸出死亡个体和粪便。实验中换水前以硫化钠配制 0.1 g/L 的母液用来调节各硫化氢浓度梯度，各期幼体均设置 6 个梯度，无节幼体和蚤状幼体硫化氢浓度设置为 0、0.02、0.04、0.06、0.08、0.10 mg/L，糠虾幼体硫化氢浓度设置为 0、0.025、0.050、0.075、0.100、0.125 mg/L，仔虾硫化氢浓度设置为 0、0.03、0.06、0.09、0.12、0.15 mg/L。实验在 500 ml 的玻璃烧杯中进行，所有烧杯均放置于同一个水浴槽中进行控温，无节幼体实验每个烧杯放置幼体 100 尾，时间持续 48 小时，其他各期幼体的实验每个烧杯放置幼体 40 尾，时间持续 96 小时，每个实验梯度均设置 3 个平行组，换水时加入对应硫化氢浓度的预热海水。结果显示，在实验设置的硫化氢浓度范围内，随着硫化氢浓度的升高，无节幼体、蚤状幼体、糠虾幼体和仔虾的存活率逐渐降低，变态率也逐渐降低，差异有统计学意义（$P < 0.05$）。未变态个体的日生长率和变态个体的日生长率变化趋势相同，两者都随着硫化氢浓度的升高呈现降低趋势。

5．致癌

未见对除肺以外器官致癌的相关报道。

（二）流行病学资料

1．横断面研究

郝晓艳等（2015）对职业性接触硫化氢人员的心电图及肝功能状况进行调查。以某企业长期接触低浓度硫化氢工人作为观察对象，共计 808 人。该企业生产车间均有通风设备，硫化氢浓度稳定。808 名接触硫化氢工人中有 105 人心电图结果异常，心电图异常的发生率为 12.99%。对心电图异常情况进行分析，其中以包括窦性心动过速、过缓、心律不齐以及期前收缩等心律失常出现的频率最高，所占比例为 53.33%。此外，束支传导阻滞所占比例为 22.86%。工龄少于 4 年的工人，心电图发生异常的比例最低，为 9.76%；随着工龄的增加，心电图的异常率出现一定程度的增加，工龄 15 年以上的工人，心电图异常的发生率最高，为 14.0%。肝功能出现异常者为 189 人，所占比例为 23.3%；其中工龄为 5 年以上 10 年以下的工人，出现肝功异常的比例最高，为 24.5%。

杨丽红等（2016）选取 2011 年 6 月～ 2016 年 6 月在某院接受治疗的 48 例硫化氢中毒患者进行调查分析。其中男 34 例，女 14 例；年龄 20 ～ 45 岁，平均年龄（28.6±5.9）岁；所有患者在 H_2S 中毒前均身体健康。入院中毒情况：20 例为刺激反应，16 例为轻度中毒，7 例为中度中度，5 例为重度中度。入院临床症状：眼刺痛、流泪和（或）畏光者 43 例，眼结膜充血、水肿者 32 例，咳嗽、咽痛和（或）声嘶者 19 例，头痛、头晕和（或）乏力者 48 例，恶心、呕吐者 31 例，呼吸急促、胸闷者 16 例，意识障碍者 10 例，呼吸困难者 7 例，肺部湿性啰音者 22 例。

2．队列研究

余华等（2000）对长期接触低浓度硫化氢对人体心血管的影响进行调查。选取某炼油厂加氢、催化及硫黄回收车间（各车间全年硫化氢平均浓度为 $1.07 \pm 0.57 \ mg/m^3$）无心血管系统疾病职工 341 人（男 220 人，女 121 人）作为接触组，平均年龄 30.5 岁，平均工龄 7.9 年。另选劳动强度相仿的非毒物接触职工 293 人（男 204 人，女 89 人）为对照组，平均年龄 29.1 岁，平均工龄 7.7 年。两组性别、年龄、工龄构成无显著性差异（$P > 0.05$）。采用心电图仪作常规 9 导联心电图描记。由专业心电图医师按心电图诊断标准进行诊断。结果发现，对照组心电图异常改变为 65 例（22.2%），接触组心电图异常改变为 134 例（39.3%），差异有统计学意义（$P < 0.01$）。其中窦性心律不齐对照组 9 例（3.1%），接触组 43 例（12.6%），差异有统计学意义（$P < 0.01$）；窦性心动过缓对照组 19 例（6.5%），接触组 39 例（11.4%），差异有统计学意义（$P < 0.01$）；心电轴偏移对照组 4 例（1.4%），接触组 14 例（4.1%），差异有统计学意义（$P < 0.01$）。接触组女性心电图异常率为 54.55%，男性心电图异常率为 30.91%，差异有统计学意义（$P < 0.01$）。对照组女性心电图异常率为 20.22%，男性心电图异常率为 23.04%，差异无统计学意义（$P > 0.05$）。女性心电图异常率接触组明显高于对照组，差异有统计学意义（$P < 0.01$）。男性接触组心电图异常率与对照组比较，差异无统计学意义（$P > 0.05$），但其中窦性心律不齐高于对照组，差异有统计学意义（$P < 0.05$）。18 ~ 27 岁组，接触组心电图异常率为 43.55%，对照组为 21.57%，差异有统计学意义（$P < 0.01$），28 ~ 37 岁组，接触组心电图异常率为 32.72%，对照组为 20.69%，差异有统计学意义（$P < 0.05$），而 38 岁以上组比较，两组差异无统计学意义（$P > 0.05$）。工龄 < 5 年和 5 ~ 10 年工龄组中接触组心电图异常率明显高于对照组，差异有统计学意义（$P < 0.01$），而 10 年以上工龄组接触组与对照组比较，差异无统计学意义（$P > 0.05$）。

李淑华（2014）对长期持续接触低浓度硫化氢引起的心脏功能改

变特征进行调查。选取 2009—2012 年连续在高含硫天然气净化厂各联合装置区内工作 3 年的 269 名外操工（男 220 人，女 49 人）作为研究对象，平均年龄 40 岁（26～52 岁），对比分析 2012 年在岗期间与 2009 年岗前心电图检查结果。采用标准 12 导联心电图描记，12 导联心电信号同步采集，数字化信号处理，由专业心电图医师按心电图诊断标准进行诊断。该厂各联合装置区内各年度的硫化氢平均浓度均低于 0.53 mg/m³。结果显示，2012 年心电图异常率（39.03%）高于 2009 年（26.77%），差异有统计学意义（$\chi^2=9.17$，$P < 0.01$）。其中心电轴偏移、肢体导联低电压、ST-T 改变均高于 2009 年，差异均有统计学意义（$P < 0.01$）。2012 年男性心电图异常 89 例（40.45%），女性 16 例（32.65%），两者差异无统计学意义（$\chi^2=1.02$，$P > 0.050$）；2009 年男性心电图异常 61 例（27.73%），女性 11 例（22.45%），两者差异无统计学意义（$\chi^2=0.57$，$P > 0.05$）。2012 年男性心电图异常 89 例（40.45%）高于 2009 年 61 例（27.73%），差异有统计学意义（$\chi^2=7.93$，$P < 0.01$）。其中心电轴偏移高于 2009 年，差异有统计学意义（$\chi^2=6.74$，$P < 0.01$）；ST-T 改变、肢体导联低电压均高于 2009 年，差异均有统计学意义（$\chi^2=6.55$，$\chi^2=5.48$，$P < 0.05$）；其他类别的心电图异常率两年间差异无统计学意义（$P > 0.05$）。女性异常 16 例（32.65%），高于 2009 年的 11 例（22.45%），但差异无统计学意义（$\chi^2=1.28$，$P > 0.05$）。2012 年心电图异常率 46～52 岁组＞26～35 岁组＞36～45 岁组，46～52 岁组与 36～45 岁组、26～35 岁组分别相比，差异均有统计学意义（$\chi^2=25.78$，$\chi^2=11.82$，$P < 0.01$）；36～45 岁组与 26～35 岁组差异无统计学意义（$\chi^2=1.20$，$P > 0.05$）。2009 年心电图异常率 23～32 岁组＞33～42 岁组＞43～49 岁组，各组间两两相比，差异均无统计学意义（$P > 0.05$）。2012 年各年龄组异常率均高于 2009 年对应组，46～52 岁组心电图异常率差异有统计学意义（$\chi^2=22.13$，$P < 0.01$）；26～35 岁组、36～45 岁组心电图异常率差异均无统计学意义（$\chi^2=1.34$，$\chi^2=0.24$，$P > 0.05$）。

杨英等（1998）对长期接触低浓度硫化氢对听力的影响进行调查。选取某化工厂有硫化氢密切接触史的 77 名工人作为接触组。其中男性

45 人，女性 32 人。年龄 27 ~ 54 岁，平均年龄 42.0±4.4 岁。接触工龄 8 ~ 22 年，平均 17.5 年。工作场所空气中硫化氢浓度均在 10 mg/m^3 以下。对照组均为非硫化氢接触人员，并排除有耳病史和各种药物中毒史，排除其他器官疾患而致耳聋史者共 50 人。其中男性 30 人，女性 20 人，年龄 24 ~ 56 岁，平均年龄 40.5±5.6 岁。两组年龄差异无统计学意义（$P > 0.05$）。听力采用 TLJ-1 型国产电测听机测试。结果显示：接触组 77 人，听力异常者 53 人（68.83%），对照组 50 人，听力异常者 6 人（12.00%）。随着接触硫化氢的工龄增加，平均听阈值亦逐渐增加，差别有统计学意义（$P < 0.01$）。接触组受检 154 只耳，听阈平均值为 33.7±5.66 dB（A），对照组受检 100 只耳，听阈平均值为 15.3±5.20 dB（A），接触组听阈（语言频率均值）比对照组上升 18.4 dB（A），两组语言频率听阈值差别有统计学意义（$P < 0.01$）。接触组工龄 8 ~ 12 年组听力从 4000 Hz 开始下降，形成明显的斜坡型听力曲线，其早期损害主要在高频区。接触组工龄 18 年以上组，听力下降明显高于其他组，其分布范围从 25 ~ 75 dB（A），较广，听力曲线亦呈斜坡型。接触组听力曲线以坡型曲线为主。坡型曲线从 2000 Hz 或 4000 Hz 频率开始听阈明显下降，即感觉神经性听力减退形式。其中尚有少数 V 型曲线，说明耳蜗有一定的损害。

王建平等（2001）对长期接触低浓度硫化氢对神经行为功能的影响进行调查。接触组为硫化物工段的 47 名操作工，其中男性 28 名，女性 19 名，年龄 23 ~ 53 岁，平均 34.9 岁；工龄 3 ~ 26 年，平均 12.4 年；受教育年限 6 ~ 12 年，平均 10.4 年；吸烟者 19 人，饮酒者 9 人。对照组为 50 名不接触硫化氢和其他职业危害因素的后勤人员，其中男性 30 名，女性 20 名，年龄 23 ~ 54 岁，平均 35.1 岁；工龄 2 ~ 24 年，平均 10.8 年；受教育年限 6 ~ 12 年，平均 10.5 年；吸烟者 18 人，饮酒者 8 人。两组测试对象的性别构成、平均年龄、平均工龄、平均受教育年限、吸烟率、饮酒率比较，差异均无统计学意义（$P > 0.50$）。按《卫生部防疫工作规范（劳动卫生分册）》的规定进行工作场所空气中的硫化氢检测，硫化氢的检测方法为硝酸银比色法。两组测试对象按相同的测试顺序作情感状态、简单反应时、数字跨度、指叩、数字译码、目标追踪、视觉保留等 7 项测试。对硫化物工段的 4 个有代表性的监测点共检测 23 份空气样品，工作场所空气中的硫化氢浓度为 0.5 ~ 19.8 mg/m³，平均浓度为 6.3 mg/m³。结果证实：接触组的情感状态标化得分除了"有力 - 好动"项的标化得分与对照组比较，差异无统计学意义（$P > 0.50$）外，其余各项标化得分均明显低于对照组，差异均有统计学意义（$P < 0.01$）。接触组的各项功能测试标化得分均明显低于对照组，差异有统计学意义（$P < 0.01$）。接触组的累积暴露指数与各项功能测试标化得分均呈负相关（r=-0.062 ~ -0.443），其中有显著性统计学关联的有数字译码（r=-0.409，t=3.01，$P < 0.01$）、目标追踪（r=-0.443，t=3.32，$P < 0.01$）、视觉保留（r=-0.376，t=2.72，$P < 0.01$）。

王国宏等（2005）对工作场所硫化氢对女工生理机能的影响进行调查。接触组为硫化氢作业女工 50 名，平均年龄 26（21 ~ 35）岁，平均工龄 3（1 ~ 5）年，既往健康。对照组为 50 名女售货员，基本情况与接触组相近。调查工作场所空气中的硫化氢浓度。对每个对象的月经史和生育史进行回顾性调查。工作场所空气中的硫化氢浓度指 1998—2001 年定期监测的 5 年平均结果，最高为 13.6 mg/m³，最低为 3.42 mg/m³，平均为 7.85 mg/m³。接触组女工月经异常率明显高于对照组，差异有统计学意义（$P < 0.05$），月经改变尤以周期紊乱、痛经、经前烦躁表现明显，两组差异有统计学差意义（$P < 0.05$）。接触组女工生育情况与对照组比较未有升高趋势，亦未见死胎和畸形儿。

王玮兰等（2004）对职业接触硫化氢致口腔黏膜和血液淋巴细胞微核率的影响进行调查。以 27 名硫化氢作业工人为接触组，平均年龄（41.2±6.9）岁，平均接毒工龄 11.9 年，选择基本条件与接触组均衡而不接触硫化氢的 31 名工人为对照组，平均年龄（37.8±8.7）岁。让受试者清水漱口，用消毒的木质压舌板轻刮两侧颊黏膜，提取淋巴细胞，计数微核数。抽取受试者静脉血液，提取淋巴细胞，计数微核数。结果显示，硫化氢接触组与对照组相比，口腔黏膜细胞微核率、外周血淋巴细胞微核率均高于对照组，且差异有统计学意义（$P < 0.01$）。多元回归统计结果显示，接触硫化氢的时间长短与微核率呈正相关

（$r=0.56$，$P < 0.05$）。

Legator 等（2001）对长期慢性接触低浓度硫化氢与人群健康的关系进行调查。暴露组为暴露于低浓度硫化氢的美国得克萨斯州某社区126 人，夏威夷州的 1 个社区 97 人，共 223 人，对照组为未暴露于硫化氢的得克萨斯州的 2 个社区分别为 58 人、54 人，夏威夷州的 1 个社区 58 人，共 170 人。暴露组平均年龄 50 岁，男性 82 人，女性 141人，白种非西班牙裔 76 人，非洲裔美国人 87 人，西班牙裔 41 人，其他 19 人，对照组平均年龄 56.2 岁，男性 66 人，女性 104 人，白种非西班牙裔 142 人，非洲裔美国人 1 人，西班牙裔 3 人，其他 24 人，两组在性别构成、平均年龄、种族差异无统计学意义（$P > 0.05$）。硫化氢浓度来自于当地的诉讼报告和有毒物质疾病登记机构。通过多系统疾病分类症状健康问卷调查，数据整理分析发现，暴露组与对照组比较，内分泌系统疾病症状相对危险度（RR）值 =1.06（95%CI：0.58 ~ 1.98），但无统计学意义（$P > 0.05$）；中枢神经系统、耳鼻喉、肌肉骨骼、皮肤、免疫系统、心血管系统、消化系统、牙齿 / 齿龈、泌尿系统、血液系统疾病分类症状 RR 值分别为 12.7(95%CI：7.59 ~ 22.09)、7.24(95%CI：4.8 ~ 12.42)、3.06（95%CI：1.99 ~ 4.77）、3.6（95%CI：2.27 ~ 5.82）、5.35（95%CI：3.36 ~ 8.74）、2.03（95%CI：1.33 ~ 3.12）、4.05（95%CI：2.44 ~ 6.96)、6.31（95%CI：3.46 ~ 12.32)、2.48（95%CI：1.44 ~ 4.42)、8.07（95%CI：3.64 ~ 21.18），均有统计学意义（$P < 0.05$）。

（三）中毒临床表现与防治原则

1. 急性中毒

急性硫化氢中毒常发生于职业暴露，死亡事故多发生于硫化氢泄漏事故。硫化氢主要通过呼吸道进入人体，当空气中硫化氢浓度为 1.4 mg/m³ 时，人即可嗅到其特殊臭味——臭鸡蛋味，可引起双眼红痛、流泪，有异物感，流涕、咽喉部灼痛、声音嘶哑、咳嗽；但浓度高达 11 mg/m³ 以上时由于嗅神经麻痹，臭味反而不易嗅到，此时最易发生严重事故，可出现头痛、头晕、恶心、呕吐、胸闷、咳嗽、心悸、上消化道出血、溃疡、结膜充血，严重者可发生肺炎、肺水肿、一过性心肌梗死、四肢麻木、抽搐、二便失禁等多系统损伤；更严重者，暴露于 150 mg/m³ 硫化氢 2 分钟左右即可致昏迷，甚至死亡。当硫化氢浓度达到 1000 mg/m³ 时，接触数秒钟即可引起生命危险，发生肺水肿、支气管及肺炎。当硫化氢浓度至 3000 mg/m³ 时只吸入一口即可因对呼吸中枢的抑制作用发生"闪电式"死亡。急性硫化氢中毒还可引起继发性耳聋及头痛、头晕、失眠、腰痛、四肢酸痛、双下肢无力，有时怕光等后遗症。

2．慢性影响

长期接触低浓度硫化氢的工人大多主诉鼻塞、鼻干、鼻腔结痂、嗅觉减退、咽部干痛伴烧灼感，部分诉咽部异物感等。鼻、咽部和上呼吸道受到反复的刺激而形成慢性病变，如慢性鼻炎、牙齿酸蚀、咽喉炎、支气管炎等。长期慢性接触硫化氢可致神经衰弱症状及自主神经功能紊乱，对接触者的中枢神经系统的功能，尤其是对视觉感知记忆及手部反应能力、心理稳定度等方面的功能有一定的影响。

3．防治原则

治疗硫化氢中毒没有特效药物，一般采用综合疗法和吸氧，以对症治疗为主，有条件时应对有意识障碍患者采用高压氧治疗。早期、足量、短程应用肾上腺糖皮质激素可明显降低患者的应激反应，减轻肺水肿或脑水肿。

作为可引起中毒的常见气体化合物，硫化氢应该注重预防为主：

（1）规范操作，在有毒作业场所做好个人防护。

（2）闻到硫化氢这种带有臭鸡蛋味道的气味时，要避免在有此气味的区域停留，到气体上风向的安全地带，可用湿毛巾掩住口鼻，避免直接吸入此气体。

（3）抢救中毒者时，应将中毒者立即移至空气新鲜的地方，保持呼吸道通畅，迅速脱去污染的衣服，用清水冲洗皮肤，有眼睛刺激症状者用清水冲洗至少 15 分钟。

（4）救助者要带上防护用具，救治呼吸停止者要避免采用口对口人工呼吸，以免救助者发生中毒。

目前我国规定的工作场所空气中硫化氢最高容许浓度为 10 mg/m³。

五、毒性表现

（一）动物实验资料

1. 急性毒性

体重为 180～220 g 的 Wistar 大鼠（雌雄不限）暴露于 MT3-84 动式吸入染毒装置中，硫化氢浓度分别为 100 ppm（染毒 I 组）、200 ppm（染毒 II 组），对照组吸入正常空气。在暴露 3 小时后立即（0 小时）、1、6、12、21、72 及 120 小时杀死动物，收集支气管肺泡灌洗液（BALF）进行各项指标的检测。BALF 检测结果显示，两染毒组乳酸脱氢酶（LDH）于染毒后立即升高，6 小时达峰值，不同剂量染毒组 LDH 活性改变差别显著，两染毒组 LDH 活性分别在 24 小时（染毒 I 组）和 72 小时（染毒 II 组）恢复至原有水平。染毒 II 组碱性磷酸酶（AKP）于染毒后 1 小时开始升高，42 小时增至原有水平的 500%，5 天恢复正常；染毒 II 组酸性磷酸酶（ACP）活性的变化趋势与 AKP 一致，染毒 I 组 AKP 与 ACP 开始升高不明显，6 小时高于正常对照值，差异有统计学意义（$P < 0.05$），21 小时接近正常水平。大鼠吸入 200 ppm 硫化氢（染毒 II 组）后 0 小时，BALF 中细胞总数（TC）、中性多形核白细胞（PMN）均显著增加，差异有统计学意义（$P < 0.05$），12 小时达最高值，至 120 小时，TC 及 PMN 仍显著高于对照值，差异有统计学意义（$P < 0.05$），染毒 I 组 TC 数变化趋势与染毒 II 组一致，唯程度较轻，24 小时后接近正常。BALF 蛋白含量染毒后迅速升高，染毒 I 组和染毒 II 组分别于染毒后 6 小时、12 小时升至最高，24 小时后仍显著高于正常值，72 小时始降至原有水平，各组之间差异有统计学意义（$P < 0.01$）。染毒 I 组和染毒 II 组唾液酸（SA）含量于染毒后立即升高，1 小时达峰值，42 小时仍高于正常值。染毒 II 组恢复较慢，至 72 小时恢复至原有水平，各组之间差异有统计学意义（$P < 0.01$）。染毒 I 组和染毒 II 组血管紧张素转化酶（ACE）活性于染毒后立即升高，1 小时达峰值，至 72 小时仍显著高于正常值，5 天接近正常，各组之间差异有统计学意义（$P < 0.01$）。相关分析表明，BALF 中 ACE 活性变化与蛋白质含量变化呈显著正相关（$r=0.87$，$P < 0.01$）。染毒 I 组

和染毒Ⅱ组磷脂含量呈双相变化，染毒后 0 小时及 24 小时后升高，持续至 120 小时仍显著高于正常值，差异有统计学意义（$P < 0.01$）。取染毒Ⅱ组大鼠右主支气管及两肺各叶的小块组织用常规方法作电镜超微结构观察病理形态。观察可见染毒Ⅱ组大鼠肺血管扩张、充血间质轻度水种及小灶性出血，肺泡腔内有表面活性物质碎片。3 小时、6 小时改变加重。Ⅰ型和Ⅱ型肺泡上皮细胞、血管内皮细胞等线粒体均显著肿胀，内质网扩张，Ⅰ型肺泡上皮细胞及血管内皮细胞形成较多裂隙，肺间质及肺泡腔内出现水肿液、红细胞、脱落的上皮细胞及表面活性物质碎片。2 ~ 7 天炎细胞浸润、肺间质增厚，肺泡性肺水肿明显，肺泡上皮细胞片状脱落或整个细胞脱落，胞质崩解后细胞器散布于肺泡腔内，细胞间出现明显裂隙。肺泡腔内水肿液及表面活性物质碎片主要见于染毒后 2 ~ 3 天，7 天后减少。1 周后肺增生恢复。

成年健康 Wistar 大鼠 30 只，体重 190 ± 20 g，随机分为硫化氢染毒组和对照组。染毒组大鼠共 42 只，置 MT3-48 呼吸道动力染毒柜内，测柜内硫化氢浓度为 100 ± 15 ppm，让大鼠吸入硫化氢 3 小时后分别于 0、3、6 小时及 1、2、3、7、15 天共 8 个时相点将大鼠逐个剖腹处死，每时相点处死 3 只大鼠。对照组用 6 只大鼠作整体对照，除不吸入硫化氢外，其他条件均与染毒组相同。取材时切取大鼠右主支气管及两肺各叶的小块组织，肉眼和制片光镜及电镜下观察。肉眼观察：染毒组大鼠染毒后 0、3、6 小时两肺饱满，肺切面有泡沫状液溢出；染毒后 1、2、3、7 天全部大鼠两肺淤血，点状或小片状出血；染毒后 15 天上述病变减轻。光镜观察所见：染毒组大鼠染毒后 0 小时两肺小血管扩张、充血，间质轻度水肿，偶见灶性出血。AB/PAS 染色见支气管黏膜上皮胞质内中性及酸性黏多糖减少，部分黏多糖呈小滴状残留在上皮的顶浆区。细支气管腔内有片状黏液；染毒后 3、6、24 小时上述病变逐渐加重。肺充血明显，肺小血管壁水肿，管周隙增宽形成水肿套。浸润的淋巴细胞等多围绕在小血管周围形成炎细胞套。肺间质水肿继发肺泡内水肿。灶性或小片状肺出血易见。肺泡上皮及支气管上皮散在脱落，多数细支气管腔内有片状黏液及脱落的上皮。AB/PAS 染色见染毒组支气管黏膜上皮黏多糖明显低于对照组。染毒组染毒后 2、3、7 小时上述病变更显加重，肺血管扩张、充血，肺泡性肺水肿及血管周水肿套均明显，并见不同程度的间质性肺炎。这些病变使肺泡壁增厚。AB/PAS 染色见支气管上皮内黏多糖亦较对照组低。15 天染毒大鼠的肺水肿及肺出血减轻，但间质性肺炎明显。由于肺间质增多的细胞数及增生的纤维组织使肺泡壁更显增厚，炎细胞多聚集在肺小血管周围及细支气管旁，或形成淋巴滤泡样结构。AB/PAS 染色见黏膜上皮黏多糖明显回升，但仍低于对照组。电镜观察所见：染毒组大鼠肺组织均见有超微结构变化，但随时间推移病变有所不同。染毒后 0 小时大鼠的肺毛细血管充满多量红细胞，管腔扩大，内皮细胞及 I 型、II 型肺泡型上皮细胞未见明显超微结构改变。局灶性肺间质水肿，肺泡腔内见有表面活性物质碎片；染毒后 3、6、24 小时肺泡上皮、血管内皮、巨噬细胞及成纤维细胞的线粒体肿胀、内质网扩张，有的核周隙明显。间质中淋巴细胞及中性白细胞退变，I 型肺泡上皮细胞及血管内皮细胞胞质出现裂隙。间质及肺泡腔均见水肿液、红细胞、脱落的肺泡上皮及表面活性物质碎片；染毒后 2、3、7 小时肺损伤更明显，除上述病变外，可见肺泡上皮细胞胞质片状脱落或整个细胞脱落，有的 I 型肺泡上皮细胞胞质崩解后细胞器散布于肺泡腔内，且 I 型肺泡上皮细胞有增多，有的胞质内板层体减少。血管内皮明显肿胀或呈峰状突起，细胞间出现裂隙。肺泡内水肿液及表面活性物质碎片主要见于染毒后 2、3 天，7 天后减少。肺间质的炎细胞均显退变，偶见坏死细胞；染毒后 15 天，I 型肺泡上皮细胞及成纤维细胞增多，胶原纤维增生，散在的中性粒细胞及淋巴细胞浸润，使肺泡壁增厚。对照组肉眼及光镜观察肺组织均未见异常，AB/PAS 染色见各级支气管黏膜上皮胞质中均含有丰富的酸性及中性黏多糖，电镜下观察肺泡上皮、肺间质及血管均未见异常改变。

2. 亚急性毒性

选择纯系健康 SD 大鼠 40 只，7 周龄，雌雄兼用，体重 110 ~ 150 g，随机分为染毒组和对照组各 20 只。染毒组腹腔内注射 20% 硫代硫酸钠 60 mg/kg，5 分钟内注射完毕，每天一次，共计 7 次，对照组不做任何处理。7 天后处死大鼠，取肺作光镜检查。结果显示：

染毒组大鼠肺泡间隔明显增宽，毛细血管扩张、充血，胶原纤维肿胀，肺泡内出现大量中性粒细胞、红细胞及脱落的肺泡上皮、渗出液，对照组大鼠肺组织未见异常。

（二）流行病学资料

1．横断面研究

王丰（1999）对某些生产企业 13 年间急性硫化氢中毒事故进行调查，硫化氢中毒患者共 75 人（男性 62 人，占 82.67%；女性 13 人，占 17.33%），死亡 18 人，占 24%。患者年龄为 17 ~ 52 岁，平均年龄 30.7 岁。中毒现场硫化氢浓度为 700 ~ 2500 mg/m³。行业涉及石油化工、造纸、制药、果品加工、净水剂厂，工种涉及石化操作工和检修工、制药检修工、果酱腌制工、造纸及水厂清池工、民工、现场指挥和调度。中毒源为瓦斯管线阀门、油罐底、炼油装置、污水池和污泥池等。中毒原因为违章操作（45 人，占 60%），无防护措施情况下抢救他人（19 人，占 25.33%），呼吸面具故障（2 人，占 2.67%）。患者中化学性肺炎 11 人，占 19.3%；肺水肿 6 人，占 10.53%；死亡病例中 7 人因呼吸循环衰竭而死亡，占 38.9%。

2．队列研究

杨英（2003）对低浓度硫化氢对鼻咽黏膜的损害进行了研究。接触组为某化工厂有硫化氢接触史的 248 名工人，其中男 176 人，女 72 人，年龄 27 ~ 54 岁，平均年龄 42.0 岁。接触工龄 5 ~ 27 年，平均工龄 19.5 年，工作场所空气中硫化氢浓度均在 10 mg/m³ 以下。选择该厂非硫化氢接触人员 100 人作为对照组，其中男 65 人，女 35 人，年龄 24 ~ 55 岁，平均年龄 40.5 岁，两组年龄差别无统计学意义（$P > 0.05$）。结果显示，接触组工人大多主诉鼻塞、鼻干、鼻腔结痂，嗅觉减退，咽干疼伴烧灼感，部分工人诉咽部异物感等。两组鼻腔 pH 测定均在 6.9 ~ 7.2 之间，无显著差异。在常规检查中发现接触组鼻腔黏膜的损害较咽部黏膜损害严重，喉部病变最轻。接触组工龄短者以肥厚性鼻炎为多，而工龄长者以萎缩性鼻炎为多。嗅觉减退与接触时间的长短有明显关系。肥厚性鼻炎、萎缩性鼻炎、鼻腔黏膜糜烂、嗅觉减退和慢性咽炎发生率接触组均大于对照组，差异有统计学意义（$P < 0.05$）。

王晓峰（2001）对作业工人长期接触低浓度硫化氢对健康的影响进行研究。选择某合成氨车间作业工龄在 5 年以上的工人 172 人作为接触组，其中男 98 人，女 74 人，工龄 5 ～ 27 年，平均 15.3 年；另选择工龄在 5 年以上的机关后勤人员 55 人作为对照组，其中男 23 人，女 32 人，工龄 5 ～ 25 年，平均 12.7 年。1980—1999 年该车间工作场所空气中硫化氢浓度最低 3.07 mg/m³，最高 8.5 mg/m³。收集工人 1980—1999 的健康体检资料。结果表明，接触组咳嗽、慢性咽炎、慢性鼻炎、上呼吸道慢性炎症发生率均对高于对照组，差异均有统计学意义（$P < 0.05$）。

韩志英等（2006）对接触低浓度硫化氢对工人健康的影响进行研究。选取某公司 522 人接触硫化氢的作业工人作为接触组，其中男性 354 人，女性 168 名，年龄为（35.7±6.8）岁，以条件相当的不接触任何毒物的商贸职工 373 人（男 177 人，女性 96 人），年龄为（42.2±6）岁作为对照组。该公司提供近年样本浓度资料提示，作业场所空气中的硫化氢浓度为 0.02 ～ 9.93 mg/m³，平均浓度为 0.14 mg/m³。结果显示，接触组咽充血率各年龄层接触组明显高于对照组，差异有统计学意义（$P < 0.05$）；咽痛发生率在接触组 36 ～ 40 岁组显著高于对照组，差异有统计学意义（$P < 0.05$）；接触组随工龄延长咽充血比例明显高于对照组，差异有统计学意义（$P < 0.05$）。

Legator 等（2001）对长期慢性接触低浓度硫化氢与人群呼吸系统症状关系进行调查。接触组为暴露于低浓度硫化氢环境的美国得克萨斯州和夏威夷州各 1 个社区的共 223 人，对照组为未暴露于低浓度硫化氢的得克萨斯州的 2 个社区和夏威夷州的 1 个社区的共 170 人，两组调查对象的性别构成、平均年龄、种族、社区居住时间、吸烟率比较，差异无统计学意义（$P > 0.05$）。硫化氢浓度来自于当地的诉讼报告和有毒物质疾病登记机构。通过呼吸系统健康问卷调查，结果显示，接触组肺炎发生率是对照组的 11.92 倍（OR=11.92，95%CI：4.8 ～ 12.42），差异有统计学意义（$P < 0.05$）。

Bates 等（2015）对长期暴露硫化氢环境与人群健康的关系进行

研究，采用回顾性队列研究方法，对新西兰罗托鲁瓦地区 1993—1996 年居住人群的健康状况进行了调查。当地有一天然地热源，对当地居住地硫化氢浓度进行统计，根据统计结果，分为低、中、高剂量暴露组。结果显示，与低暴露组比较，高剂量暴露组肺炎发生率相对危险度 RR 值为 1.49（95%CI：1.21 ～ 1.82）；高剂量暴露组慢性阻塞性肺疾病发生率相对危险度 RR 值为 1.79（95%CI：1.46 ～ 2.18）。

六、毒性机制

（一）自由基机制

选择 Wistar 大鼠 84 只，体重 210 ± 30 g，雌雄各半，随机分为硫化氢低和高浓度染毒组，暴露于 MT3-84 呼吸道动力中毒装置中，硫化氢剂量分别为 100 和 220 ppm，吸入染毒 3 小时，对照组除不吸入硫化氢外，其余均与染毒组相同。分别在染毒后 0、1、6、12、24、72 小时处死大鼠，收集大鼠支气管肺泡灌洗液（BALF），制备 10% 无血肺组织匀浆，心脏采集血浆。结果发现，BALF 及肺组织匀浆中丙二醛（MDA）水平的变化：高浓度染毒组 BALF 及肺组织匀浆中 MDA 水平于染毒后立即（0 小时）显著上升，72 小时恢复至对照组水平；低浓度染毒组 BALF 及肺组织匀浆中 MDA 水平于染毒后 6 小时开始升高，12 ～ 24 小时恢复至对照水平。BALF 中蛋白质含量的变化：染毒后 1 小时、6 小时、12 小时，两个染毒组大鼠 BALF 蛋白质含量均显著增高，高浓度染毒组增高幅度显著高于低浓度染毒组。BALF 中细胞学变化：低浓度染毒组染毒后 0 小时、1 小时、6 小时和高浓度染毒组染毒后 0 小时、1 小时、6 小时、12 小时和 24 小时，BALF 中有核细胞计数均显著增高，恢复至对照水平时间前者为染毒后 12 小时，后者为染毒后 72 小时。BALF 中细胞分类变化：两个染毒组多形核粒细胞（PMN）百分率于染毒后立即升高，72 小时恢复至对照水平；肺泡吞噬细胞百分计数（PAM%）低浓度组先升高后下降，染毒后 12 小时恢复，高浓度染毒组染毒后 72 小时恢复并高于对照组；肺泡吞噬细胞的绝对计数（PAMs）在染毒后显著升高，低、高浓度染毒组恢复时间分别为染毒后 12 小时和 72 小时。机体抗氧化系统的变化：

低、高浓度染毒组肺组织匀浆维生素 E（Vit E）含量迅速下降，直至染毒后 72 小时肺组织匀浆 Vit E 水平仍低于对照组，相关分析表明，其变化与肺组织匀浆 MDA 含量呈显著负相关（$r=-0.603$，$P < 0.05$）。血浆 Vit E 变化与肺组织匀浆 Vit E 的变化一致。肺组织匀浆谷胱甘肽（GSH）水平的变化：低浓度染毒组大鼠染毒后肺组织匀浆 GSH 水平各时相点较之对照组分别下降 46%、59%、71%、82%、42% 和 9%，相关分析表明，其变化与肺组织匀浆 MDA 水平呈高度负相关（$r=-0.761$，$P < 0.01$）。血浆谷胱甘肽（GSH）水平的变化：高浓度染毒组大鼠染毒后血浆 GSH 水平各时相点较之对照组分别降低 33%、40%、48%、55%、34% 和 13%，与对照组比较，差异均有统计学意义（$P < 0.05$）。肺组织匀浆超氧化物歧化酶（SOD）活力变化：低浓度染毒组大鼠肺组织匀浆 SOD 活力于染毒后迅速降低，6 小时降至最低，24 小时恢复至对照水平，72 小时显著增高。血浆超氧化物歧化酶（SOD）活力变化：高浓度染毒组大鼠血浆 SOD 活力于染毒后 1 小时降至最低，24 小时后高于对照水平，差异有统计学意义（$P < 0.01$）。相关分析表明，肺组织匀浆 MDA 含量变化与 BALF 中蛋白质浓度、有核细胞计数都有显著的正相关性（r 值分别为 0.71 和 0.75，$P < 0.01$），提示 BALF 中蛋白质浓度和有核细胞计数的变化与硫化氢引起自由基反应所致的组织损伤有关。

（二）基因改变

体外培养非转化人体小肠上皮 FH-74 细胞（FHs 细胞）。处理组用 1000、2000 μmol/L 硫化氢处理 0.5、4 小时，对照组不进行处理。处理结束后，用荧光定量技术的反转录 PCR（qRT-PCR）方法检测基因表达情况。结果显示，处理 0.5 小时组 169 种基因中，有 20 种基因表达出现变化，其中有 7 种基因表达上调，13 种表达下调，与对照组比较，差异均有统计学意义（$P < 0.05$）（表 12-1）；处理 4 小时组，有 35 种基因表达出现变化，其中有 16 种基因表达上调，19 种表达下调，与对照组比较，差异均有统计学意义（$P < 0.05$）（表 12-2）。

表12-1　处理0.5小时组有差异表达的基因

基因库号	基因名称	变化
NM_005316	一般转录因子 IIH，多肽 1（General transcription factor IIH，polypeptide1）	4.78
NM_014207	CD5 分子（CD5molecule）	1.98
NM_000963	前列腺素内过氧化物合酶 -2（COX-2）[Prostaglandin-endoperoxide synthase2（COX-2）]	1.74
NM_000758	细胞集落刺激因子 2（粒细胞 - 巨噬细胞）[Colony stimulating factor2（granulocyte-macrophage）]	1.65
NM_006384	钙和整联蛋白结合 1（calmylin）[Calcium and integrin binding1（calmyrin）]	1.47
NM_003352	SMT3 抑制 MIF2 个 3 同源 1（酵母）[SMT3suppressor of mif two3homolog1（yeast）]	1.34
NM_001469	透视修复在中国仓鼠细胞 6 补充缺陷修复（X-ray repair complementing defective repair in Chinese hamster cells6）	1.26
NM_002875	RAD51 同源物（RecA 的同源物，大肠埃希菌）[RAD51homolog（RecA homolog，E. coli）]	-1.45
NM_000077	细胞周期蛋白依赖性激酶抑制剂 2A（p16）[Cyclin-dependent kinase inhibitor2A（p16）]	-1.55
NM_004536	NLR 家族凋亡抑制蛋白（NLR family，apoptosis inhibitory protein）	-1.63
NM_002180	免疫球蛋白亩结合蛋白 2（Immunoglobulin mu binding protein2）	-1.70
NM_000594	肿瘤坏死因子（TNF 超家族，成员 2）[Tumor necrosis factor（TNF superfamily，member2）]	-1.73
NM_018177	NEDD4 结合蛋白 2（NEDD4binding protein 2）	-1.74
NM_001166	杆状病毒 IAP 重复含 2（Baculoviral IAP repeat-containing2）	-1.74
NM_001274	CHK1 检查点同源（裂殖酵母）[CHK1checkpoint homolog（S. pombe）]	-1.77

续表

基因库号	基因名称	变化
NM_006763	BTG 家族成员 2（BTG family，member2）	-1.77
NM_004591	趋化因子（C-C 基序）配体 20 [Chemokine（C-C motif）ligand20]	-1.91
NM_022367	Sema 结构域（Sema domain）	-1.94
NM_000595	淋巴毒素 α（TNF 家族，成员 1）[Lymphotoxin alpha（TNF superfamily，member1）]	-2.53
NM_002758	促分裂原活化蛋白激酶激酶 6（Mitogen-activated protein kinase kinase6）	-2.95

表12-2 处理4小时组有差异表达的基因

基因库号	基因名称	变化
NM_000963	前列腺素内过氧化物合酶 -2（COX-2）[Prostaglandin-endoperoxide synthase2（COX-2）]	7.92
NM_130851	骨形态发生蛋白 4（Bone morphogenetic protein4）	7.41
NM_022367	Sema 结构域（Sema domain）	7.19
NM_005430	无翅型 MMTV 整合位点家族，成员 1（Wingless-type MMTV integration site family，member1）	6.74
NM_005194	CCAAT/ 增强子结合蛋白（C/EBP），b [CCAAT/enhancer binding protein（C/EBP），b]	5.57
NM_002198	干扰素调节因子 1（Interferon regulatory factor1）	4.00
NM_003006	选择 P 配体（Selectin P ligand）	3.17
NM_000584	白细胞介素 8（Interleukin8）	2.93
NM_002539	鸟氨酸脱羧酶 1（Ornithine decarboxylase1）	2.88
NM_000389	细胞周期蛋白依赖性激酶抑制剂 1A（p21，Cip1）[Cyclin-dependent kinase inhibitor1A（p21，Cip1）]	2.47
NM_001924	生长抑制和 DNA 损伤诱导，a（Growth arrest and DNA-damage-inducible，a）	2.36

续表

基因库号	基因名称	变化
NM_004083	DNA 损伤诱导转录 3（DNA-damage-inducible transcript3）	2.14
NM_007194	CHK2 检查点同源（裂殖酵母）[CHK2checkpoint homolog（S. pombe）]	1.57
NM_004075	隐花色素 1（光裂合酶样）[Cryptochrome1（photolyase-like）]	1.37
NM_001983	切除修复交叉互补啮齿动物修复缺陷（CG1）[Excision repair cross-complementing rodent repair deficiency（CG1）]	1.29
NM_054111	六磷酸肌醇 3 激酶（Inositol hexaphosphate kinase3）	1.28
NM_001166	杆状病毒 IAP 重复含 2（Baculoviral IAP repeat-containing2）	-1.78
NM_004881	肿瘤蛋白质 p53 诱导蛋白 3（Tumor protein p53inducible protein3）	-1.85
NM_005432	透视修复在中国仓鼠细胞 3 中的补充缺陷修复（X-ray repair complementing defective repair in Chinese hamster cells3）	-1.87
NM_000043	Fas（TNF 受体超家族，成员 6）[Fas（TNF receptor superfamily，member6）]	-1.89
NM_006705	生长抑制 DNA 损伤诱导，g（Growth arrest and DNA-damage-inducible，g）	-1.95
NM_130398	核酸外切酶 1（Exonuclease1）	-2.02
NM_001274	CHK1 检查点同源（裂殖酵母）[CHK1checkpoint homolog（S. pombe）]	-2.03
NM_005252	V-fos FBJ 鼠骨肉瘤病毒癌基因同源（V-fos FBJ murine osteosarcoma viral oncogene homolog）	-2.11
NM_003489	核受体相互作用蛋白 1（Nuclear receptor interacting protein1）	-2.52
NM_016426	G-2 和 S- 期表达 1（G-2and S-phase expressed1）	-2.65
NM_002758	促分裂原活化蛋白激酶激酶 6（Mitogen-activated protein kinase kinase6）	-2.66

基因库号	基因名称	变化
NM_002180	免疫球蛋白亩结合蛋白 2（Immunoglobulin mu binding protein2）	-2.73
NM_001078	血管细胞黏附分子 1（Vascular cell adhesion molecule1）	-3.08
NM_000249	MutL 同系物 1，结肠癌，非息肉性类型 2（大肠杆菌）MutL homolog1，colon cancer，nonpolyposis type2（E. coli）	-3.12
NM_000758	细胞集落刺激因子 2（粒细胞 - 巨噬细胞）[Colony stimulating factor2（granulocyte-macrophage）]	-3.51
NM_018177	NEDD4 结合蛋白 2（NEDD4binding protein2）	-3.62
NM_016269	淋巴增强结合因子 1（Lymphoid enhancer-binding factor1）	-3.79
NM_000575	白细胞介素 1，a（Interleukin1，a）	-5.25
NM_003391	无翅型 MMTV 整合位点家族成员 2（Wingless-type MMTV integration site family member2）	-7.08

（三）DNA 损伤

体外培养人肺成纤维细胞。处理组用 NaHS 作为硫化氢供体，NaHS 剂量为 10、50、75 μmol/L，加入培养液，对照组除不进行 NaHS 处理外，其余与处理组相同。处理后计算微核率。结果显示，与对照组比较，处理组除 10 μmol/L 剂量处理组之外，50、75 μmol/L 剂量处理组的单核及双核细胞微核率均比对照组高，差异有统计学意义（$P < 0.05$），各剂量处理组总微核率比对照组高，差异有统计学意义（$P < 0.05$）。

（四）炎性反应

健康雄性 Wistar 大鼠 32 只，体重 270 ~ 320 g。将 32 只大鼠随机分成 4 组，每组 8 只。即对照组、3 个染毒组，分别静脉注射 NaHS 0 μmol/kg、2.8 μmol/kg、8.4 μmol/kg 和 14.0 μmol/kg。全部大鼠于染毒后 4 小时打开胸腹腔直视下从腹主动脉抽取血标本，分离血浆。用放射免疫法（ELISA）测定血浆肿瘤坏死因子 -α（TNF-α）水平、髓过氧化物酶（MPO）活性。结果表明，与对照组比较，各染毒组大鼠血浆中 TNF-α 水平和 MPO 活性增高，尤其是 14.0 μmol/kg 染毒组大鼠血浆 TNF-α 水平和 MPO 活性的增加较明显，与对照组比较，差异有统计学意义（$P < 0.05$）。

（五）非内质网应激

将大鼠肝细胞株 BRL 细胞接种于含 10% 胎牛血清的 RPMI1640 培养液中，置于含 5%CO_2、37℃恒温培养箱中培养。使用 NaHS 能快速释放 H_2S，用 50 ~ 2000 μmol/L NaHS 分别处理细胞 1、12 小时，用等体积的 NaHS 溶剂作为对照。10 μg/ml 脂多糖（LPS）能引起大鼠肝细胞内质网应激（ERS）和细胞损伤，用该剂量 LPS 处理细胞 12 小时为阳性对照。各组均设 4 个平行样。采用 CCK-8 方法检测细胞活力，蛋白印迹技术检测细胞凋亡蛋白 caspase-3、PARP-1、Bax 和 Bcl-2，ERS 相关蛋白 GRP78、CHOP 和 caspase-12，转录因子 Nrf2 及其调控抗氧化蛋白 Trx-1 和 HO-1 的表达变化。结果表明，与对照组比较，50 ~ 100 μmol/L NaHS 无细胞毒效应，200 ~ 2000 μmol/L NaHS 引起细胞活力明显降低；200 ~ 2000 μmol/L NaHS 引起细胞激活型 caspase-3 及其底物 PARP-1、Bax 明显上调，Bcl-2 表达下调，对 ERS 相关蛋白 GRP78、CHOP 和 caspase-12 蛋白表达无明显影响；50 ~ 2000 μmol/L NaHS 能剂量依赖性引起转录因子 Nrf2 及其调控抗氧化蛋白 Trx-1 和 HO-1 明显上调。因此可得出高浓度 H_2S 可引起大鼠肝细胞非内质网应激依赖性细胞凋亡。

（张迎建　龙昌茂）

主要参考文献

1. 欧阳子倩，喻凯，余争平，等. 硫化氢对大鼠肺的损伤作用. 第三军医大学学报，1991，13（3）：226-230.
2. Solnyshkova TG, Shakhlamov VA.Ultrastructural and morphometric characteristics of nerve cells and myelinated fibers in the cerebral cortex after chronic exposure to natural gas containing hydrogen sulfide in low concentrations.

Bull Exp Biol Med, 2002, 134 (4): 411-413.

3. Baskar R, Ling Li, Moore PK.Hydrogen sulfide-induces DNA damage and changes in apoptotic gene expression in human lung fibroblast cells. FASEB J, 2007, 21 (1): 247-255.

4. Dorman DC, Brenneman KA, Struve MF, et al.Fertility and development neurotoxicity effects of inhaled hydrogen sulfide in Sprague-Dawleyrats. Neurotoxicol Teratol, 2000, 22 (1): 71-84.

5. 王仁杰, 姜令绪, 李建. 氨氮和硫化氢对日本对虾幼体生长和变态发育的影响. 海洋科学, 2007, 31 (7): 52-54.

6. 郝晓艳, 初永华, 张辉, 等. 职业性接触硫化氢人员的心电图及肝功能检测分析. 中国民康医学, 2015, 27 (22): 80-81.

7. 杨丽红. 硫化氢中毒的临床特征及急救措施探讨. 临床医药文献电子杂志, 2016, 3 (38): 7555.

8. 余华. 长期低浓度硫化氢接触对职工心电图的影响. 疾病控制杂志, 2000, 4 (3): 227-229.

9. 李淑华. 低浓度硫化氢对接触工人心脏功能的影响. 职业与健康, 2014, 30 (20): 2872-2874.

10. 杨英, 毛辉青. 接触低浓度硫化氢对听力的影响. 职业医学, 1998, 25 (6): 20-21.

11. 王建平, 张虹, 江熙. 职业性接触硫化氢对神经行为功能的影响. 中国工业医学杂志, 2001, 14 (5): 312-313.

12. 王国宏, 马清兰. 硫化氢作业对女工生理机能影响调查. 中国冶金工业医学杂志, 2005, 22 (3): 362-363.

13. 王玮兰, 朱瑞娟, 金复生. 应用口腔黏膜细胞微核试验评价职业接触硫化氢工人的遗传损伤初探. 工业卫生与职业病, 2004, 30 (4): 205-207.

14. Kilburn KH.Exposure to reduced sulfur gases impairs neurobehavioral function. South Med J, 1997, 90 (10): 997-1006.

15. Bates MN, Crane J, Balmes JR.Investigation of hydrogen sulfide exposure and lung function, asthma and chronic obstructive pulmonary disease in a geothermal area of New Zealand.PloS One, 2015, 10 (3): e0122062.

16. Legator MS, Singleton CR, Morris DL, et al.Health effects from chronic low-level exposure to hydrogen sulfide.Arch Environ Health, 2001, 56 (2): 123-

131.

17．Finnbjornsdottir RG，Carlsen HK，Thorsteinsson T，et al.Association between Daily Hydrogen Sulfide Exposure and Incidence of Emergency Hospital Visits：A Population-Based Study.PLoS One2016，11（5）：e0154946.

18．孙鹤燕，马国政，孙丽霞．硫化氢气体致中毒性白内障 1 例．齐齐哈尔医学院学报，2002，23（5）：593.

19．俞朱良，胡宏宇，许枫．一起急性硫化氢中毒事故调查．浙江预防医学，2006，18（10）：46.

20．李晖．硫化氢中毒致四人闪电式死亡．法医学杂志，2004，20（1）：32.

21．祝江伟，倪春辉，温运良，等．急性硫化氢中毒继发耳聋 2 例报道．中国工业医学杂志，2000，13（4）：248.

22．沈红先．急性硫化氢中毒后遗症 1 例．蚌埠医学院学报，2004，29（4）：361.

23．叶明福，陈意生，欧阳子倩，等．大鼠硫化氢中毒后肺的形态学研究．第三军医大学学报，1992，14（4）：343-346.

24．徐熙明，罗东黎，徐维玲，等．高压氧对大鼠急性硫化氢中毒的影响．江苏医药，1996，22（5）：315-316.

25．王丰．75 例急性硫化氢中毒病例分析．职业卫生与应急救援，1999，17（2）：97-98.

26．杨英．低浓度硫化氢对鼻咽黏膜损害的临床分析．青海医药杂志，2003，33（9）：29-30.

27．王晓峰．作业工人长期接触低浓度硫化氢对健康的影响．海峡预防医学杂志，2001，7（6）：32.

28．韩志英，金沈雄，陈玉清．接触低浓度硫化氢对工人健康的影响．中国工业医学杂志，2006，12（6）：362-363.

29．朱俊信，刘勇，欧阳子倩．自由基机制在硫化氢中毒性肺损伤中的作用．第三军医大学学报，1991，13（2）：156-160.

30．Attene-Ramos MS，Nava GM，Muellner MG.DNA damage and toxicogenomic analyses of hydrogen sulfide in human intestinal epithelial FHs 74 Int cells.Environ Mol Mutagen，2010，51（4）：304-314.

31．褚银平．硫化氢对大鼠机体重要脏器的损伤观察．中西医结合心脑血管病杂志，2010，8（11）：1356-1358.

32. 王涛，费成平，王宇等. 硫化氢引起大鼠肝细胞非内质网应激依赖性细胞凋亡. 南通大学学报（医学版），2016，36（1）：14-18.

第二节　二氧化硫

一、理化特性

二氧化硫（sulfur dioxide，SO_2）又名亚硫酐，为无色、有强烈辛辣刺激味的不燃性气体，能溶于水、甲醇、乙醇、硫酸、醋酸、氯仿和乙醚。溶于水后生成亚硫酸（H_2SO_3），然后转化为硫酸。在室温及$392.266 \sim 490.3325$ kPa 的压强下为无色流动液体。有水存在时，侵蚀铝、铁、黄铜、镍，液态时侵蚀塑料、橡胶和涂料。

二、来源、存在与接触机会

二氧化硫的来源包括自然产生和人为活动。在自然界中，沼泽和海洋中的生物死亡后，分解过程中会产生硫化氢，硫化氢在极短的时间内被氧化生成二氧化硫。火山喷发也会产生大量二氧化硫（据估计每年大约产生 1.5×10^6 吨）。目前人为活动（主要是大量石化燃料的使用）向大气排放的二氧化硫已超过自然来源，在全球范围内，石化燃料燃烧产生的二氧化硫占人为排放量的 75% ~ 85%。在熔炼硫化物矿石及燃烧含硫燃料（石煤、焦炭、页岩、硫化石油）时可产生大量二氧化硫。另外在烧制硫黄、制造硫酸、硫酸盐、磺酸盐及漂白、制冷、熏蒸、消毒、杀虫时均有可能接触到。

三、吸收、分布、代谢与排泄

二氧化硫主要经呼吸系统进入体内，人吸入的二氧化硫不经过门静脉血液进入肝，故未经肝生物转化过程，而直接进入体循环并分布全身。从鼻腔到肺泡，不同部位对二氧化硫的吸收情况各异，愈入深部，面积愈大，停留时间愈长，吸收量愈大。因此，肺是呼吸道中最主要的吸收器官。饮水和食物中的二氧化硫及其衍生物主要通过消化道吸收入机体内，消化道任何部位均有吸收作用，但主要在小肠吸收。

狗吸入 $^{35}SO_2$ 后，^{35}S 迅速进入血液分布到全身，在气管、肺、肺门淋巴结和食管含量最高，其次为肝和肾等。

二氧化硫在体内转化成亚硫酸钠，肝、心和肾等组织中的亚硫酸氧化酶可促使亚硫酸离子与氧结合生成硫酸，然后经肾由尿排出。

四、毒性概述

（一）动物实验资料

1．急性毒性

小鼠吸入二氧化硫（20 分钟、5 小时），其致死浓度（LC）分别为 2240 mg/m³ 和 1600 mg/m³；小鼠吸入二氧化硫（10 分钟、20 分钟、1 小时、6 小时、24 小时），其半数致死浓度（LC_{50}）分别为 3780 mg/m³、2139 mg/m³、1708 mg/m³、952 mg/m³、364 mg/m³；豚鼠吸入二氧化硫 5 分钟，其 LC_{50} 为 14000 mg/m³；大鼠吸入二氧化硫 5 小时，其 LC_{50} 为 1851 mg/m³。高浓度二氧化硫吸入对其他动物（如猫、犬、猴等）也可引起急性中毒。急性中毒动物表现出典型的呼吸道刺激症状、躁动、喘息，最后多因呼吸困难而死亡。

2．亚急性毒性

白剑英等（2002 年）选用 24 只健康雄性昆明种小鼠，体重 20 g 左右，4 ～ 5 周龄，随机分为 4 组，每组 6 只。第 1 组为正常对照组，第 2 组、第 3 组、第 4 组分别吸入 56、112 和 168 mg/m³ 二氧化硫气体染毒，连续 7 天，每天持续 6 小时，染毒期间各组均禁水、禁食，其余时间正常饮食，末次染毒结束后，禁食禁水过夜。56 mg/m³ 组吸入染毒 1 周后，镜下可见肝小叶内有散在的点状坏死，伴随少量的淋巴细胞和单核细胞浸润，而且在正常肝组织中可见到核固缩、核碎裂的肝细胞。112 mg/m³ 组吸入染毒 1 周后，镜下可见肝点状坏死灶范围扩大，同时伴有大量的淋巴细胞和单核细胞浸润，有的汇管区血管壁明显增厚，有明显的炎性细胞浸润，主要包括淋巴细胞和单核细胞，另可见部分中央静脉和相邻肝窦内充血。168 mg/m³ 组吸入染毒 1 周后，镜下可见肝小叶内弥漫性的点状坏死，同时也还可观察到灶状坏死和带状坏死，并伴有大量的淋巴细胞和单核细胞浸润，灶状坏死灶内可见嗜酸性变的肝细胞，另可见大量的库普弗细胞（Kupffer cell）堆积增生，中央静脉以及相邻肝窦内充血，汇管区血管壁广泛性增厚，有明显的炎性细胞浸润，主要是淋巴细胞、单核细胞，以及少量的中性粒细胞和嗜酸性粒细胞。实验研究结果表明，二氧化硫可以随着剂量增大加重肝病变程度，其主要病变包括肝实质细胞坏死、中央静脉和肝窦充血，汇管区血管壁增厚和炎性细胞浸润，以及库普弗细胞增生。

3．慢性毒性

赵忠桂等（2006）选择昆明种小鼠 40 只，雌雄各半，体重（18 ± 1.23）g，随机分为 4 组，饲养温度为（25 ± 3）℃。通过动式吸入装置，低、中、高剂量组分别吸入 SO_2 浓度为 10、20、40 mg/m^3，每日染毒，每次 2 小时，连续 6 个月。阴性对照组动物吸入同温度清洁空气。SO_2 慢性染毒 6 个月后，检测小鼠肺组织细胞周期。结果显示，4 组间 G_0/G_1（%）差异有统计学意义（$P < 0.001$），G_0/G_1（%）随染毒剂量的增加而减少，且存在剂量 - 反应关系（$P < 0.01$），其中中、高剂量组 G_0/G_1 期细胞所占百分数低于对照组（$P < 0.05$）；4 组间 S% 的差别也有统计学差异（$P < 0.001$），S（%）随染毒剂量的增加而增高，呈剂量 - 效应关系（$P < 0.01$），各剂量组 S 期细胞所占百分数均高于对照组（$P < 0.05$）；各组间 G_2/M（%）差异有统计学意义（$P < 0.01$），且呈剂量 - 效应关系（$P < 0.01$），其中高剂量组高于对照组，差异有统计学意义（$P < 0.01$）。实验结果表明，SO_2 慢性中毒引起小鼠肺组织细胞 S 期细胞数显著增加，提示肺组织细胞处于较高的增殖状态。

4．致突变

Chakraburtty 报道，在室温、pH 5.8 的条件下，用 3.2 mol/L 亚硫酸氢钠（$NaHSO_3$）处理 E.coli 精氨酸 tRNA，可将胞嘧啶残基转换为尿嘧啶。结果显示，在二氢尿嘧啶核苷环和 3'末端密码子 CCA 发生的胞嘧啶向尿嘧啶的转换，对精氨酸 tRNA 氨酰化并没有影响。在反密码子第二位点的胞嘧啶残基脱氨基可导致精氨酸 tRNA 的氨基酸受体活性丢失。

Chen 等研究基于 M13mp2 噬菌体 LacZ a，采用 ung⁻（NR9404）

和 ung$^+$（MC1061）菌株（菌株的区别在于尿嘧啶糖基化酶的活性），以 1 ~ 50 mmol/L NaHSO$_3$ 处理单链 DNA 并将其转染 ung$^-$ 菌株，回复突变频率随着处理时间及 NaHSO$_3$ 浓度的增加而呈线性增加，在 54 个回复突变基因序列中，均为胞嘧啶向尿嘧啶的转换。

5．生殖与发育毒性

王慧阳等（2006 年）采用亚硫酸钠和亚硫酸氢钠混合液（二者的重量比为 3 ∶ 1）研究二氧化硫体内衍生物对雄性小鼠精子的毒性效应，选择 50 只健康的清洁级雄性昆明种小鼠，体重 20 ~ 25 g，按 10 只小鼠一组，随机分成 5 个组。4 个染毒组小鼠分别给予不同浓度的亚硫酸钠和亚硫酸氢钠混合液，即 0.125、0.25、0.5、1 g/kg，对照组小鼠给予 0.2 ml 生理盐水，每天注射一次，连续注射 5 天。结果显示，小鼠精子数量随染毒剂量增加呈剂量依赖性减少（r=0.866，$P < 0.05$），精子活动度降低，无活动能力（Ⅰ 度）的精子和运动能力强的精子（Ⅳ 度）比率随剂量增加分别呈现增多和减少趋势（前者 r=0.801，$P < 0.05$；后者 r=0.807，$P < 0.05$），表明二氧化硫衍生物或代谢物可以引起小鼠精子数量和质量的降低，这可能会导致精子到达和进入卵子的概率减少，使受精率受到影响，从而可能造成生殖率下降。二氧化硫衍生物还可引起多种类型的精子形态异常，除了无钩头、小头、香蕉头、胖头、双头、双尾各种畸形率增加外，还显著引起精子头呈菜花样、三角形及喇叭形等不定形畸变精子增加，且染毒剂量与畸形率呈明确的剂量 - 效应关系。

6．致癌

未见相关报道。

（二）流行病学资料

1．横断面研究

Sunyer 等对欧洲 7 个地区的环境污染与人群心血管疾病的关系进行了研究，排除了 PM$_{10}$ 的影响后，二氧化硫仍可以独立引起接触人群中心血管系统疾病，特别是缺血性心脏病（IHDs）的发生，二氧化硫平均每增加 10 μg/m^3 可增加 0.7% 的 IHDs 发生，二氧化硫浓度每上升 10 μg/m^3，65 岁以下人群的 IHDs 就上升 0.9%。

Routledge 等研究报道，健康者短期吸入 570 μg/m³ 浓度的二氧化硫不会立刻导致心脏功能改变，但 4 小时后可引发心脏迷走神经的功能降低，增加室性心律失常的发生率。

Katsouyanni 等对欧洲 12 个城市进行了旨在发现总死亡率与空气颗粒物（PM）以及二氧化硫关系的研究，结果显示，二氧化硫与居民健康危害的联系更为密切，在西欧与中东欧，二氧化硫浓度每增高 50 μg/m³，居民死亡率分别提高 3.0%、0.8%。在西欧和北美进行的一项流行病学调查发现，大气中二氧化硫浓度每增加 10 μg/m³，人群总死亡率会增加 2.74%。

2．队列研究

Lin CM 等（2004）采用回顾性队列研究调查了足月妊娠（37～44 周）低出生体重（LBW）儿的风险是否与母亲不同孕期暴露于空气污染物的差异有关，共调查了 1995—1997 年出生于中国台湾地区（台北、高雄）的 92 288 名足月单胞胎。对孕妇居住地的空气质量监测站所有日常测量的各种空气污染物（包括 CO、SO_2、O_3、NO_2、可吸入颗粒物）数据进行统计。用多元 Logistic 回归模型来评估长期接触特定的空气污染物对低出生体重儿风险的独立影响。研究提示，与低暴露（小于 7.1 ppb）的母亲相比，长期暴露于二氧化硫浓度超过 11.4 ppb 空气的母亲出生低出生体重儿的风险增加 26%（OR=1.26，95%CI：1.04～1.53）。经过长期对低出生体重儿相对风险的评估，根据每个孕期的暴露水平，与二氧化硫低暴露（＜ 6.8 ppb）的母亲相比，孕晚期母亲暴露于二氧化硫浓度＞ 12.4 ppb 的空气中发生足月低出生体重儿的风险高 20%（OR=1.20，95%CI：1.01～1.41）。其他空气污染物的 OR 无明显升高。

3．病例对照研究

王丹（2008）对空气污染物二氧化硫与稽留流产的相关性进行了研究。病例来自于天津市 15 家包括综合性医院及妇产专科医院于 2002 年 1 月至 2006 年 12 月计划生育门诊人工流产记录单的详细信息。病例组为记录单中超声诊断为稽留流产而行人工流产的所有病例，共 1678 例。对照组按照与病例组年龄区间及妊娠时间相匹配的原则，在超声诊断为正常妊娠的人工流产记录单中随机抽取相同例数的病例。二氧化硫浓度值来源于天津市环境监测部门，为2002年1月至2006年12月每年天津市各监测站点的月平均值，各区的监测站点的二氧化硫监测浓度为居住在该区人群的二氧化硫环境暴露浓度。2002—2006年采暖期的二氧化硫浓度均明显高于非采暖期，二氧化硫浓度在1～4月、11月、12月的浓度高于5～10月。2002—2005年二氧化硫年平均浓度逐年增加，稽留流产病例占人流总数的比重逐年增加。稽留流产患者的就诊最高峰出现在4月，而最低点出现在10月，即稽留流产患者中，孕期在1～3个月的最多，孕期在7～9个月的最少。病例组和对照组分别在孕前1个月、孕第1个月和围孕期的二氧化硫暴露浓度存在统计学差异（$P < 0.01$，$P < 0.01$，$P < 0.01$），且病例组的平均暴露浓度均高于对照组。病例组和对照组怀孕处于采暖期的暴露率有明显差别（$\chi^2 = 11.31$，$P < 0.01$），怀孕处于采暖期稽留流产发生的危险性是怀孕处于非采暖期的1.38倍（$OR = 1.38$，95%CI：1.14～1.66）。孕早期稽留流产的发生有季节性变化，在二氧化硫浓度较高的采暖期发生稽留流产的可能性大，围孕期暴露于相对较高浓度的二氧化硫可能会增加孕早期稽留流产的危险性。

（三）中毒临床表现及防治原则

1. 急性中毒

经呼吸道吸入二氧化硫，首先出现上呼吸道和眼的刺激症状，表现为流泪、畏光、咳嗽，常为阵发性干咳，鼻、咽、喉部烧灼样疼痛，声音嘶哑。较重者出现胸痛、胸闷、心悸、气促、发绀、呼吸音粗糙。严重者发生肺炎、肺水肿，甚至呼吸中枢麻痹。如吸入浓度高达5240 mg/m³时，可立即引起喉痉挛、喉水肿，可迅速死亡。个别可发生中毒性心肌炎或癔症样发作。

液态二氧化硫污染眼和皮肤，可造成皮肤灼伤和角膜细胞坏死，形成白斑、瘢痕。

2. 慢性影响

长期接触低浓度二氧化硫，引起嗅觉迟钝、味觉减退甚至消失。鼻、咽部和上呼吸道受到反复的刺激而形成慢性病变，如慢性鼻炎、牙齿酸蚀、咽喉炎、支气管炎、肺气肿及弥漫性肺间质纤维化，有些伴有气道反应性增高，类似哮喘样发作。

3. 防治原则

急救及治疗应立即将患者移离有毒场所，呼吸新鲜空气或氧气，雾化吸入 2% ~ 5% 碳酸氢钠＋氨茶碱＋地塞米松＋抗生素。用生理盐水或清水彻底冲洗眼结膜囊及被污染的皮肤。对吸入高浓度二氧化硫有明显刺激症状，但无体征者，应密切观察 48 小时。可早期、足量、短期应用糖皮质激素积极防治肺水肿。

生产、运输和使用时应严格按照刺激性气体有害作业要求操作，作好个人防护，可将数层纱布用饱和碳酸氢钠溶液及 1% 甘油湿润后夹在纱布口罩中，工作前后用 2% 碳酸氢钠溶液漱口。有明显呼吸系统及心血管系统疾患者，禁止从事与二氧化硫有关的作业。

五、毒性表现

（一）动物实验资料

孟紫强等（2006）研究小鼠吸入二氧化硫对肺部超微结构的影响，采用清洁级雄性昆明种小鼠，平均体重（20±2 g）。随机将小鼠分为 4 组，每组 6 只，第 1 组为正常对照组，其余 3 组为二氧化硫染毒组，吸入浓度分别为（28±1.98）、（56±3.11）和（112±5.69）mg/m^3。二氧化硫染毒组每天吸入二氧化硫持续 4 小时，连续 7 天。染毒时将小鼠置于玻璃熏气箱（体积为 1 m^3）中进行动式染毒（全身暴露）。即从箱底不断输入二氧化硫（纯度为 99.99%）与新鲜空气的混合物，箱顶设有电动搅拌与排气装置，这样在熏气过程中玻璃箱中进气量与排气量相等，流量均为 1 m^3/min，从而使箱中浓度保持恒定。箱内二氧化硫浓度通过恒温恒流大气采样器采集（染毒期间每小时进行 1 次采样）、盐酸副玫瑰苯胺（恩波副品红）分光光度法测定。同时，对照组也在同样大小的玻璃箱中接受新鲜的空气，每天 4 小时，连续 7 天。染毒时，对照组及染毒组均不进食和饮水，其余时间自由进食和饮水（自来水）。结果显示，二氧化硫 28 mg/m^3 染毒组小鼠，Ⅱ型肺泡上皮细胞部分板层体空泡化，线粒体致密化或轻度肿胀，基质密度降低、嵴排列紊乱、变短、减少，有些细胞核染色质凝聚；Ⅰ型肺泡上皮细胞线粒体空泡化等病变。二氧化硫 56 mg/m³ 染毒组小鼠，除了具有 28 mg/m³ 组小鼠的病变之外，还表现出Ⅱ型肺泡上皮细胞微绒毛明显减少，有些细胞核固缩，核周隙增宽；Ⅰ型肺泡上皮细胞核变形，胞质中有脂滴出现；另外毛细血管中可见中性粒细胞。二氧化硫 112 mg/m³ 染毒组小鼠，Ⅱ型肺泡上皮细胞病理改变类似于 56 mg/m³ 组，但更加严重，另外还观察到有线粒体蜕变为髓鞘样结构；Ⅰ型肺泡上皮细胞核严重变形，出现核突，胞质中脂滴明显增加。另外，毛细血管中除了可以观察到中性粒细胞外，还可见到血小板潴留，而且部分Ⅰ型肺泡上皮细胞和毛细血管内皮细胞之间部分区域基膜增厚，这可能会使肺氧弥散功能受阻。

（二）流行病学资料

1. 横断面研究

Yoshida 等对日本四日市哮喘患者进行观察，发现空气中二氧化硫浓度在 140 ～ 230 μg/m³ 时，哮喘患者每周发作次数由 1 次增加到 4 次，当二氧化硫浓度达到 740 μg/m³ 时，哮喘发作次数上升到每周 12 次。

王慧文等（2007）研究沈阳市大气二氧化硫污染对呼吸系统疾病死亡率的影响，收集沈阳市城区大气二氧化硫浓度资料及死于呼吸系统疾病患者的资料，采用 Poisson 回归和局部自动回归，对季节变化、温度、湿度、气压进行调整，将病例按性别、年龄分组。分别在各组中分析二氧化硫对呼吸系统疾病死亡率的影响。结果显示，大气中二氧化硫浓度和死亡率的分布具有明显的季节性，且两者具有相似的分布形式。大气中二氧化硫浓度每增加 0.05 mg/m³，总人群呼吸系统疾病死亡率增加 5.90%，其中儿童组为 10.23%，中青年男子组为 1.10%，中青年女子组为 9.58%，老年男子组为 5.26%，老年女子组为 8.07%。结果表明，大气中二氧化硫污染可以增加人群呼吸系统疾病的死亡率。

沈德富（1994）以南通某磷肥厂硫酸车间、黄磷车间二氧化硫接触职工为观察对象，共 303 人，其中男性 236 人，女性 67 人。根据车间空气中二氧化硫测定结果，在观察组中分为超标工段（车间）和不超标工段（车间）。南通船厂位于磷肥厂正南，主导风向上风侧

4000 余米，不受磷肥厂排出的二氧化硫气体影响，以南通船厂职工设为对照组，共 265 人，其中男性 208 人，女性 57 人。通过职业史和疾病史、体格检查、胸部 X 线摄片、空气中二氧化硫浓度测定结果等分析二氧化硫对健康影响。结果显示，观察组慢性鼻炎、慢性咽炎、慢性气管炎的患病率均高于对照组，差异均有统计学意义（$P < 0.05$）；观察组中二氧化硫气体浓度超标工段（车间）的慢性咽炎、慢性气管炎的患病率明显高于不超标工段（车间），差异有统计学意义（$P < 0.05$）；同时观察组呼吸道疾病的患病率随着专业工龄的增加而上升，这可能与长期吸入高或低浓度二氧化硫气体有关。

江耀安在大气中二氧化硫含量与人群肺功能关系的研究中，选择二氧化硫日平均浓度为 0.230 mg/m³（为高污染区、下称高值组）、0.154 mg/m³（为中污染区、下称中值组）、0.0025 mg/m³（为低污染区、下称低值组）的区域中居住 10 年以上，经查体证实健康并无吸烟史或尘毒职业史的成年（33±2 周岁）男性，每组 30 人，同时以相同条件选择空气中检不出二氧化硫的清洁区 30 名男性成人作为对照组。结果显示，对照组、低值组、中值组、高值组肺活量的均值分别为 4200、4080、3960、3740 ml，随着大气中二氧化硫浓度的增加而递减，对照组与低值组、低值组与中值组差异无统计学意义（$P > 0.05$），其他各组间差异有统计学意义（$P < 0.05$）；对照组、低值组、中值组、高值组第一秒时间肺活量的均值分别为 3500、3350、3250、2810 ml，随着大气中二氧化硫浓度的增加而递减，对照组与低值组、低值组与中值组差异无统计学意义，其他各组间差异有统计学意义（$P < 0.05$）；对照组、低值组、中值组、高值组强力呼气中期流速的均值分别为 4620、3980、3470、2825 ml/s，对照组与低值组、低值组与中值组差异无统计学意义，其他各组间差异有统计学意义（$P < 0.05$）；强力呼气时间在对照组、低值组、中值组、高值组分别为 2.8、3.1、3.4、4.0 秒，对照组与低值组、低值组与中值组差异无统计学意义，其他各组间差异有统计学意义（$P < 0.05$）；0.75 ~ 0.25 秒强力呼气量，对照组、低值组、中值组、高值组呼气量的均值分别为 2800、2540、2290、2050 ml，各组差异均有统计学意义（$P < 0.05$）。结果表明，随着二

氧化硫浓度增高，人体肺功能损伤逐渐加重。

吴一峰等（2015）研究二氧化硫污染水平与社区人群上呼吸道疾病发病情况的关系，选择宁波市江北区社区卫生服务中心（共6所），收集2011年1月1日至2013年12月31日门诊患者资料，筛选出诊断为"上呼吸道感染、感冒、咳嗽、咽炎和鼻炎"的患者，定义为上呼吸道疾病患者，共395 800人次。并从宁波市气象局及环境监测中心收集同期气象与环保资料，气象指标包括日平均温度、湿度和风速，空气污染物指标包括SO_2、二氧化氮（NO_2）和可吸入颗粒物（PM_{10}）。采用分布滞后非线性模型，以日均就诊人次数作为因变量，将日均SO_2浓度和滞后时间建立交叉矩阵，同时控制PM_{10}日均浓度、NO_2日均浓度、日平均温度、日空气相对湿度和星期几效应的混杂影响，分析日均SO_2浓度与上呼吸道疾病患者就诊量的关系。结果显示，宁波市SO_2日均浓度未超过二类地区国家标准（150 $\mu g/m^3$）。SO_2污染当天浓度与上呼吸道疾病发生的相关系数为0.44（$P < 0.05$），不同浓度节点SO_2污染当天造成的上呼吸道疾病发生的超额危险度为10% ~ 18%，滞后天数为4 ~ 6天。因SO_2污染造成的上呼吸道疾病患者占该类患者总门诊量的30%左右。结果表明，该地区SO_2水平未超过国家对二类地区排放浓度的限值水平，但仍引起上呼吸道疾病就诊患者的增加，急性影响效应明显且存在滞后效应。

2. 队列研究

夏威夷岛基拉韦厄火山，自1983年喷发以来持续排放含硫气体，污染附近的社区。在一项研究中，从2004年1月至2006年12月，对暴露在火山排放气体污染空气中的人群进行队列研究，来评估急性支气管炎的相对危险度（RR）。以社区为基础选取暴露组和非暴露组，通过对诊所和医院急诊室的医疗记录进行跟踪研究。非暴露社区3年急性支气管炎累积发病率为117.74‰，暴露社区3年急性支气管炎累积发病率为184.63‰。对年龄和性别进行标准化，暴露组与非暴露组的累积发病率相比，发生急性支气管炎的相对危险度（RR）=1.57（95%CI：1.36 ~ 1.81）。相对危险度最高的为0 ~ 14岁的儿童，之间的比较相对危险度（RR）=6.56（95%CI：3.16 ~ 13.6）。暴露组中

45 ~ 64 岁的女性发生急性支气管炎的危险是非暴露组的两倍。研究结果表明，长时间暴露在二氧化硫的环境中发生急性支气管炎的风险较高。

3．病例对照研究

刘迎春等（2012）采用病例交叉（case-crossover）设计的方法研究 2005 年 1 月 1 日至 2006 年 12 月 31 日期间武汉市城区大气污染与居民呼吸系统疾病的死亡之间的关系。大气污染物（包括大气可吸入颗粒物、二氧化硫及二氧化氮）的资料均来自于武汉市环境监测中心，包括 2005 年 1 月 1 日至 2006 年 12 月 31 日期间的日平均浓度。气象资料来源于武汉市气象局气象监测数据库，包括 2005 年 1 月 1 日至 2006 年 12 月 31 日期间的日平均气温、日平均相对湿度、日平均气压。死亡资料来自于武汉市疾病预防控制中心死因登记报告系统，全部死因资料均通过严格的市、区、地段医院三级的质量控制与考核。调整相关气象因素后，采用双向 1：2 的对照设计分析。结果显示，大气可吸入颗粒物、二氧化硫以及二氧化氮日平均浓度每增加 10 $\mu g/m^3$，武汉市城区居民呼吸系统疾病死亡发生的 OR 值分别为 1.005（95%CI：1.004 ~ 1.006）、1.021（95%CI：1.019 ~ 1.023） 和 1.054（95%CI：1.047 ~ 1.054），大气污染物中的大气可吸入颗粒物、二氧化硫和二氧化氮浓度与武汉市城区居民呼吸系统疾病的死亡关联有统计学意义（$P < 0.05$）。研究区域内大气二氧化硫浓度的上升促进呼吸系统疾病死亡的增加。

六、毒性机制

（一）基因表达谱改变

孟紫强等（2006）研究二氧化硫长期吸入对大鼠肺组织基因表达谱的影响，采用 Affmetrix 公司的大鼠基因表达谱芯片（RAE230A）研究长期吸入二氧化硫的大鼠肺组织基因表达谱的变化。选择雄性 Wistar 大鼠 6 只（体重 180 ~ 200 g）随机分成 2 组，每组 3 只。二氧化硫动态吸入染毒组，每天吸入浓度为 14 mg/m^3 二氧化硫 1 小时，连续 30 天，对照组在同一大小的染毒箱中接受相同时间的过滤后的新鲜空气。吸入染毒结束 18 小时后，将大鼠处死，取出肺组织，立即置于液氮保存。结果发现，二氧化硫（14 mg/m³）30 天吸入后表达上调的基因有 173 个，其中包括 79 个已知基因和 94 个新基因，新基因中有 20 个功能未知基因和 74 个表达序列标签（EST）；而表达下调的基因有 85 个，其中包括 46 个已知基因和 39 个新基因，新基因中有 5 个功能未知基因和 34 个 EST（表 12-3）。

表12-3　二氧化硫（14 mg/m³）吸入30天后大鼠肺中有差异表达的基因

分类	基因库号	基因名字	FC
脂肪酸合成 Fattyacid synthesis	gb：NM016987.1	ATP 柠檬酸裂解酶　ATP citrate lyase（Acly）	2.0
	gb：BI296153	乙酰辅酶 A 羧化酶　Acetyl-coenzyme A carboxy lase（Acac）	1.6
	gb：NM022193.1	乙酰辅酶 A 羧化酶　Acetyl-coenzyme A carboxy lase（Acac）	1.6
	gb：NM017332.1	脂肪酸合酶　Fatty acid synthase（Fasn）	2.3
	gb：AI179334	脂肪酸合酶　Fatty acid ynthase（Fasn）	2.4
	gb：NM012600.1	苹果酸酶 1　Malicenzyme1（Me1）	2.6
	gb：M30596.1	苹果酸酶 1　Malicenzyme1（Me1）	3.0
	gb：J02585.1	硬酯酰辅酶 A 脱氢酶 1　Stearoyl-coenzymeAdesaturase1（Scd1）	5.8
	gb：BE107760	硬酯酰辅酶 A 脱氢酶 2　Stearoyl-coenzymeAdesaturase2（Scd2）	2.3
	gb：NM031841.1	硬酯酰辅酶 A 脱氢酶 2　Stearoyl-coenzymeAdesaturase2（Scd2）	2.0
	gb：D90109.1	脂肪酸辅酶 A 连接酶，长链 2　Fatty acid coenzyme Aligase，long chain2	2.7
	gb：BI277523	脂肪酸辅酶 A 连接酶，长链 2　Fatty acid coenzyme Aligase，long chain2	2.0
脂肪酸氧化 Fatty	gb：NM031559.1	肉碱棕榈酰转移酶 1a　Carnitinepalmitoyltransferase1，liver（Cpt1a）	-1.7

续表

分类	基因库号	基因名字	FC
acidoxidation	gb：NM013200.1	肉碱棕榈酰转移酶 1b Carnitinepalmitoyltransferase1b（Cpt1b）	1.9
免疫反应 Immune-response	gb：NM012645.1	RT1 类 Ⅰ b 基 因　RT1class Ⅰ b gene（Aw2）（RT1Aw2）	-1.7
	gb：AJ243338.1	RT1 类 Ⅰ b 基 因　RT1class Ⅰ b gene（Aw2）（RT1Aw2）	-1.7
	gb：M24026.1	RT1 类 Ⅰ b 基 因　RT1class Ⅰ b gene（Aw2）（RT1Aw2）	-1.5
	gb：L40364.1	RT1 类 Ⅰ b 基 因　RT1class Ⅰ b gene（Aw2）（RT1Aw2）	-1.6
	gb：NM012646.1	RT1 类 Ⅰ b 基因，类 H2-TL，grc 区 RT1class Ⅰb gene，H2-TL-like，grcregion（N1）（RT1-N1）	-2.0
	gb：BM389513	MHC 类 Ⅱ 抗原 RT1.B-1β 链 RatmRNA for MHC class Ⅱ antigen RT1.B-1beta-chain	-1.8
	gb：NM053373.1	肽 聚 糖 识 别 蛋 白　Peptidoglycan recognition protein（Pglyrp）	-2.0
炎症反应 Inflammatory response	gb：AF245172.1	鸟嘌呤脱氨酶　Guanine deaminase（Gda）	1.7
	gb：AI234860	磷 酯 酶 A2，IB　PhospholipaseA2，group Ⅰ B（Pla2g1b）	1.7
	gb：D88586.1	嗜 曙 红 细 胞 阳 离 子 蛋 白　Eosinophil cationic protein（ECP）	-1.6
抗氧化剂 Antioxidant	gb：AB030829.1	碳酸酐酶 3　Carbonicanhydrase3（Ca3）	2.0
	gb：AF014009.1	过氧化还原酶 6　Peroxiredoxin6（Prdx6）	1.6
	gb：AF202115.1	血浆铜蓝蛋白　Ceruloplasmin（CP）	-1.9
	gb：NM012532.1	血浆铜蓝蛋白　Ceruloplasmin（CP）	-1.7

续表

分类	基因库号	基因名字	FC
原癌基因 Oncogene	gb：BF415939	c-fos 原癌基因　c-fosoncogene（c-fos）	2.0
	gb：NM133397.1	类 v-ets 骨髓成红血细胞增多症病毒 E26 原癌基因　v-etserythroblastosisvir usE26oncogenelike（avian）（Erg）	1.6
	gb：BI288619	v-jun 恶性毒瘤病毒 17 原癌基因同族体　v-junsarcomavirus17oncogene homolog（avian）（Jun）	2.1
肿瘤抑制基因 Tumor suppressor gene	gb：NM017061.1	赖氨酰氧化酶　Lysyloxidase（Lox）	-2.3
	gb：BI304009	赖氨酰氧化酶　Lysyloxidase（Lox）	-1.5
细胞外基质 Extracellular matrix	gb：NM031050.1	Lumican（Lum）	1.6
	gb：NM019164.1	Chondroadherin（Chad）	2.4
	gb：NM017087.1	双糖链蛋白聚糖　Biglycan（Bgn）	-1.5
	gb：U65656.1	基质金属蛋白酶 2（72KDaIV 型胶原酶）Matrixmetalloproteinase2（72KD atype Ⅳ collagenase）（Mmp2）	-1.6
	gb：NM022221.1	嗜中性的胶原酶 Neutrophil collagenase（Mmp8）	-2.0
	gb：AF034218.1	透明质酸酶 2 Hyaluronidase2（Hyal2）	-1.8
	gb：Z78279.1	胶原 1 型 α1 Collagen，type1，alpha1（Col1α1）	-2.1
	gb：BI285575	胶原 1 型 α1 Collagen，type1，alpha1（Col1α1）	-2.1
	gb：BM388837	前胶原 Ⅰ 型 a2　Procollagen，type Ⅰ，alpha2（Col1a2）	-1.7

续表

分类	基因库号	基因名字	FC
细胞外基质 Extracellular matrix	gb：AF305418.1	前胶原Ⅱ型α1 Procollagen，type Ⅱ，alpha1（Col2α1）	1.7
	gb：BI275716	胶原Ⅲ型α1 Collagen，type Ⅲ，alpha1（Col3α1）	-1.6
	gb：AI230238	前胶原X型α1 Procollagen，typeX，alpha1（Col10α1）	2.9
	gb：AI235948	巢蛋白 Nidogen（entactin）（Nid）	-1.5
	gb：J04035.1	弹性蛋白 Elastin（Eln）	-2.5
	gb：NM012656.1	分泌性富半胱氨酸的酸性糖蛋白 Secreted acidic cysteine rich glycoprotein（Sparc）	-1.7
	gb：D28875.1	分泌性富半胱氨酸的酸性糖蛋白 Secreted acidic cysteine rich glycoprotein（Sparc）	-1.6
细胞识别 Cellrecognition	gb：AA945737	趋化因子受体 Chemokine receptor（LCR1）（Cxcr4）	1.6
	gb：U54791.1	趋化因子受体 Chemokine receptor（LCR1）（Cxcr4）	1.8
	gb：NM012513.1	脑引发的神经营养因子 Brain derived neurotrophic factor	1.5
细胞内信号 Cell-cell signaling	gb：NM053822.1	S100钙结合蛋白A8（钙粒蛋白A）S100calcium-bindingproteinA8（calgranulinA）（S100a8）	-2.0
	gb：NM053587.1	S100钙结合蛋白A8（钙粒蛋白B）S100calcium-bindingproteinA9（calgranulinB）（S100a9）	-1.5
	gb：NM021654.1	间隙连接膜通道蛋白α4 Gapjunction membranechannelproteinalpha4（Gja4）	-2.0

续表

分类	基因库号	基因名字	FC
细胞粘连 Celladhesion	gb：NM012976.1	外源凝集素，半乳糖结合，可溶性的 5 Lectin，galactosebinding，soluble5（Lgals5）	-1.5
细胞生长 Cellgrowth	gb：AA944827	骨形态发生蛋白 2 Bonemorphogeneticprotein2（Bmp2）	-1.6
细胞增殖 Cellproliferation	gb：AI008792	DNA 结合抑制剂 2 InhibitorofDNAbinding2，dominantnegativehelix-loop-helixprotein（Id2）	2.0
细胞周期 Cellcycle	gb：NM133572.1	细胞分裂周期 25B Celldivisioncycle25B（Cdc25b）	-2.2
钠通道 Sodiumchannel	gb：AA685184	钠通道 β3 Sodiumchannelbeta3subunit（Scnb3）	-1.7
激素 Hormone	gb：NM012703.1	甲状腺激素反应蛋白 Thyroid hormone responsive protein（Thrsp）	4.4
	gb：AI169092	甲状腺激素反应蛋白 Thyroid hormone responsive protein（Thrsp）	3.3
	gb：NM053469.1	hepcidin 抗菌肽 Hepcidin antimicrobial peptide（Hamp）	1.9
	gb：NM012612.1	尿钠排泄肽前体 A Natriuretic peptide precursor typeA（Nppa）	3.4
肌肉相关 Muscle	gb：AI711147	心肌 a 肌动蛋白 1 Actinalphacardiac1（Actc1）	1.6
	gb：NM019131.1	原肌球蛋白 1a Tropomyosin1，alpha（Tpm1）	2.6
	gb：AF372216.1	原肌球蛋白 1a Tropomyosin1，alpha（Tpm1）	1.6

续表

分类	基因库号	基因名字	FC
肌肉相关 Muscle	gb：AF370889.1	原肌球蛋白 1a Tropomyosin1，alpha（Tpm1）	3.1
	gb：NM017144.1	肌钙蛋白 1- Ⅲ 型 Troponin1，type3（Tnni3）	5.5
	gb：NM012676.1	肌钙蛋白 T2 TroponinT2（Tnnt2）	3.5
	gb：NM017240.1	肌浆球蛋白重链肽 7 Myosin heavy chain，polypeptide7（Myh7）	2.8
	gb：NM017239.1	肌浆球蛋白重链肽 6 Myosin heavy chain，polypeptide6（Myh6）	4.4
	gb：NM057144.1	富半胱氨酸蛋白 3 Cysteine-richprotein3（Csrp3）	1.8
钙离子结合 Calciumion binding	gb：AW520914	集钙蛋白 2 Calsequestrin2（Casq2）	1.9
	gb：NM017290.1	ATPase，Ca^{++} 转运 ATPase，Ca^{++} transporting，cardiacmuscle，slowtwitch2（ATP2a2）	1.6
	gb：NM017309.1	蛋白磷酸酶 3，调节亚单位 B，α1 Proteinphospatase3，regulatory subunit B，alpha isoform，type1（Ppp3r1）	2.9
	gb：BI290034	磷酸蛋白受体 Phospholamban（Plm）	2.1
	gb：AI231802	磷酸蛋白受体 Phospholamban（Plm）	1.7
	gb：BF283732	膜联蛋白Ⅲ AnnexinⅢ（Anx3）	-1.6
信号转导 signal transdultion	gb：BE112453	Enigma 同族体 Enigmahomolog（Enh）	2.0
	gb：NM031530.1	小诱导细胞因子 A2 SmallinduciblecytokineA2（Scya2）	1.9
	gb：NM053826.1	丙酮酸盐脱氢酶激酶 1 Pyruvatedehydrogenasekinase1（Pdk1）	1.7
	gb：NM012719.1	生长激素抑制素受体 1 Somatostatinreceptor1（Sstr1）	1.7

续表

分类	基因库号	基因名字	FC
信号转导 Signal transduction	gb：NM012719.1	ADP- 核糖基化因子 3 ADP-ribosylationfactor3（Arf3）	2.1
	gb：AI598401	前病毒整合位点 1 Proviralintegrationsite1（Pim1）	2.1
	gb：BG668493	stathmin-like2（Stmn2）	-1.7
	gb：NM133380.1	白介素 4 受体　Interleukin4receptor（Il4r）	-1.9
	gb：AF411318.1	金属硫蛋白　Metallothionein（MT）	-1.6
	gb：BE101336	类 κ 因子 9　Kruppel-likefactor9（Klf9）	-1.7
电子转移 Electron transport	gb：NM012812.1	细胞色素 C 氧化酶 6a2 Cytochromecoxidase，subunitVIa， polypeptide2（Cox6a2）	3.2
	gb：NM012682.1	解耦联蛋白 1 Uncouplingprotein1（Ucp1）	5.6
	gb：NM019354.1	解耦联蛋白 2 Uncouplingprotein2（Ucp2）	-1.9
	gb：NM031010.1	花生四烯酸 12- 脂肪氧化酶 Arachidonate12-lipoxygenase	-1.7
骨化调节 Regulation of ossification	gb：BE107528	Smad5（Madh5）	1.9
	gb：AI409634	Best5 蛋白　Best5protein（Best5）	-1.8
胆固醇生物合 成 Cholesterol biosynthesis	gb：NM031840.1	Farensy l diphosphate synthase（Fdps）	1.5
	gb：M33648.1	3- 羟 基 -3- 甲 基 戊 二 酰 辅 酶 A 合 成　酶 23-hydroxy-3-methylglutaryl- coenzymeAsynthase2（Hmgcs2）	-3.3
发育 Development	gb：NM053601.1	Neuronatin（Nnat）	-1.8
转运 Transport	gb：NM134326.1	白蛋白　Albumin（Alb）	3.4
	gb：NM024162.1	脂肪酸结合蛋白 3 Fattyacidbindingprotein3（Fabp3）	2.5

续表

分类	基因库号	基因名字	FC
转运 Transport	gb：M053365.1	脂肪酸结合蛋白4 Fattyacidbindingprotein4（Fabp4）	3.7
	gb：NM053910.1	血小板-白细胞C激酶底物同族体，Sec7和卷曲螺旋域1 Pleckstrinhomology，Sec7andcoiled/coildomains1（Pscd1）	1.9
	gb：AB039825.1	α2u球蛋白PGCL4 alpha-2uglobulinPGCL4（OBP3）	2.0
	gb：NM019157.1	水蛋白7 Aquaporin7（Aqp7）	1.8
	gb：NM021588.1	肌球素 Myoglobin（Mb）	3.1
	gb：NM012751.1	溶质转运2-4 Solutecarrierfamily2，member4（Slc2a4）	2.4
	gb：NM031818.1	氯细胞内通道4 Chlorideintracellularchannel4（Clic4）	1.7
	gb：BE113640	溶质转运4-1 Solutecarrierfamily4，member1（Slc4a1）	-1.7
	gb：AA891661	水蛋白1 Aquaporin1（Aqp1）	-1.5
	gb：NM031703.1	水蛋白3 Aquaporin3（Aqp3）	-2.1
转录调节 Regulation of transcription	gb：AW672589	NF-κB抑制因子α Nuclear factor of kappa light chain gene enhancer in B-cells inhibitor，alpha（Nfkbia）	-1.9
	gb：NM012551.1	早期生长因子1 Early growth response1（Egr1）	2.3
	gb：NM019194.1	促甲状腺胚胎因子 Thyrotroph embryonic factor（Tef）	2.9
	gb：AF286470.2	固醇调节元件结合因子1 Sterol regulatory element binding factor1（Srebf1）	1.7

续表

分类	基因库号	基因名字	FC
转录调节 Regulation of transcription	gb：AI230048	D 位点白蛋白结合蛋白 D　Site album in promoter binding protein（Dbp）	2.0
	gb：NM031678.1	周期同族体 2　Periodhomolog2（Per2）	1.9
	gb：NM012780.1	芳香烃受体核转运蛋白 Arylhydrocarb on receptor nuclear translocator（Arnt）	1.6
	gb：BF419200	CCAAT/ 增强结合蛋白（C/EBP）δ CCAAT/enhancerbinding，protein（C/EBP）delta（Cebpd）	-2.1
	gb：NM031786.1	三重基元蛋白 3 Tripartitemotifprotein3（Trim3）	-1.6
翻译 Translation	gb：BE107346	真核启动子 5　Eukaryotic initiation factor5（eIF-5）（Eif5）	1.5
翻译后修饰 Posttranslational modification	gb：AF062741.1	丙酮酸盐脱氢酶磷酸（酯）酶同工酶 2　Pyruvate dehydrogenase phosphatase isoenzyme2（Pdp2）	1.6
	gb：M18769.1	唾液酸转移酶 1Sialyltransferase1（Siat1）	1.5
	gb：BI300565	一去整合蛋白和金属蛋白酶域 10　A disintegrin and metalloprotease domain10（Adam10）	1.6
代谢 Metabolism	gb：AA848319	乳酸脱氢酶 B　LactatedehydrogenaseB（Ldhb）	1.7
	gb：NM012530.1	肌氨酸激酶，肌肉型　Creatinekinase，muscle（Ckm）	2.0
	gb：NM057125.1	过氧化物酶体生物发生因子 6 Peroxisomalbiogenesisfactor6（Pex6）	2.1
	gb：NM080886.1	固醇 -C4- 类甲基氧化酶　Sterol-C4-methyloxidase-like（Sc4mol）	1.5

续表

分类	基因库号	基因名字	FC
代谢 Metabolism	gb：NM013089.1	糖原合酶 2 Glycogensynthase2（Gys2）	5.3
	gb：NM021664.1	DNaseII- 类酸性 Dnase DNaseII-likeacidDNase（Dlad）	1.7
	gb：U08027.1	甘油 -3- 磷酸脱氢酶 2 Glycerol-3-phosphate dehydrogenase2	1.5
	gb：NM022215.1	甘油 -3- 磷酸脱氢酶 Glycerol3- phosphate dehydrogenase（Gpd3）	3.2
	gb：U36771.2	甘油 -3- 磷酸酰基转移酶，线粒体内 Glycerol-3-phosphateacyltransferase， mitochondrial（Gpam）	1.5
	gb：D87247.1	6- 磷酸果糖 -2- 激酶 / 果糖 -2，6- 磷 酸氢盐酶 3 6-phosphofructo-2-kinase/ fructose-2，6-biphosphatase3（Pfkfb3）	2.0
	gb：BI295900	二氢硫辛酰胺乙酰转移酶 Dihydrolipoamide acetyltransferase （Dlat）	2.0
	gb：AA850780	海藻糖酶 Trehalase（Treh）	1.7
	gb：NM013197.1	氨基乙酰丙酸合酶 2 Aminolevulinicacidsynthase2（Alas2）	-2.1
	gb：NM031315.1	胞质乙酰辅酶 A 硫酯酶 1 Cytosolicacyl-CoAthioesterase1（Cte1）	-2.3
	gb：Y00714.1	碱性磷酸酶，组织非特异性 Alkalinephosphatase，tissue-nonspecific （Alp1）	-1.6
	gb：AI717733	对氧磷酶 1 Paraoxonase1（Pon1）	-1.8
	gb：NM022592.1	转羟乙醛酶 Transketolase（Tkt）	1.6

分类	基因库号	基因名字	FC
Ⅰ相反应酶 PhaseI reactions enzyme	gb：NM012542.1	细胞色素 P450IIA3　CytochromeP450， subfamilyIIA（phenobarbital-inducble） /（CytochromeP450IIA3）（CYP2A3a）	1.8
其他 Other	gb：Z18877.1	25 寡腺苷酸合成酶　25oligoadenylate synthetase（Osa1）	-1.5

FC：变化倍数（SO_2 吸入组 / 对照组）

（二）DNA 损伤、交联

在普通温度和生理 pH 即中性条件及有一定浓度的氨类化合物存在的条件下，二氧化硫的衍生物亚硫酸氢钠可以引起单链核酸中的胞嘧啶发生转氨基作用而生成 ^{4}N- 取代的胞嘧啶化合物。如同脱氨基反应一样，亚硫酸氢钠的转氨基作用也具有对核酸单链的特异性。已经证明，在 pH 7.2、30℃ 条件下用 1 mol/L 亚硫酸氢钠处理 MS2 噬菌体（含有单链和双链 DNA）1 小时，噬菌体蛋白和核酸共价交联被诱发，其原因是由于亚硫酸氢钠对单链 DNA 中的胞嘧啶引起转氨基作用。

孟紫强等（2005）研究亚硫酸钠和亚硫酸氢钠混合液对小鼠海马神经元 DNA 的损伤作用，采用昆明种纯系小鼠，鼠龄 4 周，体重18 ~ 20 g。模拟二氧化硫体内衍生物 Na_2SO_3 和 $NaHSO_3$ 在体内的实际分子比为 3：1 进行小鼠腹腔注射，实验动物分为 0、0.125、0.25、0.5、1.0 g/kg 体重 5 个剂量组，每组 12 只小鼠（雌雄各半）。染毒组小鼠每天上午 9 时进行腹腔注射，对照组小鼠进行等容积的灭菌用水腹腔注射，持续 7 天。结果发现，对照组雄性小鼠海马神经元细胞有一定的DNA 损伤，细胞迁移率为 28.67%，平均 DNA 迁移长度为 0.40 μm。当对雄性小鼠进行亚硫酸钠和亚硫酸氢钠混合液腹腔注射之后，海马神经元细胞 DNA 受到不同程度的损伤，在较低浓度下（0.125 g/kg 体重），细胞 DNA 迁移长度也呈显著性增加，当亚硫酸钠和亚硫酸氢钠混合液浓度为 1.0g/kg 体重时，受损伤的细胞达到了 99.33%，细胞 DNA迁移长度急剧增加，这说明高浓度的二氧化硫代谢衍生物对雄性小鼠海马神经元细胞 DNA 造成了极为严重的损伤。对照组雌性小鼠海马神经元细胞 DNA 受损伤的比率为 29.33%，平均 DNA 迁移长度为 0.61 μm。当对雌性小鼠进行亚硫酸钠和亚硫酸氢钠混合液腹腔注射之后，海马神经元细胞 DNA 受到严重的损伤，即使是较低浓度下（0.125 g/kg 体重），细胞 DNA 迁移长度也显著增加，当二氧化硫代谢衍生物浓度为 1.0 g/kg 体重时，受损伤的细胞达到了 95.33%，细胞 DNA 迁移长度达到 20.94 μm。这说明亚硫酸钠和亚硫酸氢钠混合液对雌性小鼠也同样造成了严重的细胞 DNA 损伤。

（三）细胞因子

刘玉香等研究二氧化硫对小鼠几种脏器超微结构及细胞因子水平的影响，选用雄性昆明种小鼠 120 只，平均体重（20±2）g。随机分为 3 个染毒组，每组再随机分为对照组和二氧化硫染毒组，二氧化硫染毒组吸入的二氧化硫浓度分别为 14、28 和 56 mg/m³。二氧化硫染毒组每天吸入二氧化硫持续 4 小时，连续 7 天。染毒时在玻璃熏气箱中进行动式染毒，箱内浓度通过恒温恒流大气采样器采集、盐酸副玫瑰苯胺分光光度法测定。同时对照组也在同样大小的玻璃箱中接受新鲜的空气，每天 4 小时，连续 7 天。染毒期间，对照组及染毒组均不进食和饮水，其余时间自由进食和饮水（自来水）。结果表明，与对照组比较，14 mg/m³ 染毒组小鼠肺组织 IL-6、TNF-α 的含量均显著升高，差异具有统计学意义（$P < 0.05$）；28 mg/m³ 染毒组小鼠肺组织 IL-6 极显著升高，差异具有统计学意义（$P < 0.01$），TNF-α 显著升高，差异具有统计学意义（$P < 0.05$）；56 mg/m³ 染毒组小鼠肺组织中 3 种细胞因子均未见显著改变。14 mg/m³ 染毒组小鼠血清 TNF-α 显著升高。

（四）氧化应激

在生物体内的二氧化硫可以发生一电子氧化反应，形成三氧化硫阴离子自由基（$SO_3^{\cdot -}$），$SO_3^{\cdot -}$ 再遇 O_2 迅速反应生成 $O_2^{\cdot -}$。超氧化物歧化酶（SOD）催化 $O_2^{\cdot -}$ 发生歧化反应生成 H_2O_2。H_2O_2 引发 Fenton 反应产生 $\cdot OH$。二氧化硫也可以通过其衍生物 SO_3^{2-} 发生 Fenton 反应产生羟基自由基（$\cdot OH$）。ROS 攻击不饱和脂肪酸和蛋白质分子，引起脂质过氧化和蛋白质氧化损伤。$SO_3^{\cdot -}$ 会对小鼠心、肝、肺组织蛋白质造成氧化损伤，损伤程度大小与染毒剂量具有明显的剂量 - 效应关系。

夏瑾等（2017）研究二氧化硫及其衍生物对大鼠心肌细胞 ROS 和胶原蛋白表达的影响。首先将生长良好的大鼠心肌细胞 H9C2（来自国家实验细胞资源共享平台）随机分为 5 组，1 组为对照，其他 4 组使用 SO_2 衍生物亚硫酸氢钠（100 μmol/l）对 H9C2 进行不同时间（3、6、12、24 小时）染毒处理，测定 H9C2 细胞中 ROS 含量，并采用荧光定量 PCR 和 Western blot 对 I 型胶原（Col1a1）和 III 型胶原（Col3a1）进行了 mRNA 和蛋白质水平的分析。结果显示，染毒 3 小时后 H9C2 细胞内 ROS 水平较对照组已明显升高，差异有统计学意义（$P < 0.01$），染毒 12 小时时 ROS 水平达到峰值，为对照组的 4.27 倍，差异有统计学意义（$P < 0.001$），24 小时组则为 4.14 倍，该实验结果表明亚硫酸氢钠可显著诱导 ROS 的产生，且呈现明显的时间 - 效应关系。各组细胞内 Col1a1 和 Col3a1 基因 mRNA 水平与对照组相比均无统计学差异。12 小时组和 24 小时组 Col1a1 的蛋白质表达水平显著升高（$P < 0.01$），分别为对照组的 2.14 倍和 4.73 倍；Col3a1 的蛋白质表达水平在不同时间染毒组均有显著升高（$P < 0.01$），分别为对照组的 3.26、3.98、4.58 和 5.64 倍，结果表明，细胞内 Col1a1 和 Col3a1 的蛋白质表达水平均随着处理时间的延长而升高，且呈现明显的时间 - 效应关系。

进一步选用 21 只成年雄性 Wistar 大鼠（体重 200 g）进行整体动物实验染毒。大鼠随机分为 3 组，每组 7 只，分别为对照组，SO_2 组，SO_2+NALC（N- 乙酰半胱氨酸，一种抗氧化剂和自由基清除剂）组。受试大鼠置于体积为 1 m^3 的箱体内，12 小时昼夜周期，外界温度为（24±2）℃，湿度为 50%±5%，其中 SO_2 组和 SO_2+NALC 组暴露于 7 mg/m^3 的 SO_2 中进行动式吸入染毒，对照组接受过滤后的洁净空气。每天染毒 4 小时，持续染毒 28 天。SO_2 自动监测仪实时监测箱体内 SO_2 浓度，染毒期间禁水禁食，其余时间自由进水进食。SO_2+NALC 组自染毒之日起以腹腔注射的方式隔天注射 50 mg/kg NALC，对照组和 SO_2 组注射生理盐水。染毒结束后处死大鼠，取部分心脏组织进行 ROS、Col1a1 和 Col3a1 的 mRNA 转录和蛋白质表达水平测定。结果显示，SO_2 暴露组大鼠心脏组织中 ROS 含量显著升高，相比 SO_2 组，SO_2+NALC 组 ROS 含量显著降低，差异有统计学意义（$P < 0.01$），表明吸入 SO_2 后在动物心脏内产生了一定量的自由基。SO_2 吸入后，大鼠心脏组织中 Col1a1 和 Col3a1 的 mRNA 转录水平与对照组相比均没有显著变化，而蛋白质表达水平与对照组相比均显著升高，差异有统计学意义（$P < 0.01$），分别为对照组的 4.42 倍和 2.13 倍。与 SO_2 组相比，SO_2+NALC 组 Col1a1 和 Col3a1 的蛋白质表达水平显著下降，差异有统计学意义（$P < 0.01$），分别下降 72.6% 和 22%，说明 SO_2 吸入后可能通过产生 ROS 最终导致胶原蛋白表达的增加。体内外实验结果表明，SO_2 及亚硫酸氢钠引起的氧化应激诱导了大鼠心脏组织及体外培养 H9C2 细胞中 ROS 的产生，并可能以转录后调控的方式调控 Col1a1 和 Col3a1 两个胶原蛋白的表达增加。

　　武冬梅（2004）研究二氧化硫对小鼠不同组织器官的氧化应激、DNA 损伤及细胞因子的影响，选用健康昆明种小鼠 120 只（鼠龄 4 周，体重 17～20 g），随机分成 3 大组，每组 40 只，雌雄各半。每 1 大组再随机分成二氧化硫吸入组和对照组（二氧化硫吸入组 20 只，雌雄各半；对照组 20 只，雌雄各半）。第 1 大组吸入组吸入二氧化硫浓度为（22 ± 2）mg/m^3，第 2 大组吸入组吸入二氧化硫浓度为（64 ± 3）mg/m^3，第 3 大组吸入组吸入二氧化硫浓度为（148 ± 23）mg/m^3。二氧化硫吸入组从上午 8 时至 14 时吸入二氧化硫（在玻璃熏气箱中进行动式染毒）6 小时，共 7 天。对照组呼吸过滤的新鲜空气。箱顶设有电动搅拌扇，以使箱内浓度均匀一致，箱内二氧化硫浓度采用盐酸副玫瑰苯胺分光光度法分析。动物染毒期间不进食和饮水，其余时间动物自由进食和饮水（自来水）。二氧化硫熏气结束后禁食 18 小时脱颈处死小鼠，立即取出脑、肺、心、肝、脾、肾组织，在冰冷的生理盐水中洗净，不锈钢剪剪碎，各组织加 10 倍脏器重的 4℃ 预冷的生理盐水，用玻璃匀浆器在 0～4℃ 下制成匀浆液。匀浆液用 Sigma3 K30 台式冷冻离心机在 4℃ 下 12 000 rpm 离心 5 分钟，取上清液即得各脏器粗酶提取液，立即进行抗氧化酶活性测定。结果显示，二氧化硫吸入后雌雄小鼠组谷胱甘肽硫转移酶（GST）的水平发生了大的变化，高浓度的二氧化硫吸入使雌雄小鼠的脑、肺、心、肝、肾、脾 GST 活性均显著降低；低、中浓度时 GST 活性在雌雄间及组织间的变化存在差异，低、中浓度时雄鼠的肝以及低浓度时雌鼠的脑、肺、心、肝和中浓度时的肝组织中 GST 活性均有不同程度的升高，但差异不显著。二氧化硫吸入后使葡萄糖 -6- 磷酸脱氢酶（G6PD）的水平也发生了大的变化，除雄性小鼠低、中浓度时肝组织中的 G6PD 活性变化不明显外（略微升高），在其他组织中的变化均是降低，高浓度时在脑、肺、心、肝、肾 G6PD 的活性达到显著降低或极显著降低。中浓度的二氧化硫吸入后谷胱甘肽还原酶（GRed）的水平只发生了下列变化，雄鼠肝和雌鼠心组织的 GRed 活性显著降低，其他组织变化不显著。二氧化硫吸入使小鼠脑、肺、心、肝、肾、脾六种组织的抗氧化系统改变，且随着二氧化硫吸入浓度的升高，达到差异显著性的器官增多，这表明氧化应激的水平在升高，其抗氧化防御能力被进一步削弱，所以对机体的毒作用在加剧。

（高　尚　刘佳兴　张　济）

主要参考文献

1. 武冬梅. 二氧化硫对小鼠不同组织器官的氧化应激、DNA 损伤及细胞因子的影响. 太原：山西大学，2004.
2. 王慧阳，孟紫强，常凤滨. 二氧化硫体内衍生物对雄性小鼠精子的毒性效应. 应用与环境生物学报，2006，12（3）：363-366.
3. 薄芳芳. 二氧化硫体内衍生物对大鼠卵巢功能毒性的初步研究. 太原：山西医科大学，2012.
4. 赵忠桂，李玉白，李鹏，等. 二氧化硫气体对小鼠肺组织细胞周期的影响. 海南医学院学报，2006，12（5）：396-398.
5. 吴一峰，赵凤敏，钱旭君，等. 宁波市江北区大气二氧化硫浓度与上呼吸道疾病门诊量的关系. 卫生研究，2015，44（4）：565-569.
6. Longo BM，Yang W. Acute bronchitis and volcanic air pollution：a community-based cohort study at Kilauea Volcano，Hawai'i，USA. Toxicol Environ Health，2008，71（24）：1565-1571.

7. 孟紫强，聂爱芳，桑楠，等. SO$_2$衍生物对大鼠神经元和心肌细胞几种离子通道的影响. 生态毒理学报，2006，1（2）：123-134.

8. 孟紫强，秦国华，白巨利，等. SO$_2$长期吸入对大鼠肺组织基因表达谱的影响. 应用与环境生物学报，2006，12（2）：229-234.

9. 白剑英，孟紫强. 短期二氧化硫吸入的肝毒性研究. 临床肝胆系病学，2002，7（4）：243-245.

10. 刘东奇，陈华成，杨雪丽. 二氧化硫对机体各组织器官毒性作用的研究进展. 畜牧兽医杂志，2008，27（1）：37-42.

11. 孟紫强，李瑞金，白巨利，等. 二氧化硫亚慢性染毒对大鼠肺细胞DNA的损伤. 应用与环境生物学报，2005，11（6）：726-728.

12. 解静芳，孟紫强. 二氧化硫衍生物对小鼠心、肝、肺蛋白质的氧化损伤作用. 环境科学学报，2006，26（7）：1175-1179.

13. 李瑞金. SO$_2$及其衍生物对小鼠不同脏器的DNA损伤. 太原：山西医科大学，2004.

14. Meng ZQ，Zhang B. Polymerase chain teaction-based deletion screening of bisulfite（sulfur dioxide）-enhanced gpt-mutants in CHOAS52 cells. Mutat Res. 1999，425（1）：81-85.

15. 何桂军，万明彦. 急性二氧化硫中毒对呼吸系统损害的观察. 中国工业医学杂志，1995，8（4）：217-218.

16. 孟紫强，张波，秦国华，等. 二氧化硫对小鼠不同脏器DNA的损伤作用. 中国环境科学，2005，25（4）：424-427.

17. 孟紫强，耿红，秦国华. 二氧化硫对小鼠脾的氧化应激作用. 卫生毒理学杂志，2004，18（1）：1-3.

18. 孟紫强，耿红，秦国华，等. 二氧化硫吸入对小鼠心脏脂质过氧化和抗氧化指标的影响. 中华劳动卫生职业病杂志，2003，21（6）：448-449.

19. 孟紫强，秦国华，白巨利，等. 二氧化硫长期吸入对大鼠肺组织基因表达谱的影响. 应用与环境生物学报，2006，12（2）：229-234.

20. 桑楠，孟紫强. 硫酸镁对大鼠海马神经元瞬间外向钾电流和延迟整流钾电流的抑制作用. 药学学报，2002，37（7）：510-515.

21. 桑楠，孟紫强. 二氧化硫衍生物对大鼠海马神经元外向钾电流特性的影响. 中国临床康复，2004，8（16）：3207-3209.

22. 孟紫强. 二氧化硫生物学：毒理学·生理学·病理生理学. 北京：科学出版

社，2012：97-100.

23．夏瑾，秦国华，桑楠，等．二氧化硫及其衍生物对大鼠心肌细胞胶原蛋白表达的影响．环境科学学报，2017，37（4）：1601-1607.

24．Lin CM，Li CY，Yang GY，et al．Association between maternal exposure to elevated ambient sulfur dioxide during pregnancy and term low birth weight．Environ Res，2004，96（1）：44-50.

25．孟紫强，刘玉香，白剑英．二氧化硫吸入对小鼠肺、肝、脾超微结构的影响．环境与职业医学，2006，23（4）：301-306.

26．沈德富．二氧化硫对人体健康影响的探讨．交通环保，1994，15（23）：19-23.

27．王慧文，潘秀丹．沈阳市大气二氧化硫污染对呼吸系统疾病死亡率的影响．环境与健康杂志，2007，24（10）：762-765.

28．王丹．空气污染物二氧化硫与稽留流产的相关性研究．天津：天津武警医学院，2008.

29．刘迎春，龚洁，杨念念，等．武汉市大气污染与居民呼吸系统疾病死亡关系的病例交叉研究．环境与健康杂志，2012，29（3）：241-244.

第三节　三氧化硫及硫酸

一、理化性质

三氧化硫（sulfuric trioxide，SO_3），又名硫酸酐。暴露在空气中迅速与水结合生成硫酸（H_2SO_4），同时冒出白烟并释放大量热。硫酸是二元强酸，第二步不完全解离：（$HSO_4^- + H_2O \rightarrow H_3O^+ + SO_4^{2-}$，$K_2 = 1.0 \times 10^{-2}$）。不同浓度的硫酸在水中的电离情况不同，进而表现出不同的理化性质。在常温常压下，稀硫酸中的水分挥发会使硫酸浓度升高，当硫酸浓度到约67%时，溶液中硫酸根离子达到饱和，硫酸分子所占比例迅速增高，达到某一节点时，硫酸分子的吸水作用与水分的蒸发和吸收达到动态平衡，硫酸溶液浓度不再升高，硫酸分子的遇水放热、脱水性等其他特性也在浓度60%～70%时逐步显现。工业上的浓硫酸通常特指含98%硫酸的溶液，常在工业生产和运输中使用。

而工业上使用的稀硫酸浓度常在 40% 以下，两者的溶质电离状态有质的差别。因此，虽然稀硫酸与浓硫酸尚无一个明确的分界，却并未在实际应用中引起任何混淆或不便。浓硫酸与稀硫酸都具有强酸的共性，能与碱、金属、部分盐反应，同时浓硫酸还表现出硫酸分子的性质，如吸水性、脱水性、遇水放热、强氧化性等。硫酸分子与水有很强的亲和力，既可吸收游离水，又可以从有机物中按 2 : 1 的比例夺走氢、氧原子，为了便于区分，将浓硫酸对游离水的强吸引力称为吸水性，将浓硫酸对非游离结晶水的夺取能力称为脱水性，这两种过程都会释放大量热，因此硫酸与易燃物（如苯）和可燃物（如糖、纤维素等）接触会发生剧烈反应，甚至引起燃烧。接触有机体时，浓硫酸的强酸性和脱水性共同作用，使浓硫酸表现出很强的腐蚀性。因为腐蚀性作用，接触空气中的硫酸会刺激鼻黏膜，让人产生"闻到"硫酸味道的错觉，研究显示，硫酸引起人嗅觉的阈值约为 $1 \ mg/m^3$。工业生产中，通常将 10% ～ 70% 的三氧化硫溶入硫酸中制成"发烟硫酸"进行储存和运输。

二、来源、存在与接触机会

自然条件下火山喷发会向大气中输送百万至千万吨级的硫化物，这些硫化物可以随着火山喷发的上升气流到达距离地表超过万米的高空，并且在光照下与水、氧气进行一系列反应最终生成大量硫酸气溶胶，这些硫酸气溶胶往往要在高空飘浮环绕一段时间才能随雨水沉降到地表。飘浮期间，硫酸气溶胶可以反射太阳光，造成地表温度下降进而改变全球气候。有研究显示，1991 年，菲律宾吕宋岛皮纳图博火山喷发使地表温度下降了 0.5 ～ 0.6℃，而 1818 年尼日利亚科西贡火山爆发使北半球次年的平均温度下降了 2 ～ 3℃。人类对未脱硫化石能源的利用，也会向大气排放大量的二氧化硫，二氧化硫可在 290 ～ 400 nm 光线（紫色光和紫外光波长范围）或大气中悬浮颗粒物中的 Fe、Cu、Mg 等金属离子的催化下被氧化为三氧化硫，三氧化硫迅速与大气中的水反应生成硫酸。二氧化硫还可以与大气中的水反应，生成亚硫酸，部分亚硫酸被氧化生成硫酸。在大气中经上述途径产生的硫酸可能随雨水降下、被细颗粒物吸附或以酸雾状态悬浮，最终通过皮肤接触吸收、黏膜接触吸收或呼吸作用进入血液。1952 年，英国伦敦的"雾都劫难"，1960—1972 年间，日本的"四日市哮喘病"事件，我国河北地区面临的"雾霾"问题中，都和空气中飘浮着的硫酸氧化物和硫酸脱不了干系。

Jaelim Cho 等对首尔空气污染和抑郁症关联的病例交叉对照研究显示，调整其他污染因素的影响后，硫酸导致抑郁症的相对危险度（OR）为 1.103（95%CI：1.043 ~ 1.166）。除大气中的硫酸外，日常生活中也会因为铅蓄电池内容物泄漏、使用含硫酸的厕所清洁剂、切洋葱时释放的丙硫醛 -S- 氧化物（propanethiol S-oxide）与眼部水反应、自杀或误服而接触硫酸。由美国消费安全委员会（United States Consumer Product Safety Commission，USCPSC）1996 年公布的一项为期 5 年的调查显示，每年因硫酸未妥善存放或未密封容器而导致误饮造成的伤害数多达 2800 ~ 3150 例。三氧化硫和硫酸都是工业生产中的重要原料，将三氧化硫溶于 100% 硫酸中可生成发烟硫酸，在磺化、硫化、染料和炸药制造中都有广泛应用。硫酸是制造肥料、药物、洗涤剂、蓄电池的重要原料，是净化石油、金属冶炼和有机合成中的常用试剂。根据美国国家职业安全与健康中心（National Institute for Occupational Safety and Health，NIOSH）于 1998 年公布的调查估计，当时美国有超过 56 103 名工人有三氧化硫暴露，775 348 名工人有硫酸暴露，无论正常的工业生产还是存储、运输或生产时发生的事故，都可能造成硫酸暴露甚至中毒。

三、吸收、分布、代谢与排放

三氧化硫在空气中会迅速与水反应生成硫酸，硫酸可经皮肤接触、呼吸道以及消化道吸收。硫酸液滴进入呼吸道的深度主要取决于液滴的直径大小，液滴直径越小，越容易进入肺深部。呼吸的方式决定进入呼吸道的硫酸液滴量，相比于单纯用鼻呼吸，用口呼吸会吸入更多的硫酸液滴。吸入的硫酸部分以原型状态呼出体外，部分留存在肺中。吸入平均粒径 1 μm，浓度 0.4 ~ 1.0 mg/m^3 的硫酸时，约有 77% 的硫酸会沉积在呼吸道内，其余 23% 以原型形式被呼出体外，除了浓硫酸的遇水放热和脱水腐蚀外，硫酸主要通过氢离子对 pH 的影响产生毒性，氢离子往往在接触时即与接触部位发生反应，如与机体分泌的氨反应，而硫酸根离子通过黏膜吸收入血，大部分以原型经肾由尿排出。因此人体接触硫酸后，主要损伤接触部位，对其他部位无明显影响，且相同量的硫酸，浓度越高，作用越集中产生的毒性也就越大。对大鼠的实验显示，$H_2^{35}SO_4$ 经肌内注射后，1～3 小时内可在绝大多数器官中达到最高浓度，6 小时时在肌肉和皮肤中达到最高浓度，收集并检测排泄物中 ^{35}S 水平得出：初始的 ^{35}S 在 5 天内有 64% 通过尿排出，19% 通过粪便排出。

四、毒性概述

（一）动物实验资料

1. 急性毒性

Schrenk 等将 Hartley 豚鼠按年龄不同分为两组：1～2 月龄组，平均体重 250 g，18 月龄组，平均体重 1000 g，每组再分为多个剂量组，分别用不同浓度硫酸酸雾（8～90 mg/m³）染毒 8 小时，硫酸酸雾平均粒径 1 μm，相对湿度 40%～45%。染毒期间观察豚鼠存活状况，染毒结束后处死豚鼠进行剖检和病理检查，染毒期间死亡的豚鼠同样进行剖检和病理检查。经计算得出，1～2 月龄组在硫酸雾中暴露 8 小时的 $LD_{50}=20$ mg/m³，18 月龄组在硫酸雾中暴露 8 小时的 $LD_{50}=50$ mg/m³，t 检验比较，2 月龄组豚鼠的 LD_{50} 显著低于 18 月龄组，差异有统计学意义（$P < 0.05$）。剖检结果显示，暴露期间死亡的豚鼠肺部均有肉眼可见的出血，一些个体的肺显现樱红色，除肾上腺常出现表面出血外，其他脏器肉眼下未见异常。对暴露期间死亡豚鼠各脏器组织光镜下检查，结果显示，肺部出血、水肿，肾上腺和脾有轻微充血。对存活个体继续观察，染毒结束后 3 周处死剩余豚鼠，观察病理。光镜结果显示，在 8 小时急性暴露结束至 3 周后，镜下可见肺组织存在严重出血和水肿持续存在，其他脏器镜下未见出血、水肿。

2. 慢性毒性

Uleckiené 等以 2 月龄的 CBAxC57BI 小鼠 114 只为研究对象，均采用灌胃插管方式染毒，保持标准实验室条件并给予正常饮食，自由饮水。小鼠分为 2 组，硫酸灌胃组：雄性 30 只，雌性 27 只，胃部插管给予 0.2 ml 浓度为 0.2% 的硫酸蒸馏水溶液，1 周 1 次，持续整个生存周期；空白对照组：雄性 30 只，雌性 27 只，灌胃给予蒸馏水。实验过程中对濒死的或者已经死亡的动物进行解剖。对食管、胃进行组织病理学检查。结果显示，硫酸灌胃组生存周期为 87.7 ± 5.7 周，空白对照组生存周期为 110.1 ± 7.4 周，二者差异有统计学意义（$P < 0.05$）。光镜下病理显示，相比空白对照组，灌胃组小鼠胃前部上皮细胞出现更多的增生、畸形和过度角化。

3. 致突变

Meng ZQ 等观察某硫酸厂工人外周血淋巴细胞微核率，共采集 40 名硫酸厂接酸工人（接触组）和 28 名不接触硫酸工人（对照组）的外周血样本。记录血样中淋巴细胞微核率。结果显示，暴露组的 40 名工人平均微核率 0.168%，其中有 7 人微核率超过正常值范围（0.2%），有 28 名微核率超过 0.1%。相比于对照组的平均微核率（0.071%），暴露组的微核率更高，差异有统计学意义（$P < 0.001$）。

4. 生殖与发育毒性

Murray 等将孕期的 CF -1 小鼠分为 3 组，每组 35 ~ 40 只，在怀孕的第 6 至第 15 天，分别用浓度为 0（对照组）、5（低剂量组）和 20 mg/m³（高剂量组）的气溶胶（含硫酸 95.7%）染毒，每天染毒 7 小时，期间禁食禁水，观察孕鼠健康状况和孕 18 天时胎鼠的发育状况。结果显示，相比对照组，高、低剂量染毒组体重未见差异，光镜下组织学检查各个染毒组小鼠呼吸道组织未见组织病理改变。在孕期第 18 天检查小鼠胎儿。结果显示，与对照组相比，高、低剂量染毒组死胎数与胚胎重量未见差异，且在高、低剂量染毒组之间，未观察到任何剂量相关的形态学改变。

Murray 等用孕期的新西兰兔研究孕期硫酸酸雾染毒对兔胚胎发育的影响。将孕期的新西兰兔分为 3 组，每组 20 只，在孕期的第 6 至第

18 天连续用含有硫酸的气溶胶（含 97.5% 硫酸）染毒，气溶胶浓度分别为 0（对照组）、5（低剂量组）和 20 mg/m^3（高剂量组），每天染毒 7 小时，观察母体及孕 29 天时的胚胎发育状况。结果显示，高剂量染毒组母体兔子体重低于对照组，差异具有统计学意义，且组织学检查可见亚急性鼻炎、气管炎的增长有随染毒浓度升高而升高的剂量 - 反应趋势（$P < 0.05$）。在孕期第 29 天，检查胎兔，结果显示，光镜下检查，与对照组相比，各染毒组中除高剂量染毒组胎兔的"头骨骨骼内小非骨化区域"发生率相比对照组增加（差异具有统计学意义，$P < 0.05$）外，未见其他组织病理学改变。与对照组相比，高、低剂量组死胎数与胚胎重量未见差异。

5. 致癌

Uleckiené 等以 120 只 2 月龄的 Wistar 大鼠作为研究对象。大鼠分为 2 组，每组 60 只，雌雄各半，采用灌胃染毒。分为硫酸灌胃组（灌胃给予 0.6% 硫酸 0.5 ml，1 周 1 次，持续整个生存周期）和空白对照组（灌胃给予 0.5 ml 生理盐水）；实验过程中对濒死的或者已经死亡的动物进行解剖。首先对所有器官进行肉眼观察，其次对胃进行组织结构学检查，将组织分别固定在 10% 甲醛溶液及包埋在石蜡中，部分组织进行苏木精 - 伊红染色，光镜下观察病理。结果显示：硫酸组大鼠寿命（96.1±5.4 周），空白对照组大鼠寿命（111.4±3.7 周），两组差异有统计学意义（$P < 0.05$）。最终观察结果显示：硫酸灌胃组大鼠胃前部良性肿瘤（乳头状瘤和微乳头状瘤）发生率为 29.6%，显著高于空白对照组（15.8%），差异有统计学意义（$P < 0.1$），硫酸灌胃组和对照组胃前部各出现 1 例恶性肿瘤（鳞状细胞癌）。光镜下观察组织病理显示，在硫酸灌胃组观察到更多的胃前部上皮细胞棘皮症（acanthosis）和角化过度，差异有统计学意义（$P < 0.05$）。

（二）流行病学资料

1. 横断面研究

任波等对锌电解厂工人牙酸蚀状况进行调查。选择 1996 年入厂的 179 名电解锌作业工（男 145 人，女 34 人，年龄 25 ～ 46 岁）作为研究对象。依据《职业性牙酸蚀病诊断标准》（GBZ61-2002）的规定和要求，由专人做常规口腔检查和牙齿酸蚀检查与分级，并逐项询问和记录职业史、个人卫生防护情况、现病史、既往史、吸烟史、饮酒史等项目。共检出职业性牙酸蚀病 60 例，其中Ⅰ度 35 例，最短作业工龄 4 年；Ⅱ度 15 例，最短作业工龄 5 年；Ⅲ度 10 例，最短作业工龄 7 年。共发现酸蚀牙 327 个，其中中切牙 174 个，侧切牙 104 个，尖牙 45 个，第一、二双尖牙共 4 个。

王静宇（2016）随机选取齐齐哈尔地区 252 名硫酸作业工作人员作为研究对象，其中男 151 名，女 101 例，平均年龄（37.8±9.2）岁，平均工作时限（19.7±8.6）年，所有调查对象上岗前检查均无口腔疾病与遗传疾病史，同时选取同区域内非酸性工作环境工作人员 200 名作为对照组，其中男 141 名，女 59 名，平均年龄（36.5±8.7）岁，平均工作时限（18.7±9.1）年，两组调查对象的一般资料差异无统计学意义。专科医生对调查对象做口腔常规检查，选用世界卫生组织制定的《口腔健康调查基本方法》作为指导，检查病症情况。应用 SPSS 20.0 统计学软件对数据进行分析处理。结果显示，牙酸蚀病检出率为 24.2%，对照组 200 名调查对象的牙酸蚀病检出率为 0%，酸蚀病调查组病症检出率明显高于对照组，差异有统计学意义（$P > 0.05$）。酸蚀病调查组疾病发生率与工龄时限呈正比（分别为：10 年为 11.36%，5/44；15 年为 16.32%，8/47；20 年为 22.64%，12/53；25 年为 32.78%，20/61；30 年为 33.33%，16/48），差异有统计学意义（$P < 0.05$）。

Chikte 等在南非的金属电解厂开展了一项关于男性工人硫酸接触与牙酸蚀病情况的调查。将接触硫酸浓度在 0.3～1 mg/m³ 之间的 103 名工人作为接触组（平均年龄 31.4 岁，平均工龄 4.2 年），从该厂其余 700 名工人中随机选取工龄、年龄与接触组相近的 102 名工人作为对照组（接触硫酸浓度 0.1～0.3 mg/m³）。通过问卷调查工人可能影响牙酸蚀情况的工作、生活习惯，采用临床检查评估牙酸蚀病的患病率和严重程度。结果显示，接触组和对照组相比：主诉牙痛或对冷热敏感者分别占比 48% 和 31%（$P=0.02$），检查发现牙酸蚀病患病率分别为 96% 和 75%。相比对照组，接触组更容易患牙酸蚀病，优势比 OR 为 5.531（95%CI：2.167～14.117）。

2．队列研究

肖建华等（2001）对某化工厂化学物接触与肿瘤死亡率的关系进行回顾性队列研究。选择该厂 1971 年 1 月 1 日至 1999 年 8 月 31 日期间工作在册（包括在职、病休、退休及死亡者），连续作业工龄超过 1 年，且未在此期间内或此期间前从事过其他有毒有害作业的磷肥、硫酸、钛白粉三个车间共 388 名工人作为接触组；选择该厂后勤、办公室等不接触毒物，且满足其余前述标准的行政人员 234 名为对照组。观察期间内死亡者，由职业卫生专业人员填写死亡核对表，死因诊断以三甲（或地市级）医院的诊断记录为准，恶性肿瘤以病理、电子计算机体层扫描（CT，含 X 线造影）诊断结果为标准，死亡当年统一按 0.5 人年计算。接触组预计调查 388 人，实际调查 386 人，失访率 0.52%，平均年龄（32.6±3.1）岁，平均工龄（8.7±2.4）年，观察 4161.48 人年，观察期内死亡 50 人；对照组调查人数 234 人，平均年龄（33.5±2.8）岁，平均工龄（9.1±2.6）年，观察 2748.34 人年，无失访，观察期内死亡 25 人；两组的年龄、工龄、性别、家族史、既往史等分布均衡，具有可比性。死亡的 75 名调查对象中，死因诊断为恶性肿瘤的共 36 人，其中病理诊断 15 人, CT（含 X 线造影）诊断 21 人；对接触组硫酸车间和对照组工人进行全死因分析，结果显示，接触组恶性肿瘤（肝癌 4 人、肺癌 0 人、鼻咽癌 2 人、胃癌 0 人、子宫颈癌 2 人、直肠癌 1 人、其他癌症 1 人）死亡率为 671.34/10 万人年，居各类死因死亡首位，占总死亡率的 52.63%，对照组工人恶性肿瘤（肝癌 1 人、肺癌 4 人、鼻咽癌 1 人、胃癌 2 人、子宫颈癌 1 人、直肠癌 1 人）死亡率为 363.86/10 万人年，接触组各种恶性肿瘤死亡率中以肝癌为第一位，对照组各种恶性肿瘤死亡率中以肺癌为第一位。与对照组比较，硫酸车间工人肝癌死亡的相对危险度（RR）=7.38（$P < 0.05$），其余恶性肿瘤死亡率未见差异，提示硫酸接触可能是导致工人肝癌发病率升高的职业有害因素。

（三）中毒临床表现与防治原则

1．中毒临床表现

（1）急性中毒：浓硫酸除了氢离子的酸性外，还因脱水性和遇水放热的特性对皮肤造成腐蚀和灼伤，接触浓硫酸后，接触部位首先坏死变灰白色，随后迅速出现深色斑点，可伴有接触区域缩小或皱缩，这一过程称为"凝固性坏死"。皮肤接触硫酸或硫酸雾时可导致甲周龟裂、皱缩、色素沉着等。急性吸入硫酸酸雾后可引起咳嗽、明显的上呼吸道刺激症状及支气管炎甚至肺水肿，吸入热的浓硫酸酸雾或发烟硫酸雾时，可造成休克伴肺部严重损害，严重者甚至可引起喉痉挛甚至窒息。急性口服硫酸可引起消化道刺激和灼伤；患者中毒早期可能表现出烦躁不安、恶心、呕吐等症状，呕吐物常为"咖啡渣样"，含有食管和胃黏膜碎片，胃出血严重时，呕吐物或粪便中可见大量鲜血，伴有强烈口渴感。口服大量硫酸且未及时灌胃时，可能发生胃肠道穿孔，出现意识丧失、循环衰竭伴皮肤湿冷、脉快无力等症状。

（2）慢性中毒：长期反复接触硫酸酸雾可引起牙酸蚀病，对冷热酸刺激敏感，还可引起慢性支气管炎、支气管哮喘或肺纤维化等疾病。

2．防治原则

（1）生产过程中应注意硫酸密闭与工作场所通风，对接触工人加强安全培训，发放个人防护用品。

（2）对于皮肤接触者应立即脱去被污染的衣物，离开接触环境用清水或 5% 碳酸氢钠溶液冲洗。若接触浓硫酸，用大量清水冲洗超过 15 分钟后用 0.5% 丁卡因溶液滴眼、抗生素、可的松眼膏涂结膜。

（3）口服硫酸者，在无呕吐、抽搐或意识模糊等情况下可口服氧化镁、牛奶或清水，立刻送往医院，条件允许立即洗胃。口服硫酸时间稍长者，不宜洗胃。

（4）对于吸入硫酸蒸气或硫酸雾者，需迅速脱离现场至空气新鲜处，保持呼吸道通畅。

五、毒性表现

（一）动物实验资料

1．急性毒性

Silbaugh 将 57 只哈特利豚鼠（1.5 ~ 3 月龄，350 ~ 460 g）分为 6 组在动式染毒柜中暴露 1 小时，染毒柜内分别为过滤后的空气和浓度为 1.2、1.3、14.6、24.3 和 48.3 mg/m³ 的空气动力学直径 1 μm 的硫酸。暴露期间每隔 15 分钟检测所有豚鼠的体重、潮气量、呼吸频率、分钟通气量、吸气流量峰值、呼气流量峰值、跨肺压、动态顺应性和总肺阻力。结果显示，5 个暴露组分组情况共有 8 只豚鼠总肺阻力明显升高（14.6、24.3 和 48.3 mg/m³ 组分别有 1、3、4 只），肺动态顺应性明显降低，称为"响应性豚鼠"，这 8 只豚鼠中有 4 只在暴露过程中死亡。暴露组的其他 39 只豚鼠的总肺阻力相较于对照组无明显改变，称为"无响应豚鼠"。与对照组和无响应豚鼠相比，8 只响应豚鼠的体重、潮气量、呼吸频率、分钟通气量、吸气流量峰值和呼气流量峰值未见差异，跨肺压、动态顺应性和总肺阻力发生显著变化：无响应豚鼠跨肺压 9.2 ± 0.4 cmH$_2$O，响应性豚鼠跨肺压 11.5 ± 0.7 cmH$_2$O，差异有统计学意义（$P < 0.01$）；无响应豚鼠肺动态顺应性为 0.40 ± 0.02 ml/cm H$_2$O，响应性豚鼠为 0.33 ± 0.02 ml/cmH$_2$O，差异有统计学意义（$P < 0.05$）；无响应豚鼠肺阻力为 0.33 ± 0.02 cmH$_2$O/（ml·s），响应性豚鼠的肺阻力为 0.45 ± 0.05 cmH$_2$O/（ml·s），差异有统计学意义（$P < 0.05$）。且这种响应具有共性——肺动态顺应性在暴露初始的数分钟内突然降低，伴随呼吸困难，动态顺应性的改变可以在降低开始的数秒内降到基线水平的 70% 以下。

　　Wolff 等将 8 只比格犬分为两组，每组 4 只，雌雄各半，分别在质量中值空气动力学直径（mass median aerodynamic diameter，MMAD）为 0.3 μm（硫酸浓度分为 0.5、1.0 mg/m³）和 0.9 μm（硫酸浓度分为 1.0 和 5.0 mg/m³）酸雾中暴露 1 小时，观察其暴露前后呼吸道黏液清除速度的改变。在暴露结束后麻醉比格犬，将纤维支气管镜插入其气管内，停止麻醉。比格犬恢复意识时，通过纤维支气管镜将含 50 μCi（1.85×10^6 Bq）高锝（^{99m}Tc）的聚合白蛋白黏液 10 μl 送入气管中，之后每隔 25 分钟用射线照相机拍摄一次闪烁照片，确定放射性高锝（^{99m}Tc）的位置，从而推算出标记物质沿气管向上移动的速度。结果显示，暴露在 MMAD 为 0.9 μm，浓度为 1.0 mg/m³ 硫酸酸雾的比格犬，气管黏液清除速度在暴露后 30 分钟、1 天、1 周时均低于暴露前，相比对照组的黏液清除能力，分别下降 26%（$P=0.05$）、40%

（$P < 0.01$）和 30%（$P=0.05$），暴露 5 周后清除速度恢复正常。暴露在 MMAD 为 0.9 μm，浓度为 0.5 mg/m³ 硫酸酸雾的比格犬，气管黏液清除速度在暴露后 30 分钟、1 天时有上升趋势（分别上升 35% 和 8%），但差异无统计学意义，暴露 1 周后的黏液清除速度相比正常有统计学差异（下降 34%，$P < 0.01$）。暴露在不同浓度下 MMAD 为 0.3 μm 硫酸酸雾的比格犬的气管黏液清除能力均未见明显改变，提示硫酸酸雾的作用或作用部位可能与其空气动力学直径有关，作用的效应和持续时间与吸入硫酸酸雾的浓度有关。

2．慢性毒性

Cavender 等以 Fischer 系大鼠（150 ~ 200 g）和 Hartley 品系豚鼠（250 ~ 300 g）为研究对象，进行为期 6 个月的慢性毒性实验。经过 2 周观察期及适应期后，将每种实验动物的不同性别个体随机分为硫酸染毒组、臭氧染毒组、硫酸、臭氧联合染毒组与对照组（硫酸、臭氧的染毒浓度均为 10 mg/m³），每组中每种动物雌雄各 35 只，在浓度 10 mg/m³ 硫酸酸雾的动式染毒柜中进行染毒，染毒频率为每周 5 天，每天 6 小时，染毒期间禁食、水，观察并记录每天的异常表现和死亡情况，在染毒 6 个月后，处死并剖检存活的实验对象，分离肺组织并记录肺重量，进行组织病理学检查。光镜下对大鼠肺进行组织病理学检查，结果显示，与对照组相比，除硫酸 - 臭氧联合染毒组 2 只大鼠的支气管上皮细胞出现轻度增生和肥大之外，其余各染毒组大鼠组织病理学检查未见组织病理学改变。光镜下对豚鼠肺部组织进行组织病理学检查，结果显示，臭氧染毒组和硫酸 - 臭氧联合染毒组终末细支气管可见上皮细胞肥大、增生，肺泡内巨噬细胞浸润，Ⅱ 型肺泡上皮细胞轻度增殖，气管、细支气管上皮纤毛轻度减少伴杯状细胞减少和基底细胞增生。硫酸染毒组可见极轻微的肺泡巨噬细胞增殖和气管纤毛的轻度减少。

3．致癌

Uleckiené 等以 255 只 2 月龄的 Wistar 大鼠（雄性 120 只、雌性 135 只）作为研究对象，采用气管灌注方式染毒。大鼠分为 5 组，除第五组为雌性大鼠 15 只外，其余 4 组皆为雄性、雌性大鼠各 30 只。

第一组：空白对照组；第二组（硫酸气管滴注组）：气管灌注 0.6% 硫酸 0.3 ml，每月 2 次，持续 1 年；第三组（硫酸 - 苯并芘联合组）：气管灌注苯并芘与印度黑色墨水粉生理盐水混合物 5 mg，每个月 2 次，持续 2 个月（总剂量 20 mg），同时气管灌注 0.6% 硫酸 0.3 ml，每个月 2 次，持续 1 年；第四组（苯并芘组）：阳性对照组，气管灌注苯并芘与印度黑色墨水粉的生理盐水混合物 5 mg，每个月 2 次，持续 2 个月（总剂量 20 mg）；第五组：（印度黑色墨水组）雌性 15 只，气管灌注含印度黑色墨水粉（印度黑色墨水并非致癌物，但却可以吸附致癌物使其作用时间变长）的生理盐水 5 mg，每月 2 次，持续 1 年。实验过程中对濒死或者已经死亡的动物进行解剖。首先对所有器官进行肉眼观察，其次对气管、肺、食管、胃、脾、肝、肾及其他有病理学改变的器官进行组织结构学检查，将组织分别固定在 10% 甲醛溶液及包埋在石蜡中，部分组织进行苏木精 - 伊红染色。结果显示，在第一至第五组分别观察到肺部良性肿瘤 0、1、0、0、0 例，恶性肿瘤 0、3（类型包括气管软骨肉瘤、支气管腺癌和肺组织细胞瘤）、6（类型包括肺未分化癌、气管软骨肉瘤、细支气管肺泡细胞癌、鳞状细胞癌和肺纤维肉瘤）、3（类型包括鳞状细胞癌、肺血管外皮细胞瘤和肺未分化癌）、0 例。硫酸 - 苯并芘联合组肺部肿瘤发病率最高，与空白对照组相比，差异有统计学意义（$P < 0.05$）。除硫酸 - 苯并芘联合组外，其他组与空白对照组相比，肺部肿瘤发生率差异无统计学意义，与苯并芘组相比，硫酸 - 苯并芘联合组肺部肿瘤发病率差异无统计学意义。

（二）流行病学资料

1. 横断面研究

尹慧芳等随机选择现从事硫酸作业的充电工 45 名作为硫酸接触组，男性，年龄 23 ~ 59 岁，工龄 1 ~ 14 年；选择不接触硫酸作业的通信工 33 名作为对照组，男性，年龄、工龄与接触组可比。由五官科医师重点检查工人的牙齿、鼻咽部、眼，并进行肺功能测定。结果显示，相比对照组，接触组各项主观感觉指标（咳嗽、咳痰、胸闷、气短、鼻堵塞、牙齿过敏、牙齿酸痛、眼畏光、眼痛、皮痒、刺痛）的阳性率未见改变；接触组 16 例（36.8%）出现牙齿透明度差，26 人（57.8%）出现牙损害，显著高于对照组（透明度差 5 人，15.2%；牙损害 9 人，27.3%），差异有统计学意义（$P < 0.05$）；咽充血、眼结膜充血、牙出血、干燥和鼻炎的检出率差异无统计学意义；接触组 VC、FVC 两项指标低于对照组（接触组 VC 3.05 ± 0.75，对照组 VC 3.76 ± 0.56，$P < 0.01$；接触组 FVC 3.287 ± 0.72，对照组 FVC 3.79 ± 0.74，$P < 0.01$），FEV1、FEV1%、FEF、MVV 差异无统计学意义。

2. 队列研究

Steenland 等对美国的一家炼钢厂男性工人队列进行了 10 年随访，原队列观察对象 1156 人，工人初始硫酸接触年平均为 1949 年，平均接触硫酸 9.2 年。对其中 1031 人（原队列的 89%）进行了随访研究，由工业卫生专家综合每个工人的既有记录和职业史，将工人分为接触硫酸（62%）、接触硫酸和其他酸（22%）以及不接触硫酸仅接触其他酸（16%）三类（硫酸接触组的接触剂量比一般人群的硫酸接触量高至少一个数量级）。该研究剔除了工人中从事过焦炉作业的成员，且其他已知能导致喉癌的物质在研究区域内低于检出限。随访 10 年期间共观察到 14 例喉癌发病，综合 SEER（Surveillance，Epidemiology，and End Results）和美国的三次癌症调查（1938、1948、1970 年）数据推算同年龄、性别的一般人群预期发病数为 5.6，控制吸烟饮酒率与观察对象相同时，喉癌预期发病数为 6.4。与一般人群相比，观察对象发病率比值比（rate ratio，RR）为 2.2（95%CI：1.2 ~ 2.7）。

Steenland 等对上述美国男性炼钢厂工人队列进行了后续随访（1981—1986 年），研究工人酸雾接触与肺癌发病的关系。收集了工人年龄、硫酸接触、是否吸烟等信息，用队列工人的年龄、吸烟构成情况和美国全人群对应年龄段及吸烟习惯的肺癌死亡专率相乘后求和，得到预期肺癌死亡率，观测肺癌死亡率除以预期死亡率求得控制吸烟后的标准化死亡比（SMR）=1.36（95%CI：0.97 ~ 1.84），仅计算硫酸酸雾接触超过 20 年的工人时：SMR=1.50（95%CI：1.05 ~ 2.07）。结果提示，控制吸烟状况后，硫酸接触可能会增加肺癌的额外发病风险。

3. 病例对照研究

Soskolne 等开展了一项不同分型肺癌发病与包含硫酸在内的强无机酸接触间的病例对照研究，选取 1981—1985 年间诊断的肺癌 [气管、支气管或肺部的原发性肿瘤，包括鳞状上皮细胞癌（35%）、腺癌（25%）、小细胞肺癌（7%）、燕麦细胞癌（7%）、大细胞肺癌（7%）、巨细胞肺癌（7%）和不能明确分型或分型罕见的肺癌（15%），下同] 患者作为病例组，在排除病理分型不明、不同意调查及无法联系的研究对象后，共有 362 名男性和 410 名女性患者纳入调查，为每个病例 1 : 1 匹配年龄住址接近的同性别对照。采用入户调查的方式，询问观察对象本人或其亲属（35%），依照职业史，从接触的浓度、时间及可靠性来评估硫酸及其他无机酸（醋酸、硝酸、氢氟酸、氢氰酸、磷酸）的接触情况。采用条件 logistic 回归分析法控制吸烟因素，依次分析每种酸的接触与各分型肺癌的关系，未发现任何一种无机酸的接触存在额外的总肺癌发病风险，汇总比值比 OR=0.95（95%CI：0.70 ~ 1.29），控制其他因素，单一考察硫酸和不同种类肺癌，未观察到硫酸接触引起任何单一种类肺癌的额外风险，将硫酸接触按照 10 年以上组和不足 10 年分组，同样未观察到有统计学意义的剂量 - 反应关系。

Soskolne 等针对喉癌发病与硫酸职业接触之间的关联进行了一项病例对照研究。从加拿大的多伦多、诺斯贝、哈密尔顿和萨德伯里 4 个城市中选取 1977—1979 年间发现喉癌，并且有记录的 204 名居民作为病例组，在每个病例居住地附近，分别按照 1 : 1 匹配的方式寻找性别相同、年龄相近（±5 岁）的居民作为对照。病例通过选定四市附近仅有的两家肿瘤治疗中心的记录选取。病例、对照确定后通过入户调查的方式收集相关信息，通过问卷收集每个观察对象包括工龄、工作场所、具体负责工作、吸烟饮酒情况、石棉接触史等基本信息，由专家基于对不同年代的职业、工业等的经验，将不同工作分类为硫酸接触和硫酸非接触两类。硫酸接触强度的评估由一名风险评估专家专职进行（该专家对病例对照分组情况不知情），依据接触浓度（硫酸浓度低于 0.1 mg/m³、0.1 ~ 0.9 mg/m³，高于 0.9 mg/m³）、接触频率（不接触、小于工作时间的 5%，5% ～ 30% 的工作时间，超过工作时间的 30%）和接触确定性（未暴露、可能暴露、极有可能暴露、确定暴露）这三个维度进行硫酸接触的评估，最终能完成评估并且确认诊断后，共有 183 对研究对象纳入研究，（病例组年龄范围：38.12 ～ 84.75，62.4±9.88 岁，对照组年龄范围：39.51 ～ 87.26，63.1±9.94 岁，采用 ICD9-CM 疾病分类，癌症位点分布如下：声门癌 57.38%，上喉部癌，声门下癌，喉软骨癌，其他部位喉癌，喉部不确定分型癌）。遗憾的是，不吸烟和接触石棉的匹配对子数均不多（12 对和 14 对），条件 logisitic 回归模型不收敛。因此最终采用吸烟三分类和饮酒二分类的方法分层分析，结果分析显示，吸烟与饮酒不存在交互，计算合并后的各层硫酸接触优势比，结果如下：疑似接触 OR=1.89（95%CI：1.12 ～ 3.19），短期低剂量接触 OR=2.37（95%CI：0.95 ～ 5.93），短期高剂量接触 OR=2.67（95%CI：1.14 ～ 6.27），长期低剂量接触 OR=3.69（95%CI：1.82 ～ 7.46），长期高剂量接触 OR=3.56（95%CI：1.72 ～ 7.38）。该研究展示了在控制吸烟饮酒的条件下硫酸接触和喉癌发病的关联，且随着接触浓度和时间显示出了剂量 - 反应关系，有力地为硫酸接触与喉癌发病间的因果推断增加了证据。

在硫酸与喉癌的关联研究中，控制石棉接触、吸烟等因素后，均显示出呼吸道接触硫酸是喉癌的危险因素，且随接触浓度增大和时间延长而呈现剂量 - 效应关系。基于职业人群的流行病学研究，有充分流行病学证据显示硫酸与喉癌的发生率存在关联，国际癌症研究所（IARC）在 1992 年将含硫酸的无机性强酸酸雾列为 1 类（对人类致癌性明确）致癌物。在 2009 年 10 月，IARC 组织 23 位专家对包括强无机酸在内的几类致癌物进行了致癌物分级、致癌靶器官和致癌机制的讨论与评估，最终认定强无机酸致喉癌的流行病学证据充分、致肺癌的流行病学证据尚不够充分，致癌的机制研究尚不充分。

六、毒性机制

（一）炎性反应

Fujimaki 等以雄性 Harltey 豚鼠（8 周龄）为实验对象，探究吸入硫酸气溶胶与肺部肥大细胞释放组胺之间的关联。依硫酸气溶胶浓度不同，分为 0.3、1.0 和 3.2 mg/m³ 三个剂量组，每个剂量组按染毒时间不同又分为 2 周和 4 周两个亚组，每个亚组 4 只豚鼠。两亚组分别染毒达到 2 周和 4 周后，麻醉剖检豚鼠，将肺取出切成细小碎片，温育、离心、过滤后利用胶原酶将肥大细胞分离，用豚鼠抗卵清蛋白 IgE 和 A23187 分别致敏肥大细胞，用荧光分析法检测对照和中、高剂量组释放组胺的肥大细胞比例和低、中、高剂量组释放的组胺量。实验结果表明，相比对照组，豚鼠肥大细胞数在染毒各亚组均未见明显改变。在抗卵清蛋白 IgE 抗原诱导下，相比对照组，中剂量染毒 2 周组来源的肥大细胞释放组胺的比例显著增加（对照组 50.9%，中剂量组 57.1%，$P < 0.05$，高剂量组 43.5%），相比对照组肥大细胞，低、中、高染毒组释放的组胺量分别为对照组肥大细胞释放的组胺量的 113.5% ± 22.4%（$P > 0.05$），113.5% ± 4.9%（$P < 0.05$），85% ± 10.1%（$P > 0.05$）。染毒 4 周组中，相比对照组，高剂量组释放组胺的肥大细胞比率显著下降（对照组 44.5%，高剂量组 31.9%，$P < 0.001$），低剂量染毒组释放组胺的肥大细胞比率无差异。在豚鼠抗卵清蛋白 IgE 诱导下，对照组释放组胺的肥大细胞比例为 10.5%，中、高剂量组释放组胺的肥大细胞比例分别为 14.3%（$P < 0.05$），11.1%（$P > 0.05$）。低、中、高剂量组肥大细胞组胺释放量分别为对照组的 124.4% ± 15%（$P > 0.05$），174.7% ± 4.7%（$P < 0.001$）和 11.1%（$P < 0.05$）。实验结果显示，硫酸气溶胶暴露不影响肺肥大细胞的数量，但可以影响释放组胺的肥大细胞比例和组胺的释放量，具体促进还是抑制组胺释放取决于暴露剂量和时间。

（二）癌前病变

Joanne 等选取 90 只雌性 Wistar 大鼠探究鼻部吸入硫酸气溶胶后对鼻腔、肺和喉部细胞增殖的影响。大鼠按体重分组，各组体重均衡可比，采用仅鼻部暴露的装置动式染毒，每天染毒 6 小时，每周连续染毒 5 天，按染毒持续时间分为 1 周和 4 周两个亚组，每个亚组再分别分成硫酸气溶胶浓度为 0（对照组）、0.2、1.0 和 5.0 mg/m³ 的染毒组，每组 10 只大鼠，此外，增加 2 组恢复组，观察恢复情况，用高剂量染毒 4 周后分别继续观察 4 周（恢复 4 周组，5 只大鼠）和 8 周（恢复 8 周组，5 只大鼠）处死，观察鼻腔、肺和喉部细胞增殖情况。在染毒终点前 7 天通过皮下微型泵向肺内泵入 5- 溴脱氧尿嘧啶核苷（BrdU），向鼻和喉内泵入氚化胸腺嘧啶（1Ci/g，即 3.7×10^{10} Bq/g），在染毒结束前 1 小时通过腹腔注射氚化胸腺嘧啶（3.7×10^{10} Bq/g）和 BrdU（15 mg/ml）。先通过氟烷麻醉大鼠后，心脏穿刺放血处死大鼠，肺、气管和小肠原位观察后取出，用 10% 中性甲醛溶液固定后石蜡包埋，通过肺组织染色使 BrdU 阳性细胞核显色，喉部切片用核乳胶覆盖后曝光 8 ～ 10 周后，在光镜下查看。通过分别计算肺部 BrdU 阳性细胞和喉部氚化胸腺嘧啶阳性细胞占总细胞的比例表征细胞增殖情况。病理切片采用苏木精 - 伊红染色后，在光镜下观察。结果显示：各组大鼠之间各个时点体重无差异，肺称重无差异，除鼻暴露导致的毛发潮湿、鼻腔内污点外，未见任何异常表现。剖检后肉眼检视各脏器，未见任何肉眼可见改变。相比对照组，高、中、低浓度染毒 5 天或 28 天大鼠的肺和鼻腔病理切片，光镜下均未见组织病理改变，喉部切片可见显著鳞状化生。5 天染毒试验，对照组喉部病理未见鳞状化生，高、中剂量组喉部腹侧假复层柱状上皮可见明显鳞状化生，鳞状化生细胞角化程度与染毒浓度相关，低剂量组和对照组未观察到鳞状化生。28 天染毒试验，对照组喉部病理未见鳞状化生，部分低剂量组气管病理可见轻度的鳞状细胞化生（6/10），中高剂量组观察到明显鳞状细胞化生，且高剂量组观察到上皮角化不全。恢复实验中，相比 28 天暴露刚结束时，恢复 4 周或 8 周后，喉部鳞状上皮化生情况有所改善，然而，相比 4 周组，8 周组鳞状化生的恢复程度无明显差异。相比对照组，高、中、低染毒组的肺部腺泡和终末细支气管未见任何细胞增殖改变（BrdU 标记的细胞占总细胞数改变）。相比对照组，低剂量组分别染毒 5 天或 28 天染毒后，均未观察到喉部上皮细胞增殖改变（氚胸腺嘧啶标记细胞占比改变），高、中染毒组分别染毒 5 天或 28 天后，喉部上皮细胞增殖显著增加。

（周　迪　常元勋）

主要参考文献

1. 常元勋. 靶器官与环境有害因素. 北京：化学工业出版社，2008，661-662.
2. Longpre MA，Stix J，Burkert C，et al. Sulfur budget and global climate impact of the A.D. 1835 eruption of Cosiguina volcano，Nicaragua. Geophys Res Lett，2014，41（19）：6667-6675.
3. Chen X，Sun Y，Zhao Q，et al. Design and characterization of human exposure to generated sulfate and soot particles in a pilot chamber study. J Air Waste Manage Assoc，2016，66（4）：366-376.
4. Pesatori AC，Consonni D，Rubagotti M，et al. Mortality study in a cohort of workers employed in a plant producing sulfuric acid. La Medicina del Lavoro，2006，97（6）：735-748.
5. 王静宇. 252 名硫酸作业工人牙酸蚀病调查分析. 全科口腔医学电子杂志，2016，（11）：94+96.
6. 肖建华，肖全华，沈艳梅，等. 某化工厂恶性肿瘤死亡的回顾性队列研究. 中国职业医学，2001，28（5）：23-25.

第十三章

其他农药——百草枯

一、理化性质

百草枯（paraquat，PQ）又称对草快、克芜踪，化学有效成分为 1,1- 二甲基 -4,4- 联吡啶二氯化物（$C_{12}H_{14}N_2Cl_2$），相对分子质量257.2，纯品为白色晶体，易溶于水，微溶于丙酮和乙醇，在中性和酸性溶液中较稳定，在碱性介质中不稳定，遇紫外线分解。

二、来源、存在与接触机会

百草枯是一种快速灭生性除草剂，主要用于防治玉米、大豆、蔬菜、水稻、果园内的一年生杂草，在棉田和油椰子种植园内也广泛应用，也用作谷物、棉花、甘蔗、大豆和向日葵收割前的脱叶剂。

职业性接触主要见于百草枯生产过程以及田间、果园中喷洒百草枯的作业工人。生活接触以误服百草枯者多见。

三、吸收、分布、代谢与排泄

百草枯一般经胃肠道和皮肤吸收。皮肤若长时间接触百草枯，或短时间接触高浓度百草枯，特别是破损的皮肤或阴囊、会阴部被污染均可导致全身中毒。口服中毒是百草枯中毒的主要途径，口服吸收率为 5% ～ 15%，吸收后 2 小时血浆浓度达到峰值，并迅速分布到肺、肝、肾、肌肉、甲状腺等，其中肺含量较高，且存留时间较久。百草枯在体内可部分降解，大部分在 2 小时内以原形经肾随尿排出，少量亦可从粪便排出。

四、毒性概述

（一）动物实验资料

1. 急性毒性

百草枯属中等毒类农药，肺是百草枯主要的靶器官，急性肺损伤和晚期肺纤维化是 PQ 致死的主要原因。急性经口 LD_{50} 分别为：大鼠 129 ~ 157 mg/kg、豚鼠 30 ~ 58 mg/kg、小鼠 104 mg/kg。急性经皮 LD_{50} 分别为：大鼠 911 mg/kg、家兔 204 mg/kg。百草枯 20% 水溶液成人估计致死量为 5 ~ 15 ml 或 40 mg/kg 左右。

动物实验结果显示，成年雄性大鼠一次性腹腔注射 PQ 20 mg/kg，可观察到大鼠肺组织肿大以及严重的肺瘀血，部分区域可见弥漫性出血。HE 染色结果显示，PQ 染毒后大鼠肺组织毛细血管扩张并有部分炎性细胞浸润。给成年 Wistar 大鼠一次性灌胃 250 mg/kg PQ，发现 PQ 对大鼠中枢神经系统作用明显，表现为兴奋性增强、呼吸加快、步态不稳等，在引起大鼠肺损伤的同时也致大鼠严重的肝和肾损害。给成年雄性昆明种小鼠一次性腹腔注射 50、75 和 100 mg/kg PQ，发现 50 mg/kg PQ 染毒组小鼠肝、肾组织病理损害较轻，以循环障碍为主伴细胞轻微肿胀，表现为小动静脉及毛细血管内淤血、血流缓慢及肝双核细胞增多、肾小管上皮肿胀。肺组织除有淤血外，主要以肺纤维化改变为主。75 和 100 mg/kg PQ 染毒组小鼠早期即出现肝细胞水样变性、点状坏死，肺出血、水肿以及肾小管内可见较多的蛋白、上皮管型；同时小鼠血清中谷氨酸丙酮酸转氨酶（ALT）、天门冬氨酸氨基转移酶（AST）、尿素氮（BUN）和肌酐（Cr）含量均明显升高。

2．亚急性与慢性毒性

给 8 周龄清洁级健康雄性 C57BL 小鼠腹腔注射 20 mg/kg PQ，每天 1 次，连续 3 天。结果发现，染毒后 3 天，染毒组小鼠均出现不同程度的运动障碍、动作迟缓、震颤、竖毛和活动减少。HE 染色可见肺组织静脉淤血、局部出血，中性粒细胞轻度增多，成纤维细胞增多，肺局部纤维组织增生。染毒后 7 天，出现慢性炎症、出血，局部可见明显纤维组织增生，间质增厚。免疫组织化学染色显示，染毒组小鼠肺组织基质金属蛋白酶 -2（matrix metalloproteinase-2，MMP-2）和基质金属蛋白酶 -9（matrix metalloproteinase-9，MMP-9）的表达均强于对照组，差异有统计学意义（$P < 0.05$）。

采用 3.2 mg/L PQ 处理鲤鱼 7 天，组织病理学观察显示，鲤鱼的肝、胰、肾、脾、肠、鳃和尾鳍均有不同程度的组织损伤，特别是肠、鳃和尾鳍损伤最为严重。百草枯对鲤鱼还具有免疫毒性，不仅干扰鲤鱼免疫因子和细胞因子的表达，且损伤鲤鱼免疫器官脾。

给健康成年 Wistar 大鼠灌胃 2.59、3.88 和 5.82 mg/kg PQ，每天 1 次，连续 60 天。结果发现，高剂量组大鼠血清 ALT 和 AST 活力均明显升高。HE 染色显示，大鼠肺泡腔中充满凝固的纤维素，肺泡间隔毛细血管病变呈弥漫性，肺间隔增宽并可见少量炎性细胞浸润，肺泡壁上皮细胞核固缩、碎裂。肝组织可见广泛性局灶性坏死，肝细胞大多呈溶解状态，可见少量炎性细胞浸润。

雄性 C57BL/6 小鼠喂饲 10 mg/kg PQ 2 个月，HE 染色显示，染毒组小鼠肺组织细支气管黏膜有炎症细胞浸润。大脑黑质致密部神经细胞明显减少，多巴胺神经元边缘模糊，核结构不清，胞质和神经基质均呈伊红色，并有胶质细胞增生。此外，百草枯透过血脑屏障后可选择性地导致黑质部和纹状体中线粒体功能障碍。

3. 致突变

给健康成年 Wistar 大鼠灌胃 0.388、3.88 和 38.75 mg/kg PQ，每天 1 次，连续 4 天。结果发现，3.88 和 38.75 mg/kg PQ 染毒后大鼠骨髓嗜多染红细胞微核率显著高于对照组，差异有统计学意义（$P < 0.01$）。

采用 0.1、1、10 和 100 μmol/L PQ 处理叙利亚地鼠成纤维细胞 1 小时，发现各剂量组 PQ 可引起成纤维细胞 DNA 非周期性合成增加 1.5 ~ 1.8 倍，而 10 mmol/L PQ 处理成纤维细胞 1 小时后才可抑制细胞 DNA 合成速率。

4. 生殖发育毒性

给 21 日龄 C57BL/6J 小鼠灌胃 1.25、2.5、5 和 10 mg/kg PQ，每天 1 次，连续 30 天。发现百草枯染毒对发育期小鼠成年后神经行为产生影响，使小鼠成年后脑组织出现器质性的病变。研究发现，脑发育高峰期新生小鼠（即出生后 10 ~ 11 天）灌胃 0.07 和 0.36 mg/kg PQ 会对成年后的小鼠神经行为功能产生影响，即使较低剂量也可引起永久性的脑功能改变，使脑组织多巴胺减少，黑质纹状体也发生病理改变，且小鼠成年后出现类似于帕金森病的行为表现。

5．致癌

据报道，中国台湾地区 28 名 PQ 工厂的工作人员共同暴露阳光和 PQ 后，其暴露强度可能与皮肤鳞状细胞癌、光化性角化病和日光性色斑发生有关。哥斯达黎加香蕉工作者的队列研究也发现皮肤黑色素瘤的风险增加，但是否为百草枯所致尚无证据。目前国际癌症研究机构（IARC）对 PQ 的致癌性尚未评估。

（二）流行病学资料

百草枯对人毒性极大，且无特效解毒药。口服中毒病死率国外报道为 40%～50%，国内报道高达 80%～90%。目前已被 20 多个国家禁止或严格限制使用。我国自 2014 年 7 月 1 日起停止百草枯水剂在国内销售和使用。

Dalvie 等对南非西开普省 Ceres 地区的 41 个落叶果实农场 126 名（除草剂 PQ 暴露者 57 名，非暴露组 69 名）工人进行了横断面研究，发现工人长期接触 PQ 与临床症状、1 秒钟用力肺活量（FVC）、1 秒钟用力呼气量（FEV_1）、FEV_1/FVC 比值、一氧化碳弥散量（carbon monoxide diffusing capacity，TLCO）、单位肺泡弥散量（KCO）及胸部 X 线表现均无关联性。多变量分析显示，长期暴露于 PQ，总的平均暴露强度与血氧饱和度之间存在相关性（β=0.0186，P=0.015），但短期接触与血氧饱和度无关。

董雪松等分析了 39 例急性 PQ 中毒患者的入院心律失常心电图，发现 25 例次出现窦性心动过速，22 例次发生室性期前收缩（7 例室性二、三联律），3 例次发生室性心动过速（其中 1 例转为室性扑动及心室颤动）和 1 例心脏停搏。8 例次有 ST-T 异常及 T 波、U 波改变，且发生室性心律失常的中毒患者病死率高于其他类型心律失常患者。

（三）中毒临床表现及防治原则

1．中毒临床表现

PQ 经口误服者出现口腔、咽喉、食管黏膜的腐蚀作用和溃烂。皮肤污染可致接触性皮炎，甚至发生灼伤性损害，表现为红斑、水疱、溃疡和坏死等。眼部污染表现为流泪、眼痛、结膜充血和角膜灼伤等。呼吸道吸入 PQ 可出现鼻咽刺激症状，如喷嚏、咽痛、充血等，以及刺激性咳嗽。全身中毒患者除大量经口误服较快出现肺水肿和出血外，大多呈渐进式发展，1～3天内肺、肾、肝、心脏及肾上腺等发生坏死，病程中可伴发热。消化系统早期出现恶心、呕吐、腹痛、腹泻及血便，3～7天后出现黄疸、肝功能异常等肝损害表现，甚至出现肝坏死。泌尿系统可见尿频、尿急、尿痛等膀胱刺激症状，严重者可发生急性肾衰竭，多发生于中毒后2～3天。肺损伤较为突出，大量经口误服可于24小时内迅速出现肺水肿和肺出血，严重者可因肺水肿和循环衰竭而致死。1～2天内未致死者其后可出现急性呼吸窘迫综合征（ARDS），进一步出现迟发性肺纤维化，此二者均呈进行性呼吸困难，且大多由呼吸衰竭而致死。中等或少量吸收者通常于1～2周内出现肺部症状，表现为肺不张、肺浸润、胸膜渗出和肺功能明显受损，肺功能损害随病变的进展而加重，最终可因呼吸衰竭而死亡。中毒重症患者可有中毒性心肌损害、血压下降、心电图 S-T 段和 T 波改变，或伴有心律失常等，也可见精神异常、嗜睡、手震颤、面瘫、脑积水和出血等患者。

2．防治原则

目前因缺乏有效解毒剂和降低 PQ 毒性的治疗方法，PQ 急性中毒仍是临床常见农药急性中毒之一，病死率高达 50%～90%。PQ 中毒后 2 小时内即可达血浆浓度高峰，中毒剂量大小、抢救是否及时是救治成功与否的关键。目前治疗原则包括防止毒物继续吸收、加速已吸收毒物排泄、抗氧化、清除氧自由基、防止肺纤维化及对症支持治疗等综合措施。此外，还可采用血液净化（包括血液灌流、血液透析、血浆置换）、抑制炎性反应（如用糖皮质激素、环磷酰胺和乌司他丁等药物）、中西药制剂（如血必净、姜黄素、贯叶连翘提取物、大黄、氨溴索、川芎嗪、生脉注射液、复方丹参液和葛根素等）及肺移植（严重呼吸衰竭或晚期肺纤维化患者）等治疗手段。

预防原则：首先禁止生产及销售是预防百草枯中毒发生的关键。其次，应严格限制其使用，加强百草枯产品的监测；尽可能用毒性较小的产品进行替代；加强职业人群的自我防护意识；强化基层医务人员培训，熟悉急性百草枯中毒的早期诊治。

五、毒性表现

（一）动物实验资料

李伟等（2013）给健康成年 ICR 小鼠（雌雄各半）分别一次性腹腔注射 PQ 10、16、20、28、35、40、50 和 60 mg/kg，染毒后 1 周内每天观察中毒表现及记录死亡数量，并计算 PQ 的 LD_{50}。结果显示，绝大多数小鼠在腹腔注射 PQ 溶液后 2 小时内并无明显中毒症状，2～3 小时开始出现行动迟缓、爬行蹒跚及容易抓捕。6 小时后小鼠活动迟缓加重，蜷缩成团，不愿活动。12 小时后部分小鼠嘴部出现红色泡沫样分泌物，并伴有口唇发绀，呼吸急促，并出现腹部膨隆。24 小时后所有小鼠均出现上述中毒表现，并开始出现个别小鼠死亡，死亡前呼吸有暂停，腹部膨隆明显的小鼠死亡后解剖可见腹腔内有较多量的血性液体渗出，存活小鼠则伴有深呼吸，毛发凌乱及口唇发绀。第 4 天上述中毒症状开始逐步减轻，第 7 天时存活小鼠行动如常，饮水进食均可。结果显示，小鼠急性百草枯经腹腔注射中毒的 LD_{50} 第 3 天为 34.2 mg/kg（95%CI：29.3～40.1 mg/kg），直线回归方程为 Y=0.021X–0.278；第 7 天的 LD_{50} 为 30.0 mg/kg（95%CI：25.9～34.4 mg/kg），直线回归方程为 Y=0.023X–0.260。

谢仰民等（2002）给健康成年 KM 小鼠（雌雄各半）一次性灌胃 PQ 100 mg/kg，SD 大鼠（雌雄不限）1 次性灌胃 PQ 120 mg/kg，于染毒后 24、48 和 72 小时小鼠股动脉采血进行血气分析，大鼠用于观察肺组织病理学变化。结果发现，染毒 18 小时后小鼠出现呼吸急促、食欲差、不活动及被毛有些杂乱，随着染毒时间的延长，动物出现咳嗽，多以前爪抹鼻，可闻咳嗽声，开始倦卧，食欲缺乏。染毒 48 小时小鼠被毛更加杂乱，咳嗽不止，倦卧，精神极差，皮肤出现发绀；个别动物出现神经症状，走动时摇晃不定，有踏空感。小鼠血气分析结果显示：染毒 24、48 和 72 小时后小鼠血液 pH 低于对照组，而 $PaCO_2$ 水平高于对照组，差异有统计学意义（$P < 0.01$）。小鼠染毒 24 和 48 小时后血液 PaO_2 水平低于对照组，而仅染毒 72 小时后肺的脏器系数高于对照组，差异有统计学意义（$P < 0.01$）。大鼠肺组织 HE 染色显

示，对照组肺组织结构正常、肺泡壁完整，肺泡腔内没有炎症渗出物。染毒早期可见肺组织中性粒细胞积聚，肺泡间质增宽，肺泡壁通透性增加及炎性渗出。肺组织炎症中期，肺泡壁破损、水肿、通透性进一步增加，除有炎症物质渗入到肺泡腔外，还有大量红细胞也渗到肺泡腔。肺组织炎症末期，出现炎症的肺组织部分干缩形成盲腔，渗出的炎症物质干缩在肺泡表面形成一层蛋白质透明膜。

祝春青等（2012）给健康雌性 C57BL/6J 小鼠（体重 19～21 g）一次性腹腔注射 PQ 0、30、40、50、60 和 80 mg/kg，染毒后第 28 天计算小鼠 LD_{50} 及观察肺组织病理改变。结果发现，至观察期 28 天，小鼠腹腔注射 PQ 溶液的 LD_{50} 为 55.19 mg/kg（95%CI：45.88～66.39 mg/kg）。光学显微镜可见 PQ 30 mg/kg 染毒组小鼠肺泡壁增厚，肺组织弥漫性出血，纤维细胞增殖，可见少量胶原沉积在呼吸性细支气管周围。PQ 40 mg/kg 染毒组小鼠肺组织充血及出血严重，肺泡壁增厚、部分闭塞，血管及支气管周围可见纤维细胞增殖及胶原沉积。PQ 50 mg/kg 染毒组小鼠肺结构明显破坏，纤维块或纤维束形成。PQ 60 mg/kg 染毒组小鼠肺泡闭塞，肺泡腔面积明显减少，可见片状实变区域。PQ 80 mg/kg 染毒组小鼠于染毒 5 天内全部死亡，病理观察其主要死于急性肺出血、水肿和急性肺气肿。根据 Ashcroft 评分标准，对各组小鼠肺组织 HE 染色切片进行纤维化的半定量评分，发现各染毒组肺纤维化病变较正常对照组均有不同程度的加重，且差异有统计学意义（$P < 0.05$）。但 PQ 30 mg/kg 染毒组小鼠至染毒后第 28 天，只有个别动物出现明显的肺纤维化改变，提示模型稳定性较差。PQ 40 mg/kg 染毒组小鼠至染毒后第 28 天，无小鼠死亡，且大多数可出现肺纤维化改变，纤维化病变以小的纤维团块或纤维束形成为主，尤以肺尖、支气管或血管周围沉积为主，未见大面积成片状实变区域。PQ 50 mg/kg 染毒组小鼠至染毒后第 28 天，绝大多数小鼠可出现明显肺纤维化改变，与 40 mg/kg 染毒组相比，50 mg/kg 染毒组小鼠肺纤维化病变相对较重，病变程度趋于一致，且维持有一定的死亡率。而 PQ 60 和 80 mg/kg 染毒组因实验过程中动物早期死亡率太高。结果提示，一次性腹腔注射 PQ 可制备小鼠肺纤维化模型，40 和 50 mg/kg 染毒剂量为较合适的造

模剂量。

Etoh 等（1983）给 SPF 级成年雄性 Wistar 大鼠一次性腹腔注射 10 mg/kg PQ，每组 8 只大鼠，分别于注射后 3、6、12、24、48 和 72 小时进行支气管肺泡灌洗，收集支气管肺泡灌洗液（bronchoalveolar lavage fluid，BALF），并计数巨噬细胞数。结果显示，染毒后 3 小时 BALF 中无活力的肺泡巨噬细胞数量明显高于对照组，差异有统计学意义（$P < 0.005$）。染毒后 24 小时存活的肺泡巨噬细胞数量明显多于对照组，差异有统计学意义（$P < 0.005$）和染毒后 72 小时存活的肺泡巨噬细胞数量明显高于染毒前水平，差异有统计学意义（$P < 0.05$）。该作者又给 SPF 级成年雄性 Wistar 大鼠腹腔注射 5 mg/kg PQ，每周 1 次，连续 6 周。光学显微镜下观察到大鼠肺泡间隔由于网状纤维增多而增宽，并见单核细胞浸润，某些肺泡中可见巨噬细胞。

Ogata 等（1990）给雌性 SD 大鼠（体重约 140 g）腹腔注射 20 mg/kg 百草枯，间隔一天 1 次，共计 2 次。PQ 染毒 24 小时后光学显微镜显示，肺泡区出现上皮损伤，肺泡内膜细胞肿胀，细胞质密度降低，且个别大鼠有轻微的肺间质性水肿。染毒后第 5 天肺泡腔可见渗出性改变和多量巨噬细胞，至第 7 天肺泡中巨噬细胞仍然多见，但肺泡间隔水肿逐渐减轻。PQ 染毒 24 小时后透射电镜可见肺组织细胞线粒体肿胀、粗面内质网碎裂或囊泡出现；I 型肺泡上皮细胞偶尔从肺泡表面脱落，留下上皮基底膜直接暴露于肺泡区。染毒 3 天后，观察到大多数肺泡壁细胞脱落入肺泡腔中，至 7 天时可见具有大核仁的再生肺细胞覆盖肺泡腔，以及含有多个吞噬体的巨噬细胞。

（二）流行病学资料

Cha 等（2012）在 2008 年至 2009 年从总体样本中随机抽取 2882 名全职农民进行了横断面调查，来评估 PQ 暴露与肺功能之间的关系。与非暴露组比较，PQ 暴露组农民发生哮喘、慢性阻塞性肺疾病和过敏性鼻炎的风险无明显增加。PQ 暴露组农民肺功能检查结果在正常范围内，但暴露组农民一秒钟用力肺活量和一秒钟用力呼气量均明显低于非暴露组，差异有统计学意义（$P < 0.05$）。PQ 暴露组农民一秒钟用力肺活量和一秒钟用力呼气量随着百草枯使用年数增加明显降低，并

呈负相关关系（$\beta_{肺活量}$=-5.20，P < 0.001；$\beta_{呼气量}$=-1.89，P=0.01）。PQ 暴露组农民在限制性通气缺陷和百草枯暴露不同年份（线性趋势测试值 P=0.015）和终生暴露日数（线性趋势测试值 P=0.007）之间具有明显的剂量 - 反应关系。

Castro-Gutierrez 等（1997）对尼加拉瓜香蕉种植园的 143 名 PQ 暴露者和 152 名未接触者进行了问卷调查，询问有关接触和呼吸系统症状等，并测定 FEV1 和 FVC。结果发现，在 PQ 暴露组中，53% 的受访者表示百草枯暴露导致皮疹或灼伤，25% 有鼻出血，58% 出现指甲损伤，42% 有百草枯溅入眼睛现象。PQ 暴露强度（皮疹或灼伤史）与呼吸困难患病率之间存在剂量 - 反应关系。在暴露较为严重的工人中，伴有呼吸急促的间歇性喘鸣发生率增加了 3 倍。作业工人 PQ 暴露强度与 FEV1 或 FVC 的降低之间无相关性。

樊春月等（2014）对 6 例经呼吸道吸入兼皮肤吸收 PQ 所致中毒患者临床资料进行了回顾性分析。6 例患者中，男性 4 例，女性 2 例，年龄 23 ～ 48（37.17±9.18）岁，均有呼吸道吸入及皮肤吸收百草枯病史，其中 2 例因喷洒农药时有少许 PQ 溶液渗漏致皮肤有较大剂量接触。中毒患者主要表现有口腔、咽部、鼻腔及眼部刺激症状或炎症表现，以及胸闷、气促、咳嗽等呼吸系统症状，并伴不同程度的肺、肝、肾、心等多脏器损伤，但以肺损伤最为严重，肺部感染为主要并发症。6 例患者入院后连续多次行血气分析检查，入院时 3 例存在低氧血症，2 例 PaO_2 为 52 ～ 60 mmHg，1 例 PaO_2 为 60 ～ 70 mmHg。3 例患者入院时、第 14 天及出院时肺功能检查均正常。其余 3 例患者入院时 2 例通气功能正常，1 例通气功能轻度减退；3 例小气道功能轻度异常。

何宁宁等（2015）收集并分析 110 例职业性 PQ 中毒患者的临床资料，采用 CT 与肺功能检查评价肺损伤情况，采用 logistic 逐步回归分析探讨职业性 PQ 中毒患者发生急性肺损伤的危险因素。结果发现，110 例患者中发生急性肺损伤 78 例（70.9%），其中限制性肺通气功能障碍 58 例（52.7%），阻塞性通气功能障碍 20 例（18.2%）。非急性肺损伤患者主要表现为肺 CT 无明显病变，而急性肺损伤患者 CT 主要表现为渗出性病变、胸腔积液、胸膜肥厚及间质改变等。急性肺损伤患者的肺活量、肺总量（total lung capacity，TLC）、第 1 秒时间肺活量明显高于非急性肺损伤患者，差异有统计学意义（$P < 0.05$）；而第 1 秒时间肺活量与用力肺活量比率明显低于非急性肺损伤患者，差异有统计学意义（$P < 0.05$）。急性肺损伤患者的存活率为 85.9%，明显低于非急性肺损伤患者的 96.9%，差异有统计学意义（$P < 0.05$）。logistic 逐步回归分析显示，职业性百草枯中毒患者发生急性肺损伤的独立危险因素主要为中毒剂量 ≥ 150 ml、呼吸异常、C 反应蛋白 ≥ 25 mg/L；中度及以上中毒。

侯明杰等（2014）选择 2010 年 8 月至 2014 年 2 月收治的 59 例 PQ 中毒患者 CT 影像资料，其中男性 28 例，女性 31 例，年龄 7 ～ 78 岁。按中毒时间，分为早期（< 7 天）、中期（7 ～ 14 天）及后期（> 14 天），按中毒剂量分为少量组（10 ～ 20 ml）25 例、中量组（21 ～ 30 ml）26 例和大量组（> 30 ml）8 例。结果发现，CT 征象与中毒时间的关系显示，早期肺部 CT 表现以肺纹理增多、渗出为主；中期肺部 CT 表现为肺实变增多，而晚期病变区出现肺纤维化。CT 征象与中毒剂量的关系显示，中毒剂量少量组主要表现为肺纹理增多、磨玻璃影；中量组主要表现为肺实变，而大量组除肺实变、纤维化外，常合并肺外病变。

胡红敏等（2016）对 20 例急性口服 PQ 中毒患者资料进行回顾性分析。20 例患者均系口服，自杀口服 15 例，误服 5 例。其中男性 7 例，女性 13 例，年龄 17 ～ 80 岁。口服 20% 百草枯 < 50ml 者 13 例，50 ～ 100 ml 者 4 例，> 100 ml 者 3 例。结果发现，口服量大者（≥ 50 ml）24 小时内迅速出现发绀，进行性呼吸困难，顽固性低氧血症，血氧饱和度持续下降，动脉血氧合指数 ≤ 200 mmHg，于 2 ～ 5 天内全部死亡。口服剂量小者（< 50 ml）初始可无明显异常，数天内出现胸闷、气喘，进行性呼吸困难，最终死于呼吸衰竭（9 例）。X 线胸片出现局部斑片影 3 例，发生于中毒后 3 ～ 40 天；弥漫性斑片、网状影及双肺透明度减低 12 例，发生于中毒后 3 ～ 7 天，其中 3 例合并气胸；其余 5 例入院时 X 线胸片仅表现为肺纹理稍增多，以后有 3 例

逐渐发展为肺间质纤维化。20 例患者胸部 CT 表现为以两肺中外带为主的双肺散在磨玻璃影 14 例，两肺实变 7 例，气胸 3 例，肺纤维化 18 例，支气管扩张 1 例，胸腔积液 2 例。中毒 1 天内，肺部主要表现为肺纹理增多（5 例），1 ~ 5 天以后以肺纹理增多（13 例）及磨玻璃样改变（12 例）多见。7 例肺实变中有 5 例发生于中毒后 2 周内，1 例支气管扩张者出现于中毒后第 13 天，气胸 3 例均发生于中毒后 3 天内，1 例胸腔积液发生于中毒 1 周后。

郭伟等（2011）选择陕西省人民医院急诊内科 2009 年 1 月至 2010 年 10 月收治的 PQ 中毒患者 28 例，均为口服百草枯中毒，服百草枯量在 20 ~ 200 ml 之间。男性 16 例，女性 12 例，年龄 15 ~ 61 岁。另选健康志愿者 10 例作为对照组，两组在性别、年龄等因素相匹配。结果发现，PQ 中毒患者肺损伤严重，大多合并低氧血症（78.6%）、Ⅰ型呼吸衰竭（64.2%）、急性肺损伤（71.4%）、急性呼吸窘迫综合征（acute respiratory distress syndrome，ARDS）（75.0%）等呼吸系统症状，导致通气、换气功能严重受损，进而引起全身多器官衰竭，病死率达 67.8%。肺部损伤者的胸部 CT 表现为肺内广泛的炎性渗出及肺纹理增多（82.1%），以及中毒中、后期肺持续纤维化导致的肺磨玻璃影（71.4%）及肺网状影（60.7%）。PQ 中毒患者血清 SOD 活力明显低于对照组，差异有统计学意义（$P < 0.05$），并于 48 小时达到最低，之后缓慢上升；血清 MDA 含量明显高于对照组，差异有统计学意义（$P < 0.05$），并于 48 小时达高峰，之后缓慢下降。中毒后血清转化生长因子 -β1（transforming growth factor-β1，TGF-β1）水平明显高于对照组，差异有统计学意义（$P < 0.05$），于 48 小时达高峰并持续升高。

六、毒性机制

（一）动物实验资料

Tomita 等（2002）给 6 周龄 Wistar 大鼠（体重 120 ~ 150 g，雌、雄性不详）一次性腹腔注射 20 mg/kg PQ，3 小时后采集肺组织，提取总 RNA，采用差异显示聚合酶链反应（differential display-polymerase chain reaction，DD-PCR）法，探讨 PQ 导致肺组织损伤时肺细胞基因表达的变化。结果发现，PQ 染毒组大鼠肺组织细胞通过 DD-PCR 获得的 26 个差异显示的基因条带，进一步进行克隆和测序，并候选了 5 个表达上调的克隆（暂时命名为 B8C4、B14C2、B15C2、B22C7、B31C2）和 1 个表达下调的克隆（暂时命名为 B20C2）。对 5 个克隆同源性分析显示，B14C2 与人类 KIAA1262 基因具有 82% 的同源性，B15C2 与人类 TATA 盒结合蛋白相关因子 RNA 聚合酶 II B（TATA box-binding protein associated factor RNA polymerase II B，TAF II B）具有 89% 的同源性，B22C7 与脂素 2（Lpin2）mRNA 具有 93% 的同源性，但 B8C4、B20C2 和 B31C2 未发现其同源性基因。RT-PCR 验证结果显示，PQ 染毒组 B8C4、B15C2、B22C7 和 B31C2 的 mRNA 表达水平均高于对照组，差异有统计学意义（$P < 0.05$）；而 B20C2 的 mRNA 表达水平低于对照组，差异有统计学意义（$P < 0.05$）；但 B14C2 的 mRNA 表达与对照组比较，差异无统计学意义（$P > 0.05$）。作者又采用原位杂交技术检测 TAF II B（B15C2）和 Lpin2（B22C7）基因在肺组织细胞中的表达，发现两个基因在 Clara 细胞和肺泡巨噬细胞均有强表达。结果表明，肺组织中 Clara 细胞和巨噬细胞 TAF II B 和 Lpin2 基因高表达在 PQ 所致的肺损伤中发挥重要作用。

Chen CM 等（2005）给成年雄性 SD 大鼠（体重 230 ~ 250 g）一次性腹腔注射 20 mg/kg PQ，探讨 PQ 染毒大鼠肺组织中 TGF-β1 与血管紧张素 II（Angiotensin II，Ang II）之间的关系。光学显微镜下可见，PQ 染毒组大鼠肺结构紊乱，肺间质有炎性细胞浸润。PQ 染毒后第 3 天可见肺泡出血和毛细血管淤血。PQ 染毒后大鼠肺组织 TGF-β1 mRNA 表达水平随观察时间的延长而逐渐升高，至染毒后第 7 天达高峰，与对照组比较，差异具有统计学意义（$P < 0.01$）。PQ 染毒后第 7 天大鼠肺组织 I 型胶原（collagens type-I，COL-I）mRNA 表达水平高于对照组，III 型胶原（COL-III）mRNA 表达水平于 PQ 染毒后第 1 和第 21 天均明显高于对照组，c-myc mRNA 表达水平于 PQ 染毒后第 1、7 和 21 天均低于对照组，差异均有统计学意义（$P < 0.05$）。大鼠肺组织血管紧张素转化酶（angiotensin converting-enzyme，ACE）

于 PQ 染毒后第 3 和 7 天分别低于对照组，Ang Ⅱ 于 PQ 染毒后第 17 和 21 天均低于对照组，差异均有统计学意义（$P < 0.05$）。大鼠肺组织 TGF-β1 含量在 PQ 染毒后第 3 和 7 天分别高于对照组，差异有统计学意义（$P < 0.05$）；至 21 天基本恢复到正常对照组水平，差异无统计学意义（$P > 0.05$）。PQ 染毒第 21 天肺组织羟脯氨酸含量明显高于对照组，差异无统计学意义（$P < 0.05$）。PQ 染毒组大鼠肺组织 TGF-β1 mRNA 和蛋白质表达上调发生于肺组织 COL-I mRNA 表达和羟脯氨酸含量升高之前。结果表明，PQ 诱导肺组织 TGF-β1 表达上调而致肺纤维化，但这种作用不依赖于肾素 - 血管紧张素系统。

Ishida 等（2006）给 8 周龄雄性 C57BL/6 小鼠腹腔注射 20 mg/kg PQ，每周 2 次，连续 3 周。病理组织学检查发现，PQ 染毒后早期阶段，小鼠肺组织多数肺泡腔含渗出液和红细胞，并见单核和多形核细胞浸润的弥漫性炎症反应。染毒 2 或 3 周后，除单核细胞炎性细胞浸润外，成纤维细胞增生及肺泡壁增厚明显。偶氮卡红染色显示，小鼠肺组织胶原蛋白沉积而呈斑块状分布。免疫组织化学检测结果显示，PQ 染毒 3 周后肺组织中 T 淋巴细胞和肺泡巨噬细胞数明显多于对照组，且羟脯氨酸含量亦明显高于对照组，差异均有统计学意义（$P < 0.01$）。PQ 染毒 3 周后，小鼠肺组织肿瘤坏死因子 -α（tumor necrosis factor-α，TNF-α）、单核细胞角质疏松蛋白 -1（monocyte chamoattractant protein-1，MCP-1）和肝细胞生长因子（hepatoctyte growth factor，HGF）mRNA 水平明显高于对照组，差异均有统计学意义（$P < 0.05$）；而染毒后第 1 和 2 周上述 3 个基因 mRNA 表达水平与对照组比较，差异均无统计学意义（$P > 0.05$）。PQ 染毒后第 1 周小鼠肺组织巨噬细胞炎症蛋白 -1α（macrophage inflammatory protein-1α，MIP-1α）mRNA 表达水平高于对照组，而巨噬细胞炎性蛋白 -2（macrophage inflammatory protein，MIP-2）仅染毒第 2 周后 mRNA 表达水平高于对照组，差异均有统计学意义（$P < 0.05$）。在 PQ 染毒后第 2 和 3 周小鼠肺组织 TGF-β、血小板衍生生长因子 -A（platelet-derived growth factor-A，PDGF-A）、酸性成纤维细胞生长因子（acidic fibroblast growth factor，aFGF）mRNA 表达水平均高于对照组，差异

有统计学意义（$P < 0.05$）。双色免疫荧光分析发现，PQ 组小鼠肺组织大多数巨噬细胞表达 TGF-β 蛋白。结果表明，PQ 诱导小鼠肺损伤中细胞因子、趋化因子和生长因子基因的异常表达，可能是 PQ 引起肺纤维化的主要机制。

Tomita 等（2002）给 8 ~ 10 周龄 C57Black/6J 小鼠一次性鼻腔滴注 0.01、0.02、0.04 毫克 / 只 PQ。结果发现，PQ 染毒 3 周后 0.01、0.02 和 0.04 mg 染毒组小鼠死亡率分别为 0、30% 和 70%。肺组织病理学观察显示，PQ 鼻腔滴注 24 小时后小鼠细支气管可观察到大量碎片。PQ 染毒后第 5 天可见肺水肿、炎症细胞聚集、出血和轻度纤维化。与对照组比较，上述病理改变在第 21 天明显加重，显示更广泛的纤维化病变。在 PQ 染毒后第 21 天，Masson 三色染色可见肺组织有大量胶原沉积，定量分析显示，纤维化以剂量依赖性方式增加，其中 0.02 和 0.04mg PQ 染毒组肺纤维化程度明显高于对照组，差异有统计学意义（$P < 0.01$）。实时荧光定量 PCR 检测 45 个相关基因的表达水平，结果显示，0.04 mg PQ 染毒后 6 小时肺组织硫氧还蛋白 1（thioredoxin1，Txn1）、fas 配体（fas ligand，FasL）、白细胞介素 -6（interleukin-6，IL-6）、白细胞介素 -13（IL-13）、谷氨酸 - 半胱氨酸连接酶（glutamate-cysteine ligase，Gcl）、脂素 2（lipin2）、基质金属蛋白酶 1a（matrix metallopeptidase1a，Mmp1a）、基质金属蛋白酶 12（Mmp12）和信号转导和转录激活因子 3（signal transducer and activator of transcription3，Stat3）的 mRNA 表达水平均高于对照组，差异有统计学意义（$P < 0.05$）；而 TGF-β1mRNA 水平低于对照组，差异有统计学意义（$P < 0.05$）。0.04mg PQ 染毒后 24 小时或 5 天肺组织基质金属蛋白酶 3（Mmp3）、基质金属蛋白酶 8（Mmp8）和血小板衍生生长因子受体（latelet-derived growth factor receptor，Pdgfr）mRNA 表达水平均高于对照组，而血管内皮生长因子 a（vascular endothelial growth factor a，Vegfa）和过氧化还原酶 1（peroxiredoxin1，Prdx1）水平均低于对照组，差异有统计学意义（$P < 0.05$）。0.04 mg PQ 染毒后 5 天肺组织前胶原（procollagen）、纤连蛋白 1（fibronectin1，Fn1）、弹力蛋白（elastin，Eln）、α- 平滑肌肌动蛋白（alpha-smooth muscle actin，α-SMA）、基质

金属蛋白酶 9（Mmp9）、金属蛋白酶组织抑制剂 1（tissue inhibitor of metalloproteinase1，Timp1）、caspase3 和一氧化氮合酶 2（nitric oxide synthase2，NOS2）mRNA 表达水平均高于对照组，而金属蛋白酶组织抑制剂 2α（tissue inhibitor of metalloproteinase2α，Timp2α）、脂素 2α（lipin2α）、超氧化物歧化酶 2（superoxide dismutase2，SOD2）和 NF-E2 相关因子 2（NF-E2-related factor2，Nrf2）mRNA 水平均低于对照组，差异有统计学意义（$P < 0.05$）。结果表明，PQ 诱发的肺组织炎性反应及纤维化改变可能与上述基因异常表达有关，但尚需通过相同蛋白质功能的变化进一步证实。

Liu Z 等（2015）给雄性 Wistar 大鼠（体重 200 ~ 250 g）一次性腹腔注射 20 mg/kg PQ，于染毒后 4、8、24 和 72 小时检测支气管肺泡灌洗液（BALF）中 IL-1β 和 IL-18 水平，以及肺组织核苷酸结合寡聚化域样受体 3（nucleotide binding oligomerization domain like receptor3，NLRP3）炎性体 mRNA 和蛋白质表达水平。结果发现，PQ 染毒后 8、24 和 72 小时 BALF 中 IL-1β 和 IL-18 含量均明显高于对照组，差异有统计学意义（$P < 0.05$）；而肺组织 MDA 和髓过氧化物酶（myeloperoxidase，MPO）活力均高于对照组，差异有统计学意义（$P < 0.05$）。PQ 染毒后 4、8、24 和 72 小时肺组织 NLRP3、凋亡相关斑点样蛋白（apoptosis-associated speck-like protein，ASC）和 caspase-1 mRNA 及 NLRP3 蛋白表达水平均明显高于对照组，而 ASC 和 caspase-1 蛋白表达水平于 PQ 染毒 8 小时后均高于对照组，差异有统计学意义（$P < 0.05$）。

该作者又给雄性 Wistar 大鼠（体重 200 ~ 250 g）一次性腹腔注射 NLRP3 炎性体阻滞剂格列本脲（glybenclamide）10、30 和 50 mg/kg，1 小时后再一次性腹腔注射 20 mg/kg PQ，染毒 72 小时后，收集 BALF 进行细胞因子检测，并观察肺组织氧化酶蛋白水平及病理学改变，探讨 NLRP3 的炎症样效应。结果发现，PQ 染毒 72 小时后大鼠肺部出现明显的炎症改变，表现为肺水肿、肺泡出血、炎性细胞浸润、上皮细胞及内皮细胞结构的破坏，但 NLRP3 炎性体阻滞剂格列本脲可明显缓解上述 PQ 诱导的急性肺损伤的病理学改变。PQ 可诱导大鼠肺组织 MPO 活力明显升高，同时 30 和 50 mg/kg 格列本脲可明显逆转此作用（$P < 0.05$），但格列本脲对 PQ 引起的肺组织 MDA 的升高无明显改善（$P > 0.05$）。10、30 和 50 mg/kg 格列本脲组大鼠肺组织 caspase-1 蛋白表达水平均低于 PQ 组（$P < 0.05$）；NLRP3 和 ASC 蛋白表达水平，仅 30 和 50 mg/kg 格列本脲组明显低于 PQ 组，差异有统计学意义（$P < 0.05$）。10、30 和 50 mg/kg 格列本脲组大鼠 BALF 中 IL-1β 水平低于 PQ 组，30 和 50 mg/kg 格列本脲组低于 PQ 组的差异具有统计学意义（$P < 0.05$）。该作者又采用 0、10、50、100、500 和 1000 μmol/L PQ 体外处理 RAW264.7 小鼠巨噬细胞 24 和 48 小时，MTT 法检测细胞活力；再以 10、50 和 200 μmol/L 格列本脲预处理小鼠巨噬细胞 30 分钟，用 100 μmol/L PQ 处理该细胞 24 小时，检测细胞培养上清液中 IL-1β 和 IL-18 水平。MTT 试验显示，PQ 以剂量依赖性方式降低 RAW264.7 小鼠巨噬细胞的存活力，其中 100 μmol/L PQ 处理 24 小时后细胞活力降低约 14%。50 和 200 μmol/L 的格列本脲可显著降低 PQ 诱导的巨噬细胞上清液中 IL-1β 和 IL-18 的水平，差异有统计学意义（$P < 0.05$），且该结果与其体内实验结果相一致。结果表明，百草枯可通过 NLRP3-ASC-caspase-1 途径诱导 IL-1β/IL-18 分泌，且 NLRP3 炎症小体在百草枯诱发的大鼠急性肺损伤中发挥重要作用。

Qian J 等（2015）给 8 周龄 C57BL/6J 小鼠一次性腹腔注射 40 mg/kg PQ，探讨 Toll 样受体 9（Toll-like receptor9，TLR9）在 PQ 所致急性肺损伤中的作用。PQ 染毒后第 7 天小鼠肺组织 HE 染色结果显示，肺泡壁破裂，肺泡出血、水肿以及明显的炎性细胞浸润等。Masson 染色可见小鼠部分间隔破裂和成纤维细胞增生。PQ 染毒组小鼠肺湿重/体重比值明显高于对照组，BALF 中蛋白质、IL-1β、IL-6 和 TNF-α 水平均明显高于对照组，差异有统计学意义（$P < 0.05$）。PQ 染毒后第 28 天，PQ 染毒组和对照组小鼠的生存率分别为 50%（存活 6 只）和 100%（存活 12 只）。小鼠肺组织 HE 染色结果显示，PQ 组肺组织炎性细胞积累较多，肺泡壁增厚，呈纤维化病变。Masson 染色结果显示，PQ 染毒组出现大量的绿色纤维，且 Ashcroft 评分结果显示，PQ 染毒组肺纤维化程度明显高于对照组，差异有统计学意

义（$P < 0.05$）。PQ 染毒组肺组织 I 型胶原、Ⅲ 型胶原和 α- 平滑肌肌动蛋白（alpha-smooth muscle actin，α-SMA）mRNA 表达量显著增加，与对照组比较，差异均有统计学意义（$P < 0.05$）。肺组织免疫组织化学染色结果亦显示，PQ 染毒组 α-SMA 蛋白表达水平明显高于对照组，差异有统计学意义（$P < 0.05$）。PQ 染毒第 7 和 28 天小鼠肺组织 TLR9 mRNA 相对表达水平分别为 1.3 ± 0.3 和 2.4 ± 0.8，与对照组比较，差异均具有统计学意义（$P < 0.05$）。免疫组织化学分析显示，PQ 染毒组小鼠肺组织 TLR9 蛋白表达水平亦明显升高。在 PQ 染毒后第 7 天（肺组织破坏阶段），TLR9 mRNA 表达水平与急性肺损伤严重程度之间存在明显正相关，即 TLR9 mRNA 水平与肺脏器系数（$r=0.403$，$P < 0.05$），以及与 BALF 中蛋白质浓度（$r=0.706$，$P < 0.01$）、IL-6（$r=0.619$，$P < 0.05$）、IL-1β（$r=0.930$，$P < 0.01$）和 TNF-α（$r=0.589$，$P < 0.05$）含量均呈正相关。在 PQ 染毒后第 28 天（肺组织增殖阶段），Masson 染色结果经 Ashcroft 评分，发现 TLR9 mRNA 表达水平与肺纤维化 Ashcroft 评分呈正相关关系（$r=0.726$，$P < 0.01$）。同时 TLR9 mRNA 表达水平与 a-SMA（$r=0.926$，$P < 0.01$）、I 型胶原（$r=0.957$，$P < 0.01$）和 Ⅲ 型胶原（$r=0.924$，$P < 0.01$）mRNA 水平均呈正相关关系。结果表明，在 PQ 诱导的急性肺损伤和肺纤维化过程中肺组织 TLR9 表达水平明显升高，并与小鼠肺损伤严重程度呈正相关。

（二）体内外结合实验资料

Shen H 等（2017）给 SPF 级 6 ～ 8 周龄雄性 SD 大鼠（200 ～ 250 g）一次性分别腹腔注射 20 mg/kg PQ 和 20 mg/kg PQ+15 mg/kg c-Jun 氨基末端激酶（c-Jun N-terminal kinase，JNK）抑制剂 SP600125，染毒后 72 小时收集支气管肺泡灌洗液（BALF）和肺组织，探讨 SP600125 对 PQ 所致急性肺损伤的保护效应。结果发现，PQ 染毒组大鼠肺脏器系数明显高于对照组，而 PQ+SP600125 组大鼠肺脏器系数亦高于对照组，但明显低于 PQ 染毒组，差异有统计学意义（$P < 0.05$）。光学显微镜下可见，PQ 染毒组大鼠肺泡结构明显受损，呈现肺间质和肺泡水肿、肺泡腔塌陷及肺泡充血，肺组织有中性粒细胞和巨噬细胞

浸润，但 PQ+SP600125 组大鼠肺出血和肺水肿明显好转。肺损伤评分显示，PQ 染毒组评分明显高于对照组，而 PQ+SP600125 组评分明显低于 PQ 染毒组，差异有统计学意义（$P < 0.05$）。ELISA 检测显示，PQ 染毒组大鼠 BALF 中 TNF-α 和 IL-6 水平明显高于对照组，但 PQ+SP600125 组 TNF-α 和 IL-6 含量明显低于 PQ 染毒组，差异有统计学意义（$P < 0.05$）。提示 PQ 可引起大鼠急性肺损伤，而 SP600125 对其损伤具有逆转作用。二氢乙啶（dihydroethidium，DHE）染色显示，PQ 染毒后大鼠肺组织 ROS 水平明显高于对照组，但 PQ+SP600125 组大鼠肺组织 ROS 水平低于 PQ 染毒组，差异有统计学意义（$P < 0.05$）。RT-qPCR 结果显示，PQ 染毒组大鼠肺组织 TNF-α 和 IL-6 mRNA 表达水平明显高于对照组，但 PQ+SP600125 组两个基因 mRNA 表达量均明显低于 PQ 染毒组，差异有统计学意义（$P < 0.05$）。提示大鼠 PQ 染毒后，SP600125 可显著降低大鼠肺组织中 TNF-α 和 IL-6 mRNA 表达和 ROS 水平。蛋白质印迹检测显示，大鼠 PQ 染毒后肺组织磷酸化 c-Jun 氨基末端激酶（p-JNK）蛋白水平明显高于对照组，但 PQ+SP600125 组 p-JNK 蛋白水平明显低于 PQ 染毒组，差异有统计学意义（$P < 0.05$）。电泳迁移率实验（electrophoretic mobility shift assay，EMSA）结果显示，大鼠 PQ 染毒后肺组织激活子蛋白 -1（activator protein1，AP-1）DNA 结合活性和 p-p65 DNA 结合活性均明显高于对照组，而 PQ+SP600125 组 AP-1 DNA 结合活性明显低于 PQ 染毒组，差异有统计学意义（$P < 0.05$）；但 p-p65 DNA 结合活性与 PQ 染毒组比较，差异无统计学意义（$P > 0.05$）。提示 SP600125 可逆转 PQ 所致的肺组织 p-JNK 水平及 AP-1 DNA 结合活性的升高，但对大鼠 p-p65 DNA 结合活性无明显影响。

作者又采用 100、200、400、600、800、1000 和 1200 μmol/L PQ 体外处理人肺腺癌上皮细胞（human lung adenocarcinoma epithelial cells，A549 细胞）72 小时，MTT 法检测显示 100、200、400、600、800、1000 和 1200 μmol/L PQ 可使 A549 细胞活力分别降至 78.20%、68.07%、51.94%、47.37%、41.85%、24.40% 和 10.12%。提示 PQ 可以剂量依赖的方式影响 A549 细胞的活力，即 PQ 剂量越高，则细胞活力越

低，因此作者选择 400 μmol/L PQ 应用于后续试验。作者又采用 50 μmol/L SP600125 预处理 A549 细胞 24 小时后，再用 400 μmol/L PQ 处理 72 小时，通过体外试验进一步验证前述体内实验的结论。结果发现，400 μmol/L PQ 处理 A549 细胞后，培养上清液中 TNF-α 和 IL-6 水平明显高于对照组，但 SP600125 预处理 A549 细胞 24 小时后培养上清液中 TNF-α 和 IL-6 的水平均明显低于 PQ 单独处理组。流式细胞术检测显示，400 μmol/L PQ 可引起 A549 细胞凋亡率明显高于对照组，但 PQ+SP600125 组细胞凋亡率明显低于 PQ 单独处理组，差异有统计学意义（$P < 0.05$）。提示 SP600125 可降低 PQ 所致的细胞凋亡率。DHE 染色显示，PQ 可引起 A549 细胞 ROS 水平明显高于对照组，但 PQ+SP600125 组 A549 细胞 ROS 水平明显低于 PQ 单独处理组，差异有统计学意义（$P < 0.05$）。RT-qPCR 显示，PQ 单独处理组 A549 细胞 TNF-α 和 IL-6 的 mRNA 表达水平均明显高于对照组，但 PQ+SP600125 组 A549 细胞 TNF-α 和 IL-6 的 mRNA 表达水平均明显低于 PQ 单独处理组，差异有统计学意义（$P < 0.05$）。提示 SP600125 可逆转 PQ 所致的 A549 细胞中 TNF-α 和 IL-6 的 mRNA 和 ROS 水平升高。Western blot 分析显示，PQ 可使 A549 细胞 p-JNK 和活化的 caspase-3 蛋白水平均明显高于对照组，但 SP600125 预处理可明显逆转两个蛋白质的异常表达水平，差异有统计学意义（$P < 0.05$）。EMSA 检测显示，PQ 处理后 A549 细胞中 AP-1 DNA 结合活性和 p-p65 DNA 结合活性均明显高于对照组，但 SP600125 预处理明显降低 AP-1DNA 和 p-p65 DNA 结合活性，差异有统计学意义（$P < 0.05$）。提示 SP600125 可逆转 PQ 引起的 p-JNK 和活化的 caspase-3 蛋白水平，并抑制 AP-1 和 p-p65 DNA 结合活性。体内和体外试验研究结果表明，百草枯染毒可激活肺组织 JNK/AP-1 途径，增加炎性因子 TNF-α 和 IL-6 的释放和表达，进而诱发肺组织氧化应激，最终导致大鼠急性肺损伤和 A549 细胞凋亡，但特异性 JNK 抑制剂 SP600125 可明显逆转上述作用而减轻大鼠急性肺损伤和 A549 细胞凋亡。

Zhu Y 等（2016）给 6 ～ 8 周龄雄性 SD 大鼠一次性灌胃 50 mg/kg PQ；又采用 0、200、400、600、800、1000 和 1200 μmol/L PQ 处理 A549

细胞 24 小时，又用 0、40、80、120、160 和 200 μmol/LPQ 处理大鼠 II 型肺泡上皮 RLE-6TN24 细胞 24 小时，探讨缺氧诱导因子 -1α（hypoxia-inducible factor-1α，HIF-1α）调控的上皮间质转化（epithelial-mesenchymal transition，EMT）发生是否通过转录因子 Snail 和 β- 链蛋白（β-catenin）信号通路而致肺纤维化。结果发现，大鼠肺组织 α-SMA 表达水平于 PQ 染毒后 2、6、12、24、48 和 72 小时均明显高于对照组，而紧密连接蛋白（zonula occludens-1，ZO-1）表达水平于 PQ 染毒后 12、24、48 和 72 小时均明显低于对照组，差异有统计学意义（$P < 0.05$）。提示 EMT 参与 PQ 染毒诱发的早期肺纤维化过程。采用实时定量 PCR、Western blot、免疫荧光和免疫组织化学方法检测 PQ 染毒大鼠肺组织和肺泡上皮细胞中 HIF-1α 的表达水平，结果显示，PQ 染毒大鼠肺组织中 HIF-1α mRNA 水平在 PQ 染毒 12 小时后均明显高于对照组，而 HIF-1α 蛋白水平在 PQ 染毒 2 小时后均明显高于对照组，差异有统计学意义（$P < 0.05$）；免疫组织化学检测也发现相同的结果，即在肺泡壁和支气管壁中 PQ 染毒 2 小时后可见明显的棕色 HIF-1α 蛋白颗粒；免疫荧光检测结果显示，用 PQ 处理 A549 和 RLE-6TN 细胞 24 小时后，细胞核中 HIF-1α 的表达显著增加。提示 HIF-1α 参与了 PQ 染毒诱发的早期肺纤维化过程。为了证明 HIF-1α 在 PQ 染毒引起的早期肺纤维化中是否调节 EMT 发生，采用 CCK-8 法确定 A549 和 RLE-6TN 细胞 PQ 的中值致死剂量，并将 HIF-1α siRNA 分别转染到 A549 和 RLE-6TN 细胞中诱发 HIF-1α 基因表达沉默，来探讨 HIF-1α 的作用。结果发现，PQ 处理 A549 细胞 24 小时，其中值致死剂量为 800 μmol/L，而 RLE-6TN 细胞为 160 μmol/L。转染了 HIF-1α siRNA 的 A549 和 RLE-6TN 细胞，其 HIF-1α 的 mRNA 表达水平均明显低于对照组，且 PQ 分别处理转染了 HIF-1α siRNA 的 A549 和 RLE-6TN 细胞后 HIF-1α mRAN 水平均明显低于 PQ 处理未转染 HIF-1α siRNA 的 A549 和 RLE-6TN 细胞组（$P < 0.05$），提示转染了 HIF-1α siRNA 的 A549 和 RLE-6TN 细胞其 HIF-1α 基因表达沉默。PQ 可诱导 A549 和 RLE-6TN 细胞 α-SMA 和 ZO-1 蛋白表达水平均明显高于对照组，差异有统计学意义（$P < 0.05$）。当 HIF-1α 基因

表达沉默后，PQ 处理组转染了 HIF-1α siRNA 的 A549 和 RLE-6TN 细胞 α-SMA 蛋白表达下调，而 ZO-1 蛋白表达上调，差异有统计学意义（$P < 0.05$）。相差显微镜下可见，PQ 处理组细胞从多边形或鹅卵石形态变为梭形，但在 HIF-1a 表达沉默后，细胞梭形状程度降低。体外试验结果进一步表明，PQ 诱发的上皮细胞 EMT 是其染毒早期肺纤维化的机制之一，且 HIF-1α 在该过程中发挥重要的调节功能。为了进一步研究 HIF-1a，Snail 和 β- 链蛋白之间的相互作用，A549 和 RLE-6TN 细胞 HIF-1a 基因沉默后通过 Western blot 检测了 Snail 和 β- 链蛋白的表达变化。结果发现，当 A549 和 RLE-6TN 细胞 HIF-1α 基因沉默时，Snail 和 β- 链蛋白表达水平均明显降低，与未转染 HIF-1α siRNA 的 A549 和 RLE-6TN 细胞比较，差异具有统计学意义（$P < 0.05$）。结果表明，PQ 诱导的 EMT 可能是通过 HIF-1α 活化 Snail 和 β- 链蛋白途径所致。

（三）体外实验资料

Li J 等（2016）采用 0、0.001、0.01、0.1、1 和 10 mmol/L PQ 体外处理小鼠 RAW264.7 巨噬细胞 1、2 和 8 小时，探讨分子氢（molecular hydrogen，H_2）和组蛋白脱乙酰酶抑制剂辛二酰苯胺异羟肟酸（suberoylanilide hydroxamic acid，SAHA）对 PQ 诱导活性氧（ROS）和肿瘤坏死因子 -α（TNF-α）生成的作用。结果发现，用 1 和 10 mmol/L PQ 处理巨噬细胞 8 小时，细胞存活力明显低于 0.1 mmol/L PQ 处理组，差异具有统计学意义（$P < 0.05$）。用 0.001、0.01、0.1、1 和 10 mmol/L PQ 处理巨噬细胞 2 小时，仅 0.01 和 0.1 mmol/L PQ 处理组细胞 ROS 水平高于对照组，且仅 0.1 mmol/L PQ 处理 8 小时组细胞 ROS 水平明显高于对照组，差异具有统计学意义（$P < 0.05$）。PQ 处理各剂量均可引起巨噬细胞培养上清液中 TNF-α 水平升高，与对照组比较，差异均具有统计学意义（$P < 0.05$）。故选择 0.1 mmol/L PQ 作为最佳浓度，并用于后续巨噬细胞炎症效应机制的研究。该作者又在 2%H_2、5%CO_2、21% 氧气和 72% 氮气的细胞培养气体条件下，采用 0.1 mmol/L PQ、0.1 mmol/L PQ+2%H_2、0.1 mmol/L PQ+10 μmol/L SAHA 和 0.1 mmol/L PQ+2%H_2+10 μmol/L SAHA 分别处理小鼠 RAW264.7 巨

噬细胞 1、2 和 8 小时，检测培养物上清液 TNF-α 和细胞内 ROS 水平。结果显示，PQ+H_2+SAHA 处理组细胞于 2 和 8 小时，细胞中 ROS 水平明显高于 PQ 单独处理组和 PQ+SAHA 处理组，差异具有统计学意义（$P < 0.05$）。PQ+H_2、PQ+SAHA 和 PQ+H_2+SAHA 处理组细胞于 1、2 和 8 小时，培养物上清液中 TNF-α 含量均低于 PQ 单独处理组，差异有统计学意义（$P < 0.05$）。PQ+SAHA 和 PQ+H_2+SAHA 处理组细胞于 8 小时，培养物上清液中 TNF-α 含量均低于 PQ+H_2 处理组，差异有统计学意义（$P < 0.05$）。PQ+H_2+SAHA 处理组细胞于 1、2 和 8 小时，培养物上清液中 TNF-α 含量均低于 PQ+SAHA 处理组，差异有统计学意义（$P < 0.05$）。结果表明，H_2 可降低 PQ 诱导的巨噬细胞 ROS 及 PQ 诱导的细胞毒性早期 TNF-α 的生成，而 SAHA 可减弱 PQ 诱导的细胞毒性后期 TNF-α 的生成，但 H_2 和 SAHA 联合使用可增强 PQ 诱导的巨噬细胞上述毒效应。

Huang M 等（2016）采用 25、50 和 100 μmol/L PQ 体外处理大鼠 Ⅱ 型肺泡上皮 RLE-6TN 细胞 6、12、24 和 72 小时，探讨 EMT 在 PQ 诱导 RLE-6TN 细胞损伤中的作用。结果发现，25、50 和 100 μmol/L PQ 处理 RLE-6TN 细胞 24 小时，细胞 α-SMA mRNA 表达水平均明显高于 6 小时处理组，而仅 50 μmol/L PQ 处理 12 小时组 α-SMA mRNA 表达水平高于 6 小时处理组，差异有统计学意义（$P < 0.05$）。25、50 和 100 μmol/L PQ 处理 RLE-6TN 细胞 24 小时，RLE-6TN 细胞钙黏蛋白（E-cadherin）mRNA 表达水平均明显低于 6 小时处理组，而仅 50 μmol/L PQ 处理 12 小时组 E-cadherin mRNA 表达水平低于 6 小时处理组，差异有统计学意义（$P < 0.05$）。Western-blot 检测结果显示，PQ 以剂量和时间依赖的方式诱导 RLE-6TN 细胞上皮标志物 E-cadherin 蛋白表达水平降低和间充质标记物 a-SMA 蛋白表达水平升高。100 μmol/L PQ 处理 RLE-6TN 细胞 12 小时，细胞形态显示间充质细胞的表型特征，包括细长的形状和缺乏紧密的细胞黏附。25、50 和 100 μmol/L PQ 处理 RLE-6TN 细胞 12 和 24 小时，细胞紧密连接蛋白（zonula occludens-1，ZO-1）mRNA 表达水平低于 6 小时处理组，而 50 和 100 μmol/L PQ 处理 12 和 24 小时组细胞基质纤维连接蛋白（fibronectin，FN）mRNA 表

达水平高于 6 小时处理组，差异有统计学意义（$P < 0.05$）。100 μmol/L PQ 处理 RLE-6TN 细胞 24 小时，细胞中基质金属蛋白酶 2（matrix metalloproteinase2，MMP-2）、基质金属蛋白酶 9（MMP-9）、COL-I 和 COL-III mRNA 表达水平均明显高于对照组，差异有统计学意义（$P < 0.05$），且 PQ 处理细胞后细胞迁移能力亦显著增加。该作者又采用 10 μmol/L 细胞外调节蛋白激酶（extracellular regulatory protein kinase，ERK）抑制剂 PD98059 和 p38MAPK 抑制剂 SB203580 预处理 RLE-6TN 细胞 1 小时，然后再用 100 μmol/L PQ 处理细胞 6 小时，发现 PQ 可引起 p-p38MAPK、p-Smad2 和 p-ERK1/2 蛋白表达水平明显升高，而 ERK 和 MAPK 抑制剂均可显著减弱 PQ 诱导的 p38MAPK、ERK1/2 和 Smad2 的磷酸化水平。结果表明，MAPK 信号通路介导的 EMT 是 PQ 诱导肺纤维化的主要机制之一。

Xie L 等（2016）采用 20 mmol/L PQ 和（或）20 mmol/L TGF-β1 抑制剂 SB431542 分别处理 A549 细胞 5 天，探讨 PQ 是否通过激活 TGF-β1 信号通路而诱导 A549 细胞发生上皮细胞间质转化（epithelial mesenchymal transition，EMT）。相差显微镜可见，PQ 引起 A549 细胞出现明显的 EMT 形态变化，表现为相邻细胞分离，并失去其鹅卵石样生长模式。扫描电子显微镜观察显示，A549 细胞呈成纤维细胞样外观，细胞明显肥大、伸长，且具有高侵袭性细胞质突起。TGF-β1 抑制剂 SB431542 可明显抑制 PQ 诱导的细胞形态学变化，通过相差显微镜和扫描电子显微镜检查显示细胞主要保留上皮外观。PQ 可引起 A549 细胞波形蛋白和 α-SMA 蛋白水平明显增加，分别比对照组增加 5.1 倍和 7.7 倍，差异有统计学意义（$P < 0.05$），且伴随着 E-cadherin（69.2%）和 ZO-1（47.3%）蛋白表达水平的下调（$P < 0.05$）。TGF-β1 抑制剂 SB431542 可明显抑制 PQ 所致的 A549 细胞 α-SMA 和波形蛋白表达上调，以及 E-cadherin 和 ZO-1 表达水平的下调（$P < 0.05$）。提示 PQ 可诱导 A549 细胞 EMT 的表型转化。流式细胞术定量检测 PQ 诱导的 α-SMA 阳性（α-SMA+）和上皮细胞钙黏蛋白阳性（E-cadherin+）细胞，发现 PQ 可使 α-SMA+ 细胞由原来的 $3.2 \pm 0.8\%$ 上升到 $24.6 \pm 5.2\%$，而 E-cadherin+ 细胞由原来的 $88.4 \pm 18.5\%$ 下降

到 49.5±6.7%，而 TGF-β1 抑制剂 SB431542 可明显逆转 PQ 导致的上述细胞数目的异常改变，差异有统计学意义（$P < 0.05$）。PQ 可诱导 A549 细胞 COL-I 表达水平明显高于对照组，但此作用可被 TGF-β1 抑制剂 SB431542 明显抑制（$P < 0.05$）。作者又采用 Transwell 迁移试验进一步评价 PQ 对 EMT 的影响，发现 PQ 处理 A549 细胞 24 小时后大部分细胞迁移通过聚碳酸酯膜，而 TGF-β1 抑制剂 SB431542 可明显抑制 PQ 诱导的 A549 细胞迁移能力的增强（$P < 0.05$）。为了探究 PQ 是否可以通过 TGF-β1/Smads 信号途径诱导 EMT，采用 ELISA 法检测培养上清液中 TGF-β1 水平，Western blot 检测相关信号分子 p-Smad2 和 p-Smad3 的蛋白质水平。结果发现，PQ 可以增强 A549 细胞分泌的总 TGF-β1 和活化的 TGF-β1 的水平，与对照组比较，差异均具有统计学意义（$P < 0.05$），提示 PQ 通过刺激 A549 细胞进而激活 TGF-β1。此外，TGF-β1 水平的增加伴随着下游信号分子 p-Smad2 和 p-Smad3 蛋白表达水平的上调，与对照组比较，差异均具有统计学意义（$P < 0.05$），但 TGF-β1 抑制剂 SB431542 可显著逆转 PQ 引起的上述作用（$P < 0.05$）。结果表明，PQ 可通过激活 TGF-β1 信号通路而诱导 A549 细胞 EMT 的发生。

Hathaichoti 等（2017）采用 0、250、500 和 1000 μmol/L PQ 处理 A549 细胞 48 小时。流式细胞仪分析发现，250、500 和 1000 μmol/L PQ 均可引起 A549 细胞凋亡率显著高于对照组，差异均有统计学意义（$P < 0.01$）。TUNEL 检测结果也证实了 PQ 可诱导 A549 细胞凋亡，且 500 μmol/L PQ 可诱导 A549 细胞凋亡阳性细胞数明显增多。PQ 可引起 A549 细胞活化的 caspase-3、caspase-8、Bid 和聚腺苷二磷酸核糖聚合酶（poly ADP-ribose polymerase，PARP）蛋白表达水平均明显升高。通过共免疫沉淀检测死亡受体（death receptor5，DR5）与 caspase-8 的相互作用，发现 DR5-caspase-8 蛋白复合物水平在 500 μmol/L PQ 作用下显著增加，提示 PQ 可诱导 A549 细胞死亡诱导信号复合物（death inducing signaling complex，DISC）形成。上述结果表明，PQ 可通过外源性途径诱导 A549 细胞凋亡。250、500 和 1000 μmol/L PQ 均可引起 A549 细胞 DR5 蛋白水平明显高于对照组，

差异具有统计学意义（$P < 0.001$），但仅 250 μmol/L PQ 可引起 A549 细胞 DR5 mRNA 水平高于对照组，差异具有统计学意义（$P < 0.001$）。提示 PQ 在转录水平可诱导 A549 细胞 DR5 表达。为了研究 DR5 在细胞膜上的表达水平，先用 500 μmol/L PQ 处理 A549 细胞 8 小时，再用藻红蛋白（PE）结合的抗人 DR5（CD262）抗体来识别 DR5 的细胞外结构域。流式细胞仪分析发现，PQ 处理后 DR5 蛋白在细胞膜上显著增加，提示 PQ 可诱导功能性 DR5 表达而促使细胞凋亡。500 和 1000 μmol/L PQ 均可引起 A549 细胞 DDX3（DEAD box3）、糖原合成酶激酶 -3α（glycogen synthase kinase-3α，GSK-3α）和糖原合成酶激酶 -3β（GSK-3β）蛋白表达水平均明显低于对照组，差异具有统计学意义（$P < 0.05$）；而细胞凋亡抑制蛋白 1（cellular inhibitor of apoptosis protein1，c-IAP1）表达水平与对照组比较，差异无统计学意义（$P > 0.05$）。提示 PQ 诱导的 DDX3、GSK-3α 和 GSK-3β 蛋白表达下调可能是其诱导外源性细胞凋亡的主要原因。同时作者又采用共免疫沉淀方法观察 500 μmol/L PQ 处理 A549 细胞是否影响 DR5-DDX3 的相互作用。结果发现，PQ 处理组细胞 DR5-DDX3 相互作用明显减少，提示 DR5-DDX3 抗凋亡复合物的减少可能是 PQ 诱导外源性细胞凋亡的主要机制之一。为了证实 GSK-3 在 PQ 诱导的细胞凋亡中的作用，A549 细胞先用 5 μmol/L GSK-3 抑制剂 6- 溴靛玉红 -3'- 肟（6-bromoindirubin-3′-oxime，BIO）预处理 30 分钟，然后再用 500 μmol/L PQ 处理 48 小时。TUNEL 检测发现 PQ+BIO 处理组 A549 细胞凋亡细胞数均明显多于 PQ 单独处理组，且免疫印迹检测显示 PQ+BIO 处理组 A549 细胞活化的 PARP 及 caspase-8 蛋白水平均明显高于 PQ 单独处理组，差异均有统计学意义（$P < 0.05$）。提示 GSK-3 在 PQ 诱导的细胞凋亡中发挥保护作用。PQ+BIO 处理组细胞 DDX3、GSK-3α 和 GSK-3β 蛋白表达水平均明显低于 PQ 单独处理组，差异均有统计学意义（$P < 0.05$），而 Bid、DR5 和 c-IAP1 蛋白表达水平与 PQ 单独处理组比较，差异无统计学意义（$P > 0.05$）。PQ+BIO 处理组细胞 DR5-DDX3、DR5-GSK-3 相互作用分别由 PQ 单独处理组的 0.56±0.10 降为 0.36±0.06、0.72±0.50 降为 0.24±0.17。共免疫沉淀结果显示，PQ+BIO 处理组细胞可观察到一个 DDX3 与 DR5 共同免疫沉淀形成的低分子量免疫反应带，而 PQ 单独处理组未观察到，说明 GSK-3 活力被抑制可促使细胞 DDX3 蛋白水解，且水解的 DDX3 可与 DR5 结合。提示 GSK-3 的活力在 DR5-DDX3 复合物形成中发挥关键作用。综上结果表明，PQ 通过外源性途径诱导的 A549 细胞凋亡可能与其上调 DR5 蛋白表达和下调抗凋亡蛋白 DDX3/GSK-3 表达而减少抗凋亡复合物形成有关。

（孙应彪　李芝兰）

主要参考文献

1. 李伟，张炜，杨敬辉，等. 医学研究生学报，2013，26（12）：1258-1260.
2. 谢仰民，陈韩秋，陈穗，等. 大鼠急性呼吸窘迫综合征动物模型的建立. 中国实验动物学报，2002，10（4）：243-245.
3. 祝春青，陈冬波，王喆，等. 腹腔注射百草枯构建小鼠肺纤维化模型. 生物技术通讯，2012，23（4）：563-566.
4. Etoh T，Shioya S，Ohta Y，et al. Role of alveolar macrophages in development of paraquat-induced lung injury. Lung，1983，161：47-55.
5. Ogata T，Manabe S. Correlation between lipid peroxidation and morphological manifestation of paraquat-induced lung injury in rats. Arch Toxicol，1990，64（1）：7-13.
6. Cha ES，Lee YK，Moon EK，et al. Paraquat application and respiratory health effects among South Korean farmers. Occup Environ Med，2012，69（6）：398-403.
7. 樊春月，陈嘉斌，程樱，等. 呼吸道吸入兼皮肤吸收百草枯所致中毒 6 例临床分析. 中国职业医学，2014，41（3）：2845-2848.
8. 何宁宁，丁毅鹏，黄海燕，等. 职业性百草枯中毒患者急性肺损伤的危险因素. 广东医学，2015，36（18）：18-20.
9. 侯明杰，杜灵艳，郑琦. 百草枯中毒肺损伤 CT 表现. 实用医技杂志，2014，21（10）：1075-1076.
10. 胡红敏，宗喜中. 百草枯中毒致肺纤维化 20 例的临床分析. 医药论坛杂志，2016，37（9）：51-52.
11. 郭伟，魏益群，徐博，等. 百草枯中毒患者肺损伤及血清 SOD 和 TGF-β1

的变化及意义.陕西医学杂志，2011，40（8）：987-989.

12. Tomita M，Nohno T，Okuyama T，et al. Paraquat-induced gene expression in rat lung tissues using a differential display reverse transcription-polymerase chain reaction. Arch Toxicol，2002，76（9）：530-537.

13. Chen CM，Chou HC，Hsu HH，et al. Transforming growth factor-beta1 upregulation is independent of angiotensin in paraquat-induced lung fibrosis. Toxicology，2005，216（2-3）：181-187.

14. Ishida Y，Takayasu T，Kimura A，et al. Gene expression of cytokines and growth factors in the lungs after paraquat administration in mice. Leg Med，2006，8（2）：102-109.

15. Tomita M，Okuyama T，Katsuyama H，et al. Mouse model of paraquat-poisoned lungs and its gene expression profile. Toxicology，2007，231（2-3）：200-209.

16. Liu Z，Zhao H，Liu W，et al. NLRP3 inflammasome activation is essential for paraquat-induced acute lung injury. Inflammation，2015，38（1）：433-444.

17. Qian J，Liu L，Chen L，et al. Increased toll-like receptor 9 expression is associated with the severity of paraquat-induced lung injury in mice. Hum Exp Toxicol，2015，34（4）：430-438.

18. Shen H，Wu N，Wang Y，et al. JNK inhibitor SP600125 attenuates paraquat-induced acute lung injury：an in vivo and in vitro study. Inflammation，2017，40（4）：1319-1330.

19. Zhu Y，Tan J，Xie H，et al. HIF-1α regulates EMT via the Snail and β-catenin pathways in paraquat poisoning-induced early pulmonary fibrosis. J Cell Mol Med，2016，20（4）：688-697.

20. Li J，Wu X，Chen Y，et al. The effects of molecular hydrogen and suberoylanilide hydroxamic acid on paraquat-induced production of reactive oxygen species and TNF-α in macrophages. Inflammation，2016，39（6）：1990-1996.

21. Huang M，Wang YP，Zhu LQ，et al. MAPK pathway mediates epithelial-mesenchymal transition induced by paraquat in alveolar epithelial cells. Environ Toxicol，2016，31（11）：1407-1414.

22. Xie L，Zhou D，Xiong J，et al. Paraquat induce pulmonary epithelial-

mesenchymal transition through transforming growth factor-β1-dependent mechanism. Exp Toxicol Pathol, 2016, 68 (1): 69-76.

23. Hathaichoti S, Visitnonthachai D, Ngamsiri P, et al. Paraquat induces extrinsic pathway of apoptosis in A549 cells by induction of DR5 and repression of anti-apoptotic proteins, DDX3 and GSK3 expression. Toxicol In Vitro, 2017, 42 (2017): 123-129.

第十四章

无机氮化合物（氮氧化物）

一、理化性质

氮氧化物（nitrogen oxides，NO_x）是只有氮、氧两种元素化合物的总称，俗称硝烟。空气中 NO_x 的种类较多，主要包括 N_2O、NO、NO_2、N_2O_4、N_2O_3 和 N_2O_5，它们常以混合物的形式存在，并通过分解、相互反应或与氧反应等多种方式而相互转化。相比其他氮氧化物，作业环境中最常见的是化学性质相对稳定的 NO 和 NO_2，并以 NO_2 为主，它们具有更重要的卫生学意义。常见氮氧化物的理化性质见表14-1。

表14-1　常见氮氧化物的理化性质

名称	分子式	熔点（℃）	沸点（℃）	密度（相对空气）	理化性质
一氧化二氮（氧化亚氮，笑气）	N_2O	−90.8	−88.5	1.53	无色气体或无色液体。有甜香味，性质稳定，能助燃，稍溶于水，有氧化性
一氧化氮	NO	−163.6	−151.7	1.04	无色无嗅气体或蓝色液体、固体，难溶于水。可被空气中的氧氧化成 NO_2，也可被还原剂还原成 N_2
三氧化二氮（亚硝酸酐）	N_2O_3	−102.0	3.5 分解	1.447	红棕色气体或蓝色液体。易分解成 NO 和 NO_2，与水反应生成亚硝酸

续表

名称	分子式	熔点（℃）	沸点（℃）	密度（相对空气）	理化性质
二氧化氮（四氧化二氮）	NO_2	-11.2	21.2	1.58	具有刺激性气味的红棕色气体或黄色液体，白色固体，可助燃。在 $0 \sim 140℃$，NO_2 与 N_2O_4 共存，温度降低，NO_2 比率下降。二者均能溶于水生成等量的 HNO_3 和 HNO_2；与碱反应生成等量的亚硝酸盐和硝酸盐；可被还原剂还原成 N_2
五氧化二氮（硝酸酐）	N_2O_5	30.0	47.0分解	2.05	无色气体或白色结晶体，34℃升华，易分解成 NO_2 和 O_2，与热水反应生成硝酸

二、来源、存在与接触机会

大气中 NO_x 的来源主要是自然界氮循环和人类活动。自然界氮循环主要有大气中氮受雷电或高温的作用，火山爆发，森林失火以及土壤、海洋微生物对含氮有机物的分解。大气中的 NO_x 本底值很低，NO_2 自然本底的年均浓度为 $0.4 \sim 9.4 \ \mu g/m^3$。人类活动产生的 NO_x 主要来源于硝酸及硝酸盐工业的生产废气和石油、煤、天然气等矿物燃料的燃烧废气。室内 NO_x 除来自室外空气污染外，还来自室内含氮有机物的燃烧和烟草烟雾。

高温条件产生的 NO_x 主要以 NO 的形式存在。NO 在空气中极易与氧反应生成 NO_2，因此大气中的 NO_x 主要以 NO_2 的形式存在。大气中的 NO 和 NO_2 通过光化学反应，相互转化而达到平衡。在温度较高或有云雾存在时，NO_2 进一步与水分子作用形成硝酸产生硝酸酸雾。

NO_x 引起的中毒以呼吸道吸入居多，工种以操作工、机修工、清洗工和矿工为主，中毒原因主要为设备故障、违规操作和意外事故，常见于硝胺炸药爆炸后矿井作业、酸洗金属部件或除锈作业和生产性意外事故。磷化槽清淤作业、电焊作业中发生 NO_x 中毒的事件也常有报道。磷化槽内制作磷化液的原料是磷酸、硝酸和氧化锌，化学反应后生成的 NO 部分溶于水中，在清淤时池中的 NO 与空气中的氧反应生成 NO_x。电焊、气焊、气割及电弧发光时产生的高温能使空气中的氧和氮结合形成 NO_x。存放于谷仓中的青饲料或谷物，因植物中含有硝酸钾，经缺氧条件下发酵，生成亚硝酸钾，与植物中的有机酸作用生成亚硝酸，当仓内温度升高时，亚硝酸分解成 NO_x，造成"谷仓气体中毒"。

三、吸收、分布、代谢与排泄

人体主要通过呼吸系统对 NO_x 进行吸收。NO_x 较难溶于水，可侵入呼吸道深部细支气管和肺泡并缓慢地溶于饱和水蒸气或肺泡表面的液体中，形成亚硝酸、硝酸，刺激腐蚀肺泡上皮细胞及毛细血管壁，导致通透性增加，亚硝酸盐进入血液后可与血红蛋白结合生成高铁血红蛋白。NO_x 一旦进入机体，很难靠自身完成排泄，需借助医疗措施来促进毒物的排出，如利尿、血液透析、血浆置换、血液灌流和高压氧疗等。

四、毒性概述

（一）动物实验资料

1. 急性毒性

李建忠等（2007）研究了 N_2O_4 染毒后血清中标志分子表达的改变，选用 16 只 ICR 小鼠，体重 20 ～ 25 g，随机分为对照组和染毒组，每组 8 只。将染毒组小鼠置于 120 L 染毒柜中，使用微量注射器（100 μl）定量抽取液态 N_2O_4，注入染毒柜中，并维持柜内 N_2O_4 浓度为 70 g/m^3，染毒时间 15 分钟，室内温度保持在 15℃。对照组呼吸新鲜空气。染毒后，染毒组小鼠出现眼睛的刺激症状，流涎，呕吐，躁动、肌肉颤动、肢体抽搐；典型者突然出现四肢痉挛、牙关紧闭、屏息、口吐白沫、大小便失禁。染毒结束后，取小鼠全血并分离出血清，将血清在表面增强激光解析电离飞行时间质谱仪上进行蛋白质组学分析。分析结果显示，与对照组相比，染毒组小鼠血清中相对分子质量为 3668、3870、4728、4900、5815 的一组标志蛋白质表达明显升高，相对分子质量为 13619、13816 的标志蛋白质表达明显降低，差异均具有统计学意义（$P < 0.01$）。研究结果表明，N_2O_4 染毒能够改变小鼠血清的蛋白质组学。

Suzuki 等（1982）将 50 只 15 ~ 16 周龄雄性 ICR 小鼠分为 5 组，即对照组、5、10、20 和 40 ppm NO_2 染毒组，进行小鼠游泳耐力测试。研究显示，与对照组相比，小鼠分别暴露于 NO_2 浓度为 10、20 和 40 ppm 的环境中 24 小时后，其游泳耐力时间缩短；而暴露于 NO_2 浓度为 5 ppm 的环境中 24 小时后，小鼠仅在染毒结束后 1 ~ 4 天内游泳耐力时间缩短，染毒结束后第 5 天游泳耐力时间恢复至正常水平。

2．亚急性与慢性毒性

郭振（2012）根据暴露 NO_2 浓度将清洁级雄性 Wistar 大鼠（6 周龄，体重 180 ~ 220 g）随机分为 0、5、10 和 20 mg/m^3 组，每组 6 只，放入动物动态吸入暴露装置中进行动态染毒，每天染毒 6 小时，持续 7 天。染毒期间各组大鼠禁食禁水，其他时间自由摄食。处死前 24 小时禁食禁水。大鼠断头处死，取出肝、肾、脾和心脏，然后分别制备 4 个脏器细胞浓度为 10^5 个 / 毫升的细胞悬液。利用 KCl-SDS 沉淀法测定大鼠 4 个脏器细胞中的 DNA 蛋白质交联（DPC）系数，利用单细胞凝胶电泳技术判断 NO_2 对大鼠 3 个脏器细胞 DNA 断裂程度的影响。结果表明：

（1）NO_2 吸入暴露对脏器 DPC 的影响：肝、肾、脾和心脏细胞中 DPC 系数均随着暴露 NO_2 浓度的增加而增加，5、10 和 20 mg/m^3 组 DPC 系数分别比对照组增大了 27.2%、72.6%、98.6%，19.3%、35.3%、71.2%，11.6%、60.6%、68.3% 和 26.51%、41.99%、68.56%，且在 3 个不同浓度染毒组都是肝细胞的 DPC 系数增幅最大；在 5 mg/m^3 组 DPC 增幅大小顺序为：肝＞心脏＞肾＞脾；10 mg/m^3 组 DPC 增幅大小顺序为：肝＞脾＞心脏＞肾；20 mg/m^3 组 DPC 增幅大小顺序为：

肝＞肾＞心脏＞脾。

（2）NO₂吸入暴露对脏器DNA断裂程度的影响：经过不同浓度NO₂吸入暴露之后，与对照组相比，大鼠肝、肾、脾细胞中的尾矩、Olive尾矩、尾长、尾部DNA含量和彗星细胞率等5项实验指标均有不同程度的增加。除肾细胞20 mg/m³组的尾矩、Olive尾矩、尾长、尾部DNA含量4项指标小于10 mg/m³组以外，肝和脾细胞中5项指标均表现出随NO₂浓度增大而增大的趋势，具有一定的剂量-效应关系。经过不同浓度NO₂吸入暴露之后，肝、肾、脾细胞的DNA出现了不同程度的断裂，3种脏器细胞DNA经过染毒后出现了1级（尾部DNA含量为5%～20%）和2级（尾部DNA含量为20%～40%）损伤，没有出现更为严重的3级（尾部DNA含量为40%～90%）和4级（尾部DNA含量大于95%）损伤。其中肾细胞DNA损伤最严重为2级，出现在10 mg/m³组；肝细胞DNA损伤最严重为2级，出现在20 mg/m³组；脾细胞DNA损伤最严重为1级，出现在10 mg/m³和20 mg/m³组。

同时发现经过不同浓度NO₂吸入染毒之后，脾细胞的5项指标在10 mg/m³和20 mg/m³组的增幅都大于肾、肝细胞，肾细胞的增幅最小。脾、肝细胞5项指标的增幅大小顺序为：20 mg/m³＞10 mg/m³＞5 mg/m³；肾细胞5项指标的增幅大小顺序为10 mg/m³＞20 mg/m³＞5 mg/m³。由此可见，NO₂吸入染毒对脾细胞DNA的损伤最为严重，肝次之，肾的损伤较轻。

武丽芳等（2015）选用清洁级雄性Wistar大鼠为实验对象，体重180～220 g，分为3个染毒组（20、10、5 mg/m³ NO₂）和1个对照组，每组10只，每天吸入染毒6小时，染毒7天。采用常规Western blot法监测各组大鼠大脑组织中内皮素-1（ET-1）、内皮型一氧化氮合酶（eNOS）和神经型一氧化氮合酶（nNOS）的活性。结果发现，与对照组相比，3个NO₂染毒组大鼠的大脑皮质ET-1表达增加，并且随着NO₂染毒浓度的增加而增高；而eNOS、nNOS的表达量减少，并且随着NO₂染毒浓度的增加而减少。

武丽芳等（2015）选用清洁级雄性Wistar大鼠为实验对象，体重

$180 \sim 220$ g，分为 4 个染毒组，每组 10 只大鼠，包括 5 mg/m^3 NO$_2$ 染毒 1 个月组和对照组，5 mg/m^3 NO$_2$ 染毒 3 个月组和对照组。收集各组大鼠全血 5 ml，利用全自动血液流变仪在 37℃ 下测定在 120/s、70/s 和 30/s 三个切变应力下各组大鼠的血浆和全血黏度，采用旋转黏度仪检测各组大鼠的红细胞压积。研究结果显示，NO$_2$ 染毒 1 个月组和 3 个月组大鼠血液的血浆黏度在三个切变应力下均高于相应对照组，差异有统计学意义（$P < 0.05$）；NO$_2$ 暴露 3 个月组大鼠血液红细胞聚集指数高于相应对照组，差异有统计学意义（$P < 0.05$）；NO$_2$ 染毒 1 个月组和 3 月组大鼠血液红细胞刚性均高于相应对照组，差异有统计学意义（$P < 0.05$）。

Farahani 等（1990）将 18 只雄性豚鼠，体重 $450 \sim 550$ g，分别暴露于 0、5 和 10 ppm 的 NO$_2$ 染毒柜中每天 2 小时，连续染毒 35 天。结果发现：5 ppm 染毒组豚鼠与对照组相比，大脑半球、小脑、中脑和脊髓 4 个区域中的总脂、磷脂含量分别减少 31.81%、21.27%（$P < 0.001$、$P < 0.01$），22.25%、11.49%（$P < 0.01$、$P < 0.05$），20.46%、13.16%（$P < 0.001$、$P < 0.05$）和 15.47%、9.2%（$P < 0.01$、$P < 0.01$），大脑半球、中脑中的胆固醇含量分别降低 12.05%（$P < 0.05$）、22.18%（$P < 0.01$），脊髓中的胆固醇含量增加 14.07%（$P < 0.05$）；10 ppm 染毒组豚鼠与对照组相比，大脑半球、小脑、中脑和脊髓中的总脂、磷脂含量分别减少 41.06%、26.47%（$P < 0.001$、$P < 0.001$），38.24%、18.7%（$P < 0.001$、$P < 0.001$），38.35%、27.7%（$P < 0.001$、$P < 0.001$）和 30.68%、26.87%（$P < 0.001$、$P < 0.001$），大脑半球、小脑、中脑中的胆固醇含量分别降低 37.63%（$P < 0.001$）、48.04%（$P < 0.001$）、27.79%（$P < 0.001$），脊髓中的胆固醇含量增加 26.16%（$P < 0.001$）；2 个 NO$_2$ 染毒组豚鼠 4 个区域中的脂质过氧化速率（以 30 分钟生成丙二醛的纳摩尔数表示）均增大，且速率随 NO$_2$ 染毒浓度的增加而增大，5、10 ppm 染毒组豚鼠大脑半球、小脑、中脑和脊髓中的脂质过氧化速率较对照组分别增加 8.99%（$P < 0.05$）、30.92%（$P < 0.001$），14.56%（$P < 0.01$）、39.8%（$P < 0.001$），7.54%（$P < 0.05$）、46.49%（$P < 0.001$）　和

11.34%（$P < 0.05$）、33.88%（$P < 0.001$）。

3．致突变

岳茂兴等（2005）选用 ICR 小鼠为实验对象，体重 20 ~ 25 g，随机分为对照组和染毒组，每组 5 只。将染毒组小鼠置于 120 L 染毒柜中，使用微量注射器（100 μl）定量抽取液态 N_2O_4，注入染毒柜中，并维持柜内 N_2O_4 浓度为 70 g/m³，染毒时间 15 分钟，温度保持在 15℃。对照组呼吸新鲜空气。染毒小鼠饲养 3 个月后，按 3 μg/g 体重腹腔注射秋水仙素液，处死小鼠，制备骨髓的染色体标本，采用荧光＋吉姆萨染剂分染法处理标本。观察结果显示，染毒组小鼠骨髓细胞姐妹染色单体互换频率明显高于对照组，互换次数分别为 387 和 270，互换次数 / 细胞比分别为 2.58 和 1.80，差异均具有统计学意义（$P < 0.01$）。研究认为，N_2O_4 染毒之后对细胞 DNA 有一定的损伤作用，提示 N_2O_4 可能有致突变作用。

Isomura 等将 3 周龄的雄性 SD 大鼠（45 ~ 55 g），随机分为对照组（吸入清洁空气）、8、15、21 和 27 ppm NO_2 吸入染毒组，每组 5 只。3 小时后将大鼠处死，将肺粉碎，经胶原酶处理，获得肺组织细胞悬液，置入含哇巴因的培养基中进行原代细胞培养。结果肺组织细胞发生哇巴因抗突变，对照组（吸入清洁空气）、8、15、21 和 27 ppm NO_2 吸入染毒组突变率依次为 2.6±1.9、4.4±1.8、31.6±21.6、29.1±12.0 和 55.4±13.3/10⁵，突变率随 NO_2 浓度增加而上升，差异均具有统计学意义（$P < 0.05$）。

Kosaka 等（1986）将 NO_2 气体（浓度为 18.8 ~ 169.2 mg/m³）通入 TA100 细胞悬液 30 分钟，使用基因突变实验和 SOS 显色实验检测细菌的基因突变情况。结果发现，基因突变实验结果为阴性，但是 SOS 显色实验却获得阳性结果。提示 NO_2 气体对该菌 DNA 有损伤作用。之后又用大肠埃希菌检测 NO_2 的致突变性，同样使用细菌悬液曝气法以及上述两种检测毒性的方法，NO_2 浓度为 169.2 mg/m³，曝气 30 分钟，结果发现，NO_2 气体诱发基因突变和 SOS 修复。

4．生殖与发育毒性

Tabacova 等（1985）选择妊娠期间的 Wistar 大鼠为研究对象，体重 200 ～ 220 g，随机分成 4 个染毒组和 1 个对照组，每组 20 只。4 个染毒组于妊娠期间分别吸入浓度为 0.05、0.1、1 和 10 mg/m³ 的 NO_2，每周吸入染毒 7 天，每天吸入染毒 6 小时。对照组吸入无 NO_2 空气。通过观察大鼠子代出生后不同时间点的体重、门牙萌发时间、睁眼时间、平面翻正、空中翻正、后肢支撑和负趋地性等参数变化来研究 NO_2 的生殖发育毒性。结果显示，仅 NO_2 10 mg/m³ 染毒组的大鼠子代在第 21 天的体重（28.6±0.83 g）明显低于对照组（32.6±1.37 g），差异有统计学意义（$P < 0.05$）；NO_2 10 mg/m³ 染毒组的大鼠子代在第 11、12、13 天的门牙萌发率（48.4%、57.1%、82.4%）明显低于对照组（79.6%、93.3%、100.0%），差异有统计学意义（$P < 0.01$），NO_2 1 mg/m³ 染毒组的大鼠子代在第 13、14 天的门牙萌发率（88.9%、96.2%）明显低于对照组（100.0%、100.0%），差异有统计学意义（$P < 0.05$）；NO_2 10 mg/m³ 染毒组的大鼠子代在第 15、16、17 天的睁眼率（20.5%、48.1%、85.7%）明显低于对照组（42.1%、88.3%、100.0%），差异有统计学意义（$P < 0.05$、$P < 0.01$、$P < 0.01$）；NO_2 1 mg/m³ 染毒组的大鼠子代仅在第 17 天的睁眼率（88.4%）明显低于对照组（100.0%），差异有统计学意义（$P < 0.01$）；NO_2 1、10 mg/m³ 染毒组的大鼠子代在第 7 天的平面翻正成功率（51.0%、30.0%）明显低于对照组（78.6%），差异有统计学意义（$P < 0.05$、$P < 0.01$）；NO_2 10 mg/m³ 染毒组的大鼠子代在第 14、18 天的空中翻正成功率（6.8%、75.3%）明显低于对照组（55.4%、94.6%），差异有统计学意义（$P < 0.001$、$P < 0.01$）；NO_2 10 mg/m³ 染毒组的大鼠子代在第 18 天的后肢支撑成功率（27.7%）明显低于对照组（52.1%），差异有统计学意义（$P < 0.05$）；NO_2 0.1、1、10 mg/m³ 染毒组的大鼠子代在第 9 天的负趋地性成功率（56.9%、53.2%、45.2%）明显低于对照组（81.8%），差异有统计学意义（$P < 0.05$、$P < 0.01$、$P < 0.001$）。结果表明，NO_2 暴露能够导致大鼠子代在早期生长发育和神经行为方面出现发育延迟，并且与 NO_2 浓度存在一定的剂量 - 效应关系。

　　Giovanni 等（1994）将孕 Wistar 大鼠（240 ～ 280 g）在整个孕期吸入不同浓度的 NO_2（0、1.5 和 3.0 ppm），每组 12 只，6 小时 / 天。

结果发现，在孕期吸入 NO_2 1.5 ppm 和 3.0 ppm 组，其雄性子代在被移出窝后超声啸叫的持续时间缩短；其中吸入 NO_2 3.0 ppm 组的 10 日龄和 15 日龄后代超声啸叫的持续时间较对照组明显缩短，差异有统计学意义（$P < 0.01$）。而吸入 NO_2 1.5 和 3.0 ppm 组，未观察到子代有其他明显的毒性改变。

5．致癌　未见对除肺以外器官致癌的相关报道。

（二）流行病学资料

1．横断面研究

Ballester 等（2010）对西班牙巴伦西亚地区的 785 名产妇及新生儿进行了调查，并利用地域分布回归方法对空气中 NO_2 暴露进行测量。785 名产妇中，年龄小于 25 岁有 85 人，25 ～ 29 岁有 274 人，30 ～ 34 岁有 301 人，35 岁以上有 125 人；产前体重低于 50 kg 有 57 人，50 ～ 59 kg 有 313 人，60 ～ 69 kg 有 235 人，70 kg 以上有 180 人。根据各个产妇不同的妊娠期（全期和不同孕期）调整特定地点 NO_2 浓度。测量项目有：新生儿出生体重、体长、头围以及是否为小于胎龄儿。在控制了潜在混杂因素、应用广义可加模型考察了关系曲线形态之后，对户外 NO_2 暴露与出生结果的关系进行评估，显示 NO_2 浓度在 40 $\mu g/m^3$ 附近时，曲线斜率会发生变化。孕早期 NO_2 浓度大于 40 $\mu g/m^3$，新生儿的身长改变 –0.27 cm（95%CI：–0.51 ～ –0.03）、出生体重改变 –40.3 g（95%CI：–96.3 ～ –15.6）；若整个孕期暴露于相同的 NO_2 浓度中，则头围改变 –0.17 cm（95%CI：–0.34 ～ –0.003），出现小于胎龄儿的危险性的关系曲线近似线性。

鲁建秋等（2011）以直接接触硝酸与氮氧化物的 139 名操作工人（男 102 人，女 37 人）为直接接触组，年龄 19 ～ 50（37.1±10.3）岁，工龄 1 ～ 32（11.8±7.2）年；短时间或间断接触的辅助工 88 人（男 50 人，女 38 人）为间接接触组，年龄 21 ～ 52（38.7±11.6）岁，工龄 1 ～ 33（12.7±7.9）年；另选择某事业单位非接触该毒物的管理人员 98 人（男 60 人，女 38 人）作为对照组，年龄 20 ～ 55（41.5±8.7）岁，工龄 1 ～ 30（10.69±8.4）年。三组研究对象均进行五官科检查，结果发现，两接触组人员均以牙釉质缺损的发生率为最高（直接接触组 31.65%，间接接触组 28.41%），均高于对照组（6.12%），差异均具有统计学意义（$P < 0.01$）。直接接触组慢性结膜炎发生率（17.99%）高于间接接触组（7.95%）和对照组（6.12%），差异均有统计学意义（$P < 0.05$）。将两接触组研究对象合并为一组，观察五官疾病的发生率于工龄之间的关系，结果发现，牙釉质缺损的发生率随工龄的增加而增高（$\chi^2=9.28$，$P < 0.01$）。

2．队列研究

瑞士科学家对长期暴露于 NO_2 与年龄 $\geqslant 50$ 岁人群（女性 725 人）心率变异之间的关系，记录调查对象 24 小时心电图变化，并测量血压、身高和体重，同时评估调查对象居住区域年 NO_2 暴露状况。收集完数据之后，研究人员采用多元线性回归模型研究 NO_2 暴露与心率变异性的关系。研究结果显示，年均 NO_2 浓度每增加 10 μg/m³，24 小时心电图 RR 间期的标准差下降 3%（95%CI：-4 ~ -1），夜间低频功率下降 6%（95%CI：-11 ~ -1），夜间高频与低频功率之比下降 5%（95%CI：-9 ~ 0）；长期暴露于 NO_2 对人群 24 小时总功率、高频功率、低频功率、高频功率与低频功率之比或对夜间 24 小时心电图 RR 间期、总功率、高频功率无影响；其中自述患心血管疾病的研究对象，NO_2 暴露浓度每增加 10 μg/m³，24 小时心电图 RR 间期的标准差下降 4%（95%CI：-8 ~ -1）。该研究提示，长期暴露于 NO_2 与老年妇女和心血管疾病患者心率失常有关。

3．病例对照研究

徐丽珍等（2008 年）选择太原市城区 2005 年 11 月 1 日到 2007 年 8 月 1 日出生的围生儿（妊娠 28 周至出生后 7 天的胎儿和新生儿）为研究对象。对来源于太原市出生监测系统的出生数据进行整理后，选取符合研究质量要求的 31145 例，占出生个案总数的 80.09%。将 1092 例妊娠满 28 周但不满 37 周的活产儿定义为早产组，将 30053 例足月健康活产儿定义为对照组，研究协变量共计 15 项，包括母亲年龄、民族、文化程度、家庭住址、家庭收入、职业、职业暴露、吸烟、饮酒、父亲吸烟、采暖方式、叶酸增补、产前检查、怀孕季节、围生儿性别。空气污染数据来源于太原市环境保护监测站，包括 SO_2、

NO_2、PM_{10} 的逐日平均浓度，按孕周 4 周（28 天）为 1 个月分别计算各种污染物 3 个月的移动平均值，按四分位数间距和中位数将各污染物划分为 4 个污染水平。应用 Logistic 回归模型，控制混杂因素，分别以其中一种大气污染物为目标变量，建立孕初期和孕末期 3 个月单污染物、双污染物、三污染物影响的 Logistic 回归模型。分析结果显示：在控制了混杂因素和其他污染物的影响后，孕初期 3 个月，NO_2 最高污染物水平（≥ 25.43 μg/m³）与最低污染物水平（< 22.12 μg/m³）相比，早产的比值比（OR）升高 22.7%；而在单污染物模型中，临产前 3 个月，NO_2 每升高一个四分位数，早产的 OR 升高 19.1%。

阮海燕等（2008）收集了广州市某区 2003—2005 年孕满 37 周时分娩，且婴儿出生体重低于 2500 g 的产妇为低体重组，按照同一天分娩，选取婴儿出生体重高于 2500 g 的产妇为正常组。广州市某区 2002—2005 年的空气污染数据由广州市某区环境监测站提供。应用多元 Logistic 回归模型控制产妇的年龄、孕妇出生地、是否有高危因素、产次、新生儿的性别等其他混杂因素后，产妇在孕晚期的二氧化氮暴露水平在模型中有统计学意义（β=0.639，$P < 0.01$）。研究认为，大气中二氧化氮污染物的浓度与出生体重有关。

（三）中毒临床表现与防治原则

1．中毒临床表现

短期接触高浓度氮氧化物可导致急性中毒，接触 150 mg/m³ 以上的二氧化氮 3 ~ 24 小时后，出现呼吸道症状，如咳嗽、发热、气急等，痰中带血丝、极度虚弱、恶心和头痛。支气管痉挛是急性期的主要特征。胸部听诊可闻及啰音和哮鸣音。实验室检查显示，外周血白细胞数增加，中性粒细胞数增加，动脉血气示肺泡动脉血氧分压压差增大。开始时 X 线胸片可正常，逐渐出现肺水肿征象。重度中毒者剧烈咳嗽，可并发严重气胸、纵隔气肿或严重心肌损害等。

急性期过后，部分患者可在初始中毒后 3 ~ 6 周症状复发。二氧化氮中毒的亚急性期或慢性期的特征包括严重气急、干咳、喘息、寒战和发热。X 线胸片显示肺呈现弥漫性和斑片状浸润。可发展为严重低氧血症和高碳酸血症。亚急性期或慢性期使用皮质激素可能有效，但部分患者康复后有不同程度的阻塞性肺病，极少数患者因进行性呼吸衰竭死亡。

2．防治原则

根据《职业性急性氮氧化物中毒诊断标准》（GBZ15-2002），氮氧化物急性中毒的诊断原则是：根据明确短期内接触氮氧化物职业史，急性呼吸系统损伤的临床症状、体征，胸部 X 线表现，结合血气分析等其他检查，参考劳动卫生学调查资料，进行综合分析并排除其他病因所致的类似疾病后，方可诊断。

二氧化氮中毒急性阶段的治疗主要是支持性，吸氧、辅助通气、支气管扩张剂、利尿剂和血流动力学监护。如出现严重的非心源性肺水肿，有必要采用机械通气和呼吸末正压通气（PEEP）。可给予皮质激素治疗，尤其有明显气流受阻时。不主张预防性抗菌治疗。少数患者接触高浓度二氧化氮后产生急性呼吸衰竭。如存在高铁血红蛋白血症，除了上述治疗外，可静脉应用亚甲蓝治疗。

预防中毒的措施主要是实施密闭化作业，防止氮氧化物泄漏，在工作场所实施局部排风或全面通风，作业人员严格遵守操作规程，佩戴个人防护用品。

五、毒性表现

（一）动物实验资料

1．急性毒性

唐亮等（2011）将体重为（206 ± 12）g 的雌性 SD 大鼠随机分为对照组（8 只）和染毒组（30 只），颗粒饲料喂养，自由饮水，置于室温（19 ± 1.5）℃，相对湿度 55% ～ 65% 的环境中，照明 12 小时 / 黑暗 12 小时。染毒组以（6747.47 ± 215.24）mg/m³ NO_2 通过动式染毒柜染毒 90 秒后以净空气平衡换气 30 分钟；对照组大鼠入染毒柜以净空气平衡 30 分钟。染毒组大鼠分别在吸入染毒后 6、12、18、24 小时拍摄 X 线胸片。各时间点取 6 只大鼠经下腔静脉留取血样后处死，取肺组织做病理检查，进行肺湿 / 干系数测定。检测全血红细胞膜超氧化物歧化酶（SOD）活力和血浆中心钠素（ANP）浓度。结果发现，染毒组大鼠均在 24 小时内发生肺水肿，X 线胸片显示斑片云雾状阴影，12 小时时加重，18 小时时斑片影加深，遍及全肺，呈现"白肺"状，24 小时后无明显恢复。HE 染色显示，染毒组 6 小时肺泡间隙增大，泡内有少量嗜伊红液体渗出。12 小时后肺泡融合，泡内嗜伊红液体增多，18 小时后肺泡及组织中充满嗜伊红液体，至 24 小时时无恢复。染毒组 6、12、18、24 小时肺湿 / 干系数分别为 5.60 ± 0.20、6.89 ± 0.25、8.03 ± 0.47、$7.8l \pm 0.45$，与对照组（4.72 ± 0.06）比较，差异均具有统计学意义（$P < 0.01$）；染毒组 12、18、24 小时肺湿 / 干系数与 6 小时相比，差异均具有统计学意义（$P < 0.01$）；染毒后 18、24 小时肺湿 / 干系数与 12 小时相比，差异均具有统计学意义（$P < 0.01$）。与对照组比较，染毒组 6、12、18、24 小时红细胞膜 SOD 活力均明显降低，差异均具有统计学意义（$P < 0.01$）。染毒组 18、24 小时血浆中 ANP 浓度分别为（136.66 ± 35.37）、（134.10 ± 60.41）ng/ml，明显高于对照组 [（31.31 ± 13.06）ng/ml]、染毒组 6、12 小时 [分别为（$34.7l+13.42$）、（47.98 ± 7.86）ng/m1]，差异均具有均有统计学意义（$P < 0.01$）。

　　金远林等（2001）选用健康成年豚鼠 40 只，体重 500 ~ 600 g，雌雄各半，随机分为 4 组，每组 10 只，按不同浓度气体和对照气体吸入。A 组：SO_2 14.3 mg/m^3+NO_2 3.1 mg/m^3+ 空气；B 组：SO_2 28.6 mg/m^3+NO_2 6.1 mg/m^3+ 空气；C 组：SO_2 42.9 mg/m^3+NO_2 10.3 mg/m^3+ 空气；对照组：空气。实验动物连接动物呼吸器，潮气量 10 ml/kg，呼吸频率 60 次 / 分；连接压力传感器，经四导生理记录仪记录气管内压力（IP），并计算 PC_{20}（provocating concentration，IP 升高 20% 时的激发药物浓度）；按不同组别吸入空气及混合气体 15 分钟，在 5、10、15 分钟测定 IP。结果发现，3 个染毒组在混合气体吸入 5 分钟时即出现 IP 升高，10 ~ 15 分钟后下降，但与混合气体吸入前及对照组相比，差异均无统计学意义（$P > 0.05$）；3 个染毒组气体吸入后 PC_{20} 值明显高于对照组，差异具有统计学意义（$P < 0.05$）。研究表明，短时吸入混合 SO_2 和 NO_2 气体可使豚鼠气道反应性增高。

　　岳茂兴等（2016）将 ICR 小鼠 32 只（雄性，体重 22 ~ 22 g），

随机分成正常对照组（$n=8$）和染毒组（$n=24$），染毒柜内四氧化二氮浓度为 35 ppm，染毒时间为 15 分钟，分时相（1、4、7 天，$n=8$）取小鼠肺组织 HE 染色观察肺纤维化情况，采用免疫组织化学方法检测 SMAD2/3 和 SMAD7 的蛋白质表达情况。结果显示，四氧化二氮染毒 1 天小鼠肺组织出现终末细支气管上皮细胞肿胀，周围少量淋巴细胞和吞噬细胞浸润；4 天可见终末细支气管壁及临近肺泡间隔纤维组织增生；7 天可见肺泡间隔纤维组织增生。SMAD 免疫组织化学分析发现：正常对照组及染毒后 1 天和 4 天部分小鼠肺泡的 SMAD2/3 表达阴性，7 天可见支气管上皮细胞、肺泡上皮细胞及成纤维细胞胞质的 SMAD2/3 表达阳性；正常对照组小鼠肺组织 SMAD7 表达阴性，染毒后 1 天可见散在支气管上皮细胞核 SMAD7 表达阳性，4 天可见多量支气管上皮细胞、肺泡上皮细胞及成纤维细胞核 SMAD7 表达阳性，7 天可见部分支气管上皮细胞、肺泡上皮细胞及成纤维细胞核 SMAD7 表达阳性。

2．亚急性与慢性毒性

Hayashi 等（1987）选择雄性 Wistar 大鼠为实验对象，分成三个实验组：第一组将 85 只大鼠（体重 100 ～ 150 g）暴露于 20 ppm 的 NO_2 环境中 20 小时，暴露结束后将大鼠放置于清洁空气中，分别在暴露结束后的第 24、36、48、60 小时和第 3、5、7、10、15、20、25、30、35 天处死大鼠；第二组将 86 只大鼠（体重 100 ～ 300 g）持续暴露于 0.5 ppm 的 NO_2 环境中，分别于暴露开始后的第 7、15 天和第 1、2、4、6、12、19 个月处死大鼠；第三组将 18 只大鼠（体重 100 g）持续暴露于 10 ppm 的 NO_2 环境中，分别于暴露开始后的第 3、7、14 天处死大鼠。将大鼠处死后，采用光学显微镜对大鼠呼吸系统形态进行观察。研究发现：第二组大鼠气管和主支气管中肥大细胞数量增加；第一组大鼠在刚暴露后有少数 I 型肺泡上皮细胞的细胞质出现出泡现象；第三组大鼠在暴露 3 天后出现显著的肺泡细胞空泡改变。在第一组和第二组大鼠中发现 II 型肺泡上皮细胞肿胀和增生，细胞逐渐变得扁平，并且由 II 型肺泡上皮细胞向 I 型肺泡上皮细胞转变，且能发现转变过程中出现的中间型细胞；大鼠肺泡壁间质性水肿发生后，在毛细血管内皮细胞中出现胞饮小泡。

肖永营等（2001）选用 30 只清洁级 SD 大鼠为研究对象，体重 180 ~ 220 g，雌雄各半。随机分为 3 组（对照组、短期 NO_2 吸入组和长期 NO_2 吸入组），每组 10 只。短期 NO_2 吸入组，大鼠放入密闭容器内，抽成真空后，立即从进气孔通入浓度为 14.8 mg/m^3 的 NO_2 气体（由 NO_2 和空气配制），吸入 2 小时；长期 NO_2 吸入组，每天定时吸入 14.8 mg/m^3NO_2 气体 1 小时，持续 10 天，其他时间吸入新鲜空气；对照组，吸入新鲜空气。实验结束后，拉断颈椎处死大鼠，取右下肺组织约 0.2g，检测肺组织内丙二醛（MDA）、谷胱甘肽（GSH）水平和总抗氧化能力（T-AOC）。实验结果显示，长期 NO_2 吸入组大鼠肺组织 MDA 含量 1.512 ± 0.4305 nmol/mg 和短期 NO_2 吸入组 1.470 ± 0.3315 nmol/mg 均高于对照组 1.061 ± 0.3284 nmol/mg，差异均有统计学意义（$P < 0.05$），但长期吸入 NO_2 组与短期吸入 NO_2 组之间差异无统计学意义（$P > 0.05$）。长期 NO_2 吸入组大鼠肺组织 T-AOC 值 0.7372 ± 0.1144 U/mg 和短期 NO_2 吸入组 0.7912 ± 0.1487 U/mg 均高于对照组（1.0135 ± 0.3705 U/mg），差异均有统计学意义（$P < 0.05$），但长期吸入 NO_2 组与短期吸入 NO_2 组之间差异无统计学意义（$P > 0.05$）。长期 NO_2 吸入组大鼠肺组织 GSH 含量 7.736 ± 6.196 mg/L 显著高于短期 NO_2 吸入组（25.070 ± 3.816 mg/L），差异具有统计学意义（$P < 0.01$），但短期 NO_2 吸入组和对照组之间差异无统计学意义（$P > 0.05$）。

3. 致癌性

Ichinose 等（1991）将 240 只 6 周龄雄性 Wistar 大鼠（体重 170 ~ 190 g），分为 8 个实验组：大鼠腹腔注射 2-羟基丙基亚硝胺（BHPN）（0.5 g/kg 体重）后分别暴露不同浓度的 NO_2（0、0.04、0.4 和 4 ppm），每个剂量组 40 只；大鼠腹腔注射生理盐水（1 ml/kg 体重）后分别暴露不同浓度的 NO_2（0、0.04、0.4 和 4 ppm），每个剂量组 20 只；每天染毒 24 小时，持续染毒 17 个月。结果发现，BHPN+4 ppm NO_2 染毒组大鼠中，有 4 只大鼠发生肺腺瘤，1 只大鼠发生肺腺癌；BHPN+0 ppm NO_2 染毒组、BHPN+0.04 ppm NO_2 染毒组大鼠中，每组各有 1 只大鼠发生肺腺癌；未在 BHPN+0.4 ppm NO_2 染毒组、生理盐水

+0 ppm NO_2 组、生理盐水 +0.04 ppm NO_2 染毒组、生理盐水 +0.4 ppm NO_2 染毒组和生理盐水 +4 ppm NO_2 染毒组大鼠中发现肺肿瘤。

　　Richters 等（1989）选用 5 周龄雄性 C57BL/6J 小鼠为实验对象，随机分成两组，NO_2 染毒组和对照组，每组 30 只。对照组吸入过滤空气（无 NO_2），染毒组吸入相同过滤空气（NO_2 含量为 0.35±0.05 ppm），每天染毒 7±0.5 小时，每周 5 天。在暴露的第 6 周，分别对染毒组和对照组各 20 只小鼠静脉注射 B16 小鼠黑色素瘤细胞，静脉染毒后在过滤空气（无 NO_2）中饲养 3 周后处死并观察肺转移情况。在暴露的第 6 周和 12 周，分别对染毒组和对照组各 5 只小鼠静脉注射 B16 小鼠黑色素瘤细胞，分别观察静脉染毒后 4 小时和 24 小时后小鼠肺血栓的形成数量。NO_2 染毒 6 周静脉注射 B16 小鼠黑色素瘤细胞组小鼠肺叶中黑色素瘤结节个数为 535 个，高于相应对照组的 288 个，差异有统计学意义（$P=0.0381$）。NO_2 染毒 6 周静脉染毒 4 小时组小鼠血栓含量为 0.96/mm^2 肺组织，相应对照组小鼠血栓含量为 0.78/mm^2 肺组织，差异无统计学意义（$P=0.717$）。NO_2 染毒 6 周静脉染毒 24 小时组小鼠血栓含量为 1.01/mm^2 肺组织，相应对照组小鼠血栓含量为 0.51/mm^2 肺组织，差异无统计学意义（$P=0.096$）。NO_2 染毒 12 周静脉染毒 4 小时组小鼠血栓含量为 0.80/mm^2 肺组织，相应对照组小鼠血栓含量为 0.65/mm^2 肺组织，差异无统计学意义（$P=0.772$）。NO_2 染毒 12 周静脉染毒 24 小时组小鼠血栓含量为 0.77/mm^2 肺组织，对照组小鼠血栓含量为 0.63/mm^2 肺组织，差异无统计学意义（$P=0.530$）。研究结果表明，NO_2 能够促进血源性癌细胞转移到肺部。

（二）流行病学资料

1．横断面研究

　　攀钢集团某医院于 2015 年 4 月 17 日收治某厂群体性急性氮氧化物中毒患者 11 名，男性 1 名，女性 10 名，年龄 35～52（平均 45.5）岁。接触氮氧化物气体后工人均两眼流泪，呛咳，并立即离开工作现场，1 小时后接触工人感胸闷、气急，但是未做任何处理，4～6 小时后 9 名患者症状加重。全部 11 名患者于发病 6 小时后，送到医院就诊。依据《职业性急性化学物中毒性呼吸系统疾病诊断标准》

（GBZ73-2009），结合胸部 CT 表现与临床症状，在这 11 名中毒患者中，轻度中毒 3 名、中度 6 名、重度 2 名，并发急性呼吸窘迫综合征（ARDS）1 名。

侯斌等（2011）采用 2004 年 1 月 1 日到 2008 年 12 月 31 日的西安市 4 个城区（碑林区、莲湖区、新城区、雁塔区）的全死因全年龄死亡率数据，按性别和年龄（0 ~ 44 岁、45 ~ 64 岁、65 岁以上）分层，死亡率数据以国际疾病分类 ICD-10（WHO1993）作为疾病分类标准，筛选出呼吸系统疾病（包括慢性阻塞性肺疾病等）。从西安市环境保护局获取西安市区 2004 年 1 月 1 日到 2008 年 12 月 31 日期间的 NO_2 每日平均浓度，从国家气象局获取同期的西安市日温度和相对湿度资料。采用时间序列方法，控制年龄、性别、时间、"星期几效应"和气象因素的影响，对 2004 年到 2008 年西安大气污染物 NO_2 与每日死亡率相关性进行珀松回顾分析。分析结果显示，NO_2 在过去 48 小时的暴露浓度每上升 10 $\mu g/m^3$ 所对应的呼吸系统疾病超额死亡风险比值比（OR）为 3.71%（95%CI：1.09% ~ 6.40%，$P < 0.01$），慢性阻塞性肺疾病超额死亡风险 OR 值为 5.61%（95%CI：1.07% ~ 10.35%，$P < 0.05$）。

上海市化工职业病防治院收治的急性氮氧化物吸入中毒患者共 167 例，其中男性 144 例，女性 23 例，年龄 19 ~ 58（平均 31.14）岁。血常规检测显示，47 例（28.1%）血白细胞 $> 10 \times 10^9/L$，范围介于（11 ~ 37）$\times 10^9/L$，多伴有核左移。白细胞数增高与病情严重程度有平行关系，均见于中度和重度中毒患者。肝功能检查发现，19 例丙氨酸氨基转移酶（ALT）增高，占 25.7%，最高 1 例达 258 U/L，经治疗多于中毒后 2 周左右降到正常范围。在入院 2 天内进行了动脉血气分析有 46 例，其中 9 例正常，37 例异常（其中 19 例为重度中毒，13 例为中度中毒，4 例为轻度中毒，1 例为刺激反应）。其中 12 例动脉血氧分压（PaO_2）/ 吸氧体积分数（FiO_2）$\leqslant 26.67$ kPa。

2. 队列研究

贺琴等（2007）收集 1986—1995 年间武汉市环保局的空气质量监测资料以及 1991—2000 年间武汉市疾病预防控制中心的肺癌死亡资料，利用简单相关、灰色关联等方法分析空气中 NO_x 与居民肺癌潜在减寿年数（PYLL）的关系。研究结果显示，武汉市 1991—2000 年全部恶性肿瘤死亡率男性为 137.35/10 万，女性为 80.40/10 万。男性恶性肿瘤死亡率最高是肺癌，占全部恶性肿瘤死亡的 29.58%，女性肺癌构成占 16.49%。武汉市空气中 NO_x 浓度在 0.049 ~ 0.069 mg/m^3 之间，呈现上升趋势，从 1986—1995 年间 NO_x 浓度上升了 40.8%，同时发现，男性肺癌死亡 PYLL（/ 千人）从 1991 年至 2000 年增高了 22.33%，女性增高了 38.1%。NO_x 浓度与男、女性肺癌 PYLL 均呈正相关，相关系数分别为 0.63523（$P=0.0484$）和 0.76396（$P=0.0101$）。灰色关联分析显示，NO_x 与男性肺癌 PYLL 的关联为 0.7071，与女性肺癌 PYLL 的关联为 0.8555。男、女性肺癌 PYLL 变化曲线与空气中 NO_x 浓度的上升幅度极其相似，男、女性肺癌死亡对寿命的影响与 NO_x 的浓度升高相比延后了 7 ~ 8 年。

田裴学等（2001）根据 NO_x 污染水平不同，对兰州市榆中街小学（污染区）和里五滩小学（对照区）的在校学生进行了一项前瞻性队列研究。研究对象入选标准为：7 ~ 12 岁在校儿童，家庭离校半径为 1000 米以内且居住 5 年以上，身体正常健康，男女比例基本为 1 : 1，每一年龄段的男女儿童保持在 30 名以上。于 1993—1996 年间，每年的 3 月和 9 月各进行一次肺功能检测，指标包括：用力肺活量（FVC）、0.5 秒用力呼气量（$FEV_{0.5}$）、1 秒用力呼气量（FEV_1）、3 秒用力呼气量（FEV_3）、最高呼气流速变异率（PEFR）、呼吸前期瞬间流速（FEF_{25}）、呼吸中期瞬间流速（FEF_{50}）、呼吸后期瞬间流速（FEF_{75}）、呼气中断流速（$FEF_{25 \sim 75}$）、身高、体重、胸围和呼吸差（深吸气胸围与深呼气胸围的差值）。研究共检查儿童肺功能 3730 人次，收集环境及肺功能数据 57.7 万个。研究结果显示，污染区儿童 FVC、$FEV_{0.5}$、FEV_1 和 FEV_3 分别与身高的比值均高于对照区，差异均具有统计学意义（$P < 0.05$）。污染区男、女儿童的呼吸差 / 身高比值均小于对照区，分别小 9.20%、4.44%，差异均具有统计学意义（$P < 0.05$）。FEV_1/FVC（%）≤80% 属异常，＞80% 为正常。本次调查中，冬季 FEV_1/FVC 异常率范围为 13.36% ~ 20.38%，夏季为 12.27% ~ 18.51%，差异无统计学意义（$P > 0.05$）。夏季污染区男、女生的 FEV_1/FVC 异常率分别为 18.51%、13.95%，差异具有统计学意义（$P=0.017$）；对照区男、女生的 FEV_1/FVC 异常率分别为 16.29%、12.27%，差异无统计学意义（$P=0.074$）。冬季污染区男、女生的 FEV_1/FVC 异常率分别为 20.38%、16.29%，差异无统计学意义（$P=0.144$），对照区男、女生的 FEV_1/FVC 异常率分别为 16.63%、13.36%，差异无统计学意义（$P=0.07$）。逐步回归分析显示，空气中 NO_x 对 PEFR 的影响较大（$R^2=0.9894$，$P=0.0001$）。

3．病例对照研究

刘晓云（2015）于 2013 年 9 月到 2014 年 5 月期间展开病例对照研究，监测新疆石河子地区 100 例哮喘儿童和 78 例对照儿童居室内甲醛、二氧化氮、苯系物的浓度，问卷调查收集研究对象个体和家族遗传信息，及可能引发哮喘的危险因素的信息。根据我国《环境空气质量标准》24 小时平均浓度限值 80 $\mu g/m^3$ 来衡量，居室内二氧化氮超标率为 1%，多因素 Logistic 回归分析未发现居室内二氧化氮对儿童哮喘有影响。室外监测 NO_2 结果发现，石河子市区环境空气中 NO_2 的浓度范围为 15 ～ 140 $\mu g/m^3$，超标率为 21%。进行多因素非条件 Logistic 回归分析发现，室外 NO_2 浓度每升高 10 $\mu g/m^3$，儿童总呼吸系统疾病、哮喘性支气管炎和哮喘的医院急诊量最大可分别提高 1.05、1.04、1.06 倍。

六、毒性机制

（一）脂质过氧化作用

宋蔚忠等（1999）通过在体外直接观察 NO_2 对肺匀浆某些生化指标的影响，探究 NO_2 导致肺损伤的机理。健康雄性 Wistar 大鼠，体重 200±20 g，股动脉放血处死，取肺组织，除去血管和大血管，在冰浴中制备 10% 肺匀浆。肺匀浆制备后，立即 500 r/min 离心 10 分钟，取上层液 3.0 ml 加入直径为 6.0 cm 的玻璃培养皿内，使匀浆液在培养皿底部均匀形成一薄层。将培养皿放于染毒柜内，用微量注射器抽取一定体积的液态四氧化二氮注入染毒柜，风扇混匀，用二氧化氮检测仪检测柜内浓度。设置对照组、43.0、88.8、127.9 mg/m^3 四个染毒浓度，各组染毒时间均为 30 分钟。染毒结束后，测定脂质氧化终产物丙二醛（MDA）和抗氧化指标谷胱甘肽过氧化物酶（GSH-Px）、维生素 E（VE）和总巯基。结果发现，肺匀浆中 GSH-Px、VE 及总巯基的含量均显著降低，且具有明显的剂量 - 反应关系，表现为染毒浓度越高，下降越明显；MDA 含量显著下降，且具有明显的剂量 - 反应关系，表现随染毒剂量增加，降低更为明显。NO_2 在肺组织中最终产物为 NO_2^- 和 NO_3^-。为探讨 NO_2 使肺匀浆 MDA 含量下降是否与其代谢产物有关，在肺匀浆中加入 NO_2^- 或 NO_3^-，对照组加入等量蒸馏水，测定 MDA 含量。结果发现，NO_2^- 可使肺匀浆 MDA 含量降低，肺匀浆中 NO_2^- 浓度越高，MDA 含量越低，NO_3^- 对肺匀浆 MDA 含量无影响。实验结果表明，肺匀浆暴露 NO_2 后，抗氧化酶及抗氧化剂含量均显著下降，表明 NO_2 可直接损伤肺组织的抗氧化系统，使其抗氧化能力下降，细胞易于受到自由基的攻击，导致肺损伤。

（二）酶学改变

李建忠等（2007）将 16 只 ICR 小鼠，体重 23 ～ 25 g，雌雄各半，随机分为对照组和染毒组，每组 8 只。固定小鼠口鼻通过静态染毒装置定量吸入 N_2O_4，构建肺损伤动物模型，于 6 小时后采用眼球摘除法取血，分离血清 –70℃保存，使用 ELISA 法测定两组血清基质金属蛋白酶 -2/9（MMP-2/9）和羟脯氨酸（HYP）含量情况。结果发现，小鼠吸入 N_2O_4 后可出现如屏息、呼吸困难、发绀等呼吸道缺氧症状。染毒组小鼠血清 MMP-2 水平与对照组相比明显升高，差异有统计学意义（$P < 0.01$）；染毒组小鼠血清 MMP-9 水平与对照组相比明显降低，差异有统计学意义（$P < 0.05$）；染毒组小鼠血清 HYP 水平与对照组相比明显升高，差异有统计学意义（$P < 0.01$）。研究认为，血清 MMP-2/9 及 HYP，可作为 N_2O_4 吸入中毒造成急性肺损伤的检测指标，对研究此类中毒损伤机制具有一定参考价值。

Takahashi 等（1986）将 24 只 22 ～ 24 周龄雄性 Wistar 大鼠（体重 430 ～ 470 g）随机分成对照组、0.4、1.2 和 4.0 ppm NO_2 染毒组，持续染毒 14 周。4.0 ppm 染毒组大鼠肺微粒体细胞色素 P-450（CYP）含量在第 1 周下降到对照组的 59%，差异有统计学意义（$P < 0.01$），

随后含量开始增加，第 5 周达到对照组水平并保持在对照组水平到第 8 周，第 10 周含量下降到对照组的 57%，差异有统计学意义（$P < 0.01$）。0.4 和 1.2 ppm 染毒组大鼠肺微粒体 CYP450 含量在第 2 周分别是对照组的 56%（$P < 0.01$）和 61%（$P < 0.05$）；0.4 ppm 染毒组大鼠肺微粒体 CYP 含量在第 5 周达到对照组水平并保持到第 14 周；1.2 ppm 染毒组肺微粒体 CYP 含量在第 5 周达到对照组的 149%（$P < 0.05$），在第 10 周降低到对照组的 65%（$P < 0.05$）。4.0 ppm 染毒组大鼠肺微粒体 NADPH-CYP 活性在第 4 周为对照组的 115% ~ 119%，第 5 周降低到对照组水平并保持在对照组水平到第 14 周。0.4 和 1.2 ppm 染毒组大鼠肺微粒体 NADPH-CYP 活性在整个染毒期间保持在对照组水平。4.0 ppm 染毒组大鼠肝微粒体 CYP 含量在第 1、5 和 8 周分别下降到对照组的 72%（$P < 0.01$）、70%（$P < 0.05$）和 73%（$P < 0.05$），在其他染毒期间维持在对照组水平。1.2 ppm 染毒组大鼠肝微粒体 CYP 含量在第 4 周达到对照组的 115%（$P < 0.05$）。4.0 ppm 暴露组大鼠肝微粒体 NADPH-CYP 活性在第 1、8 和 14 周分别下降到对照组的 79%（$P < 0.01$）、81%（$P < 0.05$）和 74%（$P < 0.01$）。1.2 ppm 染毒组大鼠肝微粒体 NADPH-CYP 活性在第 1 和 14 周分别下降到对照组的 77%（$P < 0.05$）和 72%（$P < 0.01$）。4.0 ppm 染毒组大鼠肾微粒体 CYP 含量在第 4 和 8 周分别增加到对照组的 167%（$P < 0.05$）和 153%（$P < 0.05$），在第 12 周降低到对照组水平。1.2 ppm 染毒组大鼠肾微粒体 CYP 含量在第 8 周是对照组的 167%（$P < 0.01$）。4.0 ppm 染毒组大鼠肺琥珀酸细胞色素 C 还原酶（SCR）活性在第 2 周和 4 周分别降低到对照组的 75%（$P < 0.01$）和 80%（$P < 0.01$），第 5 周恢复到对照组水平，并保持对照组水平到第 12 周，第 14 周降低到对照组的 75%（$P < 0.01$）。1.2 ppm 染毒组大鼠肺 SCR 活性在第 1、4 和 14 周分别降低到对照组的 80%（$P < 0.01$）、81%（$P < 0.01$）和 79%（$P < 0.05$）。0.4 ppm 染毒组大鼠肺 SCR 活性在第 14 周降低到对照组的 81%（$P < 0.05$）。1.2 ppm 染毒组大鼠肝 SCR 活性在第 2 周为对照组的 114%（$P < 0.01$），第 5 周降低到对照组的 86%（$P < 0.05$），第 8 周达到对照组水平并保持

对照组水平到第 14 周。4.0 ppm 染毒组大鼠肝 SCR 活性在第 1 周到第 8 周期间一直低于 1.2 ppm 染毒组，其第 5 周活性为对照组的 77%（$P < 0.001$）。0.4 ppm 染毒组肝 SCR 活性在整个染毒期间保持在对照组水平。0.4、1.2、4.0 ppm 染毒组肾 SCR 活性在整个暴露期间保持在对照组水平。研究结果表明，浓度为 0.4 ~ 4.0 ppm 的 NO_2 对大鼠肺、肝和肾微粒体 CYP 含量、活性及 SCR 活性有影响。

（焦海涛　周敬文）

主要参考文献

1. Adkins B，Van Stee EW，Simmons JE，et al. Oncogenic response of strain A/J mice to inhaled chemicals. J Toxicol Environ Health，1986，17（2-3）：311-322.

2. Azoulay-Dupuis E，Torres M，Soler P，et al. Pulmonary NO_2 toxicity in neonate and adult guinea pigs and rats. Environ Res，1983，30（2）：322-339.

3. Azoulay E，Soler P，Blayo MC，et al. Nitric oxide effects on lung structure and blood oxygen affinity in rats. Bull Eur Physiopathol Respir，1977，13（5）：629-644.

4. Ballester F，Estarlich M，Lniguez C，et al. Air pollution exposure during pregnancy and reduced birth size：a prospective birth cohort study in Valencia，Spain. Environ Health，2010，29（9）：6.

5. Belanger K，Gent J，Triche EW，et al. Exposure to indoornitrogen dioxide（NO_2）and childhood asthma. Amer J Respir Crit Care Med，2006，173：297-303.

6. Cibella F，Cuttitta G，Della Maggiore R，et al. Effect of indoor nitrogen dioxide on lung function in urban environment. Environ Res，2015，138：8-16.

7. Farahani H，Hasan M. Effect of NO_2 on lipids and lipid peroxidation in the CNS of the guinea-pig. Pharmacol Toxicol，1990，66（2）：146-149.

8. Giovanni VD，Cagiano R，Carratù MR，et al. Alterations in the ontogeny of rat pup ultrasonic vocalization produced by prenatal exposure to nitrogen dioxide. Psychopharmacology，1994，116（4）：423-427.

9. 高申. 心率变异性与长期暴露于二氧化氮的关系. 环境与健康杂志，2008，25（12）：1077.

10. 国家安全生产监督管理总局职业安全健康监督管理司，中国安全生产科学研究院. 职业卫生评价与检测职业病危害因素检测. 北京：煤炭工业出版社，2013：231-250.

11. 郭振. 二氧化氮（NO$_2$）吸入暴露对大鼠不同脏器DNA损伤研究. 太原：山西大学，2012.

12. Hayashi Y，Kohno T，Ohwada H. Morphological effects of nitrogen dioxide on the rat lung. Environ Health Perspect，1987，73：135-145.

13. 贺琴，吴森林，许芬，等. 武汉市空气污染与肺癌潜在减寿年数的关系. 中华流行病学杂志，2007，28（12）：1175-1178.

14. 侯斌，戴灵真，王铮，等. 西安市大气污染对城区居民每日死亡率影响的时间序列分析. 环境与健康杂志，2011，28（12）：1039-1043.

15. Ichinose T，Fujii K，Sagai M. Experimental studies on tumor promotion by nitrogen dioxide. Toxicology，1991，67（2）：211-225.

16. 金远林，张绍仪，解好群，等. 二氧化硫和二氧化氮混合气体对豚鼠气道反应的作用. 环境与健康杂志，2001，18（2）：102-103.

17. Kosaka H，K，Oda Y，et al. Induction of SOS functions by nitrogen dioxide in Escherichia coli with different DNA-repair capacities. Mutation Research/Fundamental and Molecular Mechanisms of Mutagenesis，1986，162（1）：1-5.

18. 李建忠，冯凯，岳茂兴，等. 四氧化二氮致伤小鼠血清标志分子的实验研究. 中华急诊医学杂志医，2007，16（5）：467-469.

19. 刘晓云. 石河子市空气污染与儿童呼吸健康的关联性. 新疆：石河子大学，2015.

20. 吕昌银，毋福海. 空气理化检验. 北京：人民卫生出版社，2006.

21. Melia RJ，Florey CD，Altman DG，et al. Association between gas cooking and respiratory disease in children. Br Med J，1977，2（6080）：149-152.

22. Melia RJ，Florey CV，Morris RW，et al. Childhood respiratory illness and the home environment. I. Relations between nitrogen dioxide，temperature and relative humidity. Int J Epidemiol，1982，11（2）：155-163.

23. Mochitate K，Kaya K，Miure T，et al. In vivo effects of nitrogen dioxide on membrane constituents in lung and liver of rats. Environ Res，1984，33（1）：17-28.

24. Richters A，Richters V. Nitrogen dioxide（NO$_2$）inhalation，formation of

microthrombi in lungs and cancer metastasis. J Environ Pathol Toxicol Oncol，1989，9（1）：45-51.

25. Roy-Burman P，Pattengale PK，Sherwin RP，et al. Effect of low levels of nitrogen dioxide inhalation on endogenous retrovirus gene expression. Exp Mol Pathol，1982，36（2）：144-155.

26. Sherwin RP，Layfield LJ. Proteinuria in guinea pigs exposed to0.5ppm nitrogen dioxide. Arch Environ Health，1974，28（6）：336-341.

27. Suzuki AK，Ichinose T，Tsubone H，et al. Effects of acute nitrogen dioxide exposure on swimming performance of mice. J Toxicol Environ Health，1982，9（1）：165-172.

28. Tabacova S，Nikiforov B，Balabaeva L. Postnatal effects of maternal exposure to nitrogen dioxide. Neurobehav Toxicol Teratol，1985，7（6）：785-789.

29. Takahashi Y，Mochitate K，Miura T. Subacute effects of nitrogen dioxide on membrane constituents of lung，liver，and kidney of rats. Environ Res，1986，41（1）：184-194.

30. 宋蔚忠，夏亚东，郭绪益，等. 二氧化氮对肺组织匀浆某些生化指标的影响. 卫生毒理学杂志，1999，13（4）：270-271.

31. 唐亮，阮艳君，张巡森，等. 高浓度二氧化氮致大鼠急性肺水肿模型的建立. 中华劳动卫生职业病杂志，2011，29（1）：24-27.

32. 田裘学，周伶芝，王瑞，等. 兰州市空气污染对儿童肺功能影响的前瞻性研究. 中国环境监测，2001，17（S1）：80-86.

33. 武丽芳，胥向红，高晓嵘，等. 二氧化氮与缺血性脑中风和血管性痴呆的相关性研究. 实用临床医药杂志，2015，19（17）：18-20.

34. 肖永营，夏锡荣，施毅，等. SD大鼠二氧化氮吸入性肺损伤实验研究. 医学研究生学报，2001，14（1）：15-17.

35. 徐丽珍，薛小平，张燕萍，等. 太原市孕期空气污染暴露对早产的影响. 环境与健康杂志，2008，25（4）：298-301.

36. 岳茂兴，夏亚东，黄韶清，等. 氮氧化物致急性化学中毒性肺水肿的临床救治研究. 中国急救医学，2001，21（3）：142-144.

37. 岳茂兴，李建忠，陈英，等. 四氧化二氮对小鼠骨髓细胞姐妹染色单体互换频率变化的影响. 中华航空航天医学杂志，2005，16（3）：168-170.

38. 岳茂兴. 氮氧化物中毒损伤的临床救治研究与进展. 中华急诊医学杂志，

2001，10（4）：222-223.

39．郑林媚，洪新如，孙庆华．空气污染对胎儿生长发育的影响及作用机制．中国优生与遗传杂志，2011，19（3）：1-3.

40．孙世明，胡金发．群体性急性氮氧化物中毒的胸部 CT 表现．中国冶金工业医学杂志，2016，33（3）：331-332.

41．李建忠，岳茂兴，冯凯，等．氮氧化物吸入致小鼠肺损伤后血清 MMP-2、MMP-9 和 HYP 的变化．中华卫生应急电子杂志，2016，2（4）：248-250.

42．岳茂兴，李建忠，刘志国，等．狭窄空间中氮氧化物吸入致肺损伤的病理学改变及 ANP、MetHb 和 SMAD 蛋白质研究．// 中国中西医结合学会灾害医学专业委员会学术年会暨 2016 灾害医学与急危重症高端论坛、国家级继教项目"心肺复苏与急危重症学习班"、广东省继教项目"心肺复苏与急危重症培训班"．2016.

43．翁雪梅，李思慧．167 例急性氮氧化物中毒临床特征及救治要点．中国职业医学，2012，39（2）：127-129.

44．鲁建秋，刘甘泉，叶莉．硝酸与氮氧化物对职业人群健康影响分析．实用预防医学，2011，18（2）：274-275.

45．阮海燕，赵庆国，陈伦能，等．空气污染与出生体重关系的病例对照研究．中国妇幼健康研究，2008，19（4）：306-308.

第十五章

有机氮化合物（吡咯里西啶）

吡咯里西啶生物碱（pyrrolizidine alkaloids，PAs）是自然界广泛分布的一种天然生物碱，大约3%的有花植物中都含有PAs。主要分布在植物界四个科，即紫草科（boraginaceae）、菊科（compositae）、豆科（leguminosae）和兰科（orchidaceae）中。其中大多数有毒的PAs植物来源于紫草科、菊科、豆科。目前从这3科植物中分离发现了660多种PAs及其氮氧化衍生物，其中一半以上为有毒生物碱。

PAs本身没有毒性，毒性主要来自其在体内的代谢产物，即代谢吡咯（metabolic pyrrole）。早期对PAs毒性的研究主要集中于肝，其作用的靶器官为肝，大多具有肝细胞毒性和致癌性（IARC，1976年）。目前对吡咯里西啶对呼吸系统的毒性研究成为一个热点，因此我们在本书也略加介绍，比较明确的是野百合碱（monocrotaline）导致肺动脉高压的研究，另外瑞德灵（riddelliine）也有较为详细的动物实验资料证实可以致大鼠、小鼠肺癌，而野百合碱也可以导致肺腺瘤的发生。

一、毒性概述

（一）动物实验资料

1. 致肺动脉高压

野百合碱很早前就有报道可导致肺动脉高压，已证实皮下注射野百合碱可使大鼠出现肺动脉血压升高、右心衰竭、迟发性肺血管内皮损伤、小动脉血栓形成及平滑肌增生等多种类似肺动脉高压现象。

陈瑞芬等（2002年）对PAs中的野百合碱（monocrotaline）导致肺动脉高压进行了研究，取40只成年雄性Wistar大鼠，10只为正常对照组，10只为注射野百合碱一周组（M1组），10只为注射野百合碱二周组（M2组），10只为注射野百合碱三周组（M3组），染毒方法均为一次性腹腔注射野百合碱60 mg/kg。

光镜下结果显示，正常对照组可见肺动脉血管内皮细胞扁平连续，细胞分布均匀，大小、厚薄较一致；注射野百合碱一周组及二周组可见肺动脉内皮细胞肿胀，微绒毛消失，细胞向血管腔内突起，线粒体及内质网明显肿胀；而注射野百合碱三周组，光镜下肺动脉血管内皮细胞损伤明显，出现坏死脱落，血小板黏附在损伤的内皮细胞及裸露的基底膜上，形成血小板性血栓。

电镜下结果显示，正常对照组肺动脉内皮细胞扁平，紧紧地黏附在基底膜上，细胞的游离面出现微绒毛突起；而注射野百合碱一周组及二周组可见，变性的肺动脉血管内皮细胞基底面突起增多，与迁入内膜下的平滑肌细胞之间联系增多；注射野百合碱三周组，电镜下肺泡间隔的血管壁内可见成肌纤维细胞增生。

石蜡切片结果表明，野百合碱引起肺动脉肌化明显增强，其中尤以腺泡内动脉的肌化最为严重，并随时间的延长日趋严重。实验显示：注射野百合碱二周组可见直径较大的肺肌型动脉出现明显的动脉中膜厚度比例增加。而腺泡内动脉中膜厚度比例已达正常对照组的两倍之多，注射野百合碱三周组腺泡动脉中膜厚度比例达肺动脉血管管径的一半以上。

2. 致癌表现

呼吸系统肿瘤是吡咯里西啶对动物呼吸系统影响研究的重要内容。

Chan 等（2003 年）对 PAs 植物碱中的瑞德灵（riddelliine）做了研究。实验分别采用雌雄各 50 只 Fischer 大鼠，每周 5 天，给予灌饲持续 105 周，观察致癌情况。其中，雄性大鼠灌饲瑞德灵 0 及 1.0 mg/kg，雌性大鼠灌饲瑞德灵则采用 0、0.01、0.033、0.1、0.33、1.0 mg/kg。结果发现，雌性大鼠、雄性大鼠的肝血管肉瘤，肝细胞腺瘤和单核细胞白血病（mononuclear cell leukemi）发生率均在 1.0 mg/kg 染毒组显著增加。

另外一组实验中，Chan 等采用雌、雄 B6C3F1 小鼠，灌胃瑞德灵，每周 5 天，持续 105 周。其中雌性小鼠灌胃瑞德灵剂量为 0 及 3.0 mg/kg，雄性大鼠灌胃瑞德灵采用 0、0.1、0.3、1.0、3.0 mg/kg。结果发现，在 3.0 mg/kg 染毒组中，雌性小鼠、雄性小鼠肝血管肉瘤发生率均显著增加。在 3.0 mg/kg 染毒组雌性小鼠中，肺支气管肿瘤发生率也显著增加。

Allen 等（1975）对 PAs 中的野百合碱（monocrotaline）进行了研究，采用不同浓度的野百合碱染毒。取 150 只雄性 Sprague-Dawley 大鼠，每周注射染毒 2 次，按照染毒剂量分为 2 组，20 mg/kg 和 10 mg/kg 组，每组动物各 75 只，染毒 1 年后继续观察 4 ～ 10 个月。另外取 50 只雄性 Sprague-Dawley 大鼠不予任何处理作为正常对照组。结果显示，在两个染毒组中，染毒一年后继续观察 10 个月后有 3.3% 大鼠出现横纹肌肉瘤（rhabdomyosarcomas）。

Kazunori 等（1980）等对 PAs 中的 clivorine（山冈橐吾碱的一种）进行了研究。实验对 12 只雄性 ACI 大鼠通过饮水方式给予含 0.005% clivorine 的饮水 340 天，另取 12 只雄性 ACI 大鼠作为对照组。在染毒 340 天后继续观察 100 天，在染毒组中有 8 只大鼠出现肿瘤，2 只为肝血管肉瘤，6 只为肝肿瘤结节。

国际癌症研究所（IARC，2014）将吡咯里西啶生物碱中的野百合碱（Monocrotaline）和瑞德灵（Riddelliine）归入 2B 类，人类可能致癌物。

（二）流行病学资料

未见相关报道。

（三）临床表现

未见相关报道。

二、毒性机制

（一）致肺动脉高压机制

PAs 种类繁多，其致肺动脉高压机制复杂，在分子机制上，致病机制与内皮素、骨形态发生蛋白、一氧化氮、血栓素都有一定相关性。

内皮素（ET）是由血管内皮细胞合成的具有强烈而持久缩血管作用，并可促进细胞增殖及肥大的多肽，其中以 ET-1 对于 MCT-PAH 大鼠心、肺病理改变具有促进作用。Nishida 等（2004）证实野百合碱作用于自然缺失内皮素受体的大鼠后，会引起肺动脉高压，伴随右心室收缩压增高、右心室肥厚、肺动脉中层增厚等病理改变。ET-1 水平较正常对照组大鼠上升明显。Lim 等（2010）证实内皮素受体的拮抗剂波生坦可以拮抗 ET-1 对于 MCT-PAH 大鼠的心、肺病理改变作用。

一氧化氮（nitric oxide，NO）又称为内皮舒张因子，具有舒张血管平滑肌、抑制血小板黏附、抑制血管平滑肌细胞和内皮细胞增殖及迁移的作用。一氧化氮由 L- 精氨酸在 NOS 作用下生成，降低 NOS 可以降低一氧化氮含量，从而引起肺动脉高压，伴随右心室收缩压增高、右心室肥厚、肺动脉中层增厚等病理改变。野百合碱减少内皮源一氧化氮合酶和热休克蛋白 90（HSP90）的表达，并使两者之间的联系减弱，可通过降低 eNoS 丝氨酸残基磷酸化水平，减少 NO 的生成，从而产生缩血管作用（Ou et al，2010）。

循环系统中花生四烯酸经过代谢可生成前列腺素 H2（PGH2），PGH2 经血小板作用生成血栓素 A2（thromboxane A2，TXA2），再经前列腺素合成酶作用可生成前列环素（pmstacyclin I2，PGI2）。TXA2 具有促进血管收缩、血小板聚集及血管平滑肌增殖的作用，其在血浆中不能够稳定存在，但可被稳定地代谢为 TXB2。PGI2 通过刺激腺苷酸环化酶可升高血浆中 cAMP 的水平，产生强烈的舒张血管及抑制血小板聚集作用。TXA2 与 PGI2 之间的平衡关系在肺血管的调节中具有很重要的作用。野百合碱可以使大鼠血浆中 TXB2 水平显著升高，提示 TXA2 生成增加，而后者的缩血管、致血管平滑肌增殖等作用均导致肺动脉高压的产生。同时，一种具有血栓素合成酶抑制剂作用的化合物可以显著降低 TXB2 水平，提示 TXA2 减少，防止肺动脉高压的产生（Kataoka et al，2005）。

此外，Wagner 等（1993）研究了野百合碱（monocrotaline）的代谢产物 MCMP（monocrotaline metabolize product），这是一种亲电性烷化剂。已经有实验证明，当 MCMP 在 5 mg/L 浓度时，与肺内皮细胞培养 1 小时就可以诱发肺内皮细胞产生 DNA 交联；在 0.5 mg/L 时，培养 24 小时也可引起肺内皮细胞的 DNA 交联，说明 MCM 引起的 DNA 交联具有明显的剂量 - 效应和剂量 - 时间关系。

Hincks 等（1991）利用化学反应制备了脱氢野百合碱（dehydromonocrotaline，DHMC），并且发现能引起正常牛胚肾细胞（MDBK）和乳腺癌 MCF-7 细胞的 DNA 交联以及 DNA 与特定蛋白质交联。综上，野百合碱代谢产物 MCMP 引起的肺内皮细胞 DNA 交联，以及 DNA 与蛋白质交联可能是其产生细胞毒性的原因。

（二）致癌机制

由于 PAs 种类繁多，其致癌机制与不同类型生物碱结构有一定关系。通过对瑞德灵（ridddlelliine）的代谢研究发现，普遍认为：

（1）通过肝微粒体产生 1,4- 二氢吡啶化合物（DHP）和瑞德灵 -N- 氧化物（ridddlelliine-N-oxide）两类主要代谢产物。

（2）这两种代谢产物可以与胎牛胸腺 DNA 加合形成 8 个同工体，其中 6 个是 DHP 的二核苷酸加合物，另外 2 个与脱氧鸟苷酸形成 1,4- 二氢吡啶化合物的脱氧鸟苷酸加合物（DHP-3'-dGMP）。而 DHP 的二核苷酸加合物的水平和肝肿瘤的效价密切相关。这些都说明瑞德灵具有与 DNA 交联基因毒性。

（3）它的 8 个同工体加合物有很强的亲电能力，可与体内很多重要的细胞亲核体如 DNA、RNA、酶和蛋白质等发生烷基化作用形成结合吡咯或与 DNA 交联，从而产生致癌作用。

瑞德灵的代谢与致癌机制见图 15-1。

三、防治原则

目前 PAs 致癌毒性仍然处于研究中，其潜在的毒副作用的研究也越来越受到重视。《中华人民共和国药典（2010 版）》中已经开始对含这类生物碱的中药品种进行收载，经过系统的整理和分析，同时结合该类生物碱的研究现状及一些最新研究数据，结果表明，2010 年版《中国药典》收载的 9 种药材品种（不包括饮片）含有肝毒吡咯里西啶类生物碱，并涉及数十种成方制剂。由于大多数品种缺乏该类成分的安全限量检查，其潜在的用药风险可能被忽视。目前，对吡咯里西啶生物碱（PAs）毒性的防治还处于开展相关基础研究和进行毒性评价阶段，希望不久可以进一步提升相关品种的安全性控制水平，为安全使用提供建议和保障。

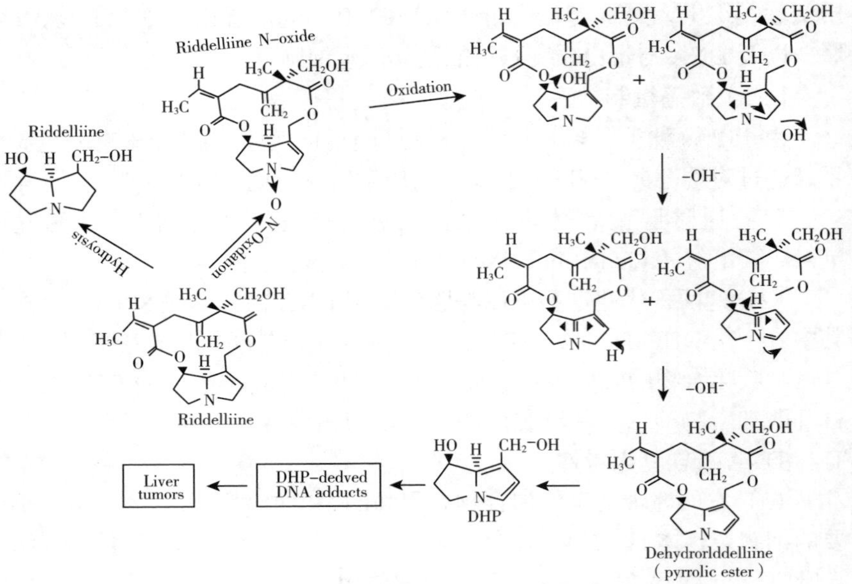

图 15-1　瑞德灵（ridddlelliine）的代谢及致癌机制

资料来源：Chou MW，Lin G．Genotoxic and tumorigenic pyrrolizidine alkaloids in Chinese herbal plant．Journal of Nanjing Medical University，2005，19（1）：1-9．

（肖　竟　徐　军　王民生　常元勋）

主要参考文献

1．Chou MW，Fu PP．Formation of DHP—derived DNA adducts in vivo from dietary supplements and Chinese herbal plant containing carcinogenic pyrrolizidine alkaloids．Toxicol Ind Health，2006，22（8）：321-327．

2．王峥涛．中草药中肝毒吡咯里西啶生物碱的分布、检测与安全性评价．第八届全国中药和天然药物学术研讨会．第五届全国药用植物和植物药学学术研讨会，2005：18．

3．Fu PP，Xia Q，Lin G，et al．Pyrrolizidine alkaloids genotoxicity，metabolism enzymes，metabolic activation and mechanisms．Drug Metab Rev，2004，36（1）：1-55．

4．季莉莉，檀爱民，汤俊，等．几种吡咯里西啶类生物碱对肝细胞毒性的探讨．

中国天然药物，2004，2（4）：239-241．

5. Hoorn CM，Wagner JG，Ruth RA．Effects of monocrotaline pyrrole on cultured rat pulmonary endothelium．Toxicol Appl Pharmacol，1993，120（2）：281-287．

6. Kazunori，Hitoshi，Iwao Hirono，et al．Carcinogenic activity of clivorine，a pyrrolizidine alkaloid isolated from Ligularia dentate．Cancer Lett，1980，10（2）：117-122．

7. Chan，Mahler J，Bucher JR，et al．Toxicity and carcinogenicity of riddelliine following13weeks of treatment to rats and mice．Toxicology，1994，32（8）：891-908．

8. Chan PC，Haseman JK，Travlos，et al．Toxicity and carcinogenicity of riddelliinein rats and mic．Toxicol Lett，2003，144（3）：295-311．

9. 汤俊，服部征雄．《中国药典》含吡咯里西啶生物碱的中药品种与用药安全．药学学报，2011，（7）：512-523．

10. Ji LL，Zhao XG，Chen L，et al．Pyrrolizidine alkaloid clivorine inhibits human norm al liver L-02 cells growth and activates p38 mitogen-activated protein kinase in L-02 cells．Toxicology，2002，40（12）：1685-1690．

11. Ji LL，Zhang M，Sheng YC，et al．Pyrrolizidine alkaloid clivorine induces apoptosis in human norm al liver L-02 cells and reduces the expression of P53 protein．Toxicol In Vitro，2005，19（1）：41-46．

12. Chou MW，Lin G．Genotoxic and tumorigenic pyrrolizidine alkaloids in Chinese herbal plant．J of Nanjing Med Univer[南京医科大学学报（英文版）]，2005，19（1）：1-9．

13. Fu PP，Xia Q，Lin G，et al．Genotoxic pyrrolizidine alkaloids mechanisms leading to DNA adduct formation and tumorigenicity．Intl J Mol Sci，2002，3（9）：948-964．

14. Wagner JG，Petry TW，Ruth RA．Characterization of monocrotaline pyrrole-induced DNA crosslinking in pulmonary artery endothelium．Am J Physiol，1993，264（5）：517-522．

15. Tepe JJ，Williams RM．Reductive activation of a hydroxylamine hemiacetal derivative of dehydromonocrotaline：the first reductively activated pyrrolizidine alkaloid capable of CROSS—linking DNA．Angew Chem lnt Ed Engl，1999，

38（23）：3501-3503．

16. Bellomo G，Thor H，Orrenius S．Increase in cytosolic Ca^{2+} concentration during t-butyl hydroperoxide metabolism by isolated hepatocytes involves NADPH oxidation and mobilization of intracellular Ca^{2+} stores．FEBS Lett，1984，168（1）：38-42．

17. Chou MW，Yan J，Nichols J，et al．Correlation of DNA adduct formation and riddelliine-induced liver tumorigenesis in F344 rats and B6C3F1 mice．Cancer Lett，2004，207（1）：119-125．

18. Chou MW，Yan J，Williares L，et al．Identification of DNA adducts derived from riddelliine，a carcinogenic pyrrolizidine alkaloid，in vitro and in vivo．Chem Res Toxicol．2003，16（9）：1130-1137．

19. Allen JR，Hsu IC，Carstens LA．Dehydroretronecine induced Rhabdomyosarcomas in Rats．Cancer Research，1975，35（4）：997-1002．

20. 陈瑞芬，周光德，曹文军，等．野百合碱诱导实验性肺动脉高压病理形态观察．电子显微学报，2002，21（1）：521-525．

21. 朱丹，江振洲，张陆勇，等．野百合碱致肺动脉高压相关机制研究进展．中南药学，2011，9（6）：456-458．

22. Hardziyenka M，Campian ME，Reesink HJ，et al．Right ventricular failure following chronic pressure overload is associated with reduction in left ventricular mass：evidence for atrophic remodeling．J of the Ameri Coll of Cardi，2011，57（8）：921-928．

23. 梁晨，金红芳，杜淑旭，等．野百合碱诱导肺动脉高压大鼠肺动脉Ⅰ型胶原的变化．实用儿科临床杂志，2010，231（1）：18-20．

24. 汪浩文，何志旭，王志华，等．野百合碱诱导实验性肺动脉高压的研究．贵阳医学院学报，2007，（1）：1-4．

25. van Albada ME，Schoemaker RG，Kemna MS，et al．The role of increased pulmonary blood flow in pulmonary arterialhypertension．Eur Respir J，2005，26（3）：487-493．

26. Hincks JR，Kim HY，Segall HJ，et al．DNA cross-linking in mammalian cells by pyrrolizidine alkaloid，structure-activity relationships．Toxicol Appl Pharmacol，1991，111（1）：91-98．

27. Kataoka M，Nagaya N，Satoh T，et al．A long-acting prosta-cyclin agonist

with thromboxane inhibitory activity for pulmonary hypertension. Am J Respir Crit Care Med, 2005, 172（12）: 1575-1580.

28. Ou ZJ, Wei W, Huang DD, et al. Larginine restores endothelial nitric oxide synthase-coupled activity and attenuates monocrotaline-induced pulmonary artery hypertension in rats. Am J Physiol Endocrinol Metab, 2010, 298（6）: 1131-1139.

29. Lim KA, Kim KC, Cho MS, et al. Gene expression of endothelin-1 and endothelin receptor on monocrotaline-induced pulmonary artery hypertension in rats after bosentan treatment. Korean Circ J, 2010, 40（9）: 459-464.

30. Nishida M, Okada Y, Akiyoshi K, et al. Role of endothelin ETB receptor in the pathogenesis of monocrotaline-induced pulmonary artery hypertension in rats. Euro J of Pharmac, 2004, 496（1-3）: 159-165.

第十六章

大气污染物及有机过氧化物

第一节 臭 氧

一、理化性质

臭氧（ozone，O_3）是氧气（O_2）的同素异形体，常温下为一种有特殊臭味的淡蓝色气体，具有强氧化性。臭氧反应活性强，极易分解，很不稳定，在常态常温常压下即可分解为氧气，氧气受高能量的辐射后可以分解为氧原子（O），而氧原子与另一氧分子结合，又可生成臭氧，这种反复不断的生成和消失，维持大气中臭氧的均衡状态。

二、来源、存在与接触机会

自然状态下的臭氧主要存在于距地球表面 20 km 的同温层下部的臭氧层中，含量约 50 ppm，能吸收对人体有害的短波紫外线，防止其到达地球，以保护地球表面生物不受紫外线侵害。城市空气中的臭氧，主要是直接排入大气中的一次污染物氮氧化物（NO_X）和挥发性有机物（VOCs）在太阳辐射与热作用下，经化学反应形成的具有强烈刺激作用的臭氧。臭氧被广泛用于医疗、餐饮、农业等各个行业，常作为消毒剂、灭菌杀虫剂、除臭剂、脱色剂等。

三、吸收、分布、代谢与排泄

臭氧主要通过呼吸道进入机体，由于其水溶性低，吸入的臭氧大部分可抵达呼吸道深部，剩余部分可在上呼吸道发生降解，从而保护呼吸道深部免受损伤。臭氧在上呼吸道的吸收和转运受很多因素的影响，如呼吸的频率和深度，呼吸道黏膜纤毛的数量，黏液的分泌情况和生化成分等。静息状态下，吸入的臭氧在鼻咽部的清除率为 64%，其余部分可进入各级细支气管和肺泡，并在近端肺泡管区或肺泡区沉积，当臭氧的浓度超过 100 μg/m³ 时，呼吸性细支气管腔与吸入的臭氧在气管中的深度呈对数相关关系。运动状态下，臭氧的灌输可因呼吸量和气流深度的增加而增加。进入肺泡内的臭氧发生代谢转化，生成丙二醛和短链烷烃等，丙二醛可进入血液循环，短链烷烃部分可经呼吸道排出。

四、毒性概述

（一）动物实验资料

1．急性毒性

SD 大鼠和 ICR 小鼠用臭氧水经口染毒，臭氧水的浓度为 10.35 ～ 10.95 mg/L，大鼠和小鼠各 20 只，雌雄各半。染毒前禁食过夜，不限制饮水。所设剂量为 5000 mg/kg 体重，采用一次经口灌胃方式，按 1 ml/100 g 体重给予染毒量。染毒后观察动物的毒性表现和死亡情况，计算 LD_{50} 值。染毒后实验动物未见毒性表现和死亡情况出现，观察期满处死动物，大体解剖未发现组织或脏器有明显异常改变。臭氧对大、小鼠急性经口 LD_{50} 均大于 5000 mg/kg 体重，根据急性毒性分级标准，属于实际无毒级。

雄性 SD 大鼠暴露臭氧于动式玻璃染毒柜中，浓度分别为 0.14、0.6、1.2 ppm，连续暴露 6 小时，对照组吸入正常空气。染毒结束后处死大鼠，经下腔静脉取血，分离血清保存。另设三组大鼠分别在 0.6 ppm 暴露 6 小时结束后的第 6、24、48 小时用相同方法取血。血清血管紧张素转化酶（SACE）检测结果显示，与对照组相比，0.6、1.2 ppm 染毒组 SACE 活性均显著升高，差异有统计学意义（$P < 0.05$）。且随着染毒浓度的升高，各组 SACE 活性也相应增加，呈现出一定的剂量 - 效应关系。对 0.6 ppm 染毒组 SACE 活性分析结果显示，暴露终止时 SACE 活性就已升高，暴露结束后 6 小时 SACE 活性升高最为明显，以后逐渐下降，在脱离暴露 24 小时后 SACE 活性依然显著高于对照组，差异有统计学意义（$P < 0.05$）；48 小时后 SACE 活性均数虽仍高于对照组，但差异无统计学意义（$P > 0.05$）。

2．亚急性毒性

Miller 等（2015）通过一系列实验证明了臭氧会导致血清的代谢异常。第一阶段的实验中将 24 只雄性 Wistar 大鼠随机均分为 4 组，分别暴露于臭氧浓度为 0、0.25、0.5、1.0 ppm 的环境中，每天暴露 6 小时，连续暴露 2 天，暴露结束后进行安乐死处理。第二阶段是将 48 只雄性 Wistar 大鼠随机均分为 6 组，随机选择 3 组分别暴露于臭氧浓度为 0 ppm 的环境中，另外 3 组则暴露于臭氧浓度为 1.0 ppm 的环境中，两种暴露环境分别进行 3 种暴露处理：暴露 1 天、2 天后立即处死，以及暴露 2 天后饲养 18 小时后再处死。两阶段实验均进行葡萄糖耐量试验，并检测血清中胰岛素、瘦蛋白的变化水平。实验结果显示，在暴露于臭氧环境的第 1 天，血清中葡萄糖和瘦蛋白的水平就出现了升高趋势，在两天持续的暴露过程中均出现了葡萄糖耐量减退，但在停止暴露 18 小时后，葡萄糖耐量开始恢复正常。第一阶段的实验结果显示，与其他 3 组浓度的臭氧暴露相比，臭氧浓度为 1.0 ppm 时，Wistar 大鼠血清中性粒细胞和白蛋白的浓度最高，差异具有统计学意义（$P < 0.05$），而其他 3 组之间的差异均无统计学意义（$P > 0.05$）。第二阶段的实验结果显示，与臭氧浓度为 0 ppm 时相比，1 ppm 臭氧暴露使糖酵解循环代谢产物、长链游离脂肪酸、支链氨基酸和胆固醇水平显著升高，差异具有统计学意义（$P < 0.05$），但 1,5- 脱水葡萄糖醇、胆汁酸和三羧酸循环代谢产物乙酰辅酶 A 减少。该实验提示，短期大量臭氧暴露可损伤葡萄糖控制系统、蛋白质水解以及脂质水解作用。

染毒组雄性 NIH 小鼠暴露于臭氧浓度为 0.9 ppm 的动式染毒柜中，全天暴露，连续 10 天，对照组饲养于正常空气环境中，染毒结束后检测小鼠体重和体温，并进行爬绳试验和冻死试验。结果显示，染毒组小鼠与对照组相比，体重减轻，仅为对照组的 84%；体温下降，比对照组降低 1.7℃。染毒组小鼠爬绳时间和在 −8℃ 下冻死时间均明显缩短，与对照组相比，其体力及御寒能力明显下降。处死染毒组小鼠，取肝及胸腺组织电镜下观察发现，与对照组相比，染毒组小鼠多数肝细胞胞质稀疏，糖原明显减少，线粒体肿胀，嵴断裂或溶解，粗面内质网减少并有脱颗粒现象；肝细胞周缘出现许多大空泡，有些肝细胞体积缩小，核固缩；Kupffer 细胞胞质内溶酶体增多，有些由于吞噬过多变性坏死细胞的残体而导致胞体变圆自窦壁脱落。胸腺组织电镜观察结果发现，染毒组小鼠胸腺细胞内线粒体肿胀，嵴断裂或溶解，游离核蛋白体减少，核膜和细胞膜结构不清，有些胸腺细胞体积缩小，核固缩，核周间隙增宽；上皮性网状细胞内游离核蛋白体减少，线粒体肿胀，嵴断裂或溶解，而溶酶体明显增加。

雌性 SD 大鼠暴露于臭氧动式染毒柜中，浓度分别为 0.10、0.20、0.40 和 1.20 mg/m³，暴露 3 天，每天持续 3 小时，对照组饲养于正常空气环境中，染毒结束后，麻醉大鼠，股动脉取血，测定血清中碱性磷酸酶（AKP）、酸性磷酸酶（ACP）、乳酸脱氢酶（LDH）活性和血清白蛋白（ALB）含量。另外因磷酸肌酸激酶（CPK）对臭氧相当敏感，故另设 4 个浓度染毒组，臭氧浓度分别为 0.05、0.10、0.20 和 0.40 mg/m³。同时考虑到大鼠 CPK 个体差异较大，故选用自身对照，测染毒前后 CPK 活性变化，以消除其差异的影响。大鼠血清生化指标检测结果显示，血清中 AKP、ACP 和 LDH 活性随着臭氧浓度的增加呈下降趋势。AKP 和 ACP 对臭氧暴露较敏感，当臭氧浓度为 0.20 mg/m³ 时，与对照组相比，染毒组 AKP 和 ACP 活性显著下降，差异有统计学意义（$P < 0.05$）。LDH 对臭氧暴露敏感性较差，仅当臭氧浓度达到 1.20 mg/m³ 时，LDH 活性下降在染毒组和对照组之间差异才有统计学意义（$P < 0.01$）。CPK 活性检测结果显示，0.05 和 0.10 mg/m³ 染毒组 CPK 活性显著升高，与对照组相比，差异有统计学意义（$P < 0.05$）。0.20 和 0.40 mg/m³ 染毒组 CPK 活性显著降低，与对照组相比，差异有统计学意义（$P < 0.01$）。且前者降低程度最大，后者相对有所升高。

Akhter 等（2015）将 APP（淀粉样 β 蛋白前体）/PS1（早老素）双基因突变 C57BL/6 系阿尔兹海默症模型大鼠（APP/PS1 大鼠）与非转基因正常大鼠按照性别和体重分别一一配对，然后将所有配对组随机均分为两大组：臭氧染毒组（0.8 ppm，7 h/d）和对照组，染毒组在连续染毒 5 天后紧接着使实验大鼠连续暴露于等体积过滤后的空气 9 天，以此为一周期，持续染毒 8 个周期。对照组在同等的条件下吸入臭氧过滤后的空气。染毒结束后，对实验大鼠进行旷场实验、高空十字架实验以及水迷宫实验，取实验大鼠的血清检测血生化指标。实验结果显示，染毒组雌性 APP/PS1 大鼠以及非转基因正常大鼠在水迷宫实验的逃离潜伏期、游泳距离和游泳速度与对照组相比，差异没有统计学意义（$P > 0.05$），而染毒组雄性 APP/PS1 大鼠与对照组相比，差异具有统计学意义（$P < 0.001$）。说明染毒组雌性 APP/PS1 大鼠以及非转基因正常大鼠的学习与记忆功能损伤不明显，而雄性 APP/PS1 大鼠学习与记忆功能的退化明显。提示臭氧暴露能促进阿尔兹海默症雄性大鼠神经系统的损伤。

3. 致突变

昆明种小鼠雌雄各半，暴露于动式染毒柜中染毒，臭氧浓度分别为 0.2、0.5、1.0 和 2.0 ppm，连续 2 天，每天持续 6 小时。对照组饲养于正常空气环境中，臭氧浓度未检出。染毒结束后 24 小时，处死小鼠，取骨髓制涂片计算嗜多染红细胞微核率。镜下观察结果显示，各染毒组微核率与对照组相比均有所升高，但差异无统计学意义（$P > 0.05$）。

人外周血淋巴细胞用浓度分别为 0.075、0.15、0.25、0.75 ppm 的臭氧处理 15 分钟，处理结束后在 37℃含血清的培养液中培养 24 小时，然后加入 BrdU，黑暗中培养 48 小时，检测前 4 小时加入秋水仙素，固定后制片观察。结果发现，0.15 ppm 以上臭氧处理组中，人外周血淋巴细胞的姐妹染色单体交换数（SCE）显著升高，与对照组相比，差异有统计学意义（$P < 0.01$）。

4. 生殖发育毒性

4 周龄雌性和雄性昆明种小鼠暴露于 15 W 紫外照射灯产生的浓度为 $0.09 \sim 0.18$ mg/m³ 的臭氧中，连续 7 周，每天持续 6 小时。暴露结束后检测小鼠一般情况，雄性小鼠计算精子畸形率和早期精细胞微核率；雌性小鼠观察动情周期、计算受孕率和胚胎数的情况；测定雄性和雌性小鼠血清性激素水平。一般情况观察结果显示，雌性雄性小鼠外观、活动、饮水和摄食均未见异常，而雄性小鼠体重轻于对照组，差异有统计学意义（$P < 0.05$）。暴露组雌鼠与对照组体重差异无统计学意义（$P > 0.05$）。与对照组相比，暴露组雄性小鼠的精子畸形率和早期精细胞微核率；雌性小鼠的动情周期、受孕率和胚胎数的情况；以及雄性和雌性小鼠血清性激素水平差异均无统计学意义（$P > 0.05$）。

在密闭玻璃容器中用浓度为 4 mg/L 的臭氧处理人精子细胞，处理时间分别为 30、60 和 90 分钟，处理结束后检测精子活动率。结果显示，与处理 30 分钟组相比，处理 60 和 90 分钟组精子活动率显著降低，差异有统计学意义（$P < 0.05$）。与处理 60 分钟组相比，处理 90 分钟组精子活动率显著降低，差异有统计学意义（$P < 0.05$）。提示臭氧处理可引起精子活动率的降低，处理时间越长，精子损伤情况越严重。

5. 致癌

未见对除肺以外器官致癌的相关报道。

（二）流行病学资料

1. 横断面研究

李国君等（2001）对复印场所空气中臭氧浓度及其对人体神经行为功能的影响进行调查。选取 9 个单位的复印室作为采样点，在复印高峰时间进行采样。同时选择与复印室同一楼层，相同面积、朝向和通风状况，无产生臭氧的电器设备的房间作为对照平行采样。选取从事复印作业 3 年以上的工人 25 人（男 9 人，女 16 人），平均年龄（36.92 ± 10.43）岁作为接触组，采用 1 ：1 配对方法选择无复印经历的 25 人（男 9 人，女 16 人），平均年龄（36.72 ± 10.25）岁为对照组。两组在年龄、性别、文化程度、烟酒嗜好方面均衡可比。应用世界卫生组织推荐的神经行为功能核心测验组合（Neurobehavioral Core Test Battery，NCTB）对研究对象进行神经行为功能测试。复印室内臭氧浓度检测结果显示，9 个复印室臭氧浓度的均值为（0.0154 ± 0.0022）mg/m^3，低于我国大气臭氧卫生标准，但显著高于对照房间臭氧浓度，差异有统计学意义（$P < 0.01$）。NCTB 测试结果显示，接触组工人情感状态中的疲倦 - 惰性得分显著高于对照组，差异有统计学意义（$P < 0.05$）；行为功能中数学跨度项目得分显著低于对照组，差异有统计学意义（$P < 0.01$）；目标追踪项目中的错误打点数得分显著高于对照组，差异有统计学意义（$P < 0.05$）。其余各项得分均与对照组

差异无统计学意义（$P > 0.05$）。

王旭红等（2001）对复印作业场所臭氧浓度及其对人体氧化和过氧化反应的影响进行调查。选取有复印作业的办公场所 15 个，在所选择的复印场所中选取工龄 1 年以上复印作业工作人员 39 人作为臭氧接触组，其中男性 13 人，女性 26 人，平均年龄（33.60 ± 11.38）岁，复印工龄 1 ~ 6 年。从无臭氧暴露的办公场所工作人员中随机选取性别、年龄、生活习惯等与臭氧接触组具有可比性的 39 人作为对照组。所有工作人员均空腹静脉取血，测定血清氧化损伤相关生化指标。臭氧浓度现场监测结果显示，开机工作前和工作高峰时臭氧平均浓度分别为 0.126 mg/m^3 和 0.173 mg/m^3，两者相比，差异有统计学意义（$P < 0.01$）。接触组问卷调查结果显示，89.7% 的人出现一种或多种主观不良反应，如气短、胸闷、头痛、头晕等。血清生化指标检测结果显示，接触组血清总抗氧化能力与对照组相比显著降低，差异有统计学意义（$P < 0.01$）；超氧化物歧化酶（SOD）活性和脂质过氧化物（MDA）含量与对照组相比显著增加，差异有统计学意义（$P < 0.01$）；总抗氧化能力显著低于对照组（$P < 0.01$）；过氧化氢酶（CAT）活性与对照组相比，差异无统计学意义（$P > 0.05$）。接触臭氧浓度与血清 MDA 水平直线回归分析结果显示，MDA 水平随着接触臭氧浓度的增加而升高，呈现一定的正相关。接触臭氧浓度和复印作业工龄与总抗氧化能力的多元回归分析结果显示，总抗氧化能力随臭氧浓度的增加和复印工龄的延长而呈降低趋势，表现为负相关。

田晓佳等（2017）招募 2013 年 4 月 8 日至 2015 年 6 月 30 日间赴武汉大学某医院生殖医学中心进行精液分析、户籍为武汉市、且在精液采集前在武汉市居住不少于 3 个月的 20 ~ 40 岁男性 1780 名作为研究对象。取精液后测定其精液质量指标（精子浓度和精子计数），并获取精液检查日前滞后 0、10、70 和 90 天，以及滞后 0 ~ 9、滞后 10 ~ 14、滞后 70 ~ 90 和滞后 0 ~ 90 天的臭氧、其他污染物浓度及温度与湿度变化数据。在控制年龄、体质指数（BMI）以及教育水平等混杂因素后，构建广义线性模型，评价在不同时间臭氧暴露对男性精液质量的影响，以按臭氧浓度中位数分层后，对不同累计滞后天数的精子质量进行了分层分析。实验结果显示，调查期间臭氧的日平均浓度为（114.20 ± 74.88）$\mu g/m^3$，研究对象的精子浓度和精子计数分别为（76.32 ± 50.17）$\times 10^6$ 个 / 毫升、（164.77 ± 133.05）$\times 10^6$ 个 / 次。臭氧 8 小时平均浓度每升高 1 $\mu g/m^3$，精子浓度在滞后 10 天、滞后 0 ~ 9 天、滞后 10 ~ 14 天下分别下降 0.040×10^6 个 / 毫升（95%CI：$0.004 \sim 0.077$）、0.081×10^6 个 / 毫升（95%CI：$0.003 \sim 0.158$）和 0.059×10^6 个 / 毫升（95%CI：$0.001 \sim 0.116$），均具有统计学意义（$P < 0.05$）。在滞后 10 天、滞后 0 ~ 9 天期间内，臭氧浓度每升高 1 $\mu g/m^3$，精子计数分别下降 0.105×10^6 个 / 次（95%CI：$0.008 \sim 0.202$）、0.221×10^6 个 / 次（95%CI：$0.016 \sim 0.426$），均具有统计学意义（$P < 0.05$）。在滞后 0 ~ 9 天、滞后 10 ~ 14 天、滞后 70 ~ 90 天及滞后 0 ~ 90 天时，臭氧浓度 $< P_{50}$ 和臭氧浓度 $\geq P_{50}$ 研究对象的人数分别为 887 和 893 名、890 和 890 名、895 和 885 名以及 889 和 891 名。与臭氧浓度 $\geq P_{50}$ 组相比，臭氧浓度 $< P_{50}$ 组对精子的影响较明显。且浓度较低组在滞后 10 ~ 14 天臭氧的效应最明显，此时臭氧浓度每升高 1 $\mu g/m^3$，精子浓度下降 0.249×10^6 个 / 毫升（95%CI：$0.028 \sim 0.470$）。提示武汉市臭氧暴露升高与男性精液质量下降之间存在关联，且在滞后 0 ~ 9 天和滞后 10 ~ 14 天时影响较大。

朱友根等（2007）对电焊作业中产生的臭氧对电焊工人体内氧化应激的影响进行调查。选取某建筑工地电焊工人 70 人作为臭氧接触组，其中男性 43 人，女性 27 人，平均年龄（31.9 ± 7.6）岁，接触臭氧工龄为 2 ~ 27 年，平均（13.2 ± 7.2）年。对照组为从事非电焊行业的工人 70 人，其中男性 45 人，女性 25 人，平均年龄（31.5 ± 6.9）岁。两组的年龄、性别、收入及受教育程度等均具有可比性。所有工人均空腹取静脉血，测定与氧化应激相关的生化指标，检测结果显示，与对照组相比，接触组血浆维生素 C 和维生素 E 含量及红细胞超氧化物歧化酶（SOD）、过氧化氢酶（CAT）和谷胱甘肽过氧化物（GSH-Px）活性均显著降低，差异均有统计学意义（$P < 0.01$）；红细胞过氧化脂质（LPO）含量显著升高，差异有统计学意义（$P < 0.01$）。控制年龄影响后，接触臭氧工龄与各生化指标的偏相关分析结果显示，随

着接触组工人接触臭氧的时间的延长，除 CAT 活性外，维生素 C 和维生素 E 含量、SOD 和 GSH-Px 活性逐渐降低，LPO 含量逐渐升高，差异有统计学意义（$P < 0.01$）。研究结果表明，随着作业场所臭氧浓度的升高，接触组工人血中维生素 C 和维生素 E 含量、SOD、CAT 和 GSH-Px 活性逐渐降低，LPO 含量逐渐升高，差异有统计学意义（$P < 0.01$）。

2．队列研究

Jerrett 等（2009）对臭氧长期暴露与死亡率的关系进行研究，采用队列研究对美国 96 个大城市 448 850 名研究对象进行为期 18 年的随访，随访期间，全死因死亡人数为 118 777 人，其中心肺疾病死亡人数 58 775 人，呼吸系统疾病死亡人数 9891 人。臭氧浓度数据来自于美国环境保护署（EPA）大气信息检索系统，将研究对象所在城市臭氧平均浓度作为个体臭氧暴露浓度。采用标准和混合随机效应 Cox 比例风险模型评估臭氧暴露的死亡风险。单空气污染物模型分析结果发现，臭氧暴露与全死因死亡之间无显著相关性，相对危险度（RR）为 1.001（95%CI：0.996 ～ 1.007）。臭氧暴露与心肺疾病死亡、心血管疾病死亡、缺血性心脏病死亡和呼吸系统疾病死亡之间有显著相关性，臭氧浓度每升高 10 ppb，上述疾病死亡的 RR 分别为 1.014（95%CI：1.007 ～ 1.022）、1.011（95%CI：1.003 ～ 1.023）、1.015（95%CI：1.003 ～ 1.026）和 1.029（95%CI：1.010 ～ 1.048）。多空气污染物模型分析结果发现，臭氧暴露与呼吸系统疾病死亡之间存在相关性，臭氧浓度每升高 10ppb，呼吸系统疾病死亡的 RR 为 1.040（95%CI：1.010 ～ 1.067）。

Jung CR 等（2013）对中国台湾地区空气污染与儿童自闭症的关系进行研究，采用前瞻性队列研究方法对 49 073 名儿童进行为期 10 年的随访，随访期间，共新诊断自闭症儿童患者 342 例。空气污染物浓度数据来自美国环境保护署（EPA）对中国台湾地区空气监测数据，臭氧浓度采用日平均最大值，并通过地理信息系统（GIS）找到自闭症儿童患者最近的监测点，将该监测点的臭氧浓度作为臭氧暴露浓度。采用时间依赖性 Cox 比例风险模型评估臭氧暴露浓度与新诊断自闭症儿童患者之间的关系，单空气污染物模型分析结果发现，臭氧浓度每改变 10 ppb，自闭症患病的风险比（hazard ratios，HR）为 1.59（95%CI：1.42 ~ 1.78）。当臭氧浓度为 96.92 ~ 106.43 ppb 时，自闭症 HR 为 1.72（95%CI：1.20 ~ 2.47），当臭氧浓度为 106.44 ~ 113.21 ppb 时，自闭症 HR 为 2.55（95%CI：1.72 ~ 3.78），当臭氧浓度高于 112.22 ppb 时，自闭症 HR 为 5.88（95%CI：4.05 ~ 8.52），呈现出一定的暴露反应模式。

3. 病例对照研究

Cheryl Pirozzi 等通过前瞻性观察研究方法，研究臭氧对人体肺组织产生的危害。选取住在美国犹他州盐湖谷的 40 ~ 85 岁居民为研究对象，将研究对象分为两组：慢性阻塞性肺疾病（COPD）组（包含已戒烟并伴有轻度或重度气道阻塞的人）和对照组（包含已戒烟但无明显的慢性肺部疾病以及气道阻塞或肺气肿的人）。检测空气质量良好（至少连续 4 天臭氧 8 小时平均加权浓度 ≤ 0.059 ppm，即低浓度臭氧情况下）和空气质量差（8 小时臭氧平均加权浓度 > 0.075 ppm，或者连续 2 ~ 4 天臭氧 8 小时平均加权浓度 ≥ 0.068 ppm，即高浓度臭氧情况下）时两组研究对象的呼出气冷凝液，测定其中氮氧化物和 8- 异前列烷（8-isoprostane）的情况，并进行肺活量以及呼吸系统症状的检测。调查结果显示，不管是 COPD 组还是对照组，在高浓度臭氧情况下，其呼出气冷凝液中氮氧化物水平均比低浓度臭氧情况下要高，差异具有统计学意义（$P < 0.05$）。但不管是高浓度还是低浓度臭氧情况下，8- 异前列烷含量、肺活量以及呼吸系统症状发生率在两组均没有统计学意义（$P > 0.05$）。并且对于戒烟者不管是否出现气道阻塞，在高浓度臭氧暴露情况下均出现了肺通道氧化应激和炎症反应。提示暴露高浓度的臭氧可损伤肺组织。

Lin YT 等（2014）对中国台湾地区空气污染与新生儿肢体缺陷的关系进行研究。采用 1：10 匹配的病例对照研究方法，病例组为在中国台湾地区新生儿登记系统中被确诊为患有肢体缺陷的新生儿，共 1687 例，对照组采用密度抽样从中国台湾地区新生儿登记系统中按照出生年月等条件进行匹配的无肢体缺陷的新生儿 16 870 例。空气污染物浓度数据来自美国环境保护署（EPA）对中国台湾地区空气监测的数据，臭氧浓度采用 8 小时均值，并通过地理信息系统（GIS）找到新生儿母亲在怀孕期间附近的监测点，将该监测点的臭氧浓度作为臭氧暴露浓度。通过采用条件 logistic 回归模型进行分析发现，孕期臭氧暴露与早产儿肢体缺陷存在一定相关性，孕期 1 ~ 4 周内，臭氧浓度每升高 10 ppb，新生儿肢体缺陷的调整后的比值比（OR）为 1.391（95%CI：1.064 ~ 1.818）。孕期 9 ~ 12 周内，臭氧浓度每升高 10 ppb，新生儿多指（趾）畸形的 OR 为 1.054（95%CI：0.991 ~ 1.122）。

Hansen 等（2009）对澳大利亚布里斯班地区空气污染与新生儿出生心脏缺陷的关系进行研究，采用 1 : 5 匹配的病例对照研究方法，病例组为在昆士兰市健康围产期数据采集系统中被确诊为出生心脏缺陷的新生儿，共 572 例，对照组为相同数据采集系统中无出生心脏缺陷的新生儿，匹配因素包括母亲年龄、社会经济学因素、与环境监测点的距离等。空气污染物浓度数据采用昆士兰市环境保护机构监测数据，臭氧浓度采用 8 小时均值，并通过地理信息系统（GIS）找到新生儿母亲在怀孕期间居住地附近监测点，将监测点的臭氧浓度作为臭氧暴露浓度。采用条件 logistic 回归模型分析臭氧暴露浓度与出生心脏缺陷的关系，结果发现，孕期 3 ~ 8 周内，臭氧浓度每升高 5 ppb，所有新生儿主动脉和瓣膜缺陷的比值比（OR）为 1.05(95%CI：0.73 ~ 1.50)，心房间隔缺损的 OR 值为 1.03（95%CI：0.77 ~ 1.37）。进一步对与监测点距离进行分析发现，监测点与新生儿母亲居住地距离小于 12 km 时，臭氧浓度每升高 5 ppb，所有新生儿主动脉和瓣膜缺陷的 OR 值为 1.30（95%CI：0.88 ~ 1.96），心房间隔缺损的 OR 值为 1.11（95%CI：0.82 ~ 1.49），圆锥动脉干缺陷的 OR 值为 1.05(95%CI：0.70 ~ 1.59)。监测点与新生儿母亲居住地距离小于 6 km 时，臭氧浓度每升高 5 ppb，所有新生儿主动脉和瓣膜缺陷的 OR 值为 1.76（95%CI：0.96 ~ 3.44），肺动脉瓣膜缺陷的 OR 值为 2.96（95%CI：1.34 ~ 7.52），室间隔缺损的 OR 值为 1.37（95%CI：0.99 ~ 1.93），圆锥动脉干缺陷的 OR 值为 1.04（95%CI：0.51 ~ 2.17）。

Hwang BF 等（2008）对臭氧和其他空气污染物暴露与新生儿唇

腭裂风险的关系进行研究，采用 1 ∶ 10 匹配的病例对照研究方法，病例组为 2001—2003 年在中国台湾地区新生儿登记系统中被确诊为患有唇腭裂的新生儿，共 653 例，对照组为相同系统中匹配出生时间等因素的非唇腭裂新生儿 6530 例。空气污染物浓度数据来自美国环境保护署（EPA）对中国台湾地区空气监测的数据，并通过地理信息系统（GIS）找到新生儿母亲在怀孕前 3 个月期间居住地附近的监测点，将该监测点的臭氧浓度作为臭氧暴露浓度，臭氧浓度范围为 16.7 ～ 45.1 ppb。通过采用 logistic 回归模型进行分析发现，在孕期第 1 个月，臭氧浓度每升高 10 ppb，新生儿唇腭裂发生的比值比（OR）为 1.17（95%CI：1.01 ～ 1.36）；在孕期第 2 个月，臭氧浓度每升高 10 ppb，新生儿唇腭裂发生的 OR 值为 1.22（95%CI：1.03 ～ 1.46）；在孕期第 3 个月，臭氧浓度每升高 10 ppb，新生儿唇腭裂发生的 OR 值为 1.09（95%CI：0.93 ～ 1.26）。提示怀孕前两个月期间臭氧暴露可能提高新生儿出现唇腭裂的风险。

4．临床实验研究

Arjomandi 等（2015）选择了 26 名志愿者进行病例交叉研究来探讨不同浓度的臭氧对心血管系统的影响。26 名志愿者以随机的顺序分别暴露于臭氧浓度为 0、100 和 200 ppb 的环境中 4 小时。每名志愿者在暴露之前、暴露 4 小时后，以及暴露 20 小时后均进行心率变异性指标的检测。为了洗脱完全，每次暴露的时间间隔至少为 3 个星期。实验结果显示，心率变异性指标 FEV1、FVC 以及 FEV1/FVC 的值在暴露后 0 ～ 4 小时内是随着环境中臭氧浓度的升高而呈现下降趋势，差异有统计学意义（$P < 0.01$），但在暴露 0 ～ 24 小时期间内的心率变异性指标之间没有明显的线性相关（$P > 0.05$）。该流行病学调查结果提示，短期高浓度的接触臭氧会导致心血管功能和肺功能受损。

五、毒性表现

（一）动物实验资料

1．急性毒性

将雄性 BALB/c 小鼠暴露于臭氧浓度 1 ppm 的动态染毒柜中，持续 3 小时。染毒结束后，排空臭氧，将对照组小鼠置于同一染毒柜中 3 小时。暴露结束后 24 小时，处死小鼠，取小鼠双肺组织制成单细胞悬液，应用单细胞凝胶电泳技术检测肺上皮细胞 DNA 的断裂程度。荧光显微镜观察结果显示，对照组未见肺上皮细胞拖尾，只有一个完整的头部，肺上皮细胞未发生 DNA 断裂；染毒组均可观察到肺上皮细胞拖尾，类核在原位形成一个明亮的头部，断裂的 DNA 形成尾部，DNA 断片游动移出肺上皮细胞核之外，向阳极伸延，形成彗星现象。肺上皮细胞 DNA 损伤结果显示，与对照组相比，染毒组肺上皮细胞尾部 DNA 含量百分比、尾矩和 Olive 尾矩均显著升高，差异有统计学意义（$P < 0.01$）。

雌性 SD 大鼠暴露于臭氧动态染毒柜中，浓度分别为 0.20、0.25、0.38、0.50、1.00 ppm，对照组饲养于相同条件无臭氧检出的室内，连续吸入染毒 7 小时，麻醉大鼠，进行支气管肺泡灌洗，取支气管肺泡灌洗液（BALF）。染毒结束后 0.25 和 0.50 ppm 组大鼠等待 12 小时后处死，其余 3 组立即处死。BALF 检测结果显示，0.50 ppm 染毒组 BALF 细胞总数与对照组相比显著增加，增加 40% ~ 50%，差异有统计学意义（$P < 0.05$），其余各染毒组细胞总数变化差异无统计学意义。1.00、0.25 ppm 染毒组 BALF 总蛋白质含量与对照组相比显著增加，增加 2 ~ 3 倍，差异有统计学意义（$P < 0.05$）。0.25 ppm 染毒组 BALF 乳酸脱氢酶活性与对照组相比显著增加，增加约 3 倍，差异有统计学意义（$P < 0.05$）。1.00、0.50 和 0.20 ppm 染毒组 BALF 克拉细胞蛋白（CC16）与对照组相比显著较少，差异有统计学意义（$P < 0.05$），其余 2 个染毒组也显示出一定的减少趋势。染毒大鼠 BALF 中各指标相关分析结果显示，臭氧浓度的高低与 CC16 蛋白、总蛋白质含量和 LDH 活性改变纯在显著相关关系，相关系数（r）分别为 –0.563（$P=0.0001$）、0.543（$P=0.0001$）和 0.365（$P=0.0012$）。

野生型肺表面活性相关蛋白 -D（Surfactant pulmonary-associated protein-D）缺陷（Sftpd$^{-/-}$）和正常（Sftpd$^{+/+}$）的雄性 C57BL/6J 小鼠暴露于臭氧浓度 0.8 ppm 的动态染毒柜中，染毒时间为 3 小时，采用强迫振荡设备测定小鼠气道阻力、顺应性等肺功能指标。研究结果发现，染毒后，Sftpd$^{+/+}$和Sftpd$^{-/-}$小鼠的呼气末正压（PEEP）均增加了3～6 cmH$_2$O，并且导致Sftpd$^{+/+}$小鼠中央气道阻力增加，Sftpd$^{-/-}$小鼠气道组织顺应性和静态顺应性的发生显著改变。对不同PEEP条件下小鼠气道组织顺应性频谱研究发现，在PEEP水平为0～1 cmH$_2$O时，Sftpd$^{+/+}$小鼠的顺应性频谱曲线出现频率依赖性的上升，而Sftpd$^{-/-}$小鼠的顺应性频谱曲线在所有的PEEP水平均出现频率依赖性的上升，气道阻力频谱曲线在PEEP为0 cmH$_2$O时出现明显的上移。提示臭氧暴露后可以通过引起气道高反应性导致肺功能的改变。

2. 亚急性毒性

雌性SD大鼠暴露于臭氧动式染毒柜中，浓度分别为0.16和0.37 ppm，每个浓度组分别暴露1和2天，每天持续8小时。对照组饲养于相同条件的室内，臭氧浓度未检出。染毒结束后，处死大鼠取肺组织，制片镜下观察并计算血气屏障算术平均厚度。光镜下观察结果显示，染毒第1天低浓度组大鼠肺组织形态与对照组无差别；高浓度组大鼠近侧肺泡区肺泡巨噬细胞增多，肺泡隔增厚。染毒第2天低浓度组肺泡中巨噬细胞数量较多，胞膜有丰富的表面突起；高浓度组大鼠肺泡中多见巨噬细胞，且可见其胞膜、线粒体膜、溶酶体膜和核膜有局灶性膜溶解现象。Ⅰ型肺泡上皮细胞及毛细血管内皮细胞均有肿胀现象，还可见到坏死的Ⅰ型肺泡上皮细胞，常见有肺泡巨噬细胞的伪足紧贴于受损的Ⅰ型肺泡上皮细胞表面，且局部胞膜有融合现象。电镜图像计量分析结果显示，与对照组相比，高浓度染毒组大鼠第1天即出现血气屏障明显增厚（平均厚度比0.16 ppm组增厚0.276 μm），差异有统计学意义（$P < 0.01$）。

雄性NIH小鼠暴露于臭氧浓度为0.9 ppm的臭氧动式染毒柜中全天染毒，连续10天，染毒结束后处死小鼠取肺组织电镜下观察。结果发现，电镜下可见部分肺泡壁明显增厚，细胞结构不清，有大量坏死细胞崩解形成的细胞碎片，其间纤维结缔组织增生，肺泡腔呈缝隙样改变。未增厚的肺泡壁可见部分Ⅰ型肺泡上皮细胞和毛细血管内皮细的坏死，Ⅰ型肺泡上皮细胞内游离核蛋白体、高尔基复合体减少，线粒体肿胀，嵴断裂或溶解，胞质内见较多大小不等的空腔样结构。Ⅱ

型肺泡上皮细胞内出现细胞器减少，线粒体肿胀，核膜结构不清。提示臭氧吸入后可引起肺组织损伤，造成肺组织细胞超微结构的改变。

给予雌性 SD 大鼠臭氧箱式染毒，分别按照臭氧染毒时间和浓度进行分组设计，按染毒时间分组的设计为臭氧浓度为 $0.8\ mg/m^3$，每天暴露 3 小时，分别于染毒后的第 1、2、3、5、7 天处死大鼠，灌洗肺组织，制备支气管肺泡灌洗液（BALF）；按浓度分组的设计为臭氧染毒浓度分别为 0.1、0.2、0.4、0.8、$1.2\ mg/m^3$，对照组吸入正常空气，每天染毒 3 小时，第 3 天处死大鼠，灌洗肺组织，制备 BALF。BALF 生化指标检测结果显示，$0.8\ mg/m^3$ 臭氧染毒大鼠 BALF 中乳酸脱氢酶（LDH）和碱性磷酸酶（AKP）活性第 3 天反应达高峰，第 5 天略有下降，第 7 天恢复至对照水平；酸性磷酸酶（ACP）活性和血清白蛋白含量未发现有明显的时间反应变化。不同浓度的臭氧每天染毒 3 小时，染毒 3 天后，LDH 和 AKP 活性随着染毒浓度的增加而升高，呈现出一定的剂量 - 反应关系。臭氧浓度达到 $0.4\ mg/m^3$ 后，染毒组与对照组相比，LDH 和 AKP 活性显著升高，差异有统计学意义（$P < 0.05$）。臭氧浓度达到 $1.2\ mg/m^3$ 时，染毒组与对照组相比，ACP 活性显著升高，差异有统计学意义（$P < 0.05$）。白蛋白水平在整个染毒期间，染毒组和对照组之间差异无统计学意义（$P > 0.05$）。

给予雌性 SD 大鼠臭氧动式染毒，浓度分别为 0.08 和 0.16 ppm，每个浓度组分别染毒 1、2 和 3 天，每天持续 8 小时。对照组饲养于相同条件的室内，臭氧浓度未检出。染毒结束后，处死大鼠取肺组织。肺泡巨噬细胞（AM）检测结果显示，与对照组相比，0.08 ppm 臭氧染毒的第 1 天，AM 的吞噬率和杀菌率均显著降低，差异有统计学意义（$P < 0.01$）；染毒第 2 天，AM 吞噬率基本恢复到对照组水平，但吞噬指数和杀菌率进一步下降，差异有统计学意义（$P < 0.01$），且持续到第 3 天仍未上升。0.16 ppm 臭氧染毒组，在染毒后的 3 天内，AM 的吞噬率、吞噬指数和杀菌率与对照组相比均显著下降，差异均有统计学意义（$P < 0.01$）。

孙慧媛等（2015）采用随机数字表法，将 24 只雄性 SD 大鼠分为 3 组，每组 8 只，分别为正常对照组、模型对照组、臭氧染毒组。模型对照组采用卵蛋白（OVA）腹腔注射致敏，结合 OVA 持续雾化吸入复制经典哮喘模型；臭氧组在支气管哮喘模型的基础上叠加臭氧染毒。模型对照组和臭氧组于第 1 天及第 7 天给予 SD 大鼠双后足趾、双侧腹股沟及腹腔注射 10%OVA、氢氧化铝混悬液（1 g 卵蛋白、1 g 氢氧化铝溶于 1 ml 生理盐水中），每点注射 0.2 ml，正常对照组于同部位注射等剂量生理盐水。第 15 天至第 35 天，模型对照组和臭氧组均雾化吸入 1%OVA 生理盐水溶液，正常对照组予等量生理盐水雾化吸入。各组雾化吸入均为每日 1 次，每次 30 分钟。同时，隔天将臭氧组在臭氧浓度为 2 ppm 的臭氧箱中染毒 10 分钟。观察记录各组大鼠一般情况，肺功能，支气管肺泡灌洗液（BALF）行瑞氏染色，显微镜下进行炎症细胞分类计数。肺功能检测结果显示，与正常对照组相比，模型对照组和臭氧组中心气道阻力（Rn）及气道高反应性（I）升高，差异有统计学意义（$P < 0.05$），提示两组均有气流受限及换气功能障碍；模型对照组 BALF 中炎性细胞总数高于正常对照组，臭氧组高于模型对照组，差异有统计学意义（$P < 0.05$）。提示臭氧导致支气管哮喘大鼠肺功能下降，同时导致 BALF 中炎性细胞增多。

（二）流行病学资料

1. 横断面研究

宋杰等（2016）收集了石家庄市 2013 年 1 月 1 日到 2014 年 12 月 31 日的臭氧（O_3）日最大 8 小时平均时间加权浓度（O_3-8h）、日均气温和相对湿度，以及每日呼吸系统疾病急救人数，采用广义相加时间序列模型，控制每日非意外总就诊量的长期趋势、气象因素、"星期几效应"和节假日效应等混杂因素后，分析大气 O_3 浓度与每日呼吸系统疾病急救人次的关系。结果显示，大气中 O_3 浓度每升高 10 μg/m³（lag1），该市居民因呼吸系统疾病呼叫急救的人数增加 1.20%（95%CI：0.36% ~ 2.04%），差异有统计学意义（$P < 0.05$）。季节分层分析结果表明，该市居民夏季呼吸系统疾病急救的人数与大气中 O_3-8h 浓度呈正相关，差异有统计学意义（$P < 0.05$）。提示大气 O_3 污染，尤其是夏季污染可能增加居民呼吸系统疾病的风险。

Schmitzberger 等（1993）对低浓度长期臭氧暴露对儿童呼吸系统

健康影响进行横断面研究，研究对象为来自臭氧浓度不同的两地区的1156 名 6 ~ 15 岁儿童，两地区臭氧平均浓度分布为 52 和 26 ppb，研究结果发现，臭氧高浓度区和低浓度区儿童哮喘发病率分别为为 6.2% 和 2.7%，且差异有统计学意义（$P < 0.05$）；用力肺活量呼出 75% 时的呼气流速（FEF75）分别为 100.7 ± 28.8 和 94.9 ± 26.0，差异有统计学意义（$P < 0.05$），且 FEF75 小于 70% 预测值的儿童分别占 10.5% 和 15.8%，提示臭氧长期低浓度接触可肺功能改变及呼吸系统疾病。

Yang Z 等（2005）对臭氧浓度的增加与心肺疾病死亡率之间的关系进行研究，通过对大气污染物监测资料和城市心肺疾病死亡率资料分析发现，臭氧日平均浓度每增加 10 ppb，欧洲 4 个城市每日死亡率增加 2.84%（95%CI：0.95 ~ 4.77）；西班牙 7 个城市增加为 0.61%（95%CI：0.38 ~ 1.60））；法国 6 个城市增加为 1.40%（95%CI：0.68 ~ 2.12）；美国 80 个城市增加为 0.43%（95%CI：0.23 ~ 0.63）。

Bell 等（2004）对美国 95 个城市社区 1987—2000 年间臭氧浓度与日死亡率进行研究，调整颗粒物、天气、季节和长期趋势对死亡率的影响后发现，前一周臭氧平均浓度每增加 10 ppb，全死因死亡率增加 0.52%（95%CI：0.27% ~ 0.77%），呼吸系统及心血管死亡率增加 0.64%（95%CI：0.31% ~ 0.98%）。

胡悦等（2016）收集了石家庄市 2013—2015 年 O_3 日最大 8 小时平均时间加权浓度（O_3-8h）、日均气温、相对湿度和每日非意外总急救人次、因循环系统疾病急救人次、因呼吸系统疾病急救人次，采用时间序列分析方法的广义相加模型，分析空气中 O_3 浓度和居民因非意外总急救、循环系统疾病、呼吸系统疾病寻求急救服务人次的关系。结果显示，研究期间空气中 O_3-8h 浓度范围为 1.86 ~ 262.43 μg/m^3；非意外总急救、因循环系统疾病急救和呼吸系统疾病急救日均人次分别为 120、39、13 人次。O_3-8h 浓度与平均气温呈正相关（$r=0.80$，$P < 0.01$），与 SO_2、NO_2、$PM_{2.5}$、PM_{10} 及相对湿度均呈负相关（$r=-0.41$，-0.41，-0.32，-0.24，-0.11，$P < 0.01$）。大气中 O_3-8h 浓度每升高 10 μg/m^3，居民因呼吸系统疾病急救人次增加 1.21%（95%CI：0.59% ~ 1.83%），差异具有统计学意义（$P < 0.05$）。提示大气 O_3 污

染（尤其是夏秋季）可能增加居民呼吸系统疾病的风险。

Chen 等（2015）通过对中国台湾地区 24 个城市的 22 所中学和 22 所小学共 7154 名 6 ~ 15 岁的学生进行调查，评价了臭氧污染对该人群肺功能的影响。这 44 所学校均在中国台湾地区环境保护局大气监测点 1 km 范围之内，每个学校附近大气污染物近两个月的数据将从这些监测点获得。在中学和小学的每个年级分别随机选择 3 个班和 1 个班的学生进行调查，同时在抽中的每个班又选择 6 名从未患过哮喘、且在过去的 12 个月里未出现过哮喘症状、从未吸过烟的学生进行肺功能测试，最终得到了 1494 名学生肺功能指标（FVC、FEV1、MMEF、FEV1/FVC）数据。在对人口特征、室内暴露、室外暴露以及地区因素进行校正后，使用多阶段线性模型分析样本肺功能数据与空气污染之间的关系。研究结果显示，臭氧浓度平均每升高 6.7 ppb，FVC 水平平均下降 0.142 L；FEV1 水平平均下降 0.131 L；MMEF 水平平均下降 0.188 L/s，差异均具有统计学意义（$P < 0.05$）。提示臭氧接触会对肺功能会产生影响。

宋宏等（1998）对石油化工企业外环境空气臭氧水平与儿童肺功能变化进行横断面研究，选取石油化工厂外围 1500 米左右的小学 9 ~ 12 岁儿童为研究对象，测定学校环境的臭氧日平均浓度和儿童肺功能，对照组为远离石化厂具有可比性的小学儿童。研究结果显示，石化厂附近小学臭氧日平均浓度为（0.08 ± 0.033）ppm，显著高于对照区的（0.022 ± 0.012）ppm；校正后的石化厂附近小学儿童肺功能指标中，反应通气能力的第一秒用力呼气量（FEV1）和气道阻力的最大呼气中期流速（MMF）及用力肺活量呼出 75% 时的呼气流速（FEF75）均低于对照组，且最大呼气中期流速和用力肺活量呼出 75% 时的呼气流速与对照组相比均降低，差异有统计学意义（$P < 0.05$），提示臭氧能影响儿童肺功能状况。

2．队列研究

Lin S 等（2008）对长期臭氧暴露与儿童哮喘入院的关系进行研究，采用回顾性队列研究方法，对纽约州 1995—1999 年的出生队列进行随访，观察终点为儿童出现第一次因哮喘入院。儿童出生及哮喘入院信息来自纽约州儿童健康综合信息系统（ICHIS），出生队列总人数为 1 204 396 人，随访期间出现哮喘入院 10 429 例。空气臭氧浓度数据来自纽约州环境保护局监测数据，臭氧浓度采用 8 小时最大值，并采用 3 个指标来评价臭氧暴露：随访期间臭氧平均浓度、季节（4 ~ 10 月）平均浓度和随访期间臭氧浓度大于 70 ppb 天数所占的比例。采用 logistic 回归模型分析臭氧暴露浓度与儿童哮喘入院的关系。结果发现，臭氧浓度升高与儿童哮喘入院之间存在显著相关性，随访期间臭氧浓度每升高 1 ppb，哮喘入院的比值比（OR）为 1.16（95%CI：1.15 ~ 1.17）；臭氧季节平均浓度每升高 1 ppb，哮喘入院的 OR 值为 1.22（95%CI：1.21 ~ 1.23）。随访期间臭氧浓度大于 70 ppb 天数所占的比例每升高一个四分位间距，哮喘入院的 OR 值为 1.68（95%CI：1.64 ~ 1.73）。为了进一步分析暴露 - 反应关系，将随访期间臭氧暴露平均浓度分为高、中、低三个组，并分为纽约城和纽约州除纽约城外其他地区两部分进行分析，以低暴露组为参照，纽约城中、高暴露组哮喘入院的 OR 分别为 1.43（95%CI：1.29 ~ 1.58）和 1.69（95%CI：1.52 ~ 1.80）；其他地区中、高暴露组哮喘入院的 OR 分别为 1.64（95%CI：1.48 ~ 1.82）和 2.06（95%CI：1.87 ~ 2.27）。臭氧暴露浓度与哮喘入院呈现出一定的暴露反应关系，臭氧暴露浓度越高，儿童哮喘入院的风险越高。

Hwang BF 等（2015）对空气污染物与儿童肺功能发育障碍之间的关系进行研究，采用前瞻性队列研究方法，对 2941 名中国台湾地区 12 岁儿童进行为期两年的随访，在进入队列和随访结束前分别对研究对象进行肺功能检测，检测指标为最大肺活量（forced vital capacity，FVC）和第一秒用力呼气量（forced expiratory volume in1second，FEV_1）。空气污染物浓度数据来自美国环境保护署（EPA）对中国台湾地区空气监测的数据，臭氧暴露参数采用每日臭氧 8 小时均值计算得到的年度平均值，并通过 GIS 系统联系到随访期间儿童居住地附近的监测点。采用多元线性混合效应模型探讨臭氧暴露浓度与肺功能发育障碍之间的关系，调整混杂因素后分析结果发现，臭氧暴露浓度与儿童肺功能发育障碍存在显著相关关系，臭氧暴露浓度每升高一个四分位间距（10.72 ppb），男孩 FVC 平均降低 54.71 ml（95%CI：21.56 ～ 87.86，$P < 0.01$）、FEV_1 平均降低 58.80 ml（95%CI：27.38 ～ 90.23，$P < 0.01$）；女孩 FVC 平均降低 41.89 ml（95%CI：15.59 ～ 68.19，$P < 0.01$），FEV_1 平均降低 45.86 ml（95%CI：18.28 ～ 73.45，$P < 0.01$）。

3．病例对照研究

Hystad 等（2013）对空气污染长期暴露与肺癌风险的关系进行研究，采用病例对照的方法，病例组为加拿大国家肿瘤检测系统中确诊的 2390 例肺癌病例，对照组为相同系统中对性别、来源地等进行匹配的 3507 例非肺癌病例。采用时间空间模型将研究对象居住地与附近空气污染监测点过去 20 年的监测数据联系起来评价臭氧暴露浓度。采用分层 logistic 回归模型对臭氧长期暴露与肺癌风险进行分析，调整个人及地理变量后，单污染物模型分析结果发现，臭氧浓度每升高 10 ppb，肺癌发病的比值比（OR）为 1.09（95%CI：0.85 ～ 1.39）。多污染物模型分析结果显示，臭氧浓度每升高 10 ppb，肺癌发病的 OR 为 1.20（95%CI：0.92 ～ 1.56）。

4．临床实验研究

Jeroen 等对臭氧暴露引起痰液和支气管肺泡灌洗液（BALF）中炎性生物标志物的改变进行了研究，研究对象为 16 名自愿报名参加的哮喘病间断发作患者，采用安慰剂 - 对照平行研究，暴露 2 次（臭氧浓度 0.4 ppm，2 小时），第一次暴露前 6 天和暴露后 16 小时测定研究对象痰液。结果发现，与暴露前比较，暴露后痰液中细胞总数、嗜酸性粒细胞阳离子蛋白（ECP）、中性粒细胞弹性蛋白酶均显著升高；4 周后第二次随机暴露于臭氧或清洁空气，暴露前 6 天和暴露后 16 小时测定研究对象 BALF，结果发现，与暴露前相比，BALF 中白细胞介素 -8（IL-8）和嗜酸性粒细胞百分比均显著升高。痰液中 ECP 及嗜酸性粒细胞百分比和 BALF 中的 ECP 及嗜酸性粒细胞百分比之间有显著相关性，提示臭氧可引起呼吸系统炎症改变。

Kim CS 等（2011）对暴露于低浓度的臭氧环境中的成年人的肺功能改变进行研究，研究对象为 59 名无吸烟史的健康人群，其中男性

27 名，女性 32 名，年龄为 19 ～ 35 岁，使研究对象暴露于清洁空气和 0.06 ppm 臭氧环境 6.6 小时，暴露过程间歇性进行适当强度的运动，暴露前后分别测定研究对象的肺功能。结果发现，暴露于臭氧后研究对象的第一秒用力呼气量（FEV_1）下降 1.71%±0.64%，用力肺活量（FVC）下降 2.32%±0.41%，且与暴露清洁空气者相比，差异有统计学意义（$P < 0.05$）。

（三）中毒临床表现与防治原则

大气中臭氧浓度相对较低，当其浓度在 0.02 ppm 时，人们只是闻到它的臭味，尚无不快之感。当发生严重空气污染或事故性泄露时，接触臭氧可以造成多种损伤。研究发现，臭氧浓度为 0.1 ppm 时，短时间接触会使眼产生刺激；连续呼吸 2 小时，对人的鼻、咽喉等呼吸器官产生明显刺激作用。浓度为 0.6 ppm 时，肺泡气体扩散能力将显著下降。浓度达 1 ～ 2 ppm 时，呼吸 1 ～ 2 小时后，眼和呼吸器官有急性烧灼感，感到头痛；在 24 小时后出现肺气肿，接触时间大于 24 小时，支气管炎和肺气肿恶化，人思维紊乱，甚至出现死亡。20 世纪 40 年代，发生在美国洛杉矶的光化学烟雾事件是世界有名的公害事件之一，臭氧是光化学烟雾主要成分之一，造成众多的洛杉矶城市居民出现呼吸系统刺激性症状，以及大量 65 岁以上老年人因呼吸系统衰竭而死亡。

职业接触的臭氧浓度通常较高，电焊工操作带臭氧浓度为 0.6 ～ 1.6 mg/m^3 时，可引起工人胸闷和咽刺激；大于 2 mg/m^3 时，半小时引起头痛、乏力；超过 3 mg/m^3 时，数小时即可造成肺活量改变、严重胸痛、咳嗽和极度疲劳；大于 10 mg/m^3 时，断续吸入会引起肺充血，严重时肺泡壁通透性发生改变，导致肺水肿、肺出血甚至出现死亡。臭氧中毒的病变发展过程与光气、氮氧化物中毒时相似，有慢性肺部疾病和哮喘的工人对臭氧反应更为敏感。

人吸入低浓度（0.4 mg/m^3）臭氧一定时间，能引起视力降低、眼外肌平衡失调、暗视障碍、视野缩小；暴露于 0.9 mg/m^3 臭氧中 3 小时，血功能检测其中性粒细胞杀菌功能降低；人暴露于 1 mg/m^3 臭氧中 2 小时后，可见红细胞脆性增加，红细胞膜的胆碱酯酶活性和还原型谷胱甘肽含量降低；暴露于 1 mg/m³ 臭氧中 10 分钟，可使氧合血红蛋白解离速度减慢。

为了防止臭氧对人体的危害，要改进相关企业的生产工艺，严格执行废气排放标准；改进汽车燃料燃烧系统，加装汽车尾气净化装置，并进行严格的检查，以降低光化学烟雾事件的发生。在易产生臭氧的室内要加装通风换气及过滤等装置，保证室内空气的清洁，在高浓度的场所，要做好人的安全防护，并尽量避免长时间停留。目前，我国制定的《室内空气质量标准》（GB/T18883-2002）和《环境空气质量标准》（GB3095-2012）中规定，臭氧的一小时均值为不得超过 0.16 mg/m³。

六、毒性机制

（一）炎症反应

给予雄性 SD 大鼠 2.0 ppm 的臭氧动式染毒，每天 1 小时，持续 4 天，对照组饲养于相同条件无臭氧检出的室内。染毒结束 24 小时后，处死大鼠，心脏穿刺取血，取支气管肺泡灌洗液（BALF）。BALF 检测结果显示，与对照组相比，染毒组大鼠 BALF 中总蛋白质含量和细胞总数均显著增加，差异有统计学意义（$P < 0.01$）；细胞分类计数结果显示，染毒组淋巴细胞、嗜酸性粒细胞、中性粒细胞和单核细胞数均明显升高，差异有统计学意义（$P < 0.01$）；嗜碱性粒细胞也有一定程度升高，但差异无统计学意义（$P > 0.05$）。镜下观察结果发现，染毒组大鼠肺间质明显增生，正常形态肺泡减少，常见到多个肺泡融合成肺大泡现象，炎性细胞浸润明显。血清与血浆检测结果显示，与对照组相比，染毒组大鼠血清中白细胞介素 -13（IL-13）、γ- 干扰素（IFN-γ）含量明显增加，血浆中 IgE 水平明显升高，差异均有统计学意义（$P < 0.01$）。

给予雄性 SD 大鼠 0.25 mg/m³ 臭氧动式染毒，1 次吸入染毒，持续 3 小时，对照组暴露于过滤空气中。染毒结束后 4 小时，处死大鼠，即刻切开气管，用生理盐水灌洗，取 BALF。BALF 细胞分类计数结果显示，与对照组相比较，染毒组大鼠 BALF 中嗜酸性粒细胞、淋巴细胞、中性粒细胞和脱落上皮细胞均显著增加，差异有统计学意义（$P < 0.01$）。BALF 中细胞因子检测结果显示，染毒组大鼠 BALF 中 IL-2 和 IL-6 水平显著高于对照组，差异有统计学意义（$P < 0.01$）。BALF 中 NO 水平检测结果显示，染毒组大鼠 BALF 中 NO 水平显著高于对照组，差异有统计学意义（$P < 0.01$）。

给予雌性 BALB/c 小鼠 2.0 ppm 臭氧动式染毒，分别于第 1、3、5 天暴露 3 小时，对照组暴露于过滤空气中。末次染毒 24 小时后，处死小鼠，灌洗肺制备 BALF。BALF 细胞分类计数结果显示，与对照组相比较，染毒组小鼠 BALF 中白细胞总数、巨噬细胞、中性粒细胞和淋巴细胞数显著增多，以中性粒细胞增多为主，差异有统计学意义（$P < 0.05$）。肺组织镜下观察发现，染毒组小鼠肺组织光镜下可见肺泡壁结构受损，肺间质充血，支气管管腔狭窄，上皮有脱落，气道平滑肌增厚且连续，气管和血管周围可见炎性细胞浸润。研究表明，瞬时感受器电位通道（TRPC，位于细胞膜上的一类重要的非选择性阳离子通道，主要介导钙离子和钠离子内流。）与炎症反应密切相关。从肺组织提取 RNA 并进行 RT-PCR 和 Western blot 检测，与对照组相比，染毒组小鼠肺组织 TRPC1 mRNA 及其蛋白质表达上调，差异具有统计学意义（$P < 0.05$）；免疫组织化学染色法进一步证实，染毒组小鼠肺组织 TRPC1 蛋白在肺泡上皮细胞、支气管上皮细胞、浸润的炎症细胞的表达均较对照组明显增强，差异具有统计学意义（$P < 0.05$）；相关性分析显示，小鼠肺组织中 TRPC1mRNA 表达与 BALF 中白细胞总数、巨噬细胞、中性粒细胞、淋巴细胞数呈显著正相关（r 分别为 0.826、0.823、0.842 和 0.841，$P < 0.01$）；TRPC1 蛋白表达与 BALF 中白细胞总数、巨噬细胞、中性粒细胞、淋巴细胞数也呈显著正相关（r 分别为 0.863、0.860、0.878 和 0.878，$P < 0.01$）。

包爱华等（2015）将 28 只 SPF 级雌性 BALB/c 小鼠按随机数字表法随机分为健康对照组、臭氧对照组、哮喘组和臭氧组，每组 7 只。哮喘组：第 1、7 天腹腔注射 20 g 卵清白蛋白（OVA 溶于 0.1 ml 生理盐水中，含 2 mg 明矾），第 24、25、26 天雾化吸入 5%OVA 30 分钟，第 27 天吸入过滤空气 3 小时；健康对照组：第 1、7 天腹腔注射 0.1 ml

生理盐水（含 2 mg 明矾），第 24、25、26 天雾化吸入生理盐水 30 分钟，第 27 天吸入过滤空气 3 小时；臭氧组：在哮喘组基础上，第 27 天吸入 2.0 ppm 臭氧 3 小时；臭氧对照组：在健康对照组基础上，第 27 天吸入 2.0 ppm 臭氧 3 小时。暴露后，检测各组小鼠肺功能、肺组织匀浆上清液炎症因子及肺组织病理，对 BALF 中炎症细胞计数，RT-PCR 检测肺组织炎症因子及黏液基因表达，比色法检测肺组织氧化代谢物水平等。结果显示，臭氧组小鼠气道反应性升高至基础值的 100% 所需要的乙酰胆碱浓度的对数（LogPCI00Penh）（与气道高反应呈反比）低于哮喘组（分别为 0.22 ± 0.09 和 0.50 ± 0.19，$t=-3.06$，$P=0.006$）。与哮喘组比较，臭氧组 BALF 中性粒细胞数量 [分别为 $(0.80 \pm 0.21) \times 10^3/L$ 和 $(0.15 \pm 0.06) \times 10^3/L$，$t=3.63$，$P=0.019$]、低分子量透明质酸 [分别为 (111 ± 17) μg/L 和 (35 ± 18) μg/L，$t=5.12$，$P=0.000$]、肿瘤坏死因子 -α（TNF-α）[分别为 (155 ± 30) μg/L 和 (86 ± 19) μg/L，$t=2.15$，$P=0.044$]、IL-13 [分别为 (65 ± 11) μg/L 和 (33 ± 20) μg/L，$t=2.95$，$P=0.008$] 均较高。臭氧组血管周围炎症评分（2.79 ± 0.10）高于哮喘组（1.92 ± 0.23，$t=3.91$，$P=0.000$）。与哮喘组比较，臭氧组小鼠肺组织 TNF-α mRNA（分别为 7.0 ± 1.5 和 3.57 ± 1.20，$t=2.65$，$P=0.014$）、CXCL-1 mRNA（分别为 7.0 ± 1.1 和 2.5 ± 1.0，$t=4.12$，$P=0.000$）表达上调，臭氧组 IL-17 mRNA 的表达（28.8 ± 2.0）明显高于臭氧对照组（4.5 ± 2.0，$t=12.4$，$P=0.000$）及哮喘组（16.4 ± 1.7，$t=6.33$，$P=0.000$）。臭氧组 PAS 染色阳性细胞的百分比以及单位面积的气道上皮表面潴留黏液的容积均高于哮喘组 [分别为 (76 ± 9) % 和 (56 ± 14) %，$t=8.14$，$P=0.000$；(721 ± 87) nl/mm^2 和 (272 ± 185) nl/mm^2，$t=5.78$，$P=0.000$]。臭氧组肺组织 MUC5ac mRNA 表达显著高于哮喘组（分别为 15.4 ± 2.6 和 7.0 ± 1.9，$t=4.37$，$P=0.002$）及臭氧对照组（0.60 ± 0.18，$t=8.27$，$P=0.000$）。臭氧组小鼠气道上皮细胞密度低于哮喘组（分别为 82 ± 22 和 116 ± 15，$t=-10.1$，$P=0.000$）而 BALF 白蛋白水平则高于该组 [(45 ± 6) g/L 和 (33 ± 4) g/L，$t=3.89$，$P=0.001$]。提示臭氧吸入加重过敏性哮喘小鼠气道高反应、气道及肺部炎症、气道上皮损伤以及黏液分泌。

（二）氧化应激

给予雄性 SD 大鼠 5 mg/m³ 臭氧动式染毒，每天 8 小时，持续 3 周，末次染毒结束后 20 小时处死大鼠，取血分离血清，取肺组织制备肺匀浆。结果显示，与对照组相比，染毒组大鼠血清及肺组织匀浆中超氧化物歧化酶（SOD）和谷胱甘肽过氧化物酶（GSH-Px）活性显著降低，丙二醛（MDA）含量显著增多，差异均有统计学意义（$P < 0.01$）。给予雄性 SD 大鼠 5 mg/m³ 臭氧动式染毒，每天 4 小时，持续 6 周，暴露结束后处死大鼠，取血及肝组织。结果显示，与对照组相比，染毒组大鼠血清及肝组织匀浆中超氧化物歧化酶（SOD）和谷胱甘肽过氧化物酶（GSH-Px）活性显著降低，丙二醛（MDA）含量显著增多，差异均有统计学意义（$P < 0.01$）。

王科霖等（2011）利用完全融合并分化完全的人呼吸道上皮细胞（human respiratory epithelial cells，BEAS-2B）及透气培养皿建立臭氧体外处理系统，浓度分别为 0.50 和 0.16 mg/m³，处理组培养在与臭氧发生器连接的透气培养皿上，对照组培养于无菌空气的透气培养皿上，培养 8 小时后检测细胞内氧化损伤情况。结果显示，高剂量和低剂量处理组 BEAS-2B 细胞内 GSH/GSSG 值均低于对照组，SOD 活力均高于对照组，差异有统计学意义（$P < 0.05$）。且高剂量处理组 SOD 活力低于低剂量组，差异有统计学意义（$P < 0.01$）。

Chen C 等（2007）运用流行病学方法调查臭氧长期和短期暴露对健康成年人的脂质过氧化和抗氧化能力的影响。选取来自洛杉矶和旧金山的 120 名健康大学生作为研究对象，其中洛杉矶 59 人，旧金山 61 人，两地人群在性别、年龄、种族等一般情况具有可比性。臭氧暴露浓度从当地环境检测机构获得，长期和短期臭氧暴露浓度分别采用终生（从出生到现在）和 2 周及 1 个月内臭氧均值，终生暴露是通过与监测方法一致的空间内插法获得。所有研究对象取静脉血，检测脂质过氧化和抗氧化能力指标 8- 异构前列腺素（8-isoprostane，8-iso-PGF）和血浆铁还原能力（ferric-reducing ability of plasma，FRAP）。洛杉矶和旧金山臭氧 2 周浓度均值分别为 30.7、30.9 ppb，1 个月浓度均值分别为 28.4 和 28.1 ppb，终生浓度均值分别为 42.9 和 26.9 ppb。对臭氧暴露浓度和 8-iso-PGF 进行相关分析发现，血浆 8-iso-PGF 水平与 2 周、1 个月及终生臭氧暴露浓度之间存在显著相关关系。由于上述设计中两地在 2 周及 1 个月臭氧暴露浓度差异较小，为进一步了解臭氧浓度高低对氧化能力的影响，选取两地臭氧浓度差异较大的夏季进行分析，洛杉矶和旧金山当年夏季臭氧的平均浓度分别为 0.10 和 0.05 ppm，检测结果显示，洛杉矶人群血浆 8-iso-PGF 含量显著高于旧金山人群，差异有统计学意义（$P < 0.05$）。FRAP 水平在两地人群中未显示出差异，但在性别差异上有统计学意义，男性血浆 FRAP 水平显著高于女性（$P < 0.05$）。

（三）DNA 损伤

给予雌性 Wistar 大鼠 2 ppm 臭氧动式染毒，染毒 3 小时，对照组暴露于无臭氧检出的空气中。染毒结束后第 3、24、48 和 72 小时分别处死大鼠，取肺，对支气管上皮细胞细胞核内 DNA 损伤情况进行检测。实验结果显示，DNA 氧化损伤生物标志物 8- 羟基脱氧鸟苷（8-OHdG）与对照组相比明显增多，且呈现出一定的时间趋势，暴露结束后 3 小时可检测到少量 8-OHdG，暴露结束后 24 小时，8-OHdG 含量达到峰值，之后逐渐下降。

给予雄性昆明种小鼠 1.9 mg/m³ 臭氧动式染毒，每天 24 小时，持续 20 天，对照组饲养于相同环境无臭氧检出的室内。染毒结束后处死小鼠，取脾研碎，用淋巴细胞分离液获得脾淋巴细胞。对小鼠脾淋巴细胞进行溴化乙啶（EB）染色 - 单细胞凝胶电泳（single cell gel electrophoresis，SCGE）试验。结果发现，对照组小鼠脾淋巴细胞核大多数基本完整，呈圆形，细胞核中 DNA 未出现迁移。而染毒组小鼠细胞中多数细胞核中 DNA 除呈现一个亮的橘红色头部外，还有一段彗星状尾部。对脾淋巴细胞拖尾出现百分率和拖尾细胞尾长进行分析发现，与对照组相比，臭氧染毒组小鼠脾淋巴细胞拖尾出现百分率和拖尾细胞尾长均显著高于对照组，差异有统计学意义（$P < 0.05$）。

Palli 等（2009）在意大利佛罗伦萨地区开展了一项臭氧导致 DNA 损伤的现场流行病学试验，共征集 71 名健康志愿者，其中 44 人为交通空气污染来源的高职业暴露的工人（公共汽车或出租车司机、交通警察和街头小贩等），27 人为当地普通居民。分别于志愿者被招募的第 5、10、15、20、25、30、45、60、75 和 90 天进行抽血。臭氧浓度的测量采用当地环境保护机构的臭氧监测数据，并分别算出每段抽血期间内臭氧的平均浓度。对志愿者外周血淋巴细胞进行彗星实验，结果发现，交通污染臭氧暴露工人淋巴细胞彗星拖尾率高于普通居民，但差异无统计学意义（$P=0.08$）。对臭氧平均浓度和淋巴细胞 DNA 损伤进行相关分析发现，每段抽血期间内臭氧平均浓度与淋巴细胞 DNA 损伤间存在显著正相关关系（$r=0.38$，$P=0.009$），进一步分析发现，这种相关性在男性、非吸烟、交通作业工人的人群中尤为明显。

（四）基因改变

给予雄性 SD 大鼠 2.0 ppm 臭氧动式染毒，每天 1 小时，分别于饲养的第 1、3、5 和 7 天开始暴露，对照组饲养于相同条件无臭氧检出的室内。第 7 天染毒结束 24 小时后，处死大鼠，取肺气管组织，提取 RNA。实时荧光定量 PCR 结果显示，对照组气道黏膜内黏蛋白 Muc5ac mRNA 和 Muc5b mRNA 表达微弱，染毒组 Muc5ac mRNA 和 Muc5b mRNA 表达量上调，染毒 7 天组与对照组相比，表达量明显上调，差异有统计学意义（$P < 0.05$）。对气道黏膜细胞群落与黏蛋白表达谱改变分析发现，臭氧染毒第 1 天，细胞群落开始变化，出现杯状细胞增多，同时黏蛋白基因表达量和黏蛋白总量也开始增多，第 3、5 天杯状细胞明显增加、且黏蛋白基因表达量和黏蛋白总量也急剧增多，随后杯状细胞增多至最多但增幅减小，气道黏液分泌总量仍增多，在不同臭氧染毒时间内，对杯状细胞数量与气道黏膜黏蛋白基因表达量之间进行相关分析，结果显示，二者呈正相关（$R^2_{Muc5a}=0.9021$，$R^2_{Muc5b}=0.9462$，$P < 0.01$）。

给予 3 日龄的 BALB/c 小鼠 1000 ppb 臭氧箱式染毒，染毒 3 小时，对照组吸入过滤清洁空气，在染毒结束后 6 小时处死小鼠，取小鼠新生肺组织备用。通过对小鼠支气管肺泡灌洗液（BALF）进行镜检和分析检测臭氧引起的炎症反应和肺损伤。结果发现，与对照组相比，染毒组 BALF 中巨噬细胞和淋巴细胞计数以及白蛋白含量无明显改变，电镜显示，支气管上皮细胞结构发生改变，上皮细胞间的细胞间隙明显增大，并且可以观察到 2 个相邻上皮细胞间完整的间隙。对小鼠肺组织中提取的核酸成分进行基因芯片分析发现，与对照组相比，染毒组有 621 个基因发生改变，其中下调基因 455 个，上调基因 166 个，下调的基因主要集中在细胞分裂、细胞增殖和细胞周期的调控；采用实时定量聚合酶链反应（RT-qPCR）检测中性粒细胞趋化炎症反应因子和氧化应激产物基因的改变，发现中性粒细胞趋化因子 CXCL1 和 CXCL5mRNA 表达明显升高，氧化应激产物金属硫蛋白 -1（MT-1）和重组人血红素加氧酶 -1（Hmox-1）mRNA 表达明显升高。

给予雄性 F-344/N 大鼠 2、5 ppm 臭氧动式染毒，染毒 2 小时，对照组置于过滤清洁空气环境中，染毒结束后麻醉处死大鼠，取肺组织置于液氮中备用。对大鼠肺组织支气管肺泡灌洗液分析，结果发现，与对照组相比，两染毒组大鼠 BALF 中蛋白质含量均显著升高，总细胞数显著减少，且呈现明显的剂量 - 反应关系。对大鼠肺组织中提取的核酸成分进行基因芯片分析（microarray analysis）发现，与对照组相比，两染毒组大鼠肺组织基因序列有显著性改变，2、5 ppm 组分别有 62 个和 57 个基因发生改变，发生改变的基因主要集中在代谢反应、细胞内应激反应、生长因子 / 受体、细胞表面受体调控四个方面，其中应激反应蛋白、癌基因和细胞周期相关基因表达上调，而细胞表面受体表达下调。臭氧可诱导肺上皮细胞膜脂代谢相关的磷脂酶 A2 活化蛋白和脂肪酸酰胺水解酶基因表达。

（明迪尧　陈　娟　马文军）

主要参考文献

1. 郭新彪. 环境健康学. 北京：北京大学医学出版社，2006：131-138.
2. 尹学钧，董苍转. 臭氧的毒性及其毒作用机理研究进展. 国外医学·卫生学分册，1994，21（5）：277-281.
3. 骆公成. 臭氧对机体的代谢效应. 职业与健康，2002，18（9）：31-32.
4. 张敏，纪晓光，王京燕. 臭氧消毒剂毒性试验观察. 中国消毒学杂志，2005，22（1）：64-65.

5. 邱清，许娟华，王心如，等. 大鼠短期吸入臭氧对血清血管紧张素转换酶的影响. 毒理学杂志，1993，7（1）：28-29.

6. 李湘鸣，罗方妮. 臭氧对大鼠和小鼠血液中某些生化指标的影响. 中国公共卫生学报，1993，12（6）：340-341.

7. 王沐沂，方企圣，黄华，等. 臭氧对小鼠骨髓细胞微核率的影响. 环境与健康杂志，1993，10（2）：009.

8. 周智君，周正适，汤百争. 低浓度臭氧的一般生殖毒性试验. 中南大学学报（医学版），2006，31（3）：450-452.

9. 徐宏甲，黄健初. 臭氧对人体外精液和上游液中精子的毒性作用. 广东医学，2010，31（6）：751-752.

10. 李国君，张华. 复印室内臭氧污染调查及其对复印工人神经行为的影响. 中国现代医学杂志，2001，11（5）：24-26.

11. 王旭红，贾琛兰. 复印作业场所臭氧、氮氧化物危害的研究. 中国预防医学杂志，2001，2（3）：201-203.

12. 朱友根，周君富，郑寿贵，等. 电焊作业臭氧对人体氧化应激作用研究. 浙江预防医学，2007，19（3）：3-4.

13. Jerrett M, Burnett RT, Pope III CA, et al. Long-term ozone exposure and mortality. New Engl J Med, 2009, 360（11）：1085-1095.

14. Jung CR, Lin YT, Hwang BF. Air pollution and newly diagnostic autism spectrum disorders: a population-based cohort study in Taiwan. PLoS One, 2013, 8（9）：e75510.

15. Lin YT, Lee YL, Jung CR, et al. Air pollution and limb defects: A matched-pairs case-control study in Taiwan. Environ Res, 2014, 132：273-280.

16. Hansen CA, Barnett AG, Jalaludin BB, et al. Ambient air pollution and birth defects in Brisbane, Australia. PLoS One, 2009, 4（4）：e5408.

17. Hwang BF, Jaakkola JJ. Ozone and other air pollutants and the risk of oral clefts. Environ Health Persp, 2008, 116（10）：1411-1415.

18. 段丽菊，董文坦，高留闯，等. 臭氧急性暴露对小鼠肺细胞 DNA 的断裂作用. 郑州大学学报（医学版），2015，50（2）：181-184.

19. 洪志勇. O_3 对大鼠深部呼吸道损伤的可靠指示物——克拉氏细胞蛋白. 环境与健康杂志，1997，14（3）：97-100.

20. Groves AM, Gow AJ, Massa CB, et al. Prolonged injury and altered lung

function after ozone inhalation in mice with chronic lung inflammation. Am J Resp Cell Mol, 2012, 47 (6): 776-783.

21. 顾依平, 王沭沂, 方企圣. 臭氧对大鼠肺形态学的影响. 中华劳动卫生职业病杂志, 1990, 8 (5): 308-311.

22. 刘晓青, 卢咏才, 郭肇铮, 等. 臭氧对小鼠的损伤. 中华劳动卫生职业病杂志, 1990, 8 (6): 365-367.

23. 李湘鸣, 罗方妮, 方企圣. 臭氧对大鼠肺灌洗液某些生化指标及肺形态的影响. 中国公共卫生学报, 1996, 15 (4): 234-235.

24. Hiltermann JT, Lapperre TS, van Bree L, et al. Ozone-induced inflammation assessed in sputum and bronchial lavage fluid from asthmatics: a new noninvasive tool in epidemiologic studies on air pollution and asthma. Free Radic Biol Med, 1999, 27 (11): 1448-1454.

25. 宋宏, 蔡承铿. 石油化工企业外环境空气臭氧水平与儿童健康关系的研究. 环境与健康杂志, 1998, 15 (2): 61-64.

26. Kim CS, Alexis NE, Rappold AG, et al. Lung function and inflammatory responses in healthy young adults exposed to 0.06 ppm ozone for 6.6 hours. Am J Respir Crit Care Med, 2011, 183 (9): 1215-1221.

27. Schmitzberger R, Rhomberg K, Büchele H, et al. Effects of air pollution on the respiratory tract of children. Pediatr Pulmonol, 1993, 15 (2): 68-74.

28. Yang Z, Ballinger SW. Environmental contributions to cardiovascular disease: Particulates and ozone. Drug Disc Today: Disease Mechan, 2005, 2 (1): 71-75.

29. Bell ML, McDermott A, Zeger SL, et al. Ozone and short-term mortality in95US urban communities, 1987—2000. JAMA, 2004, 292 (19): 2372-2378.

30. Lin S, Liu X, Le LH, et al. Chronic exposure to ambient ozone and asthma hospital admissions among children. Environ Health Perspect, 2008, 116 (12): 1725-1730.

31. Hwang BF, Chen YH, Lin YT, et al. Relationship between exposure to fine particulates and ozone and reduced lung function in children. Environ Res, 2015, 137: 382-390.

32. Hystad P, Demers PA, Johnson KC, et al. Long-term residential exposure to

air pollution and lung cancer risk．Epidemiology，2013，24（5）：762-772.

33．Lippmann M．Health effects of ozone a critical review．Japca，1989，39（5）：672-695.

34．Uysal N，Schapira RM．Effects of ozone on lung function and lung diseases．Curr Opin Pulm Med，2003，9（2）：144-150.

35．李喜兵，陈秋霞，张坚松．臭氧应激引发气道高反应机理的初步探讨．湖南师范大学学报（医学版），2013，10（2）：1-4+10.

36．张景明，宋宏，郭　艳．低浓度臭氧暴露对哮喘大鼠气道炎症的影响．中国药理学与毒理学杂志，2003，17（2）：151-154.

37．扶招弟，周丽芬，黄建荣，等．瞬时感受器电位通道 1 在臭氧致小鼠肺组织炎症中的表达．南方医科大学学报，2015，35（2）：284-287+291.

38．潘洪志，万丽葵，孙胜波，等．番茄红素对大鼠肺氧化损伤的影响．卫生研究，2004，33（5）：589-590.

39．李辉，张清慧，潘洪志，等．番茄红素抗氧化损伤的实验研究．实用预防医学，2005，12（4）：768-769.

40．王科霖，管东波，宋宏．呼吸上皮细胞在臭氧气液界面暴露后的氧化损伤效应研究．环境与健康杂志，2011，28（5）：397-400.

41．Chen C，Arjomandi M，Balmes J，et al．Effects of chronic and acute ozone exposure on lipid peroxidation and antioxidant capacity in healthy young adults．Environ Health Persp，2007，115（12）：1732-1737.

42．Sunil VR，Vayas KN，Massa CB，et al．Ozone-induced injury and oxidative stress in bronchiolar epithelium are associated with altered pulmonary mechanics．Toxi Scien，2013，133（2）：309-319.

43．幸浩洋，胡新珉，刘鸿莲，等．O_3 衰老小鼠模型的 DNA 损伤研究．华西医科大学学报，2001，32（2）：229-231.

44．Palli D，Sera F，Giovannelli L，et al．Environmental ozone exposure and oxidative DNA damage in adult residents of Florence，Italy．Environ Pollut，2009，157（5）：1521-1525.

45．陈秋霞．臭氧应激对气道黏膜细胞群落和黏蛋白表达谱的影响．长沙：湖南师范大学，2014.

46．Gabehart K，Correll K A，Yang J，et al．Transcriptome profiling of the newborn mouse lung response to acute ozone exposure．Toxi Scien，2014，138

（1）：175-190.

47．Nadadur SS，Costa DL，Slade R，et al．Acute ozone-induced differential gene expression profiles in rat lung．Environ Health Persp，2005：1717-1722.

48．田晓佳，王笑臣，叶波，等．武汉市臭氧暴露对男性精液质量的影响．中华预防医学杂志，2017，51（3）：197-202.

49．孙慧媛，韩健，孙瑞华，等．臭氧暴露对支气管哮喘大鼠肺功能及炎性细胞的影响．湖北中医药大学学报，2015，17（2）：13-15.

50．宋杰，徐东群，范蔚蔚，等．大气 O_3 污染对石家庄市呼吸系统疾病急救人次的急性影响．环境卫生学杂志，2016，6（4）：263-266.

51．胡悦，郭昳，关茗洋，等．石家庄市大气臭氧浓度与居民急救关系的时间序列分析．环境与健康杂志，2016，33（10）：872-876.

52．Chen C，Chan C，Chen B，et al．Effects of particulate air pollution and ozone on lung function in non-asthmatic children．Environ Res，2015，137：40-48.

53．包爱华，陈宇清，张旻，等．臭氧氧化应激对小鼠急性过敏性气道炎症所致气道高反应性和黏液分泌的影响．中华结核和呼吸杂志，2015，38（3）：179-184.

54．Pirozzi C，Sturrock A，Weng H，et al．Effect of naturally occurring ozone air pollution episodes on pulmonary oxidative stress and inflammation.Inter J Env Res Pub Heal，2015，12（5）：5061-5075.

55．Arjomandi M，Wong H，Donde A，et al．Exposure to medium and high ambient levels of ozone causes adverse systemic inflammatory and cardiac autonomic effects．Heart Circ Physio，2015，308（12）：1499-1509.

56．Miller DB，Karoly ED，Jones JC，et al．Inhaled ozone（O_3）-induces changes in serum metabolomic and liver transcriptomic profiles in rats.Toxicol Appl Pharmacol，2015，286（2）：65-79.

57．Akhter H，Ballinger C，Liu N，et al.Cyclic Ozone Exposure Induces Gender-Dependent Neuropathology and Memory Decline in an Animal Model of Alzheimer's Disease.Toxicol Sci，2015，147（1）：222-234.

第二节　光　气

一、理化性质

光气（phosgene，$COCl_2$），又称氧氯化碳、碳酰氯、碳酰二氯、二氯化羰和氯甲酰氯，常温下为有腐草气味的无色气体，沸点为8.2℃。可溶于芳烃、苯、四氯化碳、氯仿、乙醇等有机溶剂，可微溶于水并发生水解。

二、来源、存在与接触机会

光气主要应用于聚氨酯工业中高分子异氰酸酯的生产，也应用于聚碳酸酯工业和制造氨基甲酸盐及异氰酸酯和相关农药、燃料、香料、医药等行业，一般应用时是以活性炭作为催化剂催化一氧化碳和氯气进行反应制成。光气也可以由四氯化碳、二氯甲烷、三氯乙烯或丁基氯甲酸酯的燃烧产物制得，但这些方法不用于工业生产。据世界卫生组织报道，光气的全球生产规模超过 50 亿磅（226.8 万吨）。

呼吸道吸入是光气的主要接触途径，大气中的光气多是由于不可回收的污染排放造成的，包括氯代烃类的热分解和氯乙烯的光氧化作用。空气中光气的清除相当缓慢。近年来，随着国民经济的发展，光气的生产、应用更加广泛且生产规模不断扩大，由光气造成的职业病危害风险也随之增加，光气生产相关的作业人员作为主要的接触群体，因防护不当或意外泄漏所导致的工作人员光气中毒甚至死亡时有发生。

三、吸收、分布、代谢与排泄

光气在水溶液中可迅速水解为 CO_2 和 HCl，可能经过呼吸道排出。因此，光气既不会在吸入后离开肺循环，也不可能经口中毒。有关光气分子吸收的相关资料尚未见报道。光气在体内可以与一系列的亲核物质发生反应，包括伯胺、仲胺、羟基、硫醇。另外，它还可以与高分子化合物反应，比如酶类、蛋白质以及其他极性磷脂反应，从而产生能够干扰分子功能的共价化合物，而酶活性的减弱可能导致细胞功能的损害以及细胞死亡。另外，光气亦被认为参与了与氨基、羟基以及巯基的酰化反应。已出版的文献中尚无关于光气在人体和动物体内分布和清除的相关报道。

四、毒性概述

（一）动物实验资料

1. 急性毒性

将 50 只雌雄各半，体重为 18 ~ 23 g 的二级昆明种小鼠，随机分为 5 组，分别为对照组和各剂量染毒组（32、39、46、53 mg/L），每组 10 只。染毒组小鼠放入染毒柜中，分别给予 32、39、46、53 mg/L 的光气，染毒 5 分钟，对照组小鼠除不进行染毒外其余条件与染毒组相同。4 小时后断头取血，分离血清，测定血清丙二醛（MDA）含量。取肝，左下叶用体积分数为 4% 的甲醛溶液固定，HE 染色；其余肝加生理盐水制成 1 : 5 的匀浆液，3000 r/min 离心 10 分钟，取上清测定 MDA 含量、总超氧化物歧化酶（T-SOD）活力。血清和肝匀浆 MDA 含量测定采用改进的硫代巴比妥酸荧光法，T-SOD 活力测定采用改良盐酸羟胺法。结果显示，与对照组相比，染毒剂量为 32、46、53 mg/L 组小鼠血清和肝组织 MDA 和 T-SOD 均升高，差异有统计学意义（$P < 0.05$）；染毒剂量为 39 mg/L 组小鼠肝组织 MDA 下降而 T-SOD 活力升高，之后肝组织 MDA 又恢复至高于对照组，差异有统计学意义（$P < 0.05$）。染毒组小鼠肝组织病理学检查光镜下可见肝细胞肿胀，胞质出现空泡，血管充血，对照组未见异常。

将 40 只雌雄各半，体重为 18.1 ~ 23.6 g 的二级昆明种小鼠随机分为 4 组，分别为对照组，光气染毒后 2、4、8 小时处死组，每组 10 只。对照组小鼠呼吸清洁空气，染毒组小鼠于染毒柜中吸入剂量为 11.9 mg/L 的光气，时间为 5 分钟，分别于染毒后 2、4、8 小时断头处死并取肝。右叶肝加生理盐水制成 1 : 5 的匀浆液，3000 r/min 离心 10 分钟，取上清测定丙二醛（MDA）、还原型谷胱甘肽（GSH）含量以及 T-SOD 活性。MDA 含量测定采用改进的硫代巴比妥酸荧光法，GSH 含量采用改良荧光法，T-SOD 活性测定采用改良盐酸羟胺法。取肝组织固定，进行透射电镜观察及常规石蜡包埋和 HE 染色。研究结果表明，随着染毒后时间的延长，小鼠肝匀浆的 MDA 含量有增高趋势，其中 8 小时组 MDA 含量高于对照组，差异具有统计学意义（$P < 0.05$），其余组与对照组相比增高，但无统计学意义。与对照组相比，所有染毒组小鼠肝匀浆 GSH 含量均降低，差异均有统计学意义（$P < 0.05$）；肝匀浆 T-SOD 活力在染毒后 2 小时组升高，4 小时开始下降，8 小时低于对照组，差异有统计学意义（$P < 0.05$）。透射电镜观察可见肝细胞胞质中脂滴增多，肝出血，库普弗细胞（Kupffer cell，KC）胞核染色质聚集成块，呈现凋亡征象。肝切片 HE 染色可见肝细胞肿胀，胞质可见空泡，血管有充血，对照组未见异常。

Tewari-Singh 等（2017）选用雄性无毛 SKH-1 小鼠（4～6 周龄）进行光气染毒试验，将其随机分为染毒组和对照组，每组 4 只。使用氯胺酮和赛拉嗪将小鼠麻醉，并在光气染毒前 30 分钟皮下注射丁丙诺啡（0.05～0.1 mg/kg）镇痛。染毒组通过小鼠背部皮肤两侧的两个 12 mm 蒸气帽将小鼠暴露于 10 μl 光气蒸气中 4 分钟，对照组不做任何处理。在光气暴露后 8 小时处死小鼠，获取肝、肾、脾、肺、心脏、皮肤，并将每个脏器的部分快速冷冻或固定在 10% 甲醛溶液中。研究结果表明，局部皮肤暴露于光气蒸气会在暴露 8 小时后引起暴露皮肤红斑、坏死、水肿、轻度荨麻疹和红斑。同时还会出现表皮细胞凋亡，皮肤切片中肥大细胞脱颗粒，COX-2 和 TNF-α 水平增加。皮肤组织中髓过氧化物酶表达水平增加 4.8 倍，中性粒细胞浸润，p53 磷酸化。局部光气暴露 4 分钟以上即可导致外周血管的扩张，红细胞数量在肝、脾、肾、肺和心脏的血管中剧烈增加。以上改变可能引起血压下降从而导致小鼠休克、缺氧和死亡。

2．亚急性毒性　未见除呼吸系统以外的光气对动物亚急性毒性的相关报道。

3．致突变　未见光气导致动物基因突变的相关报道。

4．生殖与发育毒性　未见光气致动物生殖发育毒性的相关报道。

5．致癌

将 8 ～ 12 周的雌性 CD1 小鼠置于染毒柜中，染毒组小鼠分别在 0.01 ppm（$n=13$）、0.025 ppm（$n=28$）和 0.05 ppm（$n=35$）光气中暴露 4 小时，对照组小鼠分别为 10、28、33 只，对照组小鼠除不吸入光气外其余条件与染毒组相同。用含 10% 小牛血清、1% 非必需氨基酸、1% 左旋谷酰胺、1% 维生素的 100×MEM 培养液培养 B16/BL16 黑色素瘤细胞，经过传代培养后保存在 10%DMSO 中置于 –70℃。解冻后，使细胞在 150 cm² 的烧瓶中生长，取出后混于含 0.25% 胰蛋白酶 /ml 的 MEDTA 中 45 分钟，之后重新悬浮于包含磷酸盐缓冲液的生理盐水中，维持细胞浓度为 $1.25×10^5$/ml。小鼠暴露完成一天后，静脉注射 B16/BL16 黑色素瘤细胞悬浮液，2 ～ 3 周后将肺摘除并对肿瘤细胞进行计数。研究结果表明，与对照组相比，经 0.025 ppm 和 0.05 ppm 浓度光气染毒组的小鼠，其肺 B16/BL16 黑色素瘤细胞数目增加，差异有统计学意义（$P < 0.05$）。0.025 ppm 光气被认为是最低可观察到效应的浓度水平。将 0.01 ppm 光气浓度的暴露时间从 4 小时延长到 8 小时，并不能改变对 B16/BL16 黑素瘤细胞的易感性。

（二）流行病学资料

1．横断面研究

黄芝等（2011）对某制药厂 2011 年 1 月光气泄漏事件的受害者进行了横断面研究。23 例患者均为制药厂工人，其中男 4 例，女 19 例。年龄 20 ～ 55 岁，平均（33.8±8.9）岁。就诊时间在接触光气后 7 ～ 44 小时，平均（19.3±13.9）小时。患者均意识清醒，其中 6 例（26.1%）出现头晕，5 例出现恶心（21.7%），呕吐 3 例（13.0%），乏力 4 例（17.4%），眼痛、流泪 1 例（4.3%）、皮疹 2 例（8.7%）。心电图表现为有 ST 段或 T 波改变者 11 例（47.8%），窦性心动过缓者 2 例（8.7%）。

张叶等（2013）选择某聚氨酯生产企业从事光气作业的 81 名男性员工为接触组，年龄 20 ～ 49 岁，平均年龄（35.8±7.2）岁，工龄 1 ～ 25 年，平均工龄 11.6 年；另外选择该厂不接触任何毒物的 56 名男性后勤管理人员作为对照组，年龄 22 ～ 55 岁，平均年龄

（36.7 ± 8.3）岁。两组间年龄、吸烟、饮酒情况无统计学意义，既往均无呼吸系统、心血管疾病史。调查结果表明，接触组睡眠差、易疲劳的发生率分别为 24.7%、24.7%，对照组睡眠差、易疲劳发生率分别为 5.4%、7.1%，差异均有统计学意义（$P < 0.05$）。其他症状如头晕、头痛、心慌、心前区不适、恶心、呕吐、腹痛、腹泻、手足麻木感或刺痛、关节痛、肌肉痛、皮肤瘙痒等症状在两组间差异均无统计学意义（$P > 0.05$）。

2．病例对照研究

姚福萍等（2010）以 1998 年 1 月到 2008 年 12 月某医院收治的 126 名急性光气中毒患者作为病例组，其中男性 105 名，女性 21 人，平均年龄（34.4 ± 6.0）（22～47）岁，平均工龄（11.8 ± 6.5）（6～18）年。轻度中毒 76 例，中度中毒 34 例，重度中毒 16 例。所有病例诊断均符合《职业性急性光气中毒诊断标准》（GBZ29-2002）。描记心电图，根据病情，每例患者记录心电图至少 1 次，由专职心电图医师操作。调取 126 名患者中毒前最近一次体检的心电图结果作为对照，观察患者中毒前后心电图变化情况。结果发现，心电图呈低电压者中毒前 7 例（5.56%），中毒后 16 例（12.7%），差异有统计学意义（$P < 0.05$）；窦性心动过速者中毒前 14 例（11.1%），中毒后 40 例（31.7%），差异有统计学意义（$P < 0.01$）；房性期前收缩者中毒前 1 例（0.79%），中毒后 10 例（7.94%），差异有统计学意义（$P < 0.01$）；室性期前收缩者中毒前 0 例（0%），中毒后 12 例（9.52%），差异有统计学意义（$P < 0.01$）；束支传导阻滞者中毒前 19 例（15.08%），中毒后 34 例（26.98%），差异有统计学意义（$P < 0.05$）；窦性心动过速者中毒前 14 例（11.1%），中毒后 40 例（31.7%），差异有统计学意义（$P < 0.01$）；ST-T 改变者中毒前 12 例（9.52%），中毒后 40 例（31.7%），差异有统计学意义（$P < 0.01$）。且窦性心动过速、束支传导阻滞发生率有随着中毒严重程度呈显著升高的趋势，差异有统计学意义（$P < 0.01$）。

3．队列研究

尉康岭（1999）对 1984—1996 年某工厂脂类车间光气工段作业工

人进行 10 年以上的随访调查，同时检测车间空气中光气的浓度，每月检测 2 次，平均浓度为 0.285 mg/m³。队列研究中光气接触组和对照组各 60 人，两组人员年龄、性别构成基本一致。调查内容包括问诊、系统体检等。将接触组与对照组进行对比，以及接触者自身接触前后进行对比。调查结果显示，接触光气 10 年以上者与进工厂车间前自身对比，和与对照组对比神经系统症状都明显增加。具体结果见表 16-1、表 16-2。

表16-1 神经症状的自身对比

	头痛		头晕		失眠		心悸		乏力	
	有(%)	无(%)	有(%)	无(%)	有(%)	无(%)	有(%)	无(%)	有(%)	无(%)
进车间前	6 (10.0)	54 (90.0)	13 (21.7)	47 (78.3)	1 (1.7)	59 (98.3)	3 (5.0)	57 (95.0)	2 (3.3)	58 (96.7)
现在	35 (58.3)	25 (41.7)	46 (76.7)	14 (23.3)	8 (13.3)	52 (86.7)	29 (48.3)	31 (51.7)	13 (21.7)	47 (78.3)
X^2	29.05		34.14		4.32		23.2		7.62	
P	< 0.01		< 0.01		< 0.05		< 0.01		< 0.01	

（三）中毒临床表现与防治原则

1．急性中毒

急性光气中毒首先使患者产生鼻塞、流涕、流泪、呛咳，以及球结膜充血、咽部充血等症状，随之进入临床"假愈"期，即潜伏期。X 线胸片示两肺野纹理增多增粗，并出现肺门改变、肺门增宽或增浓、模糊，肺门周围出现网织状阴影、粟粒状或点状阴影；重症患者"假愈"期持续较短，可迅速出现中毒性肺炎、非心源性肺水肿、难以纠正的低氧血症，进而发展至 ARDS，并可出现气胸、纵隔及皮下气肿等并发症。血常规检查示白细胞及中性粒细胞明显升高，核左移；X

表16-2　神经症状与对照组对比

	头痛		头晕		失眠		心悸		乏力	
	有 (%)	无 (%)	有 (%)	无 (%)	有 (%)	无 (%)	有 (%)	无 (%)	有 (%)	无 (%)
对照组	10 (16.7)	50 (83.3)	19 (31.7)	41 (68.3)	1 (1.7)	59 (98.3)	9 (15.0)	51 (85.0)	3 (5.0)	57 (95.0)
接触组	35 (58.3)	25 (41.7)	46 (76.7)	14 (23.3)	8 (13.3)	52 (86.7)	29 (48.3)	31 (51.7)	13 (21.7)	47 (78.3)
X^2	20.48		22.69		4.32		13.9		5.84	
P	< 0.01		< 0.01		< 0.05		< 0.01		< 0.05	

线胸片示肺泡性肺水肿征象：两肺野呈现大片状或棉球状阴影，或呈"蝶翼"状分布于肺门附近或肺野中心，部分早期可出现 Kerley ~ B 线；血气分析示 PaO_2 显著降低。重度中毒患者呼吸困难明显、发绀、吐粉红色泡沫样痰。另外还可出现心律不齐以及广泛性心肌损害等。

2．慢性影响

关于光气所导致的亚慢性或慢性影响的相关报道数量有限，少量的文献描述了长期接触低浓度光气的工人较正常非接触者出现胸闷、咽痛、胸痛，以及咳嗽、咳痰、鼻部不适、睡眠差、疲劳症状的可能性更高。

3．防治原则

做好个人的防护措施有以下三点：

（1）皮肤防护使用保温手套和防护服。

（2）眼睛防护使用面罩和眼睛防护结合呼吸防护用具。

（3）吸入防护应用密闭系统和通风，局部排气或呼吸防护用品。

光气有霉变干草味和烂水果味，这种味道对接触者可起预警作用，有助于人们早期发现而加以预防。但预防光气中毒最根本的是应改革工艺，安装自动控制系统、自动调节原料气的配比，减少工人接触光气的机会。生产场所万一发生大量光气泄漏，可用氨水喷雾中和予以消除。若发生光气中毒事故，在光气浓度较高的救护现场，救护人员应首先佩戴好氧气呼吸器以及其他可行的防毒面具。在救护过程中，救护人员还应注意切断毒物来源。中毒者被救出后，应迅速移至空气新鲜处，脱去污染的衣服，冲洗污染的皮肤，适当保暖并送医院治疗。对于光气中毒的治疗，应进行包括休息、镇咳、抗生素、解痉剂、利尿剂以及糖皮质激素和正压通气的联合应用。同时进行肺的X线评价。

五、毒性表现

（一）动物实验资料

1. 急性毒性

将52只二级雄性 BALB/c 小鼠随机分为2组，分别为染毒组和对照组。染毒组小鼠给予 11.9 mg/L 剂量的光气，染毒时间为5分钟，对照组小鼠吸入空气为对照。染毒后4小时，比较两组小鼠肺的湿干重比、病理学变化。分离、培养小鼠 II 型肺泡上皮细胞；电镜观察和流式细胞仪检测细胞凋亡。取小鼠肺进行 DNA 琼脂糖凝胶电泳和 TUNEL 染色检测肺多种细胞凋亡。研究结果表明，染毒组小鼠肺湿干重比（6.42 ± 1.00）高于对照组（4.25 ± 0.47），差异具有统计学意义（$P < 0.05$）。光镜下观察染毒组小鼠肺组织可见水肿液，对照组无异常。电镜下染毒组小鼠 II 型肺泡上皮细胞、I 型肺泡上皮细胞、嗜酸性粒细胞、巨噬细胞、淋巴细胞和纤毛细胞出现凋亡，对照组无异常。流式细胞术显示染毒组 II 型肺泡上皮细胞凋亡（40.26 ± 7.74）高于对照组（1.58 ± 1.01），差异具有统计学意义（$P < 0.001$）；染毒组小鼠 DNA 琼脂糖凝胶电泳出现"DNA 梯状改变"，TUNEL 染色检测到 II 型肺泡上皮细胞和血管内皮细胞凋亡，对照组无异常。

Duniho 等（2002）选取3组（每组40只）体重 $27 \sim 29$ g 的雄性 CD-1 小鼠作为染毒组，吸入浓度为 32 mg/m³（8 ppm）的光气20分钟，然后置于空气中5分钟。另选取3组雄性 CD-1 小鼠作为与染毒组匹配的对照组（每组40只），直接置于空气中25分钟。处理结束后将所有小鼠进行重新分组，将40只染毒组小鼠和40只对照组小鼠组合在一起，每组80只，分为第1、2、3组。在吸入光气后的1、4、8、12、24、48、72小时分别对每组中的部分小鼠进行吸入100%CO_2安乐死处理，第1组进行组织病理学评价，第2组进行支气管肺泡灌洗液（bronchoalveolar Lavage Fluid，BALF）监测，第3组进行肺重量检测。第1组小鼠组织病理学结果显示，小鼠吸入光气1小时后出现最轻度的、多病灶的肺水肿、纤维化和出血，在组织学表现上没有出现上皮损伤或炎症细胞浸润。4小时后出现多灶中度的肺水肿、纤维化、出血。8小时后出现广泛严重的肺水肿、纤维化和肺泡以及间质的出血，并且出现了少量的淋巴细胞、中性粒细胞和巨噬细胞浸润，终末气道上皮表现出了散在的变性坏死。48小时之内，肺泡和终末气道的损伤持续并且加重。从48小时后开始出现纤维化，并且以终末细支气管为中心进行细胞再生。72小时后，肺泡和肺间质的水肿、纤维化和出血状况出现缓解，终末细支气管区域有上皮增生伴轻度的Ⅱ型肺泡上皮细胞增生，以及肺间质中梭状纤维细胞增生。第2组小鼠BALF结果显示，白细胞总数在8～12小时出现短暂的降低，24、48小时增多，72小时降低。血小板总数在1～4小时增加，在第8～12小时短暂降低。在24小时时升高，48小时后持续降低至72小时。淋巴细胞在1～4小时有小幅升高，8～12小时短暂降低，24～48小时较大增加并持续至72小时。肺泡巨噬细胞在1～4小时开始降低，直到48小时，之后在72小时后发生反应性升高。第3组小鼠肺重量结果显示，吸入光气4小时后，染毒组的湿重/干重比值比对照组高出65.2%，差异有统计学意义（$P < 0.001$）；吸入光气8小时后染毒组的湿重/干重比值比对照组高出61.0%，差异有统计学意义（$P < 0.001$）；吸入光气8小时后染毒组的湿重/干重比值比对照组高出40.7%，差异有统计学意义（$P < 0.005$）。

Plahovinsak等（2015）选取雄性C57BL/6小鼠（体重18～25 g，平均21 g）建立光气染毒模型。其中染毒组小鼠249只，对照组小鼠（吸入空气）214只。染毒组小鼠采用鼻吸式装置进行染毒，光气染毒剂量为 8 ppm（32 mg/m³）。对照组采用同样的装置吸入清洁空气。在吸入完毕之后，所有的小鼠接受 5 分钟的清洁空气洗脱。在光气吸入染毒 10 ～ 30 分钟，经过 5 分钟的洗脱期之后，选择 1、2、4、6、8、24、48 小时为时间点分别记录染毒组和对照组小鼠行为改变、活动等级、呼吸和死亡等。结果显示，染毒组小鼠吸入光气 24 小时后的 LCt_{50}（Half-leathal Dose）为 226 ppm*min（8 ppm，28.2 分钟，95%CI：27.5 ～ 29.4）；吸入光气 48 小时后的 LCt_{50} 为 215 ppm*min（8 ppm，26.9 分钟，95%CI：25.7 ～ 28.4）。光气染毒 27.5 分钟的小鼠在 4 小时、6 小时、8 小时、12 小时、24 小时时间点上小鼠肺比重出现明显上升，差异有统计学意义（$P < 0.05$）。对 84 只小鼠解剖后进行病理学观察，结果发现，吸入光气后的 8 小时和 12 小时镜下出现近细支气管肺泡连接处的水肿和分散的肺泡巨噬细胞。在 8 ppm 浓度的光气作用 27.5 分钟后依然存活的小鼠在染毒后 24 小时出现了细支气管肺泡连接处的广泛损伤，包括肺泡水肿、肺泡巨噬细胞的积累、肺泡纤维化、中性粒细胞参与的炎症反应、细支气管上皮的变性和从终末细支气管肺泡弥漫到肺泡的 II 型肺泡上皮细胞的增生。

2. 亚急性毒性

Franch 等（1986）选取 60 日龄的雄性 SD 大鼠，将大鼠饲养在温度和湿度严格控制的室内并提供标准饲料。将大鼠关进不锈钢金属笼子后放置于 0.32 m³ 的 Rochester 吸入室内以吸入光气（染毒组）或空气（对照组）。实验分为三个方案。方案一为各组大鼠（每组 4 ～ 10 只）暴露于空气或 1 ppm 光气之中 4 小时，在结束时或结束后的 1、2、7、14、38 天处死。方案二为染毒组吸入 1 ppm 的光气 7 小时，每组每小时（染毒组和对照组）都会有一只大鼠通过吸入室旁边的 10 cm 开放口取出并处死，该实验重复进行 3 次。方案三为大鼠每天暴露于 0.125 ppm 或 0.25 ppm 浓度的光气中 4 小时，每周 5 天，共进行 17 天。在第 3、7、10、13、17 天取大鼠，经过 2 天或 20 天的恢复期后处死。用戊巴比妥钠对大鼠进行腹腔注射麻醉（每只 20 mg）并腹主动脉穿刺抽血。对肺进行称重并在不同的部位随机切取 0.5 ～ 0.7 g 样品组织，然后匀浆、70℃干燥，分析羟脯氨酸。对肺组织进行葡萄

糖 -6- 磷酸脱氢酶和非蛋白质巯基的检测。方案三中大鼠的左肺叶在吸入后的第 17 天切除制作石蜡切片并用 HE 染色以观察组织病理学的改变。结果显示，方案一染毒结束后第 1 天实验组大鼠的体重低于对照组 13%，差异有统计学意义（$P < 0.01$），随后升高，第 14 天时达到低于对照组 3% 的水平。结束后 1 ~ 3 天的动物饲料摄入量明显减少。染毒刚结束时可见肺湿重的升高，并且持续到结束后的 7 天。染毒结束时没有看到非蛋白质巯基的变化，但随后有增加的趋势。相对于对照组，染毒组在暴露结束后的 1 ~ 14 天大鼠肺组织葡萄糖 -6- 磷酸脱氢酶活性升高，差异有统计学意义（$P < 0.05$）。在第二个方案中，染毒后 4 小时至 7 小时，与对照组相比，肺组织中非蛋白质巯基的含量减少，肺重量增加，差异有统计学意义（$P < 0.01$）。肺组织葡萄糖 -6- 磷酸脱氢酶活性的变化无统计学意义。第三个方案中，与对照组相比，发现 0.25 ppm 浓度染毒组在第 7 天后和 0.125 ppm 浓度染毒组第 17 天后肺重量增加，差异有统计学意义（$P < 0.01$）。将所有时间点合并分析，发现 0.25 ppm 浓度组比 0.125 ppm 浓度组的非蛋白质巯基含量更高，且高于空白对照组，差异有统计学意义（$P < 0.01$）。在染毒后接受恢复处理的动物中，肺重量和非蛋白质巯基含量都恢复到接近空白对照组的水平。在经历 17 天 0.25 ppm 剂量的染毒之后的大鼠进行肺组织学检查显示，在终末细支气管管壁有多处单核细胞聚集和轻微的 II 型肺泡上皮细胞增生，而 0.125 ppm 浓度染毒组的病变情况微小。

Jeffrey 等将事先检疫无相关病原体感染的雄性 F344 大鼠（8 ~ 10 周龄）置于 Rochester 负压吸气室中，分别暴露于空气和亚致死浓度（1.0 ppm）的光气中 4 小时，之后用乙醚深度麻醉 24 小时。然后用 0.2 ml 1 ∶ 100 稀释的病毒（2.0×10^4 PFU/ml）通过鼻内感染大鼠（光气染毒组、空气吸入组）。空白对照大鼠（吸入空气）用稀释的未经感染的 F344 大鼠的肺组织匀浆假感染。在染毒后的 2 小时和第 1、2、3、4、5、7 天，对大鼠腹腔注射戊巴比妥钠麻醉，切断肾动脉取血。摘取肺，称重并制备成 10% w/v 的悬浮液。肺部流感病毒滴度通过犬肾传代细胞（MDCK）空斑形成试验测定。将 MDCK 细胞用含 L- 谷氨酰胺、10% 胎牛血清（FBS）的 E-MEM 培养基的 12 孔组织培养板培养 24 小时，洗涤后用不含胎牛血清的 E-MEM 培养基 37℃ 额外培养 24 小时。病毒用不含胎牛血清的 E-MEM 培养基稀释，于单层细胞中吸附 1 小时后置于培养基培养 48 小时。然后用 10% 甲醛溶液将细胞固定，去除覆盖物，用 1% 结晶紫染色。对病毒空斑进行计数，病毒滴度用每单位体积的空斑形成数（PFU/ml）表示。此滴度乘以肺组织匀浆的总体积作为每个肺病毒滴度的检测结果。结果发现，经过感染的染毒组和对照组大鼠肺部流感病毒（H3N2）滴度于感染 1 天后达到顶峰。在感染 2 天后，肺部流感病毒滴度都出现下降。在感染后第 3 天，对照组大鼠肺病毒滴度持续降低，染毒组大鼠肺病毒滴度高于对照组，差异具有统计学意义（$P < 0.05$）。经与对照组大鼠相比，染毒组大鼠在感染的 4 天后肺部流感病毒滴度升高，差异具有统计学意义（$P < 0.05$）。病毒感染 5 天后染毒组大鼠肺部流感病毒滴度被清除到检测线以下水平。以上结果表明，吸入亚致死浓度的光气会增加肺部流感病毒感染的严重程度。

3. 亚慢性毒性

Kodavanti 等（1997）选取 60 日龄无携带特定病原体的 F344 大鼠（260 ~ 300 g）于温度为 $72 \pm 2℉$（$\approx 22℃$），相对湿度为 $50 \pm 5\%$ 的环境下饲养，控制环境为 12 小时光照 / 黑暗循环，使用标准饲料喂养。预定吸入光气浓度为 0、0.1、0.2、0.5 ppm 的大鼠被圈养在 2 m^3 的 Hazelton-2000 吸入室之中，而吸入浓度为 0、1.0 ppm 的大鼠被圈养在 0.3 m^3 的 Rochester 吸入室中。在 Hazelton-2000 中的大鼠在非吸入期间不可离开，而在 Rochester 吸入室中的大鼠非吸入期则会被迁移到原地。大鼠的分组及作用方案如下表所示（表 16-3），大鼠均为随机分配，用质量流量控制器检测光气，使之在 Hazelton-2000 吸入室中的流速为 1.0 m^3/min，在 Rochester 吸入室中流速为 0.32 m^3/min。整个环境的温度为 $23.0 \pm 4℃$，相对湿度控制在 $50 \pm 10\%$。试验中光气的浓度通过 Hewlett-Packard5880 和 5840 气相色谱仪每 20 分钟的抽样检测来控制。

表16-3　暴露实验设计

染毒情况	浓度 × 时间（ppm，h）		
	4 周	12 周	16 周（12 周染毒 + 4 周恢复）
空气对照，大吸入室	0（$n=8$）	0（$n=8$）	0（$n=8$）
0.1 ppm，6 小时 / 天，5 天 / 周	12（$n=8$）	36（$n=8$）	36（$n=8$）
0.2 ppm，6 小时 / 天，5 天 / 周	24（$n=8$）	72（$n=8$）	72（$n=8$）
0.5 ppm，6 小时 / 天，2 天 / 周	24（$n=8$）	72（$n=8$）	72（$n=8$）
1.0 ppm，6 小时 / 天，1 天 / 周	24（$n=8$）	72（$n=8$）	72（$n=8$）
空气对照，小吸入室	0（$n=4$）	0（$n=4$）	0（$n=4$）

　　大鼠用乌拉坦麻醉（1.0 g/ml/kg），行背主动脉取血并气管插管。大鼠左肺用于组织病理学检查，右肺进行生化分析。切掉右肺叶并进行称重，–80℃保存待分析。对左肺进行组织切片并用马森染色法行三色染色观察（对比染色用 HE 染色）。以右侧肺尾叶进行羟脯氨酸和锁链素分析，剩余的肺叶用来检测脯氨酰羟化酶。研究结果发现，各组均没有死亡大鼠，但是光气浓度为 0.5 ppm 和 1 ppm 染毒组的大鼠在染毒 4 周和 12 周之后，体重增加有所减少。染毒 4 周和 12 周后发现大鼠肺重量随着光气浓度增加而增加，差异具有统计学意义（$P < 0.05$），当浓度 ≥ 0.2 ppm 时效果更明显。所有吸入光气的组别在 4 周后或者光气浓度 ≥ 0.2 ppm 作用 12 周后都使大鼠肺流量增加。组织学检查结果显示，在光气染毒 4 周后能引起大鼠细支气管区域的改变，即终末细支气管和肺泡壁在 0.1 ppm 光气浓度下会出现微小而明显的增厚以及轻微的炎症，随着光气浓度的增加而症状加重。0.2 ppm 和 1.0 ppm 光气浓度下胶原染色增加，肺羟脯氨酸含量不变，出现胶原沉积。1.0 ppm 光气浓度组的大鼠肺脯氨酰羟化酶活性和肺锁链素在 4 周和 12 周升高。与对照组相比，光气浓度为 0.2 ppm 和 1.0 ppm 时大鼠细支气管区域的胶原染色强度增加。在经过 4 周的净化空气恢复以后，1.0 ppm 浓度组的大鼠体重明显下降，但肺重量反而增加，与对照组相比，差异

具有统计学意义（$P < 0.01$）。

（二）流行病学资料

1. 临床报告

陈锋等（2005）对某研究机构光气泄漏事件导致的 562 名光气接触者进行了研究（其中 1 人入院前死亡），其中男性 346 例，女性 215 例，年龄 17 ~ 67 岁，平均 29 岁。其中有临床症状的有 410 例（410/561，73.08%），其中疲乏无力 24 例（24/410，5.85%）；眼刺激 47 例（47/410，11.46%）；眼结膜充血 3 例（3/410，0.73%）；失明 1 例（1/410，0.24%）；咽刺激 234 例（234/410，57.07%）；头晕 88 例（88/410，21.46%）；咳嗽 234 例（234/410，57.07%）；胸闷 144 例（144/410，35.12%）；气促 23 例（23/410，5.61%）；胸痛 13 例（13/410，3.1%）；心悸 1 例（1/410，0.24%）；癔症样过度换气 1 例（1/410，0.24%）。胸部 X 线正常的 218 例（218/561，38.86%）；肺野纹理稍微增多增粗的 156 例（156/561，27.81%）；呈现支气管炎及支气管周围炎的 179 例（179/561，31.91%）；网状、粟粒状或点片状阴影伴边缘模糊（间质性肺水肿）的 6 例（6/561，1.07%）；局限性肺泡性肺气肿 1 例（1/561，0.18%）；弥漫性肺泡性肺气肿 1 例（1/561，0.18%）。

2. 队列研究

尉康岭（1999）对光气工段作业工人呼吸系统症状进行了调查，以在车间光气工段第一线工作 10 年以上，每天至少接触 6 小时的工作者为接触组，未接触光气者为对照组。并对接触组进入车间之前和现在的身体状况进行对比。接触组共 60 人，男 35 人，平均年龄 44 岁，女 25 人，平均年龄 40 岁；对照组共 60 人，男 35 人，平均年龄 41 岁，女 25 人，平均年龄 38 岁。结果显示，接触组工人咽痛、咳嗽、胸闷、胸痛症状发生率高于对照组，差异有统计学意义（$P < 0.05$）；接触组工人在进入车间工作后，身体出现咽痛、咳嗽、胸闷、胸痛症状发生率明显高于工作之前，差异有统计学意义（$P < 0.05$）（表 16-4、表 16-5）。

表16-4 呼吸道症状与对照组比较

	咽痛		咳嗽		胸闷		胸痛	
	有(%)	无(%)	有(%)	无(%)	有(%)	无(%)	有(%)	无(%)
对照组	39 (65.0)	21 (35.0)	6 (10.0)	54 (90.0)	5 (8.3)	55 (91.7)	1 (1.7)	59 (98.3)
接触组	50 (83.3)	10 (16.7)	23 (38.3)	37 (61.7)	32 (53.3)	28 (46.7)	8 (13.3)	52 (86.7)
χ^2	6.26		14.73		26.4		4.32	
P	< 0.05		< 0.01		< 0.01		< 0.05	

表16-5 呼吸道症状与自身比较

	咽痛		咳嗽		胸闷		胸痛	
	有(%)	无(%)	有(%)	无(%)	有(%)	无(%)	有(%)	无(%)
进车间前	28 (46.7)	32 (53.3)	4 (6.7)	56 (93.3)	5 (8.3)	55 (91.7)	1 (1.7)	59 (98.3)
现在	50 (83.3)	10 (16.7)	23 (38.3)	37 (61.7)	32 (53.3)	28 (46.7)	8 (13.3)	52 (86.7)
χ^2	16.15		15.48		26.4		4.32	
P	< 0.01		< 0.01		< 0.01		< 0.05	

3．病例报告

2012年4月19日18时，皖西南某制药厂投料车间不慎发生光气泄漏事故，造成当班员工发生群体性急性光气中毒。程文星等（2015）对收治的24例患者的临床资料进行了回顾性分析。研究对象共24例，男19例，女5例，年龄25～54岁，平均年龄43.6岁。24例患者中诊断为轻度中毒 13 例，中度中毒 5 例，重度中毒 6 例。所有患者既往均无慢性基础疾病。24 例患者均是当班车间员工。光气接触时间为 3 ～ 20 分钟不等。患者首次就诊时间为吸入光气后 2 ～ 20 小时。患者主要表现为咳嗽、咳泡沫样痰、胸闷、气喘、呼吸困难、四肢乏力及意识障碍等。24 例患者中呼吸频率加快 12 例，呼吸音粗糙 20 例，肺部出现干、湿性啰音 16 例，大水泡音 9 例。中、重度中毒患者心率、呼吸频率显著加快，血压下降的 6 例，出现急性呼吸窘迫综合征（acute respiratory distress syndrome，ARDS）6 例。全部患者均行血常规、生化、血气分析等检查，其中 WBC 多高于（7.6 ～ 23.5）×10^9/L，中性粒细胞介于 75.2% ～ 93.5%，9 例谷丙转氨酶活性升高，7 例血糖升高，其中 1 例患者谷丙转氨酶 2033 U/L，谷草转氨酶 1952 U/L，肌酐 687 μmol/L。24 例患者均进行血气分析，pH7.10 ～ 7.53，存在低氧血症 12 例，呼吸性碱中毒 8 例。轻度中毒患者 X 线胸片及 CT 主要表现为两肺纹理增多、增粗、紊乱等；中度中毒患者主要表现为肺纹理增多增粗，出现两肺斑片状、片状及云絮状密度不均匀阴影；重度中毒患者表现为两肺大片状、磨玻璃样阴影，并融合成实变样 ARDS 影。24 例患者中，有 21 例最终抢救成功，有 3 例患者因吸入光气的浓度极高、吸入的总剂量及暴露时间过长，最终因中毒性肺水肿、多器官功能障碍综合征（multiple organ dysfunction syndrome，MODS）及多器官功能衰竭（multiple organ failure，MOF）等抢救无效而死亡。抢救成功的 21 例患者，随访 18 个月后病情平稳，其中部分中、重度中毒患者胸部 X 线出现肺纹理增多、增粗、紊乱，存活患者均未见明显间质纤维化等并发症。

六、毒性机制

（一）基因改变

蔡锋雷等（2007）选取 SD 大鼠 10 只，雌雄各半，体重 145 ～ 170 g，随机分为对照组和染毒组，每组 5 只，对照组未在光气中暴露，染毒组给予光气染毒（38 mg/L，1 min），4 小时后分别将两组大鼠按 20 mg/kg 用 10 g/L 戊巴比妥钠麻醉，充分暴露胸腔，剪取肺组织，提取对照组和染毒组肺组织的总 RNA，并以此为模板制备荧光标记的 cRNA 靶物，经杂交、洗涤后，通过扫描荧光强度和计算机软件分析，寻找染毒组大鼠在染毒前后肺组织总 RNA 上调和下调的差异表达基因。结果发现，在大鼠 20 500 个靶基因中，初步筛选出 801 条差异表达基因，表达上调的有 557 条，下调的有 254 条，根据基因的生物学功能，差异表达基因被分为 9 类：G1 自由基 / 电子传递相关；G2 应激炎症相关；G3 物质代谢相关；G4 细胞增殖 / 分化 / 凋亡相关；G5 基因表达调控相关；G6 受体和信号转导相关；G7 蛋白质修饰 / 分解相关；G8 细胞骨架 / 运动相关；G9 离子通道与物质转运相关等。说明了光气可以引起肺组织基因的多发性改变（表 16-6）。

表16-6　光气染毒后肺组织的部分差异表达基因

基因库编号	比率	基因描述
NM-033235	0.33	Rattus norvegicus Malate dehydragenase-like enzyme, mRNA.
BI277389	6.98	Rat phosphoenolpyruvate carboxykinase（GTP）gene, exons9, 10and complete cds.
CB544897	0.34	Ubiquitin-associated protein2
X06769	18.58	Rat c-fos mRNA.
NM-031642	2.50	Rattus norvegicus core promoter element binding protein（Copeb），mRNA.
NM-022235	3.32	Rattus norvegicus mink-related peptide2（Kcne3），mRNA.
NM-053578	0.49	Rattus norvegicus vacuolar proton-ATPase subunit M9.2（Atp6k），mRNA.
CB548517	14.81	Slc35c2_predicted；solute carrier family35，member C2
NM-031971	20.85	Rattus norvegicus Heat shock protein70-1（Hspala），mRNA.

基因库编号	比率	基因描述
AJ011299	56.89	Rattus norvegicus mRNA for interleukin-5.
NM-012589	103.76	Rattus norvegicus Interleukin6（interferon，beta2）（Il6），mRNA.
AA874884	8.40	Rat heme oxygenase gene，complete cds.
NM-012963	0.26	Rattus norvegicus high mobility group box1（Hmgb1），mRNA.
CB544664	2.01	Pla2g7_predicted；phospholipase A2，group Ⅶ
NM-012611	0.21	Rattus norvegicus nitric oxide synthase2（Nos2），mRNA.
NM-172038	2.87	Rattus norvegicus glutathione S-transferase，mu5（Gstm5），mRNA.
NM-012940	3.34	Rattus norvegicus Cytochrome P4501b1（Cyp1b1），mRNA.
BF556648	34.95	Rat metallothionein-2and metallothionein-1genes，complete cds.

李文丽等（2010）选取了 10 只 BALB/c 小鼠，体重 18 ~ 23 g，将其随机分为对照组和染毒组，每组 5 只。正常对照组吸入空气，染毒组小鼠吸入 11.9 mg/L 的光气，染毒时间为 5 分钟。染毒后 4 小时，取小鼠肺，用 4% 多聚甲醛固定。原位杂交和免疫组织化学法测定肺组织 bax、c-fos、c-jun、caspase-3 和 fas 蛋白的表达。Westen blot 测定 fas 蛋白的表达。结果发现，染毒组肺水肿小鼠肺组织 bax、c-fos、c-jun、caspase-3 和 fas 基因的表达与对照组相比明显升高，差异有统计学意义（$P < 0.05$）。与对照组相比，染毒组肺水肿小鼠肺组织 fas 蛋白的表达量增加，差异有统计学意义（$P < 0.05$）。结果表明，光气可能通过 fas/fasL 通路诱导肺上皮细胞发生凋亡。

（二）DNA 损伤

李文丽等（2005）选取 26 只二级雄性 BABL/c 小鼠，体重为 18 ~ 23 g，随机分为正常对照组和染毒组，每组小鼠各 13 只。正常对照组小鼠放入染毒柜中 5 分钟，染毒组小鼠放入染毒柜中吸入 11.9 mg/L 的光气染毒 5 分钟。染毒后 4 小时，比较两组小鼠肺的湿干比、病理学变化、单细胞凝胶电泳测定两组 II 型肺泡上皮细胞 DNA 损伤情况及对小鼠肺进行 DNA 琼脂糖凝胶电泳。结果显示，染毒组小鼠肺湿干比（6.42±1.00）高于正常对照组（4.25±0.47），差异有统计学意义（$P < 0.05$）；光镜下观察肺组织可见肺水肿发生；单细胞凝胶电泳法测定染毒组 II 型肺泡上皮细胞的尾长、尾部 DNA 含量、尾距均高于正常对照组，差异有统计学意义（$P < 0.001$）；DNA 琼脂糖凝胶电泳出现 DNA 梯状样改变。

（三）生化反应

Currie 等（1987）用选用雄性 SD 大鼠，体重 250 ~ 300 g，将其置于 Rochester 吸入箱中（容量为 0.32 m^3），向吸入箱中通入光气 / 氮气混合物，控制光气浓度为 0.05、0.125、0.25、0.5、1.0 ppm，染毒时间为 4 小时，浓时积 Ct（concentration-time）值分别为 12、30、60、120、240 ppm*min。对照组在同样实验条件的基础上给予清洁空气。染毒结束后立即断头处死大鼠，取肺组织并分装于液氮中冷冻保存。分别于染毒刚结束时以及每隔 24 小时测定肺组织 ATP 水平，连续进行 3 天。另外，在染毒结束 1 天后，对大鼠进行戊巴比妥钠麻醉并行腹主动脉放血处死并收集支气管肺泡灌洗液（bronchoalveolar Lavage Fluid，BALF）检测其中 ATP 水平。肺组织 ATP 检测结果发现，与对照组比较，在所有染毒剂量条件下，吸入光气刚结束后染毒组大鼠肺组织 ATP 含量均减少，差异有统计学意义（$P < 0.05$）；与对照组相比，在浓度为 1.0 ppm（Ct 为 240 ppm·min）时，ATP 含量于吸入光气刚结束后和 1 天后出现明显下降，差异有统计学意义（$P < 0.05$）。染毒结束后的第 2 天和第 3 天，在所有染毒剂量条件下，染毒组大鼠肺组织 ATP 含量到达对照组水平，且染毒剂量为 120、240 ppm·min 的肺组织 ATP 含量恢复到比对照组更高的水平。

（四）氧化损伤

秦绪军等（2005）将 20 只雄性 SD 大鼠，体重（205.5±13.7）g，随机分成 2 组，每组 10 只，分别为对照组和染毒组。实验时将染毒动物置于动态衡量染毒柜中，由流量显示仪控制流量，通入浓度为 11.9 mg/L 的光气，染毒 5 分钟；对照组在染毒箱内进行假染毒。染毒后 2 小时，处死大鼠，取全血、血清以及制备肝匀浆分别测定其中 MDA、还原型谷胱甘肽（GSH）、氧化型谷胱甘肽（GSSG）、总蛋白质含量和总抗氧化力。结果显示，与对照组相比，染毒组大鼠血清和肝组织匀浆中 MDA 含量较对照组均升高，差异有统计学意义（$P < 0.05$）。与对照组相比，染毒组大鼠血清和肝匀浆的总抗氧化力升高，差异有统计学意义（$P < 0.05$）。在血清中，染毒组大鼠 GSH 含量低于对照组，差异有统计学意义（$P < 0.01$），GSSG 含量高于对照组，差异有统计学意义（$P < 0.01$）。在肝匀浆中，染毒组大鼠 GSH 含量和 GSSG 含量均高于对照组，差异有统计学意义（$P < 0.01$）。

张琳等（2014）将 50 只 SPF 级雄性 Sprague-Dawley 大鼠随机分为光气吸入染毒组、空气对照组、生理盐水对照组，褪黑素（melatonin，MT）治疗组、SB203580（p38MAPK 特异性抑制剂）组，每组 10 只。除空气对照组外的所有组均暴露于光气浓度为 8.33 mg/L 的染毒柜中，6 小时后处死大鼠。测量支气管肺泡灌洗液（BALF）中丙二醛（MDA）和一氧化氮（NO）含量、髓过氧化物酶（MPO）活性和肺湿/干重（W/D）比。BALF 中 p38MAPK 和磷酸化 p38MAPK（p-p38）的定性和定量表达分别通过免疫组织化学和 Western blot 检测。通过 Western blot 检测 BALF 中诱导型一氧化氮合酶（iNOS）水平。研究结果发现，与空气对照组比较，染毒组 BALF 中中性粒细胞计数升高，差异有统计学意义（$P < 0.01$）。MT 治疗组的中性粒细胞计数低于染毒组，差异有统计学意义（$P < 0.05$）。对照组 BALF 中 p-p38 的表达相对较弱，染毒后 p-p38 的表达显著上调，主要分布在浸润性炎症细胞和血管内皮细胞中，许多细胞的细胞质和细胞核呈阳性。MT 治疗组和 SB203580 组 BALF 中 p-p38 的表达与染毒组相似。与染毒组相比，MT 治疗组和 SB203580 组 BALF 中 p-p38 的表达量明显

减少，p-p38 表达强度降低。与对照组比较，生理盐水对照组和染毒组 MDA 和 NO 含量、MPO 活力明显升高，差异有统计学意义（$P < 0.01$）；与生理盐水对照组比较，MT 治疗组及 SB203580 组 MDA 和 NO 含量和 MPO 活力均降低，差异有统计学意义（$P < 0.05$）。与染毒组比较，MT 治疗组及 SB203580 组 MDA 和 NO 含量及 MPO 活力均降低，差异有统计学意义（$P < 0.05$）。Western Blot 结果显示，与空气对照组相比，染毒组 iNOS 活性和 p-p38 的表达升高，差异有统计学意义（$P < 0.01$）；MT 治疗组和 SB203580 组与染毒组相比，BALF 中 iNOS 和 p-p38 表达降低，差异有统计学意义（$P < 0.05$）。由此可见，MT 和 SB203580 对光气诱导肺损伤大鼠具有保护作用，其机制可能与清除自由基有关，抑制 p38MAPK 的激活和 iNOS 的表达。

（五）细胞因子

黎俊等（2014）选用 104 只雄性 SD 大鼠（体重 180～220 g），随机分为空气对照组、乌司他丁对照组（10 万 U/kg）、光气染毒组、光气染毒 + 乌司他丁低剂量干预组（5 万 U/kg）、光气染毒 + 乌司他丁高剂量干预组（10 万 U/kg），每组 8 只。将大鼠置于动态恒量染毒柜中，通入浓度为 8.33 mg/L 的光气 5 分钟。乌司他丁干预组根据不同干预剂量于染毒后即刻经腹腔注射浓度为 2 万 U/ml 的乌司他丁溶液（5 万、10 万 U/kg，生理盐水溶解）；空气对照组大鼠置于染毒柜内通入空气 5 分钟，腹腔注射生理盐水或同等浓度的乌司他丁溶液。在 2、6、24 小时后处死大鼠，半定量反转录聚合酶链式反应（RT-PCR）检测 IL-10、IL-4、IL-13 mRNA 表达，取大鼠血浆做 Bio-Plex 细胞因子检测共 18 种。结果发现，与空气对照组比较，染毒早期（2 小时）染毒组大鼠血浆中 IL-1α、IL-6、粒细胞 - 巨噬细胞集落刺激因子（GM-CSF）、肿瘤坏死因子 -α（TNF-α）、γ- 干扰素（INF-γ）、巨噬细胞炎症蛋白 3α（MIP-3α）和血管内皮生长因子（VEGF）浓度明显升高，随时间推移逐步下降，差异有统计学意义（$P < 0.05$）。与空气对照组相比，染毒组大鼠血浆 IL-4、IL-10 浓度在染毒早期（2、6 小时）下降，后期（24 小时）上升至正常或高于正常水平，血浆 IL-13 含量早期（2 小时）下降不明显，后期（24 小时）仍有上升，差异均有统计学

意义（$P < 0.05$）。乌司他丁干预后，各剂量水平乌司他丁干预组中上述升高的细胞因子水平在不同时间点不同程度下降，与相应时间点光气染毒组相比，差异有统计学意义（$P < 0.05$）。其中 TNF-α，IL-6 的水平呈剂量依赖性，高剂量组下降更明显，而 INF-γ，MIP-3α 的水平仅在光气染毒 + 乌司他丁高剂量干预组（10 万 U/kg）下降。光气染毒 + 乌司他丁高剂量干预组（10 万 U/kg）中，大鼠肺组织 IL-10-mRNA 表达量早期（2、6 小时）下降，24 小时明显升高，与血浆细胞因子检测结果一致。光气染毒 + 乌司他丁高剂量干预组（10 万 U/kg）中，IL-4-mRNA 后期表达升高，早期（2、6 小时）变化不明显，IL-13 后期表达略有升高，早期（2、6 小时）变化不明显，与血浆检测结果一致。

　　Madden 等（1991）选用雄性 Fischer344 大鼠（8 ~ 10 周龄）分成染毒组和空气对照组。染毒组在 0.05 ~ 7.0 ppm 光气浓度中吸入染毒 4 小时。并于 0、4、20 和 44 小时收集 BALF。通过放射免疫测定法检测 BALF 中前列腺素 E-2（PGE-2）、白细胞三烯 B4（LTB4）和白细胞三烯 C4（LTC4）、白细胞三烯 D4（LTD4）和白细胞三烯 E4（LTE4）的水平。经瞬时测定结果发现，与对照组相比，0.7 ~ 7.0 ppm 光气染毒 4 小时可引起 PGE-2 和 LTB4 的降低，最大下降幅度分别为 74% 和 59%。0.7 ~ 7.0 ppm 光气染毒 4 小时还可引起 LTC4、LTD4 和 LTE4 的降低，最大下降幅度均为 97%，差异有统计学意义（$P < 0.05$）。与对照组相比，染毒组 BALF 中巨噬细胞数和类花生酸含量降低，而中性粒细胞数升高。类花生酸的浓度分别在 0.7 和 0.25 ppm 光气中染毒 44 小时时恢复或超过空气对照组水平。PGE-2、LTB4、LTC4、LTD4 和 LTE4 的含量在 0.5 和 7.0 ppm 浓度的光气中染毒 44 小时后持续降低。与对照组相比，0.7 ~ 7.0 ppm 光气染毒 4 小时可引起大鼠肺泡巨噬细胞 LTB4 含量降低 56%，差异有统计学意义（$P < 0.01$）。

（于坤坤　刘　铭　冯慧敏　周敬文）

主要参考文献

1. 李文丽，海春旭，梁欣，等. 光气致小鼠肺水肿及肝过氧化损伤的实验研究.

毒理学杂志，2004，18（1）：10-12.

2. 李文丽，海春旭，刘瑞，等. 光气染毒对小鼠肝的损伤作用. 医学争鸣，2004，25（20）：1893-1896.

3. Selgrade MK，Starnes DM，Illing JW，et al. Effects of phosgene exposure on bacterial，viral，and neoplastic lung disease susceptibility in mice. Inhal Toxicol，2008，1（3）：243-259.

4. 张叶，杨彦俊，刘静，等. 低浓度光气接触对作业人员健康影响的观察. 中国工业医学杂志，2013（2）：53-54.

5. 黄芝，郭法平，常琳，等. 23例群体光气中毒患者的急救处理. 职业卫生与应急救援，2011，29（3）：119-120.

6. 姚福萍，王晓琴，孙善书. 急性光气中毒患者心电图分析. 职业与健康，2010，26（21）：2417-2418.

7. 尉康岭. 长期接触光气对人体的影响. 职业卫生与应急救援，1999，17（1）：41-42.

8. 潘志杰，周建英，王雪芬. 急性光气中毒的诊断与治疗. 浙江预防医学，2001，13（6）：47-48.

9. Sciuto AM，Strickland PT，Gurtner GH. Post-exposure treatment with isoproterenol attenuates pulmonary edema in phosgene-exposed rabbits. J Appl Toxicol，1998，18（5）：321-329.

10. 刘静，寿勇明，张叶，等. 近30年我国急性光气中毒与接触反应1132例分析. 职业卫生与应急救援，2013，31（2）：68-70.

11. Duniho SM，Martin J，Forster JS，et al. Acute changes in lung histopathology and bronchoalveolar lavage parameters in mice exposed to the choking agent gas phosgene. Toxicol Pathol，2002，30（3）：339-349.

12. 李文丽，海春旭，何伟，等. 光气对小鼠肺脏的损伤作用. 毒理学杂志，2005，19（Suppl3）：186-187.

13. Plahovinsak JL，Perry MR，Knostman KA，et al. Characterization of a nose-only inhaled phosgene acute lung injury mouse model. Inhal Toxicol，2015，27（14）：832-840.

14. Franch S，Hatch GE. Pulmonary biochemical effects of inhaled phosgene in rats. J Toxicol Environ Health，1986，19（3）：413-423.

15. Ehrlich JP，Burleson GR. Enhanced and prolonged pulmonary influenza virus

infection following phosgene inhalation. J Toxicol Environ Health, 1991, 34(2)：259-273.

16. Kodavanti UP, Costa DL, Giri SN, et al. Pulmonary structural and extracellular matrix alterations in Fischer 344 rats following subchronic phosgene exposure. Fundam Appl Toxicol, 1997, 37 (1)：54-63.

17. 陈锋，魏真，戴木森，等. 群体性急性光气中毒的特点与诊疗. 中华急诊医学杂志，2005，14 (8)：667-669.

18. Currie WD, Hatch GE, Frosolono MF. Changes in lung ATP concentration in the rat after low-level phosgene exposure. J Biochem Toxicol, 1987, 2 (2)：105-114.

19. Madden MC, Friedrnan M, Keyes LL, et al. Effects of phosgene exposure on lung arachidonic acid metabolism. Inhal Toxicol, 1991, 3 (1)：73-90.

20. 黎俊，王静，钟志越，等. 光气吸入性肺损伤大鼠细胞因子群的变化及乌司他丁的干预. 中华劳动卫生职业病杂志，2014，32 (11)：813-818.

21. 蔡锋雷，海春旭，张晓迪，等. 光气吸入对大鼠肺组织基因表达谱的影响. 医学争鸣，2007，28 (12)：1147-1149.

22. 李文丽，海春旭，陈宏莉，等. 光气致小鼠肺脏细胞 DNA 损伤和凋亡. 中国公共卫生，2005，21 (8)：940-942.

23. 秦绪军，海春旭，梁欣，等. 大鼠急性光气吸入对机体氧化损伤的研究. 毒理学杂志，2005，19 (4)：260-262.

24. 秦绪军，海春旭，梁欣，等. 急性光气吸入对大鼠抗氧化酶及一氧化氮和一氧化氮合酶的影响. 中华劳动卫生职业病杂志，2004，22 (3)：200-202.

25. 张琳，申捷，黄文彬，等. 基质金属蛋白酶 -9 和肿瘤坏死因子 α 在大鼠光气吸入性肺损伤中的表达及意义. 中国临床医学，2010，17 (4)：463-466.

26. 马骏雄，马赛，王鹏，等. 不同浓时积光气致大鼠急性死亡及氧化损伤作用. 中国公共卫生，2008，24 (3)：313-315.

27. 李文丽，梁欣，张伟，等. 光气致小鼠肺组织细胞凋亡相关基因的表达. 癌变·畸变·突变，2010，22 (6)：436-439.

28. 何岱昆，申捷，张琳，等. 地塞米松对大鼠光气急性肺损伤血管生成素 -1、2 的影响. 中华急诊医学杂志，2016，25 (3)：294-300.

29. 张琳，何岱昆，邵义如，等. 褪黑素对光气吸入性肺损伤中 p38MAPK 信号通路的影响. 中华劳动卫生职业病杂志，2014，32 (9)：648-652.

30. 程文星，张健，周传毅，等. 群体性急性光气中毒 24 例诊治分析. 中华肺部疾病杂志（电子版），2015，8（3）：68-69.

31. 龙子，孔德钦，海春旭，等. 光气中毒致肺泡上皮细胞线粒体结构和功能损伤的研究. 癌变·畸变·突变，2015，27（1）：54-58.

32. Tewari-Singh N，Goswami DG，Kant R，et al. Cutaneous exposure to vesicant phosgene oxime：Acute effects on the skin and systemic toxicity. Toxicol Appl Pharmacol，2017，317：25-32.

第十七章

氯代烯烃（二噁英）

一、理化性质

二噁英（dioxin）是一组活性相似的卤代三环芳烃类化合物，一般是指含有 2 个或 1 个氧键连结 2 个苯环的含氯有机化合物，由于苯环上氯原子取代个数与位置的不同而形成许多异构体，并能以多种形态存在。典型的二噁英类物质可分为两大类，一类是多氯代二苯并对二噁英（polychlorinated dibenzo-p-dioxins，PCDDs）（图 17-1），有 75 个异构体；另一类是多氯代二苯并呋喃（polychlorinated dibenzo-furans，PCDFs）（图 17-1），有 135 个异构体，二者化学结构和理化性质相似，常简写为"PCDD/Fs"。

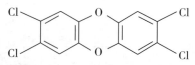

2,3,7,8–tetrachlorodibenzo–p–dioxin
（2,3,7,8–TCDD）
2,3,7,8- 四氯代二苯并对二噁英

2,3,7,8–tetrachlorodibenzofuran
（2,3,7,8–TCDF）
2,3,7,8- 四氯代二苯并呋喃

图 17-1 二噁英的基本结构式

二噁英类的理化性质十分相似，其特点是稳定性和亲脂性，因此，能在环境中长期存在，并在各种生物体内不断蓄积，属于典型的持久性有机污染物。二噁英在土壤中降解的半衰期为 12 年，蓄积在机体脂肪组织中的二噁英半衰期达 7.1 年，气态的二噁英在空气中光化学分解的半衰期为 8.3 天，而空气中的二噁英因为强烈吸附在尘埃粒子上而不易被分解。2,3,7,8- 四氯代二苯并对二噁英（2,3,7,8-

tetrachlorodibenzo-p-dioxin，2,3,7,8-TCDD，TCDD）是这类物质中脂溶性最高，毒效应谱最广，毒作用最强的典型代表。环境中的二噁英总是以多种异构体混合物的形式存在，在对环境二噁英的毒性进行评价时，国际上常把不同组分折算成相当于 TCDD 的量来表示，称为毒性当量（toxic equivalent quantity，TEQ）。

二、来源、存在与接触机会

在社会工业化过程中，金属冶炼加工、氯碱生产等曾经是环境二噁英的主要来源，由于近几十年来有意识的控制措施以及垃圾焚烧处理的大面积普及，二噁英的来源构成发生了明显的变化，各种焚烧过程已成为发达国家二噁英的主要来源，尤其是含氯有机物在较低温度下燃烧或不完全燃烧易产生含大量二噁英的烟尘，进入大气，最后沉降于地表。造纸工业中用氯气漂白纸浆的过程产生大量的含二噁英废气、废水排放到环境中。含氯有机化学物质中可混杂有二噁英类副产品，可在主产品的生产、使用过程中进入环境。如灭螺药五氯酚钠中含有较多二噁英类杂质，我国血吸虫病流行区湖水、污泥和居民的血液及乳汁中都含有一定量的二噁英。由于二噁英高度的稳定性和亲脂性，进入环境的此类污染物长时间地吸附在烟尘、土壤、植被上或存在于水体和污泥中，其化学降解和生物降解又相当缓慢，使得 PCDD/Fs 成为环境中持久的污染源。环境中的 PCDD/Fs 通过食物链不断富集，最后通过受污染的鱼、肉、蛋、乳制品等动物性食物的摄入进入人体。婴儿通过母乳摄取二噁英的量按单位体重计算可高于成人。此外，一些事故和含二噁英的工业废油泄漏以及环境中的光化学反应和生物化学反应等均可产生 PCDD/Fs。除了职业接触和某些偶发事件造成的高剂量的暴露，普通人群主要通过食用受污染的食物、吸入受污染的空气和皮肤接触含二噁英的有机化学物质时摄入，属于长期低剂量的接触方式，其中经口摄入占总摄入量的 90% 以上。

三、吸收、分布、代谢与排泄

由于其高度的亲脂性，二噁英很容易以扩散的方式通过各种生物膜进入哺乳动物体内，吸收途径包括经消化道、呼吸道、皮肤和黏膜，在各器官、组织的分布因动物种类而不同，主要蓄积在脂肪组织中。二噁英的蓄积作用很强，在生物体内的生物半衰期为：大鼠12～31天，仓鼠、小鼠15天，猴455天。

Pesatori 等（2008）根据意大利塞维索（Seveso）化学污染事故后10年与事发时暴露者的血清 TCDD 的测定结果推算出这个人群血清TCDD 的半衰期中位数为 7.8 年，女性为 9 年，男性为 7 年。这个结果与 Michalek 等（1996 年）对美国越战退伍军人的血清 TCDD 分析结果近似（8.0～9.5），TCDD 的血清半衰期与体脂量正相关。经母乳进入婴儿体内的二噁英代谢相对较快，半衰期为 0.27～0.46 年。机体对二噁英的代谢能力十分有限，二噁英自体内排出时基本无变化，只有一小部分能在肝内被转化，与葡萄糖醛酸结合，有 40% 结合的二噁英经羧基化途径代谢，如 TCDD 的主要代谢产物是羟基化 TCDD 或甲基化 TCDD 衍生物，最后以尿甘酸化合物和硫酸盐结合形式随尿排出体外。

四、毒性概述

（一）动物实验资料

1. 急性毒性

二噁英属剧毒类物质，对动物的急性毒性比人类更强，尤以TCDD 毒性最大，毒性大小因动物种属、品系及年龄而异，其中豚鼠对其最为敏感。TCDD 不同种属急性经口 LD_{50}（μg/kg）如下：豚鼠0.5～2，鸡25～50，恒河猴＜70，大鼠22～100，兔10～115，狗＞30～300，小鼠114～284，仓鼠5051。动物急性中毒时，食欲丧失，体力下降，生殖功能减退，血压缓慢降低，体重明显减轻，出现"废物综合征"的特征性表现，因染毒剂量和进入体内的速度的不同，经数日或数十日后死亡。染毒动物的血浆总蛋白、白蛋白、游离铁、尿素氮、胆固醇、三酰甘油（甘油三酯）含量也分别增高。TCDD 对眼有刺激作用，皮肤接触能引起过敏性皮炎。

2．慢性毒性

美国国家毒理学计划（National Toxicology Program，NTP）研究显示，雌性 SD 大鼠以 3、10、22、46、100 ng/kg 剂量的 TCDD 经口慢性染毒 2 年，22、46、100 ng/kg 剂量染毒组出现剂量和时间依赖的体重减轻、血清总 T4 和游离 T4 水平降低、总 T3 和 TSH 水平上升；所有染毒剂量组动物出现剂量和时间依赖的肝细胞增殖指标上升、细胞色素 P450 相关酶活性增加、肝绝对重量和相对重量增加；组织病理学检查显示肝出现各种病理变化：肝细胞肥大、多核肝细胞、炎细胞浸润、色素沉着、弥漫性脂肪变、细胞坏死、门管区纤维化、胆管增生、囊肿等，22、46、100 ng/kg 剂量染毒组肝胆管型肝癌发生率逐渐上升（NTP，2006）。

3．致突变

有关二噁英致突变作用的报道不多。在上述 NTP 的研究中，TCDD 在针对 TA98、TA100、TA1535 和 TA1537 菌株的 Ames 试验中未发现致突变作用。小鼠淋巴瘤细胞 L5178Y TK 基因突变试验、中国仓鼠卵巢细胞（CHO）姐妹染色单体交换试验和染色体畸变试验、果蝇隐性致死突变试验和 B6C3F$_1$ 小鼠骨髓细胞染色体畸变试验结果均为阴性（NTP，2006）。

人肝癌细胞株 HepG2 经 1～100 nmol/L 2,3,7,8-TCDD 处理 24 小时，可致 DNA 断裂和凋亡。肺癌细胞系 SPC-A1 以浓度为 10 nmol/L、0.1 μmol/L 和 1 μmol/L TCDD 处理 24 小时后可出现细胞凋亡，凋亡率分别为 10.76%、15.94% 和 21.82%，具有浓度依赖性（刘燕群，2005）。

4．生殖与发育毒性

二噁英属于典型的环境内分泌干扰物，并对多种动物有发育毒性和致畸性。孕 12.5 天的昆明种小鼠给予一次性灌胃 TCDD 40 μg/kg，诱导胎鼠腭裂发生率可达 98.04%（柴继侠 等，2015）。郭磊等（2008年）研究显示，受孕第 10 天的 Wistar 大鼠一次灌胃给予 TCDD 5、10、15 μg/kg，诱导子鼠骨骼发育畸形，包括内翻足、脊柱裂、腭裂、无尾畸形等，并存在剂量依赖性。

以 TCDD 对雄性 Wistar 大鼠连续经口灌胃染毒 90 天，剂量分别为 2.5、25、250 ng/kg，结果发现，各染毒组大鼠睾酮水平下降，卵泡刺激素（FSH）和间质细胞刺激素（ICSH）水平上升，但与对照组比较，差异无统计学意义（$P > 0.05$）；中、高剂量组大鼠的睾丸、精囊腺及所有染毒组大鼠的前列腺脏器系数均低于对照组；各染毒组精子畸形率随剂量的增加而上升，中、高剂量染毒组与对照组相比，差异有统计学意义（$P < 0.01$）（刘静 等，2006）。

5. 致癌

TCDD 对多种动物有极强的致癌性，尤以啮齿类最为敏感。NTP 和早先陶氏化工的研究均显示，雌性 SD 大鼠以 10～100 ng/kg 剂量的 TCDD 慢性经口染毒可导致肝、肺、口腔黏膜和子宫肿瘤发生率增加，所不同的是在 NTP 的研究中肝肿瘤发生率最高的是肝胆管型肝癌，而在陶氏的研究中却没有发现，可能与实验条件和两者所用大鼠种属的差异有关（Walker et al，2006）。

实验显示 TCDD 具有肿瘤促进作用。7 周龄雌性 A/J 小鼠分别给予低剂量致癌物 4-（甲基亚硝胺）-1-（3- 吡啶基）-1- 丁酮 [4-（methylnitrosamino）-1-（3-pyridyl）-1-butanone，NNK] 1 mg 单次腹腔注射，或 TCDD 一次腹腔注射 5 μg/kg，继而每周 3 次 1.42 μg/kg 腹腔注射连续 3 周，以及 NNK 与 TCDD 联合染毒三种处理方式，30 周后处死小鼠进行大体解剖检查和肺的组织病理学检查，TCDD 单独染毒小鼠肺癌发生率为 20%，与对照组（生理盐水）相同，低剂量 NNK 单独染毒小鼠肺癌发生率为 50%，TCDD 与 NNK 联合染毒小鼠肺癌发生率为 90%，接近阳性对照组（NNK 2 mg 单次腹腔注射，肺癌发生率 100%）（Chen et al，2014）。

人类流行病学调查结果也得出了支持二噁英致癌的有力证据，国际癌症研究所（IARC，1997）已将 TCDD 归入 1 类，人类致癌物。

（二）流行病学资料

1. 横断面研究

一项对日本一般人群的调查显示，血液中所有被测的三类二噁英类物质，尤其是 DL-PCBs 的毒性当量（TEQs）与代谢综合征存在着高度的相关性，其中高血压、高三酰甘油和葡萄糖耐受不良与二噁英类污染物的血浓度关系最为密切（Uemura et al，2009）。类似的研究还发现了二噁英类污染物与风湿性关节炎、垂体肿瘤、非霍奇金淋巴瘤等造血系统肿瘤的联系，婴儿出生前通过母体接触二噁英类污染物可使下丘 - 垂体 - 性腺轴的功能受到损伤。流行病学调查还发现了近年来逐渐多发的儿童学习障碍和注意力缺陷症也与此类污染物有关（Lee et al，2007）。

2. 队列研究

Duk-Hee Lee 等（2006）利用美国全国健康与营养调查研究的数据，用 logistic 回归的方法对血清样本中 6 种持续性有机污染物（POPs）浓度与糖尿病的发生进行相关分析，共有 2016 名调查对象被纳入分析，在调整了年龄、性别、种族、低收入者比例、身体质量指数和腰围等参数后发现，血清总 POPs 浓度与糖尿病发生有极强的正相关性（$P_{trend} < 0.001$），其中 1,2,3,4,6,7,8- 七氯代二苯并对二噁英（1,2,3,4,6,7,8-hepta chlorodibenzo-p-dioxin，HpCDD）和 1,2,3,4,6,7,8,9-八氯代二苯并对二噁英（1,2,3,4,6,7,8,9-octachlorodibenzo-p-dioxin，OCDD）两种二噁英类污染物的血清浓度升高也和糖尿病发生有关（HpCDD，$P_{trend} < 0.001$；OCDD，$P_{trend} < 0.094$）。

1976 年 7 月 10 日发生的意大利塞维索（Seveso）化学污染事故的追踪调查表明，事故的暴露者无论男性还是女性，肿瘤死亡风险均有一定程度上升，肿瘤的组织来源非常广泛（包括软组织、消化道、淋巴、造血系统、肺、肝、内分泌腺等），不同组织肿瘤的发生有此消彼长的时序变化，肿瘤高发程度并不完全与暴露水平一致，某些肿瘤的发生有明显的性别差异。Bertazzi 和 Pesatori 等对意大利 Seveso 污染事故后早期健康调查显示，二噁英污染与人群肝功能、免疫功能、神经功能受损和生殖发育影响的关系均不太确定，氯痤疮是唯一与二噁英暴露明确相关的指征。研究者根据地表土 TCDD 含量将事故波及地区分为 A（重污染区，土壤 TCDD 平均含量 15.5 ~ 580.4 μg/m³，总人口 723 人，男 371 人，女 352 人）；B（中度污染区，土壤 TCDD 平均含量 1.7 ~ 4.3 μg/m³，总人口 4821 人，男 2350 人，女 2471 人）；R（轻污染区，土壤 TCDD 平均含量 0.9 ~ 1.4 μg/m³，总人口 31 643 人，男 15 928 人，女 15 715 人）三个不同区域，以周边未受污染的地区作为对照（总人口 218 761 人，男 93 225 人，女 88 349 人），建立了一个研究队列，10 年后，重污染区女性消化道肿瘤危险度轻度上升（RR=1.5，95%CI：0.5 ~ 3.5），中污染区消化道肿瘤略有增加（Bertazzi, et al. 2001）；15 年后，中、重污染区癌症死亡率（RR=2.4，95%CI：1.2 ~ 4.6），中污染区男性直肠癌（RR=6.2，95%CI：1.7 ~ 15.9）和女性胃癌（RR=2.4，95%CI：0.8 ~ 5.7）死亡率增加，造血系统肿瘤（最高风险为中污染区男性白血病，RR=3.1，95%CI：1.3 ~ 6.4；女性多发性骨髓瘤，RR=6.5，95%CI：1.8 ~ 16.8；霍奇金病，男 RR=3.3，95%CI：0.4 ~ 11.9，女 RR=6.5，95%CI：0.7 ~ 23.5），而软组织肉瘤死亡率上升（RR=2.1，95%CI：0.6 ~ 5.4）仅见于低污染区女性；同时，高污染区男性慢性缺血性心脏病（RR=3.0，95%CI：1.2 ~ 7.3）、女性高血压（RR=3.6，95%CI：1.2 ~ 11.4）和慢性风湿性心脏病死亡率增加，高污染区男性慢性阻塞性肺疾病（RR=3.7，95%CI：1.4 ~ 9.9）和中污染区女性糖尿病（RR=1.9，95%CI：1.1 ~ 3.2）死亡率出现异常增加；低污染区两性慢性缺血性心脏病和女性高血压、糖尿病死亡率也有一定增加（Pesatori et al，1998）。20 年后的数据显示，全死因和全肿瘤死亡率上升，未见新发的软组织肉瘤病例，女性暴露者糖尿病总体 RR 为 2.4（95%CI：1.2 ~ 4.6），慢性心血管系统疾病和呼吸系统疾病发生率稳步上升，还发现男性暴露者的后代中男 / 女性别比例下降（Bertazzi et al，2001；Pesatori et al，2003）。

3．病例对照研究

Kogevinas 等（1995）对一个国际性队列中有苯氧基除草剂、氯酚和二噁英接触史的工人进行了两个嵌套病例对照研究，将 11 名罹患软组织肉瘤和 32 名罹患非霍奇金淋巴瘤的病例分别与 55 名和 158 名对照按性别、年龄和居住地进行配对，由三名专业人员盲法评定受试对象三类 21 种化学物质或混合物的暴露情况，结果显示，三类物质接触均可增加软组织肉瘤的额外风险，苯氧基除草剂 OR=10.3（95%CI：1.2 ~ 91），氯酚 OR=5.6（95%CI：1.1 ~ 28），TCDD

OR=5.2（95%CI：0.85 ~ 32）。

（三）中毒临床表现与防治原则

1．急性中毒

较短期内接触较高浓度的二噁英可出现氯痤疮（皮脂腺损伤）、皮肤指甲色素沉着、皮肤过度角化、消化道症状如腹痛、恶心、厌食、体重减轻等。资料显示，与其他生物物种相比，人类对二噁英的致死量并不特别敏感，目前尚无人类致死剂量的数据。人类急性中毒的病例报道极少见。2004 年，乌克兰前总统尤先科在竞选期间怀疑被人为投毒，血清 TCDD 达到 108 000 pg/g 脂肪，是一般人群血清水平的 50 000 倍，中毒 24 小时内的症状类似胰腺炎，其后，经过治疗最明显的中毒症状仅表现为典型的皮肤损害（Sorg O et al，2009）；另一个中毒案例发生于奥地利维也纳（1997），先后有 5 人被检出血清 TCDD 明显升高。中毒者血清 TCDD 浓度分别为 144 000、26 000、856、149、93 pg/g 脂肪，仅血清浓度最高的两位中毒者（均为女性，30 岁和 27 岁）出现了临床可见的症状：在中毒初期表现为持续的恶心、呕吐、上腹部疼痛、食欲减退及体重快速减轻（废物综合征），数日后出现严重的大面积氯痤疮，除此之外仅可见极少数临床和生化指标异常，如血脂轻度升高、贫血、血小板减少、白细胞增多、自然杀伤（NK）细胞减少等。另三名中毒者（2 男 1 女）均未见明显的临床症状（Geusau et al，2001）。血清浓度最高的两位中毒者早期的消化道症状缓解后，皮肤损害持续了很长时间，即使采取了临床治疗措施也长达 2 年。

2．慢性中毒

急性中毒以后较长时期内或较高剂量的职业接触可能有临床可见的症状，最常见的是皮肤（氯痤疮、高度角化、高色素症）和肝损伤（血清谷氨酰转移酶、转氨酶，三酰甘油、胆固醇轻微增高）等。有的氯痤疮患者甚至久治不愈和反复发病，严重时发生卟啉 - 血红蛋白前体和含铁辅酶（细胞色素）代谢障碍。一般人群通过环境低剂量长期摄入并在体内蓄积所导致的健康危害影响范围更广更深远，主要可影响人体免疫功能、内分泌和生殖发育功能，并可能致癌，相关报道多见于各项流行病学研究。

3．防治原则

二噁英化学性质十分稳定，是一种持续性有机污染物，几乎没有什么有效可行的方法能消除环境中已经存在的二噁英污染。近年来有学者发现了某些能以二噁英作为食源的细菌，利用这些繁殖快速的细菌对受二噁英污染土地发挥自净作用或许可以作为一种治理途径（Hiraishi，2008）。

鉴于二噁英这种稳定、持久性的理化特点，最重要的防控措施是减少污染源的排放，可包括：

（1）减少各种燃烧过程的排放，特别是控制垃圾焚烧烟气中的二噁英的含量。控制无组织的垃圾焚烧，改造焚化炉的设备技术，如提高焚烧炉温度（850 ℃以上），在焚烧炉中加纤维过滤器，静电降尘法、深度氧化、紫外线照射法等都可以减少或阻止二噁英的生成。改进燃油质量，推广使用无铅汽油。

（2）工业生产和设备的技术革新，以降低工业生产过程二噁英的排放。如改进造纸厂和印染厂的漂白方法，加强污水处理等。

（3）减少生产和使用含氯的化学品。如逐步限制聚氯乙烯塑料的生产和使用，禁用五氯酚钠灭螺并研制新的代用品等。

食入受污染的食物和空气吸入是两条主要的摄入途径，人在日常生活中二噁英的总摄入量的90%来自于食物，因此控制经口摄入也是一项重要的措施。应制订食品中二噁英的限量标准，定期监测二噁英的膳食暴露量，以及在具有指征性的食品中的含量水平，在食品生产、加工、运输、包装和贮藏过程中严防含二噁英物质的污染等。目前欧盟对肉、鱼、蛋、奶制品及油脂中二噁英的最大限值从 0.75 pg/g 脂肪到 6.0 pg/g 脂肪不等，我国尚未查见相关标准。

制订大气二噁英的环境质量标准以及每日耐受摄入量（Tolerable Daily Intake，TDI）也是必不可少的防治措施。各国和国际组织针对二噁英制订的安全限量差别很大。1998 年，WHO、欧洲环境与健康研究中心（ECEH）和国际化学品安全规划署（IPCS）经过重新审议，将二噁英的 TDI 设定为 1 ～ 4 pg TEQ/kg 体重。美国环境保护署

（USEPA）对二噁英设定的 TDI 值是 0.006 pg TEQ/kg 体重。荷兰和德国为 1pg TEQ/kg 体重，日本为 4 pg TEQ/kg 体重，加拿大为 10 pg TEQ/kg 体重。目前我国尚未出台二噁英 TDI 值。我国（原）环保部于 2014 年发布的《生活垃圾焚烧污染控制标准（GB18485-2014）》中，二噁英控制限值已降为 0.1 ng TEQ/Nm³，与欧盟一致，属国际最严格标准。目前我国执行的《危险废物焚烧污染控制标准（GB18484-2001）》中二噁英排放标准为 0.5 ng TEQ/Nm³，此标准正在修订，修订的重点是针对二噁英等特征污染物的控制。

五、毒性表现

（一）动物实验资料

1．急性毒性

未见相关报道。

2．慢性毒性

在昆明种母鼠分娩后的第 1、3、5 天给予 TCDD 40 μg/kg 和 20 μg/kg 腹腔注射，使子代小鼠通过乳汁暴露于 TCDD，染毒组的仔鼠体重明显降低，雌性仔鼠的阴道平均开放时间明显缩短，雄性仔鼠的睾丸平均下降时间明显延长。TCDD 染毒组的仔鼠肺泡结构紊乱，炎症细胞浸润，肺泡壁增厚水肿，CYP1A1 表达量明显升高，并且雌性仔鼠的肺组织反应比雄性仔鼠严重（谭凤珠等，2008）。

雌性 SD 大鼠以 3、10、22、46、100 ng/kg 剂量的 TCDD 经口慢性染毒 2 年，各剂量组大鼠均可见肺泡上皮支气管化生显著增加，100 ng/kg 剂量组大鼠囊性角质化上皮瘤发生率显著增高（NTP，2006）。

二噁英慢性染毒可增加小鼠对致病菌、病毒和寄生虫的易感性。实验证实，TCDD 暴露可加重流感病毒感染小鼠肺部的免疫反应，主要表现为中性粒细胞大量浸润，肺组织中 γ- 干扰素水平可增加数倍，诱导产生大量 NO，过度的炎症反应使动物存活率下降（Vorderstrasse et al，2006）。

TCDD 胚胎期暴露可影响后代动物肺部发育，在大鼠孕第 10 天单次染毒（TCDD 1.5、6 μg/kg），仔鼠肺组织病理学检查显示，总气腔面积下降，隔膜组织增宽，肺干重 / 体重比值下降，提示肺结构发育不全，同时伴有呼吸功能改变（Holtzman et al，2009）。

C57B1/6 小鼠妊娠期和产后 4 次经口给予 0.25 ～ 5 μg/kg TCDD，成年 F1 代小鼠在流感病毒感染后，雌性后代肺部适应性细胞免疫和体液免疫反应均受抑制而雄性后代未受明显影响，然而，两种性别后代的固有免疫反应均增强，表现为肺内中性粒细胞增多、IFN 水平上升，该变化并非由于 TCDD 作用于胸腺、脾、骨髓等免疫器官导致的间接结果（Vorderstrasse BA et al，2006）。

（二）流行病学资料

1．横断面研究

荷兰一家医院对出生前后曾有二噁英暴露史的 7 ～ 12 岁健康儿童进行呼吸量测定，对 29 名受试者的测试结果分析显示，暴露者第 1 秒用力呼气容积占用力肺活量比例（FEV1/FVC）下降，儿童在出生前后二噁英暴露水平与肺功能下降显著相关（出生前 P=0.045，出生后 P=0.0002）（Ten Tusscher et al，2001）。

Carpentert（2008）等对纽约住院患者的疾病和居住地信息分析发现，居住于废弃物处理场附近的居民因哮喘、呼吸系统感染和慢性阻塞性肺疾病住院的风险明显增加，特别是处理场内含持续性有机污染物者患呼吸系统感染和慢性阻塞性肺疾病的风险更大。美国对越南战争退伍军人的健康状况调查、血清样本二噁英水平检测和 Logistic 回归分析显示，从事喷洒含二噁英除草剂作为慢性呼吸系统疾病（OR=1.62，95%CI：1.28 ～ 2.05）、糖尿病（OR=1.50，95%CI：1.15 ～ 1.95）、心脏病（OR=1.52，95%CI：1.18 ～ 1.94）、高血压（OR=1.32，95%CI：1.08 ～ 1.61）的危险因素具有显著性，而越战中未参加除草剂喷洒作业对罹患慢性呼吸系统疾病危险无显著性（P > 0.05）（Kang HK et al，2006）。

韩国学者分析了 111 726 名越战退伍老兵从 2000 年 1 月到 2005 年 9 月的国民健康保险索赔数据和橙剂的历史暴露水平发现，除垂体、甲状腺、胰腺等内分泌系统疾病、自身免疫性疾病、肝硬化和多种神经系统疾病外，战争中橙剂高暴露还是慢性阻塞性肺疾病的相关危险因素，其中慢性支气管炎 OR=1.05、支气管扩张 OR=1.16、哮喘 OR=1.04（Yi SW，et al.2014）。

2．队列研究

大量流行病学资料揭示，二噁英可能与多种组织器官肿瘤有关，但其中关系最明确的当数呼吸系统肿瘤，特别是男性肺癌，二噁英与慢性阻塞性肺疾病、哮喘、呼吸道感染的关系也有报道（见前文）。对美国 12 个化工厂的 5172 名从事生产含 TCDD 污染物化学品的工人进行回顾性队列研究，总体的肿瘤标化死亡比（SMR）为 115（95%CI：102 ～ 130），在暴露时间 1 年以上或潜伏期在 20 年以上的亚队列，这个数字更高（SMR=146，95%CI：121 ～ 176），在这个亚队列中软组织肉瘤（SMR=992，95%CI：190 ～ 2695）和呼吸系统肿瘤（SMR=142，95%CI：103 ～ 192）的死亡显著性增加（Fingerhut et al，1991）。

德国一家化工厂关闭 23 年后对 1589 名男女工人组成的职业暴露人群追踪调查显示，与当地人群比较，男性职业接触者总体死亡风险（SMR=1.14，95%CI：1.06 ～ 1.23）、肿瘤死亡（SMR=1.37，95%CI：1.21 ～ 1.56），特别是呼吸系统肿瘤死亡风险增加（SMR=1.64，95%CI：1.32 ～ 2.03），同时食管癌、直肠癌、循环系统疾病和女性乳腺癌风险增加（Manuwald et al，2012）。

意大利塞维索化学污染事故后 20 年的跟踪调查数据显示，肺癌发病风险有逐渐增加趋势，虽然总发病率尚无统计学显著性差异（重、中、轻污染区肺癌 20 年总的发病风险分别为 RR=1.12，95%CI：0.53 ～ 2.36，RR=0.96，95%CI：0.69 ～ 1.33 和 RR=1.04，95%CI：0.92 ～ 1.19），但重、中污染区男性肿瘤，尤其是直肠癌和肺癌，死亡风险较对照区升高具有显著性（男性肿瘤 RR=1.3，95%CI：1.0 ～ 1.7；男性肺癌 RR=1.3，95%CI：1.0 ～ 1.7），且各污染区肺癌发病率有逐年上升的现象（Pesatori，et al.2009；Bertazzi，et al.2001）；中污染区 20 年内胸膜癌发病率 RR=3.38，95%CI：1.22 ～ 9.37（Pesatori，et al.2009）。25 年跟踪调查数据显示，重、中、轻污染区肺癌死亡风险分别为 RR=1.26，95%CI：0.70 ～ 2.29，RR=1.11，95%CI：0.87 ～ 1.43

和 RR=0.98，95%CI：0.88 ～ 1.09（Consonni Dario et al，2008）。事故后 25 年内污染区慢性阻塞性肺疾病的死亡风险也明显增高，重、中、轻污染区分别为 RR=2.53，95%CI：1.20 ～ 5.32，RR=1.26，95%CI：0.85 ～ 1.86 和 RR=1.17，95%CI：1.00 ～ 1.38（Consonni D，et al. 2008）。

但也有不一致的结果，可能由于样本量比较小的缘故，如 Collins 等对 1615 名因从事三氯苯酚生产而暴露于 2,3,7,8-TCDD 的工人 51 年中的死因和血清样本二噁英水平的分析显示，肿瘤标化死亡比（SMR）为 1.0（95%CI：0.8 ～ 1.1），肺癌（SMR=0.7，95%CI：0.5 ～ 0.9）和非肿瘤性呼吸系统疾病（SMR=0.8，95%CI：0.6 ～ 1.0）的风险均等于或低于预期水平，除了软组织肉瘤（SMR=4.1,95%CI：1.1 ～ 10.5）外，未见其他疾病死亡风险与二噁英暴露的相关趋势（Collins et al，2009）。

六、毒性机制

二噁英类的毒性作用主要是通过芳香烃受体（arylhydrocarbon receptor，AhR）途径而产生的。AhR 是一种古老的蛋白质分子，处于不同进化阶段的生物体内都有它的同系物。在生物体内 AhR 广泛分布于各种组织器官，因此可以假定这种蛋白质应该参于机体的众多生理功能的调节，并且有它特定的内源性的配体，然而实际上要确定这些内源性配体并不容易，尽管如此，越来越多的学者逐渐接受了 AhR 对生物体许多重要的生理功能具有调节作用这一观点。二噁英，特别是 2,3,7,8-TCDD，是目前已知的与 AhR 亲和力最强的外源性配体，尽管有学者提出了 AhR 以外的作用机制，但都不甚了了。能作为配体与 AhR 结合是所有二噁英类物质共同具备的基本特征之一，对 AhR 亲和力的大小与它们各自的毒性基本成正比，而 Ahr 基因敲除的小鼠可耐受二噁英的大多数毒性作用，因此普遍认为二噁英类以其高度的亲和力与 AhR 结合而触发各种毒性作用。

（一）AhR- 转录因子介导的毒性机制

AhR 为存在于胞质中的信使蛋白质，它本身就是一种配体依赖性的转录因子。通常认为二噁英类物质通过被动扩散方式进入胞质，作为 AhR 的特异性配体，二噁英与 AhR 结合而使其激活，活化的 AhR

进入细胞核，与芳香烃受体核转运体（Ah receptor nuclear translocator，ARNT）结合形成同型二聚体，这种同型二聚体对核中某些特殊的DNA序列即抑制性的二噁英/外来物反应元件/（inhibitory dioxin/xenobiltic responsive elements，iDRE/iXRE）具有高度的亲和力，这些特殊的DNA序列位于特定的受AhR调节的靶基因上游增强子区域中，它们与AhR-ARNT复合物的结合增加了激活启动子的概率，引起靶基因表达增加，从而启动一系列的生理病理反应过程，表现出各种毒性效应。除了ARNT，AhR还可能与核内的其他转录因子结合形成二聚体（如雌激素受体）进而调节靶基因的表达。

利用DNA微阵列技术构建的基因表达汇编（GEO）数据库显示，在各种来源的细胞中至少有几百个基因受到AhR的调控，这进一步证明了AhR作用的广泛性，同时也使AhR被配体激活后的调控靶点和通路变得扑朔迷离。

从目前的认识来看，受到AhR激活调控的基因可分为两大类：一类是参与化学物质代谢和解毒的肝酶基因，它们的上调使细胞产生一个适应性的反应，如细胞色素P450基因（如CYP1A1、CYP1A2、CYP1B1）、谷胱甘肽-S-转移酶（GST）、二磷酸尿苷葡萄糖苷转移酶（UDPGT）和乙醛脱氢酶（ALDH）等；另一类是参与其他生理过程的基因，如细胞物质交换与转运、细胞黏附、信号转导、细胞发育和分化等功能相关的基因，这些基因的变化被界定为毒性反应的一部分。但这种分类是相对的，如细胞色素P450基因的表达产物有可能将前致癌物转化为致癌物，从而促进癌症的发生。局限在微粒体内的CYP1A1和CYP1A2过度激活，还可能增加电子传递到氧分子的机会，导致过量活性氧的形成，造成细胞氧化损伤。最近10多年来发现，CYP1S1基因广泛分布于各种与外源化学物质接触频繁部位上皮组织，在上呼吸道、鼻腔黏膜、支气管和细支气管上皮细胞都有高表达，但在肺泡衬里细胞表达很低（Saarikoski et al，2005）。TCDD通过AhR激活途径诱导CYP1S1表达上调，这一变化是否有可能增加其他致癌物的代谢活化机会，并促进肺部肿瘤的发生还有待证实（Wang et al，2005）。

（二）AhR-Ca²⁺ 和 AhR- 蛋白激酶等信号通路

除了 AhR- 转录因子 - 基因机制，TCDD 与 AhR 结合后不需要进入细胞核即可在极短的时间内引起细胞内 Ca^{2+} 浓度升高，启动一条经由细胞内 Ca^{2+} 介导的信号通路（Weiss C，et al.2008）。细胞内 Ca^{2+} 的变化可能进一步激活某些蛋白激酶，如胞质磷酸化酶 A2（cPLA2）、环氧化酶 -2（Cox-2）、Src 蛋白激酶（Src kinase）等，在炎症反应的初期这条信号通路具有重要的意义（Matsumura F，2009）。较长时间 Ca^{2+} 的变化也可能诱导某些基因表达的改变。AhR 还可以和其他的细胞基质成分相作用，如与细胞周期蛋白 Cyclin D1 结合影响细胞增殖分化。

（三）其他

有资料显示，二噁英的毒性还与其引起线粒体功能异常，体内抗氧化系统受损，从而形成体内氧化应激状态有关，可表现为线粒体膜电位下降、呼吸链复合体Ⅱ和Ⅳ活性下降、线粒体内超氧阴离子、脂质过氧化产物和蛋白羰基含量上升，细胞质 ROS 和 H_2O_2 升高，芳烃羟化酶、7- 乙氧异吩噁唑酮 -o- 脱乙基酶活性增加，抗氧化酶 SOD、CAT、GPx、GR 和巯基水平下降等（Aly HA et al，2009）。

动物实验发现，生命早期 TCDD 暴露引起的淋巴细胞异常反应可持续数代，这种现象可能缘于或部分缘于 DNA 的甲基化水平的改变。

亚慢性染毒条件（经口 90 天灌胃，2.5、25、250 ng/kg 体重）下，TCDD 可使雌性 Wistar 大鼠血清雌二醇水平降低，卵巢脏器系数下降；雌雄大鼠血清维生素 A 与维生素 E 的浓度降低，血清中抗氧化指标出现异常改变：各剂量染毒组雄性大鼠血清中 MDA 水平明显增高，各染毒剂量组总 SOD（CuZn-SOD、MnSOD）、GSH-Px 活力均有所下降，GST 活力显著增加，体内出现氧化与抗氧化系统失衡（赵力军 等，2007）。

在二噁英对呼吸系统毒性作用机制的方面，仍以 AhR 相关信号通路研究最多。通过 AhR 的介导，TCDD 可对肺部受到病原微生物感染时免疫细胞的组成、细胞因子的分泌、抗原递呈等发生影响，从而改变正常肺组织的炎症反应方式，免疫器官和肺都是其靶器官。AhR 基因表达阳性的 C57BL/6 小鼠出生前和哺乳期暴露于 TCDD，成年后给予流感病毒感染，与未暴露小鼠相比，TCDD 暴露小鼠纵隔淋巴结生发中心 B 细胞和浆细胞数量减少伴血清特异性抗体滴度下降；体内的 CD_4^+ T 细胞的免疫反应也与未暴露小鼠不同：在纵隔淋巴结内，活化的病毒特异性 CD_4^+ T 细胞绝对数量和细胞亚群的比例发生变化，调节性 CD_4^+ T 细胞（Treg）上升而效应性 CD_4^+ T 细胞（Th1、Th17、Tfh、Th2）明显下降，这种异常反应可以通过 CD_4^+ T 细胞在暴露与未暴露 TCDD 的小鼠之间相互继承转移，而 AhR 基因阴性表达的小鼠没有这种差异，提示 TCDD 导致的生命早期 AhR 异常活化直接影响了 CD_4^+ T 细胞在病毒感染时向正常亚群分化的能力（Boule LA，et al.2014）。他们的研究还发现，暴露 TCDD 的小鼠肺部在流感病毒感染时发生更严重的炎症反应，病毒特异性 CD_4^+ T 细胞浸润增加，与淋巴结不同的是，增加的主要是 Th1 和 Treg 而 Th17 没有明显变化，这一反应不能通过 CD_4^+ T 细胞在暴露与未暴露 TCDD 的小鼠之间相互继承转移，提示肺部的这种异常反应是通过 TCDD 对小鼠其他生理环节的影响的结果，可能与肺上皮细胞的信号反应通路改变有关（Boule et al，2015）。

类似的研究发现，TCDD 能通过 AhR 分别作用于流感病毒感染小鼠的骨髓和肺，改变粒细胞、巨噬细胞、淋巴细胞和肺泡上皮细胞在炎症中的反应模式，肺部以巨噬细胞和中性粒细胞为主产生高于对照小鼠 2 ~ 4 倍的 γ- 干扰素，通过骨髓移植造成 $AhR^{+/-}$ 嵌合体小鼠模型，发现 TCDD 导致的巨噬细胞 γ- 干扰素的异常大量产生并不依赖于 AhR，而依赖于肺上皮细胞经由 AhR 信号通路诱发的 NO 合成酶水平的上升（Neff-LaFord et al，2007）。

二噁英的致癌机制已在本套丛书相关分册中有所阐述，至于 TCDD 是否有其独特的机制促使肺癌高发尚无明确观点，是否与免疫反应异常或局部的慢性炎症导致对其他致癌物的敏感性增加有关还有待进一步研究。

（俞　萍　王民生　常元勋）

主要参考文献

1. 刘燕群，周宜开，王友洁，等．2,3,7,8-四氯二苯并-p-二噁英诱导肺癌 SPC-A1 细胞凋亡的研究．工业卫生与职业病，2005，31（6）：367-369.

2. 柴继侠，张艳萍，尹海燕，等．一种经济稳定的小鼠腭裂模型的建立．中国组织化学与细胞化学杂志，2015，24（5）：465-469.

3. 赵力军，汤乃军，刘静，等．亚慢性暴露于 2,3,7,8-四氯二苯并二噁英对 Wistar 雌性大鼠生殖系统的影响．中国预防医学杂志，2007，8（4）：374-377.

4. 刘静，汤乃军，赵力军，等．亚慢性染毒 2,3,7,8-四氯二苯并二噁英对雄性大鼠生殖系统的影响．中国工业医学杂志，2006，19（4）：196-198，204.

5. 郭磊，赵玉岩，张世亮，等．二噁英致大鼠先天骨骼发育畸形中软骨细胞的病理学改变．中国实验动物学报，2008，16（1）：45-47.

6. 谭凤珠，张建军，马聪兴，等．哺乳期暴露 2,3,7,8-四氯二苯并-p-二噁英的子代小鼠生殖发育以及肺组织 CYP1A1 水平．环境与健康杂志，2008，25（7）：587-589.

7. Walker NJ，Wyde ME，Fischer LJ，et al.Comparison of chronic toxicity and carcinogenicity of 2,3,7,8-tetrachlorodibenzo-p-dioxin（TCDD）in two-year bioassays in female Sprague-Dawley rats．Mol Nutr Food Res，2006，50（10）：934-944.

8. NTP.Abstract for TR-521-2,3,7,8-tetrachlorodibenzo-p-dioxin（TCDD）（CASRN1746-01-6）toxicology and carcinogenesis studies of 2,3,7,8-tetrachlorodibenzo-p-dioxin（TCDD）（CAS No.1746-01-6）in female harlan sprague-dawley rats（Gavage Studies）．http：//ntp.niehs.nih.gov/go/9303.

9. Chen RJ，Siao SH，Hsu CH，et al．TCDD promotes lung tumors via attenuation of apoptosis through activation of the akt and ERK1/2 signaling pathways．PLoS One，2014，9（6）：e99586.

10. Duk-Hee Lee，In-Kyu Lee，Kyungeun Song，et al.A strong dose-response relation between serum concentrations of persistent organic pollutants and diabetes：results from the National Health and Examination Survey 1999—2002．Diabetes Care，2006，29（7）：1638-1644.

11. Pesatori AC，Consonni D，Rubagotti M，et al．Cancer incidence in the population exposed to dioxin after the "Seveso accident"：twenty years of

follow-up. Environ Health, 2009, 8: 39.

12. Michalek JE, Pirkle JL, Caudill SP, et al. Pharmacokinetics of TCDD in veterans of Operation Ranch Hand: 10-year follow-up, J Toxicol Environ Health, 1996, 47 (3): 209-220.

13. Kogevinas M, Kauppinen T, Winkelmann R, et al. Soft tissue sarcoma and non Hodgkin's lymphoma in workers exposed to phenoxy herbicides, chlorophenols, and dioxins: two nested case-control studies. Epidemiology, 1995, 6 (4): 396-402.

14. Yi SW, Hong JS, Ohrr H, et al. Agent Orange exposure and disease prevalence in Korean Vietnam veterans: the Korean veterans health study. Environ Res, 2014, 133 (1): 56-65.

15. Manuwald U, Velasco Garrido M, Berger J, et al. Mortality study of chemical workers exposed to dioxins: follow-up 23 years after chemical plant closure. Occup Environ Med, 2012, 69 (9): 636-642.

16. Collins JJ, Bodner K, Aylward LL, et al. Mortality rates among trichlorophenol workers with exposure to 2,3,7,8-tetrachlorodibenzo-p-dioxin. Am J Epidemiol, 2009, 170 (4): 501-506.

17. Kransler KM, McGarrigle BP, Swartz DD, et al. Lung development in the Holtzman rat is adversely affected by gestational exposure to 2,3,7,8-tetrachlorodibenzo-p-dioxin. Toxicol Sci, 2009, 107 (2): 498-511.

18. Hiraishi A. Biodiversity of dehalorespiring bacteria with special emphasis on polychlorinated biphenyl/dioxin dechlorinators. Microbes Environ, 2008, 23(1): 1-12.

19. Kang HK, Dalager NA, Needham LL, et al. Health status of Army Chemical Corps Vietnam veterans who sprayed defoliant in Vietnam. Am J Ind Med, 2006, 49 (11): 875-884.

20. Vorderstrasse BA, Cundiff JA, Lawrence BP. A dose-response study of the effects of prenatal and lactational exposure to TCDD on the immune response to influenza a virus. J Toxicol Environ Health A, 2006, 69 (6): 445-463.

21. Teske S, Bohn AA, Regal JF, et al. Activation of the aryl hydrocarbon receptor increases pulmonary neutrophilia and diminishes host resistance to influenza A virus. Am J Physiol Lung Cell Mol Physiol, 2005, 289 (1):

L111-124.

22. ten Tusscher GW, de Weerdt J, Roos CM, et al. Decreased lung function associated with perinatal exposure to Dutch background levels of dioxins. Acta Paediatr, 2001, 90 (11): 1292-1298.

23. Pesatori AC, Consonni D, Bachetti S, et al. Short-and long-term morbidity and mortality in the population exposed to dioxin after the "Seveso accident". Ind Health, 2003, 41 (3): 127-138.

24. Bertazzi PA, Consonni D, Bachetti S, et al. Health effects of dioxin exposure: a20-year mortality study, Am J Epidemiol. 2001, 153 (11): 1031-1044.

25. Consonni D, Pesatori AC, Zocchetti C, et al. Mortality in a population exposed to dioxin after the Seveso, Italy, accident in 1976: 25 years of follow-up. Am J Epidemiol, 2008, 167 (7): 847-858.

26. Pesatori AC, Zocchetti C, Guercilena S, et al. Dioxin exposure and non-malignant health effects: a mortality study. Occup Environ Med,1998,55 (2): 126-131.

27. Hooiveld M, Heederik DJ, Kogevinas M, et al. Second follow-up of a Dutch cohort occupationally exposed to phenoxy herbicides, chlorophenols, and contaminants. Am J Epidemiol, 1998, 147 (9): 891-901.

28. Fingerhut MA, Halperin WE, Marlow DA, et al. Cancer mortality in workers exposed to 2,3,7,8-tetrachlorodibenzo-p-dioxin. N Eng J Med, 1991, 324 (4): 212-218.

29. Carpenter DO, Ma J, Lessner L .Asthma and infectious respiratory disease in relation to residence near hazardous waste sites, Ann N Y Acad Sci, 2008, 1140 (1): 201-208.

30. Uemura H, Arisawa K, Hiyoshi M, et al. Prevalence of metabolic syndrome associated with body burden levels of dioxin and related compounds among Japan's general population. Environ Health Perspect, 2009, 117 (4): 568-573.

31. Lee DH, Jacobs DR, Porta M. Association of serum concentrations of persistent organic pollutants with the prevalence of learning disability and attention deficit disorder. J Epidemiol Community Health, 2007, 61 (7):

591-596.

32. Boule LA, Winans B, Lawrence BP. Effects of developmental activation of the AhR on CD_4^+ T-cell responses to influenza virus infection in adult mice. Environ Health Perspect, 2014, 122 (11): A313.

33. Boule LA, Winans B, Lambert K, et al. Activation of the aryl hydrocarbon receptor during development enhances thepulmonary CD_4^+ T-cell response to viral infection.Am J Physiol Lung Cell Mol Physiol, 2015, 309 (3): L305-313.

34. Saarikoski ST, Wikman HA, Smith G, et al. Localization of cytochrome P450 CYP2S1 expression in human tissues by in situ hybridization and immunohistochemistry.J Histochem Cytochem, 2005, 53 (5): 549-556.

35. Wang SL, He XY, Hong JY. Human cytochrome P450 2S1: lack of activity in the metabolic activation of several cigarette smoke carcinogens and in the metabolism of nicotine.Drug Metab Dispos, 2005, 33 (3): 336-340.

36. Aly HA, Domènech O. Cytotoxicity and mitochondrial dysfunction of 2,3,7,8-tetrachlorodibenzo-p-dioxin (TCDD) in isolated rat hepatocytes.Toxicol Lett. 2009, 191 (1): 79-87.

37. Neff-LaFord H, Teske S, Bushnell TP, et al. Aryl hydrocarbon receptor activation during influenza virus infection unveils a novel pathway of IFN-gamma production by phagocytic cells.J Immunol, 2007, 179 (1): 247-255.

38. Weiss C, Faust D, Schreck I, et al. TCDD deregulates contact inhibition in rat liver oval cells via Ah receptor,Jun D and cyclin A.Oncogene,2008,27(15): 2198-2207.

39. Matsumura F .The significance of the nongenomic pathway in mediating inflammatory signaling of the dioxin-activated Ah receptor to cause toxic effects. Biochem Pharmacol, 2009, 77 (4): 608-626.

40. Sorg O,Zennegg M,Schmid P,et al. 2,3,7,8-tetrachlorodibenzo-p-dioxin(TCDD) poisoning in Victor Yushchenko: identification and measurement of TCDD metabolites.Lancet, 2009, 374 (96): 1179–1185.

41. Geusau A, Abraham K, Geissler K, et al. Severe 2,3,7,8-tetrachlorodibenzo-p-dioxin (TCDD) intoxication: clinical and laboratory effects.Environ Health Perspect, 2001, 109 (8): 865-869.

第十八章

芳香烃类

第一节　多环芳烃

一、理化性质

多环芳烃（polycyclic aromatic hydrocarbons，PAHs）是指由两个或两个以上苯环以线状、角状或簇状排列的中性或非极性碳氢化合物，分为芳香稠环型及芳香非稠环型。

PAHs 大部分是无色或淡黄色的结晶，个别颜色较深，熔点、沸点较高，蒸气压低，大多不溶于水，辛醇 - 水分配系数比较高，易溶于苯类芳香性溶剂中，微溶于其他有机溶剂。

PAHs 溶液具有一定的荧光性，荧光性、颜色和溶解性主要与多环芳烃的共轭体系和分子苯环的排列方式有关。化学性质稳定，不易降解。当它们发生反应时，趋向保留它们的共扼环状系，一般多通过亲电取代反应形成衍生物并代谢为最终致癌物的活泼形式。

二、来源、存在与接触机会

PAHs 的来源可分为人为与天然两种，生物体内合成、草原火灾、森林火灾以及火山活动排放构成了环境中的天然本底值。人为污染是 PAHs 主要来源，Xu SS 等（2006）报道我国 2003 年 PAHs 的排放量为 25 300 吨，其中秸秆和薪柴等燃烧、家庭用煤和焦炭化工行业是三种最重要的排放源，分别贡献了总排放量的 60%、20% 和 16%。

已知的 PAHs 有 400 多种，以气态或颗粒态存在于大气、水、植物、土壤中。一般人群接触 PAHs 的途径主要是通过食物和空气，Waldman 等（1991）检测通过呼吸道和消化道导致的苯并（a）芘暴露水平，来自食品的为 2～500 ng/d，呼吸道吸入的为 10～50 ng/d。供暖、吸烟是空气中 PAHs 主要来源，在云南省宣威县，室内燃煤导致高 PAHs 浓度，空气中苯并（a）芘浓度最高达到 626 μg/100 m³（何兴舟，1994，2001）；健康男性每日吸烟 20 支，苯并（a）芘的吸入量为 150～750 ng/d（Scherer et al，1990）。职业人群接触 PAHs 的途径主要是呼吸道吸入和皮肤接触，焦化厂焦炉附近空气中 PAHs 浓度达到 83.4±105.8 μg/m³，办公区域为 2.83±0.40 μg/m³（胡蝶，2013）。VanRooij 等（1993）采用个体采样方法调查发现，焦化厂工人每日皮肤接触芘 21～166 μg，其中 4～34 μg 经皮吸收。

三、吸收、分布、代谢与排泄

在日常生活中，人体吸收 PAHs 主要有三个途径：吸入 PAHs 气溶胶、固态微粒；饮食、饮水和吸烟；皮肤接触。PAHs 进入机体后，经血液遍布全身，常蓄积于乳腺、脂肪组织中。PAHs 在混合功能氧化酶的作用下代谢，先被氧化为初级环氧化物，初级环氧化物不稳定，进一步分解和代谢：在环氧化物水化酶的作用下生成二氢二醇衍生物；经非酶性重排为酚及酚类化合物；环氧化物还原酶还原某些环氧化物为母体，另一些环氧化物与 DNA、RNA 和蛋白质结合；在谷胱甘肽 -S-转移酶催化下与谷胱甘肽结合，生成乙酰半胱氨酸，最终以硫醇尿酸形式排出体外。

PAHs 具有致癌、致畸和致突变性，但其属于间接致癌物，必须经过体内细胞微粒体中混合功能氧化酶激活后，才具有致癌性。黄传峰等（2010）报道，苯并（a）芘进入机体后，除少部分以原形随粪、尿排出外，还有一部分经肝、肺细胞微粒体中混合功能氧化酶激活，转化为数十种代谢产物。其中转化为羟基化合物或醌类者，是解毒反应；转化为环氧化合物，特别是 7,8- 环氧化物，则是一种活化反应，7,8- 环氧化物再代谢产生的 7,8- 二氢二醇 -9,10- 环氧化合物，便可能成为终致癌物。大多数 PAHs 的代谢产物从粪便和尿液排出。

四、毒性概述

（一）动物实验资料

1．急性毒性

PAHs 属于中等和低等毒性物质，对大鼠、小鼠、兔等哺乳动物急性毒性试验，腹腔、静脉注射染毒 $LD_{50} > 100$ mg/kg，经口染毒 $LD_{50} > 500$ mg/kg。

幼鼠一次腹腔注射苯并（a）芘 10 mg 时可引起生长率持续性下降（Haddow，1937）。小鼠一次腹腔注射 200 ~ 375 mg/（kg·d）萘，2 ~ 4 小时后观察到支气管上皮细胞严重坏死，未观察到肝、肾坏死（Warren，1982）；一次腹腔注射 64 mg/（kg·d）萘，6 小时后观察到小鼠支气管上皮 Clara 细胞形态学改变，小鼠 1.0 mg/L 萘吸入染毒 4 小时，出现支气管坏死（Buckpitt et al，1989）。

2．亚急性毒性和亚慢性毒性

大鼠分别经口染毒苯并（a）芘、苯并（a）蒽，染毒组设为 50、150 mg/（kg·d），4 天后观察到肠道黏膜羧酸酯酶活性抑制，苯并（a）芘、苯并（a）蒽在胃、肝和肾未观察到损害作用剂量（NOAEL）均为 150 mg/（kg·d）。40 只 CD-1 小鼠，雌雄各半，荧蒽灌胃染毒，剂量分别为 0、125、250、500 mg/（kg·d），连续染毒 13 周，结果发现，250、500 mg/（kg·d）剂量组小鼠肝重量增加，谷氨酸转氨酶活性增高，部分小鼠出现肝病变，呈剂量相关性，荧蒽观察到有害作用的最低剂量（LOAEL）为 250 mg/（kg·d），NOAEL 为 125 mg/（kg·d）（US Environmental Protection Agency，1988）。

3．致突变

蒽、菲、芘、苯并（a）蒽、䓛、苊、苯并（a）芘、苯并（g, h, i）苝、荧蒽、萘十种常见的多环芳烃以氯胺 T 进行氯化作用，对其粗产物以鼠伤寒沙门菌 TA98 和 TA100 菌株测试致突变性，在每皿 25 ~ 250 μg 剂量范围内，蒽、菲、芘、苯并（a）蒽、䓛、苊、苯并（a）芘、苯并（g，h，i）苝和荧蒽氯化粗产物是直接作用的致突变物，萘氯化粗产物未显示致突变性（傅娟龄 等，1989）。

苯并（a）芘、蒽、苯并（a）蒽、苊四种 PAHs 以 V79 细胞姐妹染色单体交换（SCE）试验为检测指标，进行细胞基因突变试验，在 3.75 ～ 15 μg/ml 范围内，蒽诱发 SCE 频率呈现剂量 - 反应关系，15 μg/ml 组与对照 DMOS 相比有显著差异（$P < 0.05$），苊与对照组无差异；7.5 μg/ml 剂量下，苯并（a）芘与对照相比有显著差异（$P < 0.01$），苯并（a）蒽与对照组无差异。结果表明，致突变强度为：苯并（a）芘＞蒽＞苯并（a）蒽＞苊（杨文敏等，1991）。

4．生殖发育毒性

6 ～ 8 周龄雌性 B6，D2，D2B6F1 小鼠，苯并（a）芘及其三种代谢产物，苯并芘 -7,8 氧化物、苯并芘 -7,8 二氢二醇、苯并芘 - 二氢二醇氧化物，右卵巢单次注射 10μg，左卵巢未处理，两周后，测量卵巢体积、重量，切片染色观察卵泡，B6，D2，D2B6F1 小鼠右卵巢卵巢体积、重量、各类卵泡数目不同程度降低，左卵巢代偿性增大（Mattison et al，1989）。

25 ～ 50g 雄性褐菖鲉分为 4 组，每组 6 只，1 ml/kg 腹腔注射苯并（a）芘，苯并（a）芘浓度为 0.5×10^{-6}、1×10^{-6}、5×10^{-6}、10×10^{-6} mg/ml，7 天后精巢睾酮水平和睾酮与 17β- 雌二醇的比值均上升；腹腔注射 50×10^{-6} mg/ml 苯并（a）芘，11 天后精巢石蜡切片显示，雄性褐菖鲉精小叶腔和输出管中精子密集程度明显增加，次级精母细胞减少，精巢壁厚度变薄。（张纪亮 等，2006）。

5．致癌

15 日龄 B6C3F1 小鼠，慢性呼吸道吸入苯并（a）芘染毒，每 7 g 小鼠染毒 125 μg、250 μg、375 μg，染毒观察 26 周、39 周、52 周。实验结果表明，苯并（a）芘染毒可诱导肝肿瘤，呈时间、剂量 - 反应关系，肝中 DNA 加合物水平明显上升（Rodriguez，1997）。C57 小鼠皮下注射 1 mg 苯并（a）蒽 10 周，60 ～ 80 周后观察注射部位，80% 雄性小鼠、60% 雌性小鼠出现肿瘤（Boyland et al，1967）。

（二）流行病学资料

Xia Y 等（2009）对 513 名男性原发性不育症患者及 273 名正常男性进行病例对照研究，将尿中 1- 羟基萘（1-N）、2- 羟基萘（2-N）、

1-羟基芘（1-OHP）、2-羟基芴（2-OHF）四种PAHs代谢产物作为PAHs的内暴露指标，探讨PAHs对职业人群生殖系统的影响，病例组四种代谢产物均高于对照组人群，提示PAHs暴露可能与原发性不育症有关。

Han X等（2010）进一步研究了232名男性尿中PAHs代谢物与精子DNA损伤水平之间的关联。结果表明，2-OHNap和1-OHP与精子DNA损伤水平相关，PAHs代谢物水平也与精子DNA损伤水平相关。

Perera等（2005）调查曼哈顿市203名新生儿PAHs宫内暴露与不良出生结局的关系，根据孕期母亲暴露PAHs情况将婴儿分为暴露组、对照组。研究结果表明，与对照组相比，暴露组新生儿出生体重降低276 g（8%），差异有统计学意义（$P < 0.05$），头围减少1.3 cm（3%），差异有统计学意义（$P < 0.05$）。

Bocskay等（2005）选择哥伦比亚儿童环境卫生前瞻性队列中的60名新生儿，监测其母亲妊娠末期空气PAHs暴露水平，荧光原位杂交法检测新生儿脐带血中染色体异常。实验结果表明，母亲妊娠末期PAHs暴露与脐带血染色体畸变频率显著相关（$P < 0.01$）。

Mallin（1998）对美国某钢铁制造厂16例PAHs暴露工人，75例对照进行巢式病例对照研究，发现PAHs暴露工人患膀胱癌的风险较高，OR为21.1（95%CI：$2.2 \sim 205.8$）。

（三）中毒临床表现与防治原则

1．中毒临床表现

PAHs是人类最早发现的致癌物，可引起肺癌、皮肤癌等。临床上肺癌可表现为咳嗽、咯血、胸痛、气促、气管狭窄者可闻及局部哮鸣音，晚期患者消瘦、乏力、低热、恶病质。长期接触沥青、焦煤油的工人可引起表皮增生形成角化性新生物，呈扁平疣样、寻常疣样及乳头瘤样外观，前两者损害为局限性表皮增生及角化过度，后者可视为癌前期损害。

2．防治原则

脱离接触，立即治疗。治疗原则与一般肿瘤基本相同，多采用手术治疗、放射治疗、化学治疗和免疫治疗，常联合使用其中两种或几种疗法。

五、毒性表现

（一）动物实验资料

大鼠吸入染毒苯并（a）芘粉尘，粉尘浓度 7.7 mg/m³，每天暴露 2 小时，每周 5 天，持续 4 周，染毒结束进行肺灌洗、标记粒子间隙、病理学检查，未发现呼吸道异常改变（Wolff，1989）。

叙利亚金色仓鼠吸入染毒苯并（a）芘，剂量为 0、2.2、9.5、45.6 mg/m³，染毒 109 周，2.2、9.5 mg/m³ 剂量组仓鼠存活率与对照组无统计学差异，2.2 mg/m³ 剂量组未观察到肿瘤形成，9.5 mg/m³、45.6 mg/m³ 剂量组仓鼠出现鼻腔、咽、喉、食管肿瘤，肿瘤发病率最高的为 9.5 mg/m³ 剂量组（Thyseen et al，1981）。

雌性 Wistar 大鼠吸入含 20 μg/m³ 苯并（a）芘的沥青凝析气溶胶 10 个月，染毒浓度为 1.1 mg/m³、2.6 mg/m³，17 小时 / 天，每周 5 天，染毒结束后暴露于清洁空气 20 个月；吸入含 50 μg/m³ 苯并（a）芘的沥青凝析气溶胶 20 个月，吸入浓度为 1.1 mg/m³、2.6 mg/m³，17 小时 / 天，每周 5 天，染毒结束后暴露于清洁空气 10 个月。30 个月后，4 组染毒大鼠肺部肿瘤发病率分别为 4%、33%、39%、97%，肺部肿瘤主要为鳞状细胞癌（Heinrich，1994）。

102 只雄性瑞士种小鼠随机分为 6 组，每组 17 只，持续肺内注射浓度 0、0.005、0.05、0.5、5、50 μmol/kg 二苯并（a,h）蒽，二苯并（a,h）蒽诱发肺癌率呈剂量 - 反应关系，当剂量达到 5 μmol/kg 时，肺癌小鼠占 90%，0.5 μmol/kg 染毒组 362 天出现首例肺癌小鼠，50 μmol/kg 染毒组 138 天出现首例肺癌小鼠（李哲 等，1994）。

（二）流行病学资料

1. 队列研究

Suhan Wang 等（2016）等对某焦炉厂 1243 名职工进行肺功能调查，时间为 2010 年 10 月至 2014 年 10 月。检测工人肺功能，包括用力肺活量（FVC）、一秒用力呼气容积（FEV_1）、最大呼气中段流速

（$FEF_{25\% \sim 75\%}$）、FVC%、FEV_1%、FEV_1/FVC，检测尿中 12 种 PAHs 代谢物水平，分析尿液中 PAHs 水平与焦炉工人 4 年肺功能下降的关系。结果表明，尿液中 1- 羟基萘（1-OHNa）、2- 羟基萘（2-OHNa）、2- 羟基芴（2-OHFlu）、9- 羟基芴（9-OHFlu）、1- 羟基菲（1-OHPh）、2- 羟基菲（2-OHPh）浓度水平与 FEV_1/FVC 降低显著性相关（β > 0，FDR P < 0.05）；尿液中 1-OHNa、1-OHPh、2-OHPh、9-OHPh 浓度水平与 $FEF_{25\% \sim 75\%}$ 显著降低有关（β > 0，FDR P < 0.05），提示 PAHs 高暴露可能引起肺功能减退。

云南省宣威地区盛产煤炭，多数家庭燃烧烟煤取暖做饭，室内通风不良。Barone-Adesi 等（2012）对宣威地区 37 272 名居民进行了 20 年回顾性队列研究（1976—1996 年），其中烟煤、无烟煤使用人数分别为 27 310 人和 9962 人。20 年间共死亡 8976 人，死亡率为 24.1%，肺癌死亡率为 6.41%，肺癌死亡人数占总死亡人数 26.5%；男性烟煤使用者肺癌死亡率为 18%，女性为 20%，肺癌死亡人数占总死亡人数的 40%；而无烟煤使用者肺癌死亡率只有不到 0.5%；烟煤使用是对宣威肺癌作用最强的危险因素，男性烟煤使用者患肺癌风险是无烟煤使用者的 36 倍，女性为 99 倍，且在室内生活的时间越长患肺癌风险越高。

董德甫等（1988）对鞍钢 10 个焦化厂 15 951 名男职工进行了 11 年的回顾性队列研究（1971—1981 年），探讨焦炉作业人群肺癌与焦炉逸散物的联系。11 年间，这些焦化厂共死亡 825 人，全死因和全部癌症的标化率比（SRR）分别为 1.32（P < 0.01）、1.45（P < 0.01），肺癌 SRR 为 2.5（P < 0.01）。职工中焦炉工人肺癌死亡人数显示明显的超出量，SRR 为 5.2（P < 0.01），其中炉顶和炉侧作业工人分别为 6.91（P < 0.01）、4.2（P < 0.01），肺癌 SRR 按非焦炉作业、炉侧、炉顶作业的顺序递增：2.72 < 4.2 < 6.91；焦炉工人的肺癌 SRR 随就业至观察终点间隔年数增长而增加。

2. 横断面调查研究

Hui Liu 等（2016）对 2001—2008 年，2011—2012 年间参加美国国家卫生和营养调查的 15 117 名儿童监测数据进行分析，探讨尿液中

PAHs 与儿童哮喘及哮喘症状的关系。15 117 名儿童中男童 7819 名，女童 7628 名，按照年龄、性别分层分析，尿液中 2- 菲浓度水平与 13 ～ 19 岁男童哮喘显著相关（OR 为 2.353，95%CI：1.156 ～ 4.792；$P=0.021$）；尿液中 4- 菲浓度水平与 13 ～ 19 岁女童哮喘呈正相关（OR 为 4.086，95%CI：1.326 ～ 12.584；$P=0.043$）；尿液中 1- 芘浓度水平与哮喘呈正相关。调查结果提示，12 ～ 19 岁儿童哮喘与多环芳烃暴露有关。

胡蝶（2013）等对武汉某焦化厂 921 名工人的健康情况进行调查，工人按照外环境检测结果和职业史分为对照组（办公室人群 456 人）和暴露组（焦炉作业工人 456 人）。检测环境中焦炉逸散物（COEs）的浓度，气相色谱 - 质谱联用仪检测尿中 10 种 PAHs 代谢物，并采用肺功能仪检测了工人肺功能指标，包括 FVC、FEV_1、FEV_1/FVC、最大呼气中期流速（MMF）。结果发现，暴露组的肺功能均低于对照组，暴露组的 $FEV_1\%$（91.12±13.31）、$FEV_1/FVC\%$（108.61±20.37），低于对照组（94.16±15.57，113.45±19.70），差异具有统计学意义（$P < 0.05$）；在暴露组中，随焦炉作业时间的增加，$FEV_1/FVC\%$ 的降低趋势具有显著性，差异具有统计学意义（$P < 0.05$）；暴露组中，羟基菲（OHPh）和一羟基芘（1-OHP）的蓄积作用和 $FEV_1/FVC\%$ 的负关联均有显著性趋势（$P < 0.05$），并且 OHPh 和 1-OHP 相加作用的蓄积作用也和 $FEV_1/FVC\%$ 呈负关联（$P < 0.05$）。以上结果提示，焦炉作业工人尿中 PAHs 代谢物与肺功能下降相关联，长期暴露于职业性 PAHs 引起工人肺部早期损伤，并且 PAHs 中的菲和芘有可能是引起焦炉工肺部早期损伤的主要物质。

焦炉厂 1333 名男性工人按暴露 PAHs 水平分为对照组（384 名）和低、中、高暴露组（545、325、79 名），检测尿液中 12 种 PAHs 代谢产物、血浆中 BPDE- 白蛋白加合物水平、氧化标记志物 8-OHdG、8-iso-PGF2α。结果表明，尿液中 PAHs 代谢产物（除四羟基菲）、血浆中 BPDE- 白蛋白加合物水平与氧化标记物 8- 羟基鸟嘌呤（8-OHdG）、8- 异前列腺素（8-iso-PGF2α）升高显著相关（$P < 0.05$），经 Bonferroni 校正后 1- 羟基芘与 8-OHdG、8-iso-PGF2α 升高显著相关

（$P < 0.005$）。提示尿液中 PAHs 代谢产物、血浆中 BPDE-Alb 加合物能引起 DNA 的氧化损伤，呈剂量相关，1-羟基芘可作为 PAHs 暴露及氧化损伤的生物标记，PAHs 诱导的氧化应激可能增加肺癌的发病风险（Dan Kuang et al，2013）。

3．病例对照研究

张涛等（2009）采用病例对照研究 PAHs 暴露与肺癌的关系，收集肺癌患者的肺癌组织 15 例（男性 8 例、女性 7 例，年龄 49.9±7.2岁）、癌旁肺组织 15 例（男性 8 例、女性 7 例，年龄 49.9±7.2 岁）、非肺癌患者肺组织 13 例（男性 7 例、女性 6 例，年龄 42.6±7.9 岁）。三组患者年龄、性别构成比无显著性差异。三组标本分别检测 8 种 PAHs 含量［苯并（a）芘、芘、菲、2-甲基蒽、荧蒽、2-甲基萘、蒀和萘］，肺癌组织与癌旁组织中 PAHs 的含量比较，差异无统计学意义（$P > 0.05$）；肺癌组织、癌旁肺组织中 2-甲基蒽、芘、荧蒽和苯并（a）芘的含量均高于非肺癌肺组织，差异有统计学意义（$P < 0.05$）。人类肺组织对 PAHs 有很强的生物富集能力，PAHs 与人类肺癌的发生有高度相关性。

杨凯云等（2010）收集了云南省肿瘤医院宣威地区女性肺癌患者 20 例、宣威地区男性肺癌患者 20 例、非宣威地区女性肺癌患者 20 例、宣威地区女性肺良性病变患者 10 例、非宣威地区女性肺良性病变患者 10 例，肺癌患者取癌组织、癌旁组织、正常肺组织，肺良性病变患者取正常肺组织，总计患者 80 例，组织 200 份。采用免疫荧光法检测组织中 PAH-DNA 加合物的表达，结果表明，PAH-DNA 加合物在宣威女性肺癌患者癌组织、癌旁组织和正常肺组织中的表达阳性率（90%、80%、65%）高于宣威男性肺癌患者（35%、30%、30%）及非宣威女性肺癌患者（20%、15%、10%），差异均有统计学意义（$P < 0.01$）；在宣威女性肺良性病变患者（阳性率 70%）肺组织中的表达也高于非宣威女性肺良性病变患者（阳性率 10%）。燃煤产生的大量多环芳烃物质可能是当地女性肺癌发病主要危险因素。

六、毒性机制

（一）炎性反应

Øvrevik 等（2010）以人支气管上皮 BEAS-2B 细胞为染毒模型，1- 硝基芘（1-NP）、3- 硝基荧蒽（3-NF）、3- 硝基苯并蒽酮（3-NBA）、1- 氨基芘（1-AP）、3- 氨基荧蒽（3-AF）、3- 氨基荧蒽（3-ABA）染毒 10 小时，浓度为 30μM，RT-PCR 方法检测 17 种细胞因子、趋化因子（CCL5、CCL11、CCL20、CCL26、CXCL1、CXCL3、CXCL5、CXCL8、CXCL10、CXCL11、CXCL14、TNF-α、LTβ、IL-1α、IL-1β、IL-5、IL-6）的 mRNA 表达水平。结果表明，1-NP、3-NF 和 1-AP、3-AF 均可诱导不同的细胞因子、趋化因子的表达，1-NP、3-NF 诱导炎症因子 IL8、TNF-α 的高表达占主导优势，而其对应的氨基代谢产物 1-AP、3-AF 则主要诱导 CCL5 和 CXCL10 的高表达。

李燕（2012）将 120 只雄性小鼠随机分为 12 组，每组 10 只，分为正常对照组、乙醇对照组、哮喘模型组、PAHs 处理组；PAHs 处理组又分为：荧蒽低、中、高浓度组（50、100、200 μg/m³），萘低、中、高浓度组（50、250、500 mg/m³），混合低、中、高浓度组（荧蒽 50 μg/m³+ 萘 50 mg/m³、荧蒽 100 μg/m³+ 萘 250 mg/m³、荧蒽 200 μg/m³+ 萘 500 mg/m³）；PAHs 处理组在玻璃熏气箱中动式染毒，4 小时 / 日，连续 2 周，再以卵清白蛋白致敏为哮喘模型。各组染毒结束 1 周后，再给予 3% 卵清白蛋白激发气道 30 分钟，测定气道阻力，免疫组织化学方法检测肺组织中血管内皮生长因子（VEGF）、基质金属蛋白酶 -9（MMP-9）、基质金属蛋白酶抑制剂 -1（TIMP-1）阳性表达；观察肺组织病理学形态的变化。结果表明：

（1）哮喘模型组、PAHs 处理组气道阻力均高于对照组，差异有统计学意义（$P < 0.01$）；

（2）对照组未见炎性改变，哮喘模型组可见气道周围较多炎症细胞浸润，3 个低浓度组见部分气道周围有大量炎性细胞浸润，周围血管轻度水肿；3 个中浓度组上皮细胞脱落，较多炎性细胞浸润，周围血管水肿较明显；3 个高浓度组上皮细胞明显脱落，大量炎性细胞浸润，周围血管水肿明显，病变程度与浓度呈正相关；

（3）VEGF、MMP-9、TIMP-1 在正常、乙醇对照组小鼠血管内皮细胞未见明显表达，在 PAHs 处理组肺组织胞质内见不同程度的阳性表达，可见胞核着色，差异有统计学意义（$P < 0.01$）；VEGF、MMP-9、TIMP-1 在混合高浓度组比哮喘模型组阳性表达更明显，差异有统计学意义（$P < 0.05$），混合高浓度组 MMP-9 与 TIMP-1 的比值明显升高，MMP-9 与 VEGF 呈正相关。

研究结果提示，VEGF 过度表达，引起气道黏膜水肿明显及血管通透性增加，蛋白质成分大量外渗，上调 MMP-9 的表达，使 MMP-9 与 TIMP-1 的平衡失调引起基膜的破坏，导致气道炎症、气道反应性增高，进而加重小鼠哮喘病情。

（二）氧化损伤

尚羽等（2014）以人肺上皮细胞 A549 为研究对象，运用 MTT 方法检测 1- 硝基芘（1-NP）处理后 A549 的细胞存活率；测定细胞培养液中乳酸脱氢酶（LDH）的漏出率，评价细胞膜损伤；运用彗星实验检测 DNA 损伤；通过荧光探针的方法测定细胞内产生的活性氧自由基（ROS）；通过 1,2- 萘醌（1,2-NQ）预先染毒 24 小时，再使用 1-NP 染毒 24 小时的方法，评估 1-NP 和 1,2-NQ 对 A549 的联合细胞毒性和 DNA 损伤。结果表明，1-NP 对 A549 暴露 24 小时和 48 小时的半致死浓度（LC_{50}）分别为 5.2 μmol/L、2.8 μmol/L；LC_{50} 随着染毒时间的增加而降低，提示暴露时间越长 1-NP 的细胞毒性越强。A549 在 1、2、3 和 4 μmol/L 浓度的 1-NP 染毒下，DNA 损伤显著增强，ROS 水平不断升高，呈现剂量 - 效应关系，差异有统计学意义（$P < 0.05$）；但 LDH 漏出率无显著变化；1,2-NQ（5 μmol/L）预染毒 A549 细胞 24 小时，能明显减弱 1-NP 造成的 DNA 损伤和 ROS 升高。结果说明，1,2-NQ 预处理可能通过抑制 1-NP 暴露产生的 ROS，从而降低 A549 的 DNA 的损伤。

王书兰（2011）选择雄性 BALB/c 小鼠 70 只，随机分为 7 组，每组 10 只，分为正常对照组、乙醇对照组、哮喘模型组、4 组荧蒽处理组，暴露染毒后，检测肺组织中丙二醛水平（MDA）、超氧化物歧化酶（SOD）和谷胱甘肽过氧化物酶（GSH-PX）的含量。结果表明，荧蒽暴露小鼠肺组织中超氧化物歧化酶（SOD）、谷胱甘肽过氧化物酶（GSH-PX）低于对照组；丙二醛（MDA）含量高于对照组，差异均有统计学意义（$P < 0.01$），且荧蒽高浓度组 SOD、GSH-PX 的含量相比较于低浓度组降低，MDA 含量相比较于低浓度组升高，差异有统计学意义（$P < 0.01$），即小鼠肺组织中 SOD、GSH 活力明显低于对照组，MDA 含量明显高于对照组。说明小鼠体内产生过多的氧自由基，已经超出机体抗氧化系统的清除能力，因氧化 - 抗氧化系统失衡发生氧化损伤，SOD、GSH-PX 活力下降，从而产生大量脂质过氧化的终产物 - 丙二醛（MDA），提示荧蒽可以增强小鼠体内脂质过氧化反应的发生，通过氧化应激机制加重哮喘小鼠的病情。

（三）致肺癌机制

周凡静等（2012）以 3 μg/ml 煤焦沥青烟气提取物（CTPVs）分别染毒人支气管上皮细胞（BEAS-2B）及 BEAS-2B、人单核细胞（HP-1T）共培养细胞，细胞染毒三代后常规培养。ELISA 检测上清液中 TNF-α 的表达水平。共培养细胞培养至 10 代后分为 3 组，二硫代氨基甲酸吡咯（PDTC）组：加入核转录因子 NF-κB 抑制剂 PDTC；中和抗体组：细胞加入 TNF-α 中和抗体；对照组；3 组细胞常规传代培养至 20 代，流式细胞仪测定细胞周期、软琼脂集落形成实验及染色体数目畸变分析检测 10 代、20 代对照组，20 代中和抗体组、PDTC 组细胞恶性转化指标。检测 10 代、20 代对照组，20 代中和抗体组、PDTC 组细胞总蛋白肿瘤坏死因子受体相关因子 2（TRAF2）、细胞周期蛋白 D1（CyclinD1）、细胞胞核蛋白 NF-κB p65 的基因及蛋白质表达情况。结果表明，共培养细胞比单独培养 BEAS-2B 细胞上清液中 TNF-α 含量高，差异具有统计学意义（$P < 0.05$）；对照组 20 代较 10 代 G1 期细胞比例减少，S 期细胞比例增加，差异具有统计学意义（$P < 0.05$），表明经染毒的细胞随着细胞代数的增加其恶性程度随之增加，20 代中和抗体组、PDTC 组细胞 S 期细胞所占比例比对照组低，差异具有统计学意义（$P < 0.05$）；染色体数目异常在第 10 代已经显现，表现为非整倍体和多倍体比例增加，二倍体数目减少，在第

20代，共培养组克隆形成率（17.63‰±0.97‰）明显高于CTP组（13.94‰±0.84‰）和阳性对照组组（12.96‰±1.62‰），差异具有统计学意义（$P < 0.05$），共培养组S期细胞比例（44.49%±0.68%）明显高于CTP组（38.19%±1.26%）和对照组（36.41%±1.19%），差异具有统计学意义（$P < 0.05$）；第20代对照组细胞形成大量克隆，恶性程度增高，20代中和抗体组、PDTC组细胞克隆形成数目肉眼观察明显少于20代对照组，差异具有统计学意义（$P < 0.05$）。基因及蛋白质的表达情况：20代对照组细胞 NF-κB p65、TRAF2、CyclinD1 mRNA 及蛋白质相对表达量均高于10代对照组、PDTC组及中和抗体组，差异具有统计学意义（$P < 0.05$）。结果提示，巨噬细胞前体 HP-1T 细胞加速煤焦沥青烟气提取物诱导 BEAS-2B 细胞恶变过程中，可能通过分泌细胞因子 TNF-α 发挥作用；TNF-α 与其受体相结合后可能通过 TNFR-TRADD-RIP-TRAF2-IKK-NF-κB 通路激活细胞胞核蛋白 NF-κB，促进肿瘤形成。

CTPVs 染毒 BEAS-2B 细胞，体外构建恶性转化模型，设B（a）P 为阳性对照组、DMSO 为阴性对照组，动态检测不同时期细胞表观遗传学变化，包括基因组 DNA 甲基化水平；DNA 甲基转移酶1（DNMT1）、DNA 甲基转移酶3a（DNMT3a）、DNA 甲基转移酶3b（DNMT3b）、组蛋白去乙酰化酶1（HDAC1）mRNA 及蛋白质表达水平；miR-21 和 miRlet-7a 表达水平，探讨 CTPVs 致细胞恶变过程中，尤其是癌前病变中表观遗传学分子标志改变。研究结果表明，基因组 DNA 甲基化水平：第20代、30代时B（a）P组、CTPVs组细胞甲基化率均低于 DMSO 组，差异具有统计学意义（$P < 0.005$），20代B（a）P组低于 CTPE 组，差异具有统计学意义（$P < 0.05$），30代B（a）P组与 CTPE 组差异无统计学意义（$P > 0.1$）；随着传代次数增加，DNMT1、DNMT3a、HDAC1、miRlet-7a、miR-21 mRNA 在B（a）P组、CTPVs组表达量逐渐升高，差异有统计学意义（$P < 0.05$），DNMT1、DNMT3a、DNMT3b、HDAC1、miRlet-7a、miR-21 在B（a）P组和 CTPVs 组的蛋白质表达量逐渐增加，差异有统计学意义（$P < 0.05$）。研究结果提示，CTPVs 诱导 BEAS-2B 细胞恶变过程与基因 DNA 低甲基化，

DNMTs、HDAC1、miR-21、miRlet-7a 高表达有关，且通过它们之间的协同作用调节基因的表达，导致细胞发生恶变。

（费　娟　汪庆庆　王民生　常元勋）

主要参考文献

1. Barone-Adesi F, Chapman RS, Silverman DT, et al. Risk of lung cancer associated with domestic use of coal in Xuanwei, China: retrospective cohort study. BMJ, 345: e5414.

2. Bocskay KA, Tang D, Orjuela MA, et al. Chromosomal aberrations in cord blood are associated with prenatal exposure to carcinogenic polycyclicaromatic hydrocarbons. Cancer Epidemiol Biomarkers Prev, 2005, 14 (2): 506-511.

3. Boyland E, Sims P. The carcinogenic activities in mice of compounds related to benz [a] anthracene. Int J Can cer, 1967, 2 (5): 500-504.

4. Buckpitt AR, Franklin RB. Relationship of naphthalene and 2-methylnaphthaline metabolism to pulmonary bronchiolar epithelial cell necrosis. Pharmacol Ther, 1989, 41 (1-2): 393-410.

5. 董德甫, 于仁飞, 杨占元, 等. 鞍钢炼焦工人的癌症流行病学研究. 工业卫生与职业病, 1988, 14 (1): 6-10.

6. Dan Kuang, Wangzhen Zhang, Qifei Deng, et al. Dose-response relationships of polycyclic aromatic hydrocarbons exposure and oxidative damage to DNA and lipid in coke oven workers. Environ Sci & Technol, 2013, 47 (13): 7446-56.

7. 傅娟龄, 周宗灿. 多环芳烃氯衍生物鼠伤寒沙门氏菌的直接致突变性. 环境与健康杂志, 1989, 6 (4): 11-12.

8. Han X, Zhou N, Cui Z, et al. Association between urinary polycyclic aromatic hydrocarbon metabolites and sperm DNA damage: A population study in Chongqing, China. Environ Health Perspect, 2010, 119 (5): 652-657.

9. 何兴舟. 室内燃煤空气污染与肺癌及遗传易感性—宣威肺癌病因学研究22年. 实用肿瘤杂志, 2001, 16 (6): 369-370.

10. Heinrich U, Dungworth DL, Pott F, et al. The carcinogenic effects of carbon black particles and tar-pitch condensation aerosol after inhalation exposure of rats. Ann Occup Hyg, 1994, 18 (1): 351-356.

11. 胡蝶. 焦炉作业工人尿中多环芳烃代谢物与肺功能下降的关联性研究. 武汉：华中科技大学，2013.

12. 黄传峰，郑玉新. 尿中多环芳烃的羟基代谢产物作为生物标志物研究进展. 中国职业医学，2010，37（3）：251-254.

13. Hui Liu，Cheng Xu，Zhaoyan Jiang，et al. Association of polycyclic aromatic hydrocarbons and asthma among children 6 ~ 19 years：NHANES 2001—2008 and NHANES 2011—2012. Respiratory Medicine，2016，110（9）：20-27.

14. Haddow A，Scott CM，Scott JD，et al. The influence of certain carcinogenic and other hydrocarbons on body growth in the rat. Proc R Soc Ser B，1937，122（829）：477-507.

15. 李燕. 荧蒽和萘暴露对哮喘小鼠速发相反应的作用及其机制的研究. 延边：延边大学，2012.

16. 李哲，王玉民，郭红梅，等. 多环芳烃诱发实验动物肺癌模型. 山西医药杂志，1994，23（4）：236-237.

17. Mallin K. A nested case-control study of bladder cancer incidence in a steel manufacturing plant. Am J Ind Med，1998，34（4）：393-398.

18. Mattison DR，Singh H，Takizawa K，et al. Ovarian toxicity of benzo（a）pyrene and metabolites in mice. Reprod Toxicol，3（2）：115-125.

19. Perera FP，Tang D，Rauh V，et al. Relationships among polycyclic aromatichydrocarbon-DNA adducts，proximity to the World Trade Center，and effects on fetal growth. Environ Health Perspect，2005，113（8）：1062-1067.

20. Øvrevik J，Arlt VM，Øya E，et al. Differential effects of nitro-PAHs and amino-PAHs on cytokine and chemokine responses in human bronchial epithelial BEAS-2B cells. Toxicol Appl Pharmacol，2010，242（3）：270-280.

21. Suhan Wang，Yansen Bai，Qifei Deng，et al. Polycyclic aromatic hydrocarbons exposure and lung function declineamong coke-oven workers：A four-year follow-up study. Environ Res，2016，150：14-22.

22. 尚羽，蒋玉婷，张玲，等. 1-硝基芘和1,2-萘醌的联合细胞毒性和致DNA损伤. 环境科学，2014，35（11）：4345-4351.

23. Thyssen J，Althoff J，Kimmerle G，et al. Inhalation studies with benzo［a］pyrene in Syrian golden hamsters. J Natl Cancer Inst，1981，66（3）：575-577.

24. US Environmental Protection Agency. 13-Week mouse oral subchronic toxicity

study（fluoranthene）. 1988，Washington DC，104PP（TRL Study No. 042-008）.

25. VanRooij JG，Bodelier-Bade MM，Jongeneelen FJ. Estimation of individual dermal and respiratory uptake of polycyclic aromatic hydrocarbons in 12 coke oven workers. Br J Ind Med. 1993，50（7）：623-632.

26. Waldman J，Lioy PJ，Greenberg A，et al. Analysis of human exposure to benzo[a] pyrene via inhalation and food ingestion in the Total Human Environmental Exposure Study（THEES）. J Expo Anal Environ Epidemiol，1991，1（2）：193-225.

27. 王书兰. 荧蒽暴露对小鼠支气管哮喘的影响. 延边：延边大学，2011.

28. Wolff RK，Griffith WC，Henderson RF，et al. Effects of repeated inhalation exposures to1-nitropyrene，benzo（a）pyrene，Ga/sub 2/O/sub 3/particles，and SO/sub 2/alone and in combinations on particle clearance，bronchoalveolar lavage fluid composition，and histopathology. J Toxicol Environ Health，1989，27（1）：123-138.

29. Xia Y，Zhu P，Han Y，et al. Urinary metabolites of polycyclic aromatichydrocarbons in relation to idiopathic male infertility. Hum Reprod，2009，24（5）：1067-1074.

29. Xu SS，Liu WX，Tao S. Emission of polycyclic aromatic hydrocarbons in China. Environ Sci & Technol，2006，40（3）：702–708.

30. 杨凯云，黄云超，赵光强，等. 宣威女性肺癌患者肺组织中 PAHS-DNA 加合物的表达. 中国肺癌杂志，2010，13（5）：517-521.

31. 杨文敏，吴炳耀，邢权，等. 多环芳烃对 V79 细 SCE 影响. 环境与健康杂志，1991，8（3）：131-131.

32. 周凡静，张少峰，冯斐斐，等. 单核巨噬细胞在煤焦沥青烟提取物诱导永生化人支气管上皮细胞恶变中的作用. 中华劳动卫生职业病杂志，2012，30（4）：241-245.

33. 张纪亮，郑榕辉，姜永华，等. 苯并（a）芘对雄性褐菖鲉精巢成熟的影响. 台湾海峡，2006，25（3）：368-372.

34. 张涛，伦立民. 肺癌组织中多环芳烃含量的检测. 齐鲁医学杂志，2009，24（3）：202-204.

35. 赵小玲. 煤焦沥青烟提取物诱导 BEAS-2B 细胞恶变过程中表观遗传学改变. 郑州：郑州大学，2014.

第二节　多氯联苯

一、理化性质

多氯联苯（polychlorinated biphenyl，PCB）是人工合成的多氯芳烃类物质，由联苯氯化而得，通常由 2 ～ 10 氯原子附着在联苯分子上，我国习惯上按联苯上被氯取代的个数（不论其取代位置）将 PCBs 分为三氯联苯（PCB_3）、四氯联苯（PCB_4）、五氯联苯（PCB_5）、六氯联苯（PCB_6），化学结构式如下图所示：

多氯联苯结构稳定，自然条件下不易降解。外观为流动的油状液体或白色结晶固体或非结晶性树脂。一般不溶于水，易溶于脂肪和多数有机溶剂。具有较好的稳定性、耐热性以及绝缘性，抗多种氧化剂，可用作润滑材料、增塑剂、杀菌剂、热载体和变压器油等，被广泛地应用在电器的绝缘油、感压纸等各种领域。研究表明，PCBs 的半衰期在水中大于 2 个月，在土壤和沉积物中大于 6 个月，在人体和动物体内则为 1 ～ 10 年。因此，即使是 10 年前使用过的 PCBs，在许多地方依然能够发现残留物。

二、来源、存在与接触机会

PCBs 具有极强的耐酸、碱、高温、氧化、光解性和良好的绝缘性，广泛用作蓄电池、电容器和变压器的液压油、绝缘油、传热油和润滑油，并广泛应用于合成树脂、涂料、油墨、绝缘材料、阻燃材料、增塑剂、墨水、无碳复印纸和杀虫剂的制造。因此，在生产、使用和贮运过程中有机会接触本品。另外，PCBs 在使用过程中通过泄漏、流失、废弃、蒸发、燃烧、堆放、掩埋及废水处理进入外环境，从而对水源、空气和土壤造成污染。通过食物链和发生生物富集作用，造成农作物、奶牛、鱼及其他动植物体内PCBs含量升高，从而使人们在日常生活中也有机会接触本品。

据估计，目前全世界年产PCBs超过100万吨，在美国每年有400吨以上的PCBs以废弃的润滑液、液压液和热交换液的形式排入江河，使河床沉积物中的PCBs含量达到13 mg/kg，而日本近海的PCBs蓄积残留总量在25万～30万吨。这种化合物具有极强的稳定性，很难在自然界降解。PCBs主要通过对水体的大面积污染，通过食物链的生物富集作用污染水生生物，最容易集中在海洋鱼类和贝类食品中，因而造成严重的残留问题。PCBs的污染具有全球性效应，在北极熊、北极海豹体内和南极的海鸟蛋中也可检出PCBs，且含量高于DDT。非鱼类食物中PCBs的含量一般不超过15 μg/kg，但有些食物油的PCBs含量可达150 μg/kg。这是因为在食用油精炼过程中，作为传热介质的传热油和食品加工机械的润滑油由于密封不严而渗入食品，从而导致PCBs污染。另外，食品储罐的密封胶和食品包装箱的废纸板中的PCBs含量也很高，可污染食品。

三、吸收、分布、代谢与排泄

PCBs可经呼吸道、消化道和皮肤进入机体，广泛分布于全身脂肪组织中。PCBs具有亲脂性，可通过生物富集过程在生物体内聚集。食物链底端的生物吸收后，通过食物链逐级放大，逐级传递至鱼类、猛禽、哺乳动物。由于人类处在食物链的顶端，可通过食用被PCBs污染食品，从而引起中毒。

PCBs可通过哺乳动物的胃肠道、肺和皮肤吸收。PCBs进入机体后，广泛分布于全身组织，以脂肪和肝中含量较多。母体中的PCBs能通过胎盘进入胎体内，而且胎体肝和肾中的PCBs含量往往高于母体相同组织中的含量。美国曾广泛调查人体脂肪组织、血液和人乳中的PCBs含量。测定结果显示，人体的PCBs水平为0.1～0.3 mg/kg，主要来源于食用的被此物质污染的鱼类。人体的PCBs含量和污染地区的 PCBs 水平显著相关。食物中的 PCBs 主要由胃肠道吸收，其吸收和代谢的特点为稳定性和脂溶性，在胃肠中不易被破坏，吸收率可超过 90%。吸收的 PCBs 主要贮存在人体的脂肪组织中，另一部分贮存在皮肤、肾上腺和主动脉中，血中的浓度最低。PCBs 在雄鼠体内的生物半衰期为 8 周，雌鼠为 12 周，在血液中的浓度下降最快而在脂肪组织中下降最慢。

PCBs 含氯量的多少对其代谢和转化有很大影响。据报道，PCBs 的生物转化有两条主要途径：一种是形成甲磺基多氯联苯，另一种是转化成羟基多氯联苯，其中以形成羟基化代谢产物为主。甲磺基多氯联苯可以 2-、3- 或 4- 甲磺基多氯联苯存在，但在生物体中多以 3- 和 4- 位取代为主。甲磺基多氯联苯能够停留在脂肪组织中，并且倾向于分布在肝、肺和肾等器官中。羟基多氯联苯主要是借助细胞色素 P450 （CYP450）酶系统，通过多氯联苯芳环上间、对位的氧化作用，包括氯原子的 NIH 转换（芳环在羟基化的过程中分子内氢原子位置的转换），或者直接加上羟基形成。一般情况下，取代氯原子多于 6 个和对位氯取代的同系物比较难羟基化，因而显示出较长的半衰期。间、对位非氯取代的同系物则易于形成羟基化产物。有些羟基多氯联苯在体内依然具有持留性，能够长期存在于血液当中，而另一些羟基多氯联苯能够与葡萄糖醛酸或硫酸盐结合，从而进一步被机体代谢。与葡萄糖醛酸或硫酸盐的结合能够增加羟基多氯联苯的水溶性，使之便于通过胆汁排泄。具有 $4-OH-3,5-Cl_2$ 分子结构的羟基多氯联苯异构体能够与血浆中的蛋白质结合或分布在脂肪组织中，因而可以在血液中长期存在。

PCBs 主要的排出途径是通过粪便，少量（< 10%）通过尿排出。胆汁排出也是一个重要的途径。PCBs 通过人乳排出的量相对较少。但乳牛对 PCBs 的主要排泄途径是通过牛奶，因此，母牛喂饲污染了 PCBs 的饲料将会产生污染的牛奶。

PCBs 在体内的代谢速率随氯原子的增加而降低。PCBs 对小鼠肝微粒体 CYP450 1A1 酶活力在实验周期内均有不同程度的诱导或抑制作用，小鼠在摄入中等剂量水平下（100 μg/kg）对 CYP450 1A1 酶活力有明显的诱导作用，剂量水平过低（20 μg/kg）或过高（500 μg/kg）对 CYP450 1A1 酶活力有轻微的抑制作用。在哺乳动物体内的 PCBs，部分以含酚代谢物的形式从粪便中排出。所有羟基代谢物都通过胆汁经胃肠道从粪便排出。实验还说明，PCBs 含氯量愈高，这种羟基化反应发生的可能性越小。在人乳中亦能排出少量 PCB，但均以原形化合物存在。

四、毒性概述

（一）动物实验资料

1. 急性毒性

PCBs 是一类化学性质极为稳定的脂溶性化合物，它的毒性大小因动物的种属、性别、染毒方式、PCBs 本身的化学结构，以及所含杂质不同有很大差异。PCB_3 的小鼠经口 LD_{50} 为 1900 mg/kg、大鼠经口 LD_{50} 为 4250 mg/kg；PCB_4 的大鼠经口 LD_{50} 为 11 000 mg/kg；PCB_5 的大鼠经口 LD_{50} 为 1295 mg/kg；PCB_6 的大鼠经口 LD_{50} 为 1315 mg/kg。狗的 PCBs 中毒症状包括体重下降、水肿、呼吸急促、心包积液、肝增大和内脏出血；猪和羊对 PCBs 的敏感性低于狗，而绵羊对食物中的 PCBs 无任何反应。

2. 亚急性毒性

给一组大鼠喂饲 PCB_5 含量为 1 g/kg 的饲料，动物在喂饲的第 28 ～ 53 天之间死亡。喂饲含 PCB_6 为 2 g/kg 的饲料，死亡发生在第 12 ～ 26 天之间。病理解剖见大鼠肝增大、脾缩小，以及进行性化学性肝卟啉症。给成年水貂喂饲含 PCBs 为 30 mg/kg 的饲料（PCB_3、PCB_4、PCB_6 各 10 mg/kg），结果 6 个月内死亡率为 100%。当 PCBs 含量为 250 ～ 400 mg/kg 时，成年恒河猴可产生急性中毒反应，包括胃黏膜肥大、增生，广泛的脱毛、水肿和痔疮，中断 PCBs 给予后 8 个月，症状可缓慢消失。

大鼠呼吸道暴露在平均浓度为 0.57 mg/m^3 的含氯 65% 的 PCB，16 h/d，可引起轻微肝损害。PCBs 的严重毒性表现是大鼠腹泻、血泪、运动失调、进行性脱水和昏迷，甚至死亡。

3. 致突变

许多测试系统均表明 PCBs 无明显致突变作用，包括细菌和中国仓鼠肺成纤维细胞（V79 细胞）基因突变试验，人外周血淋巴细胞染色体畸变试验，以及体外培养大鼠肝细胞程序外 DNA 合成试验等。PCBs 的整体遗传毒性实验结果也多为阴性。雌雄 Osborne-Mendel 大鼠一次经口给予 625、1250、2500 mg/kg Aroclor1242，以及连续 5 天经口给予 75、150 或 300 mg/kg Aroclor1254，未见诱发骨髓细胞和精原细胞染色体畸变。雄性 Osborne-Mendel 大鼠连续 70 天每日经口给予 1.25 或 5 mg/kg Aroclor1254，大鼠显性致死实验结果为阴性。1 ~ 2 月龄 SD 大鼠经口给予或腹腔注射 Aroclor1254（剂量为 500、648 和 1295 mg/kg）后 1、4、6、12、24、48 和 120 小时，4 ~ 12 小时出现肝细胞 DNA 单链断裂，但 48 小时后 DNA 损伤消失。B6C3F1/Crl BR 小鼠经口给予 50 mg/kg Aroclor1260，24 小时后并没有引起 DNA 加合物的形成。

4. 生殖与发育毒性

Hsu 等（2007）报道，孕 15 天的 Sprague-Dawley 大鼠经口一次给予 1、10 mg/kg PCB132，雄性子代大鼠出生后 84 天处死，分别进行附睾精子计数，测定精子活力和速度。结果表明，附睾尾重量减轻，精子数量和活力显著下降。子鼠的精子 ROS 含量显著升高，精子 - 卵母细胞穿透率降低，明显与剂量相关，提示睾丸是 PCBs 作用的重要靶器官之一。

PCB 混合物（PCBs）不仅影响精子质量，还干扰睾丸正常的内分泌功能。Andric 等给雄性大鼠两侧睾丸注射 PCBs，24 小时后血浆雄激素水平下降。成年 Wistar 大鼠腹腔注射 Aroclor1254(2 mg/kg)30 天，可使大鼠血清中睾酮含量和雌二醇水平下降，睾丸间质细胞 LH 受体密度、细胞色素 P450 合成酶的活性降低。

Colciago 等在大鼠孕 15 ~ 19 天经口灌胃给予 Aroclor1254（25 mg/kg）。研究结果表明，在胎鼠发育阶段，胚胎暴露于 Aroclor1254 可影响雌性子鼠成年后的性行为，并使雄激素受体（AR）的表达下降，雄性子鼠的睾酮水平下降。

Martinez 等（2005）用出生后 16 小时的雌性 BALB/c 小鼠皮下注射 PCB30，连续 5 天（200 μg/d），结果显示，PCB30 可显著增加成年后的小鼠宫颈癌的发生率，可达 43%。

以含 25 mg/kg PCBs 饲料喂饲兔 21 天，可引起 25% 的兔出现流产。对孕大鼠每天经口喂饲含 0.1、1、2、4、6、8 和 16 mg/kg 的 PCBs，其畸胎率分别为 0.9%、3.6%、4.3%、11.7%、36.9%、65.5% 和 60.6%。可见 PCBs 的口饲量与大鼠的畸胎率之间有明显的量 - 效关系。

对雌性恒河猴给予相对低剂量的 PCBs（2.5 ～ 5.0 mg/kg），可使妊娠率下降，即使成功妊娠，出生幼猴的体重也相对较轻，分析显示，幼猴脂肪组织的 PCBs 含量接近 25 mg/kg。

5. 致癌

PCBs 对实验动物的致癌性也有充分证据。目前有充分证据表明，PCB126、PCB118、Aroclor1260、Aroclor1254 和 Kanechlor500 具有动物致癌性；有限证据表明，PCB153、4'-OH-PCB30、4'-OH-PCB61、Aroclor1242、Aroclor1016、Clophen A30 和 Clophen A60 具有动物致癌性；PCB138、Kanechlor300 和 Kanechlor400 的动物实验致癌性证据不足。同时研究表明，PCB126 和 PCB118 是芳香烃受体激动剂，具有二噁英类特性。

（二）流行病学资料

PCBs 对人类急性毒性的记录主要来自 1968 年在日本发生的米糠油中毒事件。受害者食用了被 PCBs 污染的米糠油（每千克米糠油含 PCBs 2000 ～ 3000 mg）而中毒，致使 5000 多人中毒，死亡 16 人。1978 年，在日本九州发生的米糠油精炼中加热管道的 PCBs 渗漏所致，在该次事件中有 14 000 人中毒，124 人死亡。经测定，污染的米糠油中 PCBs 含量超过 2400 mg/kg。摄入大量 PCBs 会使儿童生长停滞，孕妇摄入大量 PCBs 会使胎儿的生长停滞。人经口服 PCBs 最低致死剂量为 500 mg/kg。电容器厂工人在空气中 PCBs 浓度为 48 ～ 275 μg/m³ 环境条件下工作数月或数年，发现 19% 的工人有痤疮、毛囊炎、油性皮炎等。

1979 年，中国台湾地区生产米糠油时因管道渗漏造成多氯联苯渗入米糠油中，导致食用被污染米糠油的人发生严重的中毒和死亡事件，中毒人数达 2000 多人，被称为"台湾油病"事件。由于 PCBs 能通过胎盘而引起胎儿中毒，因此，患"油症"的母亲所生下的婴儿比正常婴儿小，具有特有的"胎儿 PCBs 综合征"，出生时皮肤有深棕色色素沉着，全身黏膜黑色素沉着，数月后消失。同时发现 4 个婴儿的颅骨出现点状或散在的骨化、眼睑部水肿，伴有突眼症，但无任何致畸作用的证据。

PCBs 的内分泌干扰作用也是不容忽视的。Langer 等对斯洛伐克某 PCBs 生产工厂的 238 名雇员进行了研究，结果表明，该厂工人比无 PCBs 暴露的人甲状腺体积明显增大（18.85 ml vs 13.47 ml，$P < 0.001$）。

Osius 等调查了居住在有毒废物焚化炉附近的 671 名儿童（年龄为 7 ~ 10 岁），并对他们血液中各种 PCB 同系物的浓度与血清中 TSH、游离甲状腺素（FT4）和游离三碘甲状腺原氨酸（FT3）的浓度之间的关系进行了研究。结果发现，血液内的 PCB118 浓度与 TSH 浓度呈正相关（$\beta = 7.129$，$P = 0.039$），而 PCB138、153、180、183 和 187 的浓度与 T3 浓度呈负相关（女孩和男孩的 β 相关系数分别为：–1.95，–1.52，–2.71，–0.29，–0.41 和 –0.48，–0.28，–0.50，–0.19，–0.20）。

对日本米糠油中毒者进行长达 9 年的调查显示，PCBs 对人有致癌性。Nicholson 和 Landrigan（1994）将早期的多个电容器厂工人的队列研究合并。结果发现，肝、胆管、胆囊肿瘤死亡率明显升高（SMR=285，$P = 0.008$），提示 PCBs 与人类肝、胆管、胆囊肿瘤相关。PCBs 对人类致癌性证据充分，可引起恶性黑色素瘤，与非霍奇金淋巴瘤及乳腺癌呈正相关。

通常将 PCBs 分为两大类：二噁英类（DL-PCBs）和非二噁英类（NDL-PCBs），环境和食物中的 PCBs 多以混合物形式存在，进入机体后其代谢和消除与物种、年龄、性别等有关。国际癌症研究所（IARC，2015 年）将 PCBs 归入 1 类，人类致癌物。具有毒性当量因子（TEF）的二噁英类 PCBs 包括 PCB77、PCB81、PCB105、PCB114、PCB118、PCB123、PCB126、PCB169、PCB156、PCB157、PCB167、PCB189 属 1 类，人类致癌物。

（三）中毒临床表现及防治原则

1. 急性中毒

1968年发生的日本米糠油中毒事件中，中毒症状主要表现为昏睡、恶心、呕吐、腹痛、视力减退，少数人有黄疸、肝损伤、肝性脑病，甚至死亡。中毒患者的主要特征是皮肤、指甲、眼结膜和口腔等部位色素沉着，皮肤痤疮；可有上眼睑肿胀和眼分泌物增多；黄疸，四肢麻木，胃肠道功能紊乱等，即所谓"油症"。急性暴露于高浓度PCBs空气中，主要表现为皮肤、眼睛等刺激症状，如流泪、疼痛、红肿等，数周或数月后皮肤有轻度色素沉着及痤疮。

2. 慢性中毒

PCBs慢性接触对于人体的伤害主要在肝、肾以及心脏。除此之外，还有皮肤痤疮、贫血、骨髓红细胞发育不良、脱毛等症状。全身中毒时，则表现食欲缺乏、恶心、腹胀、腹痛、肝大、肝功能异常等。因为PCBs是脂溶性的，可在脂肪组织中蓄积，表现有颜面、颈部或身体柔软部位出现疙瘩，或类似青春痘的皮肤病，以及头晕目眩、手脚疼痛、四肢无力、水肿，或指甲、眼白、齿龈、嘴唇、皮肤等处的黑色素沉着。

3. 防治原则

对PCBs主要是预防，减少与避免接触。在高温下操作时，须加强通风和密闭措施。有溅出或漏出热的溶液可能时，应戴呼吸面罩；防止皮肤接触，污染皮肤时用肥皂和清水冲洗。定期对职业接触的人员进行体格检查，早期发现症状，并对患者进行脱离接触或必要的解毒处理；严格防止PCBs从呼吸道、消化道进入人体。一些国家除了禁止生产和使用PCBs外，正在研究废弃物的有效处理方法和寻找PCBs的无害代用品。许多国家规定了人对PCBs的容许摄入量。实测表明，每人每日摄入PCBs 5 ~ 20 μg/kg，大致是安全的。对中毒患者的治疗主要是对症治疗。

五、毒性表现

PCBs是一类含不等量氯原子和苯环的化合物，人畜吃下PCBs

后，被吸收的部分进入机体后广泛分布于全身组织，以脂肪和肝中含量较多。PCBs 可引起皮肤损害和肝损害等中毒症状。在全身中毒时，则表现嗜睡、全身无力、食欲缺乏、恶心、腹胀、腹痛、黄疸、肝大等。严重者可发生急性重型肝炎而致肝性脑病和肝肾综合征，甚至死亡。

至今未见关于动物单独吸入 PCBs 所致呼吸系统毒性作用的报道。Bruckner 等（1973）报道，大鼠一次经口给予 4000 mg/kg Aroclor1242 或隔日灌胃给予 100 mg/kg Aroclor1242 共 3 周，均未见大鼠肺组织学病理学改变。

Loose 等（1978）报道，小鼠喂饲含 22 mg/kg Aroclor1242 的饲料 6 周，小鼠的肺组织重量及组织病理学均未发生改变。

Narbonne 等（1978）报道，大鼠喂饲含 25 mg/kg phenoclor DP6 的饲料 8 天或 50 mg/kg phenoclor DP6 的饲料 6 天，大鼠出现死亡，死亡的大鼠出现肺部炎症。

Mayes 等（1998）报道，雌雄大鼠分别饲喂含 Aroclor1016、1242、1254 的饲料 24 个月，剂量分别为 8.0～11.2、4.0～5.7、4.3～6.1 和 4.1～5.8 mg/kg。结果表明，气管或肺部无明显病理变化。

Arnold 等（1997）报道，雌性恒河猴连续每日喂饲含 0.005、0.02、0.04 和 0.08 mg/kg 的 Aroclor1254 饲料 72 个月，未观察到肺组织改变。

人类接触 PCBs 对呼吸系统的影响数据非常有限。Fischbein 和 Warshaw 等（1979）的横断面调查提供了一些参考性证据（suggestive evidence）。他们分别报道了美国电气联盟中 2 个生产电容器的工厂 326 名工作 10 年以上，接触各种 Aroclors 的平均浓度为 0.007～11 mg/m³，接触时间超过 5 年工人（168 名男性和 158 名女性）的横断面调查结果。接触者出现上呼吸道或眼部刺激（48%）、咳嗽（14%）和胸闷（10%）。然而，由于缺乏对照组，无法确定这些影响的实际意义。但是，上呼吸道或眼刺激的患病率（48%）还是引人关注的，因为这些症状与接触相关。这两篇报道还有 1 个问题是电容器制造厂通常还同时使用大量的挥发性脱脂剂，也有可能引起上述肺部症状的主诉。

Emmett 等（1988）报道，与相同年龄组的工人相比，55 名男性接触变压器多氯联苯 / 三氯苯混合物（Askarels 液）的工人，走路时发生胸痛的频率增加 16%，这些工人平均工作年限为 3.75 年，呼吸带的 PCBs（主要是 Aroclor1260）浓度为 0.00001 ~ 0.012 mg/m³。胸痛症状未作进一步调查，也未归因于某一特定原因。

除了上面这些呼吸道症状，上述接触变压器 Askarels 液的工人还观察到一些肺功能变化，包括 1 秒用力呼气容积（FEV_1）显著降低。然而，如果将吸烟习惯等因素考虑在内，肺活量的变化没有统计学意义。Warshaw 等（1979）的 243 名工人的队列研究发现，与标准值相比，用力肺活量（FVC）降低 14%。所有用力肺活量下降的工人，80% 表现为限制性障碍，即 FEV1/FVC 比值升高而无肺部影像学改变。

日本米糠油事件和中国台湾地区 Yu-Cheng 事件的患者潜在的呼吸系统症状也有报道，包括频繁或严重的呼吸道感染（Kuratsune et al，1989）和慢性支气管炎伴有持续性咳嗽和咳痰（Nakanishi et al，1985）。

1968 年发生在日本西部因食用遭受 PCBs 污染的米糠油所导致的 Yusho 事件，患者超过 1800 人。多年来日本学者持续对患者进行追踪调查，Nakanishia 等（2005）报道，通过检查 Yusho 事件 358 名正式登记的患者 2001—2003 年的年度全国健康检查医疗记录信息，分析了患者心脏、呼吸系统和肾的症状与血液中多氯联苯（PCBs）和五氯二苯并呋喃（PeCDF）浓度之间的关系。结果表明，"油症"患者的呼吸道症状如频繁咳嗽、多痰明显，而其他的症状、体征和实验室异常不明显。咳嗽与血液中 PCBs 浓度（OR=1.89，95%CI：0.92 ~ 3.89，P=0.08）、多痰与 PeCDF 浓度相关（OR=1.46，95%CI：0.98 ~ 2.17，P=0.06）。PCBs 对油症患者呼吸系统的影响在事故发生 35 年后仍然存在，而对心脏和肾影响很小。

Recio-Vega 等（2013）报道，通过对墨西哥北部从医院招募的 43 名肺癌患者和 86 名正常对照人群组成的病例 - 对照研究，通过个人采访和测定血清中 20 种 PCBs 同系物确定 PCBs 的暴露信息，并用年龄、职业和吸烟调整比值比（Odds ratios，OR），分析 PCBs 浓度、CYP450 1A1 基因多态性与肺癌风险之间的关联性。结果发现，

PCB18 和肺癌之间有明显的相关性（OR=1.13，95%CI：1.04～1.38）。PCB52、PCB118 和 PCB170 的 OR 大小相似，但没有达到统计学意义，而其他同系物的 OR 值接近于 1。CYP450 1A1 基因多态性与血清中总的 PCBs 浓度并无关联。

六、毒性机制

未见相关报道。

（吕中明　王民生　常元勋）

主要参考文献

1. 刘宁，沈明浩. 食品毒理学. 北京：中国轻工业出版社，2005：266-268.
2. 杨方星，徐盈. 多氯联苯的羟基化代谢产物及其内分泌干扰机制. 化学进展，2005，17（4）：740-748.
3. WHO，Environmental Health Criteria，Polychlorinated Biphenyls and Terphenyls. Geneva，1976.
4. ATSDR. Toxicological Profile for Polychlorinated Biphenyls（PCBs）. 2000.
5. Hsu PC，Pan MH，Li LA，et al. Exposure in utero to 2,2',3,3',4,6'-hexachlorobiphenyl（PCB132）impairs sperm function and alters testicular apoptosis-related gene expression in rat offspring. Toxicol Appl Pharmacol，2007，221（1）：68-75.
6. Martinez JM，Stephens LC，Jones LA. Long-term effects of neonatal exposure to hydroxylated polychlorinated biphenyls in the BALB/c Crgl mouse. Environ Health Perspect，2005，113（8）：1022-1026.
7. Recio-Vega R，Mendez-Henandez A，Gabriel AP，et al. Potentially estrogenic polychlorinated biphenyls congeners serum levels and its relation with lung cancer. J Appl Toxicol，2013，33（9）：906-914.
8. IARC. Monographs on the evaluation of carcinogenic risks to humans：polychlor inated and polybrominated biphenyls. Volume107（2015）.
9. Rothman N，Cantor KP，Blair A. A nested case-control study of non-Hodgkins lymphoma and serum organochlorine residues. Lancet，1997，350（9073）：240-244.

10. 时国庆，李栋，卢晓坤，等. 环境内分泌干扰物质的健康影响与作用机制. 环境化学，2011，30（1）：211-223.

11. Fischbein A，Wolff MS，Lilis R，et al. Clinical findings among PCB-exposed capacitor manufacturing workers. Ann NY Acad Sci. 1979，320（1）：703-715.

12. Warshaw R，Fischbein A，Thornton J，et al. Decrease in vital capacity in PCB-exposed workers in a capacitor manufacturing facility. Ann NY Acad Sci. 1979，320（1）：277-283.

13. Ruder AM，Hein MJ，Hopf NB，et al. Mortality among 24,865 workers exposed to polychlorinated biphenyls（PCBs）in three electrical capacitor manufacturing plants：A ten-year update. Int J Hyg Envir Heal，2014，217(2-3)：176-187.

14. Nakanishia Y，Tokunagab S，Takayamaa K，et al. Cardiac, pulmonary and renal function in Yusho patients. J Dermatol Sci，2005，1（1）：S33–S38.

15. Emmett EA，Maroni M，Schmith JM，et al. Studies of transformer repair workers exposed to PCBs：I. Study design, PCB concentrations, questionnaire, and clinical examination results. Am J Ind Med，1988，13（4）：415-427.

第十九章

醛类（甲醛）

一、理化性质

甲醛（formaldehyde）的分子式为 HCHO，含有一个羰基，羰基上有 2 个氢原子，性质比较活泼，易发生羰基加成、氧化、还原、聚合反应。室温下甲醛是一种无色、具有强烈刺激性气味的易燃气体，属于高挥发性有机化合物，气体比重 1.06，略重于空气，中等毒性，易溶于水，溶于乙醇等多数有机溶剂，较高浓度可引起眼、鼻和肺部烧灼感。甲醛是一种重要的有机原料，也是炸药、染料、医药、农药的原料，也可作杀菌剂、消毒剂等。35% ~ 40% 的甲醛水溶液俗称福尔马林，具有防腐杀菌性能，可用来浸制生物标本、种子消毒等。

二、来源、存在与接触机会

每天机体的新陈代谢会产生非常少量的甲醛，并不会导致机体伤害。生活中，我们呼吸的空气，吃的食物以及皮肤接触的一些产品中，也会含有甲醛。环境中的甲醛主要来源于工业应用、燃料燃烧、装修材料和各种消费品（如纺织品、服装、鞋等）。室内空气中的甲醛污染主要来源于装修材料，室内装饰的胶合板、细木工板、中密度纤维板和刨花板等人造板材及用人造板制造的家具。甲醛还来自生活的其他方面：

（1）甲醛可来自化妆品、清洁剂、杀虫剂、消毒剂、防腐剂、印刷油墨、纸张等。

（2）泡沫板条作房屋防热、御寒与绝缘材料时，在光与热高温下使泡沫老化、变质产生合成物而释放甲醛。

（3）烃类经光化合能生成甲醛气体，有机物经生化反应也能生成甲醛，在燃烧废气中也含有大量的甲醛，如每燃烧 1000 L 汽油可生成 7 kg 甲醛气体，甚至点燃一支香烟也有 0.17 mg 甲醛气体生成。

（4）甲醛还来自于车椅座套、坐垫和车顶内衬等车内装饰装修材料，以新车甲醛释放量最突出。

（5）甲醛也来自室外空气的污染，如工业废气、汽车尾气、光化学烟雾等在一定程度上均可排放或产生一定量的甲醛。

自然界中的甲醛是甲烷循环中的一个中间产物，背景值很低（0.5 ~ 1 μg/m³）。城市空气中的年平均浓度为 0.001 ~ 0.02 mg/m³，一般不超过 0.03 mg/m³。作为防腐液，许多医院和实验室用来保存组织标本。通常情况下甲醛的释放期可达 3 ~ 10 年之久。

三、吸收、分布、代谢与排泄

甲醛是一种小分子的水溶性活性分子，容易通过呼吸道（吸入暴露）和胃肠道（口腔接触）吸收。甲醛蒸气很容易被呼吸道吸收，经呼吸道接触的甲醛约 100% 可通过鼻黏膜、气管和支气管吸收。由于高度的水溶性和与生物大分子的高度反应性，甲醛主要在直接接触部位被吸收。经口进入体内的甲醛主要在口腔黏膜和胃肠道被吸收，并与吸入暴露后的代谢途径相同。文献研究表明，只有非常少的甲醛可通过皮肤吸收，如猴子的皮肤吸收试验表明，大约只有 0.5% 的剂量通过皮肤吸收进入血液，而大部分的甲醛蒸发或附在皮肤上。

甲醛被机体吸收后在体内快速代谢成甲酸，一般不会以甲醛原形在血液中出现，除非接触了非常高的剂量，超过了组织的代谢能力。鉴于动物组织的快速代谢能力，体内其他器官如肾、脂肪、脾等器官组织中的甲醛原形分子也不太可能出现。

Heck 等（1983）发现，雄性 F344 大鼠吸入 ^{14}C- 甲醛（8 ppm，6 小时），连续 8 天监测血液和血清中放射性浓度，半衰期为 55 小时。Casanova-Schmitz 等（1984）报道，雄性 F344 大鼠经呼吸道吸入 0.3 ~ 15 ppm ^{14}C 和 ^{3}H 标记的甲醛 6 小时，呼吸道和嗅黏膜组织中 ^{14}C 标记的甲醛浓度呈线性增加，呼吸道黏膜组织中 ^{14}C 甲醛浓度为嗅黏膜组织中的 2 ~ 3 倍。

进入机体内的甲醛主要在肝和红细胞中的甲醛脱氢酶和醇脱氢酶催化下，生成甲酸。生成的甲酸其代谢途径主要有：①经尿液排出；

②进一步氧化生成 CO_2 和水；③通过四氢叶酸依赖的一碳单位生物合成途径，参与生物大分子嘌呤、胸腺嘧啶等的合成。经口给予雄性 F344 大鼠 [14]C 标记的甲醛 18 μCi（6.66×10[11] μBq），67% 的放射性活性通过粪便排泄，32% 在给药后 32 小时内通过肺以 CO_2 呼出，血浆消除半衰期约为 26.4 小时。类似的研究表明，雄性 BALB/c 小鼠经口给予 4 μCi（1.48×10[11] μBq）[14]C 标记的甲醛，64% 的放射性活性通过粪便排泄，24% 通过肺以 CO_2 呼出，血浆消除半衰期约为 27.8 小时。甲酸经代谢后，以 CO_2 形式呼出，或以甲酸盐的形式从尿中排出。

顾大全等对空气中甲醛浓度与人体尿代谢产物甲酸的关系做了研究，随着接触甲醛浓度的增高，人群尿中甲酸浓度的均值升高，接触前后的尿甲酸差值也明显升高，表明尿甲酸可作为人群接触甲醛的生物监测指标。

四、毒性概述

（一）动物实验资料

1. 急性毒性

大鼠急性经口 LD_{50} 为 800 mg/kg，兔急性经皮 LD_{50} 为 2700 mg/kg，大鼠急性吸入 LC_{50} 为 590 mg/m[3]。

2. 亚慢性与慢性毒性

Maronpot 等（1986）报道，雌雄 B6C3F1 小鼠连续吸入 2、4、10、20 和 40 ppm 甲醛蒸气，每天 6 小时，每周 5 天，连续 13 周。结果表明，40 ppm 剂量染毒组小鼠死亡率为 80%，死亡主要发生在染毒后第 5、6 周。中毒表现包括共济失调，严重体重降低。病理检查发现鼻腔、喉、气管和肺组织炎症和上皮化生，多死于气管闭塞和（或）严重的脓性鼻炎。

但是也有报道，部分动物连续吸入甲醛染毒后没有出现死亡，包括 Wistar 大鼠（1、10、20 ppm，6 小时 / 天，5 天 / 周，13 周）（Woutersen et al，1987）。以及 F344 大鼠（40 只，雌雄各半），食蟹猴（6 只，雄性），或叙利亚金黄色地鼠（20 只，雌雄各半）暴露于 0.19、0.98 和 2.95 ppm，每天 22 小时，每周 7 天，26 周（Rusch et al，1983）。

慢性吸入甲醛（浓度小于 15 ppm）致大鼠死亡率增加的实验报道很多，但大鼠死亡率增加一般出现在染毒一年后，而且通常都与鼻腔鳞状细胞癌的进展有关。

另外，Johannsen 等（1986）报道，雌雄 SD 大鼠通过饮水摄入 150 mg/（kg·d）甲醛，连续 91 天。结果显示，雌雄大鼠体重平均降低 10% ~ 15%，食物利用率降低，但未见肺重量或肺组织病理发生改变。

Tobe 等（1989）报道，雌雄 Wistar 大鼠通过饮水分别摄入含 300 mg/（kg·d）甲醛饮水 2 年，整个试验过程中，大鼠平均体重、食物及饮水摄入量均显著减少，染毒 5 ~ 10 周后，平均体重减少 20% ~ 30%，实验结束时，终末体重比对照组低 40% ~ 45%，食物利用率降低。雌雄大鼠血浆总蛋白、白蛋白、总胆固醇降低，尿密度增加，尿量减少，潜血，血尿素氮升高，并有统计学意义（$P < 0.05$），雄性大鼠出现肝细胞空泡形成，但未观察到肺重量或肺组织病理发生改变。

3．致突变

吴凯等（2006）将雄性昆明种小鼠肺组织与不同浓度的甲醛溶液孵育 60 分钟，处理浓度为 5、25、125、625 μmol/L，通过单细胞凝胶电泳法检测 DNA- 蛋白质交联物（DPCs）的含量及 DNA 的断裂效应。结果表明，低浓度（5 μmol/L 和 25 μmol/L）主要具有致 DNA 断裂的作用，而高浓度（125 μmol/L 和 625 μmol/L）主要具有致 DNA- 蛋白质交联作用。

舍雅莉等通过甲醛对小鼠骨髓间充质干细胞（BM-MSCs）体外处理，用 KCL-SDS 沉淀实验检测 DNA- 蛋白交联和彗星实验检测 DNA 链断裂，处理浓度为 25、50、75、100、125、150、175、200 μmol/L。结果表明，75 ~ 200 μmol/L 甲醛可呈剂量依赖性抑制 BM-MSCs 细胞的增殖，诱导 DNA 断裂效应呈现先增高后降低趋势；甲醛在 ≥ 125 μmol/L 时可以引起 BM-MSCs 细胞 DNA- 蛋白交联，每个中期分裂相的姐妹染色单体数目较对照组增加，差异均有统计学意义（$P < 0.01$）。

4. 生殖与发育毒性

王海旭等（2012）将 48 只 SD 大鼠随机分为高、中、低三个剂量染毒组和对照组，腹腔注射甲醛溶液，浓度分别为 10、1 和 0.1 mg/kg，每天一次，连续 6 天，第 7 天进行精子质量和血清激素水平测定。结果表明，与对照组相比，各剂量染毒组大鼠精子数量和活动率下降，差异有统计学意义（$P < 0.05$，$P < 0.001$），而精子畸形率显著升高，分别为 14.83%、9.33%、4.33% 和 2.50%，差异也均有统计学意义（$P < 0.001$）。甲醛染毒剂量与血清卵泡刺激素（FSH）、间质细胞刺激素（ICSH）水平呈显著正相关（$r=0.709$，$P < 0.05$；$r=0.622$，$P < 0.05$），与血清睾酮（T）水平呈显著负相关（$r=-0.762$，$P < 0.05$）。中、高剂量染毒组大鼠睾丸组织部分间质萎缩，间质细胞水肿、数量减少且呈退化趋势。

Gofmokler 等（1968）用浓度分别为 0.012、1.0 mg/m³ 的甲醛对雌性 SD 大鼠经呼吸道吸入染毒，染毒时间从孕前 10 ~ 14 天到孕期结束。结果显示，染毒组和对照组相比孕期延长了 14% ~ 15%。

Sheveleva 等（1971）用浓度为 0.5、5.0 mg/m³ 的甲醛，经呼吸道对雌性大鼠从妊娠第 1 ~ 19 天进行染毒，每天 4 小时。结果发现，染毒组母鼠受精卵着床前死亡数较对照组增多，但其产仔数相同。

Cassidy 等（1983）报道，每组 5 只雄性 Wistar 大鼠禁食 18 小时后灌胃 100 和 200 mg/kg 甲醛，7 天后处死大鼠，与对照组相比，睾丸重量未改变，但 200 mg/kg 剂量染毒组大鼠睾丸精子头计数显著升高 19%，异常的精子头显著升高 5%。刚离乳的雌雄 Wistar 大鼠通过饮水喂饲甲醛 2 年，剂量分别为 0、1.8、21、109 mg/（kg·d）和 0、1.2、15、82 mg/（kg·d）。结果表明，睾丸、卵巢重量及性腺的病理均未发生改变。

Saillenfait 等（1989）报道，SD 孕鼠在孕 6 ~ 15 天吸入甲醛 10 ppm，每天 6 小时或孕 6 ~ 20 天吸入甲醛高达 40 ppm，每天 6 小时，未见母体和胎鼠死亡。

5. 致癌

B6C3F1 雄雌小鼠（30 月龄）吸入甲醛浓度分别为 0、2、5.6、

14.3 ppm，每天 6 小时，每周 5 天，共 24 个月，发现 14.3 ppm 染毒组雄性小鼠鼻腔鳞状上皮细胞癌发生率（2/17）较对照组（0/21）略有上升，但无统计学意义。与对照组相比，14.3 ppm 染毒组的雌性小鼠淋巴瘤发病率（27/121）较对照组（19/121）也略有上升（$P=0.06$）。

Soffritti 等将甲醛添加到饲料中从孕后第 13 天开始对 SD 孕鼠进行染毒，染毒剂量 0 ~ 2500 ppm。研究提示，子鼠小肠平滑肌瘤（平滑肌肉瘤）的发生率（6/37，16.2%）比对照组（0/49，0%）上升，差异有统计学意义（$P < 0.01$）。

（二）流行病学资料

2002 年，Shaham 用以色列某医院病理科 90 名在工作中接触甲醛的男性工作人员作为接触组，平均接触时间 15.4 年，52 名无甲醛接触的医务工作者作为对照组，研究了甲醛对人外周血淋巴细胞姐妹染色单体交换（SCE）率的影响。结果显示，接触组 SCE 显著高于对照组，且接触工龄 > 15 年的高于接触工龄 < 15 年的，提示 SCE 与接触甲醛的工龄有关。

阳清香在一项调查研究中发现，1000 例孕产妇居住环境中苯和甲醛浓度分别达到（1.22 ± 0.05）和（0.96 ± 0.12）mg/m^3，明显超出国家规定的苯、甲醛浓度监测安全标准，回顾性分析发现，孕产妇居住环境空气中苯和甲醛浓度与胎儿畸形具有明显的相关性，苯（$r=0.847$，$P < 0.01$）和甲醛（$r=0.567$，$P < 0.01$）。

（三）中毒临床表现与防治原则

职业和室内接触甲醛对黏膜、上呼吸道、眼睛、皮肤有强烈刺激。横断面调查研究表明，接触甲醛浓度在 0.2 ~ 1 ppm 的工人鼻黏膜上皮组织标本产生轻度病变，包括复层鳞状上皮轻度不典型增生，说明了甲醛的局部刺激性。接触甲醛蒸气，引起结膜炎、角膜炎、鼻炎、支气管炎；重者发生喉痉挛、声门水肿和肺炎等。对皮肤有原发性刺激和致敏作用；浓溶液可引起皮肤凝固性坏死。口服灼伤口腔和消化道，可致死。国外有超过 15 个已经公开发表的关于志愿者吸入甲醛致呼吸功能和（或）眼、喉咙刺激的研究报道，甲醛浓度都不超过 3 ppm。人体受控暴露研究（controlled exposure human studies）发现，短期吸入暴露浓度范围从 0.4 到 3 ppm 时可对眼、鼻和咽喉产生轻度至中度刺激症状。

1. 急性中毒

空气中甲醛浓度达到 0.08 ~ 0.09 mg/m³ 时，儿童就会发生轻微气喘。当室内空气中甲醛浓度达到 0.1 mg/m³ 时，就有异味和不适感；达到 0.5 mg/m³ 时，可刺激眼睛，引起流泪；达到 0.6 mg/m³，可引起咽喉不适或疼痛。浓度更高时，可引起恶心、呕吐、咳嗽、胸闷、气喘，甚至肺水肿；达到 30 mg/m³ 时，会立即致人死亡。

2. 慢性中毒

长期接触低剂量甲醛的危害有：引起慢性呼吸道疾病，引起鼻咽癌、肺癌、结肠癌、脑瘤、妊娠综合征、白血病。长期低浓度接触甲醛蒸气，可出现头痛、头晕、乏力、两侧不对称感觉障碍和排汗过盛以及视力障碍，长期接触可致皮肤干燥皲裂。

3. 防治原则

短期内吸入大量甲醛蒸气后，出现上呼吸道刺激反应者至少观察 24 小时，避免活动后加重病情。注意观察，防止肺水肿。必要时可早期应用糖皮质激素。治疗方面主要是对症处理，治疗并发症，预防感染。

对于参与甲醛生产应用的职业人群应增大甲醛生产车间局部排风量，加强工人自我防护，降低车间内工人的健康风险。普通人群可通过做好保持室内空气流通、避免使用含挥发性有机污染物的日常用品、减少大面积铺用地毯、适当使用空气净化器等措施降低日常的甲醛污染。在定期医学检查时注意对呼吸系统和血液系统检查，以便早期发现可能患鼻咽癌、肺癌和白血病的患者。

五、毒性表现

（一）动物实验资料

1. 亚急性毒性

Monticello 等（1991）发现，雌雄 F344 大鼠每天吸入 6 小时 0.7、2 ppm 甲醛 1、4、9 天，没有发现鼻黏膜上皮改变；但 6、10、15 ppm

可致鼻黏膜上皮损伤。浓度大于 6 ppm 时，上皮组织病变的区域出现细胞增生。

Morgan 等（1986）报道，雌雄 F344 大鼠吸入甲醛 2、6、15 ppm，每天 6 小时，连续 1～3 周。结果显示，大鼠鼻黏膜上皮细胞的特异位点发生损伤。

Dinsdale 等（1993）报道，雄性 SD 大鼠吸入甲醛 10 ppm，每天 6 小时，连续 4 天，尽管大鼠出现眼和鼻腔明显刺激症状，但肺组织病理学和超微结构检查，未见组织损伤。此外，支气管肺泡灌洗液（BAFL）碱性磷酸酶、γ-谷氨酰转肽酶和肺组织细胞色素 P-450 活性没有显著升高。这些结果表明，10 ppm 暴露条件下，到达肺部的甲醛量非常有限。相比之下，Kamata 等（1996）报道，雄性 F344 大鼠单次吸入甲醛 150 ppm 6 小时，引起整个鼻甲（包括前庭鳞状上皮角化，呼吸道上皮细胞脱屑）、气管（分泌增加，黏膜细胞脱落）和肺（肺泡壁增生和肺血浆样分泌物），而吸入甲醛 15 ppm 仅产生轻微的鼻腔和气管黏膜上皮分泌物增多。随后他们又报道，雄性 F344 大鼠吸入甲醛 128、295 ppm 6 小时，大鼠出现鼻血性分泌物和肺水肿，表明高浓度甲醛可到达和损伤肺组织。

Monticello 等（1989）将每组 3 只 4～5 岁的雄性恒河猴吸入甲醛 6 ppm，6 小时/天，5 天/周，染毒 1 周后发现恒河猴上呼吸道上皮损伤与大鼠相似，主要是轻度变性和早期鳞状上皮化生，但损伤区域并不局限于鼻腔，而是延伸到气管和主支气管。鼻腔的病变最严重，而喉、气管、气管隆嵴损伤最轻，认为猴比大鼠对甲醛的上呼吸道损伤更敏感。呼吸道组织病理学检测发现，上呼吸道的上皮细胞出现轻度增生和鳞状上皮化生，受损区域局限于鼻腔、气管和呼吸道隆突特定区域的上皮细胞。受损区域的鼻腔上皮细胞的细胞增殖率显著升高。猴鼻腔病变与同样染毒条件的大鼠相似。喉、气管及呼吸道隆突的病理改变包括纤毛和杯状细胞多灶性缺失，轻度上皮增生、早期鳞状上皮化生。

2. 亚慢性毒性

Woutersen 等（1987）报道，每组雌雄各 10 只 Wistar 大鼠分别吸

入 0、1、10 和 20 ppm 的甲醛，6 小时 / 天，5 天 / 周，连续 13 周。肺、气管、喉和鼻切片检查发现，20 ppm 可引起雌雄大鼠鼻腔呼吸道上皮细胞严重且广泛的角化，鳞状上皮化生，嗅上皮的鳞状上皮化生。10 ppm 呼吸道损伤作用仅限于鼻呼吸道中度鳞状上皮化生。1 ppm 仅个别动物出现鼻腔呼吸道上皮鳞状化生。

Appelman 等（1988）报道，SPF 级雄性 Wistar 大鼠吸入甲醛 0、0.1、1 或 10 ppm，每天 6 小时，每周 5 天，连续 13 周或 52 周。结果表明，吸入甲醛 10 ppm 组大鼠出现鼻炎、鼻呼吸道上皮增生和化生，而吸入甲醛 0.1、1 ppm 剂量组大鼠鼻呼吸道上皮出现局灶性鳞状化生。

Monticello 等（1991）将每组 6 只雄性 F344 大鼠吸入甲醛 0、0.7、2、6、10、15 ppm，每天 6 小时，每周 5 天，连续 6 周，最后一次染毒后 18 小时，腹腔注射 ^{3}H- 胸腺嘧啶 2m Ci/kg（7.4×10^{10} mBq/kg），通过组织放射自显影技术，观察鼻腔上皮细胞特定区域的细胞增殖率。结果表明，连续 6 周吸入甲醛 10、15 ppm，呼吸道上皮出现上皮增生和鳞状上皮化生，主要分布在鼻中隔（nasoturbinates），即位于鼻前庭后部，较轻的病变甚至延伸至更后部区域包括鼻咽部。连续 6 周吸入甲醛 6 ppm 剂量染毒组大鼠出现呼吸道轻度上皮增生、鳞状上皮化生，但仅局限于呼吸道上皮的最前部。

Rusch 等（1983）报道，每组 6 ~ 12 只雄性食蟹猴吸入甲醛 0、0.2、0.98 或 2.95 ppm，每天 22 小时，每周 7 天，连续 26 周。结果表明，2.95 ppm 剂量组的食蟹猴出现声音嘶哑、鼻塞、流鼻涕。

3. 慢性毒性

Kerns 等（1983）报道，每组雌雄各 120 只 F344 大鼠和 B6C3F1 小鼠分别吸入甲醛 0、2、5.6、14.3 ppm，每天 6 小时，每周 5 天，连续 24 个月。染毒结束后继续观察 6 个月。分别于染毒后第 6、12、18、24、27 和 30 个月处死。结果表明，从第 12 个月至实验结束，14.3 ppm 染毒组大鼠死亡率一直高于对照组，差异有统计学意义（$P < 0.001$）。大鼠死于呼吸困难和消瘦。显微镜下观察，病变仅限于鼻腔和气管。然而，病变最初只在鼻中隔的腹侧部出现，随着研究

的进展，病变蔓延，并逐渐变得更加严重。低和中剂量染毒组逐渐出现鼻炎，上皮不典型增生和鳞状上皮化生。病变分布和严重程度明显与剂量相关。5.6 和 14.3 ppm 剂量染毒组小鼠鼻部出现炎症、增生和呼吸道上皮鳞状化生。

Kamata 等（1997）报道，每组 32 只雄性 F344 大鼠吸入甲醛 0.3、2、15 ppm，每天 6 小时，每周 5 天，连续 28 个月。15 ppm 剂量染毒组大鼠，4 个月后体重下降，9 个月后死亡率明显增加。没有发现与染毒相关的血液学指标改变。大体解剖和组织病理学检查结果显示，染毒组大鼠鼻甲和颌鼻甲骨呼吸道上皮细胞出现程度不等的上皮细胞增生、角化过度和鳞状上皮化生。3 个染毒组大鼠呼吸道上皮细胞增生伴鳞状上皮化生的发生率分别达 12.5%（4/32）、21.9%（7/32）、和 90.6%（29/32），而对照组为 0/32。

Kerns 等（1983）将 200 只雌雄 Fischer-344 大鼠随机分为 4 组，每组 50 只，分别吸入 0、2.0、5.6、14.3 ppm 的甲醛，连续 24 个月，14.3 ppm 甲醛染毒组有大鼠 44% 出现鼻咽部鳞状细胞癌，除此之外，该组大鼠鼻甲部还出现了 2 只腺癌，1 只癌肉瘤，1 只未分化癌，1 只未分化肉瘤。2.0、5.6、14.3 ppm 甲醛染毒组大鼠分别有 3.4%、2.6%、2.2% 出现鼻黏膜息肉状腺瘤，而对照组大鼠未出现上述表现。

然而，不同动物对甲醛的敏感性并不相同。

Dalbey 等（1982）报道，雄性金黄色地鼠吸入甲醛 0（132 只）或 10 ppm（88 只），每天 5 小时，每周 5 天，连续 110 周。与对照组相比，染毒组地鼠生存时间缩短，研究的主要观察终点为呼吸道组织的组织病理学检查。终期结果显示，没有任何证据表明染毒组地鼠出现鼻炎，也未发现呼吸道肿瘤，只有 5% 的地鼠出现鼻腔上皮增生和化生。他同时还报道了每组 50 只雄性金黄色地鼠终身吸入甲醛 0 或 30 ppm，每天 5 小时，每周 1 天，也未发现呼吸道肿瘤。

（二）流行病学资料

范卫等对 233 名接触甲醛的木材黏合业工人（木材组）、94 名病理科医师（病理组，其工作环境甲醛浓度明显高于木材组），以及 62 名非甲醛接触人员作为对照组进行调查。通过调查发现，接触甲醛浓度愈高，嗅觉敏感度降低愈明显。病理组过敏性鼻炎的发病率较木材组和对照组高，但是 3 组人员的嗅觉阈值比较，差异没有统计学意义（$P > 0.05$）。

王维等（2000）对某木材加工厂 79 名甲醛作业工人（男 44 名，女 35 名，平均年龄男工 39.84 岁，女工 35.91 岁）接触甲醛的工人按工龄分为 1 ～ 10、10 ～ 20 和 20 年以上 3 组进行研究，空气中甲醛的几何平均浓度为（3.07 ± 5.83）mg/m^3，其中最低为 0.7 mg/m^3，最高为 19.2 mg/m^3，发现肺功能指标异常有随工龄增长而增加的趋势。工龄 20 年以上组男性和女性甲醛作业人员 FEV1.0%（第 1 秒时间肺活量占预期值百分数）、V_{50}（50% 肺活量位的最大呼气流速）、MMEF（最大呼气中期流速）均比对照组（无尘毒接触、劳动强度相似的某厂工人）低，差异有统计学意义（$P < 0.01$）。

洪志强等（2007）对 65 名甲醛作业工人（接触组）和 70 名对照组工人呼吸系统症状进行观察。结果表明，接触组流泪、流涕、疲乏无力、记忆力减退、腹痛和咳嗽等 6 项自觉症状的出现率均高于对照组，差异有统计学意义（$P < 0.05$）。肺通气功能研究表明，与对照组比较，接触组肺活量占预期值百分数（vital capacity percentage，VC%），第 1 秒时间肺活量占预期值百分数（FEV1.0%），最大呼气中期流速 75%（MMEF75%）均显著降低，差异有统计学意义（$P < 0.01$）。接触组工人主要以小气道通气功能异常为主，且工龄越长肺功能损伤越严重；将研究对象按工龄分层，结果显示，< 0.5 年组呼气中段流量 75%（MEF75%）明显低于对照组；≥ 5 年组的 VC%、用力肺活量（forced vital capacity，FVC%）、FEV1.0% 和呼气中段流量（mid expiratory flow，MEF%）均明显低于对照组，差异均有统计学意义（$P < 0.05$）。提示甲醛暴露可导致工人阻塞性肺功能通气功能障碍。

Hauptmann 等（2004）报道了一项扩展的大型队列研究。结果表明，1966 年 1 月至 1994 年 12 月，在 10 个美国工厂生产或使用甲醛的 25 619 名工人（累计暴露量为 865 708 人·年）出现了 1921 名实体癌死亡病例，低于同期美国人群的预期实体癌死亡率，暴露组与非暴露组的标化死亡比（SMR）分别为 0.91 和 0.78。但是，鼻咽癌病例 9 例，鼻咽癌的相对危险度（RR）随着甲醛平均暴露水平、累积暴露水平、一次最高暴露浓度和暴露工龄的增加而升高，趋势检验 P 值分别为 0.066、0.025、< 0.001 和 0.147。

2004 年 6 月，国际癌症研究所（IARC）公布甲醛是人类确认致癌物，会诱发鼻咽癌，至于甲醛与肺癌、鼻腔癌、鼻窦癌、喉、气管、支气管等部位癌症是否相关联，研究结果不尽一致，尚未得出定论。

Allan 等（2001）报道在中国台湾地区台北市进行了一项病例对照研究，选择 375 名被新近诊断为鼻咽癌的患者和 325 名在年龄、性别、居住地与患者组相匹配的正常人，通过个人面谈方式获得其回忆信息。结果显示，甲醛暴露与鼻咽癌发生的相对危险度（RR）=1.4，95%CI：0.93 ~ 2.2，暴露甲醛超过 10 年发生鼻咽癌的 RR=1.6，95%CI：0.91 ~ 2.9。

国际癌症研究所（IARC）的致癌性评论曾为"动物阳性；人类不明确"，后经过进一步研究，在 2006 年确定为 1 类人类致癌物，可致肺癌。

六、毒性机制

张全武等（2004）将昆明种小鼠 40 只随机分为 4 组（对照组和低、中、高剂量染毒组），每组 10 只，雌雄各半，体重（25.3±12.7）g，低、中、高剂量染毒组分别吸入甲醛 2.5、5、10 mg/m³。结果显示，小鼠肺组织中所有染毒剂量组超氧化物歧化酶（SOD）活力低于对照组，差异有统计学意义（$P < 0.05$），高剂量染毒组小鼠肺组织中谷胱甘肽过氧化物酶（GSH-px）活力与对照组相比降低，差异有统计学意义（$P < 0.05$）。

Giselle 等将 28 只雄性 Fischer 大鼠随机分为 4 组（对照组和低、中、高剂量染毒组），低、中、高剂量染毒组大鼠每天分别吸入含有 1%、5%、10% 甲醛的 30 L 混合气体 60 分钟，连续 5 天，对照组吸入空气。结果显示，5%、10% 甲醛染毒组小鼠肺组织中还原型谷胱甘肽（GSH）和氧化型谷胱甘肽（GSSG）含量低于对照组，且还原型谷胱

甘肽 / 氧化型谷胱甘肽（GSH/GSSG）比值低于对照组，甲醛染毒组小鼠肺组织中过氧化氢酶（CAT）活性较对照组增加。甲醛的毒作用机制可能与造成机体抗氧化功能损伤有关。

张美荣等将中国仓鼠肺细胞（V79 细胞）分别用 75、150、300、600、1200 pmol/L 甲醛溶液处理 1、2、4 小时，以紫外线照射（15W 紫外线灯 40 cm 下照射 2、4、8、16 分钟）作为标准断裂剂，用单细胞凝胶电泳技术检测不同浓度、不同暴露时间甲醛诱导的 V79 细胞 DNA- 蛋白质交联作用。除 75 pmol/L 处理组外，其他 4 个浓度处理组 3 个染毒时间点甲醛均可引起显著的 V79 细胞 DNA- 蛋白质的交联作用，彗星尾长和彗星细胞率低于紫外线照射组，差异有统计学意义（$P < 0.05$），随着甲醛浓度的增加，DNA- 蛋白质交联作用加强，彗星尾长存在明显剂量 - 效应关系，差异有统计学意义（$P < 0.05$）。150、300、600 pmol/L 处理细胞 2、4 小时，彗星尾长和彗星细胞率低于暴露于 1 小时的相应浓度组，差异有统计学意义（$P < 0.05$）。

Casanova 等（1994）报道，雄性 F344 大鼠吸入甲醛 0、0.7、2、6 或 15 ppm，每天 6 小时，每周 5 天，连续 81 天，观察甲醛染毒对鼻腔上皮细胞的特定区域 DNA- 蛋白质交联形成的影响。结果发现，与侧鼻道黏膜相比，内侧和后鼻道黏膜区域 DNA- 蛋白质交联的浓度约升高 6 倍。

童志前等（2004）分别对雄性昆明种小鼠（5 周龄，体重 22 ～ 25 g）进行空气灌流、2.42 mg/m³ 甲醛灌流、4.81 mg/m³ 甲醛灌流，腹部皮下预注射 N- 甲基 -D- 天冬氨酸受体（NMDA 受体）拮抗剂 0.2 mol/L $MgSO_4$ 0.5 ml，或尾静脉预注射类香草素受体特异性拮抗剂 5×10^{-5} mol/L 的 Capsazepine（辣椒素）0.5 ml，再用 2.42 mg/m³ 甲醛灌流，探讨甲醛致小鼠气道神经源性炎症的机制。结果显示：与空气灌流比较，2.42 mg/m³ 和 4.81 mg/m³ 甲醛灌流的小鼠呼吸器官中 P 物质含量较空气灌流上升，差异有统计学意义（$P < 0.05$，$P < 0.01$）。腹部皮下预注射 NMDA 受体拮抗剂或尾静脉预注射类香草素受体特异性拮抗剂，再用 2.42 mg/m³ 甲醛灌流的小鼠呼吸器官中 P 物质含量较 2.42 mg/m³ 甲醛灌流组下降，差异有统计学意义（$P < 0.01$）。因此，

甲醛诱发的气道神经源性炎症的受体机制可能是通过激活感觉神经末梢上的类香草素受体和（或）NMDA 受体，触发神经末梢轴索反射，释放大量的速激肽（例如 P 物质），诱发气道神经源性炎症。

（吕中明　王民生　常元勋）

主要参考文献

1. Casanova-Schmitz M，Starr TB，Heck Hd'A. Differentiation between metabolic incorporation and covalent binding in the labeling of macromolecules in the rat nasal mucosa and bone marrow by inhaled [^{14}C] -and [^{3}H] formaldehyde. Toxicol Appl Pharmacol，1984，76（1）：26-44.
2. https：//www.atsdr.cdc.gov/toxProfiles/tp.asp?id=220&tid=39
3. 王海旭，周党侠，李砚，等. 甲醛急性染毒对性成熟期雄性大鼠精子质量、血清性激素及睾丸间质细胞结构及功能的影响. 西安交通大学学报（医学版），2012，33（4）：413-415.
4. NRC. Review of the Formaldehyde Assessment in the National Toxicology Program 12th Report on Carcinogens，National Academies Press，2014.
5. Shaham J，Gurvich R，Kaufman Z. Sister chromatid exchange in pathology staff occupationally exposed to formaldehyde. Mutat Res，2002.514（1-2）：115-123.
6. 洪志强，童智敏，施健. 甲醛对作业工人呼吸系统及肺功能影响. 中国公共卫生，2007，23（7）：849-850.
7. Kamata E，Nakadate M，Uchida O，et al. Results of 28-month chronic inhalation toxicity study of formaldehyde in male Fisher-344 rats. J Toxicol Sci，1997，22（3）：239-254.
8. Monticello TM，Morgan KT，Everitt JI，et al. Effects of formaldehyde gas on the respiratory tract of rhesus monkeys. Pathology and cell proliferation. Am J Pathol，1989，134（3）：515-527
9. Hauptmann M，Lubin JH，Stewart PA，et al.Morality from solid cancer among workers in formaldehyde industries. Am J Epidemiol，2004，159（12）：1117-1130.
10. Swiecichowski AL，Long KJ，Miller ML，et al.Formaldehyde-induced airway

hyperreactivity in vivo and ex vivo in guinea pigs. Environ Res, 1993, 61 (2):
185-199.

11. Monticello TM, Miller FJ, Morgan KT. Regional increases in rat nasal epithelial cell proliferation following acute and subchronic inhalation of formaldehyde. Toxicol Appl Pharmacol, 1991, 111 (3): 409-421.

12. Kerns WD, Pavkov KL, Donofrio DJ, et al. Carcinogenicity of formaldehyde in rats and mice after long-term inhalation exposure. Cancer Res, 1983, 43 (9): 4382-4392.

13. Arts JH, Rennen MA, de Heer C.Inhaled formaldehyde: evaluation of sensory irritation in relation to carcinogenicity.Regul Toxicol Pharmacol, 2006, 44 (2): 144-160.

14. Franklin P, Dingle P, Stick S. Raised exhaled nitric oxide in healthy children is associated with domestic formaldehyde levels.Am J Respir Crit Care Med, 2000, 161 (5): 1757-1759.

15. 童志前，刘宏亮，严彦，等. 气态甲醛染毒致小鼠气道神经源性炎症的神经受体机制. 环境与健康杂志，2004，21 (4): 215-217.

16. 关勇军，李宗海，段朝军，等. 甲醛致大鼠鼻腔癌与 K-ras 癌基因活化相关. 生命科学研究，2006，10 (1): 71-76.

17. 张全武，孙少华，王振全. 甲醛对小鼠脏器 MGMT 的影响. 中国公共卫生，2004，20 (1): 61-62.

18. Marsh GM, Youk AO, Buchanich JM, et al. Work in the metal industry and nasopharyngeal cancer mortality among formaldehyde-exposed workers. Regul Toxicol Pharmacol, 2007, 48 (3): 308-319

19. 吴凯，杨光涛，娄小华，等. 甲醛致小鼠肺 DNA 蛋白质交联和 DNA 断裂效应的研究. 公共卫生与预防医学，2006，17 (2): 15-21.

20. 王维，王秋萍，周烨，等. 甲醛对作业工人呼吸系统及肺功能的影响. 中国工业医学杂志，2000，13 (2): 115-116.

第二十章

军用毒剂（芥子气）

芥子气（mustard gas，MG），化学名二氯二乙硫醚，因具有类似芥末气味而得名。其 25℃ 的蒸气压为 0.11 mmHg（1 mmHg ≈ 0.133 kPa），略重于空气，故释放之后多积累于地表。历史上 MG 曾被多次用于战争中，当今世界仍有大量 MG 储存，地区冲突及化学恐怖活动中，MG 是最有可能被使用的化学毒剂之一。MG 进入生物体的途径有经皮吸收、经呼吸道（以气体形态）吸入以及经消化道吸收，MG 进入机体各处后，极少以原型形式存在。MG 中毒多为短时间接触后出现中毒症状。经呼吸道暴露时，会引起咳嗽、支气管炎，甚至长期呼吸道疾病；经皮是 MG 最常见的、毒性作用较大的暴露途径，接触皮肤后会引起皮肤和黏膜组织起疱；MG 长期低剂量暴露与呼吸道肿瘤、皮肤癌等恶性肿瘤存在因果关系。

一、毒性概述

（一）动物实验资料

选取雄性 SD 大鼠（体重 280 ~ 300 g，鼠龄 15 周）72 只，随机分为 MG 染毒组（32 只）、丙二醇对照组（32 只）和正常对照组（8 只）。染毒组气管内注入稀释的 MG（2.0 mg/kg，0.1 ml），分别于气管注入 MG 和丙二醇后 6、24、48 和 72 小时切取大鼠气管组织，每个时段取大鼠 8 只。染毒组大鼠（6、24、48、72 小时）光镜所见：气管黏膜上皮细胞部分脱落，灶性溃疡形成，纤毛紊乱，黏膜固有层腺体增多，黏膜下层大量炎症细胞浸润。染毒后 72 小时气管黏膜上皮脱落面积融合，膜部溃疡面积增大，可深达黏膜下层或外膜层；黏膜下血管扩张充血，大量以中性粒细胞为主的炎症细胞浸润。72 小时内损伤程度随时间延长而加重。丙二醇对照组和正常对照组气管黏膜上皮结构完整、连续，纤毛排列整齐，黏膜固有层腺体组织少，黏膜下层结构正常，外膜气管软骨环完整。

对雄性 SD 大鼠（体重 230 ～ 260 g），染毒组吸入 MG（浓度 1.4 mg/kg，吸入时间 50 分钟），同时设空气对照组。染毒后分别监测 6、24、48 小时，支气管肺泡灌洗液（BALF）和肺组织检测结果表明，染毒组染毒后 6 小时动物肺泡、肺叶开始出现组织学改变；48 小时后表现为肺泡间隔增宽，左右肺叶单核细胞、中性粒细胞、巨噬细胞数目明显增多，肺泡上皮黏膜灶性溃疡、上皮与肺泡黏膜下组织分离。BALF 中蛋白质含量升高，染毒后 24 小时 BALF 中蛋白质含量达到最高，与对照组比较，差异有统计学意义（$P < 0.05$），其中炎症标志物环加氧酶 2（cyclo-oxygenase-2，COX-2）、TNF-α、诱导型一氧化氮合酶（inducible nitric oxide synthase，iNOS）和基质金属蛋白酶（matrix metalloproteinases，MMP）的表达增加。

19 只雌性大白猪（体重 47 ～ 55 kg）被随机分为 4 组，染毒组分别吸入 MG 蒸气 60（5 只）、100（5 只）、150（5 只）µg/kg 及空气对照组（4 只），吸入 10 分钟后，持续监测 6 小时，收集血液、尿液、支气管肺泡灌洗液（bronchoalveolar lavage fluid，BALF）、肺组织样本。与对照组比较发现，低、中、高浓度染毒组吸入 3 ～ 6 小时 MG 蒸气后，肺内分流量增加，差异有统计学意义（$P < 0.05$）。染毒组动物逐渐出现呼吸性酸中毒症状，吸入 2 小时后尿液里均出现 MG 代谢产物。中、高浓度染毒组镜下可见气管上皮坏死、糜烂等早期肺损伤的特征。中浓度染毒组气管上皮炎症细胞浸润明显，血管扩张充血和核固缩，高浓度染毒组气管上皮出现局限性缺失，细支气管上皮坏死，并见细胞碎片。

在 5 只雌性豚鼠（体重 250 ～ 300 g）气管内注入 MG 0.3 mg/kg，对照组注入乙醇。染毒组 5 ～ 24 小时后出现气管上皮分离、柱状上皮细胞坏死脱落、基底细胞裸露等改变，气管上皮炎症细胞浸润，气管上皮下水肿，对照组未出现气管上皮炎症细胞浸润，气管上皮结构完整。

对 80 只 A 系小鼠（4 ～ 11 月龄，雌雄各半）进行 MG 吸入染毒（单次吸入 15 分钟，吸收纸上的 MG 浓度为 0.01 ml），连续染毒 2 ～ 3 个月后第 1 只小鼠出现肺癌。染毒 11 个月后，结果显示，染毒组有

49% 的小鼠罹患肺癌，对照组肺癌发生率仅有 27%。

（二）流行病学资料

自从 1917 年进入实战后，MG 立即被纳入了多国武器库的储备，最近一次确证的 MG 使用发生在两伊战争期间（1980—1988 年）。对 100 名 1979—1988 年间有 MG 暴露的伊朗退伍军人随访报告显示，随访对象出现了一系列迟发性呼吸系统损伤症状，其中慢性支气管炎占 58%，肺部感染和肺结核占 29%，肺纤维化占 12%，哮喘占 10%，肉芽组织或瘢痕组织性气道狭窄占 9%，支气管扩张占 8%，恶性细胞浸润占 4%，肺曲菌球占 1%。

1337 名有 MG 暴露史的军人参加了 2003 年开展的一项回顾性队列研究，研究年龄、暴露次数、是否佩戴防毒面具与肺部并发症的关系。结果显示，肺部并发症的累计发病率为 31.6%，各年龄组相对危险度（RR）为：21 ~ 25 岁年龄组 1.13（95%CI：0.88 ~ 1.46）、26 ~ 30 岁年龄组 1.49（95%CI：1.10 ~ 2.01）、31 ~ 35 岁年龄组 1.70（95%CI：1.20 ~ 2.40）、36 岁以上组 2.09（95%CI：1.57 ~ 2.77）。MG 暴露导致的肺部并发症风险随年龄和暴露对象未佩戴防毒面具（RR=3.04，95%CI：2.20 ~ 4.20）增加。

对参加过第一次世界大战的美国退伍军人的死亡情况进行前瞻性调查（1919—1965 年），将调查对象分为 3 组，其中第一组为有过 MG 接触史的 2718 人，第二组为罹患肺炎但没有 MG 接触史的 1855 人，第三组为既没有 MG 接触史也未罹患过肺炎的 2578 人。结果发现，1930—1939 年期间，三组人群因肺癌而导致的死亡人数有显著性差异，第一组死于肺癌标化死亡比（SMR）为 1.47（95%CI：1.07 ~ 2.01，$P < 0.01$），第二组的 SMR 为 1.13（95%CI：0.88 ~ 1.43），第三组无因肺癌而死亡者。

1952 年起，日本研究者募集了 1929—1945 年间受雇于日本有毒气体工厂的工人。1952—2005 年间，这项纵向研究检测了暴露于 MG 的工人（$n=480$）和未暴露于 MG 的工人（$n=969$）的肺癌发生情况。结果显示，因 MG 暴露导致的肺癌发生可以造成研究对象寿命缩短，18 岁以上首次暴露于 MG 的工人减寿年数为 3.3 年，而 18 岁以下首次暴露于 MG 的工人减寿年数为 4.9 年。

案例：

2003 年 8 月 4 日，齐齐哈尔市某建筑工地挖掘出 5 个装有 MG 的铁桶（系侵华日军遗弃的化学毒剂），其中 2 个桶破损，造成现场人员受到 MG 感染，并对环境造成污染，有 44 人中毒后入院治疗，1 人因重度中毒死亡。其中 15 例患者中呼吸道主要症状为不同程度的咽干咽痛（9 例）、烧灼感（7 例）、咳嗽（6 例）、鼻塞（2 例）等。轻度中毒者约在 11.4 小时后出现咽干咽痛、呼吸道烧灼、咳嗽、鼻塞等症状。中、重度中毒者经 2 ~ 3.3 小时潜伏期，甚至更短时间就出现有胸骨后疼痛，咳嗽加剧，伴有脓痰、发热、呼吸困难等临床表现。MG 染毒首先侵及直接接触部位。此外，32 例患者眼部接触后有不同程度的刺痛、畏光、流泪、眼睑痉挛等症状，皮肤接触者 43 例患者皮肤损伤，并留有后遗症。

2004 年 8 月 24 日，齐齐哈尔市再次发生 MG 中毒事件，造成 8 人中毒，仍系日军遗弃化学武器毒气桶所致。

中国的一位 33 岁男性，在制药厂偶然接触到 MG 后，因呼吸困难入院，该患者入院时血压 160/90 mmHg，呼吸频率 30 次 / 分，心率 150 次 / 分，肺部湿性啰音，眼结膜充血，胸部 CT 扫描显示肺气肿、气胸；支气管镜检显示黏膜水肿、气道部分细胞坏死，导致呼吸障碍。通过 13 天的治疗，呼吸功能明显改善，由于气管切开术造成了患者气道狭窄，经局部治疗后逐渐好转。此外，该患者白细胞、中性粒细胞、血小板数量减少。

（三）中毒临床表现

MG 致急性中毒时，早期咳嗽和声音嘶哑是最典型的表现，随后流涕、气短。同时伴随皮疹，严重者会出现咳脓痰、咯血、肺部感染和肺坏疽。MG 慢性中毒表现包括哮喘、肺气肿、慢性支气管炎、肺纤维化。高分辨率 CT 扫描、支气管肺泡灌洗和开胸肺活检的检查结果证实，主要的病变是闭塞性细支气管炎。这涉及肺部的一个瘢痕形成过程，首先影响细支气管，管壁结构的进行性破坏，发展成支气管扩张和阻塞性肺部病变。除了肺部病变外，MG 对上呼吸道也有直接作用，引起气管和支气管的损害，出现瘢痕形成、纤维化和呼吸道黏膜纤毛系统的功能障碍，最终导致气管、支气管的狭窄。长期接触低剂量 MG 的工人，肺癌发病率较高，肺癌主要表现为呼吸困难、咳嗽、胸痛、胸闷、气急及咯血。

二、毒性机制

（一）炎性反应

炎性反应是 MG 暴露后组织损伤的主要表现。MG 急性暴露和暴露的远期效应均存在炎性因子和炎性细胞的升高。经气道吸入所致的急性肺损伤与炎性细胞和细胞因子参与相关，侵蚀和炎症是其病理特征之一。MG 损伤后的肺部炎症的主要通路可能是自由基介导的肿瘤坏死因子 -α（tumor necrosis factor-α，TNF-α）经过促分裂原活化蛋白激酶（mitogen-activated protein kinase，MAPK）的磷酸化诱导活化蛋白 -1（AP-1）的激活。TNF-α 通过激活 TNF 受体 -1（TNF receptors-1，TNFR-1）发挥其生物活性。研究发现，选择雄性 B6219 野生型小鼠和 TNFR-1 基因敲除小鼠各 6 只（SPF 级，8 ~ 10 周龄），气管内注入 MG 3 mg/kg，染毒后 3 天的肺组织检测结果表明，与野生型小鼠相比，MG 诱导的 TNFR1 基因敲除小鼠肺损伤症状明显减轻，MG 经 TNFR-1 通路转导 TNF-α 信号，激活炎症反应，诱导肺损伤。此外，MG 还可通过诱导 p38 激活 MAPK 信号转导通路，上调细胞因子，导致肺损伤。200 μmol/L MG 处理培养的人表皮角蛋白细胞 15 分钟即可使 p38MAPK14 磷酸化增加，同时其上游的激酶 MKK3/MKK6 磷酸化。收集 200 μmol/L MG 处理 24 小时的人表皮角蛋白细胞培养上清，上清中白细胞介素 -8, -6（IL-8、IL-6）、肿瘤坏死因子 -α（TNF-α）和白细胞介素 -1β（IL-1β）水平均升高。使用 p38MAPK 抑制剂 SB203580（10 μmol/L）处理人表皮角蛋白细胞 2 小时可使其分泌降低，提示 p38MAPK 激酶参与人表皮角蛋白细胞细胞因子的产生，抑制该通路可减轻炎性反应。

（二）氧化应激

MG 可促进内源性活性氧（reactive oxygen species，ROS）产

生。MG 致肺损伤时，存在着氧化与抗氧化失衡 / 解毒酶类失调而无法消除有害的反应性氧代谢物。谷胱甘肽 -S- 转移酶（glutathione-S-Stransferase，GST）是呼吸道主要的抗氧化剂之一，在不同的环境下它能降低氧化应激反应。选择正常志愿者 7 人和 MG 诱导的慢性阻塞性肺疾病（chronic obstructive pulmonary disease，COPD）患者 21 人，患者均为在两伊战争中有 MG 暴露史的个体，且均排除了其他慢性肺部疾病、肺癌等。研究发现，MG 诱导的 COPD 患者的支气管组织中 GSTP1 和 GSTA1 呈高表达，GST 的高表达提示其在抗氧化应激的细胞保护作用中发挥重要作用。

Jafari 等（2010）检测 54 名 MG 致肺损伤患者和 25 名未接触 MG 的肺损伤患者的 BALF 和红细胞中超过氧化物歧化酶（superoxide dismutase，SOD）、过氧化氢酶（catalase，CAT）、谷胱甘肽过氧化物酶（glutathione peroxidase，GSH-Px）水平均升高，与对照组比较，差异均有统计学意义（$P < 0.05$），BALF 中 GST、丙二醛（malondialdehyde，MDA）水平升高，谷胱甘肽（glutathione，GSH）水平降低，与对照组比较，差异均有统计学意义（$P < 0.01$）。另有报道，对 250 名 MG 诱导的肺损伤患者和 60 名正常成人的血清 GSH 和 MDA 水平进行检测，发现 MG 诱导肺损伤患者血清 GSH 水平较正常成人降低（患者：17.89 ± 2.16 mmol/L，正常成人：29.85 ± 2.16 mmol/L），血清 MDA 含量较正常成人升高（患者：0.75 ± 0.05 mmol/L，正常成人：0.69 ± 0.09 mmol/L），提示 MG 诱导肺损伤可导致氧化 - 抗氧化系统失衡。

（三）对核酸的作用

聚腺苷二磷酸 - 核糖聚合酶（Poly-ADP-Ribose Polymerase，PARP）信号通路是在 MG 导致的 DNA 损伤后最先被激活的通路，在细胞毒性中具有重要位置。MG 可诱导 DNA 损伤，触发 PARP 激活。与野生型（PARP$^{+/+}$）小鼠原代培养的成纤维细胞比较，基因敲除（PARP$^{-/-}$）小鼠原代培养的成纤维细胞暴露 MG（300 μmol/L，24 小时）后，其核小体间 DNA 断裂增加，caspase-3 活性增加，呈现出细胞凋亡的特征，而 PARP$^{+/+}$ 组则呈现出细胞坏死的特征。

Kehe 等（2008）将人角质化细胞（HaCaT）暴露于 MG（10 ~ 1000 µmol/L）30 分钟。结果显示，1000 µmol/L MG 能诱导 PARP 过度激活，消耗 NAD^+ 和 ATP 水平，导致细胞坏死，暴露 6 小时后 ATP 水平消耗 22%，MG ≥ 1 mmol/L 可诱导核聚合酶激活导致细胞内 ATP 水平降低，进而细胞坏死。MG ≤ 1 mmol/L 仅可引起核聚合酶轻微激活，但 ATP 无消耗，细胞内 ATP 消耗是细胞凋亡的重要环节，是诱导细胞凋亡到细胞死亡的"分子开关"。

（四）细胞凋亡

细胞凋亡是指为维持内环境稳定，由基因控制的细胞自主的有序的死亡，涉及一系列基因（如 caspase 家族、抑癌基因 p53 等）的激活、表达以及调控等的作用。将雄性 SD 大鼠（体重 280 ~ 300 g）分为 MG 染毒组（32 只）、丙二醇对照组（32 只）、正常对照组（8 只），动物全身麻醉下气管插管，MG 染毒组气管内注入稀释 MG（2.0 mg/kg，0.1 ml），丙二醇对照组注入丙二醇 0.1 ml，正常对照组不做任何处理。染毒组 Caspase-3、Caspase-9 在气管上皮和黏膜下层凋亡细胞表达阳性，染毒后 6 小时凋亡细胞呈散在分布，24 小时凋亡细胞呈带状分布，48、72 小时凋亡细胞聚集成簇。丙二醇对照组和正常对照组气管黏膜下层凋亡细胞呈零星分布，提示 MG 经线粒体通路诱导气管壁细胞凋亡。正常人支气管上皮（normal human bronchial epithelia，NHBE）暴露于 MG（100、300 µmol/L）16 小时，caspases-8 和 caspases-3 活性均增加，说明该细胞中凋亡的死亡受体途径被诱导。

1993 年，日本学者对日本工厂内 12 例有 MG 暴露史的肺癌患者和 12 例没有 MG 暴露史的肺癌患者的标本进行 p53 蛋白分析表明，6 例有 MG 暴露史的患者的 DNA 序列中发现 8 个 p53 基因突变（在外显子 5 ~ 8），这些突变以 G：C 向 A：T 的转换、颠换为主，其中 2 例发生了 p53 基因多点突变，此突变类型由 MG 所致 DNA 损伤的类型之一，对照组中未出现 p53 基因多点突变。

三、防治原则

预防 MG 中毒，应及时使用防毒面具和皮肤防护器材，尽早进行局部和全身洗消，条件允许时撤离染毒区，防止交叉染毒。收容伤员时，伤员的被污染服装、装具、担架等均不得带入室内，对来自染毒区的物品、器材、车辆等均应及时进行检毒及消毒。

呼吸道轻、中度损伤按上呼吸道炎症和急性支气管炎治疗。重度中毒更应严格控制感染，及早局部（雾化吸入）和全身应用抗感染药。并注意与呼吸道传染病患者隔离。防止交叉感染。病房内温度、湿度要适宜，通风良好，防止感冒。经常清洁口腔，防止溃烂和感染。早期有呼吸道刺激症状，可喷雾吸入清凉剂或 5% 普鲁卡因溶液。咳嗽剧烈时用可待因，服祛痰剂，烦躁不安给镇静剂。呼吸困难时吸氧。解除支气管痉挛给支气管扩张剂，静脉注射氨茶碱 0.25 mg 或异丙嗪 20 ～ 50 mg，每 4 ～ 6 小时一次，交替使用。局部滴入或雾化吸入异丙基肾上腺素或地塞米松等。随时吸除口腔及咽喉部分泌物。

全身吸收中毒的治疗原则以抗休克、抗感染、抗毒和对症治疗为主。对 MG 全身中毒的治疗，除硫代硫酸钠外，二巯丙磺酸钠或二巯丁二钠也有一定疗效。

（卞　倩　吴　俊　王民生）

主要参考文献

1. Rosemond ZA，Beblo DA，Amata R．Toxicological Profile for Sulfur Mustard（update）．US Department of Health and Human Services Public Health Service Agency for Toxic Substances and Disease Registry，2003：80.

2. Hosseini KA，Haines DD，Modirian E，et al．Mustard gas exposure and carcinogenesis of lung．Muta Res，2009，678（1）：1-6.

3. IARC（2012）．Sulfur Mustard．IARC Monogr Eval Carcinog Risks Hum，2012，100F：1-14.

4. 祝筱姬，徐睿，孟晓，等．芥子气致大鼠气管急性损伤机制的探讨．重庆医学，2014，43（26）：3412-3415.

5. Malaviya R，Sunil VR，Cervelli J，et al．Inflammatory effects of inhaled sulfur mustard in rat lung．Toxicol Appl Pharmacol，2010，248（2）：89-99.

6. 朱双双，祝筱姬，赵建，等．芥子气不同途径染毒致大鼠急性肺损伤的观察．

中华劳动卫生职业病杂志，2015，33（9）：685-687.

7. Fairhall SJ，Jugg BJ，Read RW，et al. Exposure-response effects of inhaled sulfur mustard in a large porcine model：a 6-h study.Inhal Toxicol,2010,22(14)：1135-1143.

8. Taghaddosinejad F，Fayyaz AF，Behnoush B. Pulmonary complications of mustard gas exposure：A study on cadavers. Acta Medica Iranica,2011,49（4）：233-236.

9. Zarchi K，Akbar A，Naieni KH. Long-term pulmonary complications in combatants exposed to mustard gas：a historical cohort study. Int J Epidemiol，2004，33（3）：579-581.

10. Doi M，Hattori N，Yokoyama A，et al. Effect of mustard gas exposure on incidence of lung cancer：A longitudinal study. Am J Epidemiol,2011,173(6)：659-666.

11. 孙景海，庞庆新，闵新歌，等. 44例芥子气中毒患者染毒情况分析. 解放军医学杂志，2003，28（12）：1131-1133.

12. Zhang X，Zhang Z，Chen S，et al. Nitrogen mustard hydrochloride-induced acute respiratory failure and myelosuppression：A case report. Exp Ther Med，2015，10（4）：1293-1296.

13. Ghanei M，Harandi AA. Molecular and cellular mechanism of lung injuries due to exposure to sulfur mustard：a review. Inhal Toxicol，2011，23（7）：363-371.

14. Sunni VR，Patel-Vayas K，Shen J，et al. Role of TNFR1in lung injury and altered lung function induced by the model sulfur mustard vesicant，2-chloroethyl ethyl sulfide. Toxicol Appl Pharmacol，2011，250（3）：245-255.

15. Aghanouri R，Ghanei M，Aslani J，et al. Fibrogenic cytokine levels in bronchoalveolar lavage aspirates 15 years after exposure to sulfur mustard. Am J Physiol Lung Cell Mol Physiol，2004，287（6）：L1160-L1164.

16. Nourani MR，Azimzadeh S，Ghanei M，et al. Expression of glutathione S-transferase variants in human airway wall after long-term response to sulfur mustard. J Recept Signal Transduct Res，2014，34（2）：125-130.

17. Jafari M，Ghanei M. Evaluation of plasma，erythrocytes，and bronchoalveolar lavage fluid antioxidant defense system in sulfur mustard-injured patients. Clin

Toxicol（Phila），2010，48（3）：184-192.

18. Kehe K，Raithel K，Kreppel H，et al. Inhibition of poly（ADPribose）polymerase（PARP）influences the mode of sulfur mustard（SM）-induced cell death in HaCaT cells. Arch Toxicol，2008，82（7）：461-470.

19. Rosenthal DS，Simbulan-Rosenthal CM，Liu WF，et al. PARP Determines the mode of cell death in skin fibroblasts，but not keratinocytes，exposed to sulfur mustard. J Invest Dermatol，2001，117（6）：1566-1573.

20. Ray R，Simbulan-Rosenthal CM，Keyser BM，et al. Sulfur mustard induces apoptosis in lung epithelial cells via a caspase amplification loop. Toxicology，2010，271（3）：94-99.

21. Takeshima Y，Inai K，Bennett WP，et al. p53 mutations in lung cancers from Japanese mustard gas workers. Carcinogenesis，1994，15（10）：2075-2079.

22. Calvet JH，Coste A，Levame M，et al. Airway epithelial damage induced by sulfur mustard in guinea pigs，effects of glucocorticoids. Hum Exp Toxicol，1996，15（12）：964-971.

23. Heston WE，Levillain WD. Pulmonary tumors in Strain A mice exposed to mustard gas. Proz Sot Exp Biol Med，1953，82（3）：457-460.

24. Norman JE Jr. Lung cancer mortality in World War I veterans with mustard-gas injury：1919—1965. J Natl Cancer Inst，1975，54（2）：311-317.

25. Shohrati M，Ghanei M，Shamspour N，et al. Glutathione and malondialdehyde levels in late pulmonary complications of sulfur mustard intoxication. Lung，2010，188（1）：77-83.

第二十一章

放射性核元素（氡及其子体）

氡（^{222}Rn）是无色、无味、无臭的惰性放射性气体，是从^{238}铀裂变而来的放射性物质系列中的一种核素，在衰变过程中，产生的氡子体既有α射线，也有β和γ射线，故氡及其子体是α、β和γ射线的混合体，是天然射线中最常见的污染源。氡是空气重量的7倍，趋向于积聚在低矮的空间、尤其是洞穴和建筑物，没有良好的通风难以消除。

空气中的氡子体以离子态子体和未结合态子体两种形式存在，当氡子体与气溶胶粒子结合后形成了结合态氡子体，结合态氡子体根据气溶胶粒子的大小，形成凝集核氡子体和粒子氡子体。氡及其子体通过呼吸道进入机体，结合态的氡子体主要沉积在肺部，未结合态的氡子体主要沉积在鼻咽部、气管、支气管。吸收进入血液和淋巴液分布至全身各脏器，在呼吸道纤毛作用下，一部分经咽喉吞咽进入胃肠道，呼吸道也是主要排出途径。氡及其子体对人体的危害多发生在铀矿开采以及存在氡污染的非铀矿开采。工业生产中，未见氡及其子体引起的急性损害报道。长期吸入氡及其子体浓度较高的空气，会受到氡子体的连续性慢性照射，其远期效应是肺癌。

世界卫生组织（WHO）于2009年9月21日发布的《室内氡手册》指出，根据流行病学最新研究结果，氡及其子体的照射及辐射是诱发肺癌的重要因素。WHO采用了更严格的室内氡控制限制标准，即室内氡浓度限值由原来的200 Bq/m^{3}降低至100 Bq/m^3。我国（原）卫生部1996年颁布的《住房内氡浓度控制标准》（GB/T16146-1995）中规定：已建住房氡浓度年平均值为200 Bq/m^3，新建住房氡浓度年平均值为100 Bq/m^3。《铀矿地质辐射防护和环境保护规定》（GB15848-1995）中，对以^{222}Rn和^{220}Rn的短寿命子体为主要危害的工作场所，它们的短寿命子体，潜能年摄入限值分别为0.02 J和0.06 J。井下氡子体潜能浓度超过4.16×10^{-5} J/m^3（2 WL）时，原则上该场所应停止工作，浓度为（2.08 ~ 4.16）× 10^{-5} J/m³（1 ~ 2 WL）时应采取有效的防护措施。《地下建筑氡及子体控制标准》（GBZ116-2002）中规定：已用地下建筑的行动水平为 400 Bq/m³（平衡当量浓度），待建地下建筑的设计水平为 200 Bq/m³（平衡当量浓度）。《民用建筑工程室内环境污染控制规范》（GB50325-2010）规定：Ⅰ类民用建筑工程氡浓度 < 200 Bq/m³，Ⅱ类民用建筑工程氡浓度 < 400 Bq/m³。

一、毒性概述

（一）动物实验资料

1. 肺及其支气管损伤

李冰燕等（2002 年）选用 2 月龄雄性 SD 大鼠 20 只，随机分成 4 组，1 个对照组，3 个染毒组分别暴露于 HD-3 型多功能生态氡室，使累计受照射剂量分别达到 66、111、174 工作水平月（working lever month，WLM）。结果表明，111 WLM 组小鼠呼吸道黏膜下结缔组织和血管增生伴血管扩张，少数肺泡上皮细胞脱落，细小支气管壁以单核细胞浸润为主的炎性反应；174 WLM 组小鼠出现支气管黏膜上皮细胞脱落，黏膜下结缔组织增生明显，慢性炎细胞浸润明显，肺泡上皮大片脱落，间质增生伴炎细胞浸润，出现灶性肺气肿，未见上皮及腺体细胞鳞化。

2. 肺癌

法国人 Perauol 等（1970）用 SD 大鼠进行氡染毒，首次报道氡致受试大鼠肺癌。孙来华等（1985）用 100 只 Wistar 大鼠随机分为 3 个不同剂量组进行氡染毒并观察 19 个月，发现 22 只大鼠发生了肺癌；另有 10% ~ 30% 的大鼠呼吸道上皮细胞过度增生即发生了癌前改变。Cross 等用 SPF 级大鼠和猎犬进行氡致癌实验，发现氡可以诱发受试动物肺腺癌和支气管肺癌。Monchaux 和 Morlier（2002）用雄性 SD 大鼠进行氡及其子体染毒，观察 1 ~ 12 个月，各染毒组大鼠累计氡暴露剂量分别是 105 工作水平月（WLM）和 188 工作水平（WL）、107 WLM 和 147 WL、100 WLM 和 58 WL、100 WLM 和 13WL、100 WLM 和 152 WL、42 WLM 和 18 WL，结果各氡染毒组大鼠都发现了肺癌。

李冰燕等（2002）用 20 只体重 150 ～ 180 g 的雄性 SD 大鼠随机分为 3 个不同剂量的受照射组，置于 HD-3 型多功能生态氡室内进行染毒，氡受照射组每组累积受照射剂量分别为 66、111、174 WLM，观察大鼠肺细胞 DNA 损伤情况，111WLM 组大鼠支气管肺泡灌洗液（BALF）和肺组织细胞 DNA 迁移距离分别为 29.31 ± 2.45 μm 和 30.24 ± 4.82 μm，174 WLM 组大鼠 BALF 和肺组织细胞 DNA 迁移距离分别为 40.68 ± 3.42 μm 和 35.85 ± 1.56 μm，都较对照组明显增加。

（二）流行病学资料

国际癌症研究所（IARC，2010）将 ^{222} 氡及其子体归入 1 类，人类致癌物，可致肺癌。氡是排在第 2 位的致肺癌因子。人类肺癌约 10% 可归因于氡及其子体的照射，英国为 6% ～ 12%，德国为 7%，美国为 10% ～ 14%，而我国为 15%。目前的研究还不能完全确定哪种细胞类型肺癌与接触氡及其子体有关，Cross 等认为氡诱发的肺癌以腺癌和支气管肺泡癌为主。

1. 铀矿、非铀矿等采矿工人肺癌高发

美国电离辐射生物效应委员会（BEIR）对 11 个矿场 43 200 名矿工进行的流行病学调查研究发现，肺癌患者高达 2674 名，累积暴露剂量在 26.8 ～ 3200WLM。

鼓言群等于 1984—1986 年对湖南地区 1 个铀矿和 13 个非铀矿（12 个金属矿，1 个煤矿）矿井氡及其子体浓度进行检测，发现铀矿和金属矿氡平均浓度均高于煤矿，金属矿氡子体平均浓度最高（7.32×10^4 meV/L），是铀矿氡子体平均浓度（2.04×10^4 meV/L）的 3.5 倍，煤矿氡子体平均浓度（0.32×10^4 meV/L）的 22 倍。金属矿 30 年受照剂量为 790.6 WLM，超过国际辐射防护委员会（ICRP）推荐的 100 WLM 的 7.9 倍。收集 1970—1984 年间矿工肺癌发病情况，金属矿工人肺癌发病率为 86.9×10^{-5}/（万人·年），是铀矿的 0.6 倍、煤矿的 8 倍，金属矿工人肺癌高发与超暴露剂量接触氡有关。

张辅铭等（1999）对云南锡业公司为期 26 年（1969—1994 年）的前瞻性队列研究，选择 20 世纪 60 年代入厂工人作为研究对象，下井矿工 2340 人（男 2299 人，女 41 人）作为接触组，下井男矿工 2299 人中 1940—1949 年出生的 1549 人作为子队列；以非井下工作和非冶炼工人且 1940—1949 年间出生的 4225 人（男 2402 人，女 1823 人）作为对照组。研究发现，20 世纪 60 年代下井矿工肺癌累积发生率（26 年）为 645.5/10 万（其中老厂为 662.3/10 万），而对照组男性工人肺癌累积发生率为 166.5/10 万，女性为 164.6/10 万。检测老厂井下氡平均浓度 8.314 ~ 26.751 Bq/L，氡子体 1.83 ~ 4.27 WL（工作水平），全云南锡业公司 20 世纪 60 年代下井矿工氡子体暴露量平均 238 WLM，其中老厂平均为 400 WLM，当氡子体暴露量达 200 ~ 400 WLM 时，肺癌标化死亡比（SMR）可达 2.35 ~ 3.34，累积发病相对危险度（RR）可达 3.88 ~ 3.98。

2. 室内氡污染与肺癌

Schoenberg 等认为除鳞状上皮细胞癌以外的其他类型肺癌均与室内氡浓度有关，其中以大细胞未分化癌相关最明显。大细胞癌为一种恶性上皮性癌，分为巨细胞癌和透明细胞癌两种类型。瑞典和美国的研究者发现，肺腺癌与室内氡污染浓度增高有关（RR=1.66，95%CI：1.0 ~ 2.6）。居民接受室内氡子体照射所造成的肺癌危险为 47/（10^6 人·年），其中 ^{222}Rn 子体为 42/（10^6 人·年），^{220}Rn 子体为 4.7/（10^6 人·年）。一般居民肺癌 11.6% 与室内氡子体照射有关，其中 10.4% 与 ^{222}Rn 子体照射有关，1.2% 与 ^{220}Rn 子体有关。

二、毒性机制

（一）肺组织损伤

仲恒高等用雄性 Wistar 大鼠进行氡染毒，染毒组吸入氡及其子体累积受照射剂量分别达 27、52 和 105 WLM 后，检测大鼠肺组织匀浆以及外周血的超氧化歧化酶（SOD）活性和丙二醛（MDA）含量，并检测外周血单个核细胞（PBMC），以及支气管肺泡灌洗液细胞内活性氧（ROS）含量。结果表明，各染毒组大鼠肺组织匀浆和外周血液中 SOD 含量均降低，且随累积受照射剂量的增加呈现下降趋势；各染毒组大鼠肺组织匀浆和外周血液中 MDA 含量增高，且随累积受照射剂量的增加呈现上升趋势，各处理组 BALF 中细胞的 ROS 含量均增加，说明吸入氡及其子体后对大鼠肺和外周血产生氧化损伤。

（二）肺癌

支气管上皮基底细胞、黏液细胞以及肺上皮细胞最容易受到照射损伤引发肺癌。

美国经过为期 18 年的铀矿工人追踪调查发现，累积照射量从 120 WLM 组开始肺癌发生率明显增加，铀矿工肺癌发生率与氡子体累积照射量呈明显的线性无阈关系。经估算，美国、捷克、加拿大铀矿工患肺癌相对危险度（RR）分别为 0.003～0.01、0.01～0.02 和 0.005～0.013/WLM。建议将 5～15 人·年/WLM 作为职业性作业期间的所有年龄的平均危险度范围。假定平均表达时间为 30 年，则相当于终身肺癌危险度为（1.5～4.5）×10^{-4}/WLM。氡及其子体诱发肺癌的潜伏期，铀矿工肺癌诱发潜伏期长达 15～40 年。捷克经过 21～26 年的铀矿工人追踪调查发现，当累积照射量达到 100～149 WLM 时，肺癌发生率明显增加，且肺癌增加率与累积照射量呈正相关。国际辐射防护委员会（ICRP）32 号出版物提供氡子体暴露限值：平均肺剂量为 50～70 mSv，分区肺剂量为 20～60 mSv，才有可能对机体组织器官产生辐射效应。

氡子体 α 潜能对肺组织所产生的损伤主要取决于个体的呼吸率、年龄、氡子体未结合态份额（fp）、氡子体气溶胶粒子的分散度（AMD）等因素。氡及其子体致肺癌的主要原因与长期吸入高浓度的氡及其子体使肺组织受到慢性照射等因素有关。氡及其子体既是肿瘤突变剂又是肿瘤促进剂，高浓度的氡及其子体进入机体后可以刺激靶细胞大量增生诱导细胞恶性转化，起到突变剂的作用，此过程约需 20～30 年；在恶性细胞转化期，促使突变的细胞加速增长形成肿瘤，又起着促进剂的作用。

Anna 等认为氡暴露致肺癌与抑癌基因 p53 突变有关。夏英等（2001 年）从甘肃陇东高氡暴露地区室内氡浓度与居民肺癌 p53 基因突变研究中发现，室内氡浓度在 200～350 Bq/（m^3·a）范围内的 7 名肺癌患者中有 5 名发生了 p53 基因突变（2 例在 p53 第 5 外显子上发生泳动移位现象，2 例在第 8 外显子出现电泳带变位，1 例在第 6 外显子上出现电泳迁移率的改变）。肺癌患者的年龄及吸烟史也与 p53 基因突变可能有一定的联系。高于 54 岁的 5 名肺癌患者都发生 p53 基因的突变。

Taylor 等（1994）对 55 名美国科罗拉多矿工肺癌标本中的 p53 基因进行损伤观察，发现 73% 的大细胞肺癌和 51% 鳞状上皮细胞肺癌标本中检出 5 ~ 9 号外显子的 p53 突变，55% 的肺癌都在 249 号密码子的 AGG → ATG 颠换，认为 249 号密码子的突变可能是氡诱发肺癌所致。

刘海云等用香烟烟雾与氡单独和联合对人支气管上皮细胞（BEAS-2B）体外处理观察 BEAS-2B 的损伤效应，发现先经氡处理后经烟雾处理可使 BEAS-2B 细胞的 p16 基因和 FHIT 基因 mRNA 表达降低，突变型 p53 基因 mRNA 表达升高。

高刚等（2009）用清洁级 2 周龄体重 18 ~ 22 g 的雄性 BALB/c 小鼠，随机分为氡染毒即刻处理组、氡染毒后 1 个月处理组和对照组，染毒组用 SR-NIMO2 型氡室，氡浓度控制在 7×10^4 ~ 13×10^4 Bq/m^3，氡染毒剂量为 60WLM，用 Real-time PCR 测定 let-7a 的表达，用 Western blot 检测 let-7a 靶蛋白 CDK6 的表达。结果表明，60 WLM 氡染毒后 1 个月处理组小鼠肺细胞 let-7a 的表达较对照组明显下调，let-7a 靶蛋白 CDK6 的表达较对照组明显上调，说明氡间接调控肺组织 let-7 的靶蛋白 CDK6，影响细胞的有丝分裂。

张素萍等（2009）用 2 月龄体重 100 g 左右的健康雄性 Wistar 大鼠 8 只，随机分为对照组和氡染毒组，在多功能生态氡室染毒 27 个月（每天染毒 16 小时），染毒结束后大鼠累积氡照射剂量达 650 WLM，观察到氡染毒组大鼠肺上皮细胞严重增生性改变，发生癌前病变；与肺组织细胞增殖周期有关的细胞增殖核抗原（PCNA）高表达，以 β-actin 为内参，氡染毒组大鼠肺组织 PCNA 的相对表达量为 0.174 ± 0.091，较对照组（0.0067 ± 0.009）明显增高；与调控癌细胞生长、扩散有关的免疫蛋白晚期糖基化终产物受体（RAGE）和钙结合蛋白（S100A6）高表达，氡染毒组大鼠肺组织 RAGE 的相对表达量为

0.4372±0.291，较对照组（0.0041±0.006）明显增高，S100A6 的相对表达量为 0.493±0.049，较对照组（0.069±0.055）明显增高。

张素萍等（2009）用健康雄性 Wistar 大鼠 12 只随机分为 3 组，置于多功能生态氡室内每天染毒 12 小时，使氡及其子体累积染毒剂量分别达到 64、121 和 236WLM。结果表明，各剂量氡染毒组大鼠肺细胞钙结合蛋白（S100A6）均出现高表达，其中 121 WLM 剂量组大鼠表达最强。受试动物肺组织 RAGE 和 S100A6 的高表达，说明氡激活了癌细胞控制基因，促进细胞癌变。

三、防治原则

氡存在于岩石和土壤中，应尽量避免使用氡含量高的建筑材料，并经常开窗通风，可降低室内氡浓度，或采用涂层防护措施降低室内氡浓度。在含铀、镭、钍活度较高地区进行隧道挖掘，以及铀矿、金属矿等地下矿物开采作业，应加强开采作业面通风，开采工人应加强个人防护，避免作业人员短时期内受到较高浓度的氡及其子体的慢性照射。定期进行痰细胞学检查，对下井矿工进行医学观察（胸部 X 线摄片等项目），一旦发现异常应采取相应措施，防止肺癌发生。

（张晓玲　汪庆庆　王民生　常元勋）

主要参考文献

1. 闪淳昌，任树奎，陈淮，等. 职业卫生与安全百科全书（第二卷）. 4 版. 北京：中国劳动社会保障出版社，2000：44.
2. 朱国英，丛树越，孙世荃. 氡与矿工肺癌研究进展. 国外医学·放射医学核医学分册，1991，15（8）：97-100.
3. Taylor JA，Watson MA，Devereux TR，et al. p53 mutation hotspot in radon-associated lung cancer. Lancet，1994，343（8889）：86-87.
4. 鼓言群. 非铀矿山氡与矿工肺癌关系的探讨. 职业医学，1990，17（2）：119-120.
5. 张辅铭. 云锡 60 年代下井矿工肺癌的前瞻性队列研究. 中国肿瘤，1999，8

（11）：496-497.

6. 夏英，杨梅英，吕慧敏，等. 室内氡暴露居民肺癌 p53 和 K-ras 基因突变. 中华放射医学与防护杂志，2001，21（6）：404-405.

7. 朱寿鼓，李章. 放射毒理学. 苏州：苏州大学出版社，2004：173-188.

8. 李冰燕，童建，洪承皎，等. 大鼠吸入氡及其子体后的 DNA 损伤效应. 辐射研究与辐射工艺学报，2002，21（2）：116-119.

9. 符荣初，宁妙发，刘犁. 氡及其子体的辐射效应和对居民的健康影响. 中国辐射卫生 2004，13（1）：63-64.

10. 童建. 吸烟与氡暴露致肺癌的流行病学和生物学差异. 环境与职业医学，2007，24（5）：542-545.

11. 高刚，田梅，杨英杰，等. 氡染毒小鼠肺组织 let-7a 表达的初步研究. 中华放射医学与防护杂志，2009，29（2）：204-205.

12. 武珊珊，刘吉福. 室内氡污染与肺癌. 现代预防医学，2009，36（7）：1229-1233.

13. 童建. 氡致肺癌：生物学效应与防护. 辐射防护通讯，2009，29（5）：7-10.

14. 张素萍，武彦文，吴昭昭，等. 氡慢性染毒致大鼠癌前病变的发生及肺组织 RAGE 和 S100A6 蛋白的表达. 中华放射医学与防护杂志，2009，29（6）：571-574.

15. 李冰燕，傅春玲，张增利等. 氡及其子体对大鼠肺及其支气管的损伤作用. 环境与职业医学，2002，19（6）：368-369.

16. 何凤生，王世俊，任引津，等. 中华职业医学. 北京：人民卫生出版社，1999：320.

第二十二章

博来霉素

一、概述

（一）来源与理化性质

博来霉素（bleomycin，BLM），又名争光霉素、盐酸博来霉素。性状为白色至淡黄色粉末。BLM 含有若干性质近似的组分，为弱碱性物质。易溶于水、甲醇，微溶于乙醇，几乎不溶于丙酮、乙酸乙酯、乙酸丁酯、乙醚。

BLM 是从轮枝链霉菌（streptomyces verticillus）提取的含有 13 种组分的碱性多肽类广谱抗肿瘤抗生素。BLM 对鳞状细胞癌，包括头颈部、皮肤、食管、肺、宫颈、阴茎和甲状腺等癌肿，以及恶性淋巴瘤等有效，对脑瘤、恶性黑色素瘤和纤维肉瘤等也具有一定疗效，因而被广泛用于临床。人群主要是通过静脉注射而暴露于 BLM，经全身血液循环而到达各组织器官，且常浓集于肺组织。在用于治疗或化疗的过程中易导致多种不良反应或毒副作用，尤以呼吸系统严重。

（二）吸收、分布、代谢与排放

博来霉素通常经静脉、肌肉、皮下、动脉、胸腔、腹腔内注射进入，广泛分布到肝、脾、肾等各器官中，尤以皮肤和肺较多。因该处细胞中酰胺酶活性低，博来霉素水解失活少，而在其他正常组织则迅速失活。部分药物可透过血脑屏障。血浆蛋白结合率仅 1%，在血中消失较快。大约有 60% 的药物以原形排出。给药 24 小时后大部分通过肾由尿排泄，但不能被透析清除。

（三）毒副作用

BLM 对肺、肝、心、皮肤、毛发、血管和消化道等均可产生一定的毒副作用，其中尤以呼吸系统最为严重，长期应用 BLM 可致肺纤维化或因肺功能不全而死亡。部分患者在注射 BLM 的 3 ~ 6 小时后出现发冷、发热或在第 1 ~ 2 次给药出现高热、低血压、过敏性休克以及瘙痒性红斑等全身性症状。BLM 可引起皮肤黏膜发生色素沉着、脱发，而手足及身体受压处皮肤则表现为脱屑。有时，可以出现四肢末端变硬、变黑或硬结，手指、足趾胀痛以及口腔黏膜溃破。

1. 体外实验资料

BLM 是一个复杂的化合物，由多种成分组成。其可以结合到 DNA 上，抑制 DNA 合成和引起 DNA 断裂，从而调控和诱导细胞凋亡，因而其常作为抗肿瘤药物。但如果正常细胞暴露于 BLM，BLM 也可能诱导正常细胞发生突变。

宗传龙等（2004）将 0、7.2、14.3、28.6 和 57.2 mol/ml 的 BLM 分别处理 0.5 ml 人外周血淋巴细胞并培养 4 小时后，观察人外周血淋巴细胞的姐妹染色单体交换率（sister chromatid exchanges，SCE）的变化。结果发现，在 BLM 浓度达 14.3 mol/ml 时，外周血淋巴细胞的姐妹染色单体交换率为（8.08 ± 2.77）%，且随着 BLM 染毒浓度的不断增高，人外周血淋巴细胞的姐妹染色单体交换率逐渐增加，淋巴细胞突变性显著性的差异越来越明显。

耿德玉（2012）将 pGL3-p21-luc（人 p21 基因启动子驱动的萤火虫荧光素酶报告基因）表达质粒和 pRL-CMV-luc（巨细胞病毒强启动子驱动的肾荧光素酶报告基因）稳定转染到海水鱼牙鲆鳃细胞系 FG 中，成功构建了一种用来检测环境污染物或化学药品的遗传毒性的转基因鱼类细胞遗传毒性检测系统（p21FGLuc）。给予 p21FGLuc 系统 FG 细胞 BLM 30 μg/ml 后，分别处理 1、2、3、4 和 5 小时来验证 BLM 的遗传毒性是否存在时间效应。时间效应结果表明，当 BLM 30 μg/ml 处理 p21FGLuc 系统 FG 细胞 1 小时后就可以检测到 BLM 引起 FG 细胞系发生 DNA 断裂，且随着染毒时间的延长，BLM 引起 p21FGLuc 系统 FG 细胞 DNA 断裂也更严重。同时，p21FGLuc 系统 FG 细胞被给予 0、5、10、15、20、25、30、35 和 40 μg/ml 的 BLM 处理 4 小时，以验证 p21FGLuc 系统 FG 细胞 DNA 断裂与 BLM 剂量间是否存在依赖关系。剂量效应结果表明，BLM 处理可明显诱导 p21FGLuc 系统 FG 细胞发生 DNA 断裂。当 BLM 浓度达 30 μg/ml 时，随着 BLM 浓度的逐渐增加，p21FGLuc 系统 FG 细胞 DNA 断裂表现出了明显的剂量依赖性。

BLM 可致雌性生殖系统发生损害。曹金凤等（2012）在比较顺铂、依托泊苷（VP-16）、长春新碱、BLM 对人卵巢颗粒细胞影响的研究中，使用 BLM 终浓度为 0、0.5、1.0、2.5 和 5.0 mg/L 处理卵巢癌细胞株 PA-1，在卵巢癌细胞株 PA-1 被处理 48 小时后，使用 MTT 比色法测定 BLM 致卵巢癌细胞株 PA-1 的半数致死量（LD_{50}）为 1.7 mg/L。同时，通过体外受精 - 胚胎移植患者经阴道取卵细胞获取人卵巢颗粒细胞，随后进行体外培养人卵巢颗粒细胞，当人卵巢颗粒细胞在给予 BLM 1.7 mg/L 处理 72 小时后，使用 MTT 比色法测定人卵巢颗粒细胞活性，以及化学发光法测定人卵巢颗粒细胞上清液雌二醇（E2）水平，并使用免疫细胞化学法检测人卵巢颗粒细胞 bcl-2、bax 的表达水平，流式细胞术测定人卵巢颗粒细胞凋亡率。结果显示，BLM 能明显抑制人卵巢颗粒细胞的生长及 E2 的分泌；免疫细胞化学法结果还显示，BLM 还能使人卵巢颗粒细胞中 Bcl-2 表达下调，而 Bax 表达上调。上述结果表明，BLM 可能通过下调 bcl-2 以及上调 bax 的表达诱导卵巢癌细胞株 PA-1 和人卵巢颗粒细胞活性下降而发生凋亡。

2. 临床资料

BLM 可以引起多系统的不良反应，刘俊等（2013）将 28 例晚期肺癌合并恶性胸腔积液患者随机分为多西环素化学治疗组（$n=14$）和 BLM 化学治疗组（$n=14$），其中多西环素化学治疗组予以多西环素 0.5 g，BLM 化学治疗组则给予 BLM 1 mg/kg（45 ～ 60 mg）。在每例患者至少完成 1 周期上述化学治疗后分别对他们的疗效和不良反应进行评价。结果观察到，多西环素化学治疗组和 BLM 化学治疗组均没有发生明显的肝、肾功能损害。然而，与多西环素化学治疗组比较发现，BLM 化学治疗组患者毒副作用发生率明显增加，且差异具有统计学意义（$P < 0.05$）。在该研究中，BLM 化学治疗组中共有 8 人发生不适，其中分别有 6 人诉有胸痛或诉原有胸痛加重，3 人出现低热，3 人诉有胃肠道不适。此外，在表现出明显毒副作用的 8 人中，有 5 人出现低热，3 人诉有胃肠道不适，1 人诉有气促，BLM 化学治疗组产生的不良反应发生率达 57.1%。

Caumes 等（1990 年）在一项对 50 名艾滋病并发卡波济肉瘤患者应用博来霉素后的不良反应进行评估的前瞻性研究中。连续给予患者肌内注射 BLM 60 mg/d 3 天后，间隔 2 周后再次按同样的方法和剂量连续 3 天。结果发现，50 人中有 12 人累计出现 17 次皮肤不良反应，其中，瘙痒 2 人次，双手触痛性硬皮样浸润性麻斑和小结 2 人次，雷诺现象 5 人次，色素沉着 8 人次；在这 12 例皮肤不良反应中，还有 7 人表现为无痒性线状带，常位于胸腔和背部，这些发作多是进行性的，开始呈斑点和红斑，后呈浸润性或褐色。余下 1 例的红疹是在治疗开始后 1 天突然发作，出现（脸部除外）的全身性瘙痒、红斑多显紫罗兰色、浸润、线性带。BLM 的皮肤不良反应率为 24%，尤其以色素沉着最常见（占患者的 16%）。

二、用途与药理作用

（一）用途

BLM 在 20 世纪 60 年代末分离获得，70 年代初在中国投产，至今临床应用已近半个世纪，为一线抗肿瘤治疗药物，抗癌活性较强，尤其对淋巴瘤、鳞状细胞癌、肺癌和睾丸癌等具有很好的疗效。其适应证主要包括：

（1）鼻咽、上腭、舌、唇、喉部等头颈部鳞状细胞癌；

（2）躯干、四肢、皮肤、外阴、阴茎、阴囊、肛周等皮肤鳞状细胞癌；

（3）宫颈、食管、肺等部位的鳞状细胞癌；

（4）应用于对其他药物耐药或晚期复发的恶性淋巴瘤；

（5）能增加患者对射线的敏感性，如上述癌肿在放疗前、中给药，可以提高疗效。

（6）对睾丸肿瘤、甲状腺癌、前列腺癌、脑肿瘤、银屑病等也有效。

此外，本药的特点是治疗剂量一般无骨髓抑制作用，也不抑制免疫系统，故常与其他抗肿瘤药物合并应用，如治疗鼻咽癌，与环磷酰胺、长春新碱、氮芥、多柔比星（阿霉素）联用；治疗淋巴瘤，与长春新碱、丙卡巴肼、泼尼松联用。

（二）药理作用

BLM 是一类广谱抗肿瘤抗生素，其具有独特的结构和独特作用。BLM 属周期非特异性药物，但对 G2 期细胞杀伤活力最强。随着分子药理学的迅速发展，近年有关 BLM 诱导肿瘤细胞凋亡、耐药机制和肺毒性的分子机制研究有了长足的深入。BLM 诱导肿瘤细胞凋亡或衰老，其机制可能与 DNA 损伤、ROS 的产生密切相关。DNA 结构的破坏可能有氧化亚铁离子的存在。而 BLM 被认为是一种金属螯合物，能与亚铁离子形成 BLM-Fe 复合物。这一复合物能为氧分子提供电子，故可形成过氧化物和羟基自由基（·OH）。这些高度活性的中间产物最后破坏 DNA 结构的完整性。

BLM 激活肿瘤细胞的凋亡信号通路，主要包含内源性的和外源性的两条凋亡通路。内源性的凋亡通路通过线粒体，将 DNA 损伤、ROS 以及其他凋亡信号汇聚在一起，改变线粒体外膜通透性，释放细胞色素 C，促使 Apaf-1 与 caspase-9 结合激活下游如 caspase-3 等分子的级联反应，出现凋亡的形态特征。外源性通路则是通过其本身或其他化学物的作用。体外研究发现，50 μg/L BLM 处理人小细胞肺癌 A549 细胞 5 天后，80% 的细胞为 SA-β-gal 阳性，细胞体积增大 3 倍，p21 蛋白的表达明显增加，表明 BLM 通过引起肿瘤细胞衰老而表现抗肿瘤的活性。

三、呼吸毒性及其机制

（一）动物实验资料

1．急性肺损伤

在 24 小时内一次大剂量经气管内灌注 BLM 可以造成大鼠急性肺损伤。徐启勇等在探讨当归对 BLM 致大鼠急性肺损伤的预防作用的研究中，将 19 只体重为 160 ~ 280 g 的 SD 大鼠（雌雄各半）随机分为 9 只 BLM 染毒组和 10 只当归预防组。染毒组先经皮下或腹腔注射 10 ml/（kg·d）生理盐水，5 天后通过气管内灌注 1 次 BLM 5 mg/kg。同时，当归预防组则先将生理盐水换为 25% 当归注射液，5 天后通过气管内灌注 1 次 BLM 5 mg/kg。染毒结束 2 天后，处死两组的 19 只大鼠，并立即取出双肺组织，其中一侧肺灌洗出肺组织液，另一侧则做 HE 病理染色和 Fn 免疫组织化学染色。进而分别在肉眼下、光镜和电镜下观察肺组织的情况。与当归预防组比较发现，染毒组在肉眼及镜下观察到近肺门区出现明显的淤血，周边却较苍白；光镜下则见肺泡间隔增宽，炎性细胞多，部分肺泡腔内有炎性细胞及分泌物；在电镜下见，BLM 染毒组 Ⅱ 型肺泡上皮细胞增多，微绒毛破坏、稀疏或消失，发生空泡样变，且分泌到肺泡腔内、线粒体肿胀、嵴断裂，肺间质及肺泡腔内炎性细胞增多，内含大量溶酶体及吞噬颗粒。然而，当提前注射了 25% 当归注射液的当归预防组的上述情况则表现出明显的缓解作用，即预先使用当归注射液可以减轻大鼠 BLM 染毒诱导出现的急性肺损伤。

高凤英等（2014）在三七总皂苷对 BLM 诱导的大鼠急性弥漫性肺泡损伤的保护作用的研究中，将体重为（276.5±1.5）g 的 24 只 SD 大鼠（雌雄各半）随机分为 3 组：对照组、BLM 染毒组和三七总皂苷预防组。通过气管滴注连续 3 天给予染毒组和预防组 5 mg/kg BLM，而对照组则按相同方法给予等量的生理盐水。干预结束后光镜下观察大鼠肺发现，在染毒组中，大鼠短时间大剂量吸收 BLM 可以发生急性弥漫性肺泡损伤，在镜下表现出明显的肺间质水肿，细胞浸润明显，且肺组织的病理改变显著重于对照组。而预防组大鼠的病理表现严重程度则处于对照组和染毒组两组之间，对 BLM 诱导大鼠的急性弥漫性肺泡损伤具有保护作用。

2．肺纤维化

经气管滴注 BLM 可以诱导实验动物发生肺纤维化，该过程与人类特发性肺间质纤维化（idiopathic pulmonary fibrosis，IPF）的病理过程相似。因而，大鼠气管滴注 BLM 被广泛应用于制造肺纤维化的经典动物模型。柴文成等将 60 只体重为 180 ~ 240 g，雌雄不限的健康 SD 大鼠随机分为对照组（n=30）和染毒组（n=30）。对照组通过气管一次性注入生理盐水 1 ml/kg，而染毒组则采用同样的方法等体积滴入 BLM 5 mg/kg。在染毒的第 1、3、7、14 和 28 天，分别随机处死对照组和染毒组的 6 只大鼠，并取出肺后在光镜下观察大鼠的肺组织形态变化。结果发现，与对照组相比，染毒组大鼠在染毒第 7 天肺泡间隔发生明显增厚，并伴有巨噬细胞、淋巴细胞为主的细胞浸润；而在染毒第 14 天后肺泡间隔明显增宽，成纤维细胞和胶原基质均明显增多；在染毒第 28 天，可以观察到肺泡结构明显破坏，肺泡壁显著增厚，肺间质纤维化形成。同时，在电镜下观察到，染毒的第 7 天开始出现大量的纤维细胞增生，且随暴露时间的增加，BLM 致大鼠的肺纤维化程度逐渐加重。

陈孟毅等（2017）使用 SPF 级 10 ~ 12 周龄雄性 C57BL/6J 小鼠 45 只，按体重（20 ~ 22 g）随机分为对照组（5 只）和染毒组（40 只），对照组小鼠不经处理，染毒组小鼠 2 周经气管给 1 次博来霉素（0.4 mg/ml），连续 8 次。初次给药后 2 周、1 个月、2 个月、4 个月时分别取出肺，称重计算肺系数，并做 HE 染色和 Masson 染色，制备冰冻切片进行细胞衰老 β- 半乳糖苷酶（SA-β-Gal）染色。结果表明，与对照组相比，染毒组在给博来霉素 2 周时肺系数升高，且差异具有统计学意义（$P < 0.05$）；同时，小鼠肺泡腔内渗出和血管周围炎细胞浸润增多，病理评分明显升高，且差异具有统计学意义（$P < 0.05$）。上述实验均表明，博来霉素气管给药可以建立肺纤维化模型，且该肺纤维化具有进展不可逆、炎性反应明显减少等特点。

同时，实验表明，大鼠肺发生纤维化不仅有肺间质病变，还有明显的肺实质包括肺泡上皮细胞、血管内。金晓光等（2009）将体重为（295±20）g 的 60 只雄性 SD 大鼠随机分为对照组和染毒组，对照组 20 只，染毒组 40 只。染毒组通过导管插入气管一次性将 BLM 5 mg/kg 缓慢注入肺中，对照组则按相同的方法注入生理盐水。染毒组大鼠在 BLM 染毒后的第 3、7、14、28 和 56 天随机处死 8 只，完整取出大鼠肺后分离肺组织。将大鼠的右肺中叶置于 10% 中性甲醛溶液固定，制备石蜡切片供组织学检查（HE 染色、Masson 染色和天狼猩红染色）及免疫组织化学染色，而其余肺投入液氮中保存。结果发现，染毒组大鼠的肺组织肺泡炎症的程度明显重于对照组。与对照组比较发现，在电镜下染毒组大鼠在染 BLM 的第 3 天至第 7 天 I 型肺泡上皮细胞受损明显，Ⅱ型肺泡上皮细胞增生、且Ⅱ型肺泡上皮细胞内板层小体明显增多，线粒体嵴消失，甚至出现空泡样变；而在染毒后第 14 天至第 28 天，染毒组大鼠Ⅱ型肺泡上皮细胞数目减少，纤维组织增生。此外，染毒组肺组织匀浆 HYP 含量于 7 天开始明显增加，28 天达高峰。同时发现，灌注 BLM 后各染毒组中的 TGF-β1、MMP-9 及 TIMP-1 的表达均增强，这些表明，大鼠在灌注 BLM 后不同时点其肺组织有着不同的病理变化，在染毒的 28 天后即可逐渐出现肺纤维化。

苏敏红等（2017）将体重为 19 ～ 23 g，鼠龄为 3 ～ 5 周的 SPF 级雄性 C57BL/6 小鼠 70 只，随机均分为两组。其中高剂量组 35 只每周 2 次经腹腔注射博来霉素 35 mg/kg，连续 8 次。低剂量组 35 只每周 1 次腹腔注射博来霉素 35 mg/kg，连续 4 次。取各组小鼠肺进行羟脯氨酸测定、以及苏木精 - 伊红、Masson 和免疫组织化学染色。结果表明，与低剂量组相比，高剂量组诱导小鼠肺纤维化模型有很好的稳定性，与人类特发性肺间质纤维化类似，对于人类特发性肺间质纤维化研究具有重要意义。

（二）流行病学资料

BLM 能引起 DNA 产生单链断裂或双链断裂，因而用于治疗恶性肿瘤。据报道，10% ～ 23% 用 BLM 治疗的肿瘤患者可出现肺毒性，静脉滴注 BLM 400 mg 的肿瘤患者，肺功能异常发生率约为 10%；其中 1% ～ 2% 肿瘤患者死于肺纤维化；用 BLM 500 mg 以上的肿瘤患者病死率可达 3% ～ 5%。此外，动物实验证明，动物急性染毒 BLM 可以致其发生急性肺损伤，长期或亚急性染毒可以造成动物间质性肺纤维化，同时对动物产生一定的遗传毒性和生殖发育毒性。还有报道，当 BLM 累积剂量 < 300 mg 时，肿瘤患者肺毒性反应发生率达 3% ～ 5%；而在 > 500 mg 时，患者肺毒性发生率达 20%。

Simpson 等（1998）采用回顾性调查方法以了解苏格兰地区 1991—1995 年间的 194 例利用 BLM 化学治疗患有生殖细胞肿瘤（germ cell tumours，GCTs）的患者的肺毒性发生情况。结果发现，194 例 GCTs 患者中明确存在 5 例由于并发致死性肺毒性而发生死亡，虽然 BLM 的剂量与这些 GCTs 患者的肺毒性没绝对一致性，但应用高剂量的 BLM 可增加应用 BLM 化学治疗肿瘤患者的肺毒性反应的发生率。

在一个相似的研究中，Usman 等（2010）收集了 2006 年 3 月至 2008 年 9 月巴基斯坦的 96 例 GCTs 患者。结果发现，在这 96 例 GCTs 患者中有 14 例发生了 BLM 肺毒性（bleomycin pulmonary toxicity，BPT），其中肺纤维化发生率为 5.2%，机化性肺炎（organising pneumonia，OP）为 5.2%，非间质性肺炎（nonspecific interstitial pneumonitis，NSIP）为 4.2%。

杨玉等（2006）发现肿瘤患者使用 BLM 进行化学治疗后会影响其各种细胞 DNA 的修复能力，他们分别用 BLM 20 μg/ml 治疗 20 名不同类型肿瘤患者和 20 名非肿瘤患者各自的淋巴细胞 30 分钟后，并再经 15 分钟修复后，采用彗星试验检测 BLM 治疗前后 DNA 损伤程度来评价 2 组各自的淋巴细胞 DNA 修复能力。结果发现，BLM 不仅可以影响肿瘤患者淋巴细胞的 DNA 修复能力，还可以减弱非肿瘤患者淋巴细胞的 DNA 修复能力。其中，肿瘤组中反映 DNA 平均修复能力的尾长和尾相分别为 79.42%、75.97%，其明显低于非肿瘤组（分别为 92.41%、90.69%），且差异具有统计学意义（$P < 0.01$）。

（三）BLM 肺毒性反应机制

BLM 经血液循环而浓集于肺组织中，然而肺组织中分解 BLM 的肽酶较少，因此肺组织中高浓度的 BLM 可能通过形成自由基和产生磷脂膜的脂质过氧化，导致肺毛细血管内皮细胞和 I 型肺泡上皮细胞氧化损伤，并可以分泌富含纤维蛋白原的渗出液进入肺泡腔；然后粒细胞进入肺泡组织，释放趋化因子、弹性酶、胶原酶及过氧化物酶；持续的损伤可进一步导致肺泡淋巴细胞及浆细胞的浸润；淋巴细胞及浆细胞分泌的细胞因子吸引及激活成纤维细胞，于是发生胶原沉积生及纤维化，使得 I 型肺泡上皮细胞破坏并引起 II 型肺泡上皮细胞增生及成纤维细胞堆积。

Tarnell 等（1992）的研究表明，纤维化过程中支气管肺泡灌洗液（BALF）中的中性粒细胞比血液中的中性粒细胞产生更多的超氧阴离子。

在探讨 BLM 致肺纤维化作用机制的研究中，胡萍等（2006）将 36 只体重 28 g 左右的 SPF 级雄性 ICR 小鼠，随机分为对照组和 BLM 染毒组，每组 6 只。对照组经鼻滴入生理盐水 50 μl，染毒组则按同样的方法经鼻滴入 BLM 6 μg/g。染毒组分别在染毒的第 6、14、21、28 和 35 天各处死 6 只小鼠，获取小鼠 BALF 和肺组织。然后，经流式细胞仪测定小鼠外周血 T 细胞亚群 Th1/Th2 和 Tc1/Tc2，并计数 BALF 中细胞类型和总细胞数。右肺则行苏木精 - 伊红（HE）及 Masson 病理染色，测定左肺组织中羟脯氨酸（HYP）的含量，并采用半定量反转录聚合酶链反应（RT-PCR）测定左肺中多种细胞因子的表达。结果显示，与对照组相比，染毒组小鼠的 BALF 中细胞总数均显著增高，差异具有统计学意义（$P < 0.01$）；肺中 HYP 含量均显著升高，具有统计学意义（$P < 0.01$）。在染毒组小鼠肺中，在肺纤维化炎症期，小鼠的 BALF 中 T 细胞 Th1/Th2 和 Tc1/Tc2 之间表达的平衡呈 Th1、Tc1 优势表达为主；在纤维化形成期，染毒组小鼠的 BALF 则以 Th2、Tc2 优势表达；在肺纤维化形成后，染毒组小鼠的 BALF 中 Th1、Tc1 再度呈优势表达的状态。而且染毒组中转化生长因子 -β1（TGF-β1）和金属蛋白酶组织抑制因子 -1（TIMP-1）的表达均较对照组显著升高，差异具有统计学意义（$P < 0.01$）。这些均表明，BLM 致小鼠肺纤维化过程中，Th2、Tc2 及 TGF-β1、TIMP-1 等促纤维化生成因子在 BLM 致肺纤维化过程中发挥了重要作用。

对 BLM 致肺纤维化过程中不同细胞因子的表达情况研究，有助于揭示 BLM 致肺纤维化发生机制。肺纤维化过程通常涉及上皮细胞基膜的破坏，间质细胞通过上皮细胞基膜的间隙进入肺泡腔或在肺泡腔内形成细胞外基质（ECM）的沉积。研究发现，白细胞介素 -13（IL-13）、TGF-β1、TIMP-1、基质金属蛋白酶 -9（MMP-9）等因子参与了肺纤维化的进程。

金晓光等（2009 年）在探究 BLM 致肺纤维化的作用机制方面获得了与胡萍等相似的研究结果。他们将 60 只体重为（295±20）g 的 SPF 级雄性 SD 大鼠，随机分为对照组和 BLM 染毒组，其中对照组 10 只，染毒组 50 只。染毒组通过导管插入气管将 BLM 5 mg/kg 缓慢注入大鼠肺中，对照组则按相同的方法注入等体积的生理盐水。染毒组分别于 3、7、14、28、56 天随机处死 6 只大鼠，并及时取出大鼠的肺。RT-PCR 半定量法测定 TGF-β1、MMP-9 和 IMP-1 基因 mRNA 在肺内的表达含量。免疫组织化学法观察 TGF-β1、MMP-9 及 TIMP-1 蛋白在大鼠肺的表达含量。结果发现，TGF-β1、MMP-9 及 TIMP-1 在对照组大鼠肺中表达均较弱，然而在染毒组中的表达均增强，与对照组相比，差异具有统计学意义（$P < 0.01$）。这些表明 TGF-β1、MMP-9 和 TIMP-1 在 BLM 诱导的肺纤维化过程中起着重要的调节作用。

四、小结

BLM 作为一类广谱抗肿瘤抗生素，由于具有独特的结构和性质，对淋巴瘤、鳞状细胞癌、肺癌和睾丸癌等肿瘤细胞具有很强的杀伤活力。BLM 可能导致 DNA 损伤、ROS 的产生而诱导肿瘤细胞发生凋亡或衰老。随着分子药理学的迅速发展，BLM 诱导肿瘤细胞凋亡、耐药机制和肺毒性的分子机制研究有了深入的进展。然而伴随着 BLM 的广泛应用，BLM 产生的毒副作用也逐渐为人们所关注，动物实验表明大鼠一次性气管内滴注 BLM 能引起肺组织发生急性损伤，随着染毒时间的延长最终可以导致动物发生肺纤维化。流行病学资料表明，使用 BLM 化学治疗的肿瘤患者的毒副作用第一位是呼吸系统相关的损伤。应用高剂量的 BLM 可增加肿瘤患者的肺毒性反应的发生率。然而，具体的发生机制尚不十分明确，可能与 BLM 引起的炎症反应、氧化损伤、细胞生长因子的增加有关，深入了解 BLM 的抗肿瘤作用机制及减少其产生的毒副作用尚需进一步深入研究。

（胡贵平）

主要参考文献

1. 任华益，黄平，丁惠萍. 博莱霉素的肺毒性反应及其防治. 药物不良反应杂志，2002，4（5）：312-314.
2. Hartmann LC, Frytak S, Rierhardson RL, et al. Life threatening blcomyein

pulmonary toxicity with ultimate reversibility．Chest，1999，98（2）：497.

3．Real EI，Roca MJ，Vinuales A，et al，Life threatening lung toxicity induced by low doses of bleomyein in a patient with Hodgkin's disease．Haenatologica，1999，84（7）：667.

4．苏敏红，江宁，李洪涛，等．腹腔注射博来霉素诱导小鼠肺纤维化模型的长期稳定性．中国组织工程研究，2017，21（4）：512-519.

5．高风英，李玉霞，王星海，等．三七总皂苷对博来霉素诱导的大鼠急性弥漫性肺泡损伤的保护作用．中国临床医学，2014，21（4）：397-399.

6．陈孟毅，林帅，杜朋，等．博来霉素气管多次给药诱导小鼠肺纤维化模型．中国医药导报，2017，14（2）：8-12.

7．张成华，朱庆均，田景振．博莱霉素诱导的肺纤维化动物模型评价及应用研究进展．中南药学，2017，15（4）：472-485.

8．金晓光，代华平，庞宝森，等．博来霉素致大鼠肺纤维化模型肺组织的动态病理变化及其发生机制．中国病理生理杂志，2009，25（4）：708-714.

9．宗传龙，周白云，郭淼，等．维生素E、牛黄酸等抗氧化剂对博莱霉素致突变性的拮抗作用（英文）．泰山医学院学报，2004，25（1）：52-54.

10．中华人民共和国国家卫生和计划生育委员会．卫生监测与评价名词术语（WS/T455-2014）．2014-11-15.

11．耿德玉．构建转基因鱼类细胞以快速检测环境污染物的遗传毒性．青岛：中国海洋大学，2012.

12．曹金凤，郝红娟，王惠兰，等．顺铂、依托泊苷、长春新碱、博来霉素对人卵巢颗粒细胞影响及其机制．中国实用妇科与产科杂志，2012，28（11）：835-838.

13．郝红娟．顺铂、VP-16、长春新碱、博来霉素对人卵巢颗粒细胞影响的比较研究．石家庄：河北医科大学，2011.

14．Collis CH.Lung damage of cytotoxic drugs.Cancer Chemoth Pharm，1980，4（1）：17-27．

15．Simpson AB，Paul J，Graham J，et al．Fatal bleomycin pulmonary toxicity in the west of Scotland 1991—1995：a review of patients with germ cell tumours．Br J Cancer，1998，78（8）：1061-1066.

16．Usman M，Faruqui ZS，ud Din N，et al．Bleomycin induced pulmonary toxicity in patients with germ cell tumours．J Ayub Med Coll Abbottabad，

2010，22（3）：35-37.

17. 杨玉，张美辩. 肿瘤病人博来霉素暴露后 DNA 修复能力的检测. 职业与健康，2006，22（7）：491-493.

18. 任华益，黄平丁，惠萍. 博莱霉素的肺毒性反应及其防治. 药物不良反应杂志，2002，5（2）：312-314.

19. Lazo JS. Bleomycin. Cancer Chemoth Pharm，1999，18（2）：39-45.

20. 王燕，王真，何琪杨. 博来霉素族抗生素作用机制的研究进展. 国外医药，2009，30（1）：5-8；18.

21. 张宏印，李电东. 博莱霉素作用机制研究进展. 国外医药，1999，20（6）：266-270.

22. Danial NN，Korsmeyer SJ. Cell death：critical control points. Cell，2004，116(2)：205.

23. Aoshiba K，Tsuji T，Nagai A. Bleomycin induces cellular senescence in alveolar epithelial cells. Eur Respir J，2003，22（3）：436.

24. 刘俊，赵子文. 多西环素和博来霉素治疗恶性胸腔积液的疗效和不良反应分析. 临床医学工程，2013，20（12）：1519-1520.

25. 张永昌. 博来霉素治疗艾滋病伴卡波济肉瘤患者引起的皮肤不良反应. 国外医药抗生素分册，1991，34（5）：396.

26. Caumes E，Katlama C，Guermonprez G，et al. Cutaneous side-effects of bleomycin in AIDS patients with Kaposi's sarcoma. Lancet，1990，6（8730）：1593.

27. 胡萍，高占成. 博来霉素致小鼠肺纤维化模型的动态演变及其发生机制. 中国危重病急救医学，2006，18（8）：474-478.

28. Tarnell EB，Oliver BL，Johnson GM，et al. Superoxide anion production by rat neutrophils at various stages of bleomycin-induced lung injury. Lung，1992，170（1）：41-50.

29. 肖莉，敖然，李振华，等. 重组白细胞介素 13 促进成纤维细胞增殖及胶原合成. 中国病理生理杂志，2005，21（8）：1579-1583.

第二十三章

烟草烟雾

全世界有超过 10 亿人吸烟，我国大约有 3.5 亿烟民。发达国家人群的吸烟率在下降，但是在发展中国家以及女性中，吸烟比例却在上升。在大多数人群中，吸烟比例在 1/5 ~ 2/3 之间，女性吸烟率变化很大，但是很少与男性吸烟率相同。最常使用的烟草是卷烟，是由精细切割的烟草裹上纸或玉米叶子制成的。雪茄则是由一层内包皮烟叶包裹着切碎的烟叶填料，再在最外面裹上一层螺旋样包裹的烟叶制成。烟草化学成分受到个体吸烟方式的影响，但主要是由烟草的类型所决定的，其他影响因素还有：卷烟的生产及设计，过滤嘴，通风，纸张孔隙和添加剂类型。这些因素导致烟草烟雾中的化学物的浓度变化很大。近年来，世界上在售香烟在燃烧时所产生的焦油、尼古丁和一氧化碳总量，已经有所下降，但目前所检测的焦油和尼古丁含量对消费者产生很大的误导，因为这些指标在评价吸烟对人类致癌效应的时候价值很小，而吸烟支数才是决定吸烟健康影响的最首要的因素。世界上不同国家对吸烟管理和烟草产量在管理力度和范围上差别很大。其中一些管理办法，如收税和工作场所禁止吸烟，对降低吸烟率和保护不吸烟者非常有效。

烟草的主要危害是燃烧所产生的烟雾，烟叶和烟草烟雾中共有 7000 多种化学成分，人体经呼吸道直接或间接吸入烟草烟雾而产生危害。1990 年，D. Hoffman 和 S.S.Hecht 在《烟草致癌物和致突变物研究进展》一书中归纳了对人体危害较大的烟雾中的物质，列出了 12 类共计 44 种有害成分，现在这一说法已被普遍认同，通称 Hoffman 名单。除焦油、烟碱和一氧化碳这些主要成分外，该名单中的化合物大致可分为以下几类：

（1）醛酮类：甲醛、乙醛、丙烯醛、丙醛、巴豆醛、丁醛、丙酮和甲乙酮；

（2）芳香胺和烟草特有亚硝胺类：1- 氨基萘、2- 氨基萘、3- 氨基联苯、4- 氨基联苯、N- 亚硝基降烟碱（NNN）、4-（N- 亚硝基甲基氨基）-1-（3- 吡啶基）-1- 丁酮（NNK）、N- 亚硝基新烟草碱（NAT）和 N- 亚硝基假木贼碱（NAB）；

（3）酚类、无机气体和苯并（α）芘：氢醌、间苯二酚、儿茶酚、苯酚、间和对 - 甲酚、邻 - 甲酚、一氧化氮、氨、氰化氢和苯并（α）芘；

（4）金属与类金属元素和其他有机化合物类：汞、镍、铅、镉、铬、砷、硒、吡啶、喹啉、苯乙烯、1,3- 丁二烯、异戊间二烯、丙烯腈、苯和甲苯。

在 Hoffmann 名单的 44 种有害成分中，目前医学界关注较多的包括烟碱（尼古丁）、亚硝胺、焦油中苯并（α）芘等稠环芳烃、一氧化碳和自由基等一系列有毒物质。当尼古丁进入体内，会经由血液传送，并可通过血脑屏障，吸入后平均只需要 7 秒即可到达脑部。尼古丁在人体内的半衰期约为 2 小时。肝是尼古丁代谢的主要器官，代谢酶为细胞色素 P450（CYP450）（主要是 CYP450 2A6，CYP450 2B6），代谢产物为可替宁（cotinine）。

吸烟会对人体健康造成严重危害。自 1964 年关于烟草问题的《美国卫生总监报告》首次对吸烟危害健康问题进行系统阐述以来，大量证据表明，吸烟可导致多部位恶性肿瘤及其他慢性疾病，导致生殖与发育异常，还与其他一些疾病及健康问题的发生密切相关。烟草烟雾（tabacco smoke）浓缩物能诱发和促进动物肿瘤发生，而第一次发现卷烟焦油致癌的是一位叫吕富华的中国人，他发表在《法兰克福病理杂志》上的一篇《关于家兔涂布烟草焦油致癌的研究》德文论文，是全世界最早报道烟草烟雾致癌的动物实验研究。国内有研究者采用自制的半封闭式被动吸烟染毒箱，对不同孕期（孕 3 ~ 4 天、6 ~ 8 天、9 ~ 11 天）的金黄地鼠进行不同染毒剂量（4 h/d、6 h/d）的分组，给予烟熏处理后，分别计数各组孕鼠的胚胎植入数、活胎、吸收胎、死胎及致畸率。结果发现，在孕 6 ~ 8 天期间孕鼠每日 3 次，共 6 小时致畸率最高，达 41.6%，具有统计学意义（$P < 0.05$），表明孕鼠被动吸烟对其胚胎有明显的致畸作用。另外有国内研究者以成年雄性昆明种小鼠为实验对象，在 14 m^2（容积为 37.8 m^3）的房屋内模拟

冬季室内环境条件进行每日 6 次燃烟，连续 4 周的实验，剂量分别是 1 包 / 天和 3 包 / 天，同时设对照组。染毒结束后，分离小鼠附睾，镜下观察 1000 个精子，按 Wyrobek 方法进行分类。结果表明，不同燃烟量引起的精子畸形率和精子头部异常率的差异均有统计学意义（$P < 0.01$），这提示烟草烟雾对生殖健康也存在危害。

一、毒性概述

（一）动物实验资料

据报道，8 周龄叙利亚金黄色仓鼠，每组 160 只，雌雄各半，每周 5 天，终生暴露于 1：15 的烟草烟雾与空气的混合物中，每天进行 1 ~ 3 次的不同频率的吸入染毒，每次 7 ~ 10 分钟。结果表明，1 ~ 3 次不同吸入染毒频率的仓鼠，分别有 0.6% ~ 10.6% 发生喉癌，而对照组仓鼠则没有发生喉癌。在另一项研究中，暴露组的 51 只雄性叙利亚金黄色仓鼠，2 月龄，终生每天 3 次，每周 5 天暴露于烟草烟雾。同等数量的雄性仓鼠作为对照组。结果表明，暴露组喉部上皮损伤的发生率显著高于对照组（22% vs 0%），喉部上皮损伤的程度包括炎症、上皮生长异常（growth abnormalities）以及形成鳞状细胞乳头瘤（squamous-cell papilloma），但是暴露组仓鼠平均存活 19.6 月，显著性长于对照组的 15.3 月。

在大鼠试验中，5 项研究有 4 项表明暴露于烟草烟雾导致肺部恶性 / 良性肿瘤发生率轻度上升。其中一项研究采用 12 ~ 14 周龄的雌性 Fischer344 大鼠，经鼻吸入方式染毒，每小时吸入 1 支香烟的烟雾，每天 7 支，每周 5 天，连续染毒 128 周，再后续观察 6 周。结果在 93 只对照组大鼠中发现肺鳞癌和肺腺瘤各 1 只；而 80 只染毒组大鼠中共有 10 只发生呼吸道肿瘤，包括鼻腺癌（1 只）、鼻鳞癌（1 只）、肺腺瘤（5 只）、肺泡癌（2 只）和肺泡鳞癌（1 只）。染毒组大鼠呼吸道肿瘤发生率显著性高于对照组，差异具有统计学意义（$P < 0.05$）。同时还发现，80 只染毒组大鼠，有 21 只发生前肢皮下肉瘤，4 只发生口腔组织良性肿瘤，4 只发生肾上腺肿瘤（其中 3 只为恶性），而对照组均未发生上述肿瘤。但是 80 只染毒组大鼠垂体、子宫和卵巢、血液 - 淋

巴系统和乳腺肿瘤的发生率低于对照组。

雌、雄各 100 只成年 C57BL 小鼠吸入 1 ： 39 的烟草烟雾与空气的混合物进行染毒，每天 12 分钟，终生隔日染毒，另采用同样数量的小鼠不做处理作为对照组。结果对照组未发生肺部肿瘤，而染毒组雌、雄小鼠各有 4 只发生肺癌（$P=0.06$）。

另有实验对 1.7 ～ 3.3 岁雄性比格犬进行气管造口，并训练其经此气管造口吸烟，使其每天吸入定量的点燃香烟。结果发现，每天吸入 7 支香烟（相当于吸入 1.85 mg 尼古丁）的染毒组比格犬在 876 天后，其细支气管 - 肺泡肿瘤的发生率为 23/62，而对照组相应肿瘤的发生率为 2/8。

除此之外，烟草烟雾诱发大鼠肺气肿的模型也已经被构建出来。但是迄今为止，还没有烟草烟雾所诱发的支气管炎动物模型，也没有慢性阻塞性肺疾病（COPD）急性发作的动物模型。这也说明了烟草烟雾对动物和人体的影响有差异性。

（二）流行病学资料

1. 吸烟与呼吸系统肿瘤

（1）肺癌：在长期吸卷烟的人群中，归因于吸烟的肺癌患者比例达到 90%。国内有文献对近 10 年国内外 29 篇关于吸烟与肺癌关系文献的病例对照研究进行 Meta 分析。结果吸烟与肺癌之间关联明显，合并比值比（OR）为 5.75（95%CI：4.34 ～ 7.62）。吸烟的人群归因危险度百分比（AR）为 69.16%。吸烟量 1 ～ 10 支 / 天、10 ～ 20 支 / 天、20 ～ 40 支 / 天和 40 支 / 天以上的合并 OR 值分别为 1.97（95%CI：1.69 ～ 2.30）、5.20（95%CI：3.54 ～ 7.62）、7.46（95%CI：5.22 ～ 10.67）和 15.14（95%CI：5.27 ～ 43.44）；吸烟持续时间 20 年以下、20 ～ 40 年和 40 年以上的合并 OR 值分别为 1.25（95%CI：1.01 ～ 1.53）、5.10（95%CI：3.03 ～ 8.57）和 10.77（95%CI：7.30 ～ 15.89）；吸烟初始年龄 15 岁以下、15 ～ 20 岁和 20 岁以上的合并 OR 值分别为 13.31（95%CI：7.09 ～ 24.97）、7.21（95%CI：4.51 ～ 11.52）和 4.74（95%CI：3.47 ～ 6.47）；戒烟 1 ～ 10 年、10 ～ 20 年和 20 年以上的合并 OR 值分别为 7.16（95%CI：4.70 ～ 10.91）、2.12（95%CI：1.16 ～ 3.86）和

1.47（95%CI：0.67 ～ 3.20），其中戒烟 20 年以上无统计学意义，尚需要增大样本量进一步研究；浅吸烟（口腔吸烟）和深吸烟（肺吸烟）的合并 OR 值分别为 3.26（95%CI：1.24 ～ 8.58）和 8.07（95%CI：4.67 ～ 13.94）。结论认为，吸烟是肺癌发生的一个重要危险因素。每日吸烟量越大，吸烟持续时间越长，吸烟总量越大，吸烟初始年龄越小，戒烟时间越短，吸烟深度越深，患肺癌的危险性就越大。

Gandini 等（2008）综述了 1961—2003 年间世界上发表的 254 项研究的结果，其中包含 177 项病例对照研究，75 项队列研究和 2 项巢式病例对照研究，结果发现，吸烟与肺癌的关系最密切（RR=14.02，95%CI：9.64 ～ 20.4）。总体来说，每天多吸 1 支烟，男性肺癌危险度增加 7%（RR=1.07，95%CI：1.06 ～ 1.08），而女性肺癌危险度要增加 8%（RR=1.08；95%CI：1.07 ～ 1.10），差异具有统计学意义（$P < 0.001$）。

（2）喉癌与咽癌：有学者曾对 16 名男性喉癌患者和 656 名非喉癌患者进行比较，两组中吸烟人数的百分比分别为 95.7% 和 70%，喉癌患者平均吸烟量是非喉癌患者的 2 倍，吸烟者患喉癌的比值比（OR）是非吸烟者的 9.5 倍。Gandini 的 Meta 分析表明，与不吸烟者相比，当前吸烟的人群患喉癌的 RR=6.98（95%CI：3.14 ～ 15.52），患咽癌的 RR=6.76（95%CI：2.86 ～ 15.98）。患喉癌和咽癌的风险随着吸烟史和每日吸烟量的增加而增加，戒烟后，患咽癌与喉癌的发生风险降低，吸烟者饮酒会极大增加喉癌风险。

（3）口咽癌：一项进行了 12 年随访的队列研究发现，在观察的 15191 名吸烟男性中，有 25 人死于口咽癌，相比于从不吸烟者，吸烟者死于口咽癌的相对危险度（RR）=7.9（95%CI：5.1 ～ 11.7），每天吸 5 只或以上香烟的男性死于口咽癌的 RR 增高到 15.9（95%CI：8.7 ～ 26.8）。

Zheng 等（2014）对 404 名口腔癌患者和相同数量的经年龄、性别匹配的对照者进行病例对照研究，发现吸烟斗（袋）的男性，患口咽癌的比值比（OR）=5.7（95%CI：2.4 ～ 13.3），而吸烟斗（袋）的女性，患口咽癌的 OR=4.9（95%CI：1.5 ～ 16.0）。同时发现，吸卷烟的男性患口咽癌的 OR=1.6（95%CI：1.0 ~ 2.6），而吸卷烟的女性，患口咽癌的 OR=2.0（95%CI：0.9 ~ 4.4）。

（4）鼻窦癌与鼻癌：Gandini 通过对 13 项相关研究的 Meta 分析发现，相对于不吸烟者，吸烟者患鼻癌的 RR=1.95（95%CI：1.31 ~ 2.91）。另外，国际癌症研究所（IARC）通过综述 9 项病例对照研究证实，在吸烟者中鼻窦癌的患病风险增加，其中有 7 项研究进行了剂量 - 反应关系的分析，在 5 项研究中发现随着吸烟支数的增加鼻窦癌的患病风险增加。

综合上述流行病学研究，国际癌症研究所（IARC）将烟草烟雾归入 1 类，人类致癌物。可致全身多系统（器官）肿瘤（癌症），尤其是肺癌。

2．吸烟与慢性阻塞性肺疾病（COPD）

成人 COPD 是以气道阻塞为特征的进展性呼吸功能异常性疾病。研究认为，吸烟造成约 80% 的 COPD。COPD 分为慢性支气管炎和肺气肿 2 种。世界卫生组织估计全世界约有 2.1 亿人患有 COPD，其中 8 千万患者为中、重程度。Devereux 进行的临床研究表明，约一半的吸烟者会发展为气道堵塞性疾病，其中 10% ~ 20% 会发展为具有典型临床症状的 COPD。另外，男性比女性更容易罹患 COPD，经济弱势群体更易于患 COPD。Shahab 进行的一项 8215 名 35 岁以上英国健康人群参与的队列研究发现，16 岁前吸烟的女性患 COPD 的风险特别高。2009 年发表的一项研究表明，儿童期暴露于二手烟，在成年后会发展成肺气肿。这项研究说明，早期暴露于二手烟造成的肺损伤，在成年后可能不能完全恢复。

3．吸烟与肺炎

Nuorti 采用病例 - 对照研究，对 228 个病例和 301 个对照对象研究了吸烟与侵入性肺炎球菌感染的剂量 - 反应关系。结果表明，吸烟是肺炎球菌感染的独立危险因素，当前每日吸烟支数、每年吸烟包数与戒烟时间，与侵入性肺炎链球菌感染有剂量 - 反应关系。

另外，WHO 的报告表明，父母吸烟是儿童患肺炎的独立危险因素。

4．吸烟与结核

印度进行的一项回顾性研究调查了 4.3 万名结核病患者和 3.5 万名对照人群的危险因素。结果发现，吸烟是结核病患病和死亡的重要独立危险因素。另外，吸烟与结核病的治疗后复发有关。

5．吸烟与哮喘

Lewis 等（2005）进行的一项横断面调查研究提示，父母吸烟是儿童患哮喘的病因，家中吸烟的人数越多，儿童患哮喘的风险越大。Jaakkola 的研究进一步表明，即使在成人哮喘患者，暴露于二手烟也会增加哮喘发作的风险。

二、毒性机制

吸烟导致的呼吸道毒性与烟草本身及其燃烧产生的烟草烟雾中的化学成分有关。在 Hoffmann 名单的 44 种有害成分中，目前医学界关注较多的包括烟碱（尼古丁）、亚硝胺、焦油中苯并（α）芘等稠环芳烃、一氧化碳和自由基等一系列有毒物质。

尼古丁是一种无色透明的油状挥发性液体，当它与烟草中的亚硝酸盐反应后，产生烟草特殊的 N- 亚硝基降烟碱（NNN）和 4-（N- 亚硝基甲基氨基）-1-（3- 吡啶基）-1- 丁酮（NNK），可诱发生人的肺癌、食管癌。烟草烟雾中的亚硝胺类物质是在烟草加工（烘烤、发酵）、吸烟过程中，以及烟草制品陈化期间，通过烟碱和少数烟草生物碱的亚硝化作用而形成的，亚硝酸盐是明确的接触性致癌物。

烟草烟雾中含有的焦油是一种棕黄色、黏性的液体，是由酚、脂肪族烃、多环芳烃、酸类、吲哚、咔唑、吡啶等浓缩物构成。焦油中的稠环芳烃是烟草在高温缺氧条件下不完全燃烧的产物。各种有机物热解所生成的有机物碎片，经过复杂的聚合过程而形成多种稠环芳烃。烟草烟雾中已鉴别出大约 30 个有致癌性的稠环芳烃，其中最典型就是苯并（α）芘，其次是二苯并蒽、苯并萤蒽等稠环芳烃。含有这些致癌物的焦油可黏附在咽部和支气管的内表面上，蓄积多年后可诱发接触部位（呼吸道）异常细胞生成，可致肺癌。

也有研究表明，吸烟能损害呼吸道黏膜上皮细胞，影响其对呼吸道中肺炎链球菌的清除，也会抑制肺泡巨噬细胞补体介导的对细菌的吞噬作用，从而造成呼吸系统细菌感染，导致肺炎。就新发现的结核与吸烟的相关性，目前并无细致的机制研究。一般认为吸烟损伤了呼吸道上皮细胞，使机体正常的防御机制受到破坏，从而更容易被结核菌感染。吸烟也会降低人体的免疫防护，致使对结核菌的抵抗力下降。而吸烟也会影响感染了结核菌的患者的治疗效果，致使人体带菌时间延长，损害加重。

三、防治原则

（一）控烟执法

明确公共场所吸烟是违法行为，建立社会信用机制，将违法记录与个人信用挂钩。建立联网的信用记录，提高公民的法律意识。落实公共场所禁烟的执法工作。

（二）禁烟宣传

改进当前禁烟宣传广告，强调法律对公共场所吸烟的禁令及其依据，媒体要进行烟草危害的公益性宣传，提高知晓率。宣传内容要进一步具体化和科学化，减少当前宣传内容中关于个体吸烟导致疾病等过于个体化的访谈形式的内容。以客观动物实验和体外实验的内容进行科学的危害展示，并且就烟草的历史和人类禁烟史进行科学阐述，以期明确展示烟草对人体健康危害的客观性和科学性。

（三）倡导戒烟

吸烟者要尊重他人的健康权，在公共场所不吸烟；不吸烟者要勇敢地向二手烟说"不"，维护个体的健康权。医务工作者要大力传播吸烟有害健康和公共场所不吸烟的理念，提高防控烟草危害的意识和能力，帮助和鼓励吸烟者戒烟。倡导树立社会新风尚，提倡走亲访友、亲朋聚会时，不送烟，不敬烟，不劝烟。

（孙　宏　王民生　朱宝立　常元勋）

主要参考文献

1. Morissette MC，Lamontagne M，Berube JC，et al. Impact of cigarette smoke on the human and mouse lungs：a gene-expression comparison study. PLoS One，2014，9（3）：e92498.

2. Zheng W，McLerran DF，Rolland BA，et al. Burden of total and cause-specific mortality related to tobacco smoking among adults aged ＞＝45 years in Asia：A pooled analysis of 21 cohorts. PLoS Med，2014，11（4）：e1001631.

3. IARC. IARC Monographs on the Evaluation of Carcinogenic Risks to Humans，Volume 83 Tobacco Smoke and Involuntary Smoking，2004，Lyon，France.

4. 中华人民共和国卫生部. 中国吸烟危害健康报告. 2012.

5. 王冬梅，李为民，李静，等. 吸烟与肺癌关系的 Meta 分析. 中国呼吸与危重监护杂志，2009，8（3）：229-233.

6. 廖震华，田俊. 吸烟与食管癌发病关系的 Meta 分析. 数理医药学杂志，2009，22（6）：675-679.

7. Gandini S，Botteri E，Iodice S，et al. Tobacco smoking and cancer：a meta-analysis. Int J Cancer，2008，122（1）：155-164.

8. Cox DG，Dostal L，Hunter DJ，et al. N-acetyltransferase 2 polymorphisms，tobacco smoking，and breast cancer risk in the breast and prostate cancer cohort consortium. Am J Epidemiol，2011，174（11）：1316-1322.

9. Nakamura H，Ando K，Shinmyo T，et al. Female gender is an independent prognostic factor in non-small-cell lung cancer：a meta-analysis. Ann Thorac Cardiovasc Surg，2011，17（5）：469-480.

10. Brenner DR，McLaughlin JR，Hung RJ，et al. Previous lung diseases and lung cancer risk：a systematic review and meta-analysis. PLoS One，2011，6（3）：e17479.

11. Tramacere I，La Vecchia C，Negri E. Tobacco smoking and esophageal and gastric cardia adenocarcinoma：a meta-analysis. Epidemiology，2011，22（3）：344-349.

12. Chronic Obstructive Pulmonary Disease：management of chronic obstructive pulmonary disease in adults in primary and secondary care. London：National Clinical Guideline Centre，2010. http：//guidance.nice.org.uk/CG101/Guidance/pdf/English.

13. Global initiative for Chronic Obstructive Pulmonary Disease. Pocket guide to COPD diagnosis, management, and prevention: a guide for healthcare professionals. 2010.

14. Lovasi GS, Diez Roux AV, Hoffman EA, et al. Association of environmental tobacco smoke exposure in childhood with early emphysema in adulthood among nonsmokers. Am J Epidemiol, 2010, 171 (1): 54-62.

15. Nuorti JP, Butler JC, Farley MM, et al. Cigarette smoking and invasive pneumococcal disease. Active Bacterial Core Surveillance Team. New Engl J Med, 2000, 342 (10): 681-689.

16. Gajalakshmi V, Peto R, Kanaka TS, et al. Smoking and mortality from tuberculosis and other diseases in India: retrospective study of 43000 adult male deaths and 35000 controls. The Lancet, 2003, 362 (9383): 507-515.

17. Lewis S, Antoniak M, Venn A, et al. Secondhand smoke, dietary fruit intake, road traffic exposures and the prevalence of asthma: a cross-sectional study of young children. Am J Epidemiol, 2005, 161 (5): 406-411.

18. 杨玙瑜, 杨冬, 叶伶, 等. 吸烟对成人哮喘控制及气道炎性反应的影响. 中国临床医学, 2013, 20 (2): 138-140.